Medizinische Fremdkörper in der Bildgebung

Daniela Kildal
(Hrsg.)

Medizinische Fremdkörper in der Bildgebung

Thorax, Abdomen, Gefäße und Kinder

Mit 1586 Abbildungen und 10 Tabellen

Springer

Herausgeber
Dr. med. Daniela Kildal
Universitätsklinikum Ulm
Ulm

ISBN 978-3-662-47295-8   978-3-662-47296-5 (eBook)
DOI 10.1007/978-3-662-47296-5

Die Deutsche Nationalbibliothek verzeichnet diese Publikation in der Deutschen Nationalbibliografie; detaillierte bibliografische Daten sind im Internet über http://dnb.d-nb.de abrufbar.

© Springer-Verlag Berlin Heidelberg 2016
Das Werk einschließlich aller seiner Teile ist urheberrechtlich geschützt. Jede Verwertung, die nicht ausdrücklich vom Urheberrechtsgesetz zugelassen ist, bedarf der vorherigen Zustimmung des Verlags. Das gilt insbesondere für Vervielfältigungen, Bearbeitungen, Übersetzungen, Mikroverfilmungen und die Einspeicherung und Verarbeitung in elektronischen Systemen.
Die Wiedergabe von Gebrauchsnamen, Handelsnamen, Warenbezeichnungen usw. in diesem Werk berechtigt auch ohne besondere Kennzeichnung nicht zu der Annahme, dass solche Namen im Sinne der Warenzeichen- und Markenschutz-Gesetzgebung als frei zu betrachten wären und daher von jedermann benutzt werden dürften.
Der Verlag, die Autoren und die Herausgeber gehen davon aus, dass die Angaben und Informationen in diesem Werk zum Zeitpunkt der Veröffentlichung vollständig und korrekt sind. Weder der Verlag, noch die Autoren oder die Herausgeber übernehmen, ausdrücklich oder implizit, Gewähr für den Inhalt des Werkes, etwaige Fehler oder Äußerungen.

Umschlaggestaltung: deblik Berlin
Fotonachweis Umschlag: © Dr. med. Daniela Kildal, Ulm
Zeichner: Ingrid Schobel, Hannover

Gedruckt auf säurefreiem und chlorfrei gebleichtem Papier

Springer-Verlag GmbH Berlin Heidelberg ist Teil der Fachverlagsgruppe Springer Science+Business Media
www.springer.com

Vorwort

Wir werden in unserer täglichen Arbeit immer wieder mit Bildmaterial konfrontiert, auf dem neben den anatomischen und/oder pathologischen Strukturen auch Fremdmaterial abgebildet ist. In erster Linie handelt es sich dabei um medizinische Fremdmaterialien wie Katheter, Schrittmacher und Osteosynthesematerialien. In meiner eigenen Ausbildung musste ich feststellen, dass mir ein Lehrbuch fehlte, welches diese Fremdmaterialien beschrieb und eine Hilfestellung bei der Befundung und Beurteilung insbesondere von Fehllagen und Komplikationen bieten konnte. Immer wieder haben meine Kollegen und ich nachts in den Diensten im Internet und in Dutzenden Büchern nach Fremdmaterialien gesucht. Es kam leider auch zu der ein oder anderen peinlichen Fehlbefundung. Das unschönste Beispiel war eine ältere Dame mit einem offensichtlich vaginal liegenden »Würfel«, die wir zur gynäkologischen Abklärung empfahlen mit dem Vermerk: »… autoerotisch oder demenziell vaginal eingebrachter Plastikfremdkörper (Lego-Baustein?), bitte entfernen.« Es handelte sich um ein Pessar. Das Gelächter der Gynäkologen war nicht ganz bis in die Radiologie zu hören, aber man hat uns davon berichtet ☺.

Erfahrungen wie diese haben letztlich zu dem Entschluss geführt, eben selbst ein Lehrbuch zu schreiben. Dieses Lehrbuch ist in erster Linie für Assistenzärzte in der Radiologie und anderen Fächern konzipiert. Aber auch Studenten und erfahrenere Kollegen sind herzlich eingeladen, darin zu blättern.

Das Buch wird in 2 Bänden erscheinen, da sich im Laufe der Zeit immer mehr herauskristallisierte, dass wir es mit einer »never ending story« zu tun haben. Im vorliegenden 1. Band haben wir uns auf die inneren Organe sowie Gefäße konzentriert. Trotz aller Bemühungen konnten wir dennoch nicht alle Fremdkörper unterbringen und haben uns auf die häufigsten beschränkt.

Alle Kapitel wurden von wenigstens zwei Autoren bearbeitet, dabei handelt es sich jeweils um einen klinisch tätigen Facharztkollegen und einen Facharzt der Radiologie. Wir haben uns bemüht, die Sprache des Buches einfach zu halten und statt Studiendaten möglichst viele Abbildungen zu zeigen. Unserer Meinung nach lebt dieses Buch von seinen Bildern, so wie Radiologie ja ein bildreiches Fachgebiet ist. Beim Bearbeiten der einzelnen Kapitel sollten die Bilder daher unbedingt mit dem Text betrachtet werden. Für spätere Wiederholungen mag es ausreichend sein, einzelne Bilder oder Textabschnitte nochmals einzeln durchzugehen.

Daniela Kildal
Ulm, im Herbst 2015

Danksagung

In erster Linie möchte ich allen Mitwirkenden, Autoren, Koautoren, Fotomodellen, Lektoren und Mitarbeitern des Verlages danken, ohne deren Arbeit es dieses Buch nicht gegeben hätte.

Für die Genehmigung zur Verwendung des Bildmaterials möchte ich Prof. Dr. med. M. Beer, Prof. Dr. med. H.-J. Brambs, Dr. med. B. Danz, Prof. Dr. med. B. Hamm und Prof. Dr. med. Forsting vielmals danken. An dieser Stelle ein besonderer Dank an Th. Breining, der aus seiner umfangreichen Sammlung weitere Bilder beigetragen hat.

Abschließend gilt mein Dank auch Prof. Dr. W. Oestmann, der mir im letzten Moment des PJs die Radiologie als interessantes Fach präsentierte und der somit überhaupt »Schuld daran ist«, dass ich Radiologin geworden bin, sowie meinem ersten Chefarzt Dr. Danz, der uns Assistenten stets ein Vorbild war, und meiner Familie für die Geduld während der Buchentstehung.

Daniela Kildal
Ulm, im Herbst 2015

Die Herausgeberin

Frau Dr. med. Daniela Kildal ist Fachärztin für Radiologie und leitende Oberärztin der Abteilung Radiologie der Kreiskliniken Günzburg/Krumbach, einem Standort der Klinik für Diagnostische und Interventionelle Radiologie des Universitätsklinikums Ulm. Sie ist Dozentin von E-Learning-Kursen, z. B. bei Lecturio, und langjährige Dozentin für die MEDI-LEARN-Repetitorien im Fach Radiologie.

Inhaltsverzeichnis

I Grundlagen

1 Physikalische Grundlagen 3
T. Blasenbrey, D. Kildal, M.-A. Geibel

1.1	Was ist Röntgenstrahlung?	4
1.2	Wie entsteht Röntgenstrahlung?	4
1.3	Haupteffekte der Röntgenstrahlung	5
1.3.1	Was kann passieren?	5
1.3.2	Wann treten diese Effekte beim Röntgen auf?	6
1.4	Bildentstehung	7
1.4.1	Bildentstehung und Bildgebung	8
1.5	Kontrastmittel	11
1.6	Artefakte	12
	Literatur	15

2 Strahlenschutz 17
T. Blasenbrey, D. Kildal, M.-A. Geibel

2.1	Strahlendosis, Strahlenbelastung	18
2.1.1	Folgen zu hoher Strahlendosen	18
2.1.2	Wie erklärt man sich die Strahlenschäden?	18
2.1.3	Wie kann man sich schützen? Und wo sollte man sich aufhalten?	18
2.1.4	Strahlendosis	18
2.2	Einheiten	19
2.3	Natürliche Strahlendosis und Beispiele aus der Medizin	19
2.3.1	Beispiele für den Strahlendosisbereich 0,1–1000 µSv	20
2.3.2	Beispiele für den Strahlendosisbereich 1–100 mSv	20
2.3.3	Beispiele für den Strahlendosisbereich über 100 mSv	20
2.4	Strahlenschutzgrenzwerte	21
2.5	Strahlenempfindlichkeit	21
2.6	Strahlenschutz in der Praxis	22
2.6.1	ALARA-Prinzip	22
2.6.2	Konkreter Schutz	23
2.6.3	Schutzbekleidung für Patienten (Patientenschutzmittel)	23
2.6.4	Schutzbekleidung für das Personal	31
	Literatur	32

II Thorax

3 Atemwege 35
J. Wichmann, D. Kildal

3.1	Historisches	36
3.2	Anatomie	36
3.3	Supraglottisches Atemwegsmanagement	38
3.3.1	Guedel-Tubus – Oropharyngealtubus	38
3.3.2	Wendel-Tubus – Nasopharyngealtubus	39
3.3.3	Larynxtubus	40
3.3.4	Larynxmaske	40
3.4	Subglottisches Atemwegsmanagement	41

3.4.1	Endotrachealtubus	41
3.4.2	Doppellumentubus	49
3.4.3	Trachealkanüle	50
3.4.4	Sprechkanüle beim tracheotomierten Patienten	53
3.4.5	Sprechkanüle beim laryngektomierten Patienten	54
3.5	**Andere iatrogene Fremdkörper der Atemwege**	55
3.5.1	Trachealstent und Bronchusstent	55
3.5.2	Lungenvolumenreduktion, Bronchusventile und Coils	57
3.5.3	Bronchusblocker	60
3.5.4	Thoraxdrainagen	61
3.5.5	Plomben	69
3.5.6	Nahtmaterialien	70
3.5.7	Akzidentielle medizinische Fremdkörper	72
3.6	**Pitfall**	74
3.7	**Quiz**	76
4	**Herz**	79
	D. Kildal, J. Pociej	
4.1	**Anatomische Vorbemerkungen**	80
4.1.1	Größe und Gewicht	80
4.1.2	Lage	80
4.1.3	Herz-Thorax-Quotient (HTQ)	81
4.1.4	Herzbinnenräume	82
4.1.5	Herzklappen	85
4.1.6	Herzkranzgefäße	89
4.2	**Herzklappenrekonstruktion und Herzklappenersatz**	91
4.2.1	Historisches	91
4.2.2	Produkte	92
4.2.3	Darstellung der Klappenprothesen im Röntgenbild	111
4.2.4	Quiz	130
4.2.5	Komplikationen	135
4.2.6	Okkluder	149
4.3	**Implantierbare Herzschrittmacher und Defibrillatoren**	161
4.3.1	Geschichte	161
4.3.2	Aufbau implantierbarer Herzschrittmacher und Defibrillatoren	162
4.3.3	Abbildung des Schrittmachersystems im Röntgenbild	167
4.3.4	Arten von Herzschrittmachern	168
4.3.5	MRT-Sicherheit	189
4.3.6	Radiologisch relevante Komplikationen nach HSM/ICD-Anlage	190
4.3.7	Quiz	209
	Literatur	214

III Abdomen

5	**Fremdmaterialien im Gastrointestinaltrakt**	217
	M. Kallenbach, D. Kildal	
5.1	**Anatomie**	219
5.1.1	Ösophagus	219
5.1.2	Magen	220
5.1.3	Duodenum	221
5.1.4	Jejunum und Ileum	221
5.1.5	Kolon	222

5.1.6	Leber	223
5.1.7	Gallenwege	224
5.2	**Ernährungssonden**	226
5.2.1	Historisches	226
5.2.2	Moderne Ernährungssonden	226
5.2.3	Perkutane endoskopische Gastrostomie (PEG)	234
5.3	**Stents**	241
5.3.1	Ösophagus, Magen, Duodenum, Kolon	241
5.3.2	Gallenwege	248
5.4	**Operative Verfahren bei Adipositas**	261
5.4.1	Magenballon	261
5.4.2	Gastric banding	262
5.4.3	Magenschrittmacher	264
5.5	**Akzidentielle Fremdkörper**	264
5.5.1	Bolus	265
5.6	**Sonstige Fremdmaterialien**	275
5.6.1	Dekompressionssonden	276
5.6.2	Clips	277
5.6.3	Endoskopiekapseln	283
5.6.4	Drainagen	285
5.6.5	Akzidentielle, iatrogen eingebrachte Fremdkörper	288
5.7	**Pitfalls**	291
5.8	**Quiz**	294
	Literatur	296
6	**Fremdmaterialien im Urogenitaltrakt**	297
	U. Hundertmark, D. Kildal	
6.1	**Anatomie**	298
6.2	**Harnblasenkatheter**	300
6.2.1	Historisches	300
6.2.2	Moderne Harnblasenkatheter	300
6.3	**Nephrostomie/Nephrostoma**	309
6.3.1	Anlage des Nephrostomas	309
6.4	**Ureterschienung/Doppel-J-Katheter (DJ)**	310
6.4.1	Historisches	311
6.4.2	Anlage des DJ	311
6.4.3	Permanente Harnableitung mittels MemoKath	316
6.5	**Operative Verfahren bei Impotenz (»Penisprothese«)**	317
6.5.1	Operative Anlage der Penisprothese	317
6.6	**Operative Verfahren zur Therapie der Harninkontinenz**	319
6.6.1	Artifizieller (= künstlicher) Harnblasensphinkter	319
6.6.2	Sakrale Neuromodulation	322
6.7	**Sonstige Fremdkörper**	324
6.7.1	Harnröhrenstents	324
6.7.2	Hodenprothese	325
6.7.3	Clipmaterial	326
6.7.4	Seeds in der Prostata	328
6.8	**Akzidentielle und sonstige Fremdkörper**	329
6.8.1	Piercings	329
6.8.2	Autoerotischer Unfall	331
6.9	**Quiz**	335
	Literatur	337

7	**Fremdmaterialien in der gynäkologischen Bildgebung**	339
	D. Kildal	
7.1	**Brustaugmentation**	340
7.1.1	Materialien	340
7.1.2	Komplikationen	344
7.1.3	Alternative Methoden der Brustaugmentation	348
7.2	**Pessar**	350
7.2.1	Würfelpessare	351
7.2.2	Ringpessare	352
7.2.3	Siebschalenpessare	353
7.2.4	Ringpessar nach Arabin	356
7.3	**Intrauterinpessar**	356
7.3.1	Dislokation und sekundäre Perforation	360
7.4	**Sonstige Fremdkörper**	362
7.4.1	Verhütungsring (Nuvaring)	362
7.4.2	Piercing	364
7.4.3	Tampon	366
7.5	**Schwangerschaft**	368
7.5.1	Pitfalls	368
7.5.2	Risiken der Strahlenbelastung bei Embryonen bzw. Feten	370
7.6	**Quiz**	371
	Literatur	372

IV Kinder

8	**Fremdmaterialien in der pädiatrischen Bildgebung**	375
	D. Kildal, J. Wichmann	
8.1	**Besonderheiten der Anatomie**	376
8.1.1	Zwerchfellkuppeln	376
8.1.2	Herzschatten	377
8.1.3	Herz-Thorax-Quotient (HTQ)	377
8.1.4	Mediastinum	378
8.1.5	Trachea	379
8.1.6	Rippen	380
8.2	**Endotrachealtubus (ETT)**	380
8.3	**Zentraler Venenkatheter (ZVK)**	382
8.4	**Nabelvenenkatheter (NVK)**	388
8.5	**Nabelarterienkatheter (NAK)**	390
8.6	**Sonstige iatrogene Fremdkörper**	395
8.6.1	Ductusverschluss	395
8.6.2	Magensonden	396
8.6.3	Thoraxdrainagen	397
8.7	**Akzidentielle Fremdkörper**	398
8.7.1	Ingestion	398
8.7.2	Aspiration	402
8.7.3	Andere Fremdkörper	404
8.8	**Quiz**	406
	Literatur	408

V Gefäße

9 Gefäßzugänge ... 411
D. Kildal, J. Wichmann, J. Pociej
9.1 Venöse Zugänge ... 412
9.1.1 Periphervenöse Zugänge ... 412
9.1.2 Zentralvenöse Zugänge ... 421
9.1.3 Komplikationen ... 441
9.1.4 Pitfalls ... 483
9.2 Arterielle Zugänge ... 486
9.2.1 Periphere arterielle Zugänge ... 486
9.2.2 Intraaortale Ballonpumpe (IABP) ... 486
9.2.3 Impella Device ... 489
9.3 Quiz ... 491
Literatur ... 499

10 Fremdmaterialien nach vaskulären Interventionen ... 501
D. Kildal, T. Schlosser
10.1 Angioplastie ... 502
10.1.1 Ballonangioplastie ... 502
10.1.2 Stentangioplastie ... 504
10.1.3 Stentprothesen ... 505
10.1.4 Anatomische Zuordnung ... 509
10.1.5 Komplikationen ... 524
10.2 Cava-Filter ... 542
10.3 Gefäßverschließende Verfahren ... 543
10.4 Pitfall ... 546
10.5 Quiz ... 548
Literatur ... 550

Anhang

A Quizlösungen ... 552
Atemwege ... 552
Herz ... 554
Abdomen, Gastrointestinaltrakt ... 557
Urologie ... 558
Gynäkologie ... 559
Kinder ... 560
Gefäßzugänge ... 561
Vaskuläre Interventionen ... 564
B Das letzte Wort ... 565
Stichwortverzeichnis ... 566

Mitarbeiterverzeichnis

Blasenbrey, Tilmann, Dr.-Ing. Dipl.-Phys.
Ulm

Geibel, Margrit-Ann, Prof. Dr. med. dent.
Ulm

Hundertmark, Ulrike, Dr. med.
Köln

Kallenbach, Michael, Dr. med.
Blaubeuren

Kildal, Daniela, Dr. med.
Günzburg

Pociej, Joanna Zofia, Dr.med.
Berlin

Schlosser, Thomas, Prof. Dr. med.
Essen

Wichmann, Jana, Dr. med.
Ulm

Abkürzungen

a. e.	am ehesten	HBK	Harnblasenkatheter
ACD	A. coronaria dexter	HE	Hounsfield-Einheit
ACPO	»acute colonic pseudo-obstruction« (Ogilvie-Syndrom)	HIV	humanes Immundefizienzvirus
		Hkt	Hämatokrit
ACS	A. coronaria sinistra	HNO	Hals-Nasen-Ohren
ACVB	»coronary artery bypass graft«	HSM	Herzschrittmacher
AFC	A. femoralis communis	HTQ	Herz-Thorax-Quotient
AFS	A. femoralis superficialis	HU	»Hounsfield unit« (Hounsfield-Einheit)
AICD	automatischer implantierbarer Kardioverter-Defibrillator	HWK	Halswirbelkörper
AK	Aortenklappe	i. P.	in Projektion
AKE	Aortenklappenersatz	IABP	intraaortale Ballonpumpe
ARDS	»acute respiratory distress syndrome«	ICD	implantierbarer Kardioverter-Defibrillator
ASD	Atriumseptumdefekt	ICR	Interkostalraum
ASS	Azetylsalizylsäure	INR	»international normalized ratio«
AUG	Ausscheidungsurogramm	ITS	Intensivstation
		IUD (IUP)	»intrauterine device« (Intrauterinpessar)
BfS	Bundesamt für Strahlenschutz		
BMS	»bare metal stent«		
Bq	Becquerel	KD	Kardioverter-Defibrillator
BÜS	Beckenübersichtsaufnahme	KM	Kontrastmittel
BWK	Brustwirbelkörper		
		LAA	linksatriales Aurikel
CCE	Cholezystektomie	LAD	Lymphadenektomie oder »left anterior descending coronary artery« (je nach Zusammenhang)
CCT	kranielle Computertomographie, Schädel-CT		
Ch	Charrière (Maß für den äußeren Umfang von Kanülen und Kathetern)	LCA	»left coronary artery« (A. coronaria sinistra; linke Koronararterie)
CHE	Cholezystektomie	LNE	Lymphnodektomie
CMOS	»complementary metal-oxide-semiconductor« (sich ergänzender Metalloxidhalbleiter)	LWK	Lendenwirbelkörper
		LWS	Lendenwirbelsäule
COPD	»chronic obstructive pulmonal disease« (chronisch obstruktive Lungenerkrankung)	MIP	»maximum intensity projection«
		MK	Mitralklappe
		MKE	Mitralklappenersatz
		MRCP	Magnetresonanz-Cholangiopankreatikographie
DAB	Ductus arteriosus Botalli		
DES	»drug eluting stent«	MTRA	medizinisch-technische(r) Röntgenassistent(in)
DHC	Ductus hepatocholedochus		
DK	Dauerkatheter		
DLT	Doppellumentubus	NAK	Nabelarterienkatheter
DNA (DNS)	»desoxyrebonucleic acid« (Desoxyribonukleinsäure)	NBG-Code	international anerkannter Code zur Typisierung von Herzschrittmachern (Details in ▶ Tab. 4.1)
DSA	digitale Subtraktionsangiographie		
DVT	digitale Volumentomographie	NEC	nekrotisierende Enterokolitis
		NVK	Nabelvenenkatheter
ERCP	endoskopisch retrograde Cholangio-pankreatikographie	PAK	Pulmonalarterienkatheter
ETT	Endotrachealtubus	pAVK	periphere arterielle Verschluss-krankheit
EVAR	endovaskuläre Aortenreparatur		
		PDA	persitierender Ductus arteriosus
Fr	French (Maß für den äußeren Umfang von Kanülen und Kathetern)	PEEP	»positive endexpiratory pressure« (postiv endexspirativer Druck)
		PEG	perkutane endoskopische Gastrostomie
GI	gastrointestinal		
GRS	Global Research for Safety	PEJ	perkutane endoskopische Jejunostomie
Gy	Gray (Einheit für die Energiedosis durch ionisierende Strahlung)		
		PFN	proximaler Femurnagel

Abkürzungen

PFO	persistierendes Foramen ovale
PICC-Line-Katheter	»peripher inserted central catheter«
PM	Pacemaker (Schrittmacher)
PPVI	»percutaneous pulmonary valve implantation«
PSA	Panoramaschichtaufnahme
PTA	perkutane transluminale Angioplastie
PTCD	perkutane transhepatische Cholangiodrainage
PTFE	Polytetrafluorethen (Teflon)
PU/PUR	Polyurethan
PVA	Polyvinylalkohol
PVC	Polyvinylchlorid
RCA	»right coronary artery« (A. coronaria dexter; rechte Koronararterie)
RCX	Ramus circumflexus (der linken Koronararterie)
rem	»roentgen equivalent in man« (veraltete Einheit)
RIVA	Ramus interventricularis anterior (der linken Koronararterie)
RöV	Röntgenverordnung
RR	Blutdruck
RUG	retrograde Urethrographie
sDK	suprapubische Harnblasenkatheter
SM	Schrittmacher
StrlSchV	Strahlenschutzverordnung
Sv	Sievert (Einheit für gewichtete Strahlendosis)
TA	transapikal
TAVI	»transcatheter aortic valve implantation« (kathetergestützer perkutaner Aortenklappenersatz)
TAX	transaxillär
tDK	transurethraler Harnblasenkatheter
TDX	Thoraxdrainage
TEE	transösophageale Echokardiographie
TEP	Totalendoprothese
TF	transfemoral
TIPS	transjugulärer intrahepatischer portosystemischer Shunt
TK	Trikuspidalklappe
TKE	Trikuspidalklappenersatz
TRUS	transrektaler Ultraschall
TSS	Toxic-Shock-Syndrom
VCI	V. cava inferior
VCS	V. cava superior
VHF	Vorhofflimmern
VHO	Vorhofseptumokkluder
VJE	V. jugularis externa
VJI	V. jugularis interna
VPS	ventrikuloperitonealer Shunt
VSD	Ventrikelseptumdefekt
ZVD	zentraler Venendruck
ZVK	zentraler Venenkatheter

Grundlagen

Kapitel 1 **Physikalische Grundlagen** – 3
T. Blasenbrey, D. Kildal, M.-A. Geibel

Kapitel 2 **Strahlenschutz** – 17
T. Blasenbrey, D. Kildal, M.-A. Geibel

Physikalische Grundlagen

T. Blasenbrey, D. Kildal, M.-A. Geibel

1.1 Was ist Röntgenstrahlung? – 4

1.2 Wie entsteht Röntgenstrahlung? – 4

1.3 Haupteffekte der Röntgenstrahlung – 5
1.3.1 Was kann passieren? – 5
1.3.2 Wann treten diese Effekte beim Röntgen auf? – 6

1.4 Bildentstehung – 7
1.4.1 Bildentstehung und Bildgebung – 8

1.5 Kontrastmittel – 11

1.6 Artefakte – 12

Literatur – 15

In diesem Kapitel sollen die Grundlagen des Röntgens in einem Schnelldurchlauf und aus physikalischer Sicht in stark vereinfachter Art dargestellt werden. Der anschaulichen Erklärung wird gegenüber dem Anspruch auf Vollständigkeit der Vorzug gegeben.

1.1 Was ist Röntgenstrahlung?

Die Röntgenstrahlung wurde nach ihrem Entdecker Wilhelm Conrad Röntgen benannt (erste Publikation »Über eine neue Art von Strahlung« 1895). Es handelt sich um elektromagnetische Wellen wie auch sichtbares Licht, Mikrowellen, Radiowellen usw. (◘ Tab. 1.1).

Röntgenstrahlen liegen im elektromagnetischen Spektrum zwischen ultravioletter und Gammastrahlung.

Radiowellen werden keine biologischen Wirkungen zugeordnet, erst mit der Wärmestrahlung kann eine biologische Wirkung festgestellt werden, und erst mit der UV-Strahlung treten abhängig von der Energie der Strahlung schädliche Wirkungen auf.

Röntgenstrahlung ist im Vergleich zu sichtbarem Licht (380–750 nm) kurzwelliger (ca. 0,01–10 nm) bzw. hochfrequenter und damit auch energiereicher. Man bezeichnet energiereichere Röntgenstrahlung als »harte« Röntgenstrahlung (100–1000 keV) und entsprechend energieärmere als »weiche« Röntgenstrahlung (bis 100 keV), Letztere wird in hohem Ausmaß vom Körper absorbiert.

> Um unnötige Strahlenbelastung zu vermeiden, wird diese weiche Strahlung für die meisten radiologischen Aufnahmen bereits an der Röntgenquelle durch »Aufhärtungsfilter« größtenteils ausgefiltert.

Röntgenstrahlung ist eine indirekt ionisierende Strahlung, d. h. die Ionisation entsteht sekundär nach Wechselwirkung mit Atomen und Molekülen (radioaktive α-, β-Strahlung ist direkt ionisierende Strahlung.)

1.2 Wie entsteht Röntgenstrahlung?

Mittels Röntgenröhren wird Röntgenstrahlung erzeugt. Dabei werden aus einer beheizten Kathode (negativ geladene Glühwendel) durch eine angelegte Hochspannung Elektronen ausgelöst und beschleunigt, diese »schlagen« im Anodenmaterial ein und werden dort »abgebremst«. Dabei geben sie ihre Energie ab. Diese Energie geht in Röntgenstrahlung und überwiegend (95–99%) in Wärme über, daher muss die Anode gekühlt werden. ◘ Abb. 1.1 zeigt eine ältere, ausgediente Röntgenröhre.

Man unterscheidet
- die charakteristische Röntgenstrahlung (abhängig vom Anodenmaterial) und
- die Bremsstrahlung, verursacht durch das »Abbremsen der Elektronen« bzw. den »umgekehrten« Photoeffekt.

Die Bremsstrahlung wird zum Röntgen verwendet.

Die schematische Funktionsweise einer Röntgenröhre ist in ◘ Abb. 1.2 dargestellt.

Die Intensität der Röntgenstrahlung ist proportional zur angelegten Spannung.

◘ **Tab. 1.1** Grobe Übersicht von elektromagnetischer Strahlung: Wellenlängen-, Frequenz-, Energiebereiche

	Wellenlänge	Frequenz	Energie
Funk- und Radiowellen	1×10^9–1×10^{13} nm	3×10^{-8}–3×10^{-4} THz	1×10^{-10}–1×10^{-6} eV
Mikrowellen	1×10^6–1×10^9 nm	3×10^{-4}–3×10^{-1} THz	1×10^{-6}–1×10^{-3} eV
Infrarot-, Wärmestrahlung	780–1×10^6 nm	0,3–384 THz	1×10^{-3}–1,6 eV
Sichtbares Licht	380–780 nm	384–790 THz	1,6–3,3 eV
UV Strahlung	10–380 nm	790–3×10^4 THz	3,3–120 eV
Röntgenstrahlung	0,01–10 nm	3×10^4–2×10^8 THz	100–1×10^6 eV
γ-Strahlung/Gammastrahlung	0,00001–0,01 nm	3×10^7–3×10^{10} THz	1×10^5–1×10^8 eV
Höhenstrahlung/kosmische Strahlung	1×10^{-17}–1×10^{-6} nm	3×10^{11}–2×10^{22} THz	1×10^9–1×10^{20} eV

1 nm = 1×10^{-9} m (Meter)
1 THz = 1×10^{12} Hz (Hertz)
1 eV (Elektronenvolt)

1.3 · Haupteffekte der Röntgenstrahlung

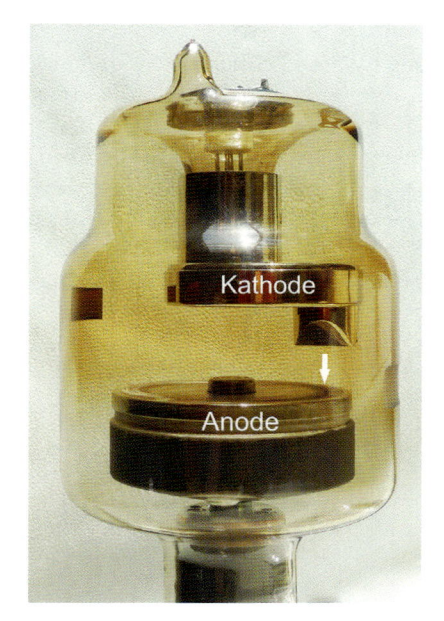

Abb. 1.1 Foto einer älteren, ausgedienten Röntgenröhre. Man kann auf dem Anodenteller deutlich den Brennring sehen (durch permanente Drehung des Anodentellers wird eine punktuelle Überhitzung des Brennpunktes vermieden. Die aufschlagenden Elektronen führen zu einer Erosion, die als dunkler Streifen auf dem Anodenmaterial sichtbar wird

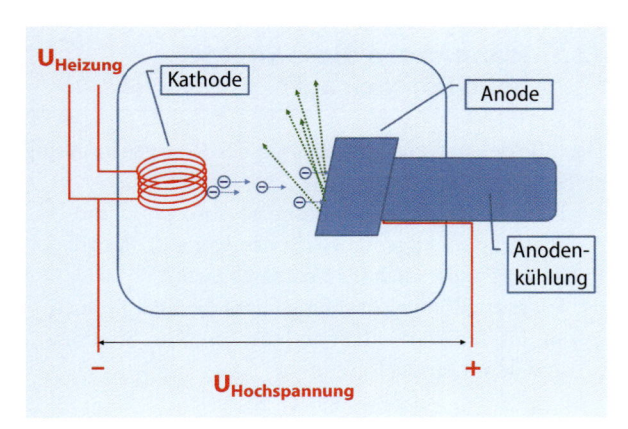

Abb. 1.2 Schematische Funktionsweise einer Röntgenröhre

1.3 Haupteffekte der Röntgenstrahlung

Betrachten wir den menschlichen Körper als Ansammlung von Atomen und Molekülen. Nehmen wir weiter an, dass sich Elektronen auf Schalenbahnen um den Atomkern bewegen. Ferner kann man Licht als Welle oder auch als Teilchen (Photon) beschreiben. Dies wird auch als Welle-Teilchen-Dualismus bezeichnet – elektromagnetische Wellen bzw. Photonen. Wir betrachten nun Röntgenstrahlung als Photon und stellen uns nun vor, dass das Photon auf ein Atom oder Molekül »einschlägt«. Je nach Energie des Photons können verschiedene Effekte auftreten, die im Folgenden beschrieben sind.

1.3.1 Was kann passieren?

Absorption

Absorption: Photon wird absorbiert (Abb. 1.3).

Das Photon regt ein gebundenes Elektron an, das Atom, Molekül geht in einen angeregten Zustand über. Das Elektron hat einen höheren Energiezustand.

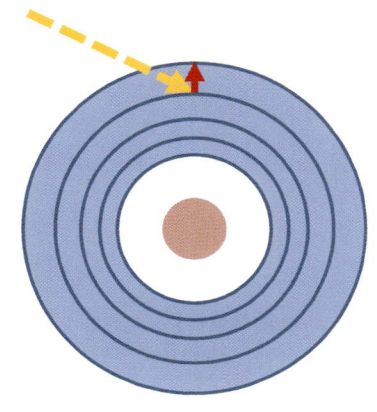

Abb. 1.3 Schematische Darstellung der Absorption

Streuung

Streuung: Umwandlung Photon in gestreutes Photon (Abb. 1.4).

Das Photon wechselwirkt mit dem gebundenen Elektron und verändert damit seine Energie bzw. Wellenlänge und Richtung. Die Energiedifferenz geht auf das Atom über, dadurch wird dieses in einen angeregten Zustand überführt.

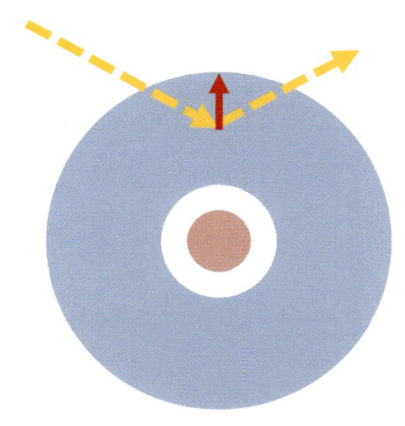

Abb. 1.4 Schematische Darstellung der Streuung

Photoeffekt (und Photoionisation)

Photoeffekt: Umwandlung Photon in freies Elektron (◘ Abb. 1.5).

Das Photon löst bzw. »schlägt« ein Elektron aus dem Atom, Molekül, das führt zur Ionisation. Und das freie Elektron kann Folgereaktionen auslösen.

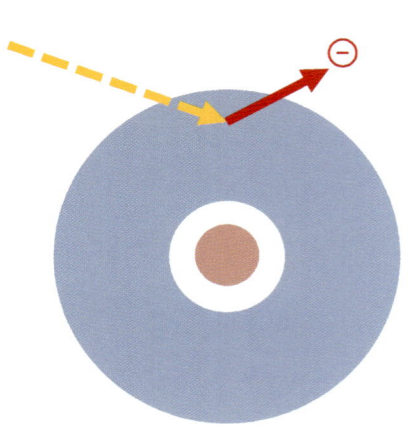

◘ **Abb. 1.5** Schematische Darstellung des Photoeffektes

Anmerkung Der umgekehrte Photoeffekt wird zur Erzeugung der Röntgenstrahlung in der Röntgenröhre genutzt.

Compton-Streuung

Compton-Streuung: Umwandlung Photon in freies Elektron plus gestreutes Photon (◘ Abb. 1.6).

Dieser Effekt ist eine Kombination von Photoeffekt und Streuung. Es entsteht ein freies Elektron und ein Photon.

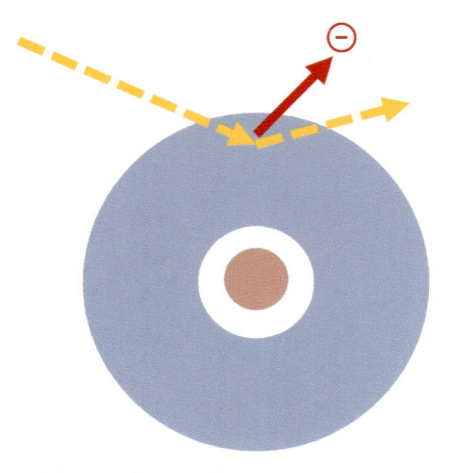

◘ **Abb. 1.6** Schematische Darstellung der Compton-Streuung

Paarbildung

Paarbildung: Wechselwirkung von Photon mit dem Atomkern, dabei entsteht ein Elektron-Positron-Paar (◘ Abb. 1.7).

Das Photon dringt bis zum Kern vor, wozu eine hohe Energie (ab ca. 1 MeV) notwendig ist, und wandelt sich in ein freies Elektron und ein Positron um. Folgereaktionen sind die Konsequenz. Paarbildung ist für energiereichere Strahlung (wie z. B. Gammastrahlung) wichtiger.

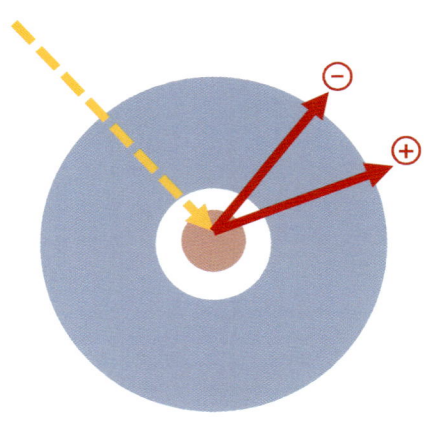

◘ **Abb. 1.7** Schematische Darstellung der Paarbildung

1.3.2 Wann treten diese Effekte beim Röntgen auf?

Die Effekte sind von der Energie der Röntgenstrahlung abhängig.
- Für weiche Röntgenstrahlung ist Absorption und Streuung wichtiger bzw. tritt häufiger auf, dies gilt beispielsweise auch für sichtbares Licht.
- Für harte Röntgenstrahlung reicht die Energie auch aus für den Photoeffekt und die Compton-Streuung und damit für die Ionisation.

Hier kann man bereits ableiten, dass bei Verwendung harter Röntgenstrahlung weniger Absorption und Streuung auftritt. Damit entstehen kontrastreichere Bilder. Allerdings ist wegen der energiereicheren Röntgenstrahlung auch die Strahlenbelastung höher.

Die Energieeinstufung der Röntgenstrahlung ist in ◘ Tab. 1.2 dargestellt.

Die Ionisation wird im Wesentlichen für die Strahlenschäden verantwortlich gemacht, z. B. durch Veränderung der DNA (DNS).

Tab. 1.2 Energieeinstufung der Röntgenstrahlung

Röntgenstrahlung	Energie
Überweich	5–21 keV
Weich	21–62 keV
Mittelhart	62–124 keV
Hart	124–248 keV
Überhart	>248 keV

1.4 Bildentstehung

Röntgenbilder entstehen prinzipiell wie Fotos, jedoch handelt es sich bei Röntgen nicht hauptsächlich um Reflexion (wie bei der Fotographie), sondern um eine Durchstrahlung vergleichbar zu Fotos von Glasmalereien.

Wie kann man sich das vorstellen? Vereinfacht gehen wir von einer punktförmigen Strahlungsquelle aus, die der Startpunkt von geradlinigen Strahlen ist. Die Strahlen durchdringen den Körper (das Objekt) und enden in der Bildebene auf dem Film oder Detektor (Abb. 1.8 und Abb. 1.9). Dazwischen befinden sich verschieden »optische Elemente«, die die Bildqualität verbessern (z. B. ähnlich dem Objektiv eines Fotos). Beim digitalen Röntgen werden anstatt Filmen Detektoren verwendet wie beim digitalen Fotographieren, z. B. CMOS (»complementary metal-oxide-semiconductor«, die heute auch in jedem Handy Anwendung finden).

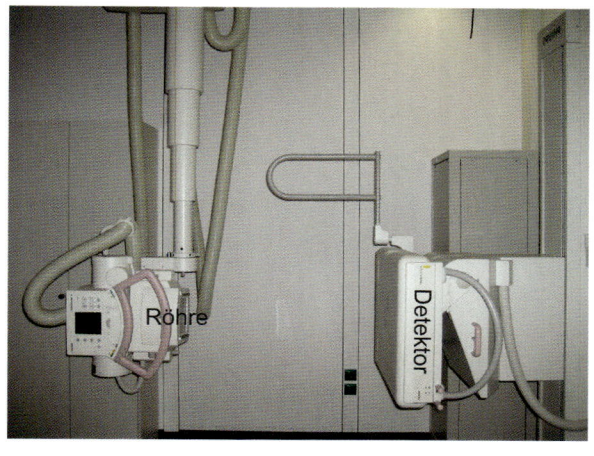

Abb. 1.9 Röntgengerät

Begriffsbestimmung
Folgende Bezeichnungen der Strahlen sind üblich:
- **Nutzstrahlung** ist die Strahlung, die zum Durchleuchten eingesetzt wird bzw. »an den Start geht«.
- **Streustrahlung** ist die Strahlung, die im Patienten gestreut wird und eine Art Grauschleier im Bild bewirkt. Dieser Effekt wird durch das vor dem Detektor liegende Strahlenraster reduziert.
- **Durchlassstrahlung** ist die Strahlung, die ungewollt in die Umgebung geht und die auch durch Abschirmung nicht verhindert werden kann.

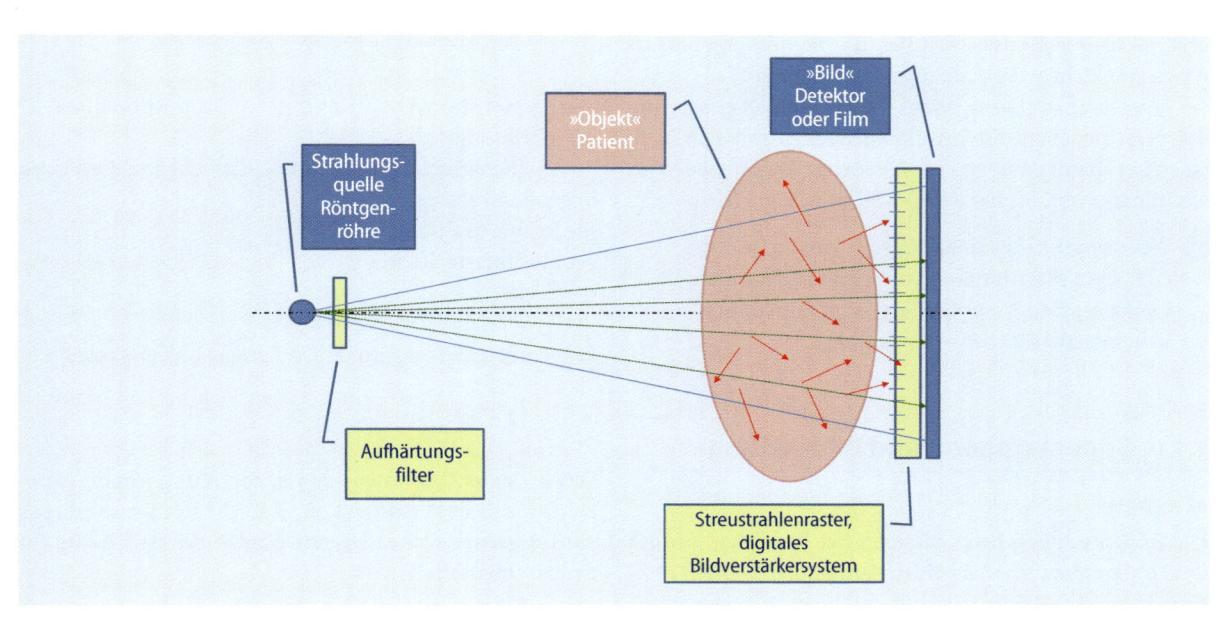

Abb. 1.8 Schematischer Aufbau beim Röntgen. Zentralprojektion

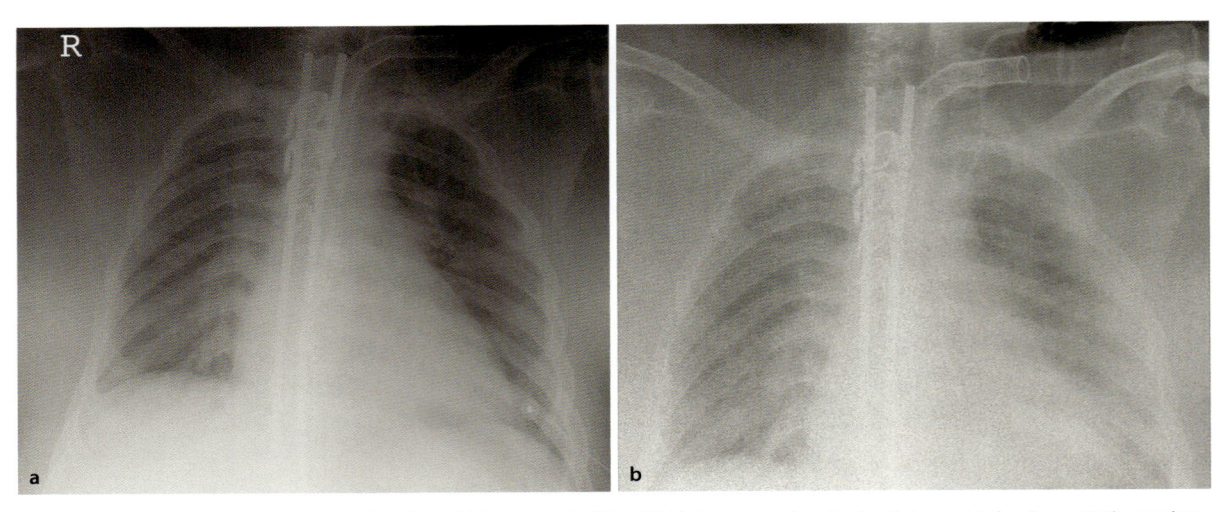

Abb. 1.10a, b Röntgen-Thorax ohne (**a**) und mit (**b**) Streustrahlenfilter. Bild b ist entsprechend erheblich unschärfer, dies ist insbesondere an dem fehlenden Kontrast des Osteosynthesematerials zu erkennen.

> **Cave**
> Ein unerwünschter, aber nicht vermeidbarer Effekt ist die Streustrahlung.

Streustrahlung bewirkt einen »Grauschleier« auf dem Röntgenbild. Zur Reduzierung dieses unerwünschten Effektes wird ein Raster vor den Detektor oder Film angebracht (Abb. 1.10).

> Je weicher die Strahlung, desto höher ist die Absorption im Körper. Je mehr durchstrahltes Volumen, desto mehr Streuung.

Wie immer gibt es zwei Seiten der Medaille: Die starke Absorption relativ weicher Strahlung (normalerweise unerwünscht) macht man sich bei der Mammographie zunutze, um kleinste Verkalkungen zu erkennen.

Die Durchstrahlung bringt immer eine Überlagerung der verschiedenen durchstrahlten Ebenen mit sich, z. B. sichtbare Überlagerungen verschiedener Körperebenen im »Summationsbild« aber auch »Schatten« und Artefakte.

> Wenn eine Lagebestimmung notwendig ist (z. B. bei der Bestimmung der exakten Lage eines medizinischen Fremdkörpers), sind Aufnahmen in mindestens 2 Ebenen notwendig.

1.4.1 Bildentstehung und Bildgebung

»Farben«

Die Bildentstehung beim Röntgen hat Parallelen mit der des Fotografierens. Bei beiden Aufnahmen werden elektromagnetische Wellen (sichtbares Licht, Röntgenstrahlung) auf der Bildebene festgehalten (Foto, Röntgenbild – »Rohbild«). Die Hauptunterschiede liegen im Frequenzbereich und damit der Energie der Strahlung. Bei der Fotografie wird die Reflexion an den Objekten festgehalten, beim Röntgen handelt es sich um eine Durchstrahlung. In beiden Fällen spielen Absorption und Streuung eine Rolle.

Ein systematisches Abbildungssystem beim digitalen Röntgen ist in Abb. 1.11 dargestellt.

- Wie kann man nun die Durchstrahlung einfach beschreiben?

Das ideale Röntgenbild basiert auf der Schwächung der Röntgenstrahlen gemäß dem Lambert-Beer-Gesetz:

$$I = I_0 \, e^{-\mu x}$$

Der Absorptionskoeffizient μ ist proportional zu Z^4 (Z = Ordnungszahl).

Die Schwächung ist hauptsächlich abhängig von den folgenden Faktoren:
- Primärstrahlung,
- absorbierte Strahlung,
- Dicke.

Legen wir unser Augenmerk auf zwei Abhängigkeiten:

$$I \sim e^{-x}$$

Das bedeutet: Die Intensität der Strahlung nimmt exponentiell mit dem Abstand ab, d. h. die Röntgenstrahlung wird dementsprechend geschwächt – das ist wichtig für den Strahlenschutz.

$$I \sim e^{-Z^4}$$

1.4 · Bildentstehung

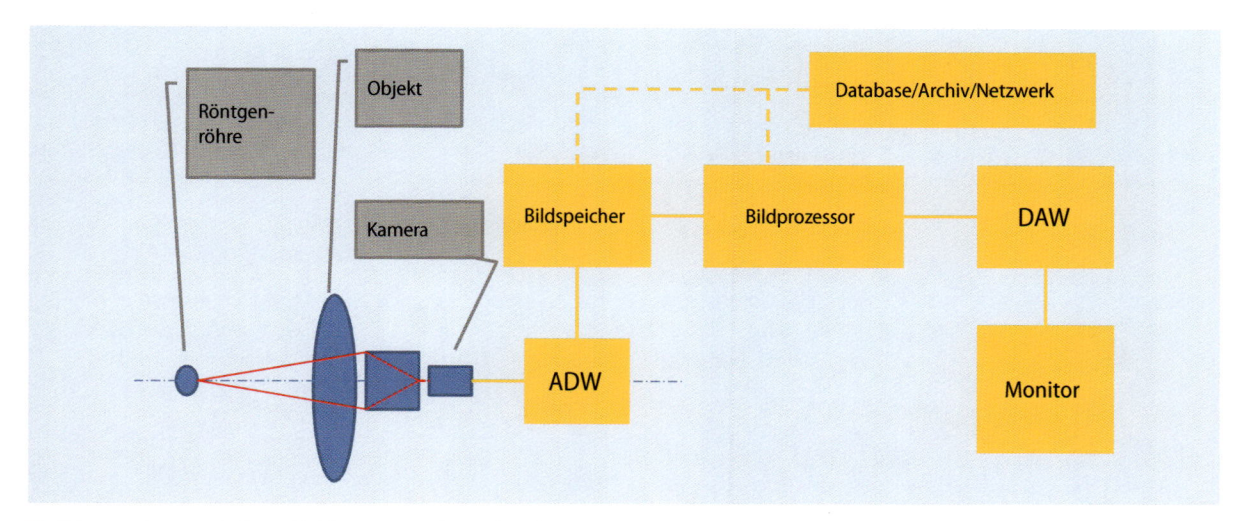

Abb. 1.11 Systematisches Abbildungssystem beim digitalen Röntgen (ADW = Analog-Digital-Wandler, DAW = Digital-Analog-Wandler)

Das bedeutet: Die Intensität der Strahlung nimmt exponentiell mit Z^4 ab (Z = Ordnungszahl), d. h. die Röntgenstrahlung wird dementsprechend »geschwächt«.

- Wie lässt sich dies auf die medizinische Anwendung übertragen?

Oder anders gesagt:
Was wird auf dem Bild dargestellt bzw. unterschieden werden?
Was sagen uns die »Farben« auf dem Röntgenbild?
Und woraus besteht das, was dargestellt wird?

- **Gewebe, Blut (»wässrige Lösung«)** besteht hauptsächlich aus
  Wasserstoff ($Z = 1$),
  Kohlenstoff ($Z = 6$),
  Stickstoff ($Z = 7$),
  Sauerstoff ($Z = 8$) usw.
  Die Zusammensetzung ist jedoch unterschiedlich und damit auch ein gemitteltes »Z«. Dies resultiert in verschiedenen Grauwerten.
- **Luft** (z. B. Lufteinschlüsse) besteht hauptsächlich Stickstoff ($Z = 7$), Sauerstoff ($Z = 8$). Die Flächen erscheinen fast schwarz.
- **Knochen** und Zähne enthalten Kalzium ($Z = 20$). Auch hier ist die Zusammensetzung unterschiedlich, beispielsweise ist die Zusammensetzung von Zähnen dichter als die von Knochen, damit unterscheiden sich auch hier wieder die Grauwerte.
  Nahezu undurchlässige Beispiele sind:
- **Zahnersatz Gold** ($Z = 79$),
- **Strahlenschutz Blei** ($Z = 82$).

Wie kann man das auf die Röntgenbilder übersetzen (Tab. 1.3)?

Tab. 1.3 Graustufen abhängig von der durchstrahlten Substanz

Substanzen	Effekt	Graustufe
Vakuum	Keiner	schwarz
Luft (Lunge …)	Kaum Absorption	fast schwarz
Fett	Wenig Absorption	ähnlich Luft
Wasser (Leber, Milz, Blut …)	Mehr Absorption, gute Abgrenzung zu Luft und Fett	heller
Knochen	Starke Absorption	hell
Zähne	Starke Absorption	hell
Fremdkörper wie Gold	Nahezu undurchlässig	weiß
Strahlenschutz wie Blei	Undurchlässig	weiß

Zur Kalibrierung von CTs werden die Grauwerte von Luft und Wasser verwendet. Im CT werden die Schwächungswerte der einzelnen Voxel im durchleuchteten Gewebe berechnet. Diese Werte werden auch Hounsfield-Einheiten (HE, engl.: HU) genannt. Wasser wird der Wert 0, Luft –1000 HU zugeordnet.

Es sei noch angemerkt, dass Röntgenbilder in Analogie zur Fotographie »Negativbilder« sind.

> Luft wird schwarz, Weichteile grau und Knochen weiß abgebildet (Abb. 1.12).

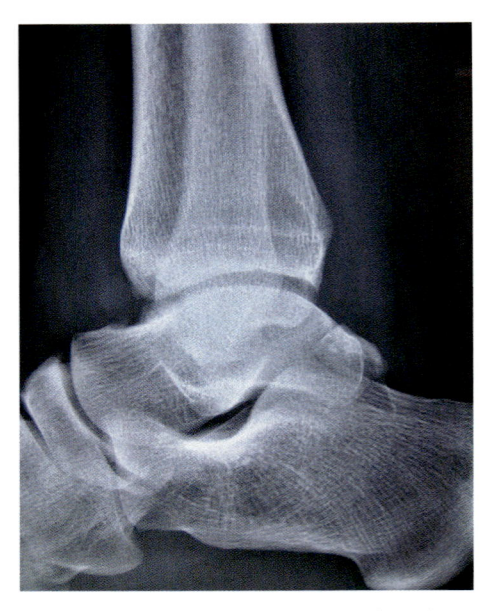

Abb. 1.12 Luft ist schwarz, Weichteile grau und Knochen weiß abgebildet

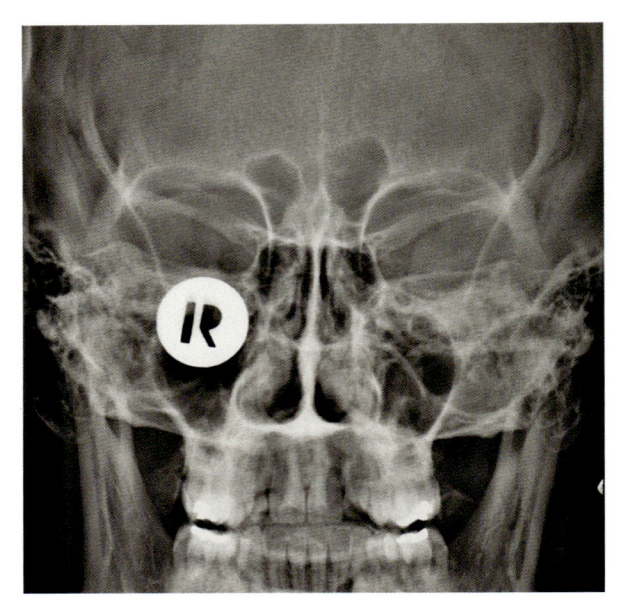

Abb. 1.14 Überlagerung des Orbitabodens rechts und des Sinus maxillaris rechts durch die Seitenbezeichnung. Sollte der Patient in diesem Bereich Beschwerden haben, würde dieser Fehler zu einer Wiederholung des Bildes führen

Seitenbezeichnung

Die Rechts-Links Bezeichnung erfolgt, als ob man vor dem Patienten steht (aus Sicht des Arztes), also umgekehrt zur »üblichen« Seitenbezeichnung aus Sicht des Patienten. Eine Seitenangabe muss zwingend auf dem Röntgenbild erfolgen. Üblich ist die Bezeichnung »L« für die linke Seite; aber auch »R« für rechts kommt vor (◘ Abb. 1.13).

Häufig wird die metallische Plakette »L« oder »R« mit dem Patienten geröntgt, sodass die Seitenbezeichnung unwiederruflich auf dem Röntgenbild zu lesen ist (◘ Abb. 1.13). Aber auch die nachträgliche, digitale Beschriftung ist heute möglich (◘ Abb. 1.13a).

> Wichtig ist, dass relevante Strukturen des Bildes nicht durch die Beschriftung überlagert werden dürfen (◘ Abb. 1.14)!

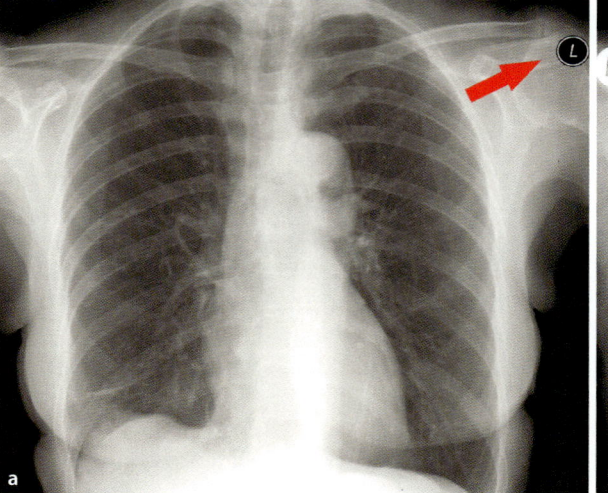

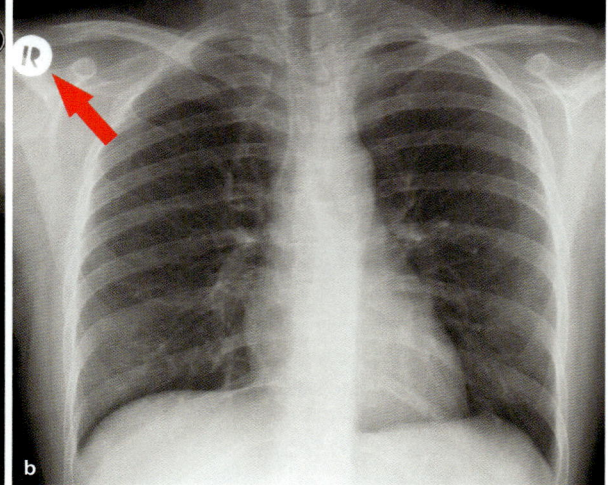

Abb. 1.13a, b Die Seitenangabe muss zwingend auf dem Röntgenbild erfolgen. Üblich ist die Bezeichnung »L« für die linke Seite (**a**). Es kommen aber auch »R« für rechts vor (**b**)

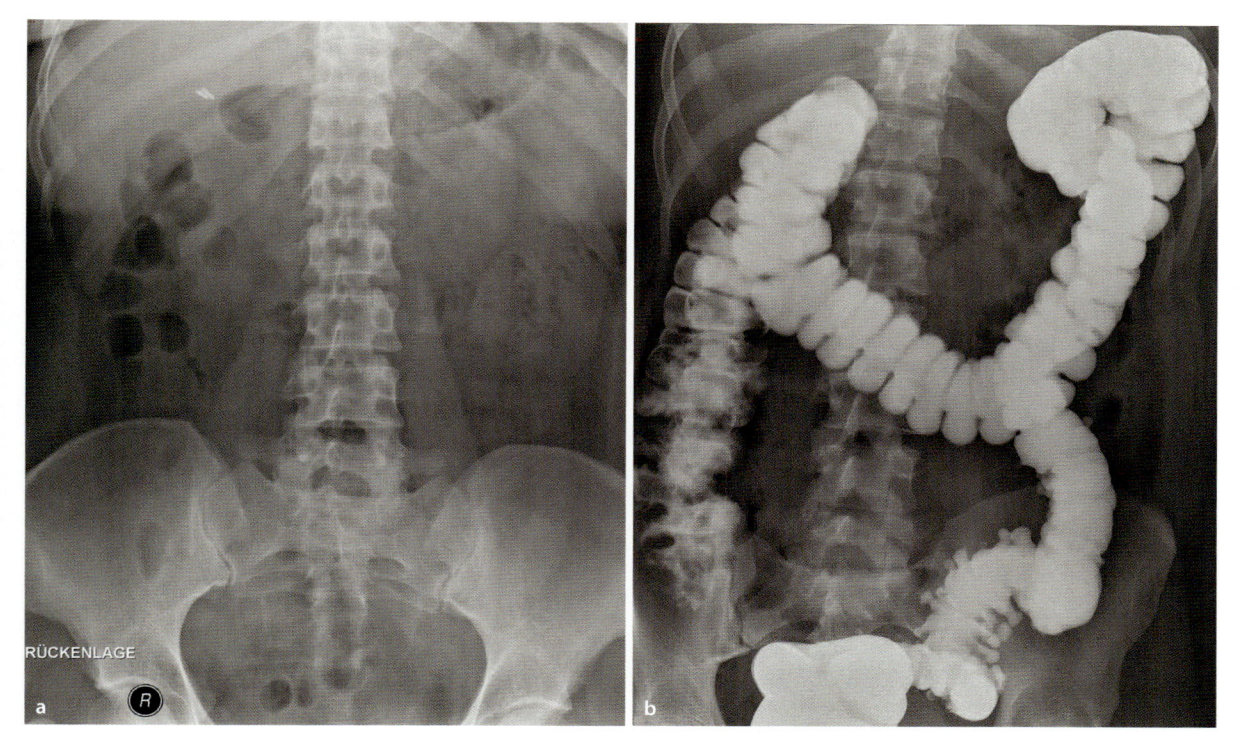

Abb. 1.15a, b Abdomenübersicht ohne Kontrastmittel (**a**) und mit einem positiven Kontrastmittel (**b**; hier ein jodhaltiges KM). Vor KM-Gabe lässt sich der Kolonrahmen fast gar nicht abgrenzen. Nur ein paar Lufteinschlüsse im Colon ascendens sind Hinweise auf den Kolonrahmen. Nach KM-Gabe ist der Kolonrahmen komplett abzugrenzen und damit auch die Pathologie in diesem Fall: Sigmadivertikel, die man ohne KM keinesfalls hätte diagnostizieren können

1.5 Kontrastmittel

In Fällen, in denen die durchstrahlten Substanzen eine ähnliche Röntgenstrahlenschwächung bedingen und daher im Röntgenbild nicht voneinander abzugrenzen sind, behilft man sich mit Substanzen, die den Dichteunterschied erhöhen können (Kontrastmittel).

Ähnliche Substanzen bzw. Substanzen mit ähnlichen Grauwerten können also durch Gabe von sog. Kontrastmitteln (KM) im Bild unterschieden werden (Abb. 1.15).

> Hier ist bereits anzumerken, dass die Auswahl der Untersuchungsmethoden – z. B. Röntgen, mit oder ohne Kontrastmittel (KM), digitale Volumentomographie (DVT), Computertomographie (CT) oder auch Magnetresonanztomographie (MRT), Sonographie etc. – durch die Fragestellung bestimmt ist bzw. durch das, was man erwartungsgemäß sehen möchte. Damit hängt die Auswahl der Untersuchungsmethode direkt von der Indikation bzw. Fragestellung ab.

1.6 Artefakte

Was sind Artefakte in dieser Betrachtung?
Die Durchstrahlung kann man sich ein wenig durch Glaskunst in Kirchenfenster veranschaulichen. Bei der Durchstrahlung gibt es

- undurchlässige oder nahezu undurchlässige Materialien/Bereiche, z. B. Fremdkörper aus Metall, die für Röntgenstrahlung undurchlässig sind (Abb. 1.16). Diese Bildbereiche werden folglich nicht durchstrahlt. Es können sich »Schatten« bilden.
- Bildebenenüberlagerungen durch hintereinanderliegende Objekte/Bereiche, z. B. stärker absorbierende Bereiche wie »hintereinander liegende« Kochen oder Zähne überlagern sich und verändern somit das Bild, das zu Scheineffekten führen kann (Abb. 1.16, Abb. 1.17).

> »Eine Frakturlinie setzt sich nicht in die Weichteile fort (Abb. 1.18, Abb. 1.19).«

Diese Scheineffekte, also nicht wirklich vorhandene Bildelemente, nennt man Artefakte. Diese haben viele verschiedene Ursachen. Besonders ausgeprägt können sich Artefakte in der Computertomographie zeigen, beispielsweise können »Schatten« von Fremdkörpern im Schädel (Fremdkörper wie Zahnersatz) ganze Schädelbereiche unbeurteilbar machen (Abb. 1.20).

Hier ist zu berücksichtigen, dass sich die Bildinformationen aus Durchstrahlungen (CT, DVT) aus allen Richtungen zusammensetzen. Damit können »Schatten« plus Streuungen ganze Bereiche überdecken. In solchen Fällen kann ein Röntgenbild einem CT oder DVT in der Aussagekraft überlegen sein (Abb. 1.21).

> **Zusammenfassend ist die Erfahrung des Arztes entscheidend, um Artefakte von realen Befunden zu trennen, egal wie »schön« die Bilder sind.**

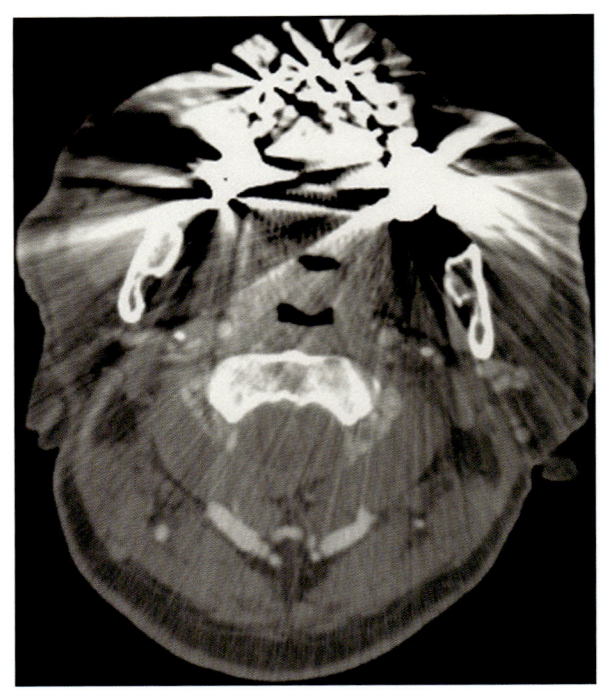

Abb. 1.16 Massive Metallartefakte in einem CCT die die Beurteilung der gesamten Kieferregion unmöglich machen

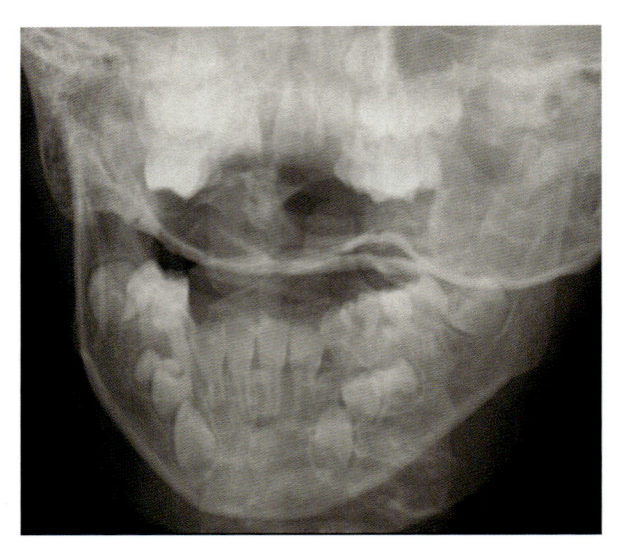

Abb. 1.17 Röntgenbild des Dens bei einem Schulkind. Der Dens wurde leider nicht zentral getroffen und wird zudem durch das Hinterhauptsbein überlagert. Durch die Überlagerungen der Milchzähne mit den bleibenden Zähnen ist zudem auch die Beurteilung des Kieferknochens deutlich erschwert

1.6 · Artefakte

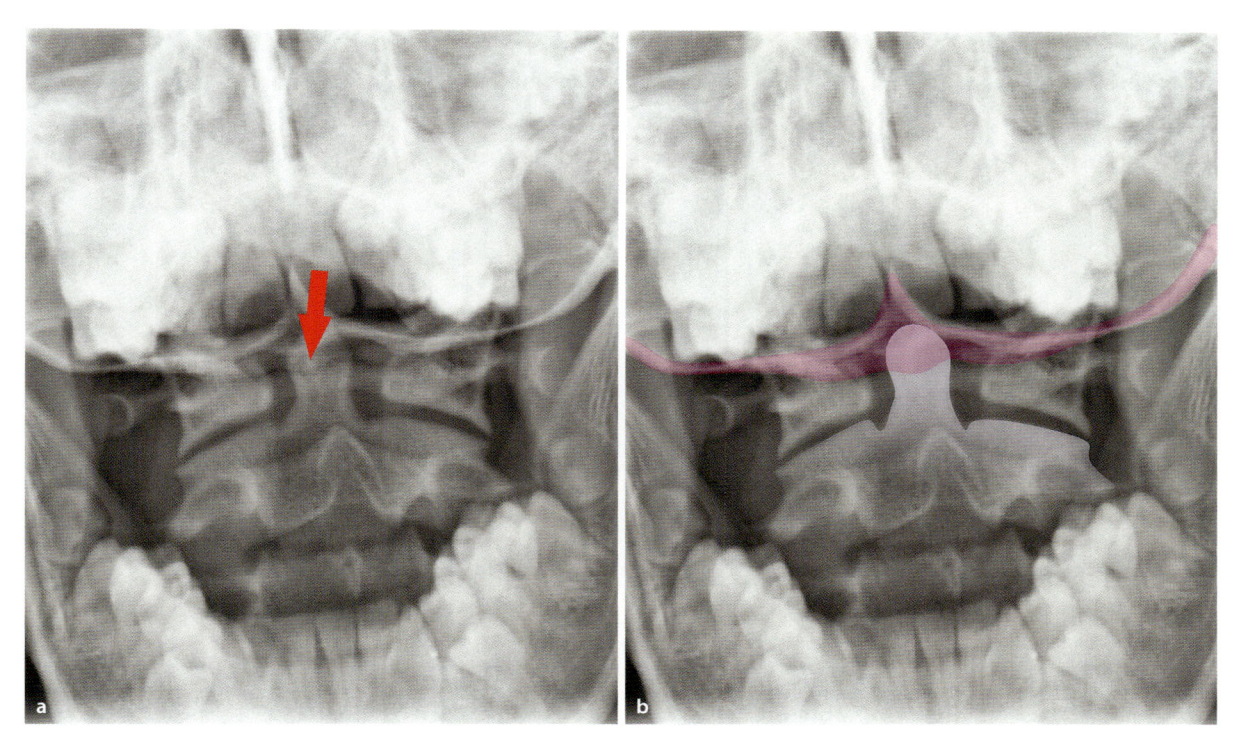

Abb. 1.18a, b Auch hier eine Dens-Zielaufnahme. Man sieht eine scharfe Aufhellungslinie über der Densbasis (a, Pfeil). Auf den ersten Blick könnte man eine Frakturlinie vermuten. Bei genauer Betrachtung allerdings ist die Linie auch außerhalb der Densstruktur abzugrenzen (b). Sie kann daher gar keine Frakturlinie sein. Es handelt sich auch in diesem Beispiel um eine Überlagerung durch das Hinterhauptsbein. Ganz grob kann man sich merken: »Eine Frakturlinie setzt sich nicht in die Weichteile fort«.

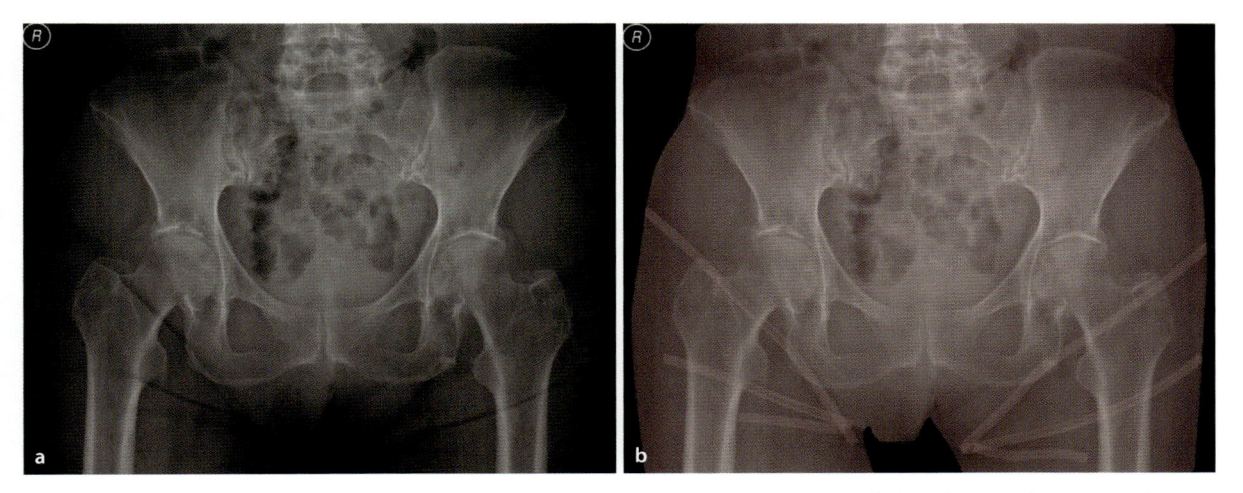

Abb. 1.19a, b »Eine Frakturlinie setzt sich nicht in die Weichteile fort.« Wirklich nicht. Auch die Aufhellungslinien in diesem Beispiel entsprechen Überlagerungen, in diesem Fall Weichteillinien

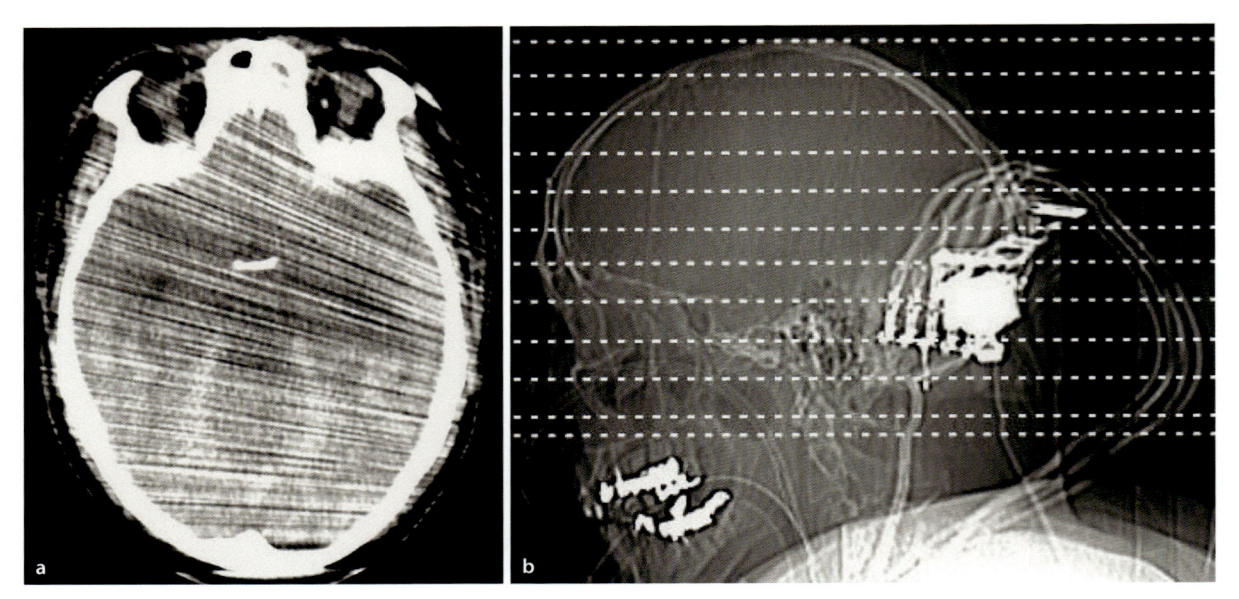

Abb. 1.20a, b Vermeidbare Artefakte durch Fremdmaterial, im Topogramm als Teil des EKGs zu erkennen. Dieses hätte nach dem Topogramm unbedingt entfernt und an einer anderen Stelle gelagert werden müssen. Die Artefakte sind in diesem Beispiel so stark, dass man die ausgedehnte subarachnoidale Blutung des Patienten leicht übersehen könnte. In diesem Fall musste die gesamte Untersuchung wiederholt werden. Bilder freundlicherweise überlassen von T. Breining (Vielen Dank!)

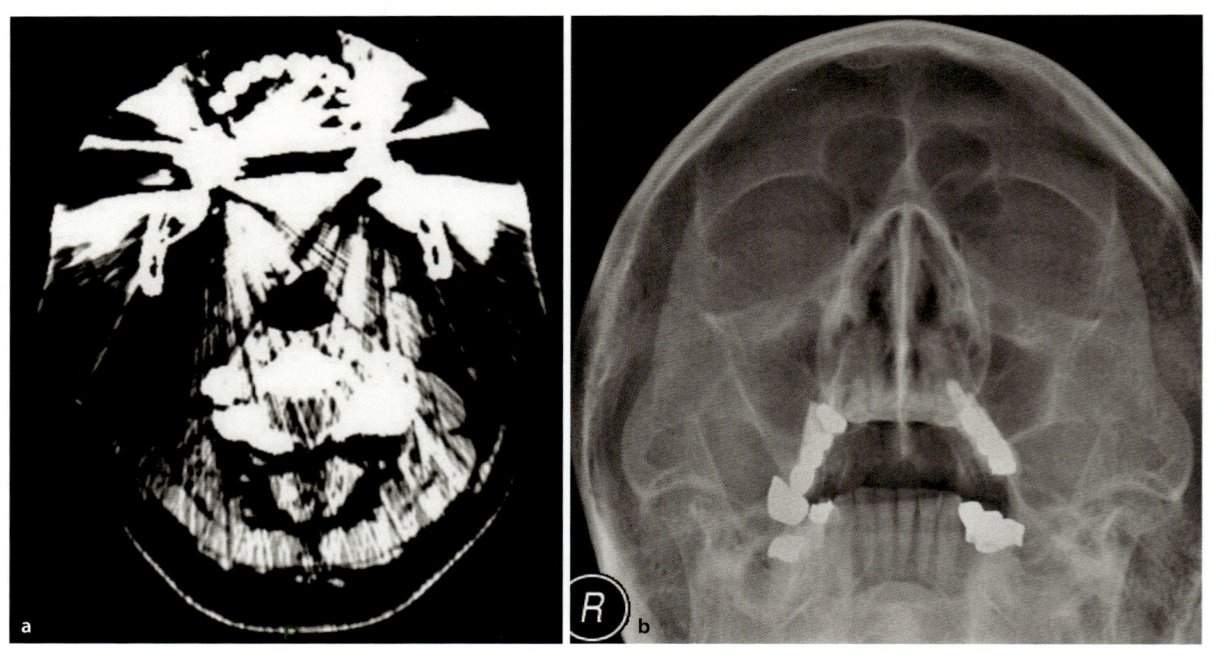

Abb. 1.21a, b CCT eines Patienten nach Sturz. Der Kieferbereich einschließlich der Kieferhöhlen war wegen massiver Metallartefakte nicht ausreichend gut beurteilbar. Im Röntgenbild kann man die ossären Strukturen hingegen sehr gut beurteilen

Literatur

Weiterführende Literatur und Quellenangaben

Ewen K (1997) Moderne Bildgebung: Physik, Gerätetechnik, Bildbearbeitung und -kommunikation, Strahlenschutz, Qualitätskontrolle. Thieme, Stuttgart [ISBN-10: 3131088613]

Fendel H, Stieve F-E (1990) Vernünftige diagnostische Bildgebung bei Kindern. Bericht einer Studiengruppe der Weltgesundheitsorganisation. H. Hoffmann Verlag, Berlin

Kalender WA (2006) Computertomographie: Grundlagen, Gerätetechnologie, Bildqualität, Anwendungen. Publicis Publishing, München [ISBN-10: 3895782157]

Lasserre A, Blohm L (2000) Allgemeine und spezielle Radiologie. Urban & Fischer, München [ISBN-10: 3437421107]

Oestmann JW (2005) Radiologie: Ein fallorientiertes Lehrbuch. Thieme, Stuttgart [ISBN-10: 3131267526]

Schaefer-Prokop C (2009) Radiologische Diagnostik in der Intensivmedizin. Thieme, Stuttgart [ISBN-10: 3131117613]

Schröder UG, Schröder BS (2007) Strahlenschutzkurs für Mediziner. Thieme, Stuttgart [ISBN-10: 313139112X]

Internetquellen

Bayerisches Staatsministerium für Arbeit und Soziales, Familie und Integration [http://www.stmas.bayern.de/imperia/md/content/stmas/stmas_internet/arbeitsschutz/radio-roent-gesundheit.pdf]

Bundesamt für Strahlenschutz [http://www.bfs.de]

Bundesministerium für Umwelt, Naturschutz, Bau und Reaktorsicherheit [http://www.bmub.bund.de/bmub/parlamentarische-vorgaenge/detailansicht/artikel/umweltradioaktivitaet-und-strahlenbelastung-jahresbericht-2010-gesamtbericht/]

Global Research for Safety – GRS [http://www.grs.de/]

MTA-R – Portal für MTARs im Netz [http://www.mta-r.de/blog/allgemein/2011/06/geheim-gehaltene-atomkatastrophe.html]

Radiation Dose Chart [https://xkcd.com/radiation/]

Röntgenverordnung – RöV [http://www.gesetze-im-internet.de/bundesrecht/r_v_1987/gesamt.pdf]

Strahlenschutzverordnung – StrlSchV [http://www.gesetze-im-internet.de/bundesrecht/strlschv_2001/gesamt.pdf]

Strahlenschutz

T. Blasenbrey, D. Kildal, M.-A. Geibel

2.1 Strahlendosis, Strahlenbelastung – 18
2.1.1 Folgen zu hoher Strahlendosen – 18
2.1.2 Wie erklärt man sich die Strahlenschäden? – 18
2.1.3 Wie kann man sich schützen? Und wo sollte man sich aufhalten? – 18
2.1.4 Strahlendosis – 18

2.2 Einheiten – 19

2.3 Natürliche Strahlendosis und Beispiele aus der Medizin – 19
2.3.1 Beispiele für den Strahlendosisbereich 0,1–1000 µSv – 20
2.3.2 Beispiele für den Strahlendosisbereich 1–100 mSv – 20
2.3.3 Beispiele für den Strahlendosisbereich über 100 mSv – 20

2.4 Strahlenschutzgrenzwerte – 21

2.5 Strahlenempfindlichkeit – 21

2.6 Strahlenschutz in der Praxis – 22
2.6.1 ALARA-Prinzip – 22
2.6.2 Konkreter Schutz – 23
2.6.3 Schutzbekleidung für Patienten (Patientenschutzmittel) – 23
2.6.4 Schutzbekleidung für das Personal – 31

Literatur – 32

D. Kildal (Hrsg.), *Medizinische Fremdkörper in der Bildgebung*,
DOI 10.1007/978-3-662-47296-5_2, © Springer-Verlag Berlin Heidelberg 2016

2.1 Strahlendosis, Strahlenbelastung

Zu Beginn stellen sich folgende Fragen:
- Welche Folgen können zu hohe Strahlendosen haben?
- Was passiert wenn Strahlung auf Gewebe trifft?
- Welche Ursachen hat die Schädigung?
- Wo ist das Strahlenrisiko am höchsten?
- Wie kann ich mich/den Patienten bestmöglich schützen?

2.1.1 Folgen zu hoher Strahlendosen

Grundsätzlich muss man dabei zwischen den Arten der Strahlung unterscheiden. In diesem Kapitel soll der Fokus auf der Röntgenstrahlung liegen, die man sich als ein Licht hoher Energie vorstellen kann.

Wir unterscheiden stochastische Strahlenfolgen und nicht stochastische oder deterministische Strahlenfolgen. Dabei unterliegen die stochastischen Strahlenfolgen der Wahrscheinlichkeitsrechnung, die direkten Strahlenfolgen (deterministisch) weisen einen direkten kausalen Dosis-Schaden-Zusammenhang auf.

Zu den direkten Strahlenfolgen gehören u. a.
- Hautverbrennungen,
- Haarausfall,
- Katarakt,
- Strahlenkrankheit.

Zu den stochastischen Strahlenfolgen zählen Krebserkrankungen, die nach Strahlenexposition vermehrt auftreten können. Der direkte Kausalzusammenhang mit einer bestimmten Untersuchung/Strahlenexposition ist dabei in der Regel nicht direkt herzustellen. Das gilt z. B. für Langzeitfolgen. In der Zahnmedizin kommt es nur zu deterministischen Strahlenfolgen.

> Das Risiko für stochastische Strahlenschäden ist für Kinder höher als für alte Menschen, was hauptsächlich durch die schnellere Zellteilung bei Kindern zu erklären ist.

Man geht davon aus, dass die Hauptfaktoren der Schädigung die Energie bzw. Intensität der Strahlung sowie die Dauer der Exposition sind.

Dementsprechend ist eine Strahlenexposition mit harter Strahlung über lange Dauer, also einer hohen Dosis, am schädlichsten, wohingegen eine Exposition durch weiche Strahlung über eine kurze Dauer entsprechend einer niedrigeren Dosis im Vergleich ein geringeres Risiko birgt.

> **Cave**
> Das bedeutet nicht, dass weiche Strahlung, die ja eine hohe Absorption im Körper bedeutet, ungefährlich ist.

2.1.2 Wie erklärt man sich die Strahlenschäden?

Für die Strahlenschäden wird hauptsächlich die Ionisation durch Röntgenstrahlung verantwortlich gemacht. Dabei können Veränderungen der DNA auftreten.

Die Strahlenintensität und die Dosis sind wesentliche Risikofaktoren.

2.1.3 Wie kann man sich schützen? Und wo sollte man sich aufhalten?

Eine komplette Abschirmung der Strahlung wäre der beste Schutz, das ist leider nicht zu 100% möglich. Es gibt Materialien, die für Röntgenstrahlung nahezu undurchlässig sind. Diese werden im Strahlenschutz eingesetzt.

Ein wichtiges Element im Strahlenschutz ist der Abstand von der Strahlenquelle:

Die Strahlenintensität schwächt sich proportional zum Quadrat des Abstandes zur Quelle ab (Abstandsquadratgesetz).

- **Abstandsformel**

$$I \sim \frac{1}{r^2} \quad \text{(mit r Abstand zur Strahlungsquelle)}$$

Man kann sich vereinfacht eine punktförmige Strahlungsquelle vorstellen. Die Intensität ist dann die Energie auf einer Kugelfläche mit Radius r (dem Abstand) »verteilt«.

2.1.4 Strahlendosis

Die »Arten« der Strahlendosis werden nach Strahlenart und Schädigung unterschieden.

- **Ionendosis**

Die Ionendosis ist in einem Luftvolumen erzeugte Ladungsmenge pro Masseneinheit.

- **Energiedosis**

Die Energiedosis ist die vom durchstrahlten Objekt (Körperteil) absorbierte Energie pro Masseneinheit.
Einheit: 1 Gy (Gray).

2.3 · Natürliche Strahlendosis und Beispiele aus der Medizin

Äquivalentdosis

Es handelt sich um die Energiedosis unter Berücksichtigung der unterschiedlichen Wirkung der Strahlenarten (Faktor q, Strahlungswichtungsfaktoren; ◘ Tab. 2.1).
Einheit: 1 Sv (Sievert)

◘ Tab. 2.1 Strahlungswichtungsfaktoren q (Beispiele)

Strahlenart	q
Photonen (Röntgen)	1
Elektronen	1
Alphateilchen	20

Effektivdosis

Die Effektivdosis, oder effektive Äquivalentdosis oder **Organdosis**, ist die Äquivalentdosis unter Berücksichtigung der unterschiedlichen Empfindlichkeiten der Organe (Wichtungsfaktor; ◘ Tab. 2.2).

◘ Tab. 2.2 Wichtungsfaktoren (Beispiele). (Lasserre u. Blohm 2000, mit freundlicher Genehmigung)

Organe, Gewebe	Wichtungsfaktor
Haut	0,01
Knochenoberfläche	0,01
Schilddrüse	0,05
Brust	0,05
Leber	0,05
Lunge	0,12
Magen	0,12
Dickdarm	0,12
Knochenmark	0,12
Gonaden	0,20

2.2 Einheiten

1 Sievert (1 Sv)

Sievert (1 Sv) ist die gewichtete Strahlendosis, nach dem schwedischen Mediziner und Physiker Rolf Sievert.
Weitere Einheiten:

1 Gray (1 Gy)

Gray (1 Gy) ist die Energiedosis durch ionisierende Strahlung. Im Fall von Röntgenstrahlung ist der Umrechnungsfaktor (Strahlungswichtungsfaktor) von Gray nach Sievert = 1.

1 Röntgen (1 R)

Röntgen (1 R) beschreibt die Ionendosis (veraltete Einheit).

1 rem (1 rem)

rem (1 rem) ist die (veraltete) Einheit für »roentgen equivalent in man« und entspricht 0,01 Sv.

1 Becquerel (1 Bq)

Becquerel (1 Bq) bezeichnet die Aktivität einer Menge einer radioaktiven Substanz.

2.3 Natürliche Strahlendosis und Beispiele aus der Medizin

In diesem Abschnitt werden wir die natürliche Strahlendosis beispielhaft mit radiologischen Anwendungen und der entsprechenden Strahlendosis für den Patienten vergleichen.

Wir werden uns anhand von Beispielen von Bruchteilen von µSv (eher unkritisch) bis mehreren Sv (tödlich) bewegen. In ◘ Abb. 2.1 wird schematisch der Sv-Skalenbereich von 0,1 µSv bis 100 Sv dargestellt.

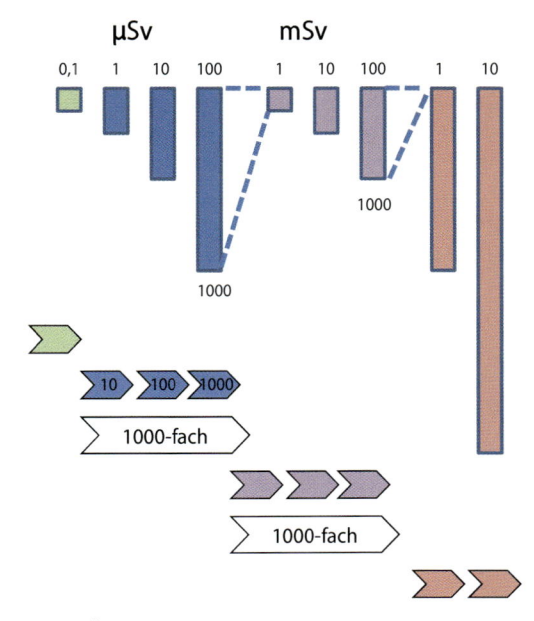

◘ Abb. 2.1 Übersicht der Skala der Strahlendosis

2.3.1 Beispiele für den Strahlendosisbereich 0,1–1000 µSv

Röntgenaufnahme haben eine vergleichsweise kurze Dauer (Sekunden oder Sekundenbruchteile) und liegen im µSv-Bereich (Abb. 2.2).

- **Beispiele der Strahlenbelastung von medizinischen Anwendungen:**
- Extremitätenröntgen 1–10 µSv,
- Dentalröntgen:
  - Zahnfilm: 2–4 µSv,
  - Panoramaschichtaufnahme (PSA): 15–20 µSv,
  - digitale Volumentomographie (DVT): 4–160 µSv,
- Mammographie 400 µSv.

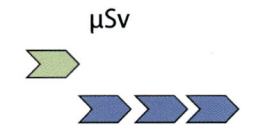

Abb. 2.2 Übersicht der Skala der Strahlendosis 0,1–1000 µSv

- **Vergleichswerte nicht medizinischer Strahlenbelastung**
- Mittlere Gesamttagesdosis in Deutschland 5,7 µSv, zusätzliche Belastung eines Tages auf der Zugspitze 2,2 µSv,
- 1 Jahr eines Röhrenmonitors am Arbeitsplatz 1 µSv
- Verzehr von 10–100 Bananen 1–10 µSv,
- 1 Jahr in einem Stein- oder Betonhaus 70 µSv,
- Langstreckenflug, z. B. Transatlantik (Frankfurt–New York) 55 µSv,
- Jahresgrenzdosis durch Ableitung radioaktiver Stoffe aus AKW 300 µSv.

2.3.2 Beispiele für den Strahlendosisbereich 1–100 mSv

CTs dauern meist mehrere Sekunden bis wenige Minuten und haben eine etwa 100- bis 1000-fache Strahlendosis im Vergleich zu Röntgenaufnahmen. In Abb. 2.3 ist der Skalaausschnitt der Strahlendosis von 1–1000 mSv dargestellt.

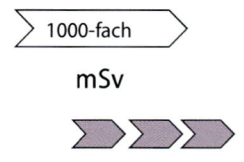

Abb. 2.3 Übersicht der Skala der Strahlendosis 1–1000 mSv

- **Beispiele der Strahlenbelastung von medizinischen Anwendungen wie der Computertomographie**
- Schädel-CT: 2–5 mSv,
- Wirbelsäulen-CT: 7–10 mSv,
- Brust-CT: 7–10 mSv,
- Bauchraum-CT: 5–20 mSv.

- **Vergleichswerte nicht medizinischer Strahlenbelastung**
- Die durchschnittliche natürliche Jahresstrahlenbelastung für Menschen in Deutschland beträgt 2,1 mSv.
- Jahresgrenzwert Bevölkerung 1 mSv zusätzlich durch medizinische und nicht medizinische künstliche Strahlung (z. B. AKW, Strahlung durch den Betrieb von Röntgenvorrichtungen)

> **Cave**
> Einer Jahresdosis von 100 mSv wird erhöhtes Krebsrisiko zugeordnet.

2.3.3 Beispiele für den Strahlendosisbereich über 100 mSv

Zur Vervollständigung dürfen ein paar Beispiele zur Strahlenkrankheit und tödlichen Dosis nicht fehlen. Abb. 2.4 zeigt den Skalaausschnitt der Strahlendosis von 1–100 Sv.

- **Beispiele der Strahlenbelastung von medizinischen Anwendungen (Ganzkörperdosis)**
- Keine in der radiologischen Diagnostik.

- **Beispiele extrem hoher Strahlenbelastung**
- Einer Jahresdosis von 100 mSv (Ganzkörperdosis) wird ein erhöhtes Krebsrisiko zugeordnet.
- Schwellenwertdosis für das Auftreten erster Symptome durch eine Strahlenschädigung 250 mSv.
- Ab 400 mSv stellt man Symptome der Strahlenkrankheit fest.
- Ab 1 Sv Ganzkörperdosis tritt vorübergehende Strahlenkrankheit auf.
- Tödliche Dosis ab 6–8 Sv Ganzkörperdosis (eine Behandlung ist nicht mehr möglich).

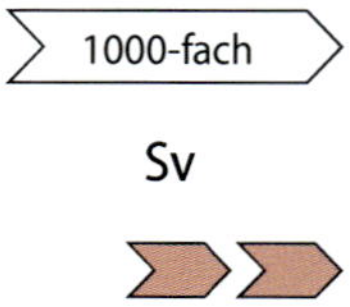

Abb. 2.4 Übersicht der Skala der Strahlendosis 1–100 Sv

Die traurige Bestätigung der genannten Werte kennen wir von Reaktorunglücken wie Tschernobyl (ca. 50 Sv in 10 min).

Es reicht aber auch ein einstündiger Spaziergang am Karatschai-See aus (ca. 6 Gy/h).

2.4 Strahlenschutzgrenzwerte

Was sind Strahlenschutzgrenzwerte?

- **Strahlenschutzgrenzwerte**

Strahlenschutzgrenzwerte sind Dosisgrenzwerte, die sich auf die zusätzliche (künstliche) Strahlenbelastung verschiedener Personengruppen beziehen und nicht überschritten werden dürfen.

Bei beruflich exponierten Personen muss die Einhaltung der Grenzwerte gemessen und dokumentiert werden. In Tab. 2.3 sind ein paar Beispiele gelistet.

2.5 Strahlenempfindlichkeit

Was ist Strahlenempfindlichkeit konkret? Beispiele von kritischen Dosen verschiedener Gewebe, Organe und welches die Auswirkungen sind, ist in Tab. 2.4 verdeutlicht.

Tab. 2.3 Strahlenschutzgrenzwerte (Beispiele)

Personenkreis	Dosis	Anmerkung
	Jahresdosis	
Schwangere	1 mSv	auch beruflich strahlenexponierte schwangere Personen
Normalperson	1 mSv	Bevölkerung
Beruflich strahlenexponierte Personen	20 mSv	
	Lebensdosis	
Beruflich strahlenexponierte Personen	400 mSv	Berufslebensdosis

Tab. 2.4 Strahlenempfindlichkeit verschiedener Gewebe, Organe und dazugehörige Symptome (Beispiele). (Adaptiert nach Lasserre u. Blohm 2000)

	Kritische Dosis		Symptome/Schaden
Embryo	0,03–0,05 Gy	Organdosis	Missbildung, Tod
Knochenmark	0,2–1 Gy	Organdosis	Stammzellschaden
Augen	2,5–4 Gy	Organdosis	Katarakt
Haare	3–6 Gy	Organdosis	Ausfall
Wachsender Knochen	3–6 Gy	Organdosis	Wachstumsstillstand
Haut	3–8 Gy	Organdosis	Atrophie, Ulkus
Niere	10–35 Gy	Organdosis	Funktionsverlust, Atrophie
Muskeln	50 Gy	Organdosis	Funktionsverlust, Atrophie
Keine nachweisbaren Schäden	0,3 Gy	Ganzkörperdosis	Keine
Depression des Knochenmarks	0,5 Gy	Ganzkörperdosis	Reparabel
Strahlenkrankheit	1 Gy	Ganzkörperdosis	Übelkeit, Erbrechen
Mittlere letale Dosis	4 Gy	Ganzkörperdosis	50% Sterblichkeit
Letale Dosis	ca. 6 Gy	Ganzkörperdosis	Tod

2.6 Strahlenschutz in der Praxis

Dieser Abschnitt beleuchtet den Strahlenschutz auf eine andere Art und soll keine Kurzfassung von Strahlenschutzunterweisungen, -kursen oder -zertifizierungen darstellen.

In Deutschland wird der Strahlenschutz durch die Strahlenschutzverordnung (StrlSchV) und die Röntgenverordnung (RöV) gesetzlich geregelt.

2.6.1 ALARA-Prinzip

Generell gilt im Strahlenschutz das ALARA-Prinzip (»as low as reasonably achievable«).

> Ziel sind diagnostisch aussagekräftige Bilder mit minimaler Strahlenexposition (ALARA-Prinzip: »as low as reasonably achievable«).

Abb. 2.5 zeigt vermeidbare Artefakte durch Fremdmaterial. Das Fremdmaterial hätte nach dem Topogramm unbedingt entfernt und an einer anderen Stelle gelagert werden müssen. Die Artefakte sind in diesem Beispiel so stark, dass man die ausgedehnte subarachnoidale Blutung des Patienten leicht übersehen könnte. Die Untersuchung musste daher wiederholt werden. So kam es zur doppelten Strahlenbelastung für den Patienten: ein klarer »Verstoß« gegen das ALARA-Prinzip!

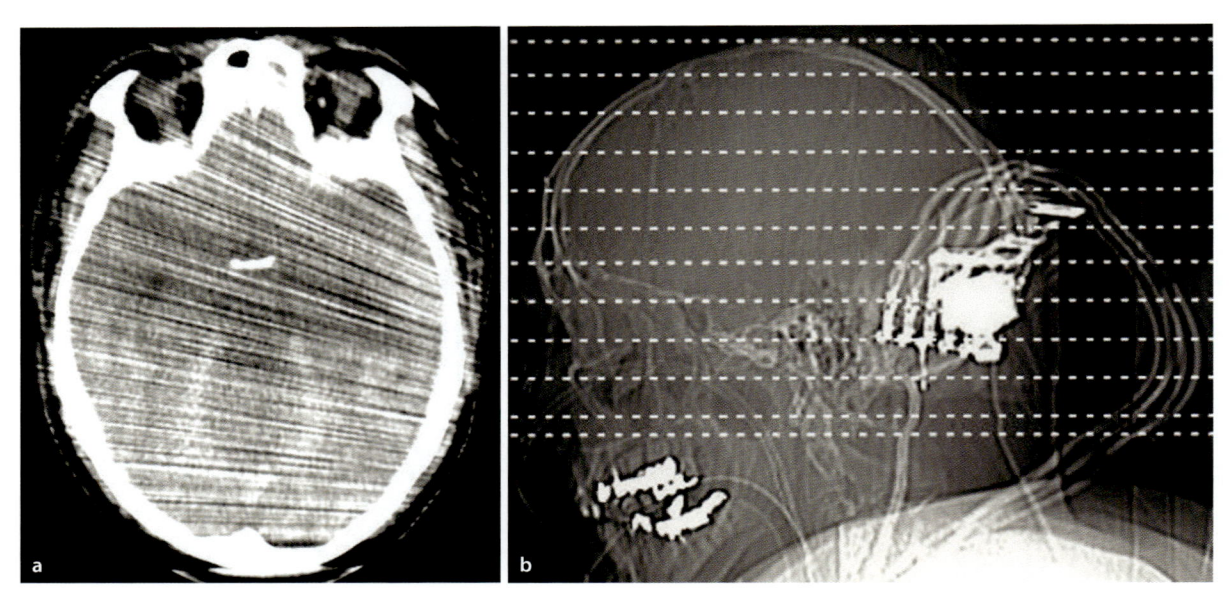

Abb. 2.5a, b Vermeidbare Artefakte durch Fremdmaterial, im Topogramm als Teil des EKG zu erkennen. Dieses hätte nach dem Topogramm unbedingt entfernt und an einer anderen Stelle gelagert werden müssen. Die Artefakte sind in diesem Beispiel so stark, dass man die ausgedehnte subarachnoidale Blutung des Patienten leicht übersehen könnte. Es wurden also keine aussagekräftigen Bilder generiert! In diesem Fall musste die gesamte Untersuchung wiederholt werden. Damit kam es zu einer doppelten Strahlenbelastung, ein klarer »Verstoß« gegen das ALARA-Prinzip. Bilder freundlicherweise überlassen von T. Breining (Vielen Dank!)

2.6.2 Konkreter Schutz

Wie kann man sich gegen Röntgenstrahlen schützen? Hier sollte zwischen Patienten und Nichtpatienten (wie MRTA, Ärzte etc.) unterschieden werden. Auch Nichtpatienten sollten maximal geschützt werden durch die in der Übersicht gelisteten Maßnahmen.

> **Maßnahmen zum Strahlenschutz**
> - Schutzbekleidungen, die nahezu undurchlässig für Röntgenstrahlung ist, z. B. Blei (▶ Abschn. 1.4.1).
> - Möglichst großen Abstand von der Strahlenquelle und vom Patienten (Abstandsquadratgesetz; ▶ Abschn. 2.1.3) einhalten.
> - Aufenthalt in einem separaten Raum, der entsprechend abgeschirmt ist.
> - Einsatz alternativer Untersuchungsmethoden, wenn möglich, wie z. B. MRT, Sonographie.

Für Patienten gibt es nur einen Kompromiss – maximal aussagekräftige Bilder bei möglichst geringer Strahlenbelastung (vgl. ALARA-Prinzip). Dabei sollten unbedingt Wiederholungen von Aufnahmen vermieden werden. Auch sollten nicht zu beurteilende Bereiche geschützt bzw. ausgeblendet werden. Ist dies nicht möglich, dann sollten diese Areale durch Patientenschutzmittel abgedeckt werden.

> **Info to go**
>
> »Im Strahlenschutz wiegt ein Gramm Gehirn mehr als eine Tonne Blei.«
> (Felix Wachsmann, 1965)

Ärztliches Personal soll, wenn möglich, die röntgenologische Untersuchung außerhalb der Untersuchungsräume überwachen. Falls es nicht zu vermeiden ist, dass das Personal im Untersuchungsraum bleibt, wie z. B. bei Angiographien oder Durchleuchtungsuntersuchungen, muss das Augenmerk auf die richtige Anwendung der Schutzbekleidung gelegt werden.

2.6.3 Schutzbekleidung für Patienten (Patientenschutzmittel)

Schutz – das Wort klingt allzu offensichtlich, jedoch wird in der Hektik oder in »besonderen Situationen« genau dieser Schutz häufig falsch angewandt, auch wenn dies zum Glück »nur Ausnahmen« sind. Daher zeigen wir hier ein paar Beispiele als Merkhilfe.

Wir unterscheiden bei der Schutzkleidung/Abdeckung für den Patienten (auch Patientenschutzmittel genannt) von oben nach unten:
- Linsenschutz,
- Schilddrüsenschutz,
- Brustdrüsenschutz,
- Gonadenschutz,
- Patientenschutzschürzen,
- Blei-Gummi-Abdeckungen in verschieden Größen zur variablen Abdeckung von Körperbereichen, die an das Nutzfeld angrenzen.

Im Folgenden möchten wir auf die im Röntgen- oder CT-Bild teilweise sichtbaren Strahlenschutzelemente eingehen.

Linsenschutz

Der Linsenschutz (◨ Abb. 2.6) wird bei Computertomographien verwendet und kann die Linsendosis um etwa 40% reduzieren. Er sollte erst nach dem Topogramm aufgelegt werden, um die Zeit des Aufliegens für den Patienten zu verkürzen und damit auch die Zeitspanne, in der es

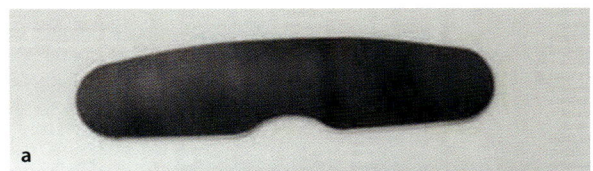

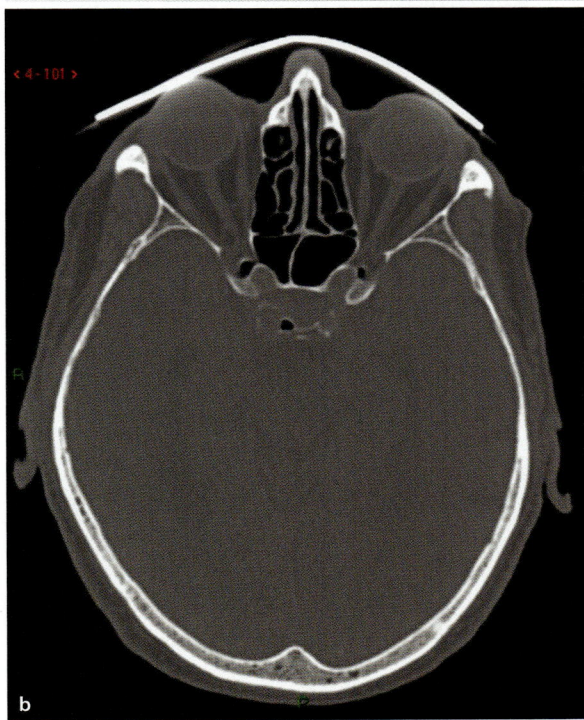

◨ **Abb. 2.6a, b** Photographie eines Linsenschutzes (**a**) und CCT-Bild mit korrekt über den Augenlidern aufliegendem Linsenschutz (**b**)

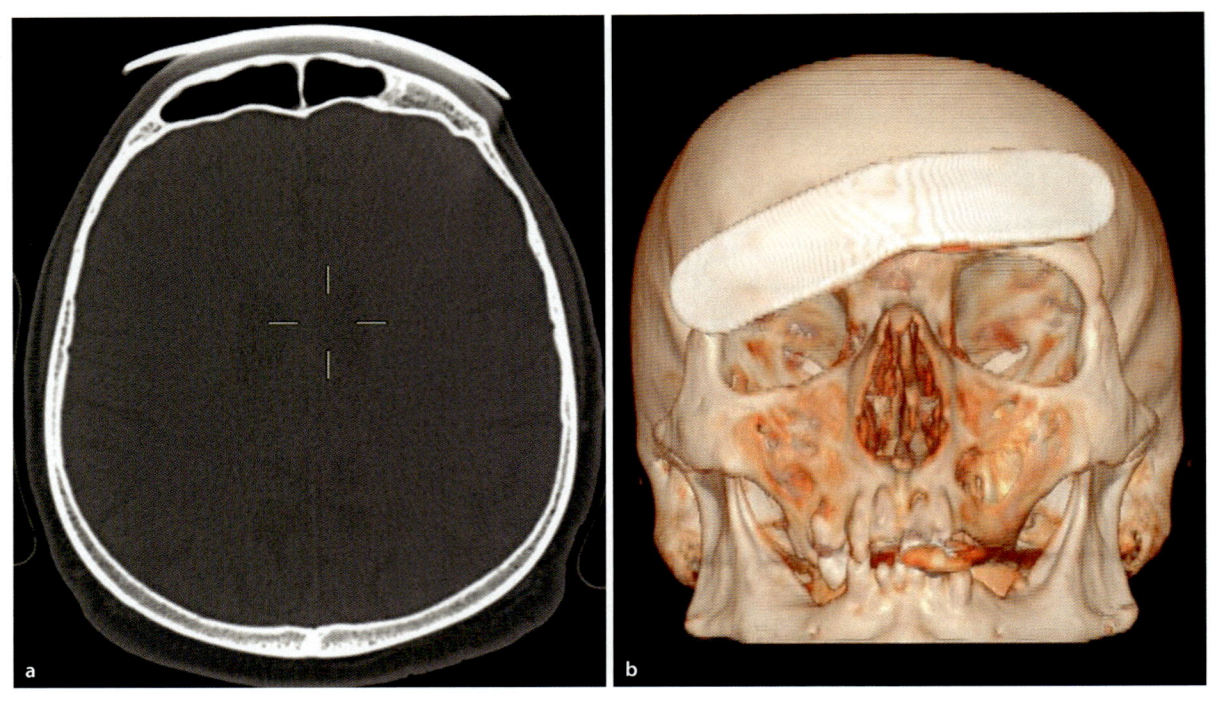

Abb. 2.7a, b In diesem Beispiel ist der Linsenschutz nach kranial verrutscht und liegt nun auf den Sinus frontales auf, während die Augen überwiegend frei sind. Bei einer zu hohen Lage des Linsenschutzes kommt es einerseits häufig zu intrakraniell störenden Artefakten, die kleiner frontale Blutungen maskieren könnten, andererseits ist der Schutz der Linse natürlich nicht gegeben

zu einem Verrutschen und einer Fehllage kommen kann (Abb. 2.7). Bei einer zu hohen Lage des Linsenschutzes kommt es einerseits häufig zu intrakraniell störenden Artefakten, die kleinere frontale Blutungen maskieren könnten, andererseits ist der Schutz der Linse natürlich nicht gegeben.

Schilddrüsenschutz

Der Schilddrüsenschutz wird bei Computertomographien verwendet und kann die Schilddrüsendosis um etwa 60% reduzieren (Abb. 2.8). Er sollte erst nach dem Topogramm aufgelegt werden.

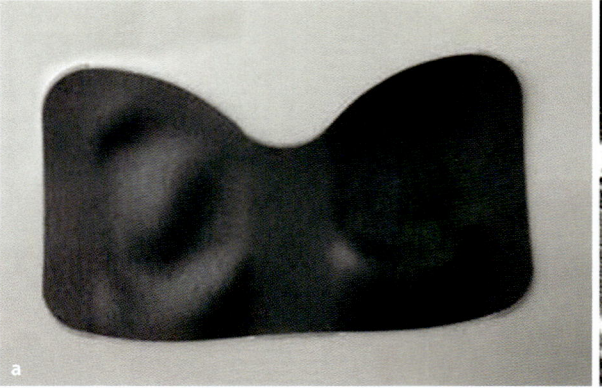

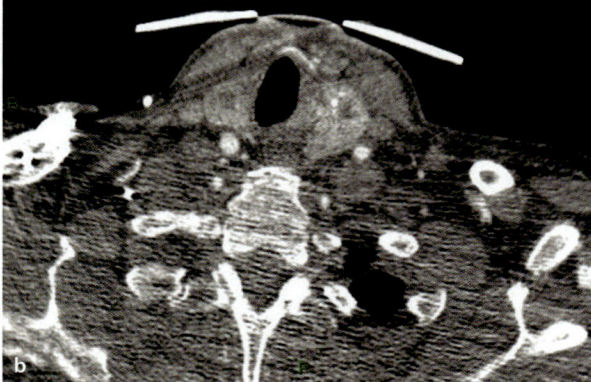

Abb. 2.8a, b Photographie eines Schilddrüsenschutzes (**a**) und CT des Halses mit korrekt über der Schilddrüse aufliegendem Schutz (**b**)

Brustdrüsenschutz

Der Brustdrüsenschutz wird bei Computertomographien verwendet und kann die Brustdrüsendrüsendosis bei Kindern bis 30%, bei erwachsenen Patienten um etwa 50% reduzieren (Abb. 2.9). Er sollte erst nach dem Topogramm aufgelegt werden.

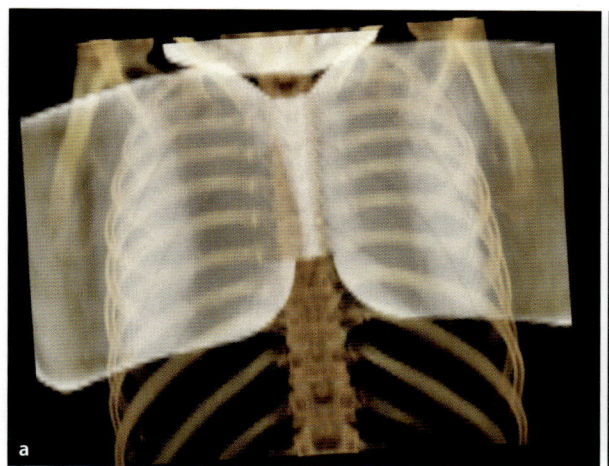

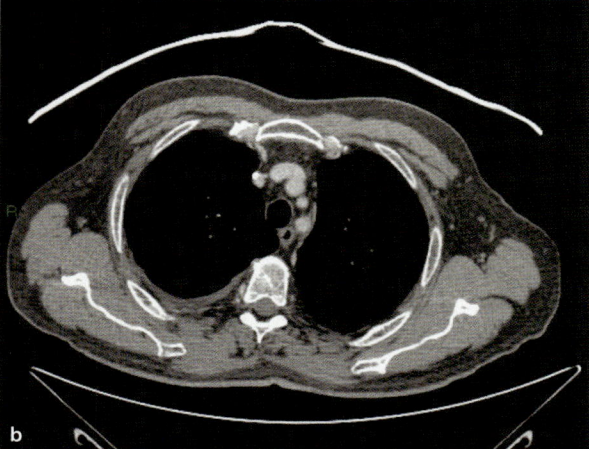

Abb. 2.9a, b Korrekt aufgelegter Brustdrüsenschutz in einem CT des Thorax (**b**). 3D-Rekonstruktion eines Patienten mit Schilddrüsenschutz und Brustdrüsenschutz (**a**)

Gonadenschutz

Der Gonadenschutz erfolgt durch:
- Gonadenschutzschürzen,
- Hodenkapsel,
- Ovarienabdeckung.

Gonadenschutzschürzen

Gonadenschutzschürzen (= Halbschürzen oder Rundumschürzen) kennen wir von allen konventionellen Röntgenaufnahmen sowie von Durchleuchtungsuntersuchungen, solange die Beantwortung der Fragestellung hierdurch nicht behindert wird.

Im Röntgenbild finden sich hin und wieder Anschnitte der Schutzkleidung, insbesondere der Halbschürzen.

Halbschürze Die Halbschürze zum Gonadenschutz bei konventionellen Röntgenaufnahmen (z. B. des Thorax) wird mit den Bügeln oberhalb des Beckenkamms angelegt (Abb. 1.2). Halbschürzen sollten in Richtung des Detektors angelegt werden, da die Rückstreuung von dem Wandstativ größer sei als die Streustrahlung vom Röntgenröhrengehäuse.

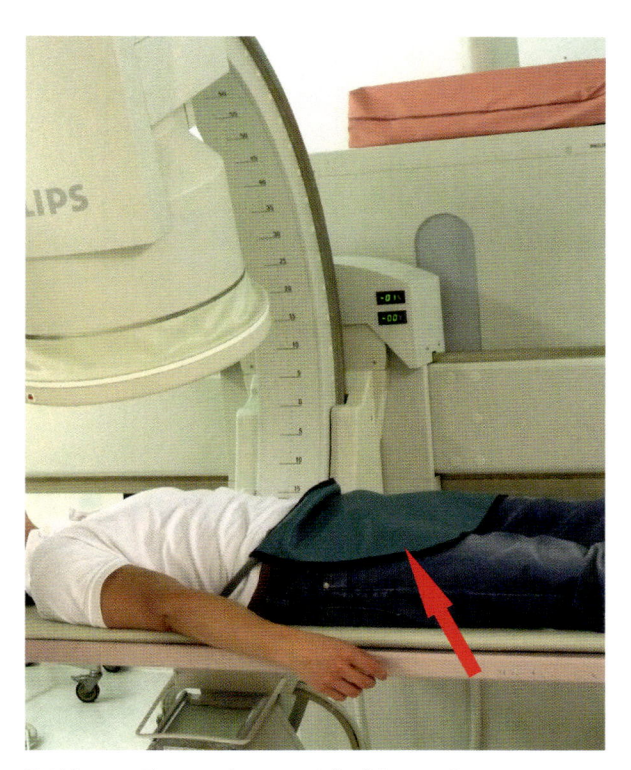

Abb. 2.10 Photographie einer Halbschürze am Patienten

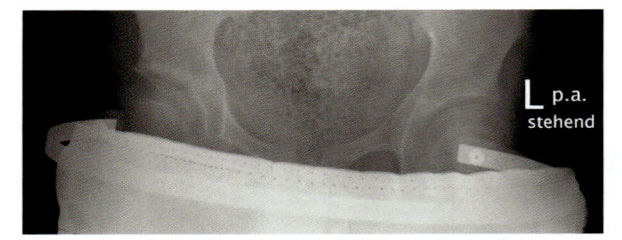

Abb. 2.11 Und so kann ein Röntgenbild aussehen, bei dem eine Halbschürze am Bildrand miterfasst wurde

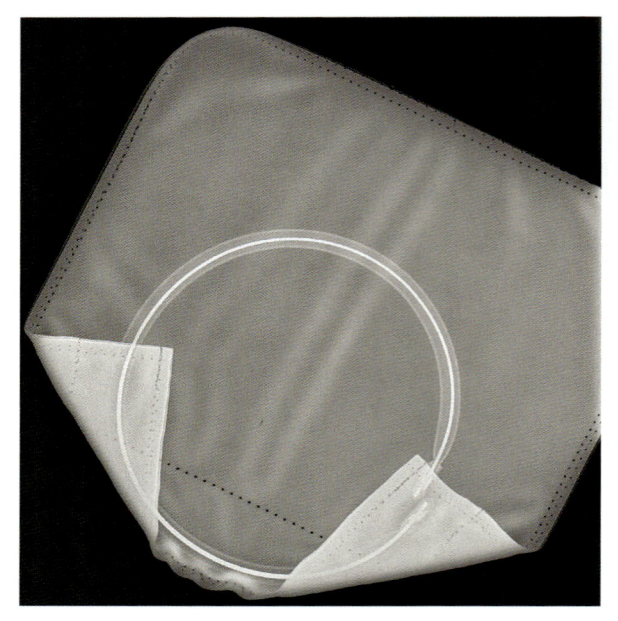

Abb. 2.12 Die komplette Halbschürze wird auf einem Röntgenbild allerdings nicht zu sehen sein. Dieses Bild wurde angefertigt (routinemäßig), um einen Defekt der Schürze auszuschließen. Sollten größere Löcher/Risse zu sehen sein müsste die Schürze ausgetauscht werden

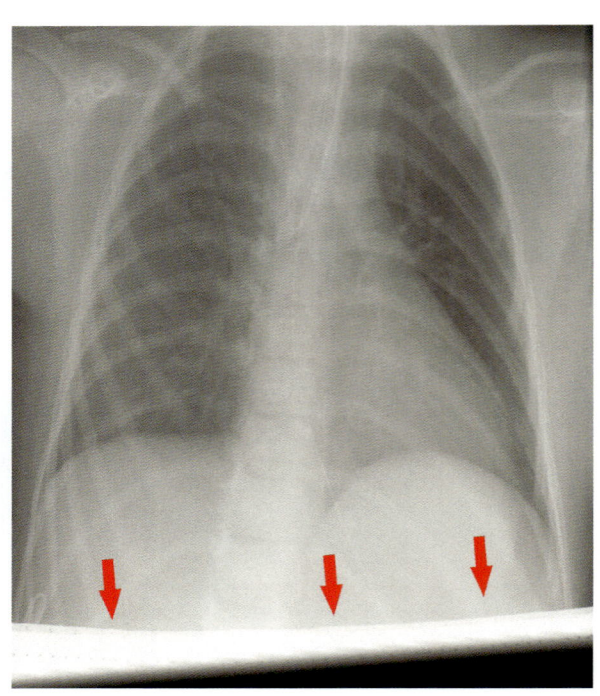

Abb. 2.13 Auch in diesem Fall ist am unteren Bildrand eines Röntgen-Thorax eine Halbschürze mit abgebildet. Dass die Schürze anliegt, ist löblich, aber: Der Bildausschnitt ist viel zu groß (schlecht eingeblendet)!

Rundumschürze Zu Rundumschürzen ist zu beachten:

> Wenn vorhanden, sollten allerdings besser Rundumschürzen verwendet werden, da diese die Strahlendosis stärker senken als die Halbschürzen.

Die Anwendung einer Rundumschürze senkt die Gonadendosis bei einer Thoraxaufnahme um etwa 20% bei Frauen und um bis zu 85% bei Männern.

Auch bei CT-Untersuchungen können Rundumschürzen um die nicht untersuchten Körperregionen gelegt werden, z. B. eine Rundumschürze um Abdomen und Becken bei einem CT des Thorax. Bei Frauen kann durch eine solche Schürze die Gonadendosis um bis zu 30% gesenkt werden.

> Bei Kindern sollten grundsätzlich alle Körperregionen, die nicht geröngt werden, abgedeckt werden. Daher tragen Kinder bei Röntgenaufnahmen der Extremitäten oftmals eine ganze Röntgenschürze.

- **Hodenkapsel**

Bei Männern erfolgt der effektivere Gonadenschutz durch sog. Hodenkapseln (Abb. 2.14 und Abb. 2.15). Hodenkapseln umschließen den Hoden vollständig und schützen so zuverlässig vor Röntgen- und Streustrahlen während der Untersuchung. Die Streustrahlenbelastung der Hoden bei Röntgenaufnahmen und Computertomographien kann so bis um 95% gesenkt werden!

Es gibt nur sehr wenige Ausnahmen, die einen Gonadenschutz verzichtbar machen. Diese Fälle müssen entsprechend dokumentiert werden.

Cave
Da die Röntgenverordnung die Verwendung des Gonadenschutzes vorschreibt, kann eine fehlende Begründung für den Verzicht – aber auch die wiederholte falsche Anbringung – schlimmstenfalls zur Aberkennung der Fachkunde führen!

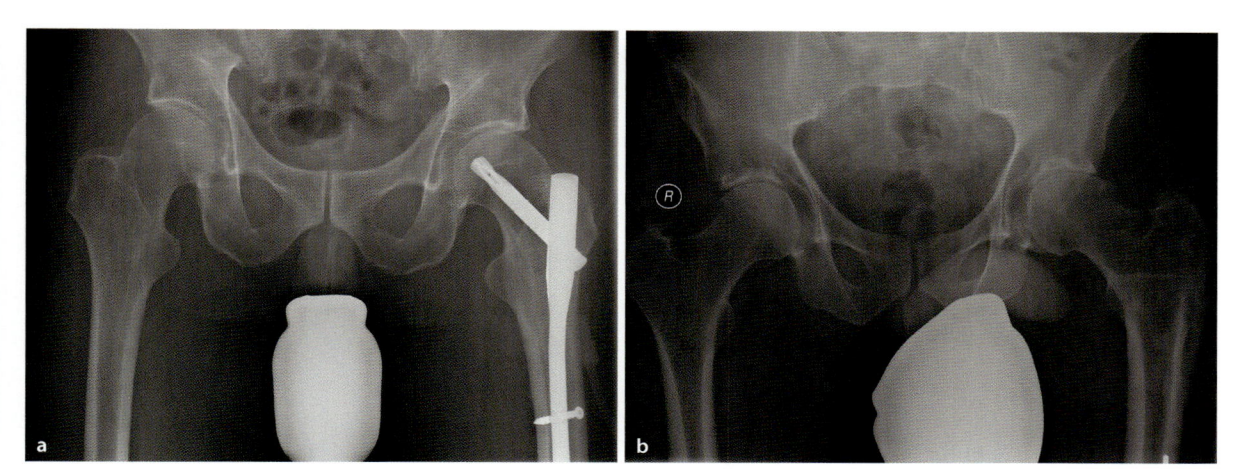

Abb. 2.14a, b Zwei verschiedene Modelle von Hodenkapseln: **a** starre Hodenkapsel, **b** ein etwas flexibleres Modell

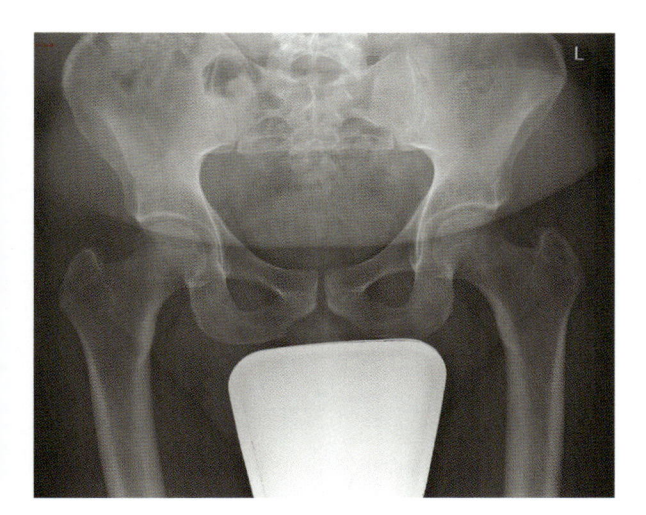

Abb. 2.15 Hier wurde lediglich eine Bleiabdeckung aufgelegt. Eine Hodenkapsel wäre definitiv die bessere Wahl gewesen

- **Gonadenschutz bei Frauen**

Bei Frauen ist der Gonadenschutz komplexer, da die Lage der Ovarien im Becken häufig variiert.

Bei normaler Anteflexion des Uterus liegen die Ovarien ca. 2 cm kaudal der Interspinallinie (Verbindungslinie zwischen den Spinae anteriores superiores; ◘ Abb. 2.16).

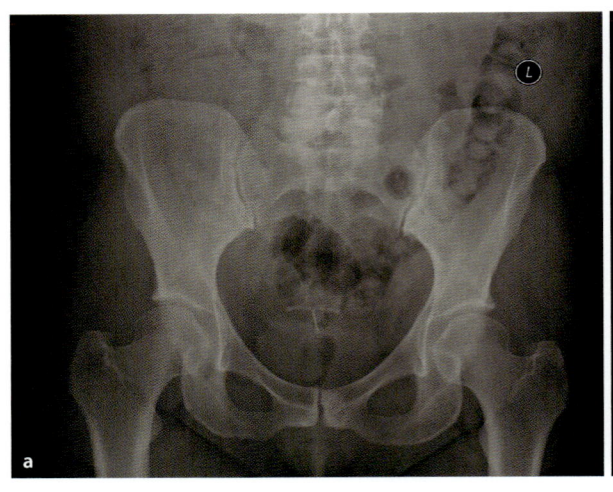

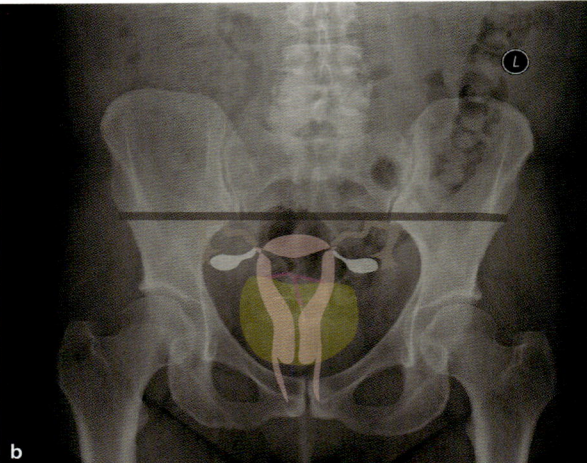

◘ **Abb. 2.16a, b** Übersichtsaufnahme des Beckens mit einliegendem IUP (s. auch ► Kap. 7 »Gynäkologie«). **b** Schematisch skizziert die wahrscheinliche Lage der Ovarien knapp 2 cm unter der Interspinallinie

Bei anatomischen Varianten verlagern sich die Ovarien. So liegen bei einer Retroflexion des Uterus die Ovarien weiter kranial.

Auch der Füllungszustand der Harnblase beeinflusst die Lage der Ovarien.

> Daher sollten Röntgenaufnahmen bei Frauen – wenn ein Gonadenschutz verwendet wird – möglichst nach Entleerung der Harnblase erfolgen.

Die Schutzbekleidung ist in verschiedenen Formen und Größen erhältlich, die Modelle können lose aufgelegt oder mit einem entsprechenden Gürtel befestigt werden.

◘ Abb. 2.17 und ◘ Abb. 2.18 zeigen einen korrekt liegenden Ovarienschutz. In den folgenden Bildern (◘ Abb. 2.19, ◘ Abb. 2.20, ◘ Abb. 2.21, ◘ Abb. 2.22) wurde der Schutz am Patienten falsch angebracht, zu beurteilende Bereiche geschützt bzw. abgedeckt.

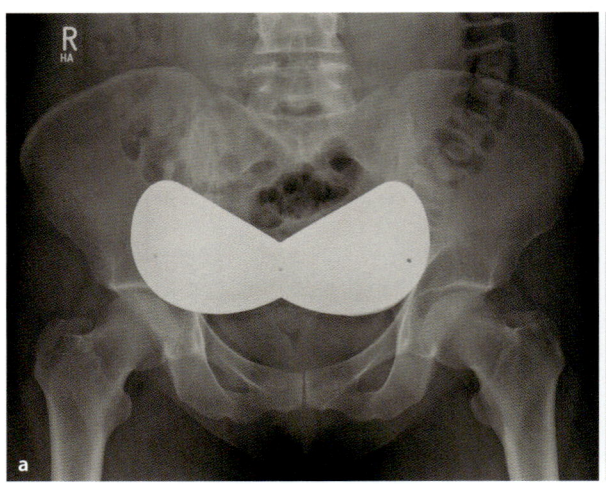

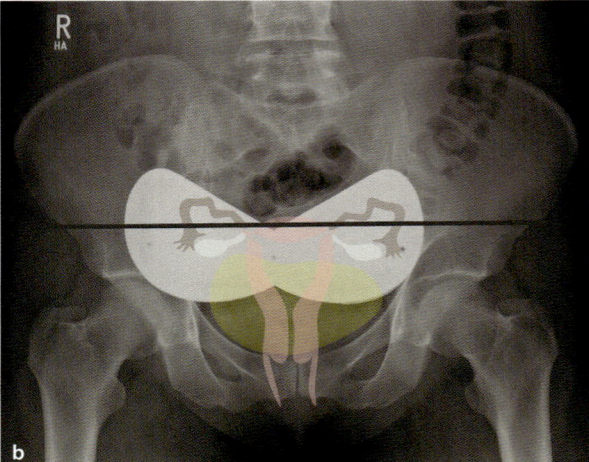

◘ **Abb. 2.17a, b** Beckenübersichtsaufnahme mit einem relativ großen, aber wirksam liegenden Gonadenschutz

2.6 · Strahlenschutz in der Praxis

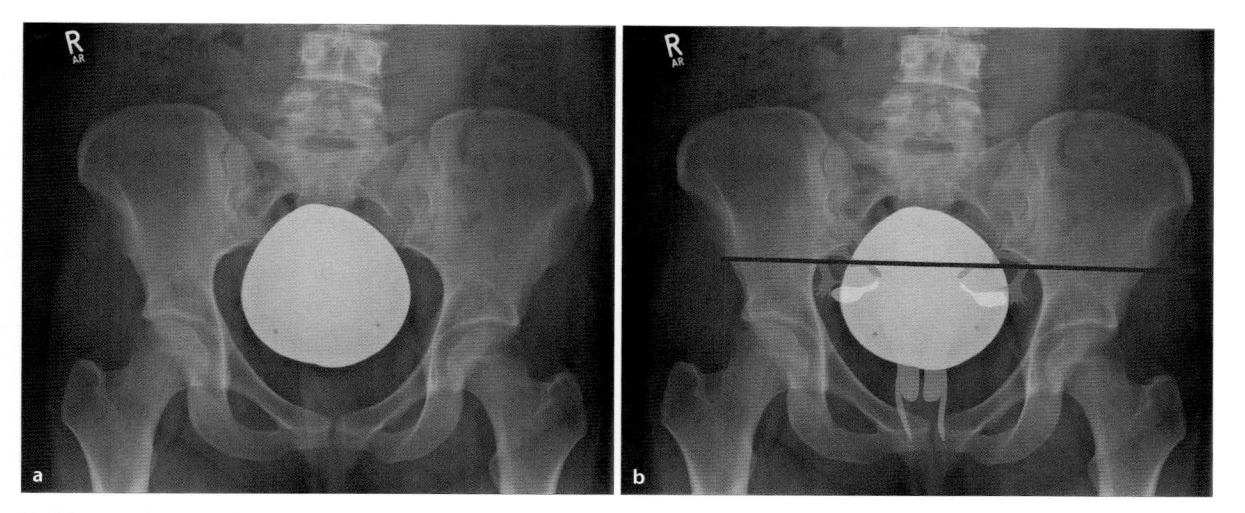

Abb. 2.18a, b Ein rundes Modell, auch hier wirksam liegender Gonadenschutz. Im Gegensatz zu dem 2-Flügel-Modell werden mit dem runden Modell weniger ossäre Strukturen überlagert

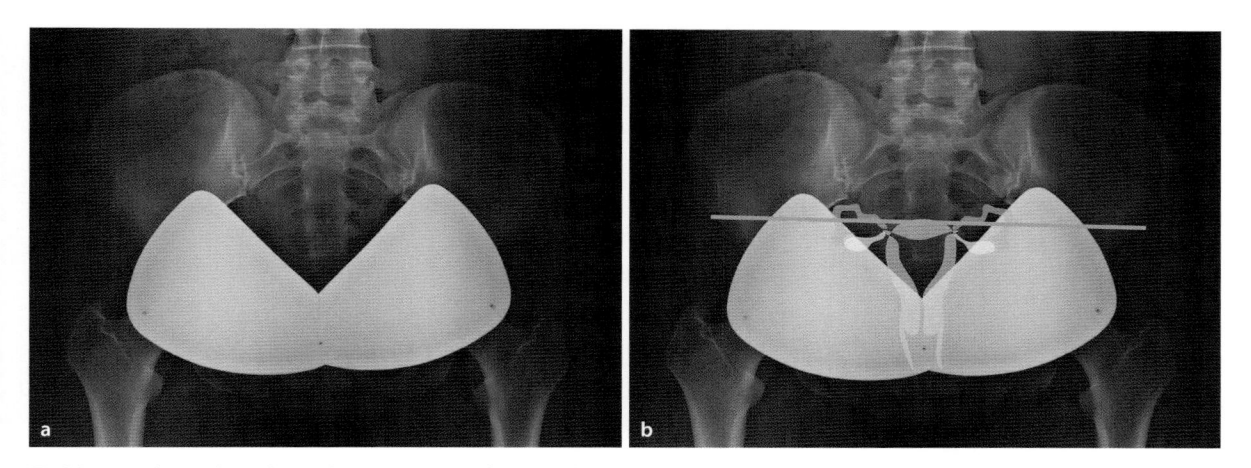

Abb. 2.19a, b Hier handelt es sich um einen zu großen Gonadenschutz. Er überlagert beide Hüftgelenke komplett und hat zudem die Belichtungsautomatik des Röntgengerätes gestört, sodass das Bild insgesamt überbelichtet ist. Die Ovarien sind durch die tiefe Lage des Gonadenschutzes nicht sicher bzw. nicht vollständig abgedeckt. Das ist ein absolutes Negativbeispiel: Nicht nur ist die Dosis des Bildes durch den falsch angebrachten Gonadenschutz zu hoch, auch die Gonaden sind nur schlecht geschützt – das Bild ist diagnostisch unbrauchbar und musste wiederholt werden …

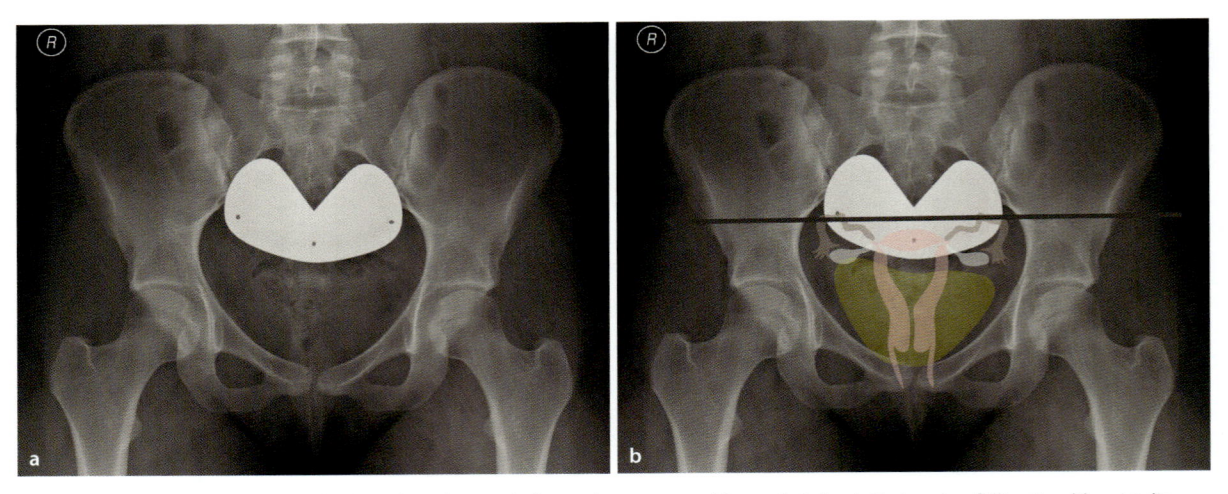

Abb. 2.20a, b Hier hingegen ist der Gonadenschutz recht knapp bemessen und liegt relativ hoch. Trotz gut gefüllter Harnblase ist die Lage der Ovarien weiter kaudal und damit ungeschützt zu vermuten

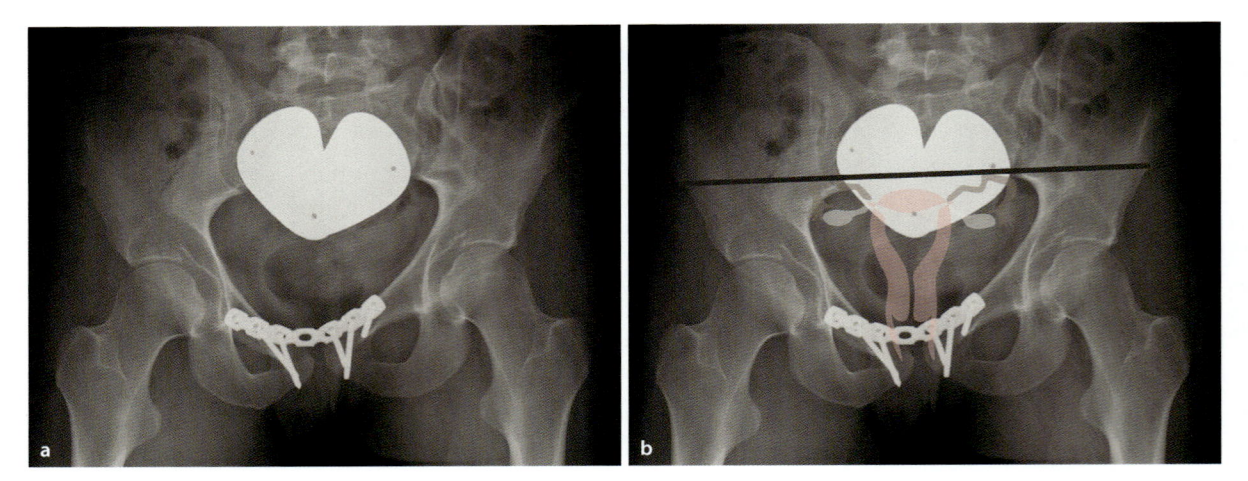

Abb. 2.21a, b In diesem Beispiel sind die Flügel des Gonadenschutzes nicht weit genug entfaltet und liegen etwas weit kranial. Die Gonaden sind daher vermutlich nicht ausreichend geschützt. Dafür ist das Os sacrum verdeckt

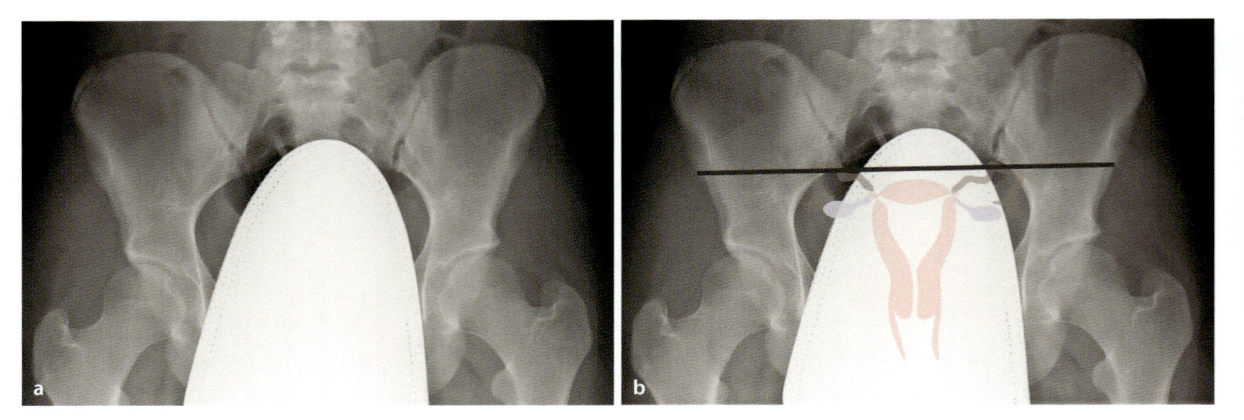

Abb. 2.22a, b Beispiel mit einer aufliegenden Bleiabdeckung bei einer jungen Patientin (die Epiphysenfugen der Crista iliacae sind noch offen). Diese Abdeckung ist zum einen nicht Mittel der Wahl und zum anderen normalerweise mit dem breiteren Rand nach kranial gerichtet. Hier hatte die MTRA allerdings korrekt erkannt, dass die gewählte Abdeckung auch zu groß ist, und hatte sie absichtlich so gedreht. Für das Bild ist anzunehmen, dass die Ovarien leidlich geschützt sind. Allerdings sind auch große Teile des vorderen Beckenrings und des Sacrums nicht zu beurteilen. Hier entscheidet die Fragestellung, ob das Bild evtl. sogar wiederholt werden muss

2.6.4 Schutzbekleidung für das Personal

Bei der Schutzbekleidung für das Personal unterscheiden wir (von oben nach unten):
- Linsenschutzbrille (1 in Abb. 2.23),
- Schilddrüsenschutz (2 in Abb. 2.23),
- Bleischürze, einteilig (3 in Abb. 2.23) oder zweiteilig mit Mamma- und Gonadenschutz (Abb. 2.23),
- Schutzhandschuhe.

Auch das Personal muss die Schutzbekleidung richtig anlegen. Ein Schutzmantel muss geschlossen sein, ansonsten bleibt die Gefahr der Durchstrahlung, und die Schutzbekleidung wird zwecklos (ein Motorradfahrer sollte seinen Helm auch nicht als vermeintlichen Ellenbogenschutz tragen).

Wie sollte man es also NICHT machen?

Zuwider einem richtigen Strahlenschutz können bei der Strahlenschutzbekleidung eine Reihe Fehler gemacht werden (Abb. 2.24). Typische und häufige Fehler sind:
- auf die Stirn geschobene Linsenschutzbrille,
- offene Strahlenschutzschürze.

> Es macht nur Sinn, den Schutz so anzubringen, dass man nicht durchstrahlt wird, quasi wie ein »Schutzschild« (Abb. 2.25).

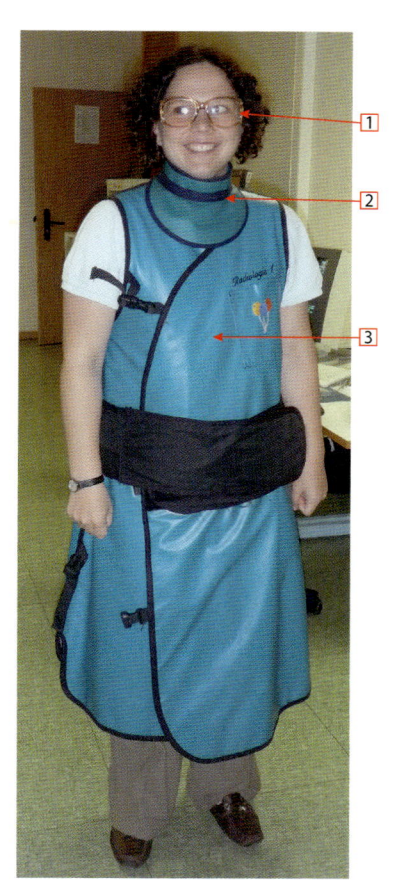

Abb. 2.23 Korrekt angelegter Strahlenschutz (1 = Linsenschutzbrille, 2 = Schilddrüsenschutz, 3 = Bleischürze)

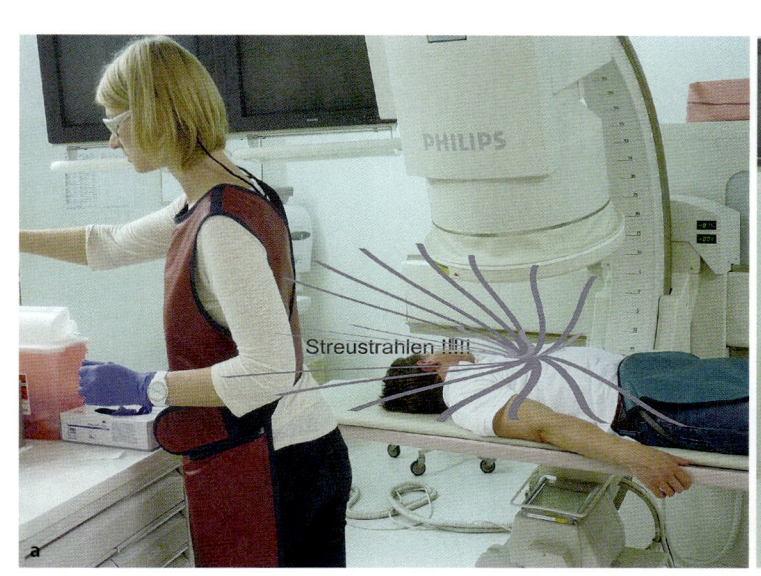

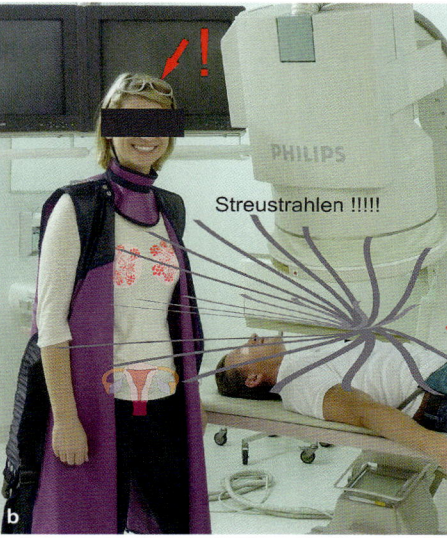

Abb. 2.24a, b Typische Fehler bei der Verwendung von Strahlenschutzbekleidung. Die Linsenschutzbrille wurde modisch auf die Stirn geschoben und hat so keine Linsenschutzwirkung (b). **b** Die Strahlenschutzschürze ist offen, die Streustrahlung, die vom Patienten ausgeht, könnte die Kollegin daher ungehindert treffen. In **a** trägt die Ärztin eine hinten offene Strahlenschutzschürze und wendet den Streustrahlen »unvorsichtig« den Rücken zu. Dies sind hier zwar gestellte Bilder, allerdings kommen genau diese Situationen in der Klinik immer wieder vor!

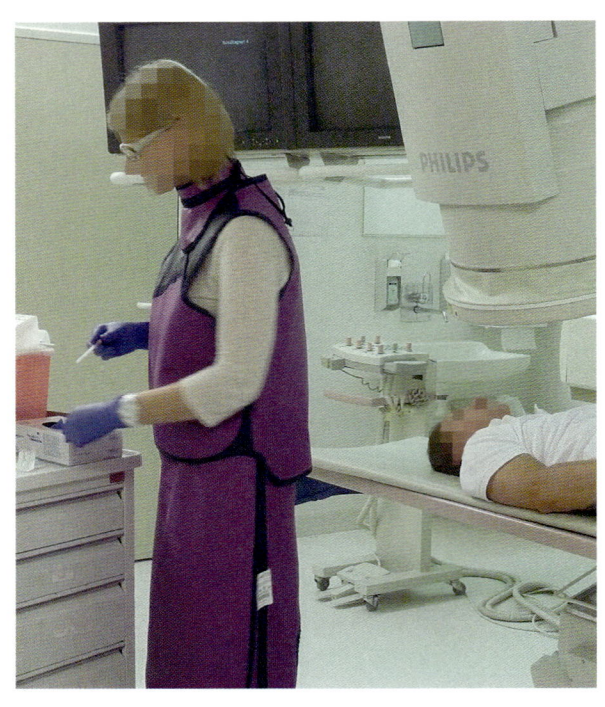

Abb. 2.25 Besser! Hier eine vollständig geschlossene Schürze. Diese Modelle sind insbesondere für Angiographien oder Durchleuchtungen, bei denen der Untersucher sich im Raum bewegt, besser geeignet als die nur teilweise geschlossenen Schürzen

> Um Defekte von Schutzkleidung auszuschließen, müssen in regelmäßigen Abständen diese Materialien durch Röntgenaufnahmen auf Risse oder Löcher untersucht werden. Wenn größere Löcher/Risse zu sehen sind, muss die Schutzkleidung ausgetauscht werden (s. auch ◘ Abb. 2.12).

Literatur

Weiterführende Literatur und Quellenangaben

Ewen K (1997) Moderne Bildgebung: Physik, Gerätetechnik, Bildbearbeitung und -kommunikation, Strahlenschutz, Qualitätskontrolle. Thieme, Stuttgart

Fendel H, Stieve F-E (1990) Vernünftige diagnostische Bildgebung bei Kindern. Bericht einer Studiengruppe der Weltgesundheitsorganisation. H. Hoffmann Verlag, Berlin

Kalender WA (2006) Computertomographie: Grundlagen, Gerätetechnologie, Bildqualität, Anwendungen. Publicis Publishing,

Lassere A, Blohm L (Hrsg) (2000) Allgemeine und spezielle Radiologie, 2. Aufl. Urban & Fischer, München

Oestmann JW (2005) Radiologie: Ein fallorientiertes Lehrbuch. Thieme, Stuttgart

Schaefer-Prokop C (2009) Radiologische Diagnostik in der Intensivmedizin. Thieme, Stuttgart

Schröder UG, Schröder BS (2007) Strahlenschutzkurs für Mediziner. Thieme, Stuttgart

Internetquellen

Bayerisches Staatsministerium für Arbeit und Soziales, Familie und Integration [http://www.stmas.bayern.de/imperia/md/content/stmas/stmas_internet/arbeitsschutz/radio-roent-gesundheit.pdf]

Bundesamt für Strahlenschutz [http://www.bfs.de]

Bundesministerium für Umwelt, Naturschutz, Bau und Reaktorsicherheit [http://www.bmub.bund.de/bmub/parlamentarische-vorgaenge/detailansicht/artikel/umweltradioaktivitaet-und-strahlenbelastung-jahresbericht-2010-gesamtbericht/]

Global Research for Safety – GRS [http://www.grs.de/]

MTA-R – Portal für MTARs im Netz [http://www.mta-r.de/blog/allgemein/2011/06/geheim-gehaltene-atomkatastrophe.html]

Radiation Dose Chart [https://xkcd.com/radiation/]

Röntgenverordnung – RöV [http://www.gesetze-im-internet.de/bundesrecht/r_v_1987/gesamt.pdf]

Strahlenschutzverordnung – StrlSchV [http://www.gesetze-im-internet.de/bundesrecht/strlschv_2001/gesamt.pdf]

Thorax

Kapitel 3 Atemwege – 35
J. Wichmann, D. Kildal

Kapitel 4 Herz – 79
D. Kildal, J. Pociej

Atemwege

J. Wichmann, D. Kildal

3.1 Historisches – 36

3.2 Anatomie – 36

3.3 Supraglottisches Atemwegsmanagement – 38
3.3.1 Guedel-Tubus – Oropharyngealtubus – 38
3.3.2 Wendel-Tubus – Nasopharyngealtubus – 39
3.3.3 Larynxtubus – 40
3.3.4 Larynxmaske – 40

3.4 Subglottisches Atemwegsmanagement – 41
3.4.1 Endotrachealtubus – 41
3.4.2 Doppellumentubus – 49
3.4.3 Trachealkanüle – 50
3.4.4 Sprechkanüle beim tracheotomierten Patienten – 53
3.4.5 Sprechkanüle beim laryngektomierten Patienten – 54

3.5 Andere iatrogene Fremdkörper der Atemwege – 55
3.5.1 Trachealstent und Bronchusstent – 55
3.5.2 Lungenvolumenreduktion, Bronchusventile und Coils – 57
3.5.3 Bronchusblocker – 60
3.5.4 Thoraxdrainagen – 61
3.5.5 Plomben – 69
3.5.6 Nahtmaterialien – 70
3.5.7 Akzidentielle medizinische Fremdkörper – 72

3.6 Pitfall – 74

3.7 Quiz – 76

D. Kildal (Hrsg.), *Medizinische Fremdkörper in der Bildgebung*,
DOI 10.1007/978-3-662-47296-5_3, © Springer-Verlag Berlin Heidelberg 2016

3.1 Historisches

Nachdem sich Wilhelm Conrad Röntgen 1895 die Röntgenstrahlung zunutze machte und 1896 das erste Röntgenbild einer Hand entstand, brauchte es bis 1971, um die erste Computertomographie des Menschen zu verwirklichen, und weitere 2 Jahre bis zur Entwicklung der Magnetresonanztomographie.

Die Geschichte des Atemwegsmanagements durch Einbringen von Röhrchen in die Trachea reicht bis in die Antike zurück und wurde 1869 erstmals im Rahmen einer Narkose dokumentiert.

3.2 Anatomie

Zur Betrachtung eines Röntgen-Thorax geht man idealerweise schematisch vor, beispielsweise
- von außen nach innen oder
- von oben nach unten.

Dem äußeren Weichteilschatten folgen nach innen die Rippen und nach kaudal das Zwerchfell. Die Zwerchfellkuppeln sind bei Gesunden 2 Interkostalräume, was etwa 4 cm entspricht, atemverschieblich. Die linke Zwerchfellkuppel steht 2–4 cm tiefer als die rechte. In Inspirationslage, was 90% der Thoraxaufnahmen ausmacht, projiziert sich das Zwerchfell auf den dorsalen Anteil der 10.–11. Rippe (Abb. 3.1). Die anliegende Pleura parietalis, die durch den Pleuraspalt von der Pleura visceralis getrennt ist, kann man nur beim Vorliegen von Pathologien, wie Pneumothorax oder Pleuraerguss erkennen.

Die Lunge teilt sich in
- die rechte Lunge, mit Ober-, Mittel- und Unterlappen, und
- die linke Lunge mit Ober- und Unterlappen (Abb. 3.2, Abb. 3.3).

Die weitere Differenzierung der einzelnen Segmente hat in der radiologischen Betrachtung von Fremdkörpern nur geringe Relevanz und bedarf besonderer Fragestellungen.

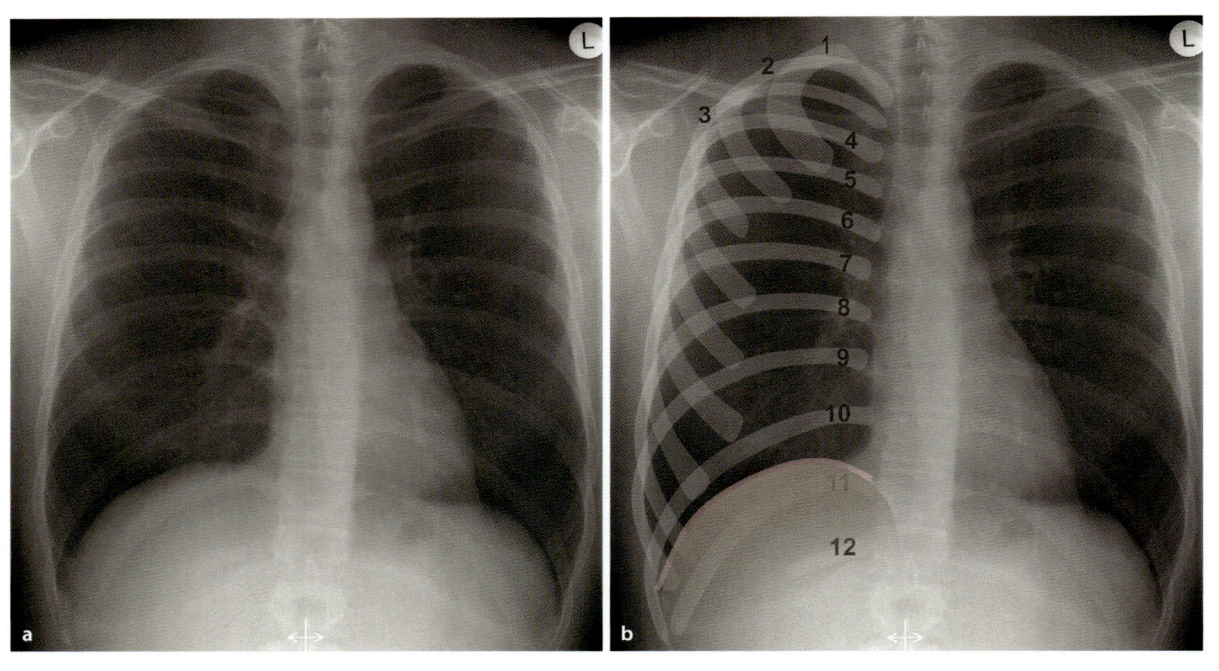

Abb. 3.1a, b Unauffällige p.-a.-Thoraxaufnahme eines 40-jährigen Mannes. **b** In der Inspirationsaufnahme ist die Zwerchfellkuppel (rosafarben) auf den Zwischenrippenraum der 10. und 11. Rippe projiziert

3.2 · Anatomie

Die Transparenzerhöhung der 10–12 cm langen Trachea ist in der Regel gut auf dem Röntgenbild zu erkennen. An der Bifurkation, die sich in Höhe der 3. Rippe ventral und des 4. Brustwirbelkörpers dorsal befindet, erfolgt die Auftrennung in den rechten und den linken Stammbronchus. Die Abgänge der Lappenbronchien sind meist schwer zu identifizieren und nur durch das Vorliegen parenchymatöser Veränderungen, wie Stauung, Infiltrat oder Lappenspalterguss ableitbar.

Knöchern sind noch Sternum und Brustwirbelsäule auf einem Röntgenbild des Thorax zu erkennen, diese werden aber bei Standardaufnahmen, die nicht der knöchernen Diagnostik dienen, von Mediastinum und Herzschatten überlagert.

Das Lungengewebe beim Erwachsenen sollte 2/3 der Breite ausmachen, das entspricht einem Herz-Thorax-Quotienten von 0,33. Bei Werten über 0,5 liegt eine pathologische Vergrößerung des Herzens vor.

Normalbefunde sind in ◘ Abb. 3.1, ◘ Abb. 3.2, ◘ Abb. 3.3 dargestellt.

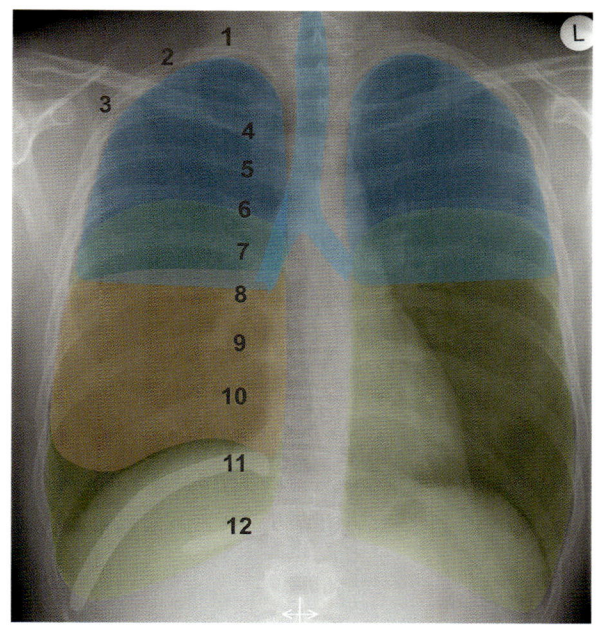

◘ **Abb. 3.2** Projektion der Lungenlappen im Schema. Die Oberlappen und Unterlappen projizieren sich im Lungenmittelfeld übereinander. Rechts ist der Mittellappen zusätzlich zu beachten. Die Differenzierung gelingt meist erst im Seitbild

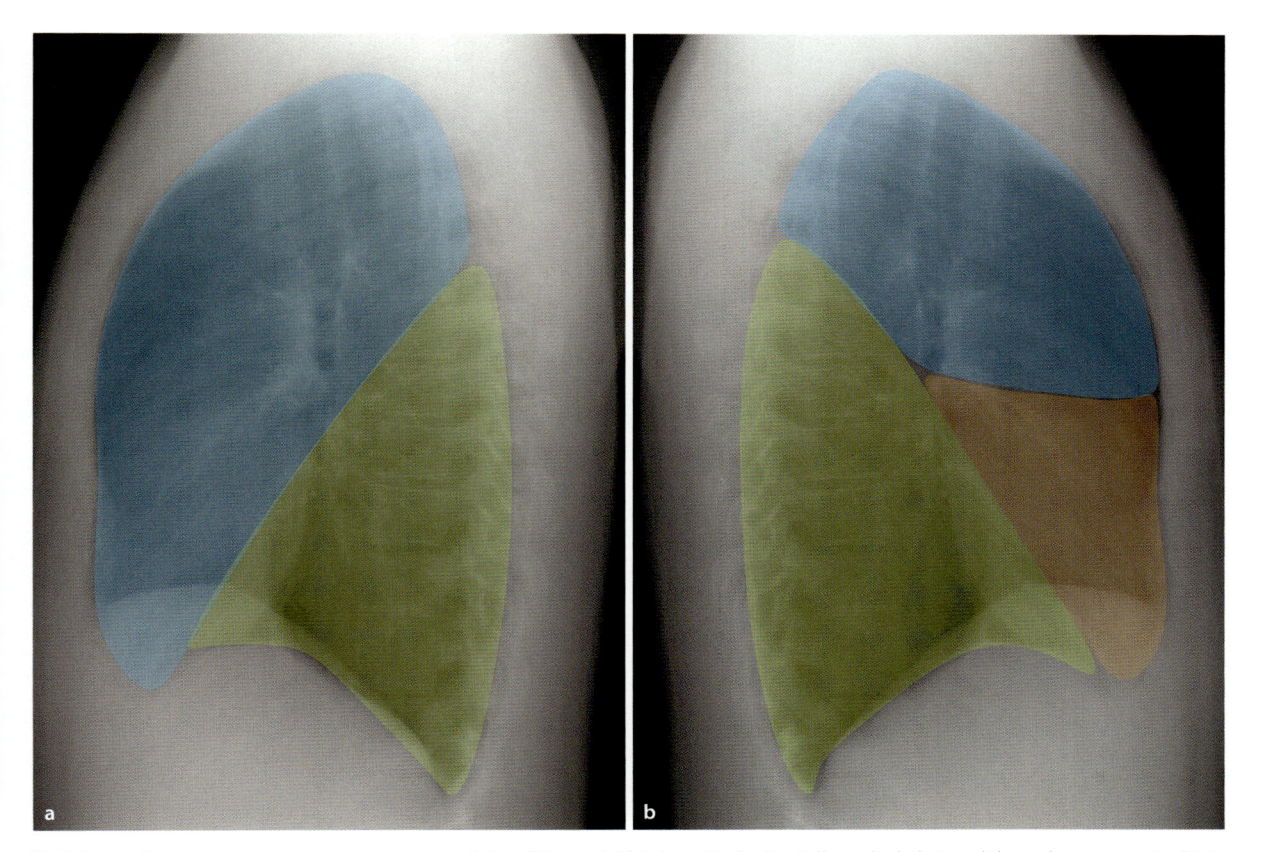

◘ **Abb. 3.3a, b** Projektion der Lungenlappen im seitlichen Röntgenbild. Schematische Darstellung der linken und der rechten Lunge. Im Röntgenbild projizieren diese sich natürlich übereinander. Die Trennung nach rechts und links wurde hier nur der Übersicht wegen durchgeführt

3.3 Supraglottisches Atemwegsmanagement

Der Einsatz von supraglottischen Atemwegshilfen ist v. a. in der Präklinik auf dem Vormarsch. Noch ersetzt er die endotracheale Intubation nicht flächendeckend.

> Derzeit erfolgt bei zu erwartender längerer Beatmung fast immer die Platzierung eines Endotrachealtubus oder einer Trachealkanüle. Dennoch werden sich in naher Zukunft auch der Larynxtubus und die Larynxmaske häufiger im Röntgenbild von präklinisch versorgten Patienten wiederfinden.

3.3.1 Guedel-Tubus – Oropharyngealtubus

Der Guedel-Tubus (Abb. 1.2) wird beim spontan atmenden, aber bewusstseinseingeschränkten Patienten über den Mund mit seinem vorderen Ende an den Lippen und seinem hinteren Ende am Zungengrund platziert (Abb. 3.5). So wird verhindert, dass die Zunge bei fehlendem Muskeltonus nach hinten abgleitet und die Atemwege verlegt.

Ebenso wird der Oropharyngealtubus bei reflex- und bewusstlosen Patienten vor der endotrachealen Intubation überbrückend eingesetzt, um die Maskenbeatmung zu erleichtern.

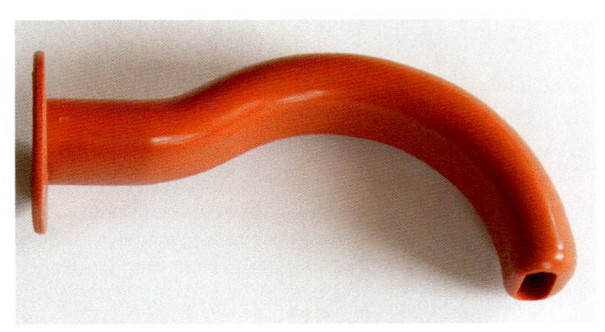

Abb. 3.4 Oropharyngealtubus

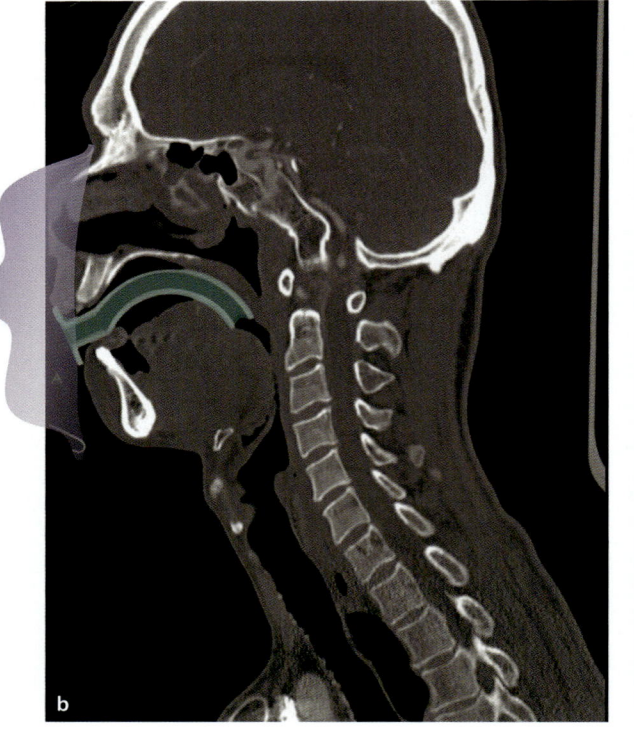

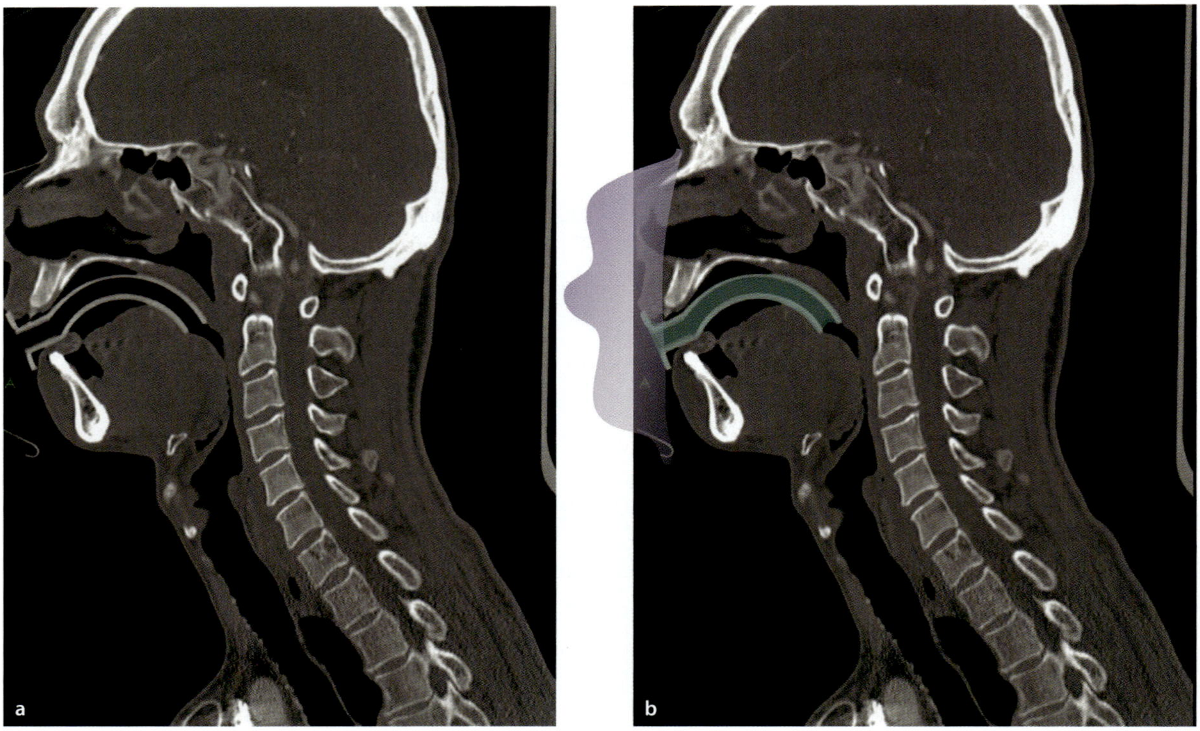

Abb. 3.5a, b Liegender Oropharyngealtubus. Der Patient hat zusätzlich noch eine Sauerstoffmaske auf dem Gesicht (lilafarben)

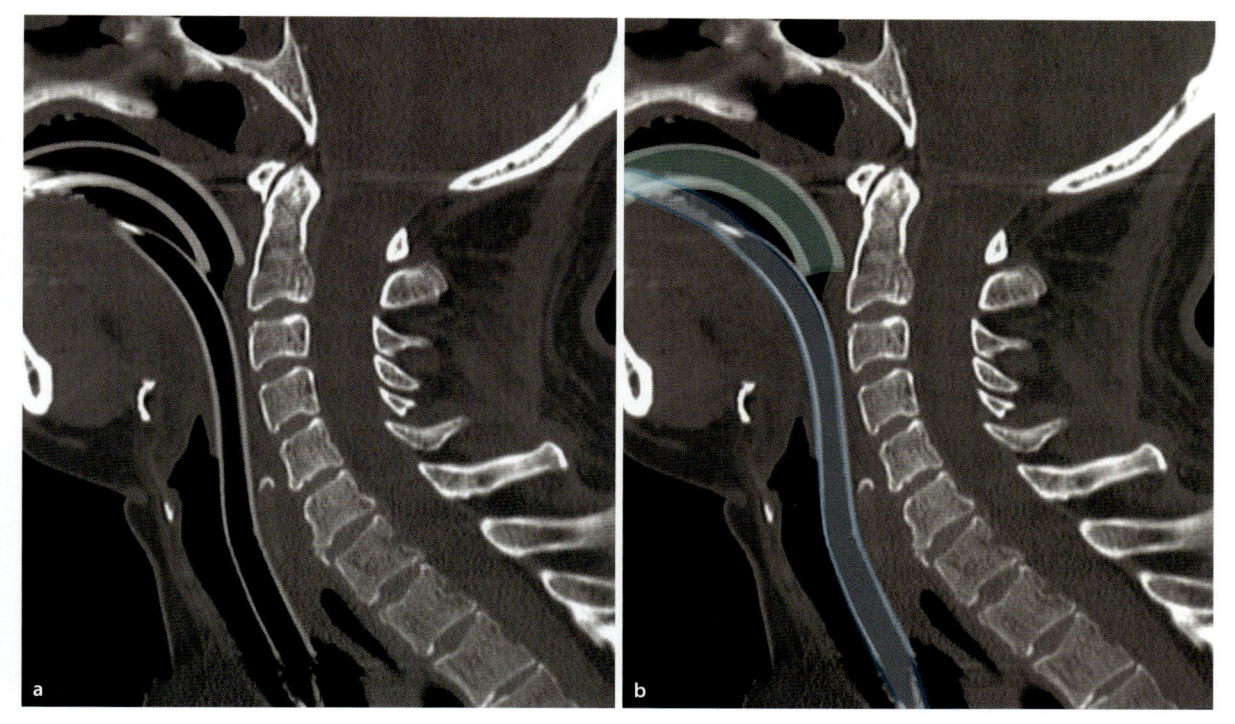

Abb. 3.6a, b Intubierter Patient mit Endotrachealtubus (blau) und Guedel-Tubus (grün)

Eine andere weit verbreitete Anwendung ist die Verwendung als Platzhalter beim oral intubierten Patienten, um ein Zubeißen des Endotrachealtubus zu verhindern (Abb. 3.6).

Eine Bildgebung zur Lagebeurteilung ist sowohl beim Oropharyngealtubus als auch beim Nasopharyngealtubus nicht erforderlich, da es sich um rein klinische Entscheidungen handelt.

3.3.2 Wendel-Tubus – Nasopharyngealtubus

Der flexible Wendel-Tubus (Abb. 3.7) wird beim spontan atmenden Patienten über die Nase hinter der Zunge platziert, sodass auch hier ein Zurückfallen der Zunge mit resultierender Atemwegsverlegung verhindert werden kann.

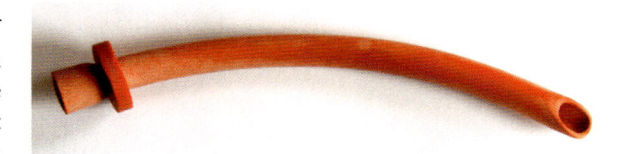

Abb. 3.7 Nasopharyngealtubus

3.3.3 Larynxtubus

Der Larynxtubus (Abb. 3.8) wird ebenfalls über den Mund eingebracht. Um den anatomischen Gegebenheiten zu entsprechen, gibt es bei den meisten Modellen gewichtsorientierte Farbkodierungen für den Tubus und die zu applizierende Luftmenge zum Blocken der Cuffs.

Der Larynxtubus hat 2 Cuffs, die über eine Zuleitung gemeinsam geblockt werden und zwischen denen sich das Luftaustauschloch befindet. Der große Cuff kommt im Mesopharynx zum Liegen und dichtet diesen ab, der kleinere liegt im Ösophagus.

Der Larynxtubus stellt trotzdem keinen sicheren Aspirationsschutz dar und ist bei hohen Beatmungsdrücken unbrauchbar.

3.3.4 Larynxmaske

Die Larynxmaske (Abb. 3.9) gibt es in den verschiedensten Ausführungen:
- mit starrem oder flexiblem Schlauchanteil,
- mit Drainagelumen zum Ösophagus oder
- als spezielle Intubationslarynxmaske.

Auch die Larynxmaske wird über den Mund im Mesopharynx platziert und dort mit dem Cuff abgedichtet. An der ventralen Seite befindet sich die Öffnung zur Ventilation.

Ebenso wie der Larynxtubus stellt die Larynxmaske keinen sicheren Aspirationsschutz dar und ist bei hohen Beatmungsdrücken unbrauchbar.

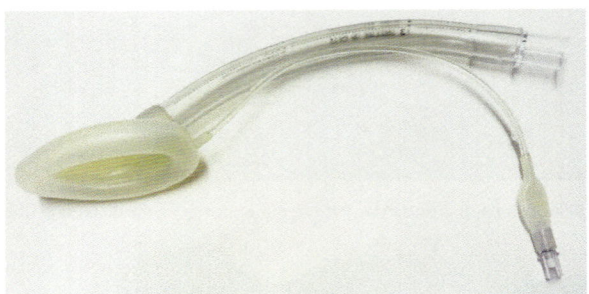

Abb. 3.9 Larynxmaske

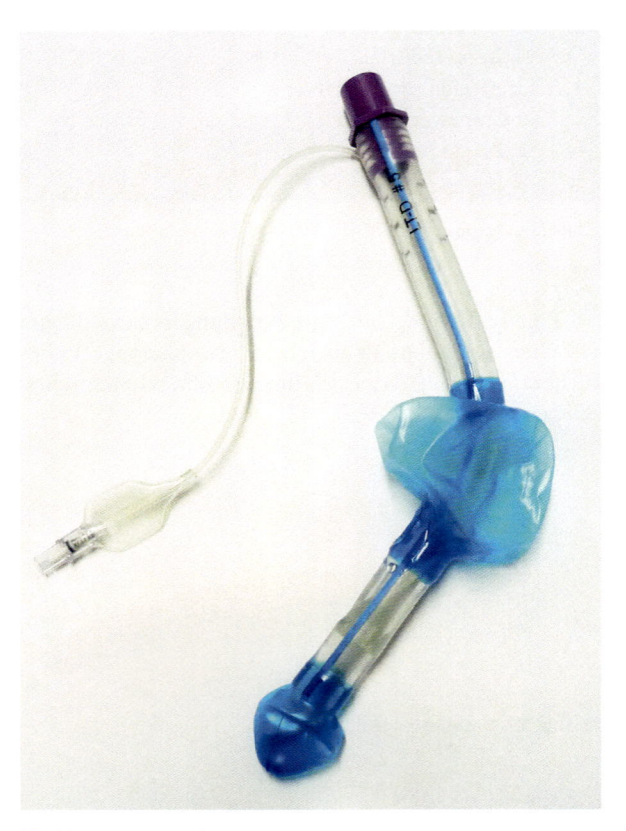

Abb. 3.8 Larynxtubus

3.4 Subglottisches Atemwegsmanagement

3.4.1 Endotrachealtubus

> Der Endotrachealtubus (ETT) ist einer der am häufigsten platzierten Fremdkörper im medizinischen Alltag.

Ein Tubus besteht aus einem dünnen Schlauch, der aus weichem Kunststoff hergestellt ist. Eventuell ist zur höheren Flexibilität in die Kunststoffwand eine Metallspirale eingelassen (Abb. 3.10). Am unteren Ende befindet sich der Cuff, der über einen separaten Schlauch aufblasbar ist und eine Aspiration verhindert.

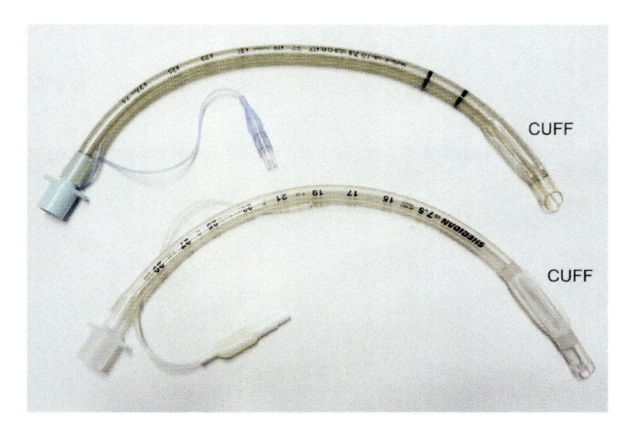

Abb. 3.10 Magill-Tubus (unten) und Spiraltubus (oben) für Erwachsene

> Bei Früh- und Neugeborenen, Säuglingen und Kleinkindern bis zum 5. Lebensjahr ohne besondere Risikofaktoren werden Tuben ohne Cuff verwendet. Zur Abdichtung trägt hier hauptsächlich die Schleimhaut bei.

Ab dem 5. Lebensjahr werden standardmäßig Tuben mit Cuff verwendet.

> Die Cuffdruckmessung zur Vermeidung von Schleimhautläsionen gehört heute zum Standardmonitoring.

Die Größe eines Tubus kann und soll den entsprechenden Patientendimensionen angeglichen werden, als Anhalt für den Außendurchmesser wird die Dicke des Kleinfingers angegeben, es gibt jedoch auch präzise Berechnungsformeln.

Die Röntgenaufnahme zur Lagekontrolle des Tubus sollte nicht routinemäßig erfolgen. Die Lage kann auskultatorisch verifiziert oder fiberoptisch kontrolliert werden. Im Bedarfsfall sollte die Kontrolle des Endotrachealtubus zusammen mit der Lagekontrolle anderer Fremdmaterialien und diagnostischen Fragestellungen erfolgen.

> Alle Tuben verfügen über einen röntgendichten Streifen, der zur Identifizierung der Lage dient.

■ **Korrekte Lage**

Die Spitze eines korrekt platzierten Endotrachealtubus befindet sich üblicherweise mindestens 2 cm oberhalb der Bifurkation (Abb. 3.11).

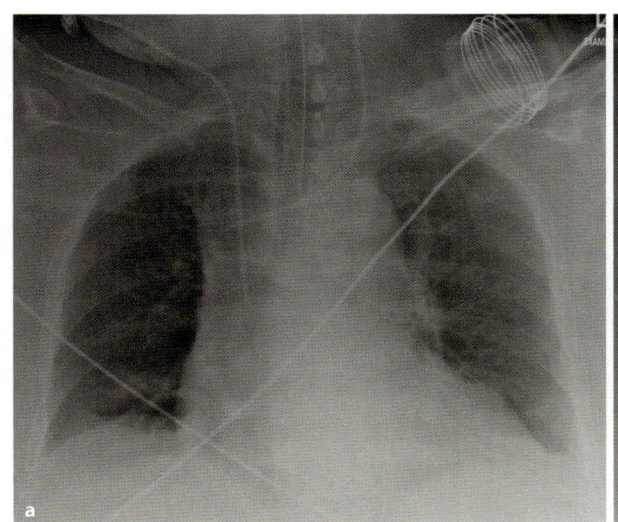

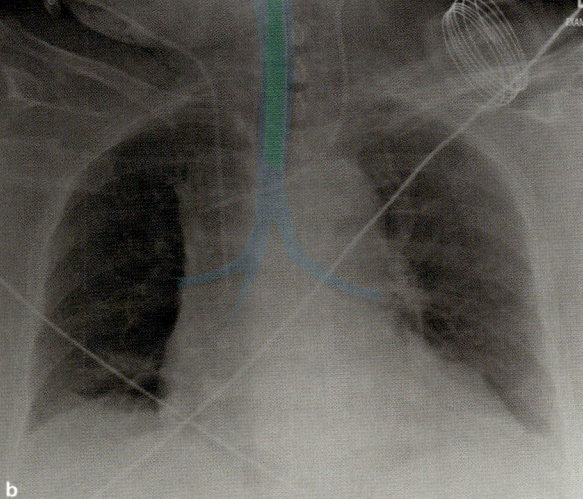

Abb. 3.11a, b Korrekte Lage des Endotrachealtubus: Korrekte Lage mindestens 2 cm oberhalb der Bifurkation

- **Komplikationen**
- Fehllage,
- Tracheal- oder Bronchialverletzungen,
- nach längerer Intubation Trachealkollaps,
- iatrogen eingebrachte Fremdkörper.

- **Fehllage**

Fehllagen von Endotrachealtuben treten häufig auf (Beispiele sind in ◘ Abb. 3.12, ◘ Abb. 3.13, ◘ Abb. 3.14, ◘ Abb. 3.15, ◘ Abb. 3.16, ◘ Abb. 3.17 und ◘ Abb. 3.18 dargestellt). Meist handelt es sich um zu tief liegende Tuben. Zu hohe Lagen sind seltener, der auf der Carina aufsitzende Tubus (◘ Abb. 3.12) eine Rarität.

Durch den stumpferen Winkel anatomisch begünstigend ist die Fehllage des ETT im rechten Stammbronchus mit konsekutiver Überblähung rechts und Atelektase oder Minderbelüftung des linken Lungenflügels deutlich häufiger.

Bei zu hoher Lage kann der Tubus leichter dislozieren, und der geblockte Cuff kann an der Stimmbandebene Druckschäden verursachen (◘ Abb. 3.17).

Die ösophageale Fehlintubation sollte in der bildgebenden Diagnostik nicht zu finden sein. Diese Fehllage kann durch verschiedene klinische Parameter, wie CO_2-Monitoring oder aus der Fehllage resultierendem Sättigungsabfall bei fehlender Ventilation und Oxygenierung nahezu sicher ausgeschlossen werden.

> Letztlich kann man im postinterventionellen Röntgenbild einen Zustand nach ösophagealer Intubation bei zuvor fehlender Entlastung durch eine Magensonde nur noch an der überdimensionierten Magenblase erkennen (◘ Abb. 3.18).

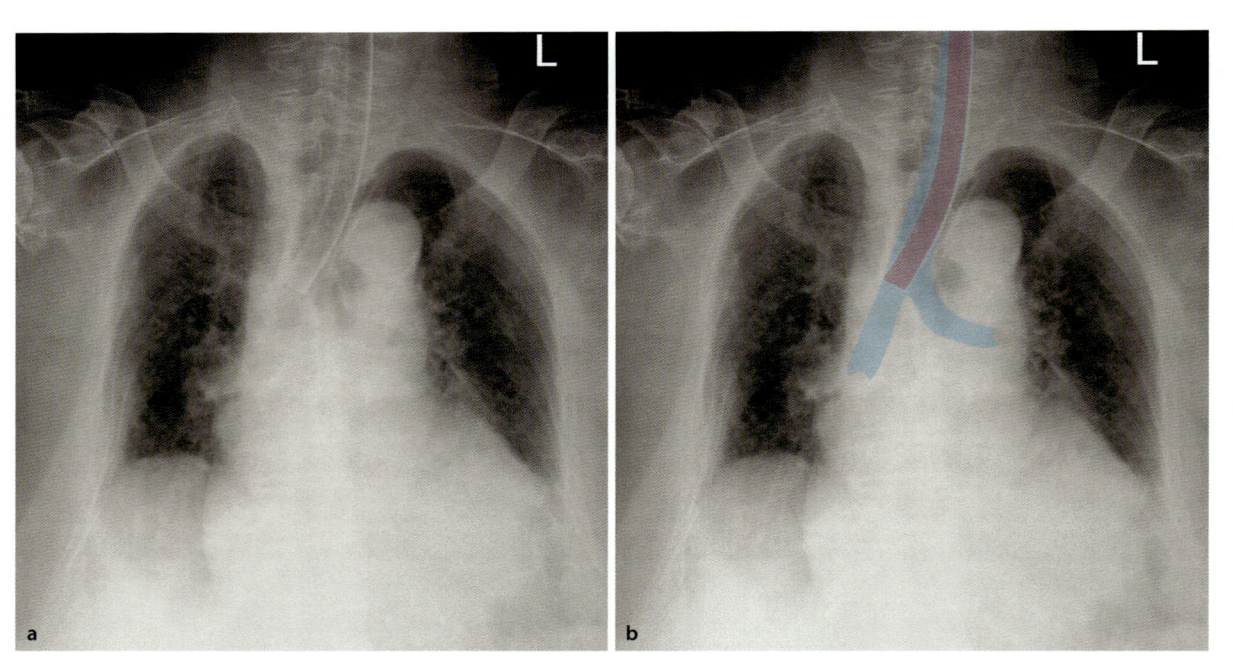

◘ **Abb. 3.12a, b** Endotrachealtubus zu tief, auf der Carina aufsitzend, mit Abweichung des Endotrachealtubus nach rechts in Richtung des rechten Hauptbronchus

3.4 · Subglottisches Atemwegsmanagement

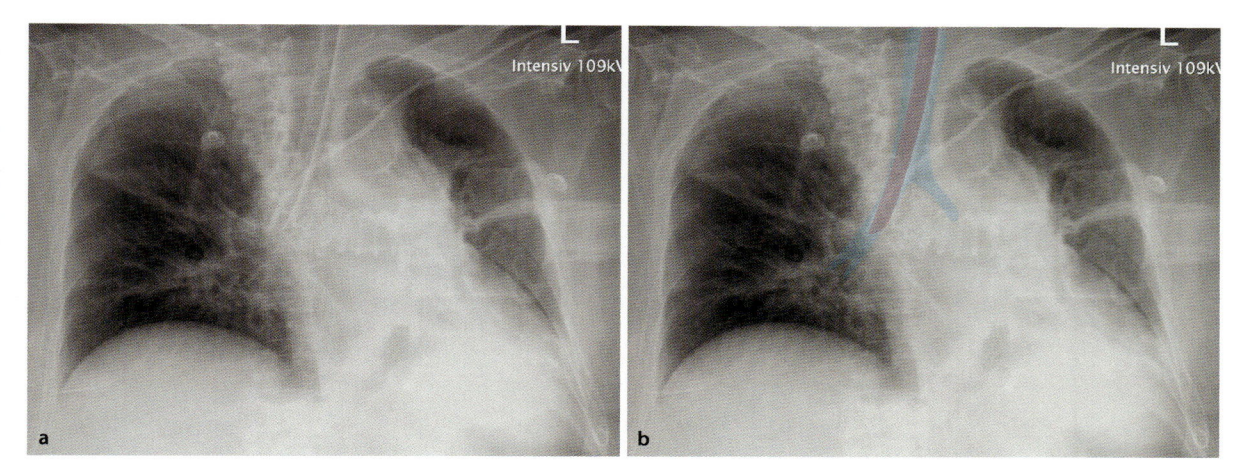

Abb. 3.13a, b Endotrachealtubus rechts bronchial mit Überblähung rechts und Mediastinalshift nach links

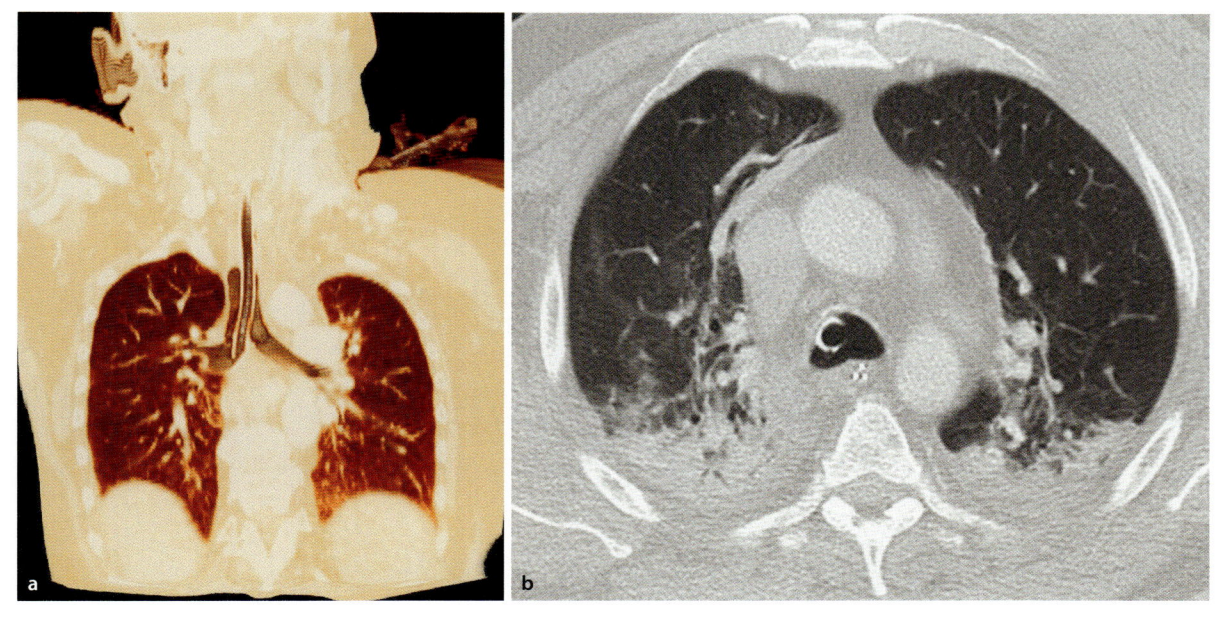

Abb. 3.14a, b Endotrachealtubus rechts im Hauptbronchus, Loco typico bei zu tiefer Intubation

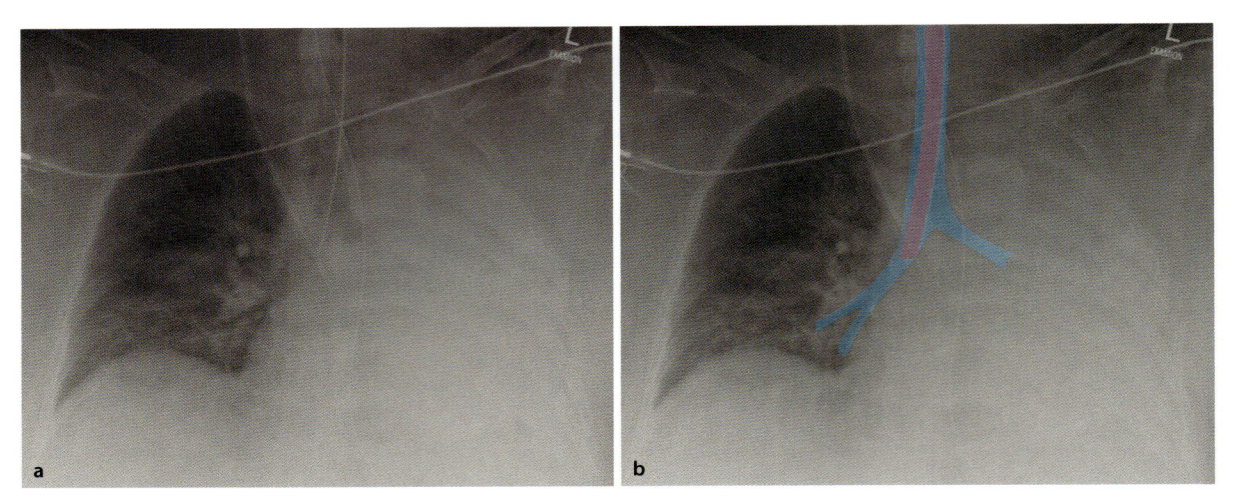

Abb. 3.15a, b Endotrachealtubus ebenfalls zu tief in Projektion auf den rechten Hauptbronchus mit resultierender Totalatelektase der linken Lunge

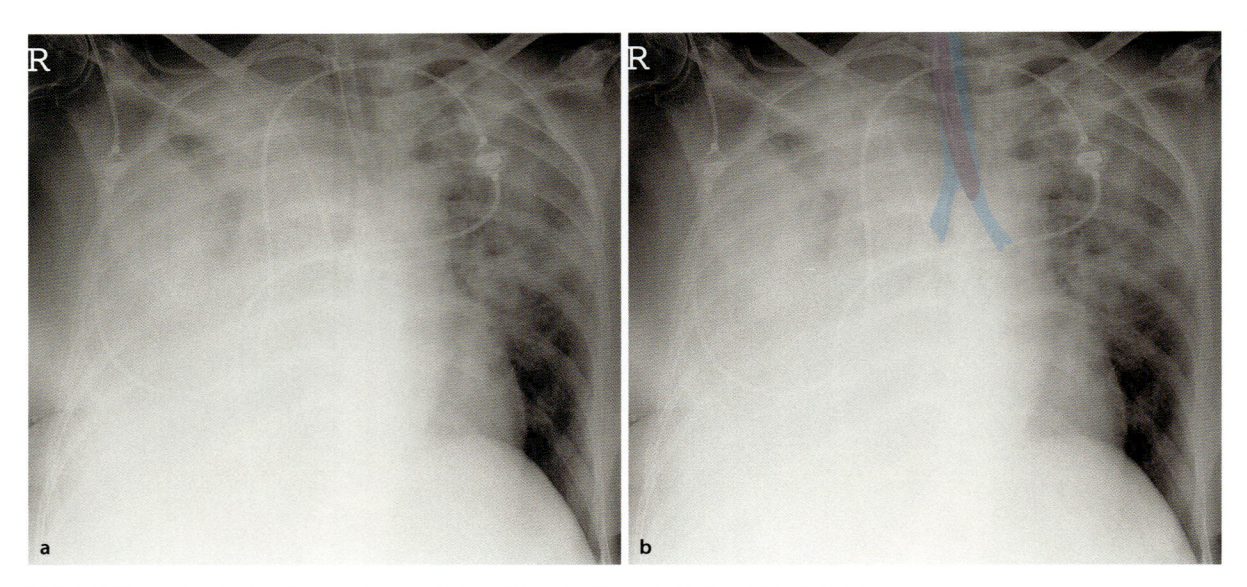

Abb. 3.16a, b Endotrachealtubus links bronchial mit Minderbelüftung/subtotaler Atelektase rechts

3.4 · Subglottisches Atemwegsmanagement

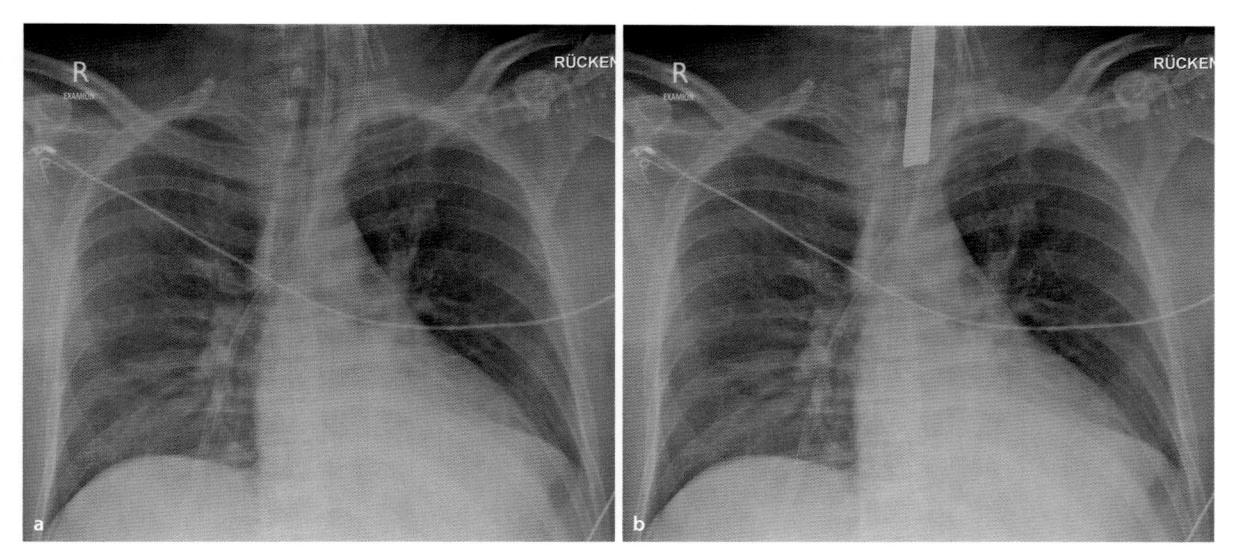

Abb. 3.17a, b Endotrachealtubus sehr hoch. Bei zu hoher Lage kann der Cuff ggf. auf die Stimmbandebene drücken und hier zu Druckschäden führen

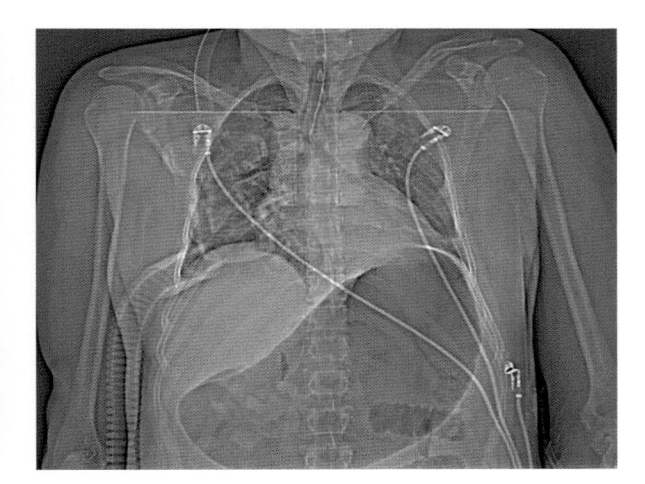

Abb. 3.18 Zustand nach ösophagealer Intubation und zwischenzeitlicher Korrektur. Im Topogramm der CT sehen wir noch den massiv überblähten Magen als indirekten Hinweis auf die Fehlintubation

Trachealverletzung Durch Manipulation bei der Intubation können Verletzungen an der Trachea oder auch der Hauptbronchien entstehen. Diese sind häufiger an der nicht knorpelverstärkten Tracheahinterwand lokalisiert (◘ Abb. 3.19, ◘ Abb. 3.20).

> **! Cave**
> Tracheale Verletzungen sind bei erschwerten Intubationsbedingungen und bei Verwendung von vorgeschobenen Führungsstäben öfter zu beobachten.

Aus einer derartigen Verletzung können entstehen:
- Mediastinalemphysem,
- Pneumothorax,
- Hämatothorax, oder auch
- ösophagotracheale Fisteln.

Radiologisch sichtbare Infektionen mit Abszessbildung oder raumfordernden Blutungen aufgrund einer Intubation sind extrem selten.

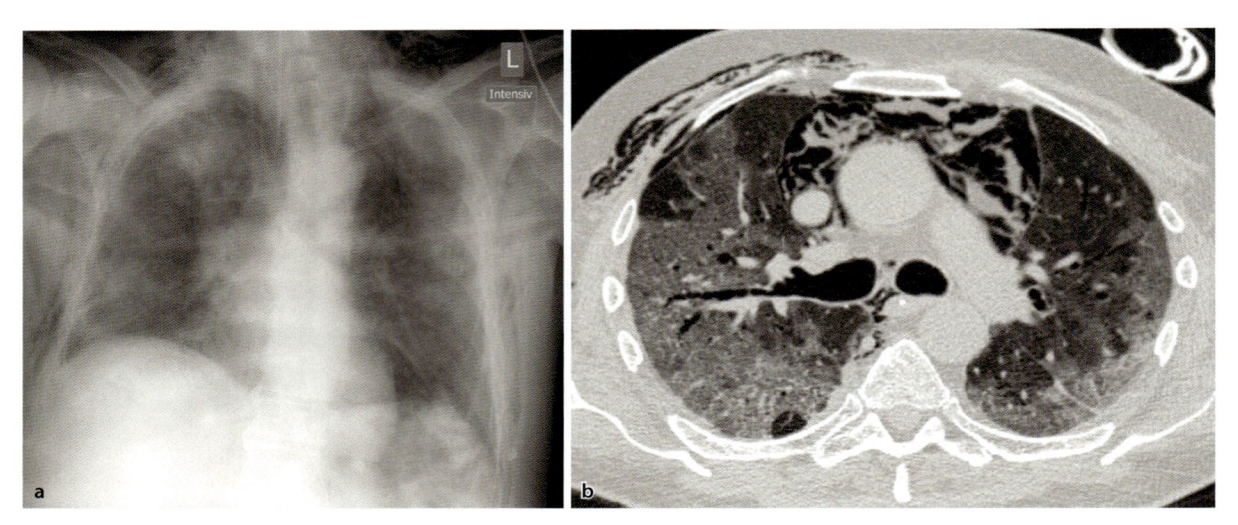

◘ **Abb. 3.19a, b** Ausgeprägtes Mediastinalemphysem und Weichteilemphysem rechts thorakal nach Trachealverletzung im Rahmen einer Intubation

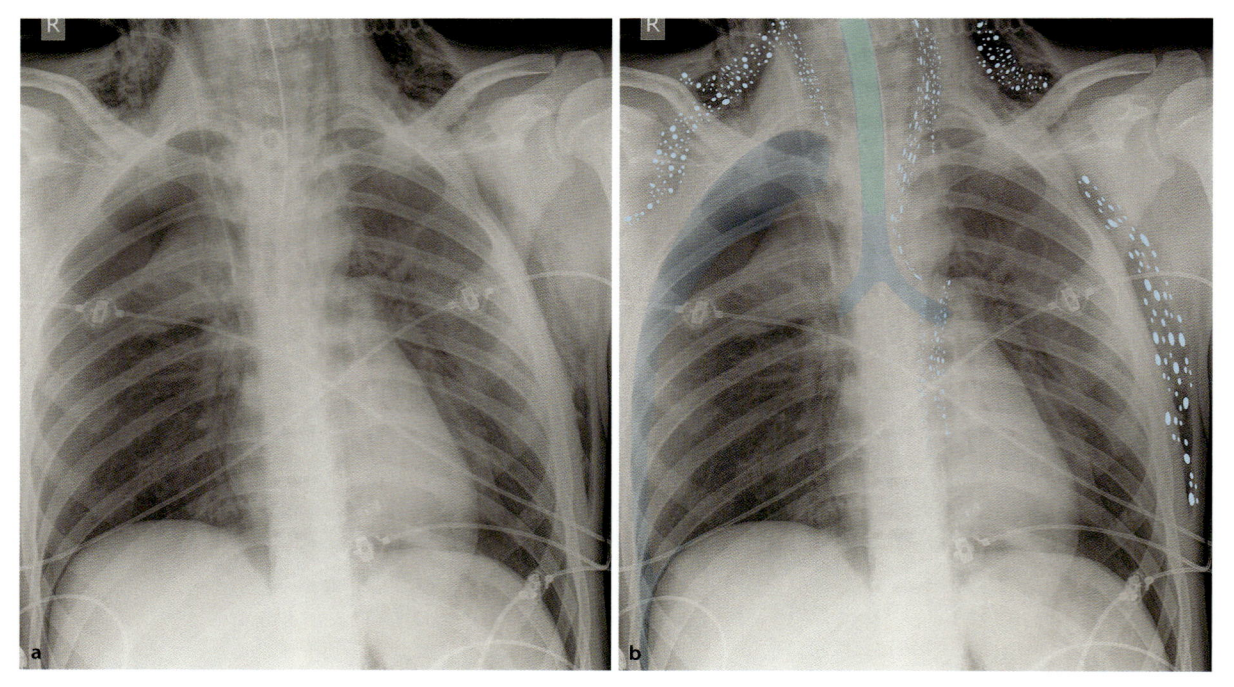

◘ **Abb. 3.20a, b** Korrekt liegender Endotrachealtubus mit Mediastinalemphysem und Pneumothorax sowie massivem Weichteilemphysem (zervikothorakal links stärker als rechts)

3.4 · Subglottisches Atemwegsmanagement

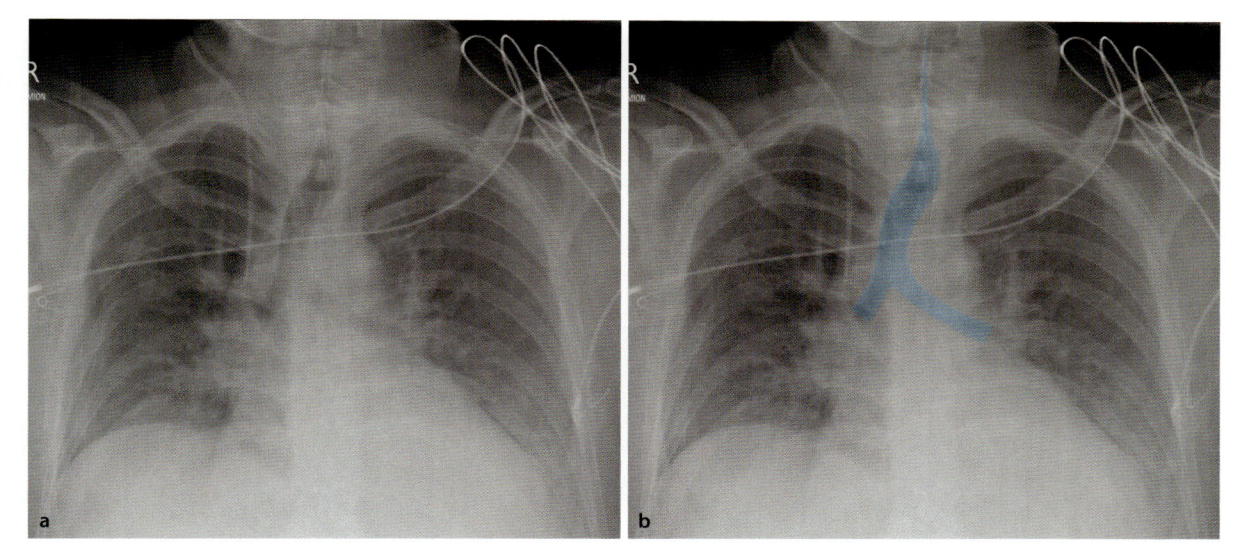

Abb. 3.21a, b Trachealkollaps bei Tracheomalazie nach Langzeitbeatmung. Die Trachea kollabiert im oberen Drittel fast vollständig!

Trachealkollaps Nach längerer Intubation mit einem Endotrachealtubus kann nach der Extubation durch mangelnden Muskeltonus und Schwellung der Trachealschleimhaut ein Trachealkollaps auftreten.

Die Patienten imponieren klinisch durch starke Dyspnoe mit respiratorischer Insuffizienz, sodass meistens eine Reintubation oder direkt eine Tracheotomie erfolgt.

Die Aufnahme eines Trachealkollapses stellt dementsprechend eine absolute Ausnahme dar (Abb. 3.21, Abb. 3.22).

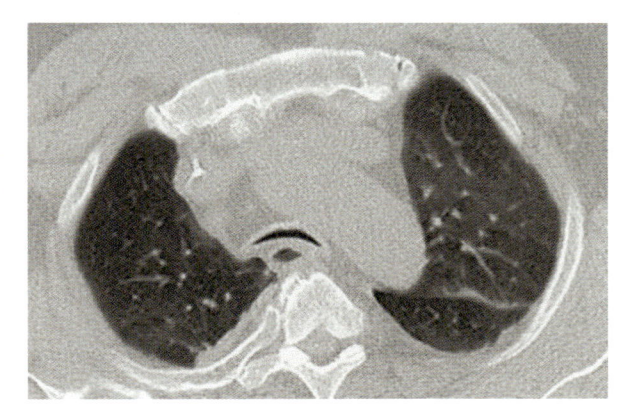

Abb. 3.22 Im CT der Lunge Abbildung eines Trachealkollaps bei bekannter Tracheomalazie im unteren Drittel der Trachea. Bei diesem Patienten waren auch beide Hauptbronchien massiv verengt

Iatrogen eingebrachte Fremdkörper In seltenen Fällen können während der Intubation Zähne verletzt und abgebrochen werden, Führungsstäbe können an häufig verwendeten Knickstellen brechen, oder Tuben können durch zu frühes Erwachen oder mangelnde Sedierungstiefe abgebissen werden.

Diese »Kleinteile« können schlimmstenfalls aspiriert und im Röntgenbild betrachtet werden, wie das Fallbeispiel in ◘ Abb. 3.23 zeigt: Nach ansonsten unproblematisch verlaufener Operation bestand postoperativ ein starker Hustenreiz. Ein Röntgen-Thorax in 2 Ebenen zum Ausschluss einer Aspiration wurde angefertigt. Darauf stellt sich ein metallischer Fremdkörper in Projektion auf den rechten Hauptbronchus dar. Es handelte sich um eine Zahnkrone, die möglicherweise im Rahmen der Intubationsnarkose aspiriert worden war.

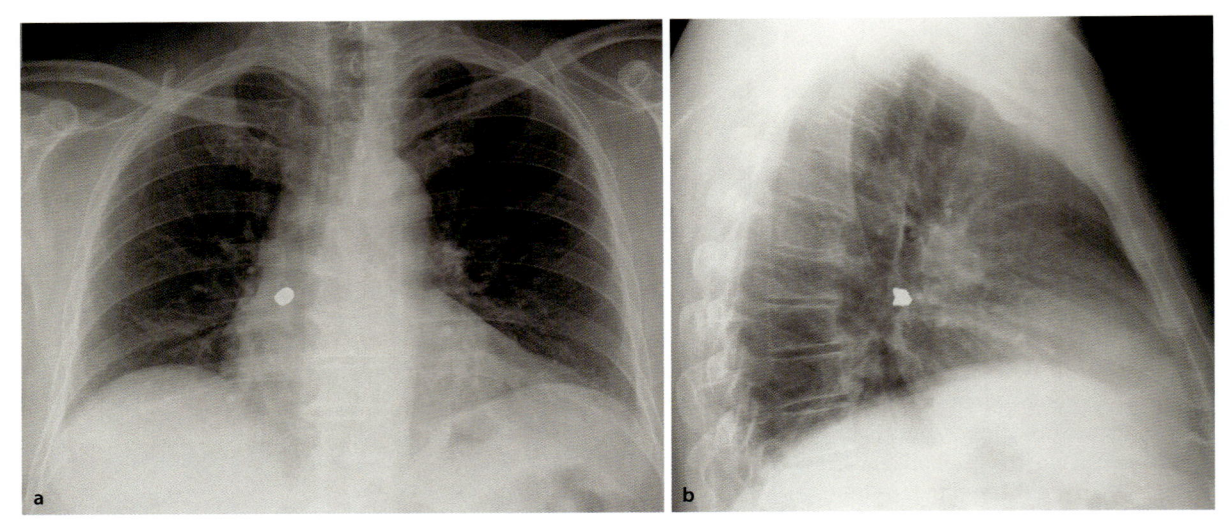

◘ **Abb. 3.23a, b** Starker Hustenreiz nach ansonsten unproblematisch verlaufener Operation. Anfertigung eines Röntgen-Thorax in 2 Ebenen zum Ausschluss einer Aspiration. Dabei kommt ein metallischer Fremdkörper in Projektion auf den rechten Hauptbronchus zur Abbildung. Es handelte sich um eine aspirierte Zahnkrone im rechten Hauptbronchus. Die Krone war möglicherweise im Rahmen der Intubationsnarkose aspiriert worden

3.4.2 Doppellumentubus

Eine besondere Form des Endotrachealtubus stellt der Doppellumentubus (DLT) dar. Dieser Tubus wird bei ausgedehnten 2-Höhlen-Eingriffen wie im Rahmen einer Ösophagusresektion oder bei pulmonalen Eingriffen, bei denen die Entlüftung der einen Lungenhälfte mit resultierender Beatmung der anderen Seite notwendig ist, verwendet.

Diese Tuben haben 2 voneinander unabhängige Cuffs und Ansätze für die Beatmung:
- einmal tracheal und
- einmal bronchial.

Zur beidseitigen Ventilation wird nur der tracheale Cuff geblockt, der bronchiale bleibt ungeblockt, und über den trachealen Ansatz wird beatmet (Abb. 3.24). Zur 1-Lungen-Ventilation wird auch der bronchiale Cuff geblockt, und es wird über den bronchialen Schenkel beatmet. Es können rechtsläufige von linksläufigen Doppellumentuben unterschieden werden. Prinzipiell kann bei 2 geblockten Cuffs und Beatmung über den trachealen Schenkel auch mit einem linksläufigen Tubus die rechte Seite ventiliert werden. Zur Vermeidung von Komplettatelektasen und zur besseren Oxygenierung kann in Abhängigkeit von den chirurgischen Erfordernissen an der nicht ventilierten Lunge ein niedriger PEEP über ein gesondertes Ventil vorgelegt werden.

Aufgrund der anatomischen Gegebenheiten ist der linksläufige DLT besser zu platzieren. Hier sind etwa 15 mm Platz, um eine korrekte Tubuslage zu erreichen. Rechts sind es nur etwa 8 mm. Deshalb benötigt die rechtsbronchiale Lage besondere Aufmerksamkeit, da hier bei nur geringen Lageabweichungen der Abgang zum rechten Oberlappen verlegt wird und es zur Atelektase kommt.

> **Bildgebend sind Doppellumentuben sehr selten zu betrachten, da sich im Klinikalltag die postoperative Umintubation auf einen normalen Endotrachealtubus bewährt hat.**

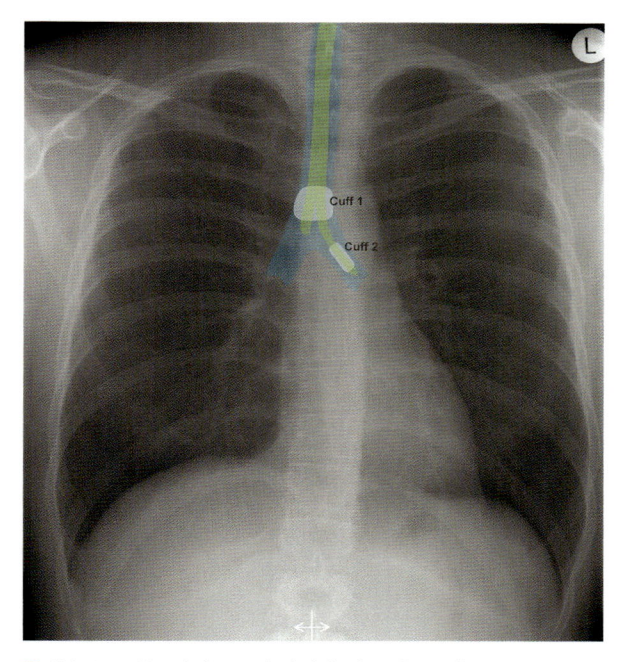

Abb. 3.24 Korrekt liegender linksläufiger Doppellumentubus mit geblocktem trachealem Cuff (Cuff 1) und entblocktem bronchialem Cuff (Cuff 2). Zur beidseitigen Ventilation wird über den trachealen Schenkel beatmet. Die seitengetrennte Beatmung kann sowohl rechts pulmonal über den trachealen Schenkel bei geblocktem bronchialem und trachealem Cuff erfolgen als auch links über den bronchialen Schenkel bei geblocktem bronchialem Cuff

3.4.3 Trachealkanüle

Wenn eine längere Beatmungsdauer absehbar ist, wird ein Patient zur Schonung der Stimmbandebene und zum erleichterten Weaning bei höherer Toleranz der Trachealkanüle im Vergleich zum Endotrachealtubus tracheotomiert. Die Lage wird meist schon fiberoptisch bei der Anlage kontrolliert. Raumforderungen, Erkrankungen der Stimmbänder oder Radikaloperationen können ebenso eine Trachealkanüle zur Sicherung der Atemwege erforderlich machen.

Es gibt geblockte und ungeblockte Varianten, Exemplare mit oder ohne Metallspirale und unzählige Spezialformen (◘ Abb. 3.25).

Auch das Ende der Trachealkanüle sollte 2 cm oberhalb der Bifurkation liegen.

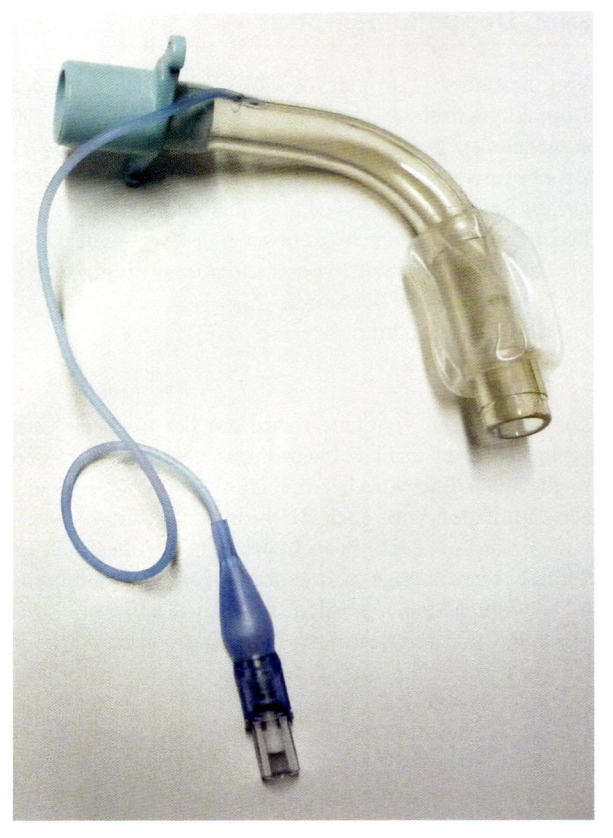

◘ **Abb. 3.25** Trachealkanüle

Korrekte Lage

Bei korrekter Lage befindet sich die Trachealkanüle mit dem Ende 2 cm oberhalb der Carina tracheae (Abb. 3.26, Abb. 3.27).

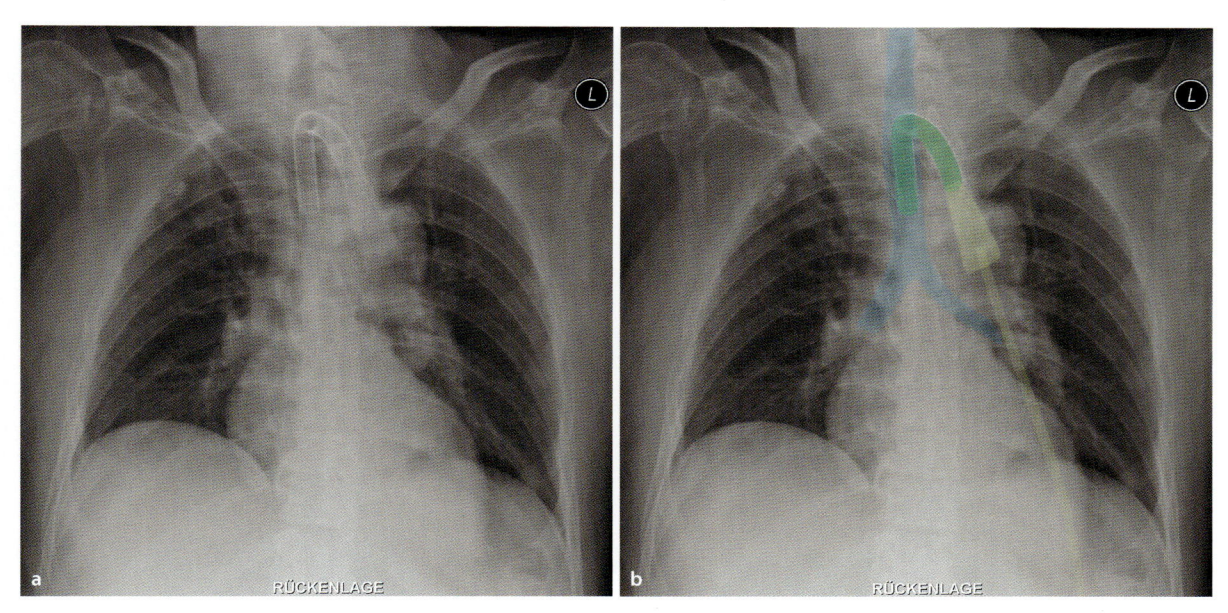

Abb. 3.26a, b Korrekt liegende Trachealkanüle mit dem Ende 2 cm oberhalb der Carina tracheae

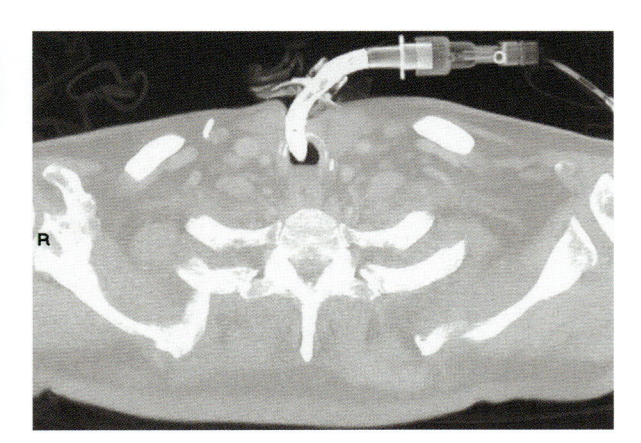

Abb. 3.27 Korrekt eingebrachte Trachealkanüle, MIP-Rekonstruktion im CT zur Veranschaulichung des Zugangsweges

Fehllage

Zu hohe oder zu tiefe Fehllagen (Abb. 3.28, Abb. 3.29), Verdrehungen oder gar subkutan eingebrachte Trachealkanülen sieht man eher nach dem Kanülenwechsel.

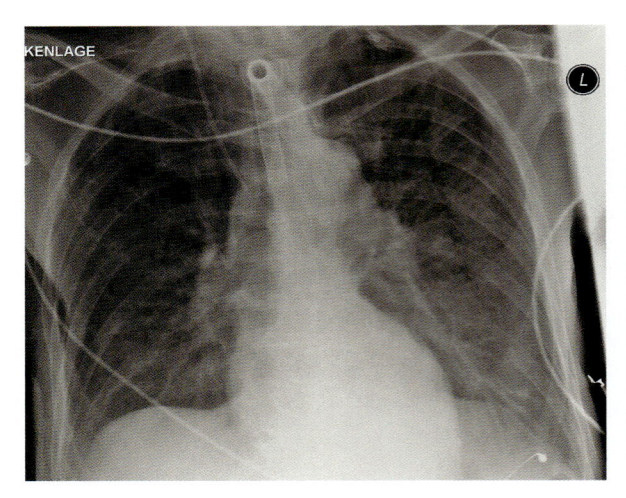

Abb. 3.28 Trachealkanüle grenzwertig tief, da nur knapp oberhalb der Trachealbifurkation

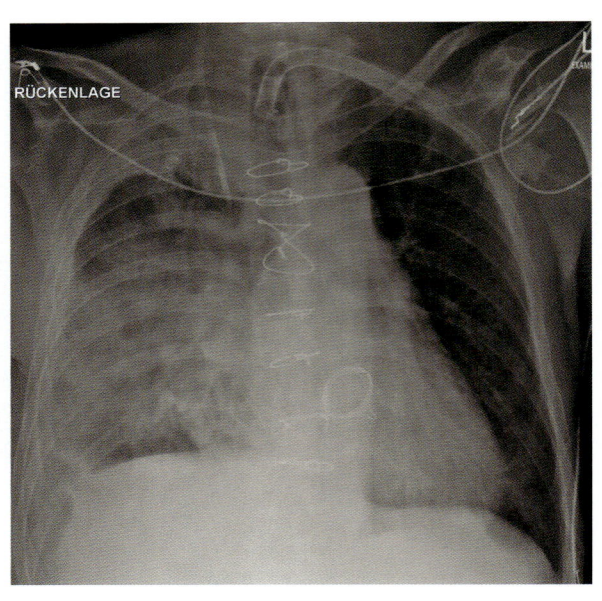

Abb. 3.29 Diese Trachealkanüle endet zu weit kranial. Die Gefahr der Dislokation steigt hierdurch. Probleme ergaben sich bei diesem Patienten hierdurch allerdings auch im weiteren Verlauf nicht

3.4.4 Sprechkanüle beim tracheotomierten Patienten

Sprechkanülen sind spezielle Trachealkanülen mit einem Ventil (Sprechkläppchen), das sich bei Inspiration öffnet und bei Exspiration verschließt. Somit wird die Luft Richtung Stimmbandebene gelenkt und die Stimme entsteht.

Klassische Sprechkanülen sind auch heute noch aus röntgendichtem Silber hergestellt. Sie können einen gesiebten Anteil zum vereinfachten Entweichen der Luft nach kranial bei geschlossenem Ventil enthalten.

Diese Form der Phonation kann beim laryngektomierten Patienten durch die fehlende Stimmbandebene nicht funktionieren.

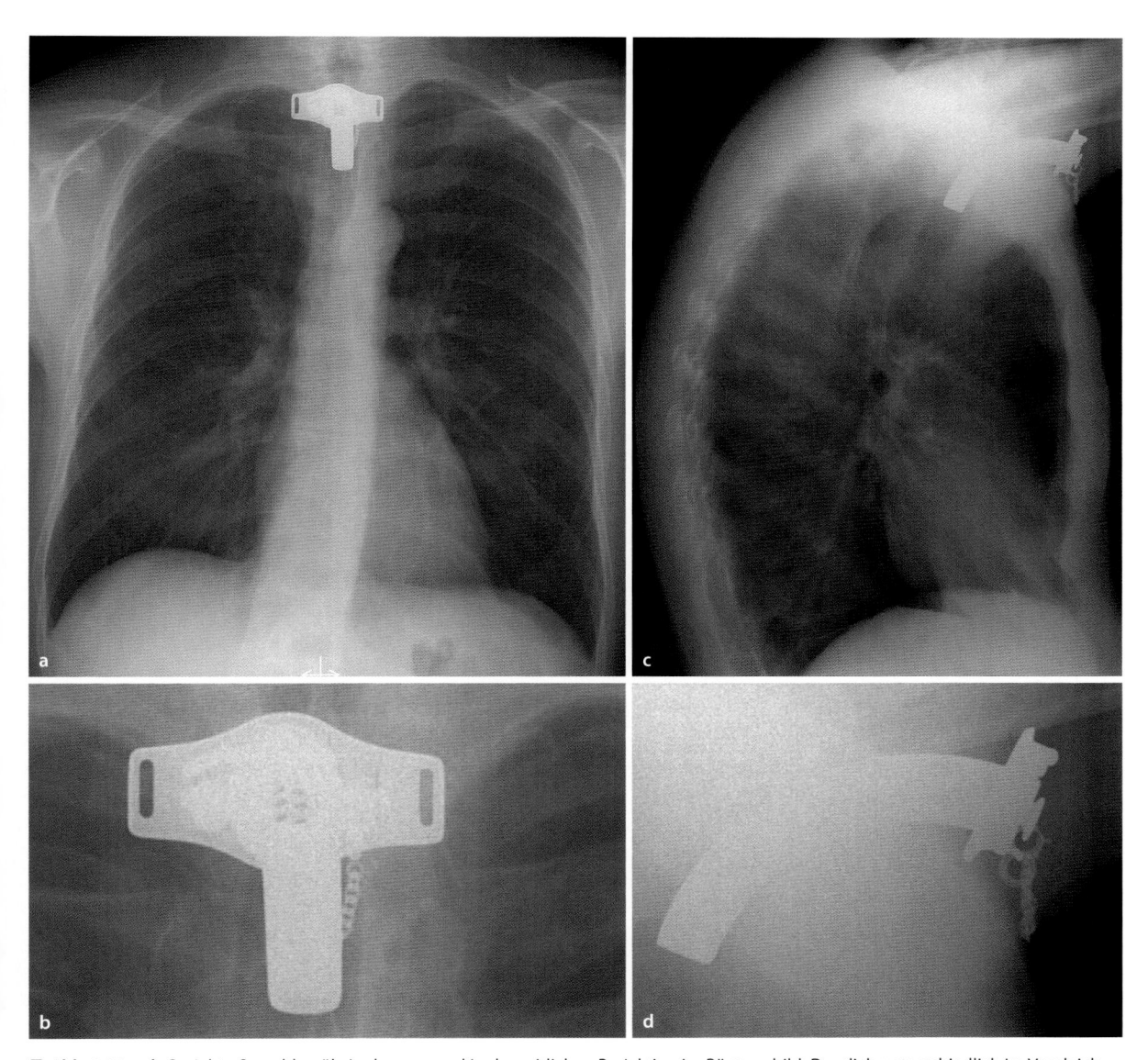

Abb. 3.30a–d Gesiebte Sprechkanüle in der p.-a. und in der seitlichen Projektion im Röntgenbild. Deutlich unterschiedlich im Vergleich zu den bisher gesehenen Trachealkanülen sind die mittels Kette befestigte, abnehmbare Abdeckung und der hohe Anteil metallischer Materialien

3.4.5 Sprechkanüle beim laryngektomierten Patienten

Die Kanüle wird bei laryngektomierten Patienten zur Sprachbildung eingesetzt. Zwischen Ösophagus und Trachea wird beispielsweise ein Provox-Ventil in eine extra dafür geschaffene Fistel eingebracht. Damit kann der Patient durch Verschließen des Tracheostomas die Luft von der Trachea in den Ösophagus umleiten und hier Wörter bilden. Ein Übertritt von Nahrungsbestandteilen in die Trachea wird durch den Ventilmechanismus verhindert.

Bildgebend ist hier nur der röntgendichte Prothesenschaft mit Größen von 5,7–7,5 mm Durchmesser und 4–15 mm Schaftlänge (Abb. 3.31, Abb. 3.32).

- **Komplikationen**

Die Komplikationen der Trachealkanülen entsprechen im Großen und Ganzen denen des Endotrachealtubus (▶ Abschn. 3.4.1).

Die Verletzung der Tracheahinterwand ist bei der Anlage und dem Wechsel von Trachealkanülen jedoch häufiger zu beobachten.

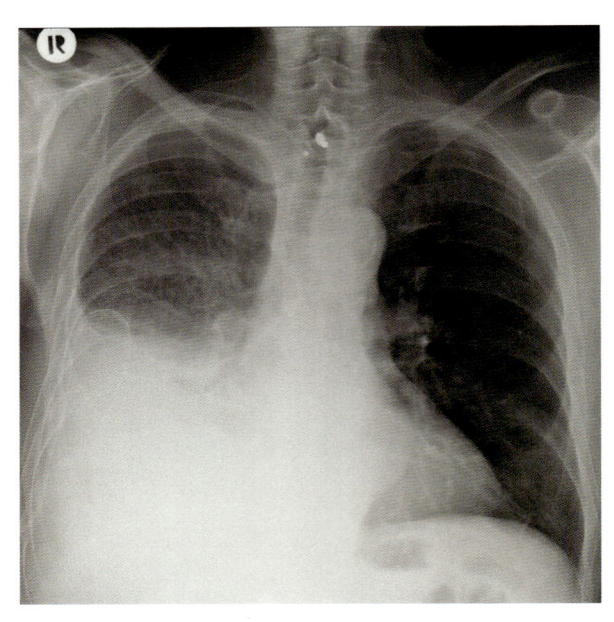

Abb. 3.31 Provox-Kanüle. Sichtbar ist in diesem Fall nur das zentrale, metallische Ventil. Der umgebende Kunststoffkörper ist nicht röntgendicht und daher nicht abgrenzbar

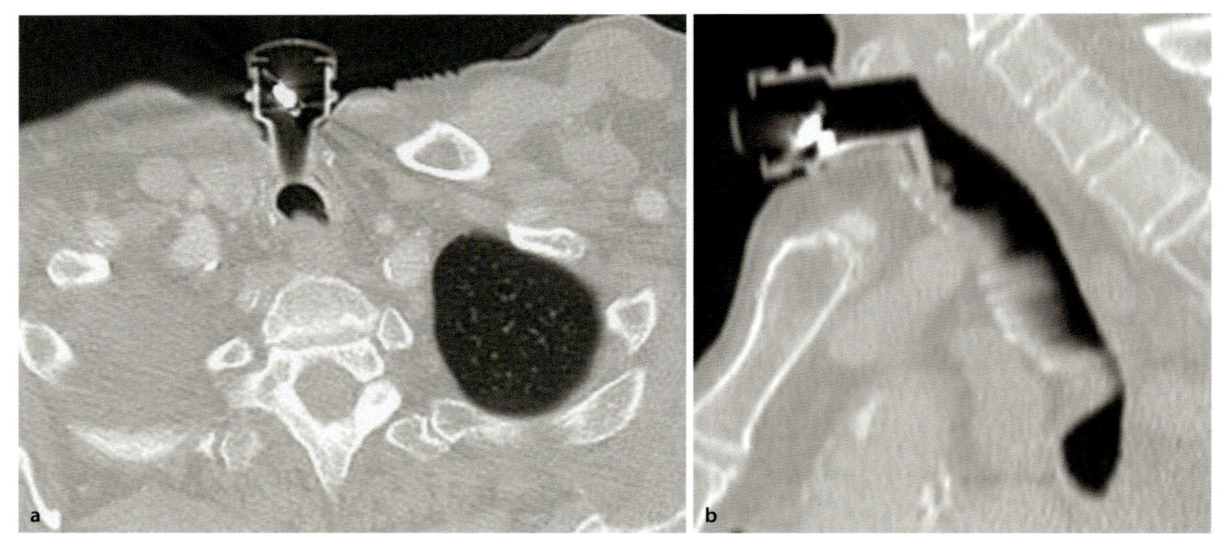

Abb. 3.32a, b Sprechkanüle in der Computertomographie. Neben dem metallischen Ventil, das Metallartefakte verursacht, ist im CT auch der Plastikmantel abgrenzbar

3.5 Andere iatrogene Fremdkörper der Atemwege

3.5.1 Trachealstent und Bronchusstent

Im Fall eines stenosierenden Prozesses im Tracheal- oder Bronchuslumen, wie z. B. bei fortgeschrittenem Karzinom der Atemwege oder bei ausgedehnt infiltrativ wachsendem Ösophaguskarzinom, kann es zur Einengung des Tracheal- und Bronchuslumens mit konsekutiver Minderbelüftung und Ausbildung von Atelektasen der entsprechenden Lungenareale kommen. Unter bronchoskopischer Kontrolle können Lumenstents eingebracht werden, die den entsprechenden Abschnitt offen halten und zur Verbesserung der Belüftungssituation beitragen. Diese Stents projizieren sich auf den entsprechenden im Verlauf angefertigten konventionellen Röntgenbildern und zeigen röntgendichte Maschen in der länglichen Stentstruktur (◘ Abb. 3.33).

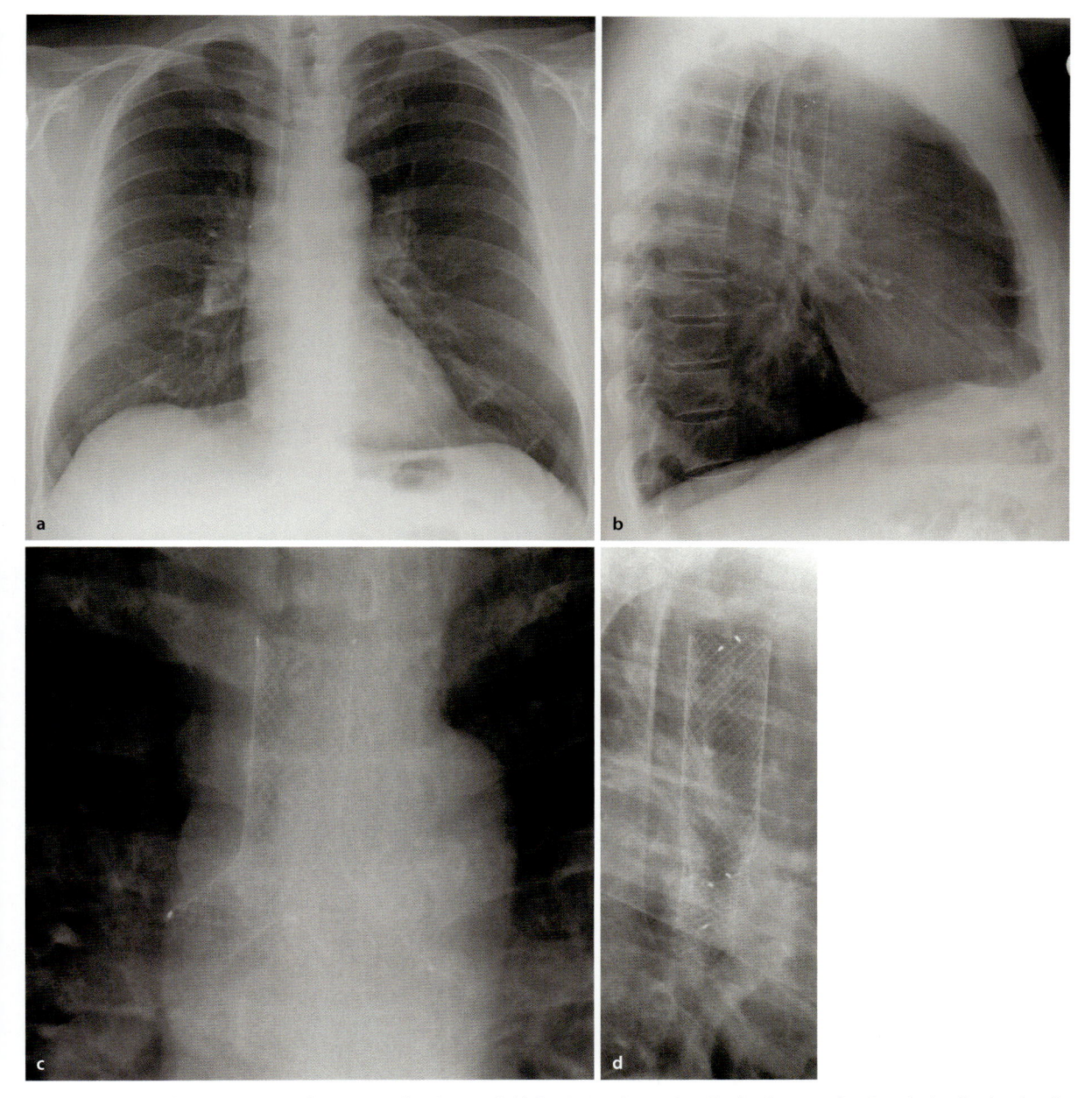

◘ **Abb. 3.33a–d** Bifurkationsstent im konventionellen Röntgenbild. Der Patient litt an einer Trachealstenose. Der Stent ist im distalen Anteil der Trachea bis in beide Hauptbronchien eingebracht worden und regelrecht offen. Keine Restenose

Abb. 3.34 zeigt ein CT-Bild von einem Patienten mit Ösophaguskarzinom, der sowohl einen Trachealstent als auch einen Ösophagusstent implantiert bekam. Im dorsal liegenden Ösophagusstent sehen wir einen Flüssigkeitsspiegel. Dies ist ein häufig gesehener Befund. Der ventral liegende Trachealstent sollte unbedingt frei belüftet sein.

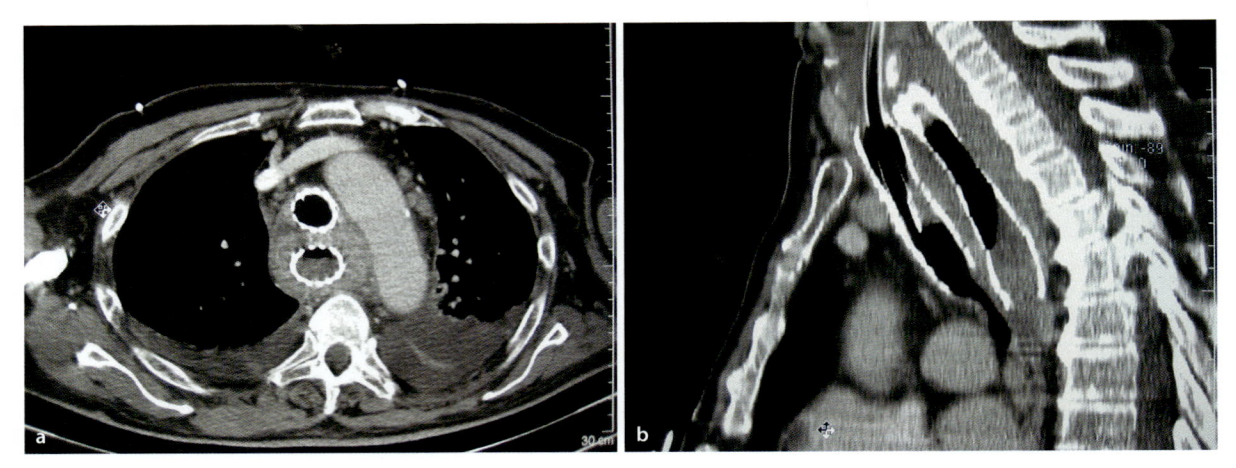

Abb. 3.34a, b Trachealstent (ventral) und Ösophagusstent (dorsal, partiell mit Flüssigkeit gefüllt) bei einem Patienten mit Ösophaguskarzinom. CT axial und in sagittaler Rekonstruktion

3.5.2 Lungenvolumenreduktion, Bronchusventile und Coils

Bei schwerer COPD besteht eine atemmechanische Behinderung durch schwere pulmonale Überblähung. Es ist ein häufig vorkommendes Krankheitsbild mit jedoch nicht in allen Fällen zufriedenstellenden Therapiemöglichkeiten.

Bronchusventile

Eine der Therapiemöglichkeiten stellt die bronchoskopische Lungenvolumenreduktion durch Ventile dar. Hier wird durch Verkleinerung der überblähten Anteile die Kontraktion und Exkursionsmöglichkeit des Zwerchfells begünstigt.

> Bei der bronchoskopischen Ventilimplantation werden in die zuführenden Bronchien der am meisten vom Emphysem betroffenen Lungenareale Ventile eingebracht, die zwar das Entweichen von Luft und Sekret ermöglichen, sich jedoch gleichzeitig bei Inspiration verschließen und dadurch eine Atelektase des emphysembefallenen Bereichs und somit eine Volumenreduktion induzieren (◘ Abb. 3.35).

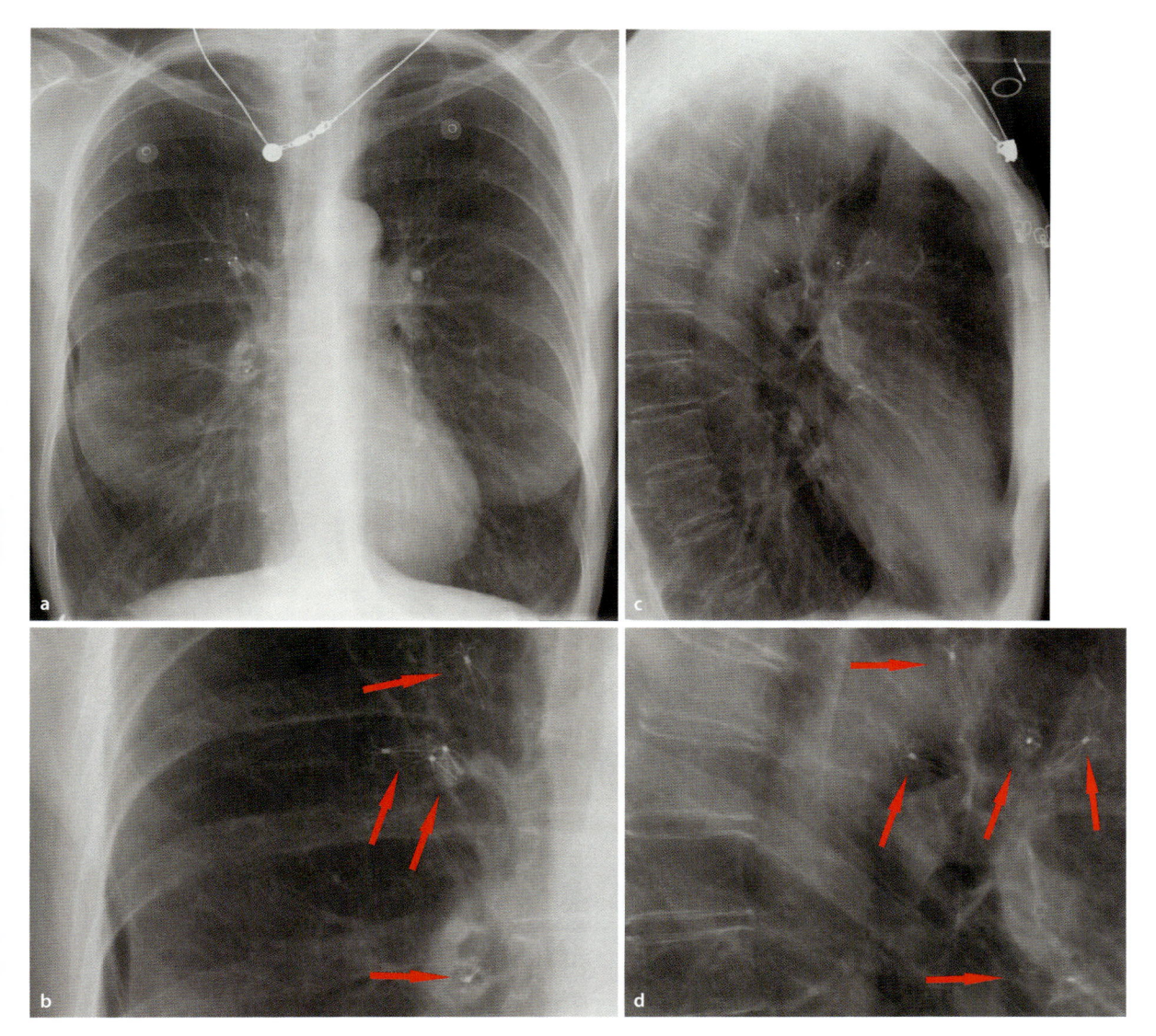

◘ **Abb. 3.35a–d** Bronchusventile (Pfeile) zur Lungenvolumenreduktion in den basalen Oberlappensegmenten rechts

In ◘ Abb. 3.36 sind Bronchusventile stark vergrößert dargestellt. ◘ Abb. 3.37 zeigt Bronchusventile im CT

> **Bei fehlendem Therapieansprechen oder Auftreten von Komplikationen können die Ventile bronchoskopisch wieder entfernt werden.**

■ **Komplikationen**

Kurzfristig kann es beim Einbringen von Stents und Coils zu Verletzungen von Lungengewebe und Pleura mit resultierendem Bluthusten oder Pneumothorax kommen.

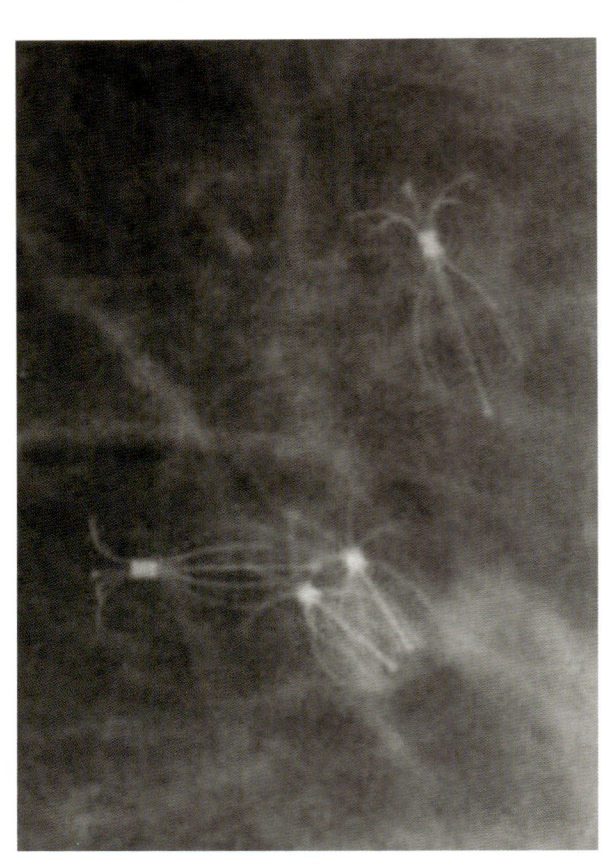

◘ **Abb. 3.36** Bronchusventil, stark vergrößert

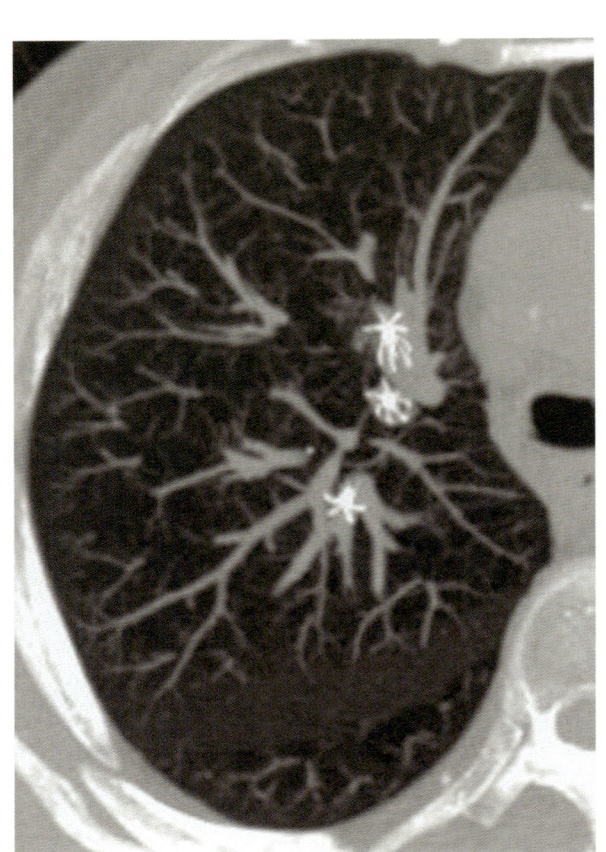

◘ **Abb. 3.37** Bronchusventil im CT

Coils

Coils, also eingebrachte Spiralen, haben die Eigenschaft, immer wieder in die ihnen ursprünglich gegebene Form zurückzukehren.

> Bringt man diese Coils bronchoskopisch über einen Katheter in vom Emphysem betroffene Bronchien – ca. 10 Stück pro Lappen – vor, nehmen diese ihre ursprünglich gerollte Form ein und ziehen damit Lungengewebe zusammen (Abb. 3.38). Das wiederum bewirkt:
> — Reduzierung des Lungenvolumens,
> — Senkung des Atemwegswiderstandes
> — Erleichterung der Zwerchfellkontraktion.

Die Coils sind nur während oder kurz nach dem Eingriff noch entfernbar, danach sind sie fest im Lungengewebe verankert.

■ Komplikationen

Beim Einbringen von Stents und Coils kann es kurzfristig zu Verletzungen von Lungengewebe und Pleura mit resultierendem Bluthusten oder Pneumothorax kommen.

Weitere Verfahren zur Lungenvolumenreduktion

Andere Verfahren zur Lungenvolumenreduktion wie die Vaporisierung von Lungengewebe mit heißem Wasserdampf oder das Einbringen von Polymerschaum in betroffenes Gewebe hinterlassen keine sichtbaren Fremdkörper in der bildgebenden Diagnostik, können jedoch als Atelektasen und Fibrinosierungen imponieren.

> Bei der Vaporisierung oder dem Einbringen von Polymerschäumen kommt es zur Induktion einer Entzündungsreaktion mit folgender gewollter Fibrinosierung von Lungengewebe und damit zu dessen Schrumpfung.

■ Komplikationen

Da es sich bei den Verfahren zur Lungenvolumenreduktion um sehr junge Verfahren handelt, sind die Langzeitkomplikationen noch nicht bekannt.

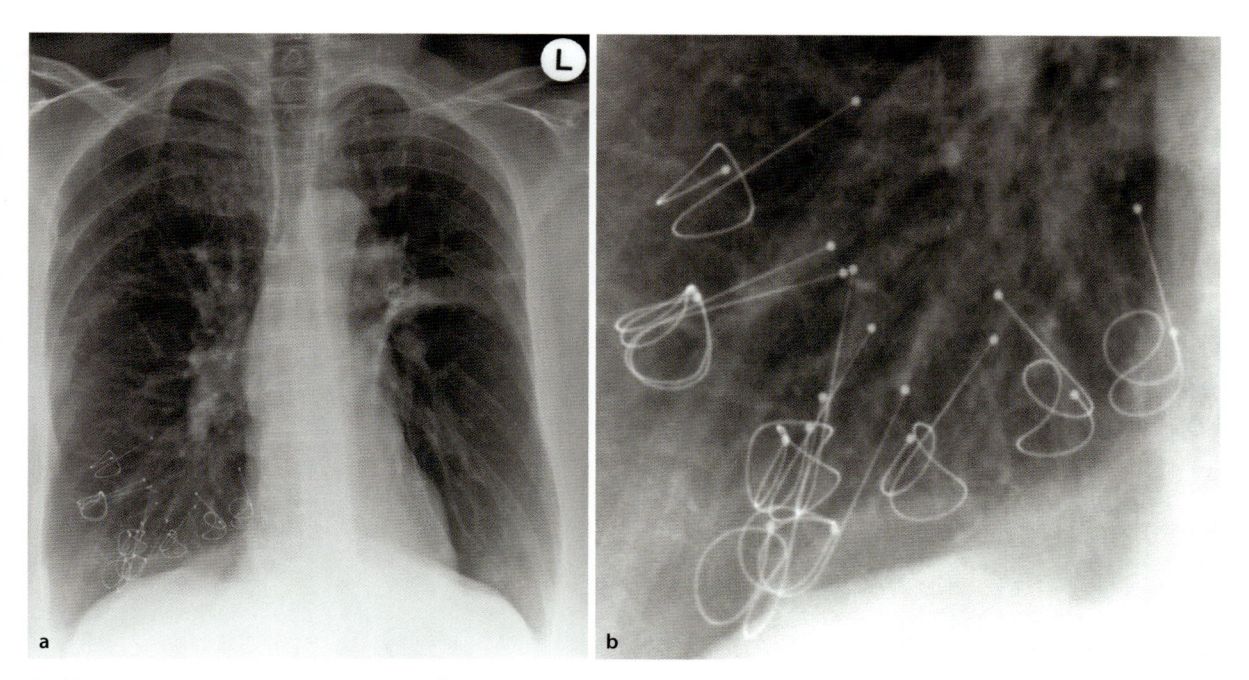

Abb. 3.38a, b Bronchuscoils im rechten Mittellappen

3.5.3 Bronchusblocker

Der Bronchusblocker hat einen zentralen Kanal, über den Sekret abgesaugt werden kann, und eine Blockmanschette. Über den meist schon liegenden Endotrachealtubus wird der Bronchusblocker mit einem Katheter vorgebracht und geblockt, die Lage wird fiberoptisch kontrolliert. Das kann bei starker Blutung oder Abszedierung erforderlich sein. Teilweise wird der Bronchusblocker als Alternative zum Doppellumentubus bei der 1-Lungen-Ventilation genutzt.

> Häufig ist im Röntgenbild nur der zentrale Kanal erkennbar. Durch den Block ist die nachgeschaltete Minderbelüftung oder sogar Atelektase bzw. die Transparenzminderung durch Sekret gut zu erkennen (Abb. 3.39).

Komplikationen

Da es sich um ein relativ flexibles Arbeitsmittel handelt und die Kontrolle direkt fiberoptisch bei der Platzierung erfolgt, sind Komplikationen selten.

Sekundäre Dislokationen mit Übertritt von Sekret auf die andere Lungenhälfte und dementsprechender Transparenzminderung sind denkbar.

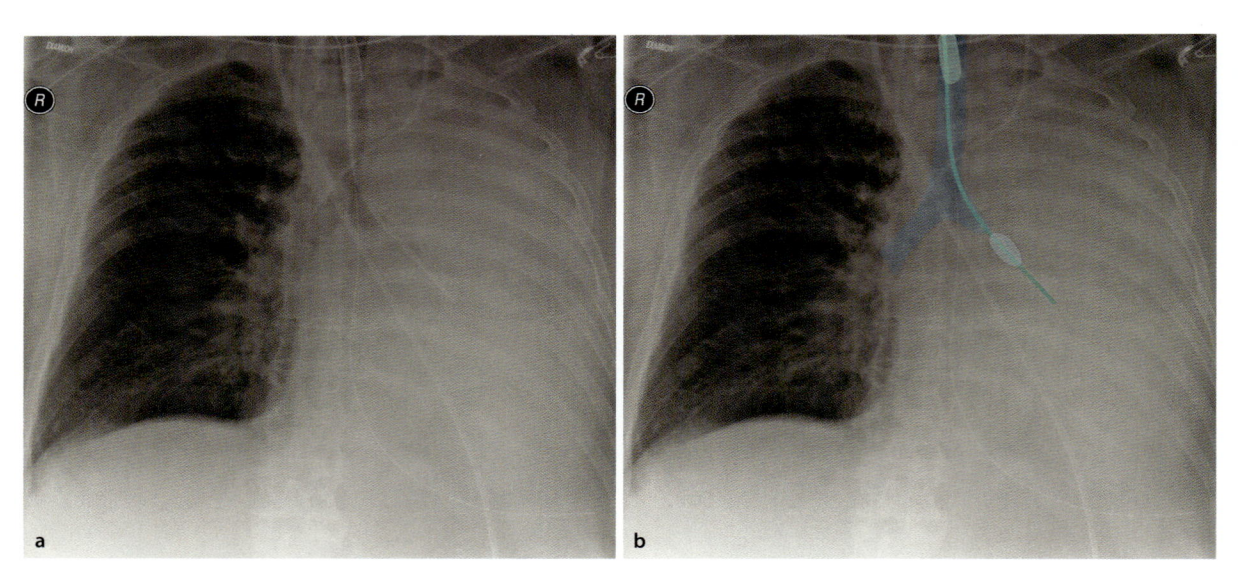

Abb. 3.39a, b Bronchusblocker im linken Hauptbronchus bei Blutung

3.5.4 Thoraxdrainagen

Thoraxdrainagen werden von außen in den Pleuraspalt eingebracht, um dort Luft, Sekret und/oder Blut abzuleiten und das Anlegen der Pleurablätter aneinander zu fördern.
Man unterscheidet 2 Zugangswege:
- Nach Monaldi erfolgt der Zugang im 2. oder 3. Interkostalraum (ICR) medioklavikulär (Abb. 3.40).
- Nach Bülau wird im 4.–6. Interkostalraum in der vorderen oder mittleren Axillarlinie punktiert (Abb. 3.41).

Da am Unterrand der Rippen die Gefäße und der Interkostalnerv verlaufen und eine Verletzung dieser Strukturen

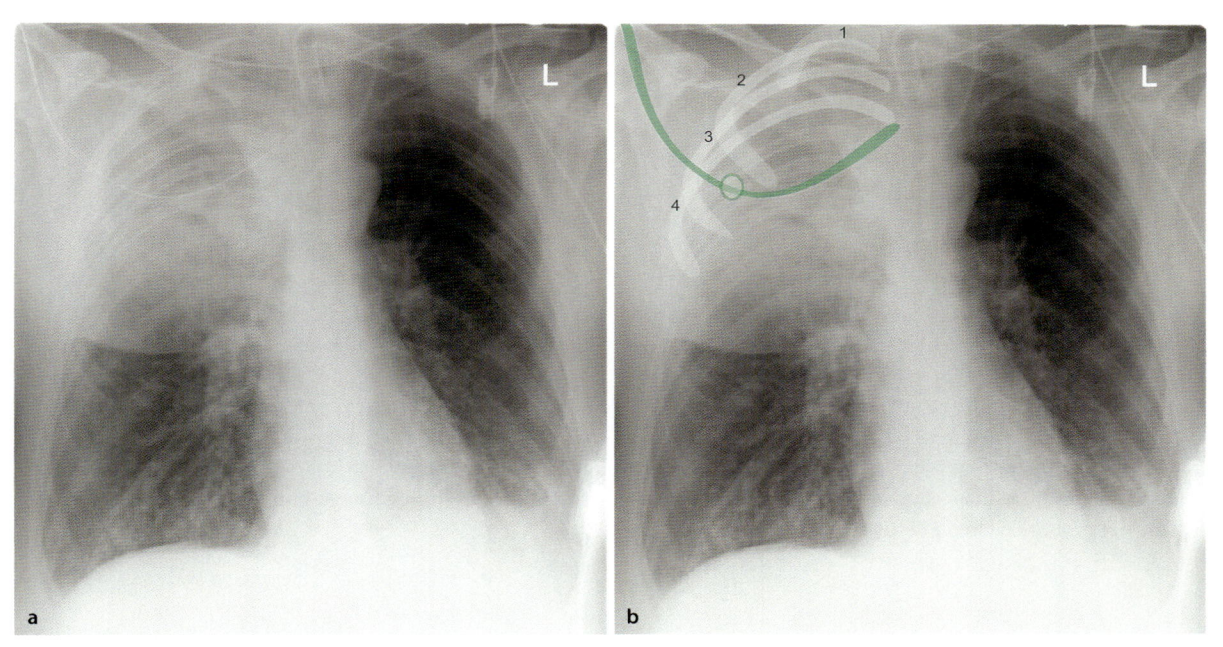

Abb. 3.40a, b Thoraxdrainage in Monaldi-Position, über den 3. ICR eingebracht. Die Drainagenspitze liegt dem Mediastinum von rechts an. Ursache der inhomogenen Verschattung des rechten Oberlappens war eine nekrotisierende Pneumonie

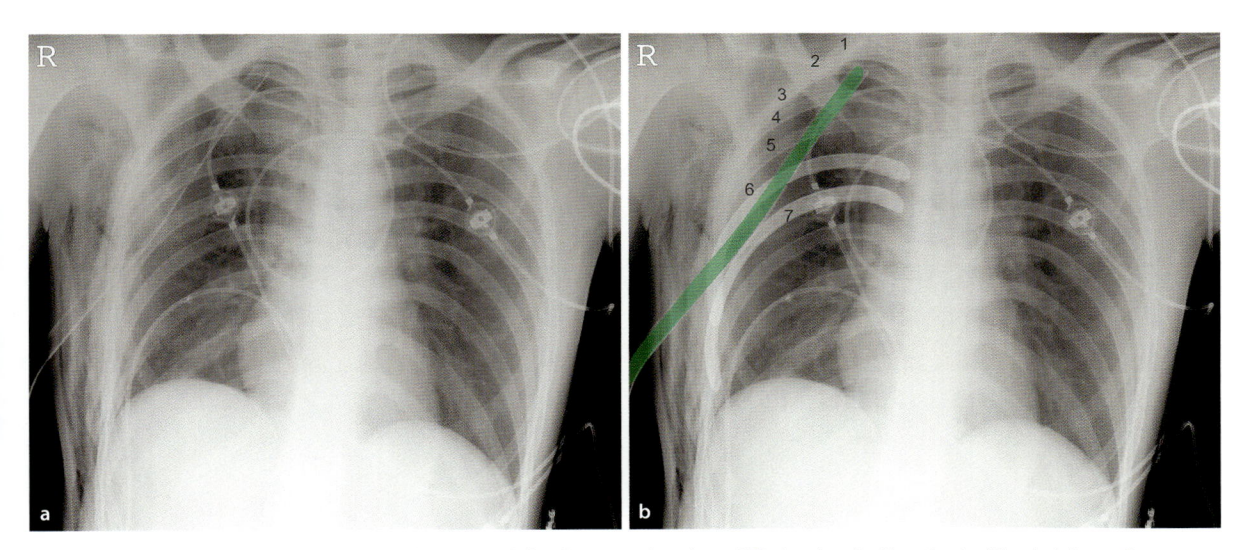

Abb. 3.41a, b Korrekt einliegende Thoraxdrainage in Bülau-Position, über den 6. ICR eingebracht. Ursache des hier drainierten Pneumothorax war eine Messerstecherei unter Heranwachsenden. Das Weichteilemphysem rechts thorakal bestand bereits bei Einlieferung des Patienten und ist daher posttraumatisch einzuschätzen

verhindert werden muss, sollte der Unterrand der Rippen geschont werden. In der Praxis hat sich die initiale Schnittführung auf der Rippe und das Vorschieben der Thoraxdrainage am oberen Rand der Rippe in den Pleuraspalt bewährt.

Um subkutane oder intramuskuläre Lagen auszuschließen, tastet man nach Präparation des Kanals mit einem Finger die Innenwand der Pleura. Das ist jedoch nur bei der Anlage großkalibriger Drainagen und stabilen knöchernen Strukturen möglich.

Je nachdem, was drainiert werden soll, werden unterschiedliche Katheter verwendet:
- großlumige Thoraxdrainagen mit Sekretlöchern am proximalen Lumenende oder
- kleinlumige Katheter, z. B.
    - Pleuracath,
    - Pneumocath,
    - Pleuracan.

Vorteil der »kleinen« Katheter ist, dass diese gewebeschonender bzw. weniger traumatisch einzubringen sind. Dadurch besteht ein entsprechend geringeres Risiko einer Komplikation wie Blutung oder Mediastinalverletzung. Dagegen sind sie aufgrund des kleineren Lumens auch weniger effektiv bei der Drainage von größeren Flüssigkeitsansammlungen und insbesondere anfälliger für eine Verlegung bei proteinreichen Flüssigkeiten bzw. Blut.

▪ Korrekte Lage

Die an den Drainagen häufig zusätzlichen seitlichen Sekretlöcher müssen im Röntgenbild in Projektion auf den Pleuraraum liegen. Liegen diese subkutan, kann das ein Austreten pleuraler Flüssigkeiten oder Luft (Weichteilemphysem) in die Subkutis verursachen. Die Thoraxdrainage muss den Pleuraspalt der betroffenen Seite erreichen und darf im Verlauf nicht abgeknickt sein.

Die Höhe oder gar die Notwendigkeit des anliegenden Sogs richtet sich nach den individuellen Erfordernissen, liegt aber meistens bei ca. 20 cm H_2O.

> **Zur Verifizierung der genauen Drainagelage ist ein Thorax-CT oder ein Röntgen-Thorax in 2 Ebenen sinnvoll, nicht immer ist das beim bettlägerigen und oder intensivmedizinisch betreuten Patienten möglich. Hier werden nur a.-p.-Aufnahmen angefertigt, auf denen nur grobe Fehllagen beurteilt werden können.**

Ob eine Drainage ventral oder dorsal zum Liegen kommt, kann ohne seitliche Aufnahme nicht differenziert werden.

Zur Drainage eines Pneumothorax sollte die Drainage beim liegenden Patienten ventral-kranial dargestellt sein, zur Ableitung von Sekreten dorsal-kaudal (◘ Abb. 3.42), bei Lappenspaltergüssen sollte der entsprechende Pleuraabschnitt Ziel der Drainage sein.

3.5 · Andere iatrogene Fremdkörper der Atemwege

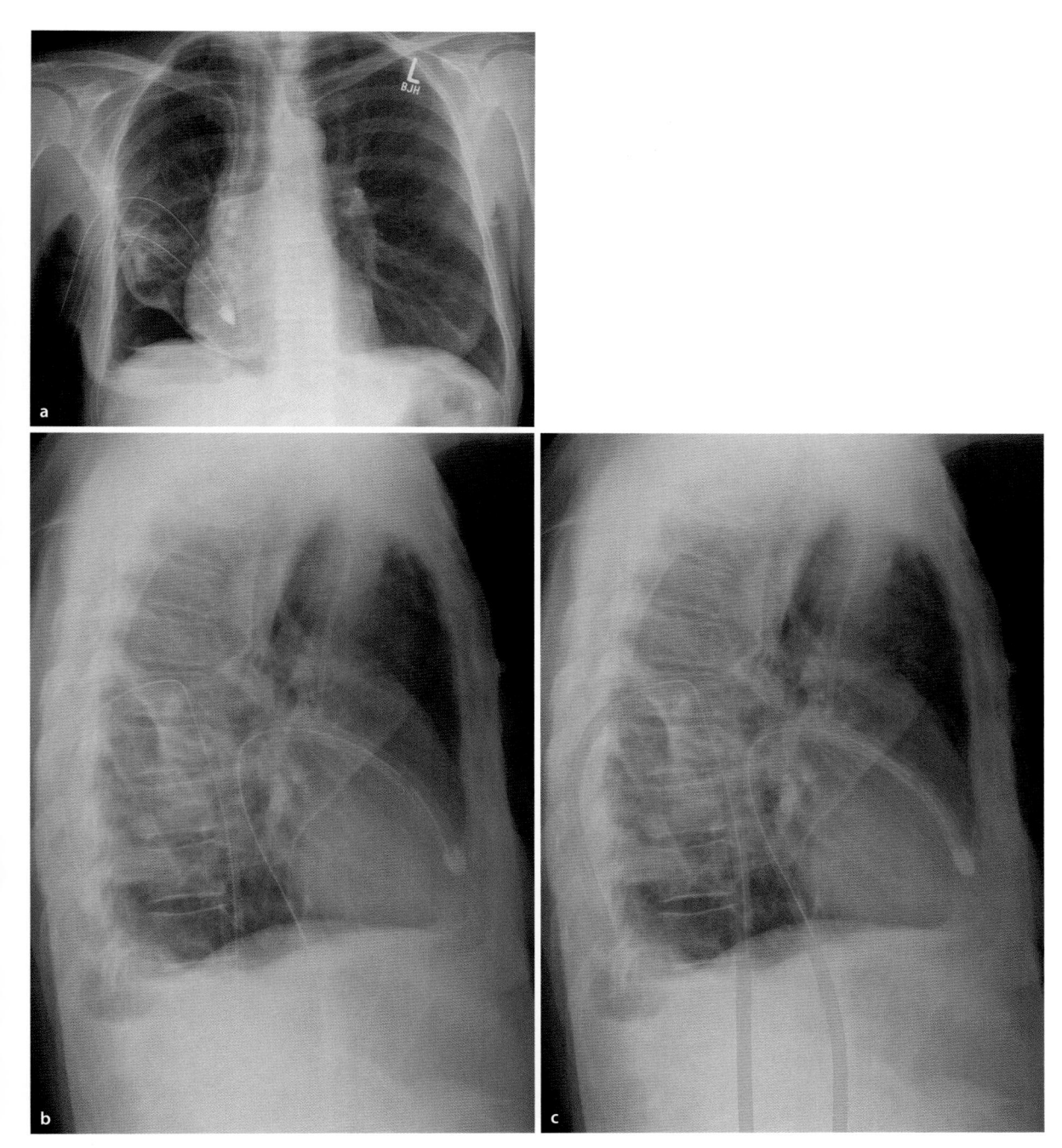

Abb. 3.42a–c Korrekt eingebrachte dorsale und ventrale Thoraxdrainagen in Bülau-Position bei einem Patienten mit Pneumothorax und Pleuraerguss rechts

- **Komplikationen**
- Fehllage,
- Dislokation,
- Drainageokklusion,
- Infektion,
- Weichteilemphysem,
- Mediastinalverletzung,
- Herzbeuteltamponade,
- Verknotung und Abknicken,
- Blutung.

Für eine korrekt eingebrachte Thoraxdrainage sollte zuerst die Stelle der primären Punktion richtig gewählt sein (Abb. 3.43).

Die Drainage soll dann intrapleural nur auf der zu drainierenden Seite mit allen Ausführungslöchern im Pleuraspalt zum Liegen kommen. Schon ein einziges Ausführungsloch im subkutanen Gewebe kann ein relevantes Weichteilemphysem verursachen. Weiterhin kann ein Weichteilemphysem auch durch eine Fistel oder Leckage an der Drainageeintrittsstelle oder durch ein Drainagedefizit (zu wenig Sog), z. B. bei Okklusion oder Fehlplatzierung/Dislokation der Drainage auftreten (Abb. 3.44, Abb. 3.45, Abb. 3.46).

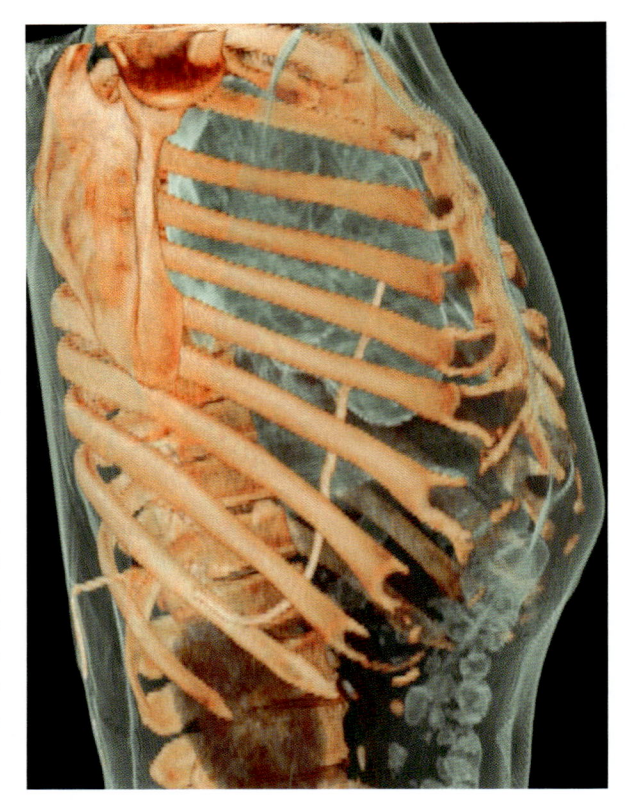

Abb. 3.43 Im 9. ICR sehr tief eingebrachter schmallumiger Pleurakatheter in der CT-Rekonstruktion

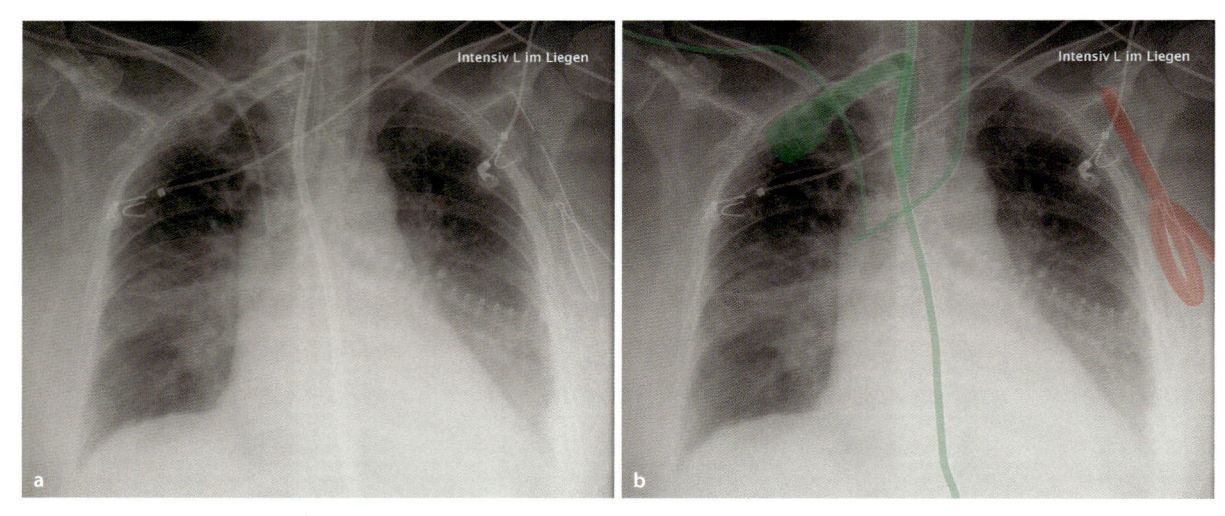

Abb. 3.44a, b Thoraxdrainage subkutan links ohne Kontakt zum Pleuraraum

3.5 · Andere iatrogene Fremdkörper der Atemwege

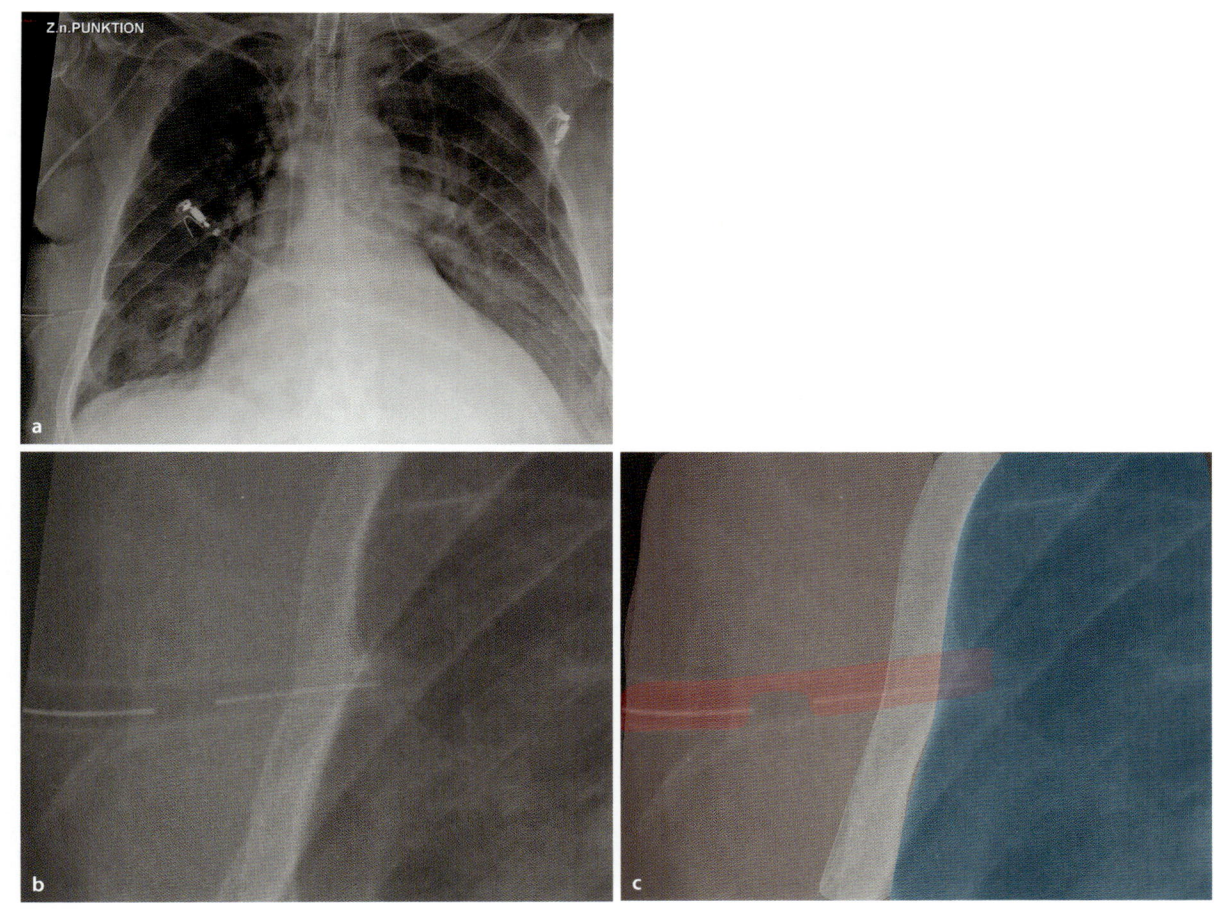

Abb. 3.45a–c Thoraxdrainage mit einem Ausführungsloch subkutan (**b, c** stark vergrößert). Durch subkutane Ausführungslöcher kann nun Luft in das Weichteilgewebe entweichen

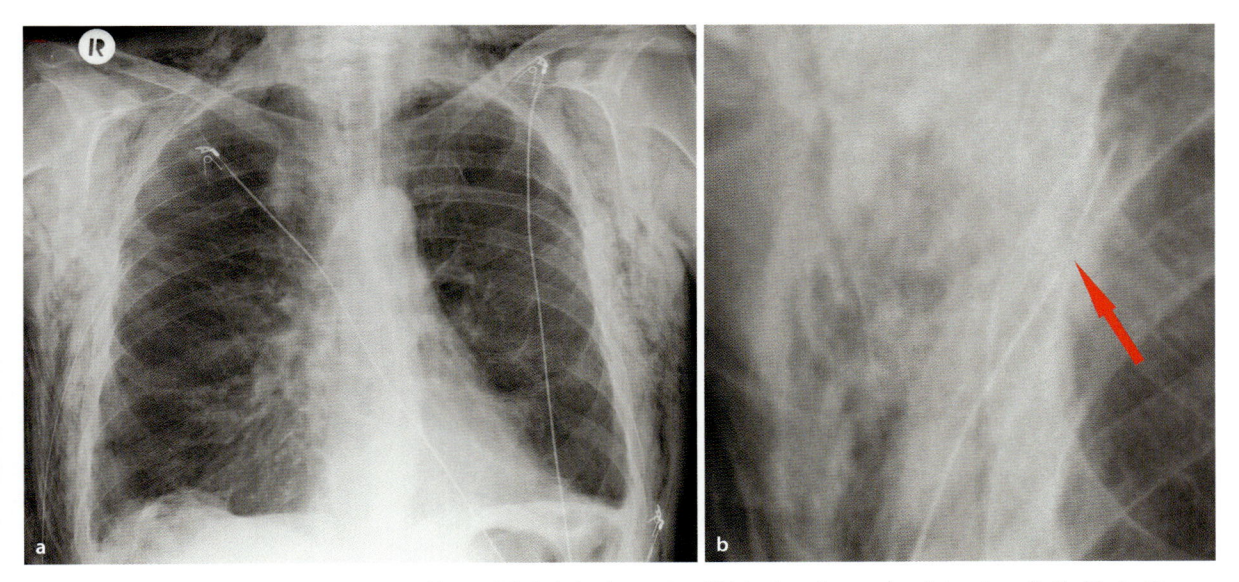

Abb. 3.46a, b Die Drainage liegt teilweise subkutan (Pfeil), dadurch massives Weichteilemphysem thorakal und zervikal beidseits. Ein Weichteilemphysem kann Infektionen begünstigen

Bei forciertem Vorschieben der Drainage oder gar der Verwendung von spitzen Trokaren können Mediastinalverletzungen auftreten (Abb. 3.47). Das kann in der Folge durch Verletzung einer Koronararterie zur Herzbeuteltamponade und damit zu hämodynamischer Instabilität des Patienten führen.

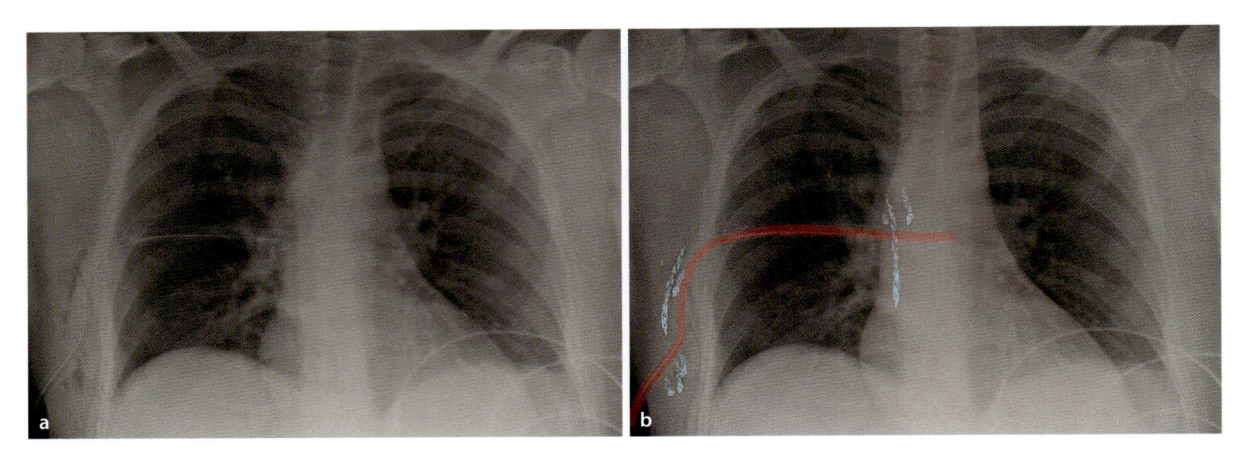

Abb. 3.47a, b Thoraxdrainage mediastinal mit geringem Weichteilemphysem im thorakalen Subkutangewebe und geringem Mediastinalemphysem. Der Patient hatte einen Spontanpneumothorax, vor Drainageanlage waren diese Lufteinlagerungen nicht abzugrenzen

3.5 · Andere iatrogene Fremdkörper der Atemwege

Vor allem die dünnen Katheter neigen bei zu weitem Vorschieben zu Verknotungen. Dicke Drainagen knicken eher ab, wenn sie auf Widerstand stoßen (Abb. 3.48 und Abb. 3.49).

Wenn bei der Präparation nicht streng am Oberrand der unteren Rippe vorgegangen wird, kann es hier zu Verletzungen der von außen nur schwer zu komprimierenden Interkostalgefäße mit resultierender relevanter Blutung nach außen oder innen kommen. Im Einzelfall drainiert und unterhält sich der so entstandene Hämatothorax selbst.

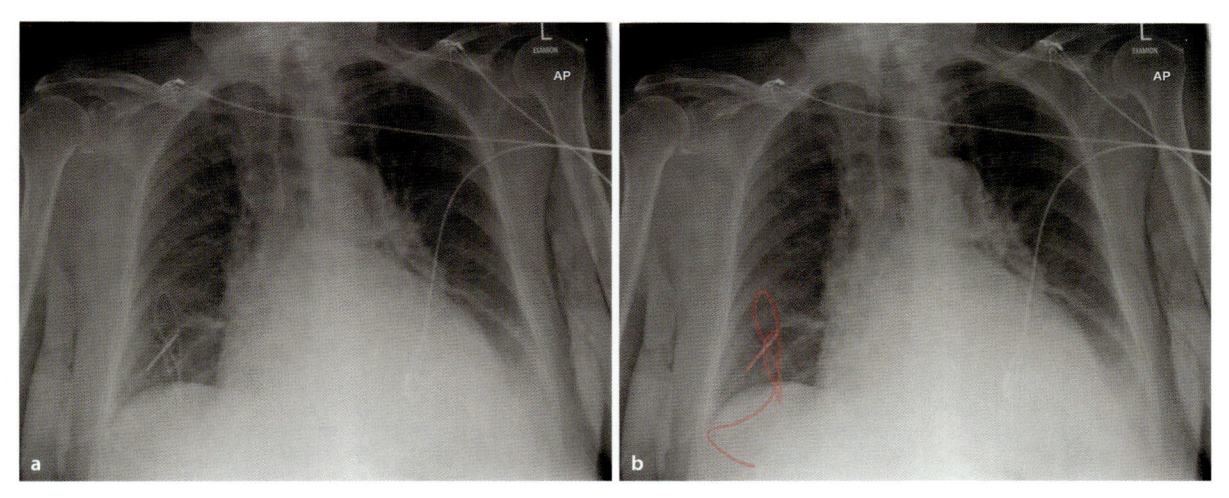

Abb. 3.48a, b Sehr dünne Thoraxdrainage (Pleuracath) zur Ableitung eines Pleuraerguss. Dieser ist vollständig drainiert. Der Katheter wurde zu weit vorgeschoben was zu einer Knotenbildung führte

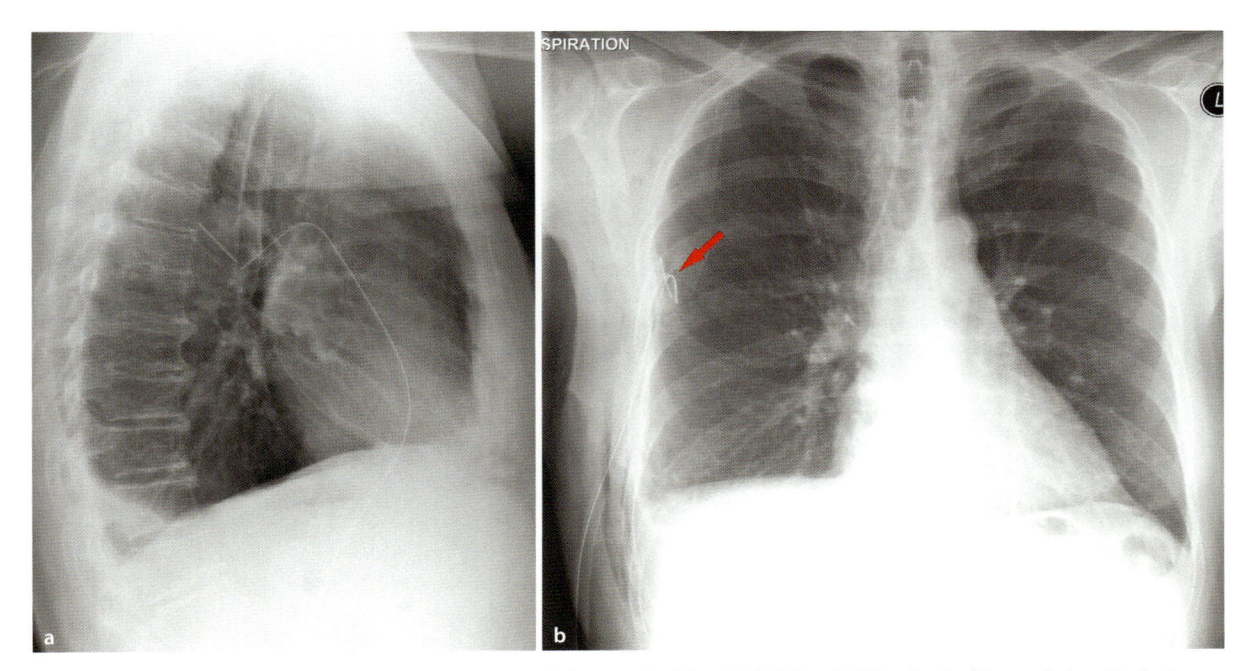

Abb. 3.49a,b Großlumige Thoraxdrainage, die weit vorgeschoben wurde, dabei Knickbildung in Höhe des Ausführungsloches. Die Drainage war in ihrer Funktion entsprechend insuffizient

Im Fallbeispiel in ◘ Abb. 3.50 fördert die Thoraxdrainage eines Patienten plötzlich blutiges Exsudat Der Erguss selbst ist im Röntgenbild rasch progredient, daher fällt die Entscheidung zur Durchführung einer CT-Angiographie zum Ausschluss einer aktiven Blutung. Die Computertomographie zeigt sich der deutlich zu dichte Pleuraerguss (Hämatothorax) mit einer aktiven Blutung in der arteriellen Phase und Pooling in der venösen Phase.

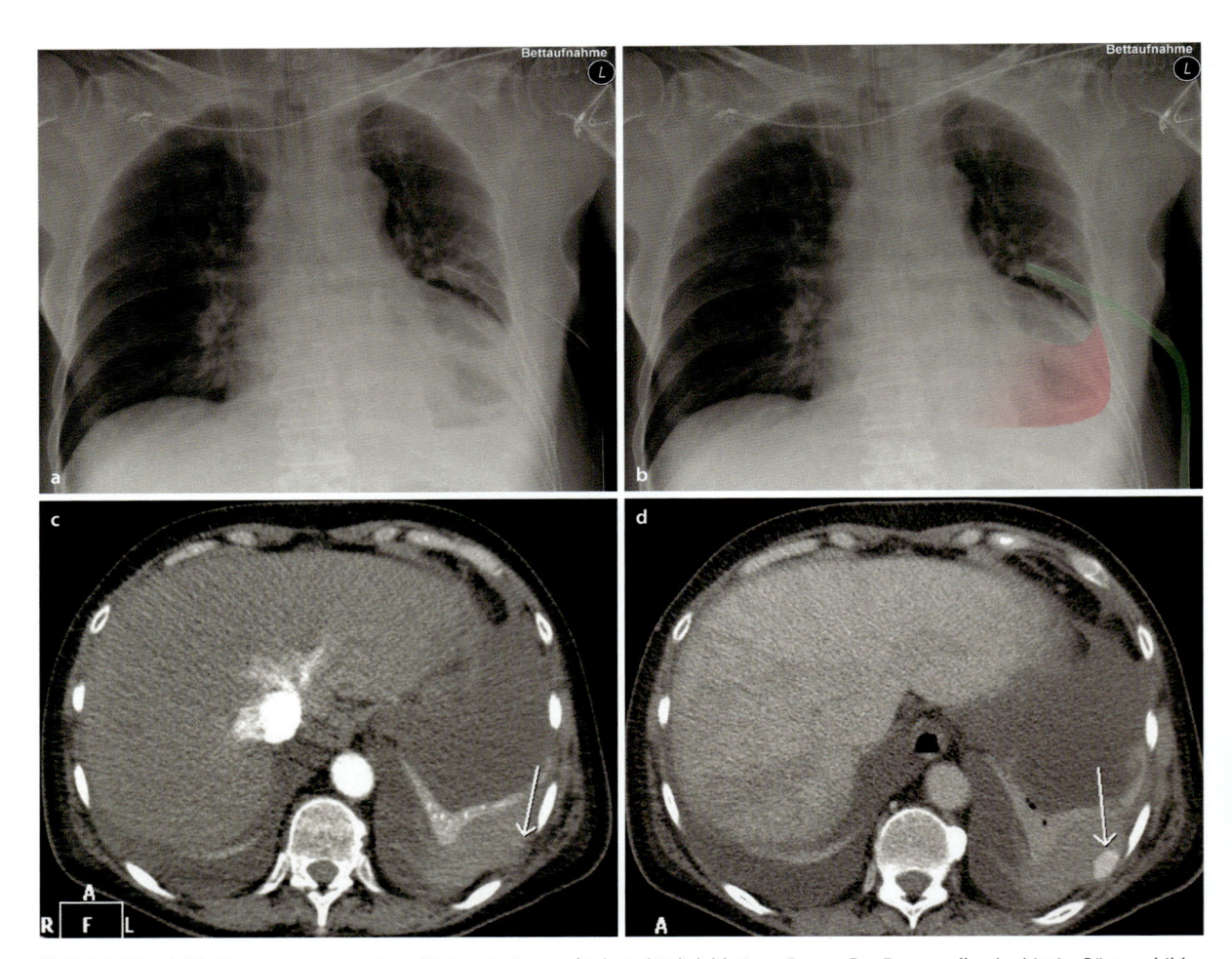

◘ **Abb. 3.50a–d** Die Thoraxdrainage (grün in **b**) eines Patienten fördert plötzlich blutigen Erguss. Der Erguss selbst (rot) ist im Röntgenbild rasch progredient, daher Entscheidung zur Durchführung einer CT-Angiographie zum Ausschluss einer aktiven Blutung. **c, d** Computertomographie des Patienten in arterieller und venöser Kontrastierungsphase. Zu sehen ist der deutlich zu dichte Pleuraerguss (Hämatothorax) mit einer aktiven Blutung (Hyperdensität mit Pfeil) in der arteriellen Phase und Pooling in der venösen Phase

3.5.5 Plomben

Für die Therapie der Tuberkulose gab es bis Ende des 2. Weltkrieges keine suffiziente medikamentöse Therapie, sodass teilweise chirurgisch vorgegangen wurde. Bei der Pneumolyse wird die betroffene Lunge intrapleural oder sogar subfaszial gelöst, es entsteht ein Pneumothorax, und die infizierten Areale schrumpfen atelektatisch zusammen. Um den chirurgisch geschaffenen Raum des Pneumothorax aufrecht zu erhalten, wurden Füllmaterialien, wie Parafin (Ölplombe) oder Kunststoffe (Perlonplombe) eingebracht.

Bildgebend imponiert die Plombe als flächige Verschattung mit meist scharfer Abgrenzung an den Lungengrenzen bzw. den Lappengrenzen und entsprechender Schrumpfung von funktionellen Lungengeweben. Ein Zwerchfellhochstand auf der betroffene Seite und eine Mediastinalverlagerung zur geschrumpften Seite können zu finden sein. Plomben an sich sind heute nur noch selten in der radiologischen Praxis zu sehen, weil die Patienten entweder schon verstorben oder das Material wegen Komplikationen wie Infektion oder Kanzerogenität entfernt wurde. ◘ Abb. 3.51 zeigt noch ein Beispiel bei einer 92-jährigen Patientin.

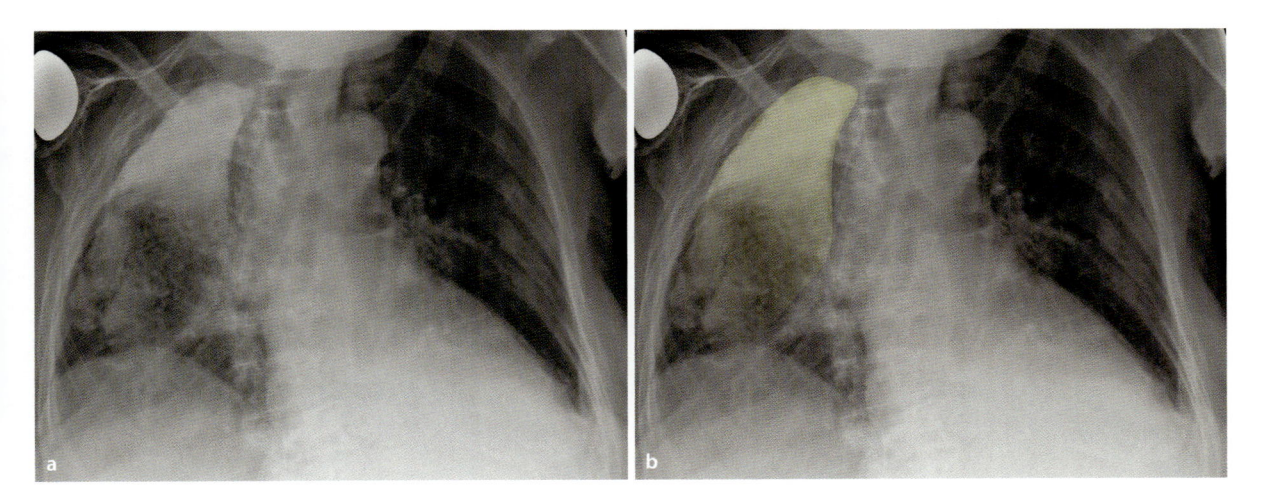

◘ **Abb. 3.51a, b** Ölplombe nach Tuberkulose »in der Jugend« bei einer 92-jährigen Patientin

3.5.6 Nahtmaterialien

Im Röntgenbild des Thorax können verschiedene metallische Nahtmaterialien zu finden sein. Typische Vertreter sind hier
- Staplernähte nach Lungenteilresektion,
- Drahtcerclagen nach Sternotomie und
- Metallklammern zur Hautnaht.

> Die genannten Nahtmaterialien sollten aus der Patientenanamnese bekannt sein und bei unkompliziertem Verlauf dementsprechend keine Fragen in der radiologischen Diagnostik aufkommen lassen.

Staplernaht

!   Cave
    Staplernähte nach atypischer Lungenteilresektion gehen meist mit einer Verziehung der Lungenlappengrenzen einher (Abb. 3.52 und Abb. 3.53).

■ Komplikationen

Zu einer der wichtigsten Komplikationen der Staplernaht zählt die Insuffizienz mit resultierendem Hämato- und/oder Pneumothorax, welche dann in der Bildgebung erkannt werden müssen.

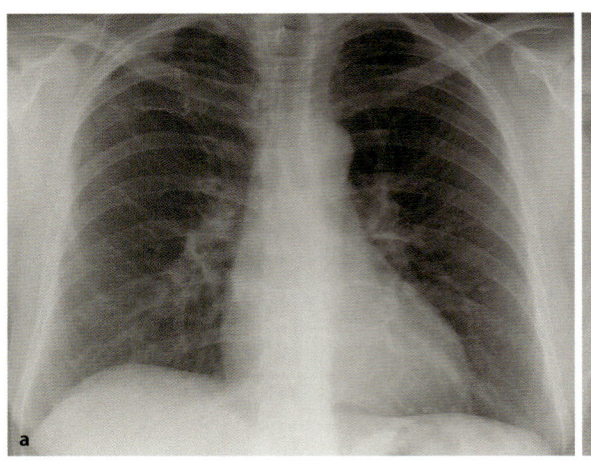

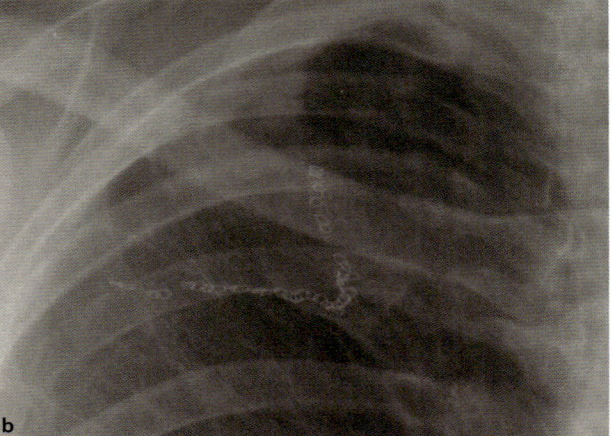

◘ Abb. 3.52a, b Staplernaht rechts thorakal, Oberlappen

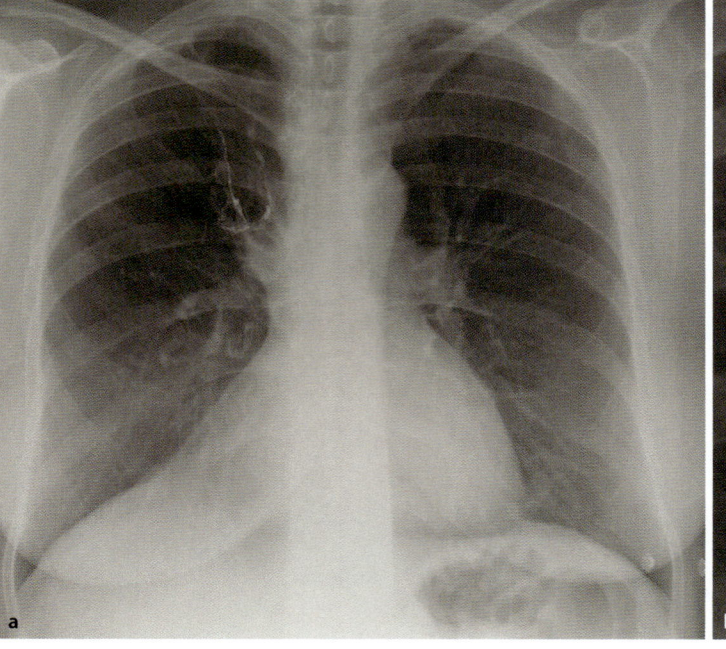

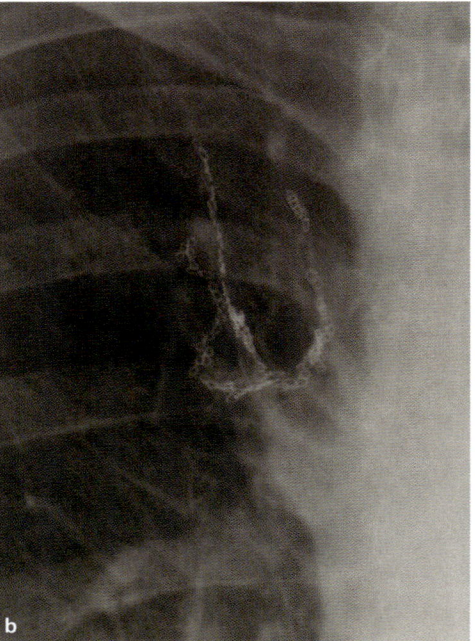

◘ Abb. 3.53a, b Staplernaht rechts thorakal, Oberlappen oder Mittellappen, hilusnah

Drahtcerclage

Bei Patienten mit stattgehabter Sternotomie sind folgende Befunde zu sehen:
- die regulären gekreuzten Verdrahtungen des Sternums (◘ Abb. 3.54),
- Komplikationen (selten)
  - Mediastinalemphysem, Mediastinalempyem, Herzbeuteltamponade und Pneumothorax in der direkten postoperativen Phase sowie Osteomyelitis und Pseudarthrosebildung im späteren Verlauf.

◘ Abb. 3.54 zeigt verschiedene Cerclagen nach Sternotomie.

> Bei den Cerclagen ist im Röntgenbild/CT zu beachten, ob diese geschlossen sind. Gebrochene Cerclagen sollen im Befund erwähnt werden.

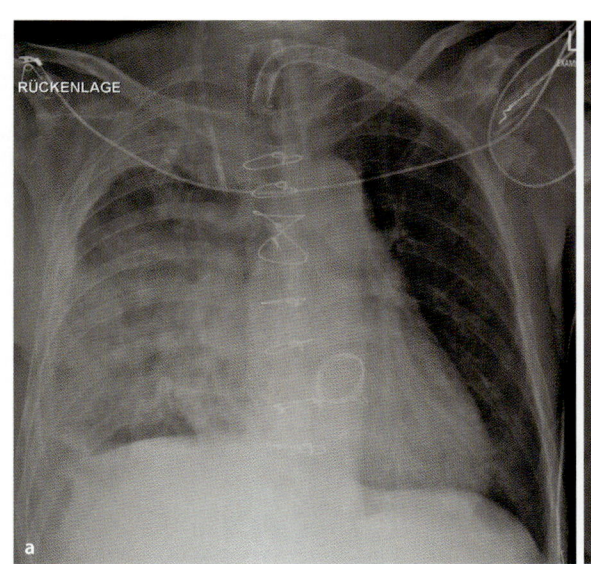

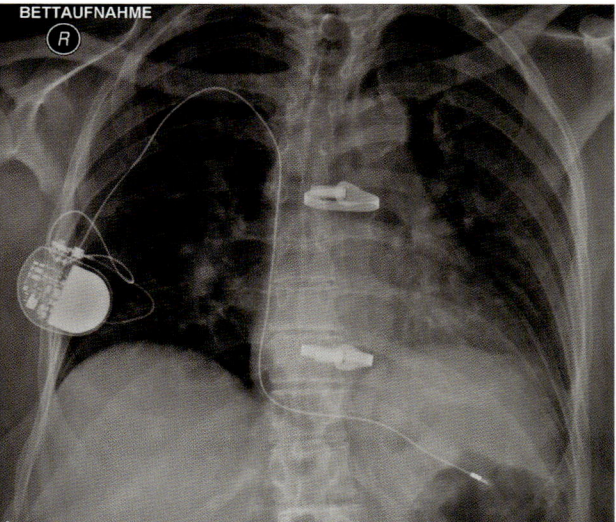

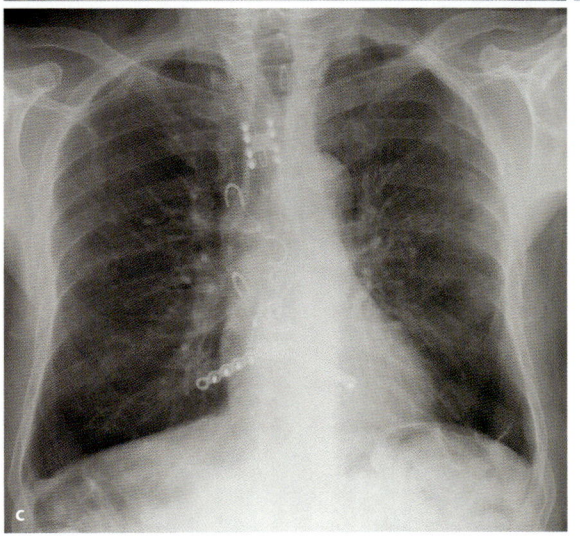

◘ **Abb. 3.54a–c** Verschiedene Cerclagen nach Sternotomie

3.5.7 Akzidentielle medizinische Fremdkörper

Gelegentlich können Jahre nach ärztlichen Interventionen noch Fremdkörper im Patienten gefunden werden. Klinisch reicht die Palette vom völlig asymptomatischen bis zum lebensbedrohlich erkrankten Patienten.

Abb. 3.55, Abb. 3.56, Abb. 3.57 zeigen als Beispiel das diagnostische Prozedere bei einer Patientin, die mit Hämoptysen in die Klinik kam. Der im Röntgenbild gefundene Fremdkörper konnte nach genauer Befragung und einer CT als Stent identifiziert werden, der seinerzeit in den Pankreasgang eingebracht worden war und nun das Pankreas und das Zwerchfell durchwandert zu haben schien.

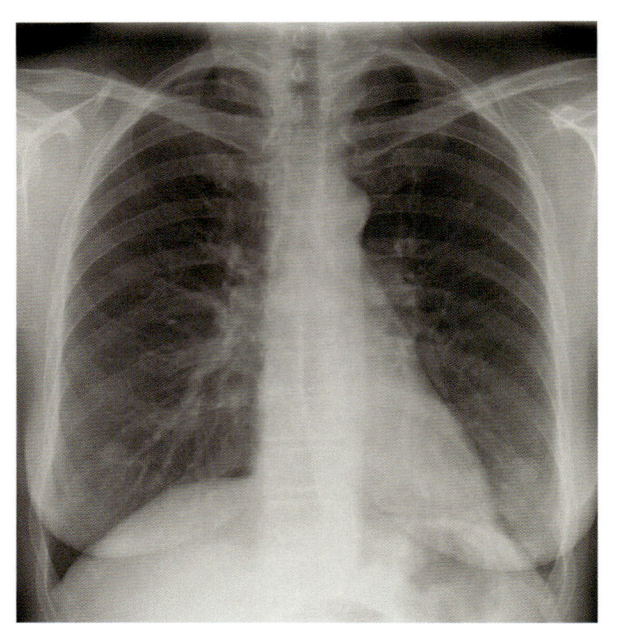

Abb. 3.55 Diese Patientin kam mit Hämoptysen in die Klinik. Links thorakal im Herzschatten stellt sich ein querliegendes Objekt von einigen Zentimetern Länge mit angrenzenden flauen Transparenzminderungen dar

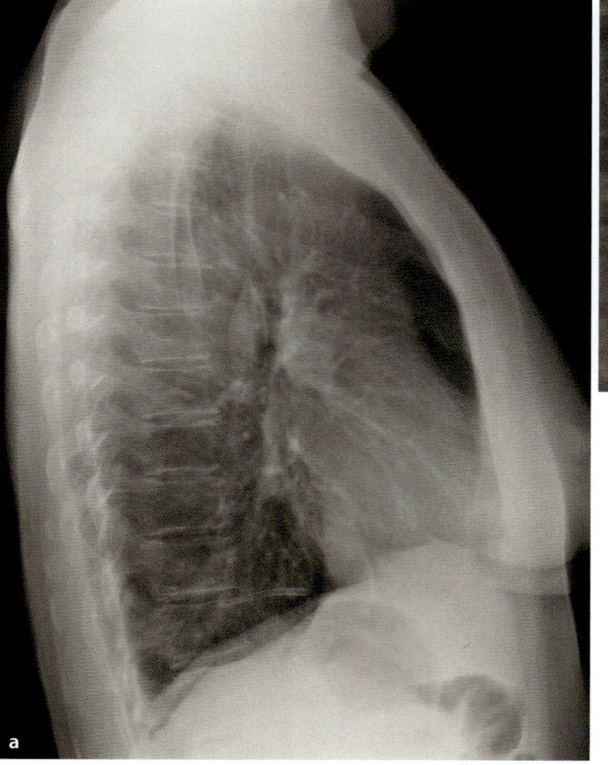

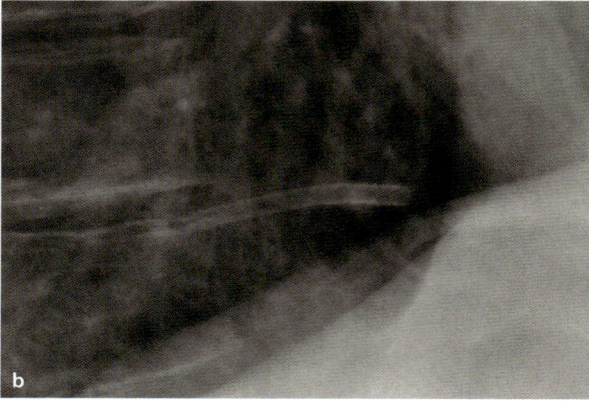

Abb. 3.56a, b Zur weiteren Abklärung des Fremdkörpers wurde noch eine seitliche Aufnahme (a) angefertigt, hier zeigt sich bei starker Vergrößerung (b) ein tubulärer mutmaßlicher Kunststofffremdkörper, vereinbar mit einem Katheterrest oder Röhrchen

3.5 · Andere iatrogene Fremdkörper der Atemwege

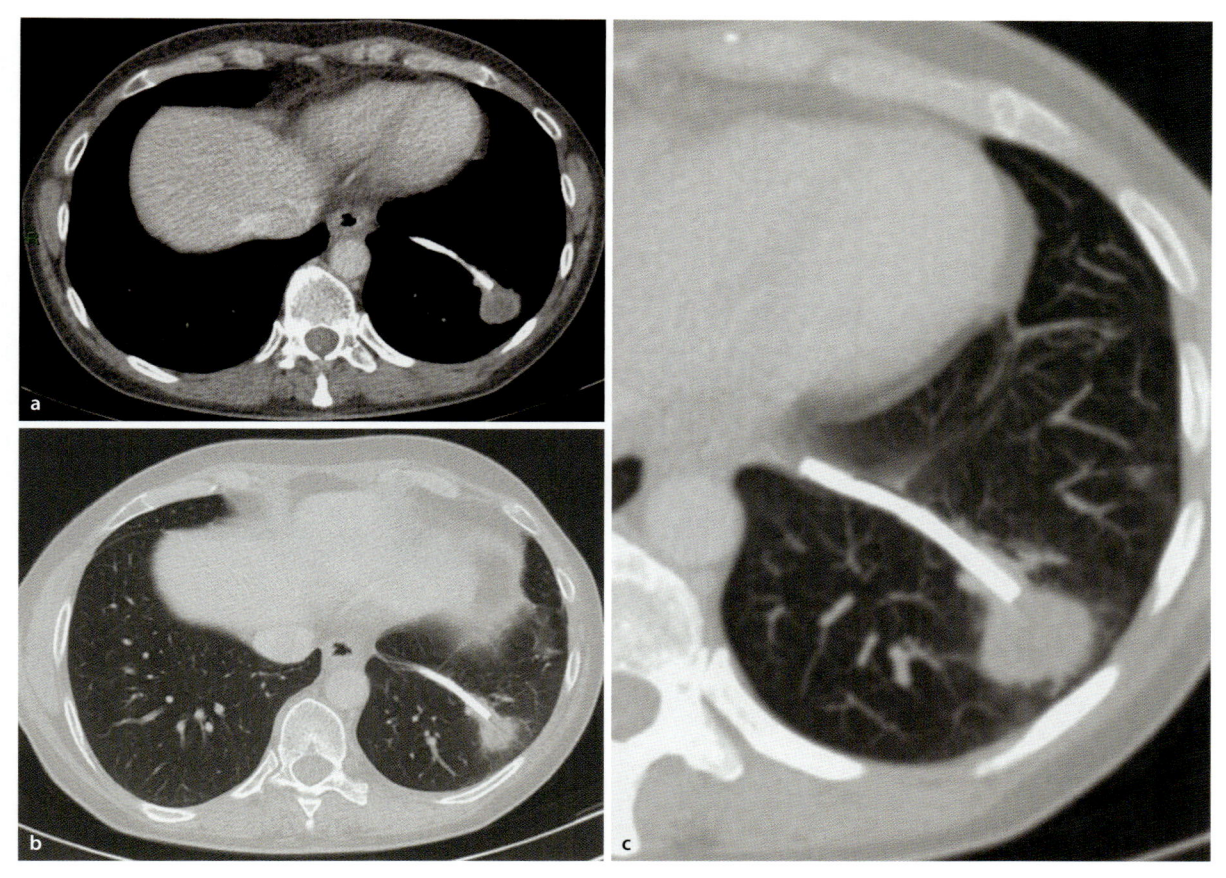

Abb. 3.57a–c Da noch keine Sicherheit bezüglich des Fremdkörpers bestand, wurde noch ein CT veranlasst. Hier kann man links thorakal deutlich einen intrapulmonalen Fremdkörper mit Granulombildung erkennen. Im CT erinnert der Fremdkörper stark an einen DHC-Plastikstent (DHC = Ductus hepaticus communis; s. entsprechend ▶ Kap. 5). Nach genauer Befragung hat sich die Patientin mehrere Jahre zuvor einem Eingriff unterzogen, bei dem anamnestisch ein Stent in den Pankreasgang eingebracht wurde. Dieser scheint Pankreas und Zwerchfell durchwandert zu haben

Sonderform Gossypibom

Als Sonderform gibt es das Gossypibom. Hierbei handelt es sich um bei Operationen vergessene Baumwollmaterialien, wie Kompressen, Tücher oder Tupfer. Diese verursachen im weiteren Verlauf eine Fremdkörperreaktion wie die Bildung von Granulomen.

> Bei fehlender Röntgenmarkierung sind diese Fremdmaterialien schwer zu erkennen und häufig erst durch die sekundäre Granulom- und/oder Narbenbildung im konventionellen Röntgenbild abzugrenzen. In der Computertomographie tut man sich bei der Identifizierung leichter.

3.6 Pitfall

Ein Patient wurde mit Dyspnoe und Sättigungsabfall in die Klinik gebracht. Hier stellte man bei der Auskultation ein deutlich abgeschwächtes Atemgeräusch rechts fest, der Klopfschall war rechts hypersonor. Bei eindeutiger Klinik wurde ohne vorheriges Röntgenbild des Thorax eine Drainage in Bülau-Position eingebracht. Die Anlage verlief ohne Komplikationen.

Anschließend wurde eine Röntgenkontrolle durchgeführt, um die Drainagelage und das Ausmaß des Restpneumothorax zu bestimmen (Abb. 3.58).

Im Verlauf der nächsten Tage besserte sich der Patient klinisch nicht, die Thoraxaufnahmen zeigten keine wesentlichen Veränderungen zum Vorbefund (Abb. 3.59).

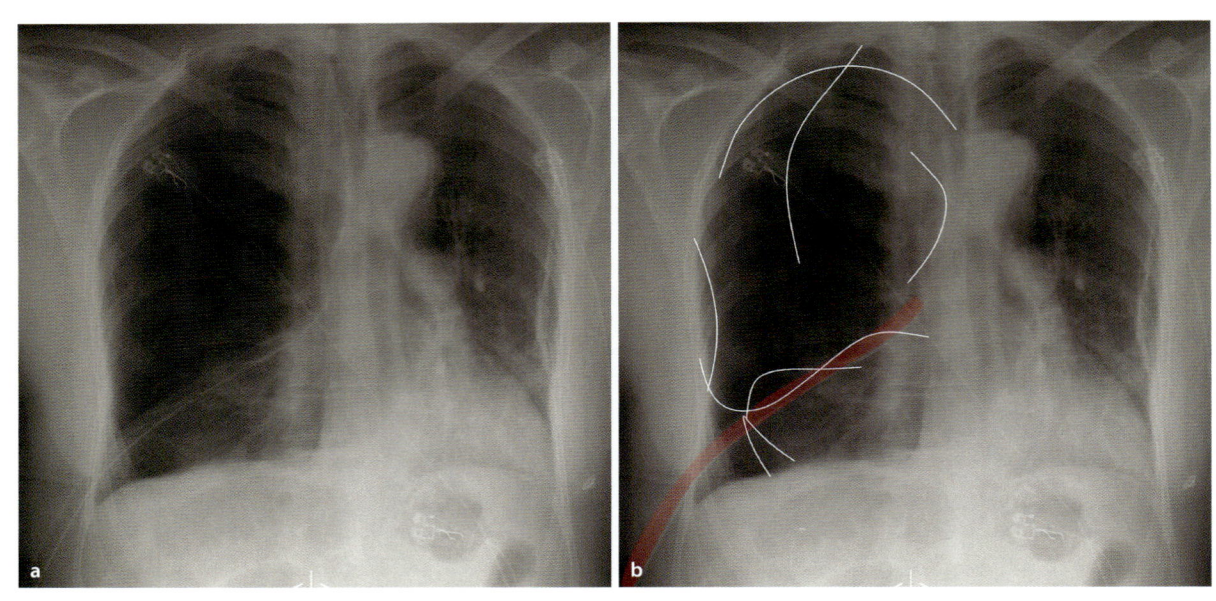

Abb. 3.58a, b Im Röntgenbild sieht man die eingebrachte Thoraxdrainage (rot) rechts thorakal. Die rechte Lunge ist deutlich transparenzerhöht und weist zusätzlich mehrere fadenförmige feine transparenzgeminderte Linien auf. Diese überkreuzen sich jedoch und bilden nicht wie üblich eine lateral abgrenzbare Linie wie bei einem normalen Pneumothorax

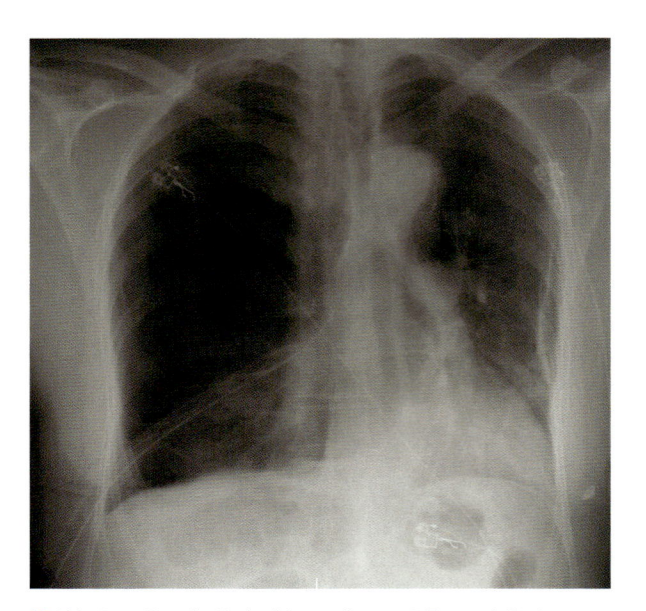

Abb. 3.59 Eine der Verlaufskontrollen am 5. Tag nach Drainageanlage. Unveränderter Befund

Die Verdachtsdiagnose eines gekammerten Pneumothorax wurde gestellt. Um den Befund weiter differenzieren zu können, wurde eine Computertomographie durchgeführt (Abb. 3.60). In der Computertomographie sieht man deutlich die großen thorakalen Bullae rechts. Diese täuschten den Befund eines Pneumothorax vor und hatten auch zu der Drainageanlage geführt.

Die Drainage wurde daher wieder entfernt. Der Patient wurde zur weiteren Therapie der respiratorischen Insuffizienz in eine Fachklinik verlegt.

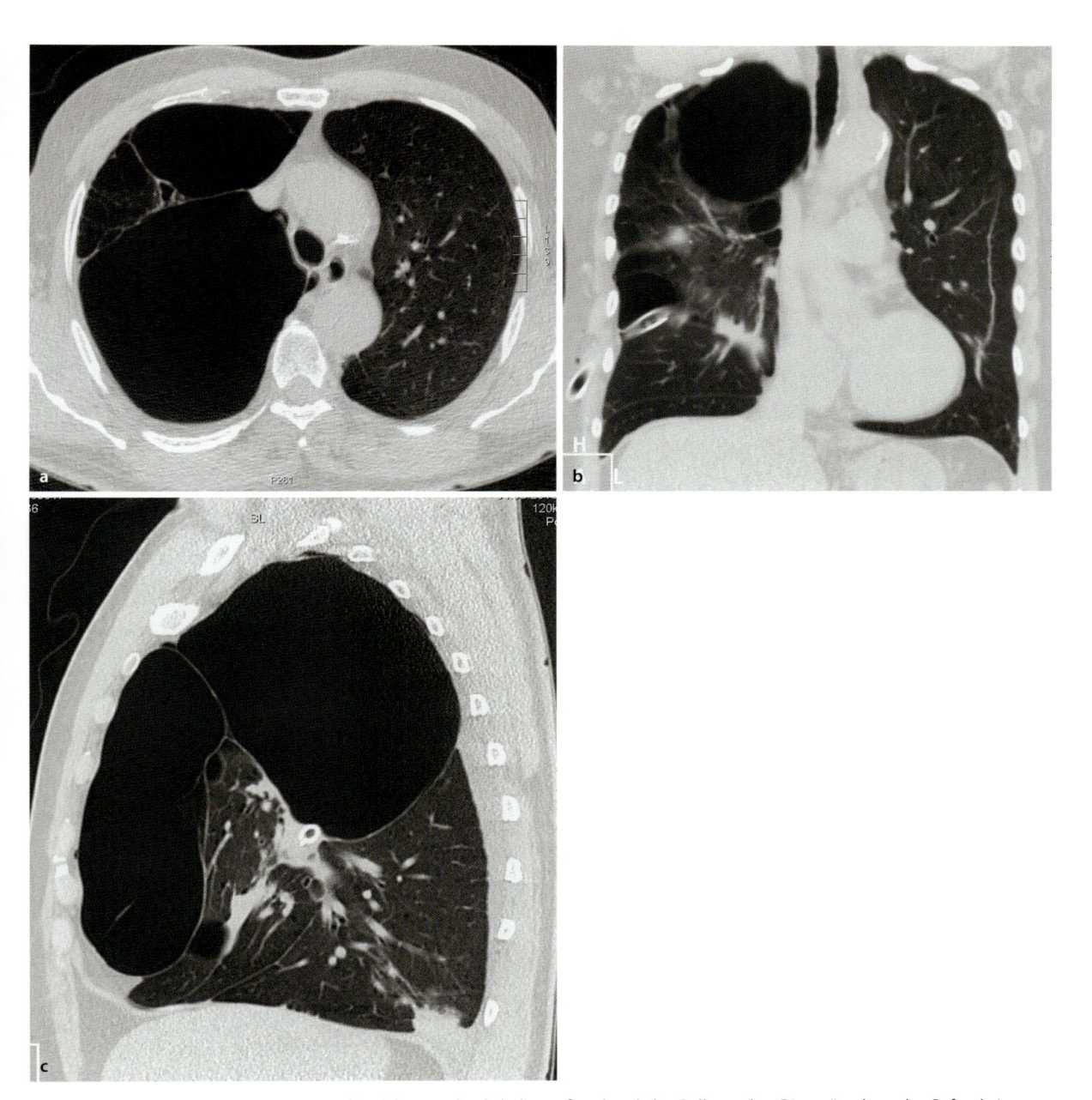

Abb. 3.60a–c In der Computertomographie sieht man deutlich die großen thorakalen Bullae rechts. Diese täuschten den Befund eines Pneumothorax vor und hatten schließlich auch zur der Drainageanlage geführt

3.7 Quiz

> Die Lösungen sind im ▶ Anhang zu finden.

Info to go

Um Ordnung in den Kabelsalat einiger Thoraxaufnahmen zu bekommen und nichts zu vergessen, empfiehlt sich ein schematisches Vorgehen wie die Befundung nach der **AB-G-D-Regel** (»**AB G**eht **D**ie Post!«).
- A – **A**temwege.
- B – **B**lut (Herz/Gefäße).
- G – **G**astrointestinale und die **g**anzen anderen Fremdkörper.
- D – **d**er Organbefund.

> In der zusammenfassenden Beurteilung sollte die Fragestellung der Kliniker (sofern vorhanden) zuerst beantwortet werden.

Fall 3.1

Bei einem intensivmedizinisch betreuten Patienten wird diese Aufnahme (◘ Abb. 3.61) in Rückenlage zur Verlaufskontrolle bei Zustand nach schwerem Verkehrsunfall mit multiplen Frakturen der Extremitäten und prolongiertem Weaning gemacht.
Befunden Sie diese Aufnahme!

Befund:

_____

_____

_____

_____

Beurteilung:

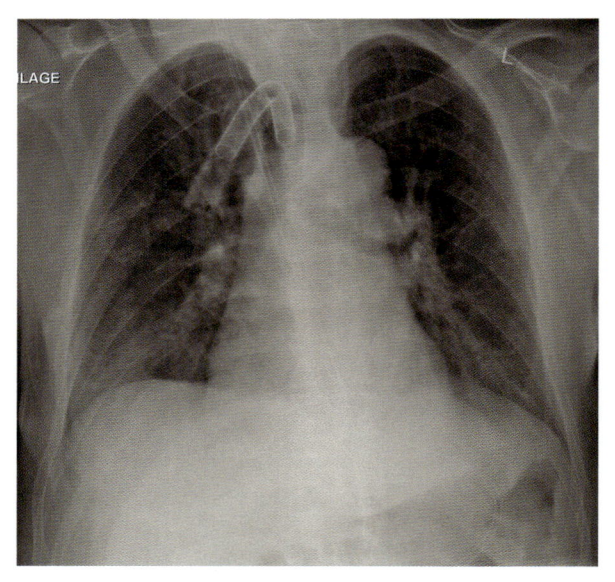

_____

_____

◘ **Abb. 3.61** Fall 3.1: Intensivpatient in Rückenlage zur Verlaufskontrolle bei Zustand nach schwerem Verkehrsunfall mit multiplen Frakturen der Extremitäten und prolongiertem Weaning

3.7 · Quiz

Fall 3.2

In Abb. 3.62 ist die Thoraxaufnahme eines Patienten nach großer Oberbauchoperation zu sehen. Bei kompliziertem operativem Verlauf und zunehmender respiratorischer Insuffizienz wurde der Patient tracheotomiert. Der präoperativ gelegte ZVK wurde bei Verdacht auf Katheterinfekt ausgetauscht.
Befunden Sie diese Aufnahme!

Befund:

_____

_____

_____

Beurteilung:

_____

_____

Fall 3.3

In Abb. 3.63 sieht man die postoperative Liegendaufnahme eines Patienten nach Herzklappenoperation. Befunden Sie diese Aufnahme!

Befund:

_____

_____

_____

Beurteilung:

_____

_____

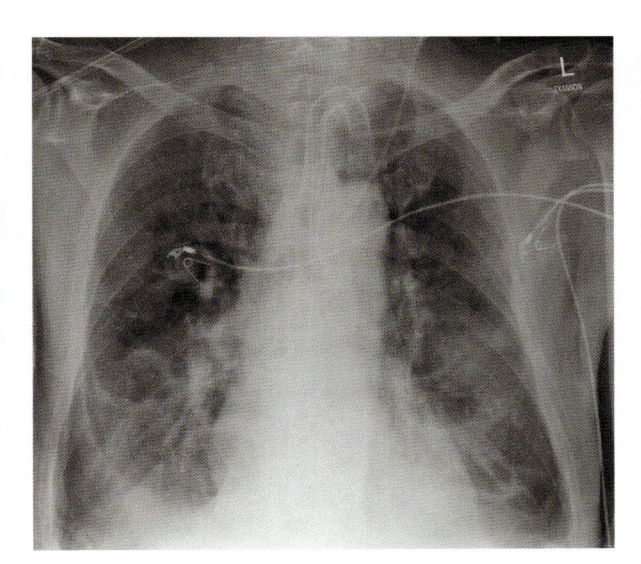

Abb. 3.62 Fall 3.2: Zustand nach großer Oberbauchoperation. Bei kompliziertem operativem Verlauf und zunehmender respiratorischer Insuffizienz wurde der Patient tracheotomiert. Der präoperativ gelegte ZVK wurde bei Verdacht auf Katheterinfekt ausgetauscht

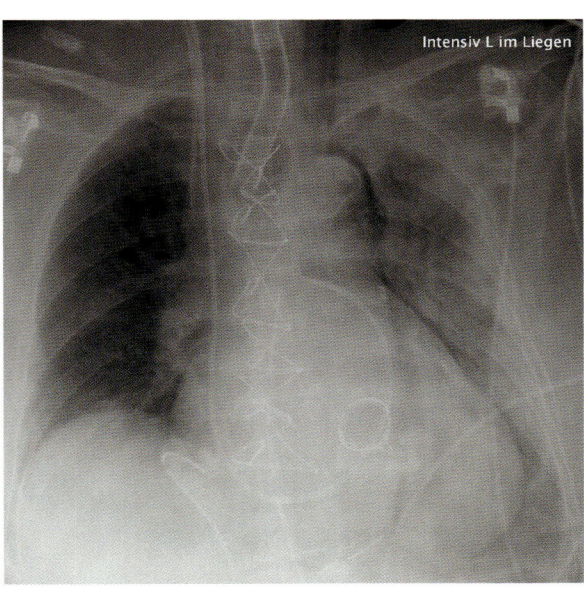

Abb. 3.63 Fall 3.3: Postoperative Liegendaufnahme eines Patienten nach Herzklappenoperation

Fall 3.4

Dieser Patient kam mit respiratorischer Insuffizienz in die Notaufnahme. Bei respiratorischer Erschöpfung wurde der Patient dort sofort intubiert und beatmet. Zur Diagnostik wurde diese Thoraxaufnahme (Abb. 3.64) ohne weitere klinische Angaben mit der folgenden Fragestellung angefertigt:
- Infiltrate?
- Erguss?
- kardiopulmonaler Status?

Befunden Sie diese Aufnahme!

Befund:

_____

_____

_____

Beurteilung:

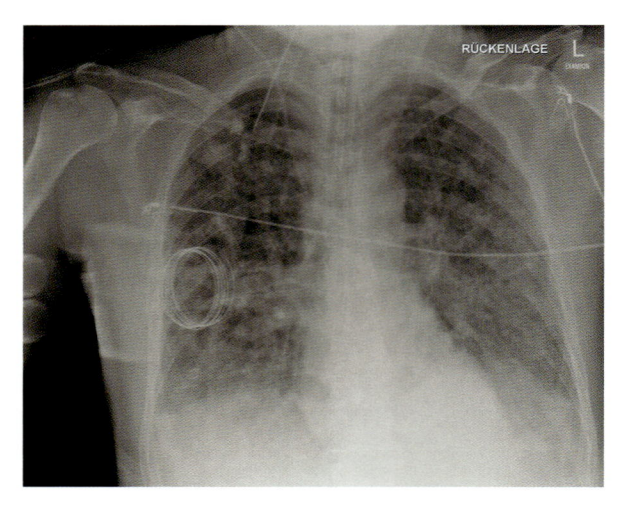

_____

_____

Abb. 3.64 Fall 3.4: Der Patient wurde in der Notaufnahme wegen respiratorischer Erschöpfung sofort intubiert und beatmet. Ohne weitere klinische Angaben zur Diagnostik angefertigte Thoraxröntgenaufnahme mit der Fragestellung: Infiltrate, Erguss, kardiopulmonaler Status?

Herz

D. Kildal, J. Pociej

4.1 Anatomische Vorbemerkungen – 80
D. Kildal
4.1.1 Größe und Gewicht – 80
4.1.2 Lage – 80
4.1.3 Herz-Thorax-Quotient (HTQ) – 81
4.1.4 Herzbinnenräume – 82
4.1.5 Herzklappen – 85
4.1.6 Herzkranzgefäße – 89

4.2 Herzklappenrekonstruktion und Herzklappenersatz – 91
D. Kildal, J. Pociej
4.2.1 Historisches – 91
4.2.2 Produkte – 92
4.2.3 Darstellung der Klappenprothesen im Röntgenbild – 111
4.2.4 Quiz – 130
4.2.5 Komplikationen – 135
4.2.6 Okkluder – 149

4.3 Implantierbare Herzschrittmacher und Defibrillatoren – 161
J. Pociej, D. Kildal, T. Schlosser
4.3.1 Geschichte – 161
4.3.2 Aufbau implantierbarer Herzschrittmacher und Defibrillatoren – 162
4.3.3 Abbildung des Schrittmachersystems im Röntgenbild – 167
4.3.4 Arten von Herzschrittmachern – 168
4.3.5 MRT-Sicherheit – 189
4.3.6 Radiologisch relevante Komplikationen nach HSM/ICD-Anlage – 190
4.3.7 Quiz – 209

Literatur – 214

D. Kildal (Hrsg.), *Medizinische Fremdkörper in der Bildgebung*,
DOI 10.1007/978-3-662-47296-5_4, © Springer-Verlag Berlin Heidelberg 2016

4.1 Anatomische Vorbemerkungen

D. Kildal

4.1.1 Größe und Gewicht

Das Herz des Menschen ist etwa 7 cm breit und 12–15 cm lang. Es wiegt etwa 0,5% des Körpergewichtes, im Mittel zwischen 230 g und 340 g. Über 500 g Gewicht sollte das Herz wegen der drohenden Mangeldurchblutung der nur unzureichend mitwachsenden Koronargefäße nicht erreichen, 500 g gelten daher die als »kritische Grenze«. Da wir das Gewicht des Herzens am Patienten jedoch nur unter großem Aufwand berechnen könnten, müssen wir Größe und Form des gesunden Herzens in der Bildgebung kennen, um die des kranken Herzens einschätzen zu können.

4.1.2 Lage

Das Herz liegt in einem zweischichtig aufgebauten Perikardbeutel im Mediastinum. Zwischen den beiden Blättern des Perikards befinden sich ca. 5 ml Flüssigkeit, die eine reibungsarme Bewegung gewährleisten.

Das Herz liegt schräg im Thorax mit der Herzspitze nach ventral links und kaudal gerichtet. Es liegt mit dem rechten Ventrikel ventral dem Sternum an und mit der Herzspitze auf der linken Zwerchfellkuppel auf. Das äußere Blatt des Perikards ist an der Auflagefläche mit dem Zwerchfell bindegewebig verbunden.

> **Daher ändert sich die Form des Herzschattens im Röntgenbild in Abhängigkeit von der Zwerchfelllage.**

- Bei einem Zwerchfelltiefstand wirkt es schlanker und länger als es ist, so zeigt sich z. B. das typische »tropfenförmige« Herz beim Lungenemphysem.
- Bei einem ausgeprägten Zwerchfellhochstand ist das Herz breiter abgebildet, als es ist, und zudem noch nach links betont, sodass eine kardiale Pathologie vorgetäuscht werden kann.

> **Wir müssen in die Beurteilung des Herzschattens also zwingend die Zwerchfelllage miteinbeziehen.**

Die Zwerchfellkuppeln sollen in einer korrekten Inspirationsaufnahme auf Höhe der dorsalen Abschnitte der 10. Rippen stehen (▶ Kap. 3).

4.1.3 Herz-Thorax-Quotient (HTQ)

Nun kann man das Verhältnis der Herzbreite zur Breite des knöchernen Thoraxdurchmessers bestimmen, den sog. Herz-Thorax-Quotienten (HTQ).

> Der Herz-Thorax-Quotient darf beim Erwachsenen nicht größer als 0,5 sein. Bei Kleinkindern bis zu 2 Jahren darf er bis zu 0,6 betragen. Wichtig ist die korrekte Messung. Die Messungen werden in der p.-a.-Aufnahme in Inspirationsstellung durchgeführt.

Bei allen anderen Aufnahmen ist der HTQ nicht gültig, da sich die Herzbreite sonst zu stark verändert, wie oben ausgeführt.

In der Klinik sehen wir eine Vielzahl von Möglichkeiten, die Herzbreite zu messen. Die meisten davon sind leider nicht korrekt, sobald das Herz etwas asymmetrisch wird. Zusätzlich würde im Verlauf evtl. ein weiterer Befunder eine andere Messung vornehmen, was den Messfehler noch verstärken würde (Abb. 4.1).

Bestimmung des Herz-Thorax-Quotienten (HTQ)
Um sicher zu sein, fällt man zunächst das Lot an den beiden Herzgrenzen rechts und links. Zwischen den beiden Linien wird nun horizontal der Abstand gemessen (Messung a). Dann sucht man die breiteste Stelle des Thorax und misst den Durchmesser horizontal (Messung b). Anschließend dividiert man a : b und erhält den HTQ.

Die HTQ-Messung bei unserem einem Normalbeispiel in Abb. 4.2 ergibt einen Wert unter 0,5, der Patient mit der verbreiterten Herzsilhouette bei Mitralinsuffizienz) wurde für eine Verlaufskontrolle gemessen und erreicht den Wert 0,8.

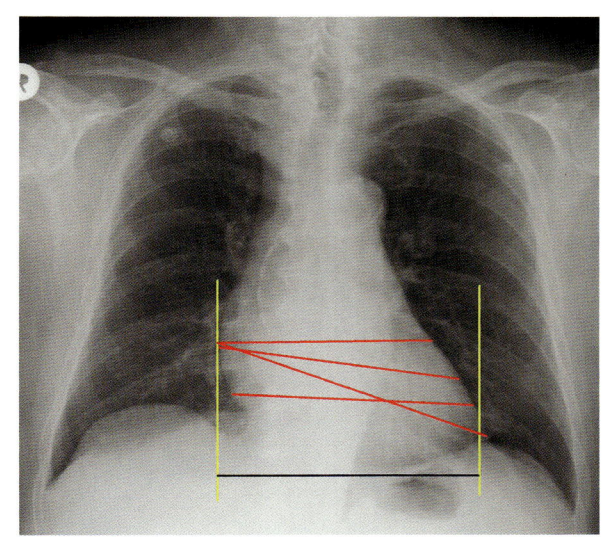

Abb. 4.1 Rot gekennzeichnet sind die falschen Messungen. Gelb ist das Lot eingezeichnet, das die korrekte Breite (schwarz) abbildet. Man sieht deutlich, dass die roten Linien je nach Messart zu kurz oder zu lang dargestellt werden. Bei der Bestimmung des Herz-Thorax-Quotienten (HTQ) würde bei Verwendung dieser Messung also ein falscher Wert bestimmt werden. Zusätzlich würde im Verlauf evtl. ein zweiter Befunder eine andere Messung vornehmen, was den Messfehler noch verstärken würde

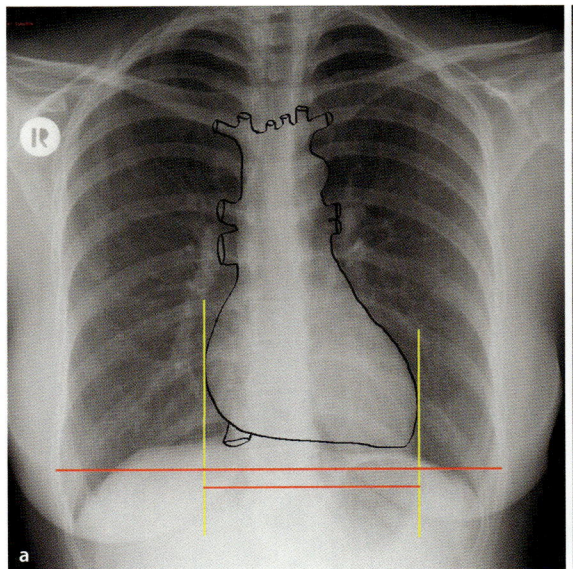

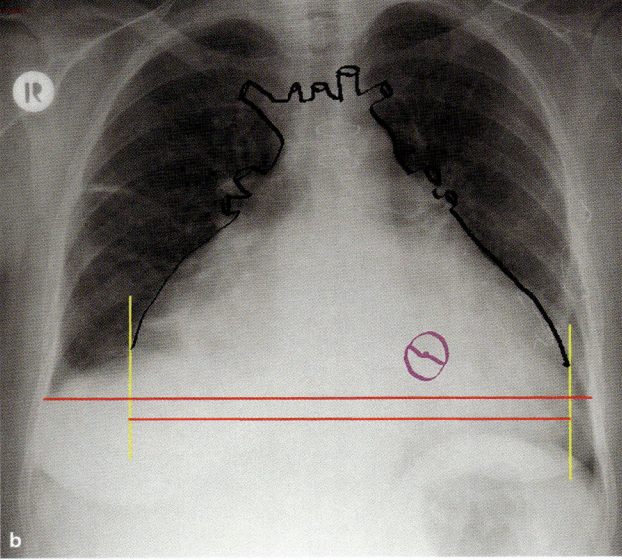

Abb. 4.2a, b Die HTQ-Messung des Herz-Thorax-Quotienten (HTQ) bei unserem jungen Normalbeispiel (a) ergibt einen Wert unter 0,5. b Der Patient mit der bereits auf den ersten Blick verbreiterten Herzsilhouette (bei Mitralinsuffizienz) wurde für eine Verlaufskontrolle gemessen und erreicht den Wert 0,8

4.1.4 Herzbinnenräume

Das Herz wird durch das Septum interventriculare in ein rechtes und ein linkes Herz geteilt. Die hierdurch entstandenen Räume werden durch eine Bindegewebsplatte, in der auch die Herzklappen aufgehängt sind, das sog. Herzskelett, nochmals getrennt. So entstehen 4 Kammern, auf jeder Seite je ein Vorhof und ein Ventrikel. Da das Herz intrathorakal schräg mit der Herzspitze nach links vorne unten verläuft, ist diese Aufteilung leider im Röntgenbild nicht eins-zu-eins übertragbar. Die Herzgrenzen im Röntgenbild sind wie folgt dargestellt:

— Der linke Vorhof ist links oben in der Frontansicht (Abb. 4.3a) und hinten oben in der Seitansicht (Abb. 4.3b) randbildend.
— Der linke Ventrikel ist links unten in der Frontansicht (Abb. 4.4a) und hinten unten in der Seitansicht (Abb. 4.4b) randbildend. Davon ausgehend lässt sich meist auch der Aortenbogen gut abgrenzen.

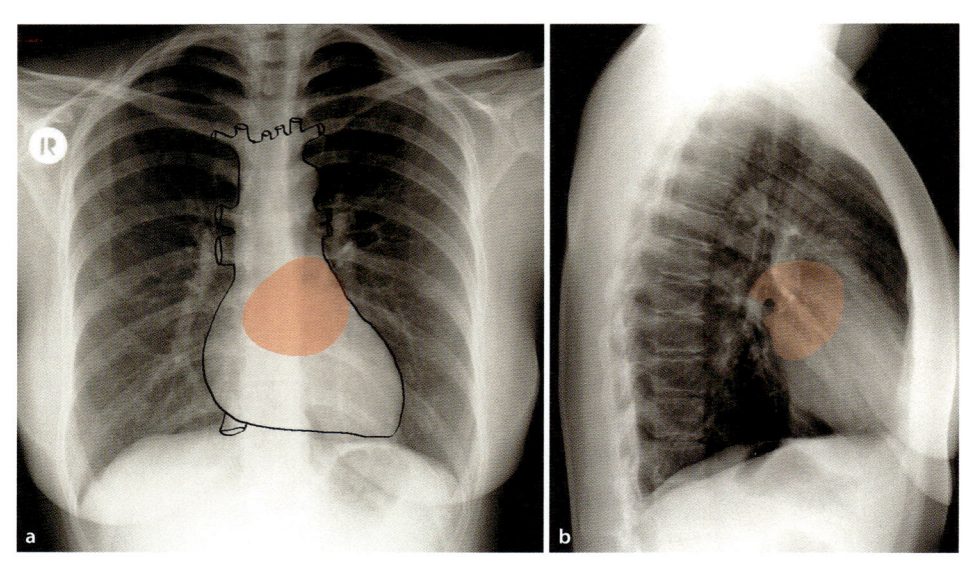

Abb. 4.3a, b Röntgen-Thorax in 2 Ebenen mit schematischer Darstellung des linken Vorhofs

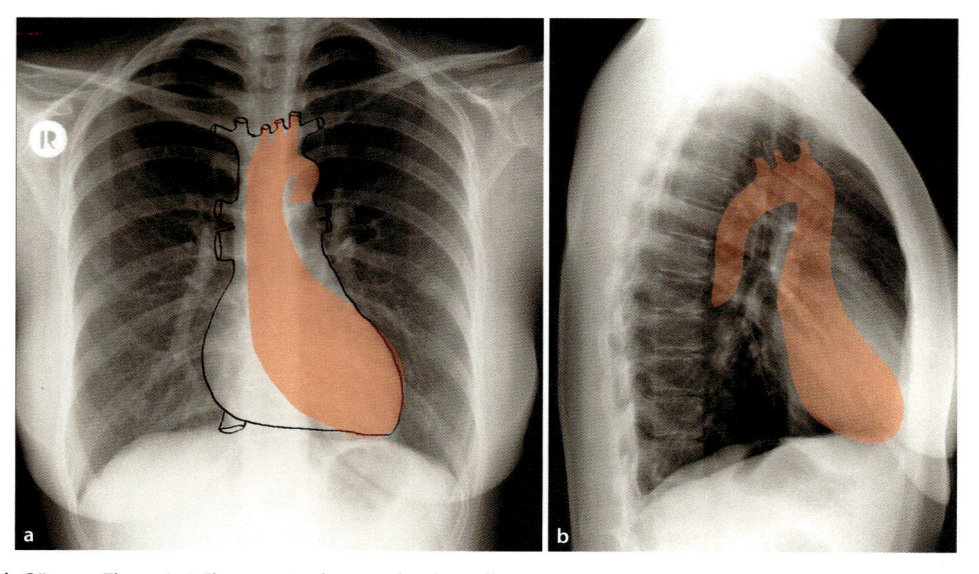

Abb. 4.4a, b Röntgen-Thorax in 2 Ebenen mit schematischer Darstellung des linken Ventrikels

4.1 · Anatomische Vorbemerkungen

- Der rechte Vorhof ist in der Frontansicht auf der ganzen Herzlänge rechts (◘ Abb. 4.5a) und in der Seitansicht nicht (◘ Abb. 4.5b) randbildend.

- Der rechte Ventrikel ist in der Frontansicht gar nicht (◘ Abb. 4.6a) und in der Seitansicht am vorderen Rand des Mediastinums randbildend (◘ Abb. 4.6b). Davon ausgehend kann man die Hauptstämme der Pulmonalarterien gut abgrenzen.

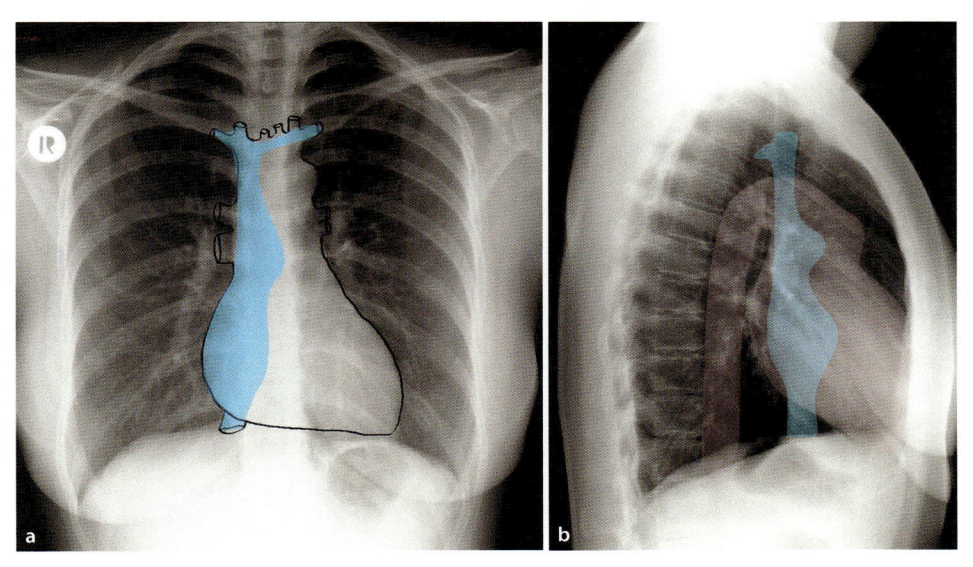

◘ **Abb. 4.5a, b** Röntgen-Thorax in 2 Ebenen mit schematischer Darstellung des rechten Vorhofs

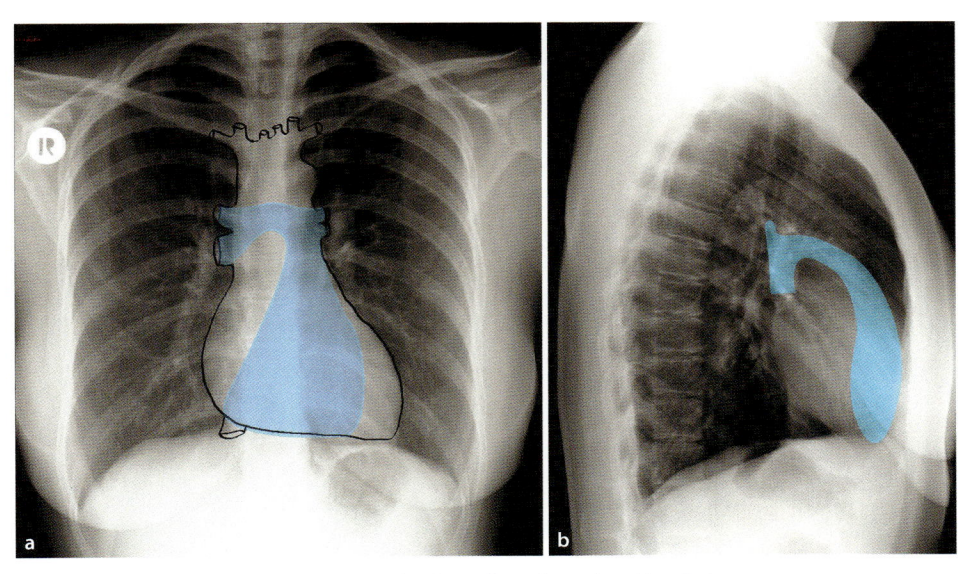

◘ **Abb. 4.6a, b** Röntgen-Thorax in 2 Ebenen mit schematischer Darstellung des rechten Ventrikels

Die Darstellung im CT ist freilich einfacher: Hier kann man das rechte Herz ventral und das linke Herz dorsal abgrenzen; die Vorhöfe sind jeweils rechts und die Ventrikel links im Bild. Das Septum interventriculare befindet sich in der Mitte; es ist etwa so breit wie auch das Myokard des linken Ventrikels (Abb. 4.7).

> Die Größe bzw. das Volumen der einzelnen Herzräume können nur in einer EKG-getriggerten Aufnahme exakt bestimmt werden, da man nur hier weiß, ob das Bild in der Systole oder in der Diastole entstanden ist.

Das führt jedoch weit über den Rahmen dieses Lehrbuches hinaus und soll deswegen nicht weiter ausgeführt werden.

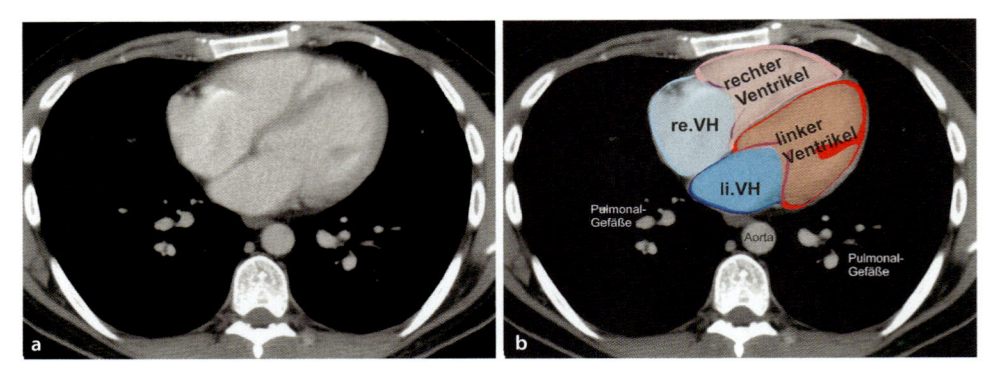

Abb. 4.7a, b CT-Thorax mit Kontrastmittel. Dunkelrot wurde der linke, rosa der rechte Ventrikel schattiert. Der linke Vorhof ist dunkelblau, der rechte hellblau eingefärbt. Im linken Ventrikel ist sogar ein Papillarmuskel zu erkennen. Die Segelklappen zwischen Vorhöfen und Ventrikeln sind gut sichtbar (lilafarben)

4.1.5 Herzklappen

Das menschliche Herz hat 4 Klappen, die auf der Bindegewebsplatte, dem »Herzskelett«, befestigt sind. Daraus ergibt sich die sog. »Ventilebene«, die man im Ultraschall einzustellen versucht. Es gibt
- 2 Segelklappen zwischen den Vorhöfen und Ventrikeln (Atrioventrikularklappen) und
- 2 Taschenklappen zwischen den Ventrikeln und den großen Gefäßen (Semilunarklappen).

Die Segelklappen bestehen aus dünnen Membranen, die durch zarte Sehnen an den Papillarmuskeln der Ventrikelwände befestigt sind. Die Klappe zwischen rechtem Vorhof und rechtem Ventrikel hat 3 Segel und wird entsprechend als Trikuspidalklappe bezeichnet, die Klappe zwischen linkem Vorhof und linkem Ventrikel hat nur 2 Segel, sie wird daher auch als Bikuspidalklappe bezeichnet, der geläufigere Name ist allerdings »Mitralklappe« (Abb. 4.7).

Die Taschenklappen sind je nach Quelle schwalbennestartig bzw. halbmondförmig konfiguriert. »Mercedesstern-artig« trifft es jedoch auch und ist den meisten Lesern sicher geläufiger (Abb. 4.8).

Die Pulmonalklappe liegt zwischen rechtem Ventrikel und dem Truncus pulmonalis, die Aortenklappe zwischen linkem Ventrikel und der Aorta.

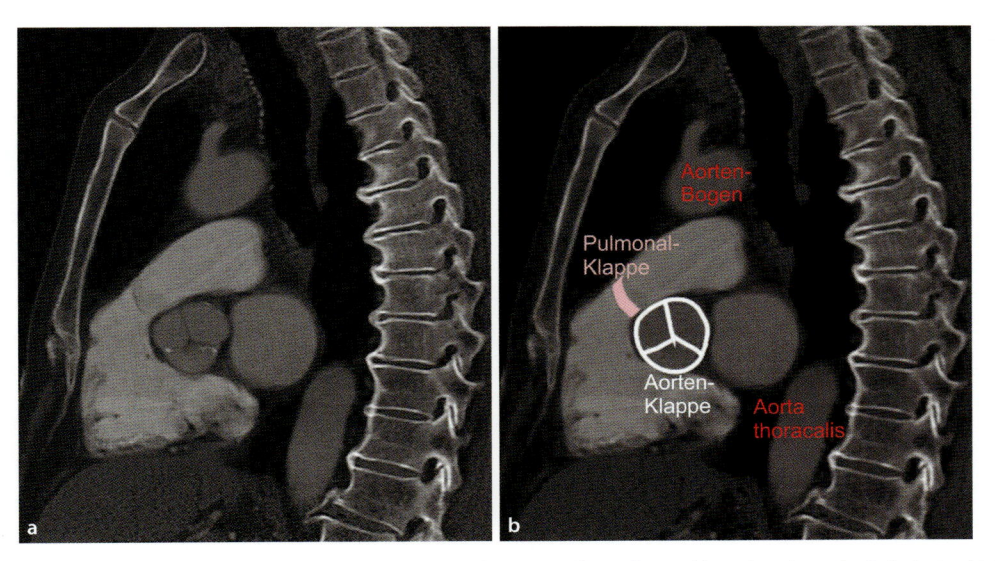

Abb. 4.8a, b Taschenklappen: von frontal gesehen wie ein Mercedesstern geformt (Aortenklappe) und von der Seite betrachtet flach ringförmig die Pulmonalklappe (rosafarben)

Projektion der Herzklappen auf ein a.-p. Röntgenbild
- Die Aortenklappe projiziert sich oben zentral bis leicht rechts auf das Sternum. Aortenklappenprothesen sind daher häufig nur schlecht abgrenzbar.
- Die Pulmonalklappe projiziert sich oben und parasternal links in Verlängerung der 3. Rippe.
- Die Mitralklappe projiziert sich nach unten links, in Verlängerung der 4. Rippe links parasternal.
- Die Trikuspidalklappe projiziert sich nach unten rechts, in Verlängerung der 5.–6. Rippe rechts parasternal.

(Graphische Darstellung in Abb. 4.9.)

Projektion der Herzklappen auf ein seitliches Röntgenbild
- Aortenklappe hinten oben.
- Pulmonalklappe vorne oben.
- Mitralklappe im unteren Anteil des Herzschattens dorsal.
- Trikuspidalklappe im unteren Anteil des Herzschattens ventral.
- (Graphische Darstellung in Abb. 4.10.)

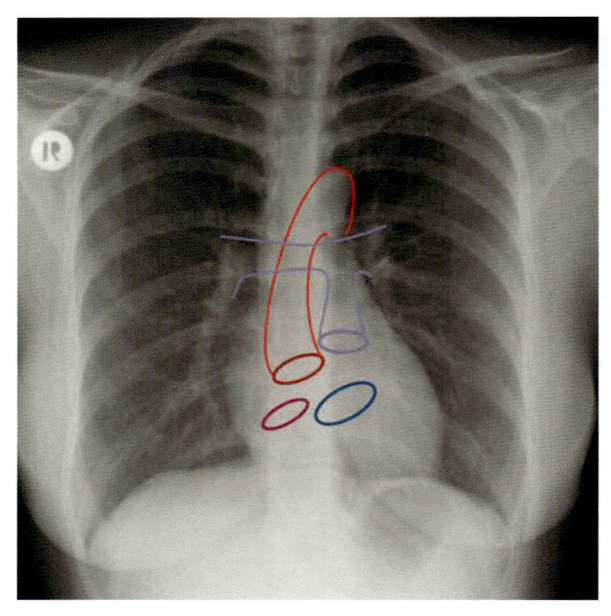

Abb. 4.9 Den Herzschatten grob in 4 Teile unterteilt liegt die Aortenklappe (rot) oben zentral bis leicht rechts gelegen, die Pulmonalklappe (lilafarben) oben links, die Mitralklappe (türkisfarben) unten links und die Trikuspidalklappe (dunkelrot) unten rechts

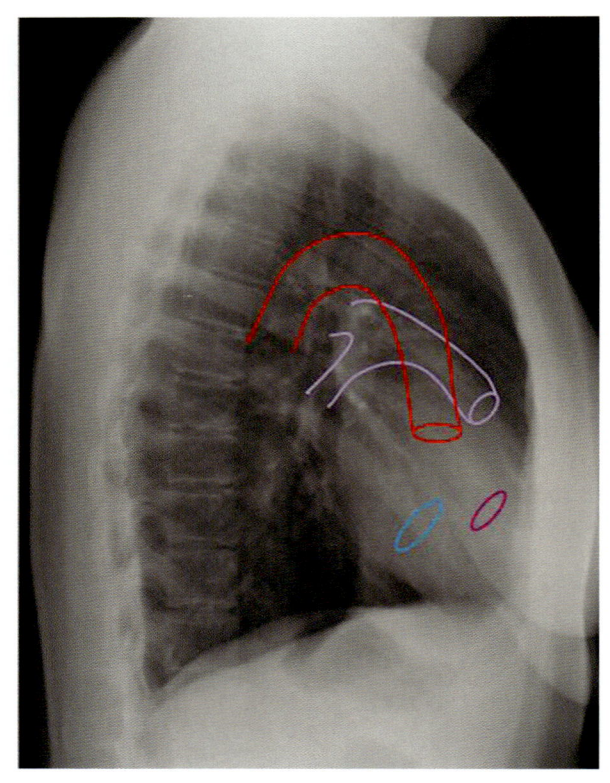

Abb. 4.10 Den Herzschatten grob in 4 Teile unterteilt liegt die Aortenklappe (rot) oben hinten gelegen, die Pulmonalklappe (lilafarben) oben vorn, die Mitralklappe (türkisfarben) unten hinten und die Trikuspidalklappe (dunkelrot) unten vorn

4.1 · Anatomische Vorbemerkungen

Merkhilfe

Die Klappen sind im a.-p.-Bild im Uhrzeigersinn zu »lesen« (Abb. 4.11):
– »Klappe! Anton pokert mit Theodor«.

Im Seitbild sind die Klappen gegen den Uhrzeigersinn zu »lesen« (Abb. 4.11):
– »Seit wann pokert Anton mit Theodor?«

Die Antwort wäre im Übrigen 22:54 Uhr.

■ **Auskultationspunkte für die Herzklappen**
– Aortenklappe (AK) 2. ICR rechts,
– Pulmonalklappe (PK) 2. ICR links,
– Mitralklappe (MK) 5. ICR links,
– Trikuspidalklappe (TK) 4. ICR rechts.

❗ **Cave**
Patienten mit einem Klappenersatz sind kardial vorerkrankt. Die Herzform kann sich entsprechend verändert haben, und auch die Herzgröße kann deutlich vom Normalen abweichen.

Beispielhaft ist dies in Abb. 4.13, Abb. 4.14 und Abb. 4.15 dargestellt.

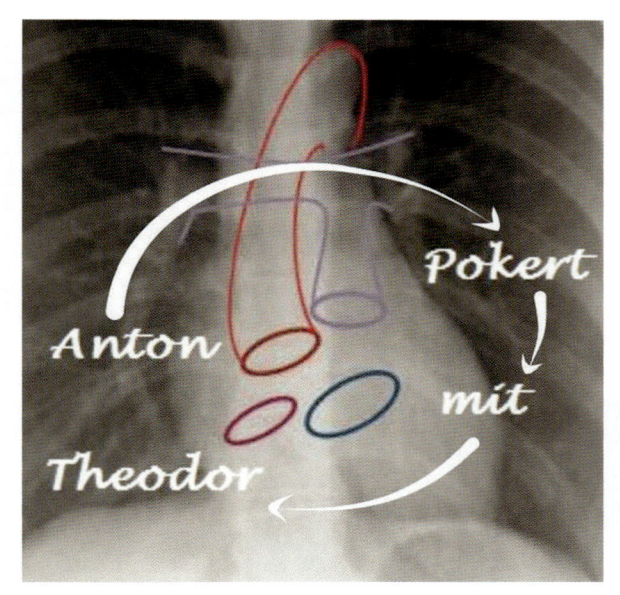

Abb. 4.11 Die Herzklappen im a.-p. Bild: Im Uhrzeigersinn: »Klappe! Anton pokert mit Theodor«

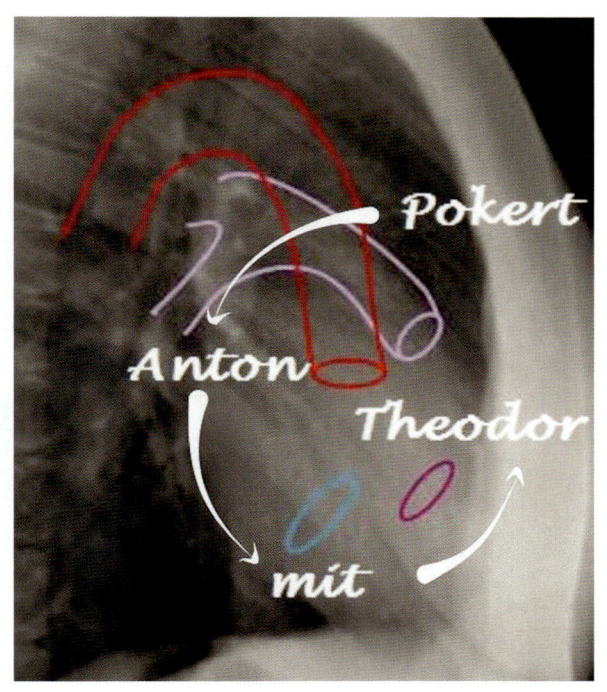

Abb. 4.12 Die Herzklappen: Im Seitbild gegen den Uhrzeigersinn: »Seit wann pokert Anton mit Theodor?« Die Antwort wäre im Übrigen 22:54 Uhr (Auskultationspunkte: AK 2. ICR rechts, PK 2. ICR links, MK 5. ICR links, TK 4. ICR rechts)

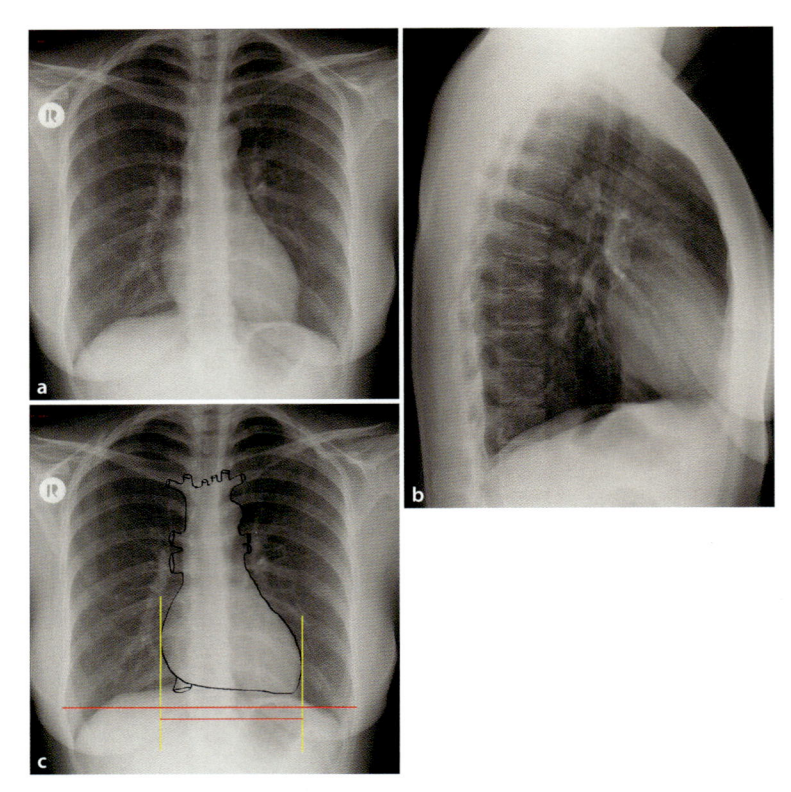

Abb. 4.13a–c Normaler Herzschatten ohne Verbreiterung mit entsprechend normwertigem HTQ

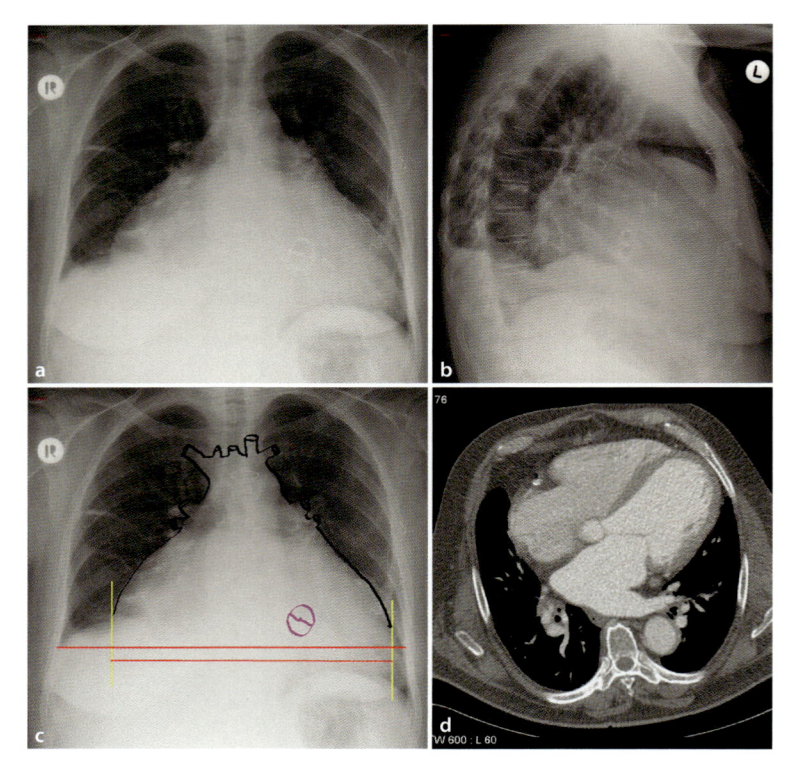

Abb. 4.14a–d Massive Kardiomegalie bei Mitralinsuffizienz mit bereits einliegender mechanischer Herzklappenprothese. Erheblich vergrößerter Herz-Thorax-Quotient (HTQ). Auch im CT deutlich vergrößertes Herz, in diesem Fall global vergrößertes Herz, d. h. alle 4 Herzhöhlen sind betroffen

4.1.6 Herzkranzgefäße

Die Herzkranzgefäße oder Koronargefäße sind die Arterien und Venen des Herzens, die der Blutversorgung des Myokards dienen und (namensstiftend) kranzförmig um das Herz gelegen sind.

Koronararterien

Die Koronararterien entspringen mit 2 Hauptästen aus dem knapp hinter der Aortenklappe in der Aorta ascendens gelegenen Sinus aortae. Dabei unterscheidet man die rechte (RCA = »right coronary artery« oder ACD = Arteria coronaria dexter) von der linken Koronararterie (LCA = »left coronary artery« oder ACS = Arteria coronaria sinistra) (Abb. 4.15).

- Die **RCA** entspringt rechts im Sinus aortae und verläuft entlang des Sulcus coronarius nach rechts dorsal und kaudal bis zur Facies diaphragmatica, wo sie sich in 2 Äste aufteilt.
    - der kleinere verläuft weiter im Sulcus coronarius,
    - der größere Ast zieht in Richtung der Herzspitze.

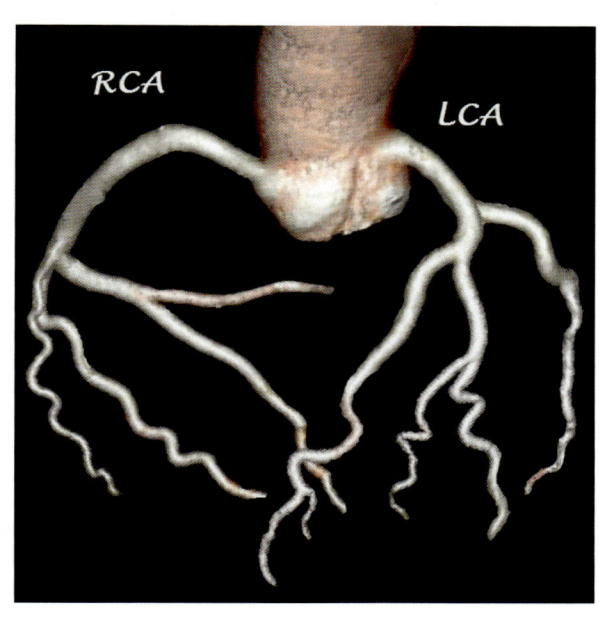

Abb. 4.15 3-D-Rekonstruktion der Koronararterien

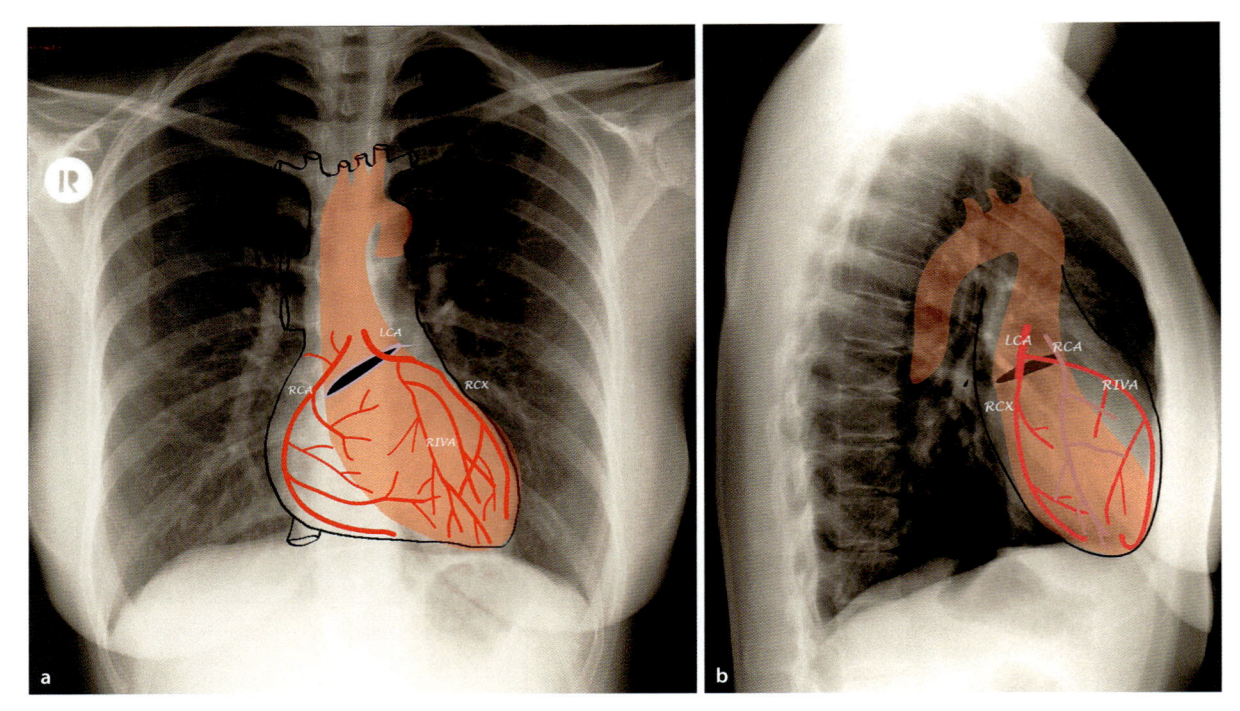

Abb. 4.16a, b Normaler Herzschatten mit schematischer Einzeichnung des linken Ventrikels (rot). Die Koronararterien entspringen oberhalb der Aortenklappe (schwarz) rechts und links aus dem Sinus coronarius. Die RCA (»right coronary artery«; rechte Koronararterie) verläuft nach rechts kaudal dorsal, die LCA (»left coronary artery«; linke Koronararterie) nach links kaudal ventral

- Die **LCA** ist kräftiger als die RCA und entspringt links im Sinus coronarius. Sie teilt sich knapp nach dem Abgang in 2 Hauptäste:
  - den Ramus circumflexus (**RCX**), der nach links dorsal entlang des Sulcus coronarius verläuft, und
  - den Ramus interventricularis anterior (**RIVA**), der nach ventral und kaudal in Richtung der Herzspitze zieht (Abb. 4.16).

Herzvenen

Die venösen Gefäße des Herzens verlaufen langstreckig parallel zu den arteriellen Blutleitern und enden überwiegend im Sinus coronarius, oberhalb der Trikuspidalklappe, in den rechten Vorhof.

> **Info to go**
>
> Der Sinus coronarius hat eine eigene kleine Klappe, die den Sinus verschließt, die Thebesius-Klappe.

Kleinere Venen münden auch im Bereich des Sulcus coronarius in den rechten Vorhof und andere kleine Venen direkt transmural in die Herzbinnenräume.

4.2 Herzklappenrekonstruktion und Herzklappenersatz

D. Kildal, J. Pociej

4.2.1 Historisches

Als Herzklappenersatz oder künstliche Herzklappen werden künstlich, chirurgisch oder minimalinvasiv in den Körper eingebrachte medizinische Fremdkörper bezeichnet, die als Ersatz für eine natürliche Herzklappe dienen. Die künstlichen Klappen werden dabei nach ihrer Lokalisation als Aortenklappenersatz, Mitral-, Trikuspidal- oder als Pulmonalklappenersatz bezeichnet. Aus Sicht des Operateurs wird zwischen einer Herzklappenrekonstruktion, z. B. mit sog. Clips oder Cages, und dem endgültigen Ersatz einer Herzklappe unterschieden. Der endgültige Klappenersatz kann grob in mechanische, daher überwiegend aus Metall bestehende, und in biologische Klappen, die aus tierischen oder menschlichen Spenderklappen gefertigt sind, eingeteilt werden.

Die Herzklappenchirurgie gehört heute wie selbstverständlich zur modernen Medizin. Im Jahr 2012 wurden mehr als 20.000 Aortenklappen und etwa 5.500 Mitralklappen ersetzt. Allein in Deutschland.

Die ersten biologischen Herzklappen wurden ab 1952 im Tierversuch an Hunden transplantiert. Dabei handelte es sich zunächst um Aortenklappen. Der erste Einsatz am Menschen erfolgt 1956, als der kanadische Chirurg Gordon Murray eine frisch entnommene Aortenklappe eines Spenders in die Aorta descendens des Empfängers transplantierte. 1962 implantierten Chirurgen in England und Australien die ersten orthotopen Aortenklappen, daher am anatomisch korrekten Platz. Zu diesem Zeitpunkt begann man auch die Spenderklappen vor Implantation mit antibiotischen Lösungen zu behandeln um das Infektionsrisiko zu minimieren.

Die Geschichte der künstlichen Herzklappen beginnt mit Miles Lowell Edward, einem Ingenieur, der im zweiten Weltkrieg an der Verbesserung und Weiterentwicklung von Flugzeugmotoren und Benzinpumpen beteiligt war. Nach 1947 zog er sich – finanziell abgesichert – zunächst aus der Arbeitswelt zurück, jedoch nicht in den Ruhestand. Es wird vermutet, dass er, seit er als Kind schwer an rheumatischem Fieber erkrankt und wieder genesen war, an Aufbau und Funktion des Herzens besonders interessiert war. Statt also, wie seine Familie gehofft hatte, seinen Ruhestand zu genießen, begann er – medizinisch noch unerfahren, jedoch Experte auf dem Gebiet der Hydraulik – mit der Entwicklung eines künstlichen Herzens.

1958 traf er auf einen jungen Herzchirurgen in Oregon, Dr. Albert Starr, dem er sein Projekt vorstellte. Starr überzeugte Edwards davon, sich zunächst auf die Entwicklung einer künstlichen Herzklappe zu beschränken, da dies weniger kompliziert erschien. Edwards setzte diesen Rat in einer Rekordzeit von nur wenigen Wochen tatsächlich um. Dr. Starr implantierte die ersten von Edwards entwickelten Klappen-Modelle in Hundeherzen. Nach jedem Versuch wurden umfangreiche Auswertungen vorgenommen, um Fehler der Klappen oder Komplikationen der Operation zu finden und die Techniken zu verbessern, wodurch die Klappen stetig weiterentwickelt wurden. Nach nur 2 Jahren wurde die erste künstliche Mitralklappe, eine sog. **Kugel-Käfig-Prothese** am Menschen implantiert. Dabei handelt es sich um einen Metallkäfig in dem eine Kugel über einem Metallring gehalten wird. Die Kugel fungiert hier als eine Art Rückschlagventil, welches das Blut nur in eine Richtung zirkulieren lässt und den Rückstrom verhindert. (Erinnert etwas an eine Benzinpumpe – oder?) Der Eingriff gelang zunächst, allerdings verstarb die Patientin wenige Stunden nach dem Eingriff an den Folgen einer Luftembolie.

> **Info to go**
>
> Luftembolien (Luft in Gefäßen) können ab 50–100 ml letal sein!

Bereits der zweite Patient überlebte den Eingriff mit deutlich verbesserter kardialer Gesundheit mehr als 10 Jahre, bis er an den Folgen eines Sturzes starb. Schon 1963 wurde diese Kugel-Käfig-Prothese für die Verwendung als Aortenklappenersatz modifiziert und eine rasante Entwicklung der Herzklappenprothetik und damit der Herzklappenchirurgie begann. Die sogenannten Starr-Edwards-Prothesen wurden noch bis in das Jahr 2003 hergestellt und verwendet. Daneben wurden weitere Klappenmodelle entwickelt und erprobt, die bessere hämodynamische Eigenschaften erreichen sollten.

Zur 2. Generation der Kunstklappen gehörte die erste **Kippscheibenprothese**, bestehend aus einem Ring und 2 darin liegenden Stahlbügeln, zwischen die eine Kippscheibe eingelassen wurde, die sich je nach Einsatzgebiet ca. 50% (Mitralklappe) und 60% (Aortenklappe) öffnen konnte. Entwickelt und erprobt wurde das Kippscheibenventil 1969 durch den amerikanischen Ingenieur Donald Shiley und den schwedischen Herzchirurgen Viking Björk (Björk-Shiley-Prothese).

Inzwischen sind sie weitgehend durch die 3. Generation der Kunstkappen, die **Doppelflügelklappen** abgelöst worden, welche eine höhere Durchflussrate ermöglichen und gleichzeitig eine geringere Hämolyserate, eine der größten Schwächen der »alten« Kugelventilprothese, sowie ein geringeres Risiko thrombembolischer Komplikationen im Vergleich zur Björk-Shiley-Prothese durch ein verbessertes Strömungsprofil des Blutes aufweisen. Einige der bekanntesten Vertreter der Doppelflügelklappen sind die 1977 eingeführte St.-Jude-Standardprothese und die Carbomedics-Prothese.

4.2.2 Produkte

Klappenrekonstruktion

Der Anulus (kurz für: Anulus fibrosus cordis) der Mitralklappe ist im Normalfall nierenförmig geformt. Bei Erkrankungen der Mitralklappe kommt es zu Formveränderungen, die einen Prolaps der Klappensegel oder ein Missverhältnis zwischen Anulus und Klappensegeln zur Folge haben können. Das wiederum führt zu einem unvollständigen Schluss und damit zu einer Insuffizienz. Diese Patienten werden bevorzugt mit rekonstruktiven Verfahren behandelt, da bei der Rekonstruktion des Anulus die originären Klappensegel erhalten bleiben können.

Zur Wiederherstellung des Anulus in seiner normalen Form werden semirigide, daher stabile, aber leicht flexible **Anuloplastiering**e oder -bänder eingesetzt (Abb. 4.17, Abb. 4.18). Die Entscheidung, welches Modell und welche Größe eingesetzt werden, erfolgt nach bildgebender Diagnostik und ggf. intraoperativer Anpassung. Auch bei Trikuspidalklappenrekonstruktionen können Anuloplastiesysteme eingesetzt werden.

Postoperativ werden die Patienten für 3 Monate mit Marcumar behandelt, danach ist der Ring eingewachsen, und es ist keine weitere Therapie notwendig.

Die Ringe sind im Röntgenbild in Projektion auf die Mitralklappe oder Trikuspidalklappe an ihrer Form gut zu erkennen (Abb. 4.18).

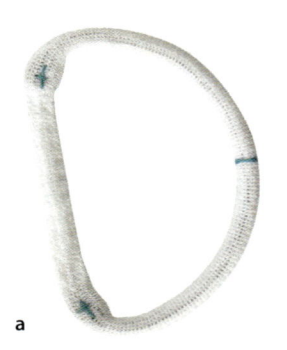

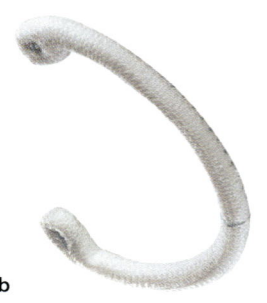

Abb. 4.17 Beispiele für einen geschlossenen (**a**) bzw. offenen (**b**) Anuloplastiering, hier von Fa. Medtronic. (Abb. von Fa. Medtronic GmbH, Meerbusch, mit freundlicher Genehmigung)

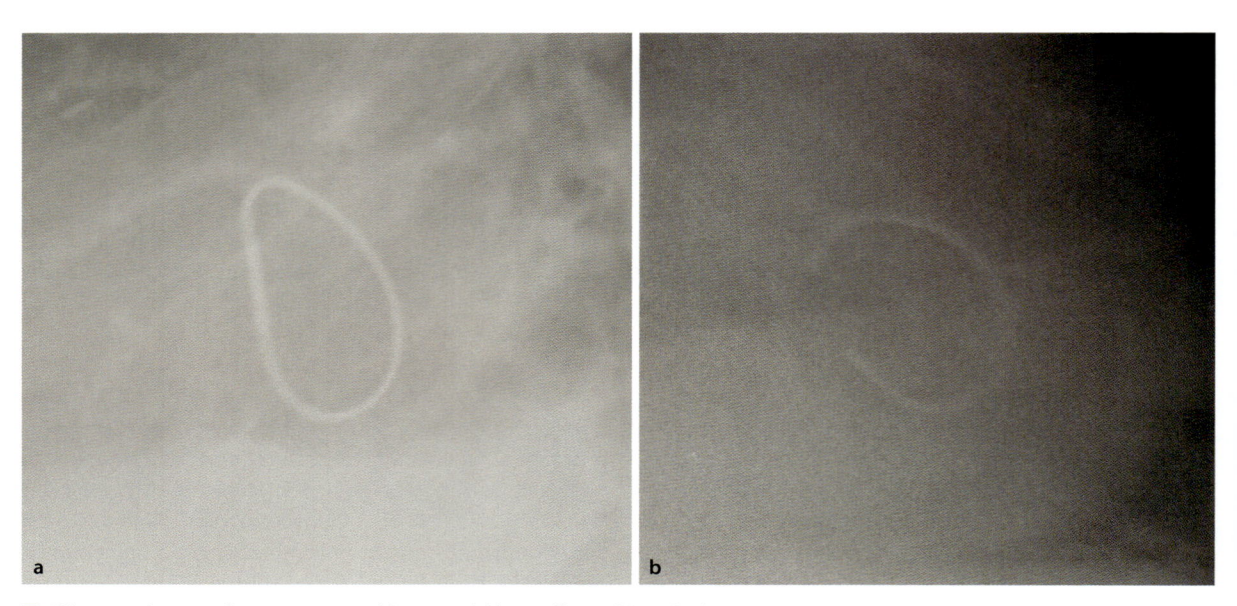

Abb. 4.18a, b Vergrößerung eines geschlossenen (**a**) bzw. offenen (**b**) Anuloplastierings

MitraClip

Der Einsatz eines MitraClips ist ein minimalinvasives Verfahren zur Behandlung einer Mitralklappeninsuffizienz ohne Notwendigkeit einer Operation. Bei Patienten mit zu hohem Operationsrisiko kann diese kathetergestützte Mitralklappenrekonstruktion eine Alternative bieten.

Die Clips werden über einen Katheter von der V. femoralis communis ausgehend in Seldinger-Technik in das rechte Herz vorgeführt. Hier wird die Vorhofscheidenwand punktiert, und der Katheter wird in den linken Vorhof vorgeschoben. Unter Ultraschallkontrolle wird die bestmögliche Position für den Clip bestimmt. Diese Position muss so gewählt werden, dass die Insuffizienz möglichst vollständig korrigiert werden kann. Dabei können die Clips mehrmals korrigiert werden. Abschließend wird der Katheter entfernt, und der Clip ist endgültig an den Mitralklappensegeln befestigt (Abb. 4.19).

Die postinterventionelle Antikoagulation wird über 4 Wochen mit ASS und Clopidogrel eingestellt.

Wenn ein Clip für die Korrektur der Insuffizienz nicht ausreicht, können auch mehrere Clips zum Einsatz kommen (Abb. 4.20, Abb. 4.23, Abb. 4.24).

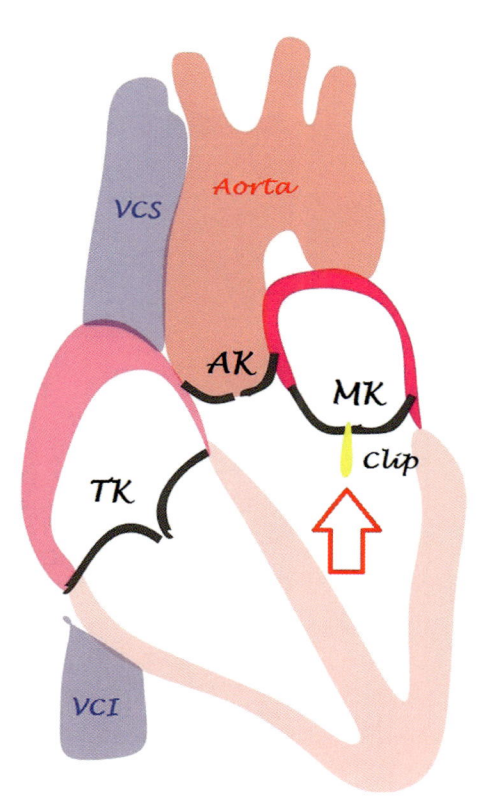

Abb. 4.19 Schema des Herzens mit Einzeichnung von einem MitraClip (gelb), der von unten die 2 Segel der Mitralklappe punktuell zusammenhält (AK = Aortenklappe, MK = Mitralklappe, TK = Trikuspidalklappe, VCI = V. cava inferior, VCS = V. cava superior)

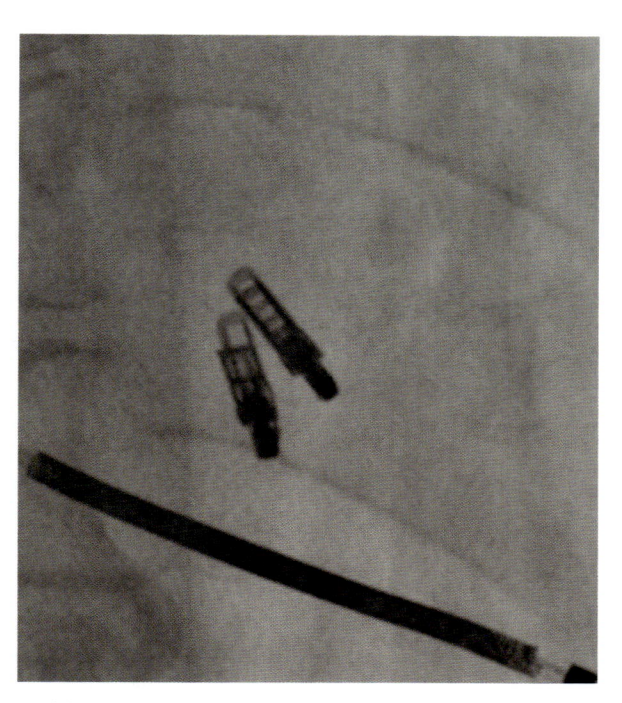

Abb. 4.20 In diesem Fall wurden 2 MitraClips eingesetzt. Wir sehen die Clips in hoher Vergrößerung in der Durchleuchtung. Darunter ist noch ein Katheter zu sehen, das Bild entstand während der Implantation

Im Fall von ◘ Abb. 4.21 wurde ein MitraClip eingesetzt. Der Clip in Projektion auf den Herzschatten links unten sollte an die Mitralklappe denken lassen.

> Natürlich ändert sich die Herzkonfiguration, wenn der Patient an einem schweren Herzvitium leidet – was ja die Indikation für die Klappenrekonstruktion ist.

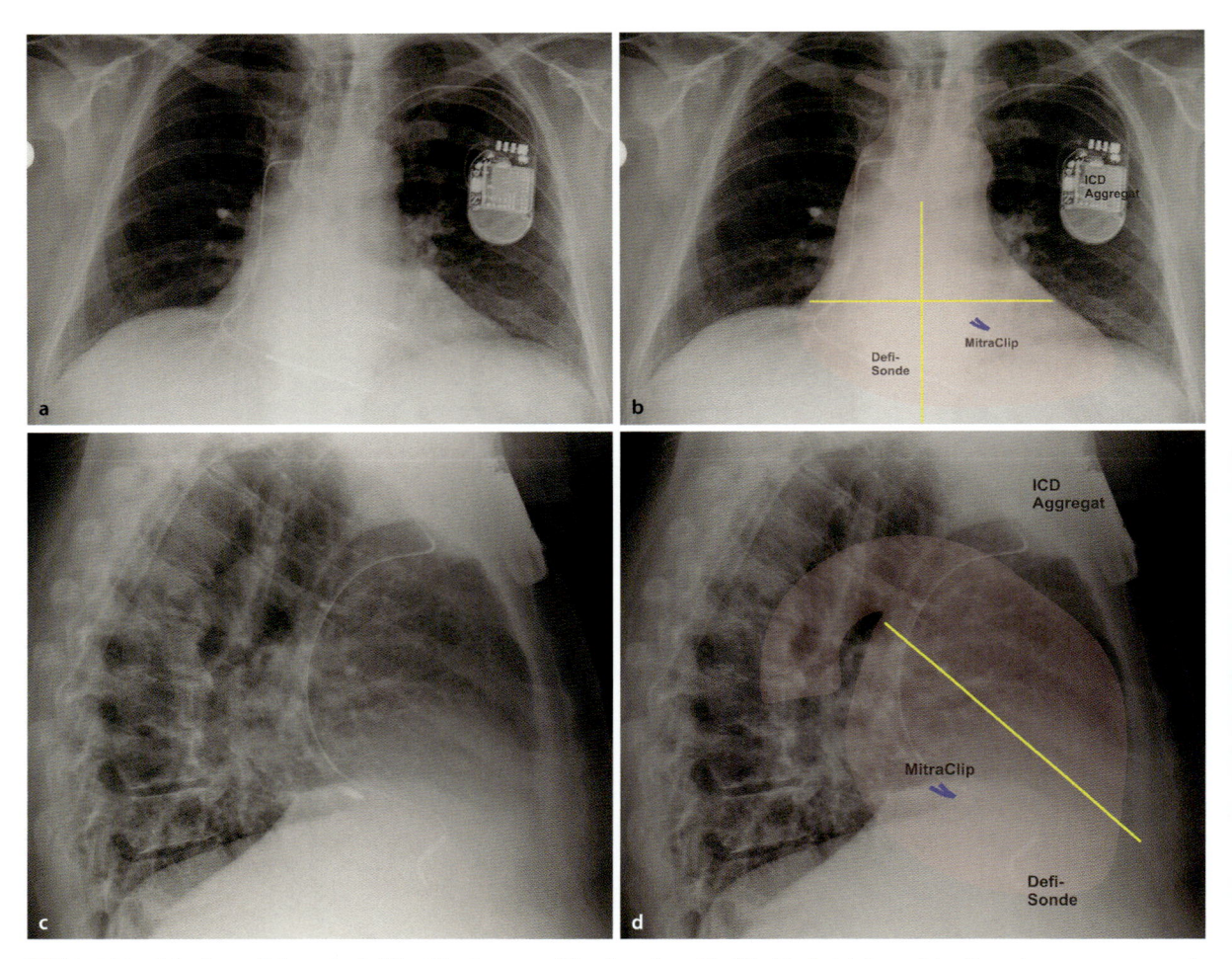

◘ **Abb. 4.21a–d** In diesem Fall wurde ein MitraClip eingesetzt. Wir sehen einen Clip (blau) in Projektion auf den Herzschatten – genauer auf den unteren linken Quadranten des Herzschattens. Das sollte uns an die Mitralklappe denken lassen

4.2 · Herzklappenrekonstruktion und Herzklappenersatz

In Beispiel in ◘ Abb. 4.22 wurde versucht, das Schema aus ◘ Abb. 4.19 in ein pathologisches Röntgenbild zu konvertieren. Wie man sieht, ist dies nur eingeschränkt erfolgreich gewesen.

> Man muss daher alle Klappenrekonstruktionen und Klappenprothesen in Kenntnis der vorliegenden kardialen Erkrankung betrachten.

Bei dem Patienten in (◘ Abb. 4.22) ist durch eine Mitralinsuffizienz der rechte Vorhof und der rechte Ventrikel vergrößert, wodurch der Clip etwas weiter distal zu liegen kommt.

Weitere Beispiele für den Einsatz mehreren Clips sind in ◘ Abb. 4.23 und ◘ Abb. 4.24 dargestellt.

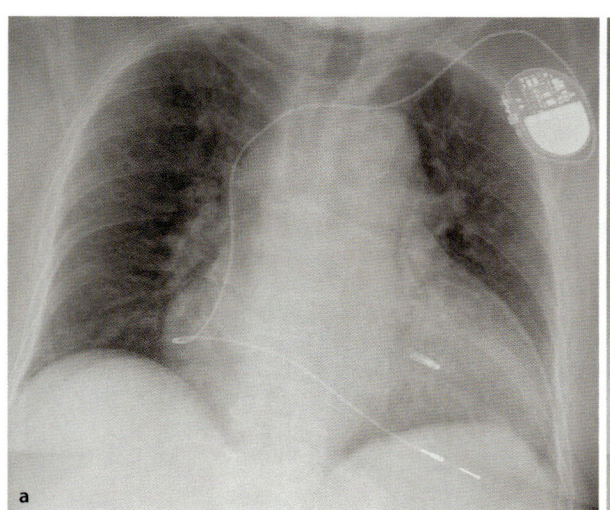

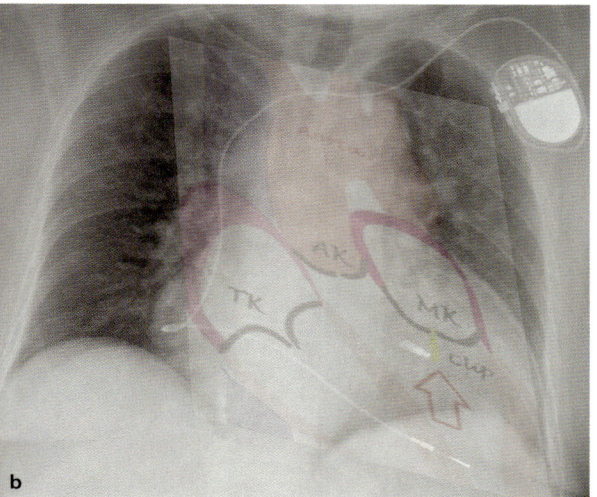

◘ **Abb. 4.22a, b** Achtung! Natürlich ändert sich die Herzkonfiguration, wenn der Patient an einem schweren Herzvitium leidet – was ja die Indikation für die Klappenrekonstruktion war. In diesem Beispiel habe ich versucht, das Schema aus ◘ Abb. 4.20 in ein pathologisches Röntgenbild zu konvertieren. Wie man sieht, ist dies nur eingeschränkt erfolgreich gewesen. Man muss daher alle Klappenrekonstruktionen und Klappenprothesen in Kenntnis der vorliegenden kardialen Erkrankung betrachten. Bei unserem Patienten hier ist durch eine Mitralinsuffizienz der rechte Vorhof und der rechte Ventrikel vergrößert, wodurch der Clip etwas weiter distal zu liegen kommt

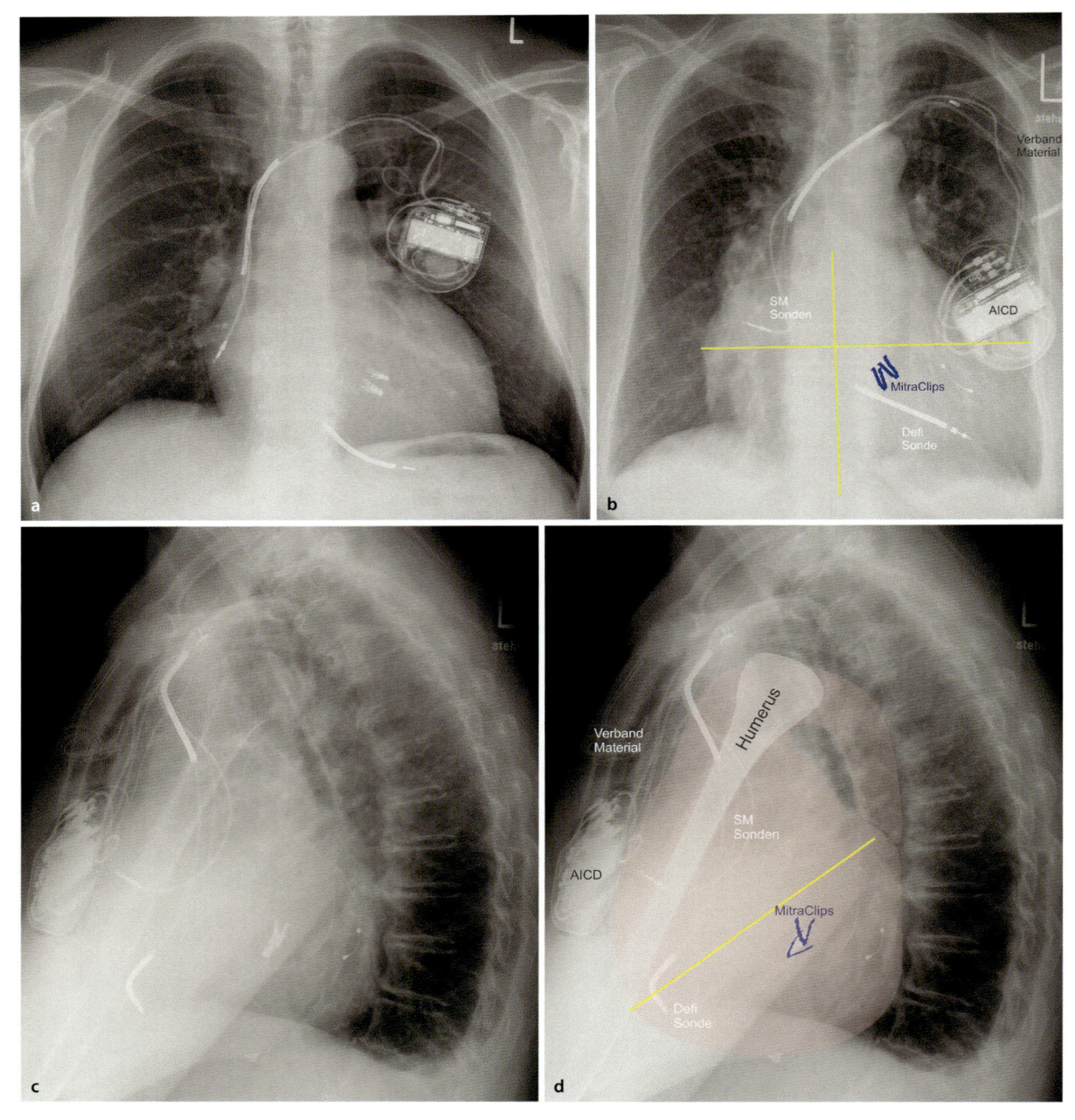

Abb. 4.23a–d Patient mit 2 MitraClips, beide in Projektion auf die Mitralklappe. Daneben liegt noch ein triventrikulärer ICD-HSM (ICD = implantierbarer Kardioverter-Defibrillator, HSM = Herzschrittmacher) ein

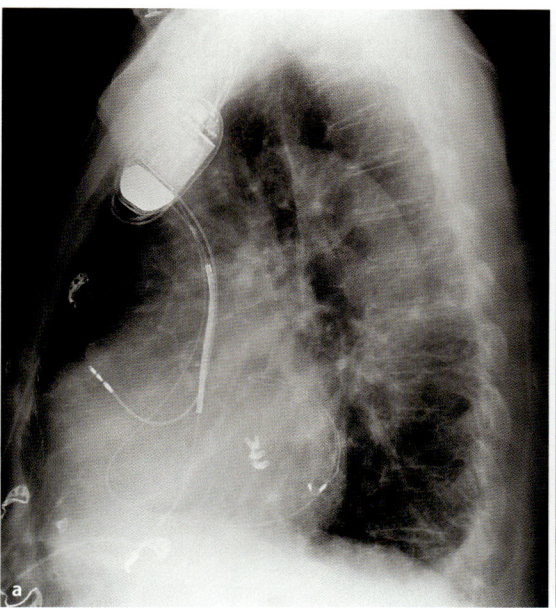

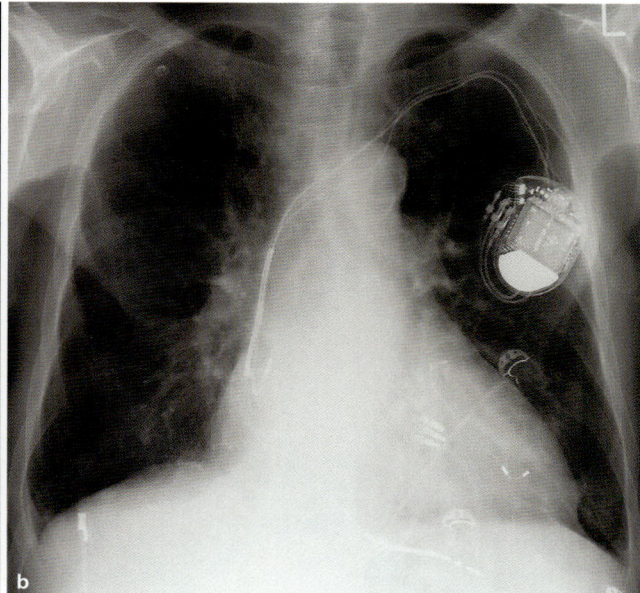

Abb. 4.24a, b Patient mit 3 MitraClips

Klappenersatz

Die Zahl der jährlich durchgeführten Klappenersatzoperationen steigt stetig. Die am häufigsten ersetzte Klappe ist dabei die Aortenklappe, gefolgt von der Mitralklappe. Mitralklappen werden nämlich inzwischen weit häufiger rekonstruiert oder mit Clip behandelt. Wenn man diese Verfahren hinzuzählen würde, käme man auf höhere Zahlen, da die Mitralklappeninsuffizienz die häufigste Klappenerkrankung ist.

> Die Mitralklappeninsuffizienz ist die häufigste Klappenerkrankung.

Weit seltener werden Trikuspidalklappen oder gar Pulmonalklappen ersetzt.

Neben der anatomischen Position ist das Baumaterial der Herzklappen ein geläufiges Unterscheidungskriterium – es gibt ca. 100 verschiedene Klappenmodelle, die in 2 Hauptgruppen unterschieden werden, die sog. biologischen und die mechanischen Herzklappen. Beide sind mit jeweils spezifischen Vor- und Nachteilen behaftet.

Biologische Herzklappen

Die biologischen Herzklappen können aus menschlichem Spendergewebe (Homografts) oder aus tierischen Geweben (Xenografts), insbesondere aus Rinder- oder Schweineherzen gefertigt werden. Auch komplette Herzklappen vom Schwein werden verwendet. Die Anatomie eines Schweineherzens ist dem Aufbau eines menschlichen Herzens eben doch sehr ähnlich. Xenografts werden auf einem Gerüst, häufig einem Stent, befestigt und mit diesem zusammen implantiert. Homografts werden ohne Haltegerüst verwendet, diese Rolle übernimmt ein Teil der Aortenwurzel des Spenders, anschließend erfolgt eine Reimplantation der Koronararterien.

Vorteile der biologischen Klappen sind, dass die ursprüngliche Klappenfunktion nicht verändert wird.

Die Fremdgewebe werden im Verlauf der Herstellung chemisch vorbehandelt und anschließend krykonserviert, um Infektionen vorzubeugen und das Gewebe vor der Implantation zu erhalten.

Vorteile der Homografts sind die annähernd normal erhaltene Anatomie mit sehr guten hämodynamischen Eigenschaften und das geringe Risiko für thrombembolische Komplikationen. Dadurch kann bei Implantation eines Homografts auf eine Gabe von gerinnungshemmenden Medikamenten ganz oder teilweise verzichtet werden. Die Homografts zeichnen sich außerdem durch eine im Vergleich zu den anderen Klappentypen geringere Rate von bakteriellen Besiedlungen aus.

Ein wichtiger Nachteil der Homografts ist, neben der geringen Verfügbarkeit aufgrund des Organspendermangels, die Neigung zur Degeneration, wodurch die Klappen zeitlich nur eingeschränkt funktionsfähig sind.

Eine lebenslange Antikoagulation ist bei den biologischen Klappen nicht notwendig, lediglich in den ersten 3 postoperativen Monaten wird eine Antikoagulation durchgeführt. Die biologischen Klappen sind im Vergleich zu den mechanischen Klappen vollkommen geräuschlos, was für einige Patienten eine Verbesserung der Lebensqualität bedeutet.

Nachteile biologischer Klappen
- Eingeschränkte Haltbarkeit
- Eingeschränkte Sichtbarkeit im Röntgenbild
- Anfälligkeit z. B. gegen Kalkablagerungen

Häufig vorkommende Modelle Im Folgenden sind ein paar der in unserem klinischen Alltag häufiger vorkommenden biologischen Klappenprothesen abgebildet (Abb. 4.25, Abb. 4.26).

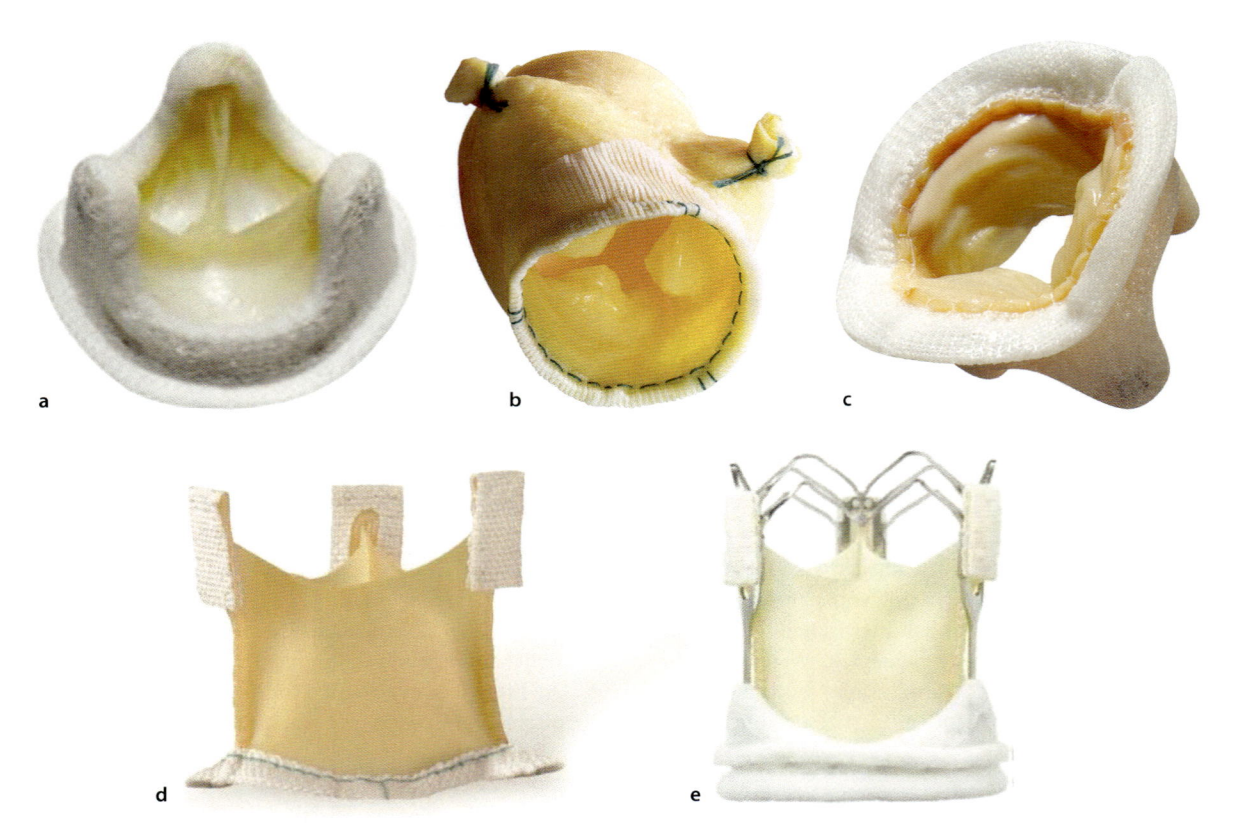

Abb. 4.25a–e Biologische Herzklappen: **a** Hancock II, **b** Freestyle, **c** Mosaic, **d** 3f, **e** Enable (e nicht mehr im Programm seit Herbst 2015, jedoch bei Patienten noch haupt- oder nebenbefundlich zu finden); alle von Fa. Medtronic. (Abb. von Fa. Medtronic GmbH, Meerbusch, mit freundlicher Genehmigung)

- Bei ◘ Abb. 4.26a handelt es sich um eine biologische Herzklappenprothese auf einem schmalen Stent.
- ◘ Abb. 4.26b zeigt eine Medtronic-Hancock-II-Klappenprothese. Im Röntgenbild sind die etwas unregelmäßige Ringform der Basis und 3 sehr kleine Ringe dargestellt, die am Ende der Stentfüßchen positioniert sind.
- ◘ Abb. 4.26c zeigt eine Perikardklappenprothese von Fa. Carpentier-Edwards (= CE), die aus einem flachen röntgendichten Basisring mit 3 Löchern und 3 Stentfüßchen besteht.
- ◘ Abb. 4.26d zeigt eine CE-Perimount-Standardklappenprothese von Fa. Carpentier-Edwards mit einem röntgendichten Basisring mit multiplen Löchern sowie 3 Stentfüßchen.
- ◘ Abb. 4.26e zeigt eine porcine Supra-Annular-Klappe (SAV) von Fa. Carpentier-Edwards.
- Von der Hancock-Standardklappe sieht man im Röntgenbild nur einen flachen röntgendichten Markierungsring (◘ Abb. 4.26f).

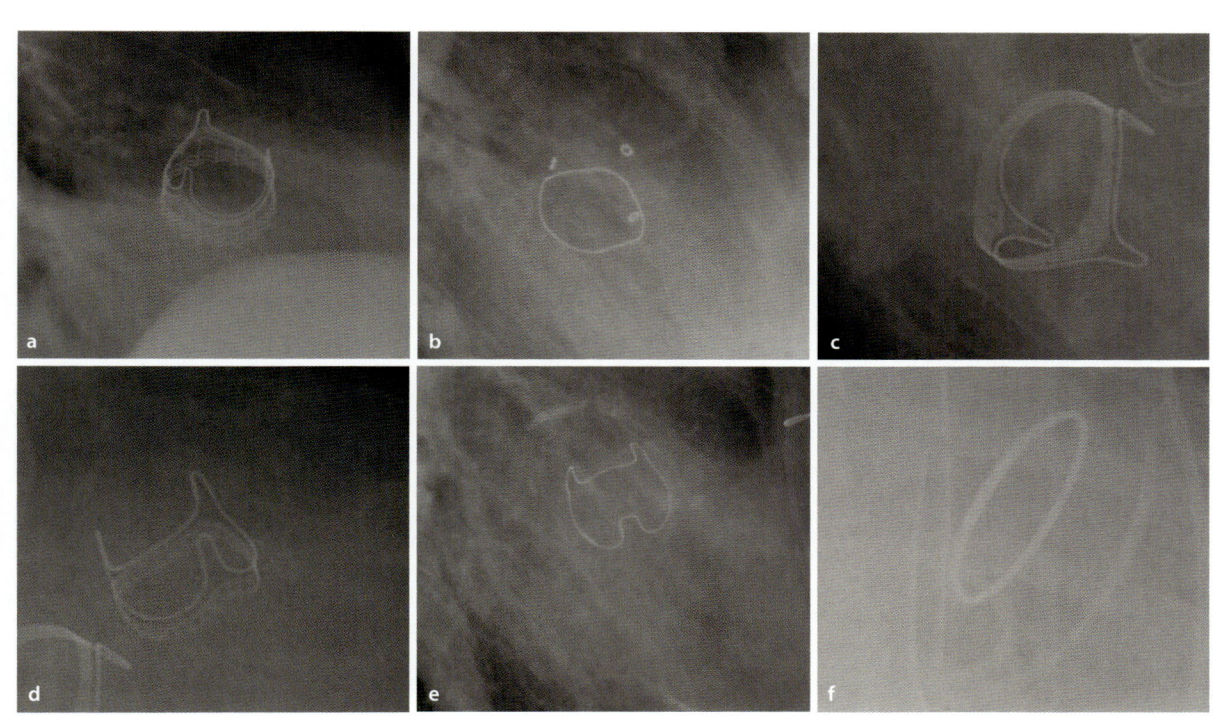

◘ **Abb. 4.26a–f** Biologische Herzklappen: **a** Biologische Herzklappenprothese auf einem schmalen Stent. **b** Hancock-II-Klappenprothese von Fa. Medtronic GmbH (man sieht im Röntgenbild die etwas unregelmäßige Ringform der Basis und 3 sehr kleine Ringe, die am Ende der Stentfüßchen positioniert sind). **c** CE-Perikardklappenprothese (CE = Carpentier-Edwards), bestehend aus einem flachen röntgendichten Basisring mit 3 Löchern und 3 Stentfüßchen. **d** Perimount-Standardklappenprothese von Fa. Carpentier-Edwards mit röntgendichtem Basisring mit multiplen Löchern und 3 Stentfüßchen. **e** Porcine Supra-Annular-Klappe (SAV) von Fa. Carpentier-Edwards. **f** Hancock-Standardklappe (im Röntgenbild ist nur der flache röntgendichte Markierungsring zu sehen)

Einige Herzklappen werden aus tierischem Perikard hergestellt und sekundär in einen Stent eingenäht. Dieser kann zusammengefaltet und auf einem Draht befestigt werden und angiographisch minimalinvasiv implantiert werden:

- Abb. 4.27a zeigt die CoreValve von Fa. Medtronic, eine stentgetragene biologische Klappenprothese, von der man im Röntgenbild nur den Stent sehen kann.
- Aortenklappe »Sapiens« von Fa. Edwards (Abb. 4.27b), ebenfalls eine stentgetragene minimalinvasiv implantierbare Klappe. Diese kann in Aortenklappen- und in Pulmonalklappenposition eingesetzt werden.

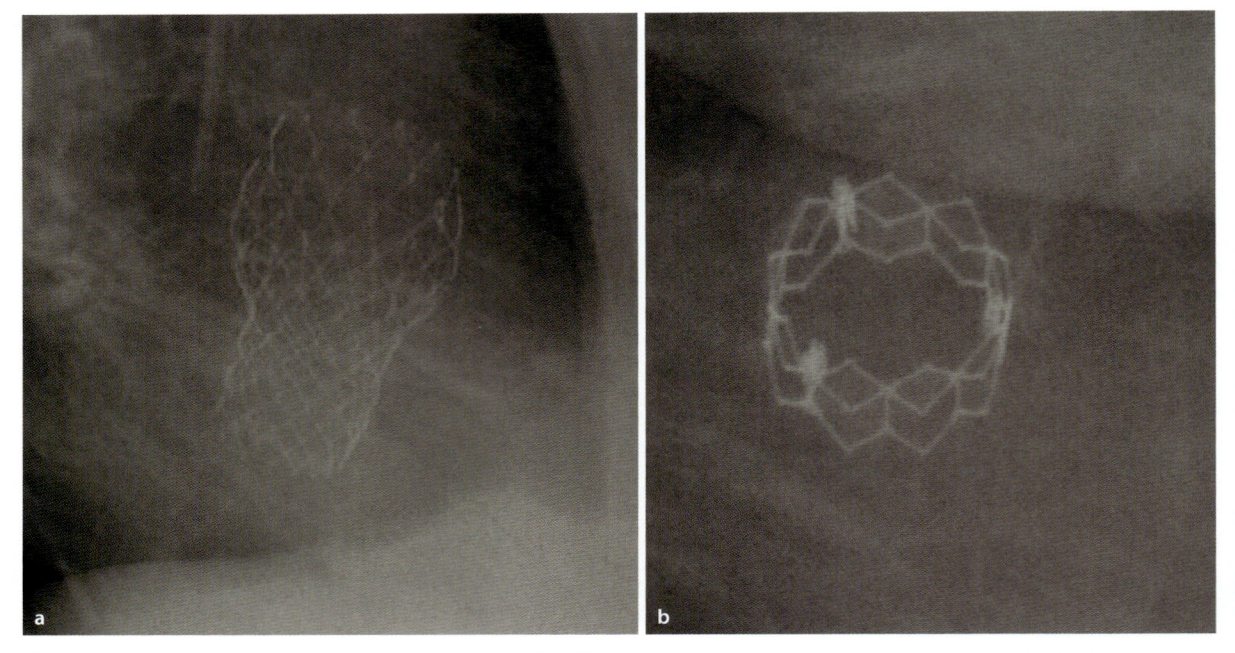

Abb. 4.27a, b Herzklappen aus tierischem Perikard, die sekundär in einen Stent eingenäht werden: **a** CoreValve von Fa. Medtronic (im Röntgenbild ist nur der Stent zu sehen). **b** Aortenklappe »Sapiens« von Fa. Edwards

Perkutane Klappenimplantation

Die Implantation von Aortenklappen- (TAVI) und Pulmonalklappenimplantaten (PPVI) erfolgt immer öfter nicht operativ, sondern über große Gefäßzugänge, daher perkutan. Üblicherweise wird ein transfemoraler (TF) Zugang gewählt, seltener transapikale (TA) oder transaxilläre (TAX) Zugangswege.

Vorteil der perkutanen Klappenimplantation ist die geringe Invasivität des Eingriffs im Vergleich zu der herkömmlichen Operation. Es erfolgt keine Sternotomie, und auch der Einsatz einer Herz-Lungen-Maschine ist nicht notwendig. Auch die Rekonvaleszenzphase soll kürzer sein.

Typische Vertreter der perkutanen Klappen sind:

- CoreValve von Fa. Medtronic (Abb. 4.28a), ein selbstexpandierender Stent mit einer Aortenklappe aus Schweineperikard für einen Durchmesser von 20–27 mm für TF oder TAX-Zugänge.
- Sapien von Edward Lifescience, ein ballonexpandierbarer Stent mit einer Aortenklappe aus Rinderperikard für einen Durchmesser von 18–29 mm für TF- oder TA-Zugänge.
- Melody von Fa. Medtronic (Abb. 4.28b), eine ballonexpandierbare Pulmonalklappe.

> Im klinischen Alltag sehen wir v. a. die perkutan eingebrachten Aortenklappen, in den klinischen Angaben oft als »TAVI« bezeichnet.

TAVI TAVI ist die Abkürzung für »transcatheter aortic valve implantation«, eine kathetergestützte, transarterielle Aortenklappenimplantation, bei der eine auf einem Stent fixierte Klappenprothese implantiert wird. Die ursprüngliche/natürliche Aortenklappe bleibt nach Ballonvalvuloplastie in situ. Dieses Verfahren wurde 2002 erstmals beschrieben und ist inzwischen ein etabliertes, häufig angewendetes minimalinvasives Verfahren.

Indikationen und Kontraindikationen für eine TAVI sind in der Übersicht zusammengefasst.

Indikationen und Kontraindikationen für eine TAVI

Indikationen
- Symptomatische, höhergradige Aortenklappenstenose und
  - Schwere Nebenerkrankungen mit erhöhtem Operationsrisiko
  - Alter über 75 Jahre
  - Patienten mit massiver Aortensklerose (Porzellanaorta)
  - Zustand nach mediastinaler Bestrahlung
  - Zustand nach früheren kardialen Operationen

Kontraindikationen
- Isolierte Aortenklappeninsuffizienz
- Lebenserwartung unter 1 Jahr
- Patienten mit niedrigem Operationsrisiko

Der Zugang für den etwa 24-Fr-Katheter kann transarteriell oder transapikal erfolgen. Die Entscheidung für einen der Zugangswege hängt von dem Zustand der Femoralarterien

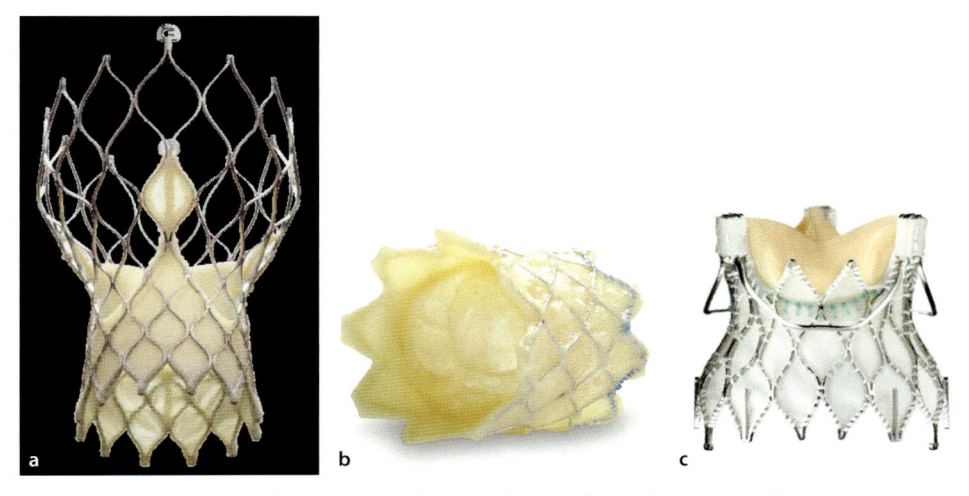

◘ Abb. 4.28a, b Perkutane Herzklappen: **a** CoreValve, ein selbstexpandierender Stent mit einer Aortenklappe aus Schweineperikard für einen Durchmesser von 20–27 mm für transfemorale oder transaxilläre Zugänge. **b** Melody, eine ballonexpandierbare Pulmonalklappe. **c** Engager; alle Fa. Medtronic. (Abb. von Fa. Medtronic GmbH, Meerbusch, mit freundlicher Genehmigung)

ab, die präinterventionell mittels CT oder MRT dargestellt und ausgemessen werden. Sind diese massiv verkalkt, oder ist das Lumen der A. femoralis communis (AFC) zu klein für den geplanten Katheter, ist ein transapikaler Zugang, also direkt durch die Herzspitze, möglich. Hierbei wird ein ca. 4–5 cm langer Schnitt zwischen der 5. und 6. Rippe links ventrolateral gesetzt, an der Stelle, an der üblicherweise der Herzspitzenstoß am besten zu tasten ist.

Beide Verfahren erfolgen ohne Anwendung einer medianen Sternotomie. Zusätzlich wird der Eingriff am schlagenden Herzen durchgeführt, was den Einsatz einer Herz-Lungen-Maschine nicht nötig macht. Während des Eingriffs wird die Klappe nicht reseziert, sondern von der transarteriell bzw. transapikal eingeführten Ersatzklappe überdeckt und an die Aortenwand gedrückt. Beim Zurückziehen des Katheters kann sich die in ein Metallgerüst befestigte Ersatzklappe nun entfalten.

Ergebnisse verschiedener Studien belegen den Stellenwert des Verfahrens gegenüber der konservativen Therapie. Das neue Verfahren hat sich daher schnell verbreitet, und der Anteil der TAVI stieg von ca. 1% aller Eingriffe bei Aortenklappen bis auf etwa 1/4 aller Eingriffe bei Aortenklappenstenose an.

Ablauf der TAVI Der Zugangsweg wird möglichst über die ipsilaterale A. femoralis communis (AFC) gewählt. Über eine Schleuse wird der Führungsdraht in die Aorta vorgeschoben, der die Aortenklappe sondiert. Über einen Katheter kann Kontrastmittel gegeben werden, um die Aortenausstrombahn darzustellen. Zunächst erfolgt eine Ballonvalvuloplastie der Aortenklappe.

Nach erfolgreicher Durchführung der Valvuloplastie wird die CoreValve-Prothese auf einem selbstexpandierenden Stent in Aortenklappenposition gebracht und unter ständiger Kontrastmittel-Durchleuchtungskontrolle stufenweise implantiert (Abb. 4.29). Abschließend erfolgt eine letzte Kontrolle, um den korrekten Sitz der Klappenprothese zu überprüfen.

Die Sapien-XT-Aortenklappe wird prinzipiell gleichartig eingebracht. Im Röntgenbild präsentiert sie sich mit einem kürzeren Metallgerüst (Abb. 4.30).

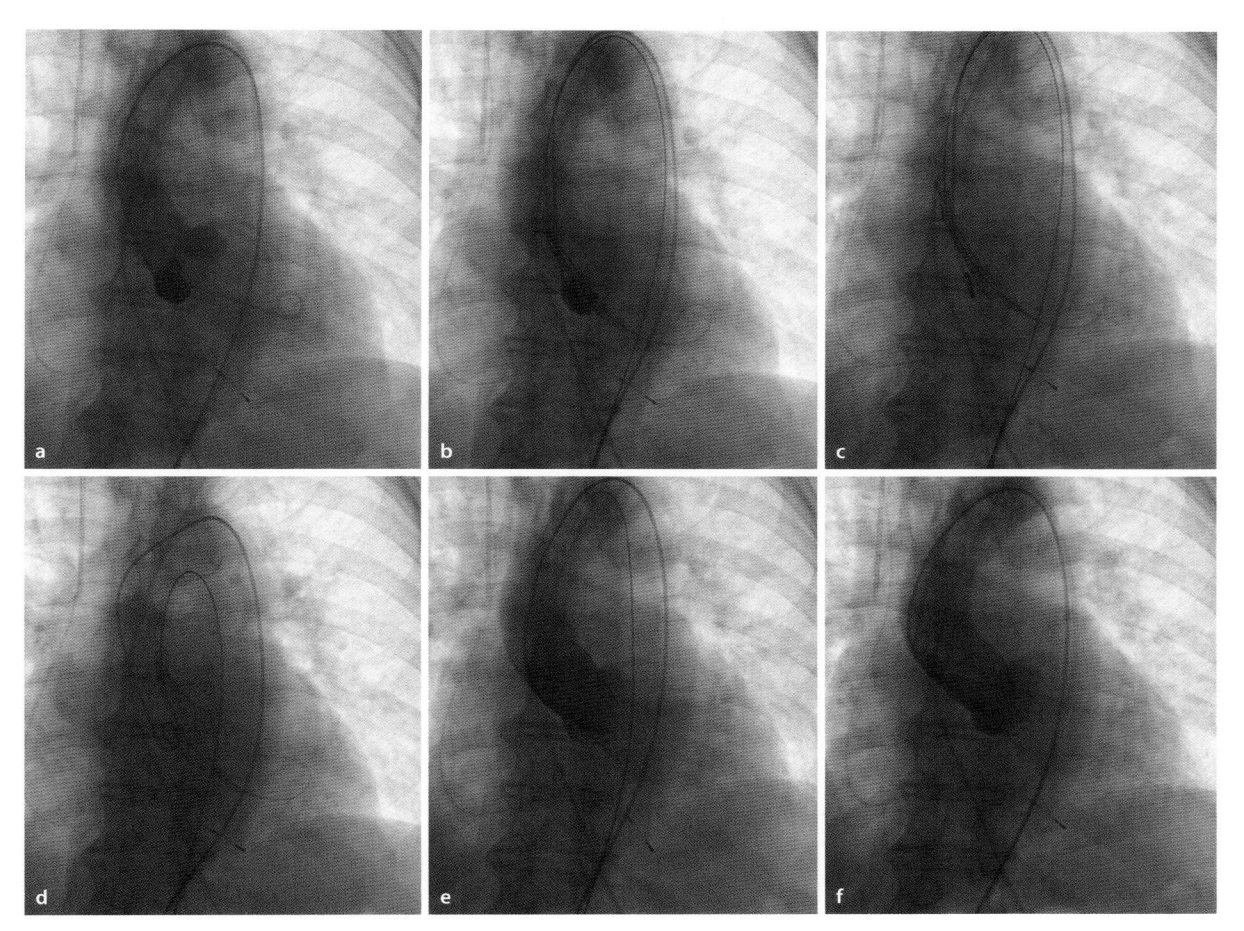

Abb. 4.29a–f Einbringen der perkutanen CoreValve-Prothese: **a** Darstellung der Aortenwurzel. Der Katheter wurde über die Aortenklappe vorgeschoben. **b** Der selbstexpandierende Stent wurde auf Höhe der Aortenklappe vorgeschoben. Der selbstexpandierende Stent wird langsam schrittweise unter DSA-Kontrolle entfaltet (**c–e**), bis er schließlich vollständig entfaltet ist und in der endgültigen Position liegt (**f**)

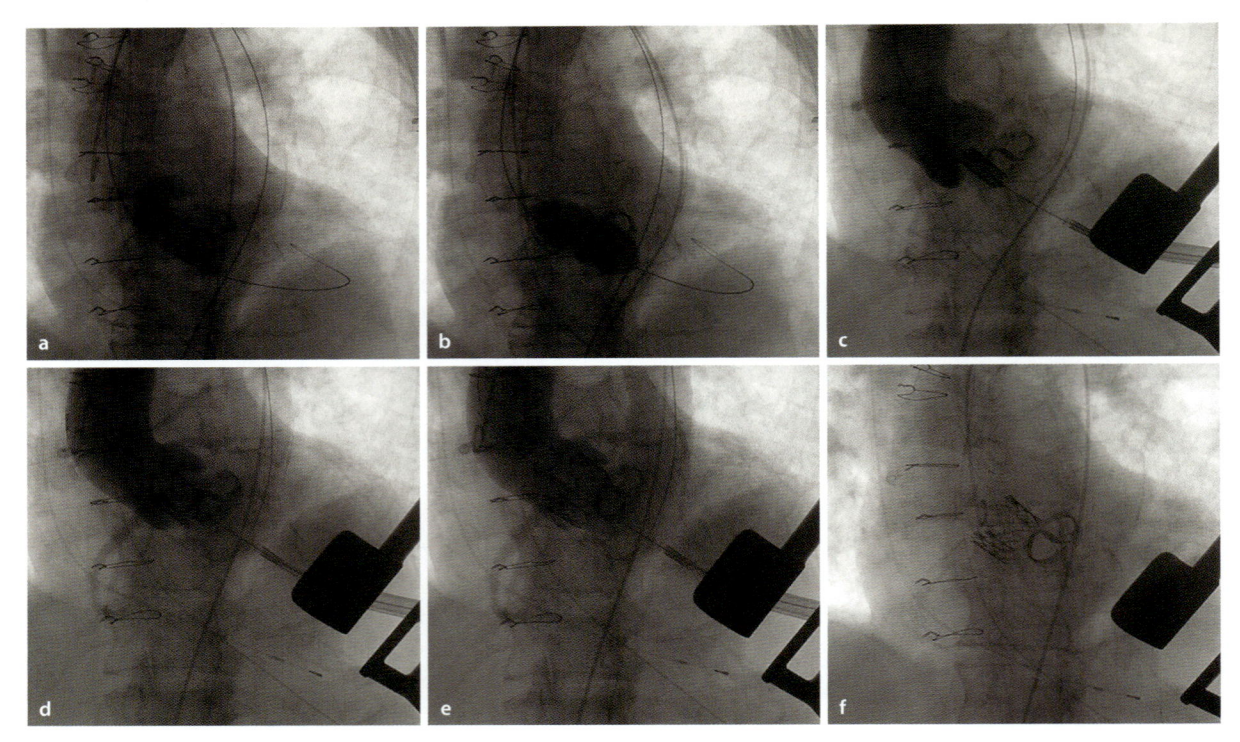

Abb. 4.30a–f Dieser Patient hatte bereits eine mechanische Aortenklappenprothese einliegend, die nach einigen Jahren jedoch insuffizient geworden war. Dies machte die Implantation einer zweiten, oberhalb der ersten Klappenprothese platzierten Klappe notwendig. Hierzu eignet sich die kürzere stentgetragene Aortenklappe (**a**). Auch in diesem Beispiel erfolgte zuerst eine Ballonvalvuloplastie (**b**). Anschließend wurde die stentgetragene Aortenklappe in Position gebracht (**c**) und unter der DSA-Kontrolle schrittweise entfaltet (**d, e**). Abschließende Lagepüfung (**f**). Der Sapien-XT-Stent ist vollständig entfaltet. Sämtliche Katheter und Drähte können nun entfernt werden

4.2 · Herzklappenrekonstruktion und Herzklappenersatz

Die Sapien-XT kommt gibt es in verschiedenen Größen (je nach Durchmesser der originären Klappe von 18–27 mm). Als Besonderheit kann die Sapien-Klappenprothese auch in Pulmonalklappenposition eingebracht werden. Bei den in ◘ Abb. 4.31 und ◘ Abb. 4.32 dargestellten Patienten ist die Klappe in aortaler Position eingesetzt worden: in ◘ Abb. 4.31 eine Klappe mit größerem Durchmesser und in ◘ Abb. 4.32 eine Klappe mit geringerem Durchmesser.

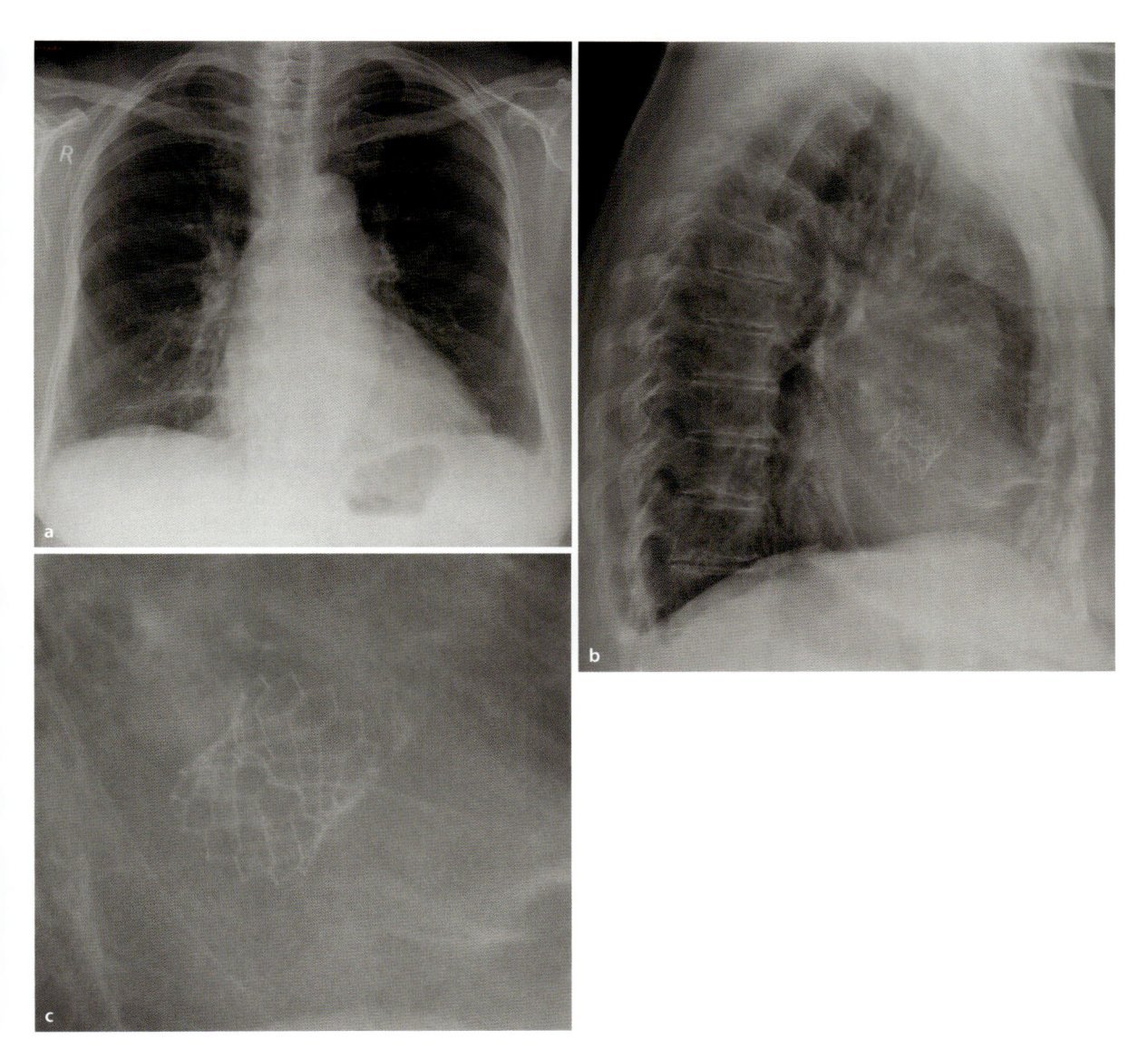

◘ **Abb. 4.31a–c** Sapiens-Klappenprothese in aortaler Position und in hoher Vergrößerung. Klappen mit 3 Maschenreihen sind im Durchmesser 29 mm und werden für die größeren Ringgrößen (Durchmesser der originären Klappe) bis 27 mm verwendet. Klappen mit 2,5 Maschenreihen sind im Durchmesser 26 mm groß

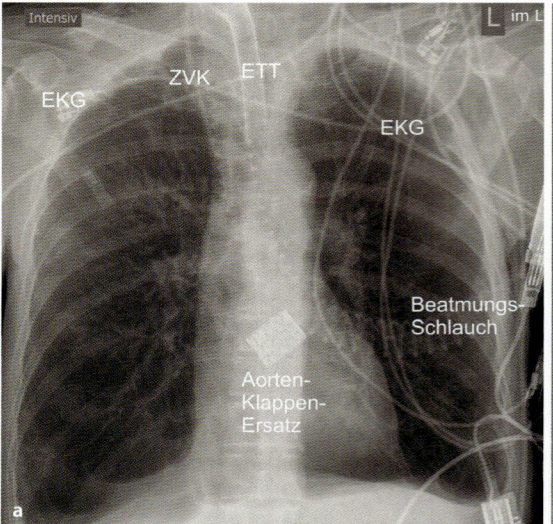

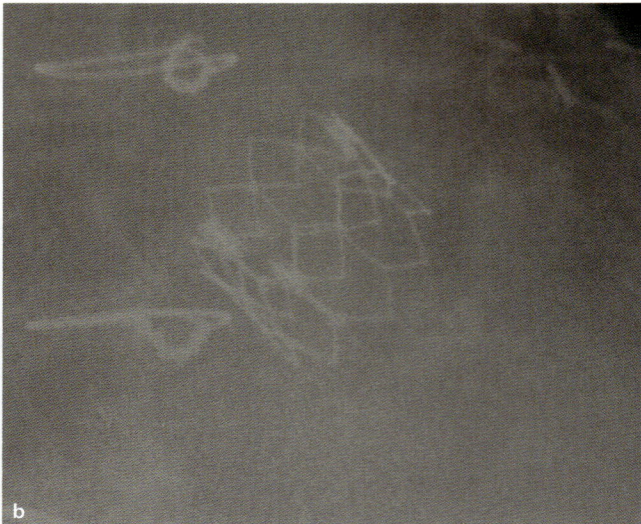

Abb. 4.32a, b Sapiens-Klappen mit 2 Maschenreihen sind im Durchmesser 23 mm groß und für die eher kleineren Ringgrößen gedacht

PPVI (»percutaneous pulmonary valve implantation«) Die perkutane Pulmonalklappenimplantation wird im Abschn. »Pulmonalklappenprothesen« behandelt (s. unten; ▶ Abschn. 4.2.3).

- **Mechanische Herzklappen**

> Ein erheblicher Vorteil der mechanischen Herzklappen ist die lange Lebensdauer von 20–30 Jahren. Im Vergleich hierzu müssen 10–30% der biologischen Klappenmodelle nach 10–15 Jahren ersetzt werden.

Es gibt inzwischen viele verschiedene Formen von mechanischen Herzklappen. Eine bleibende Gemeinsamkeit der mechanischen Klappen sind ein metallener Korpus und ein Gerüst mit einer Polyestermanschette. Die Mechanik führt beim Schließen der Klappe zu einem hörbaren Klickgeräusch, wenn die Flügel bzw. die Kugel auf den metallenen Ring aufprallen.

Etwa die Hälfte der Patienten fühlt sich von dem Geräusch der mechanischen Herzklappe kurz nach der Implantation gestört. Allerdings gewöhnen sich die meisten Patienten rasch an das Geräusch, sodass nach 1–2 Jahren nur 5–10% der Patienten das Geräusch noch störend wahrnehmen. Für diese verbleibenden Patienten kann das allerdings eine geringere Lebensqualität bedeuten.

Ein weiterer Vorteil der mechanischen Klappen ist die gute Darstellbarkeit im Röntgenbild. Auch im CT sind die Klappen trotz metallbedingter Artefakte relativ gut beurteilbar. Nachteilig wirkt sich das zumeist metallische Material in der Echokardiographie aus, hier erzeugen alle mechanischen Herzklappen einen starken Schallschatten und eine Reflexion.

Nachteile mechanischer Klappen
- Lebenslage Antikoagulation notwendig
- Geräuschbildung
- Artefakte und eingeschränkte Beurteilbarkeit in der Echokardiographie

Abb. 4.33 zeigt eine mechanische Aortenklappe im Querschnitt und sagittal.

Im Folgenden sind die erhältlichen Modelle beschrieben.

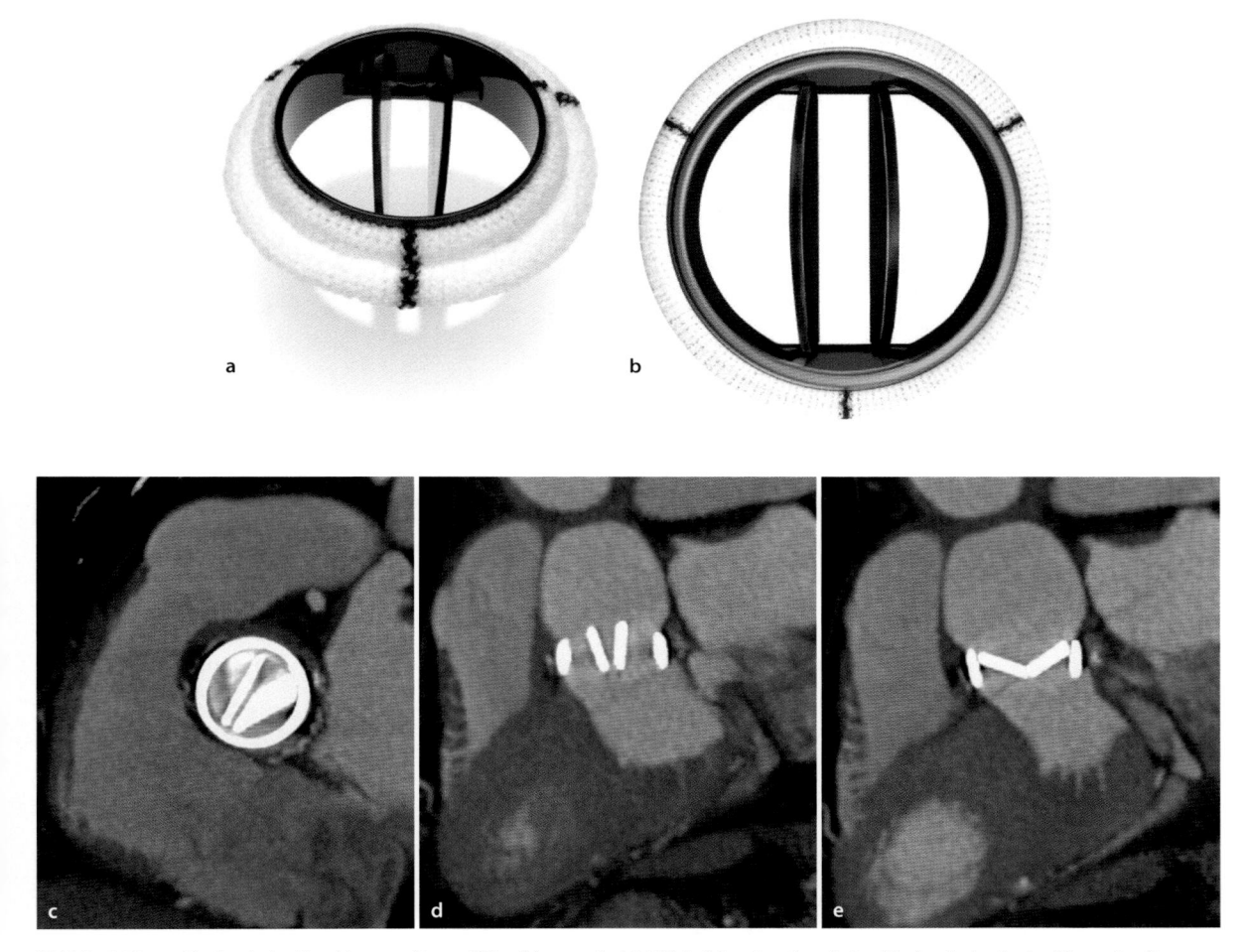

Abb. 4.33a–c Mechanische Herzklappen: Doppelflügelklappen (**a** AP 360, **b** Advantage) und eine Mechanische Aortenklappe im Querschnitt (**c**) und sagittal (**d** in geöffnetem Zustand, **e** in geschlossenem Zustand). (Abb. von Fa. Medtronic GmbH, Meerbusch, mit freundlicher Genehmigung)

Kugel-Käfig-Prothese Die Prothese besteht aus einem Kautschukball mit 2% röntgendichtem Bariumsulfatzusatz, der sich 1–2 cm innerhalb eines metallenen Gerüstes hin und her bewegen kann. Der Metallkäfig besteht beim Aortenersatz aus 3 und beim Mitralklappenersatz aus 4 Bügeln (◘ Abb. 4.34).

Die Prothesen gelten als sehr langlebig, haben jedoch ungünstige hämodynamische Eigenschaften und führen zu einer mechanischen Hämolyse und weisen eine hohe Thrombogenität auf. Die Kugel-Käfig-Prothesen werden heutzutage (fast) nicht mehr implantiert.

Doppelflügelklappen Doppelflügelklappen bestehen aus 2 halbkreisförmigen Klappen und weisen günstige Strömungsverhältnisse auf, da die Flügel bei geöffneter Klappe annähernd parallel zum Blutstrom ausgerichtet werden (◘ Abb. 4.35a, b).

> **Die Doppelflügelklappen sind heutzutage der bevorzugte Klappentyp.**

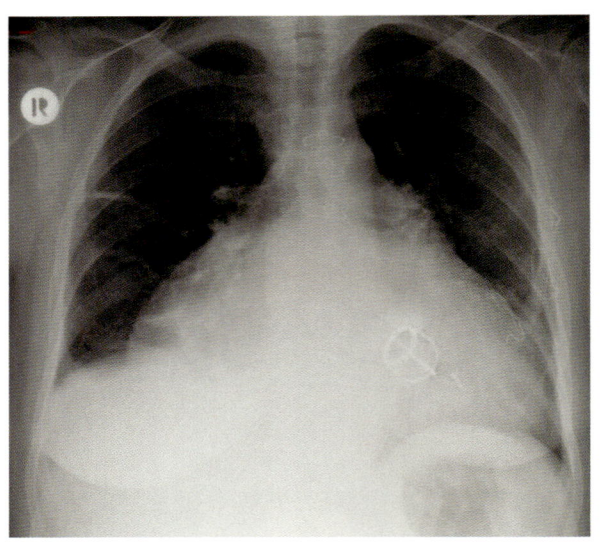

◘ **Abb. 4.34** Kugel-Käfig-Prothese. Patient mit massiver Kardiomegalie

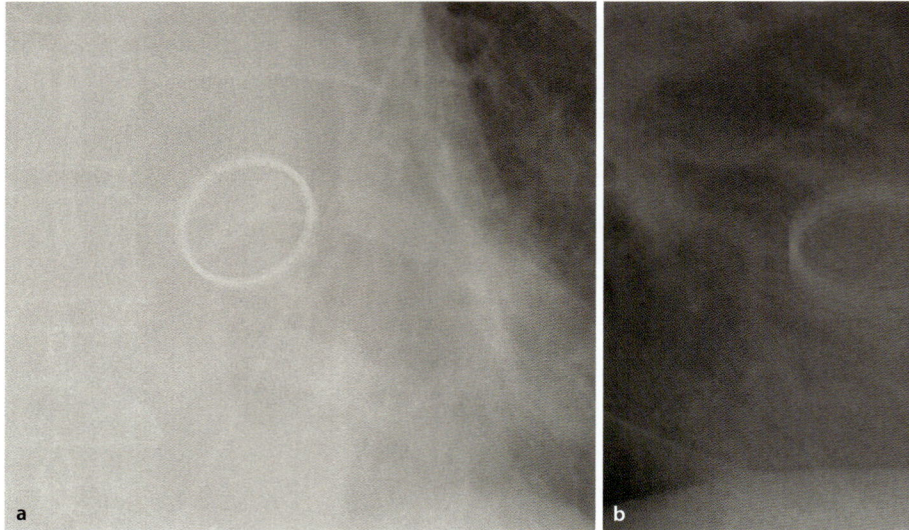

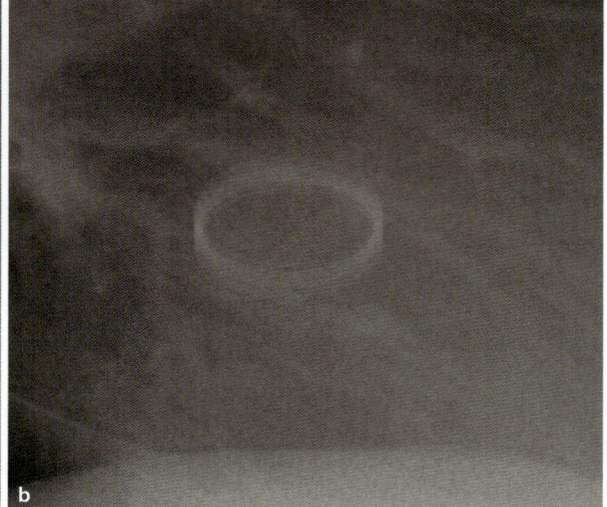

◘ **Abb. 4.35a, b** Beispiele für Doppelflügelklappen, von denen derzeit sehr viele verschiedene Modelle existieren (z. B. St. Jude, Carbomedics, Medtronic, Edward, Duromedics, Sorin)

4.2 · Herzklappenrekonstruktion und Herzklappenersatz

Bei den in Abb. 4.35 dargestellten Herzklappen handelt es sich um Doppelflügelklappen, von denen derzeit sehr viele verschiedene Modelle existieren (z. B. St. Jude, Carbomedics, Medtronic, Edward, Duromedics, Sorin).

> Flügel und Ring von Doppelflügelklappen sind besonders gut im seitlichen Strahlengang beurteilbar.

Die St.-Jude-Medical-Doppelflügelklappe wurde mit einer Wolframlegierung hergestellt, die eine verbesserte Darstellbarkeit unter Durchleuchtung bedingt.

Kippscheibenprothese Die Kippscheibenprothese Medtronic Hall Valve ist in Abb. 4.36 zu sehen, ein klinisches Beispiel zeigt Abb. 4.36.

Bei der Kippscheibenprothese handelt es sich um eine asymmetrisch öffnende Scheibe mit Fixierung in einer Haltevorrichtung aus einem metallischen Nahtring. Die Scheibe ermöglicht eine Bewegung von 60–85° zwischen der Öffnung und dem Klappenschluss.

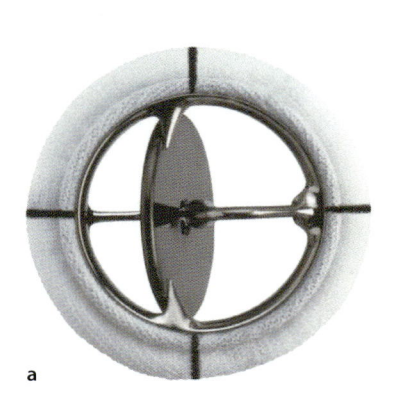

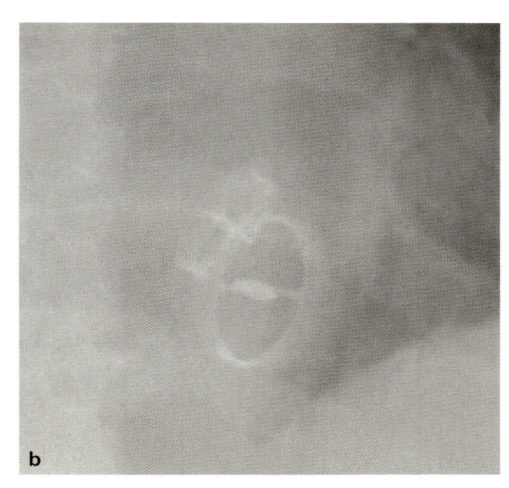

Abb. 4.36a,b Kippscheibenprothese (Medtronic Hall Valve); (Abb. von Fa. Medtronic GmbH, Meerbusch, mit freundlicher Genehmigung)

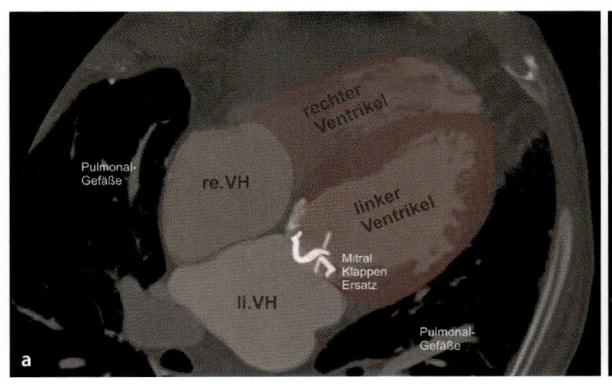

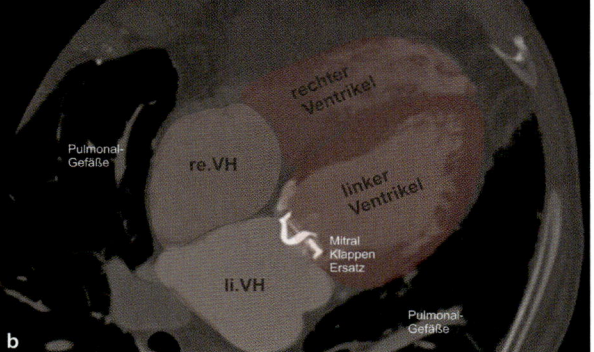

Abb. 4.37a, b Kippscheibenprothese in Mitralposition offen – geschlossen

> Die Kippscheibenbewegungen und die Haltevorrichtung sind unter Durchleuchtung hervorragend beurteilbar, da ein Tantalring in die Kippscheibe implantiert ist.

Die Kippscheibenprothesen sehen im Röntgenbild ein wenig aus wie das Markenzeichen von Opel (Abb. 4.38, Abb. 4.39).

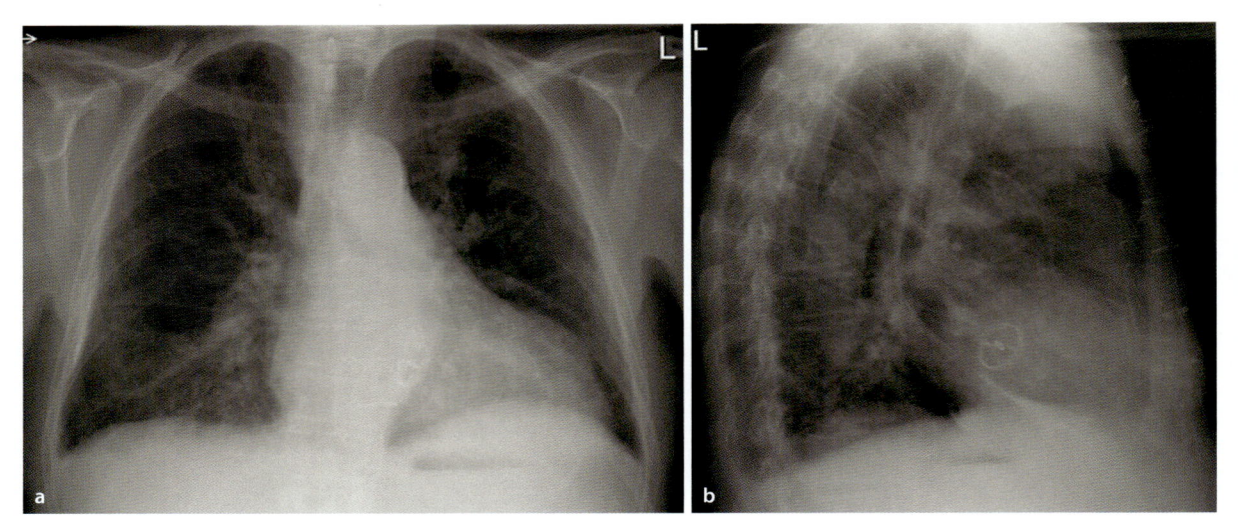

Abb. 4.38a, b Medtronic Hall Valve, eine Kippscheibenprothese. Man kann doch das »Opel«-Zeichen gut sehen, oder? OK – es steht auf dem Kopf

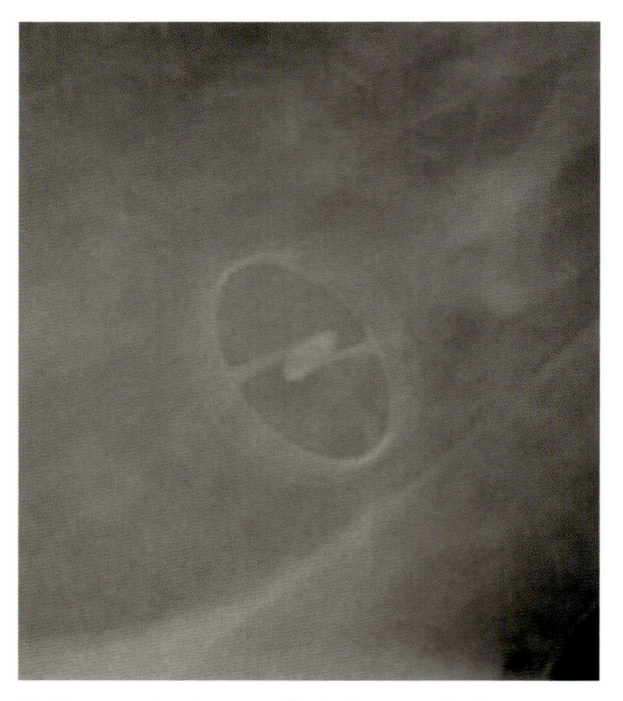

Abb. 4.39 Schon besser. Die Ähnlichkeit war sicher keine Absicht, hat aber einen gewissen Wiedererkennungseffekt ;-)

In der Computertomographie kann man die Kippscheibe gut abgrenzen. In ◘ Abb. 4.37 sehen wir eine Kippscheibe »in Aktion«, daher offen und geschlossen.

4.2.3 Darstellung der Klappenprothesen im Röntgenbild

Die Detektion der mechanischen Herzklappenimplantate ist zunächst einfach, da sie aus röntgensichtbaren Materialien gefertigt werden. Die Gewebeanteile der biologischen Klappen können in einem Röntgenbild nicht sichtbar gemacht werden, allerdings werden sie mit oft mit einem Nahtring versehen oder an einem Metallgerüst aus rostfreiem Edelstahl befestigt, die in einer konventionellen Thoraxaufnahme gut sichtbar sind.

> Handelt es sich um Klappen ohne röntgendichten Halteapparat, so sind sie übersichtsradiographisch nicht erkennbar und können allenfalls an den sternalen Drahtcerclagen vermutet werden. Hier sind Anamnese und die klinischen Angaben Gold wert!

Aortenklappenprothesen

Die Aortenklappenstenose gilt als häufigste Herzklappenerkrankung in den Industrieländern. Die Inzidenz steigt dabei mit dem Alter, da zumeist degenerative Prozesse ursächlich sind. Zusätzlich können Entzündungen, Fetteinlagerungen und Verkalkungen zum Entstehen einer Aortenklappenstenose beitragen.

Eine Aortenklappeninsuffizienz kann durch eine bikuspide Aortenklappe begünstigt werden. In Entwicklungsländern ist das rheumatische Fieber eine häufige Ursache.

◘ Abb. 4.40 zeigt eine Aortenklappeninsuffizienz mit Dekompensation und deutlicher Besserung nach Implantation einer Aortenklappenprothese.

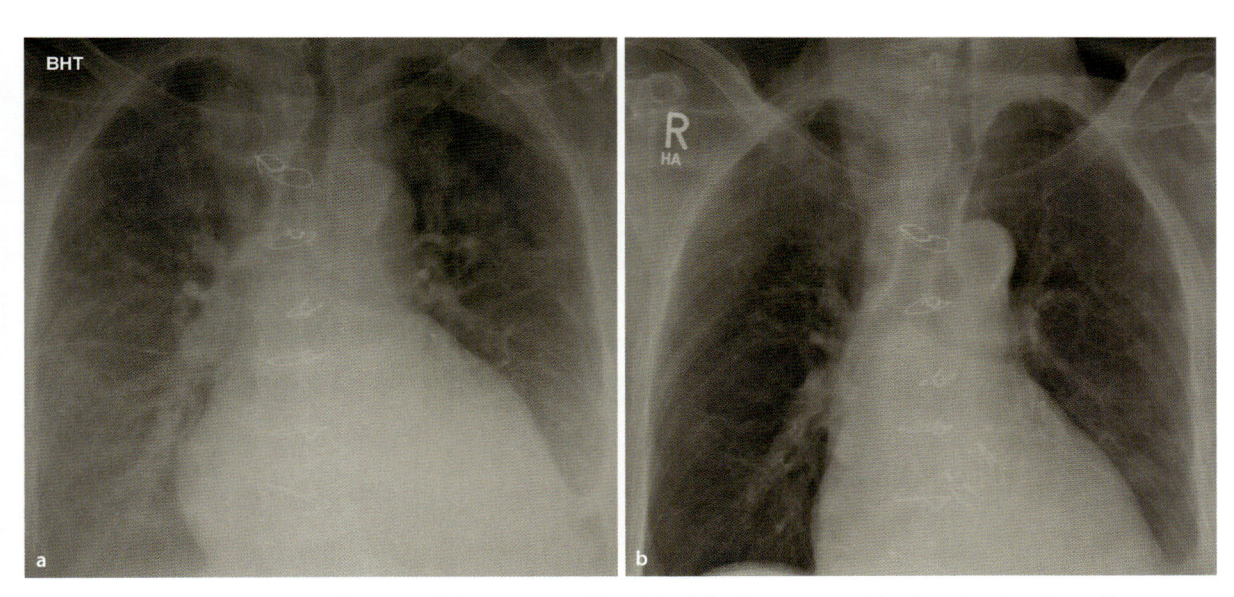

◘ **Abb. 4.40a, b** Aortenklappeninsuffizienz mit Dekompensation (**a**) und deutlicher Besserung nach Implantation einer Aortenklappenprothese (**b**)

> Patienten mit Klappenvitien weisen häufig eine deutlich veränderte Herzform auf (◘ Abb. 4.41). Sollte eine Herzform derart krankhaft verändert sein, dass man nicht mehr sicher sagen kann, um welche Klappe es sich handelt, muss man den Patienten oder den Behandler fragen.

Es ist oft schwierig, die Aortenklappenprothese in der a.-p. Aufnahme abzugrenzen, sie kann mit Sternalcerclagen verwechselt werden. Die Identifikation der Klappenprothese fällt in der seitlichen Projektion erheblich leichter (◘ Abb. 4.42).

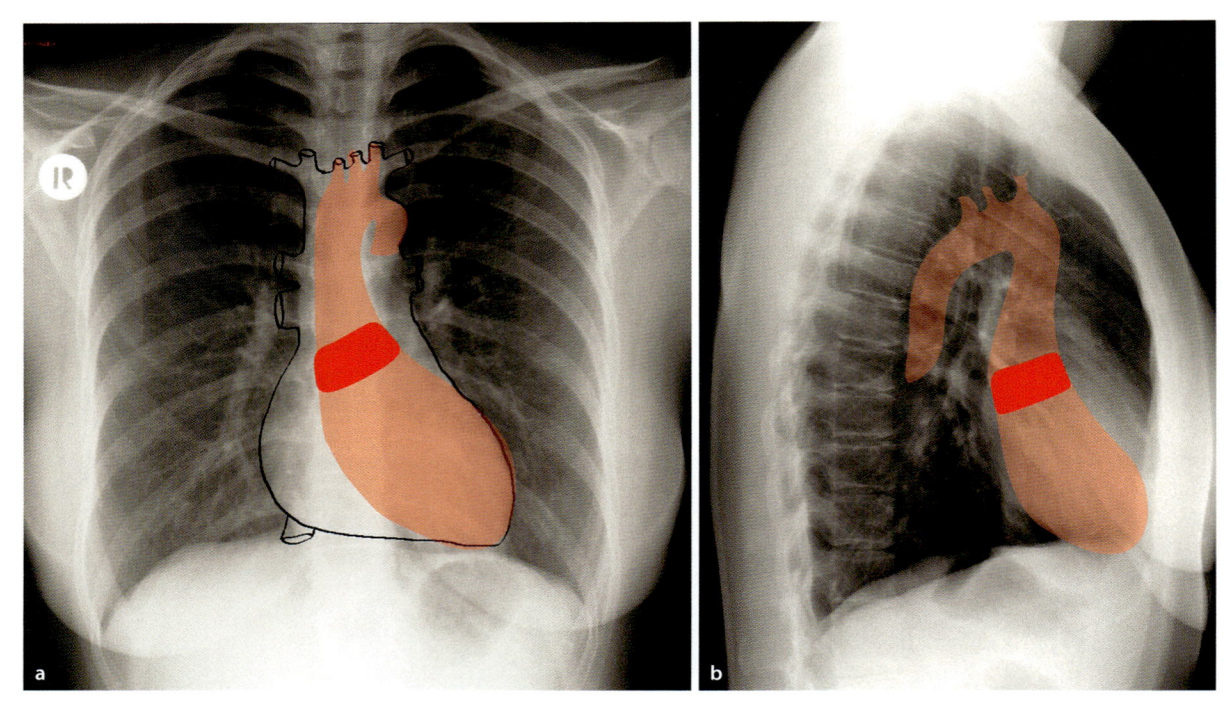

◘ **Abb. 4.41a, b** Ungefähre Position der Aortenklappe im Röntgenbild. Dabei ist zu beachten, dass Patienten mit Klappenvitien häufig eine deutlich veränderte Herzform aufweisen

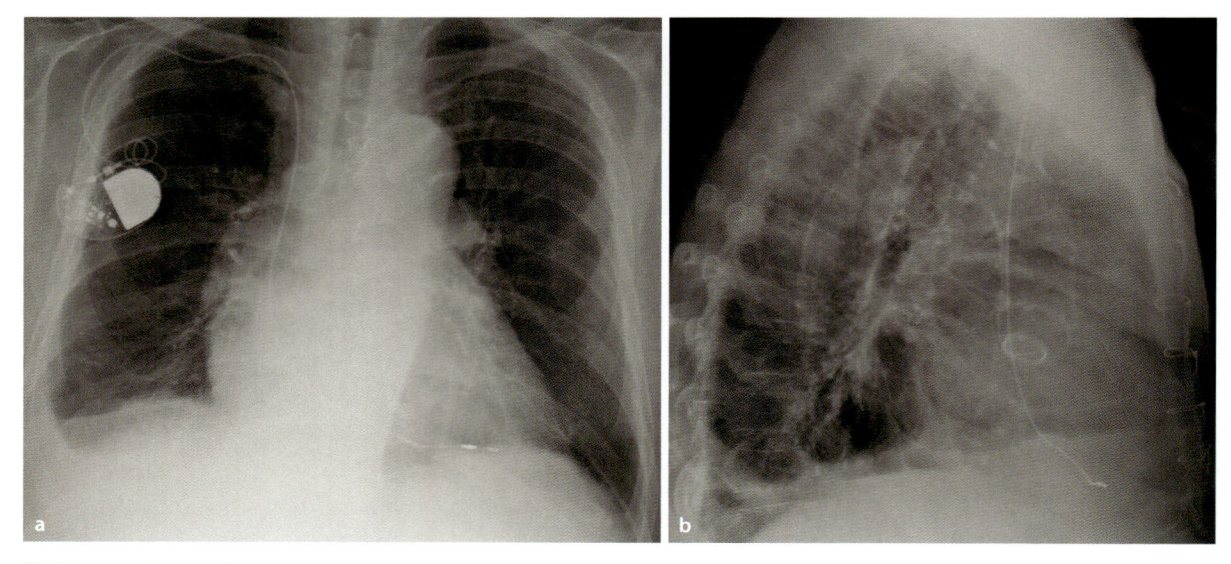

◘ **Abb. 4.42a, b** Es ist oft schwierig, die Aortenklappenprothese in der a.-p. Aufnahme abzugrenzen. Manchmal wird sie auch mit Sternalcerclagen verwechselt. Wie auch in diesem Beispiel fällt die Identifikation der Klappenprothese in der seitlichen Projektion erheblich leichter. Insbesondere wenn der Patient, wie unserer hier, eine Aortensklerose aufweist. In diesem Beispiel sieht man die arteriosklerotisch veränderte Aorta sehr gut und die Klappenprothese projiziert sich direkt unter den Kalkring, die Diagnose einer Aortenklappenprothese ist somit relativ einfach

4.2 · Herzklappenrekonstruktion und Herzklappenersatz

Die Arteriosklerose der Aorta ist jedoch nicht in allen Fällen ausreichend, um die Kunstklappe eindeutig zuzuordnen. Um hier zu einer Zuordnung zu kommen, kann man das Herz zunächst in einen oberen und einen unteren Anteil trennen. Dann zieht man in der seitlichen Aufnahme eine schräge Linie auf der längsten Seite des Herzschattens. Nun haben wir einen »oberen« und einen »unteren« Herzteil und mit der seitlichen Aufnahme ein »Vorne« und ein »Hinten«. Insgesamt ergeben sich 4 Möglichkeiten, und das hilft uns die Herzklappe näher zu bestimmen (Abb. 4.43, Abb. 4.44, Abb. 4.45, Abb. 4.46).

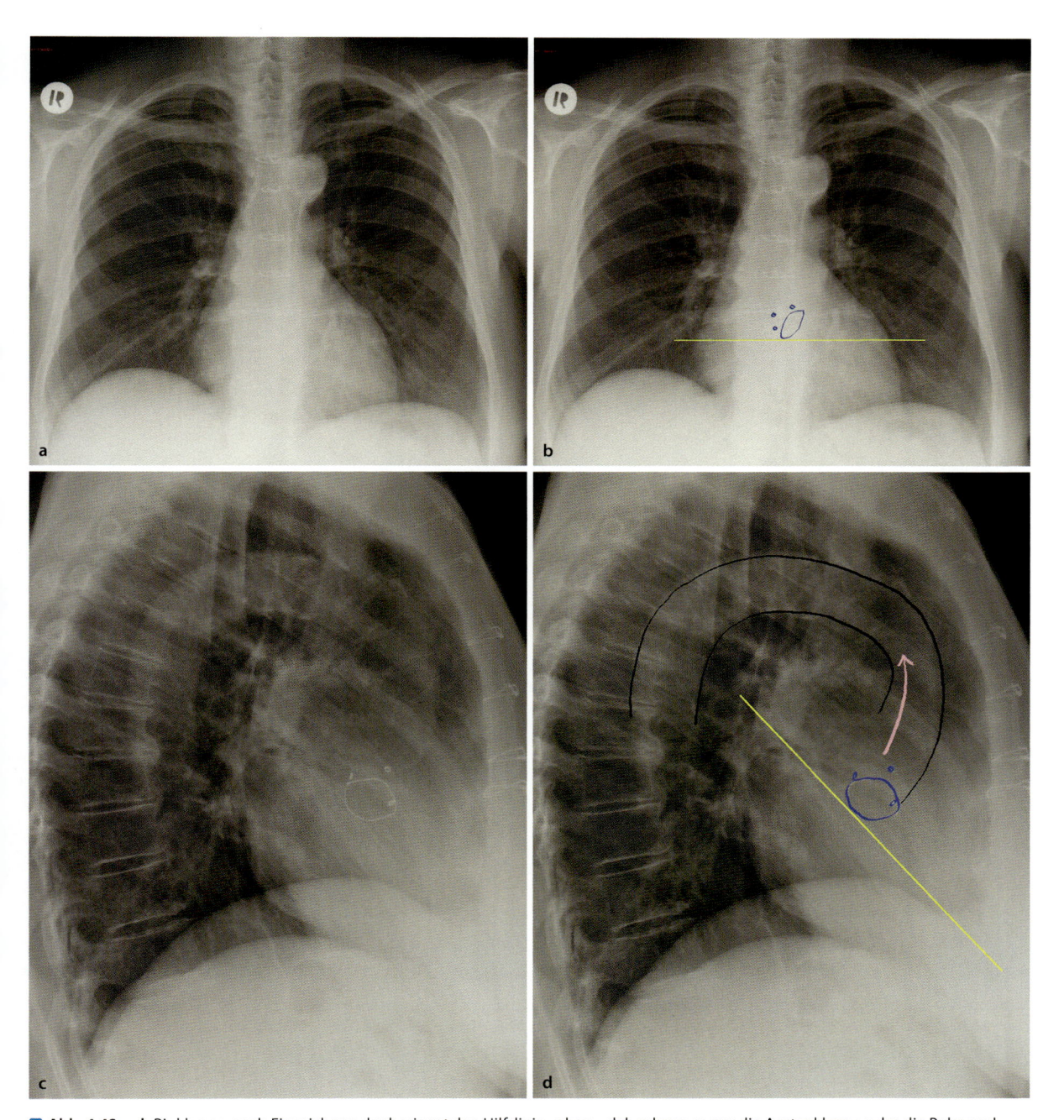

Abb. 4.43a–d Bioklappe, nach Einzeichnen der horizontalen Hilfslinie »oben«, daher kann es nur die Aortenklappe oder die Pulmonalklappe sein, die ersetzt wurde. In der seitlichen Projektion nach Einzeichnen der schrägen Hilfslinie sehen wir die Klappe vorn. Damit ist es die Aortenklappe!

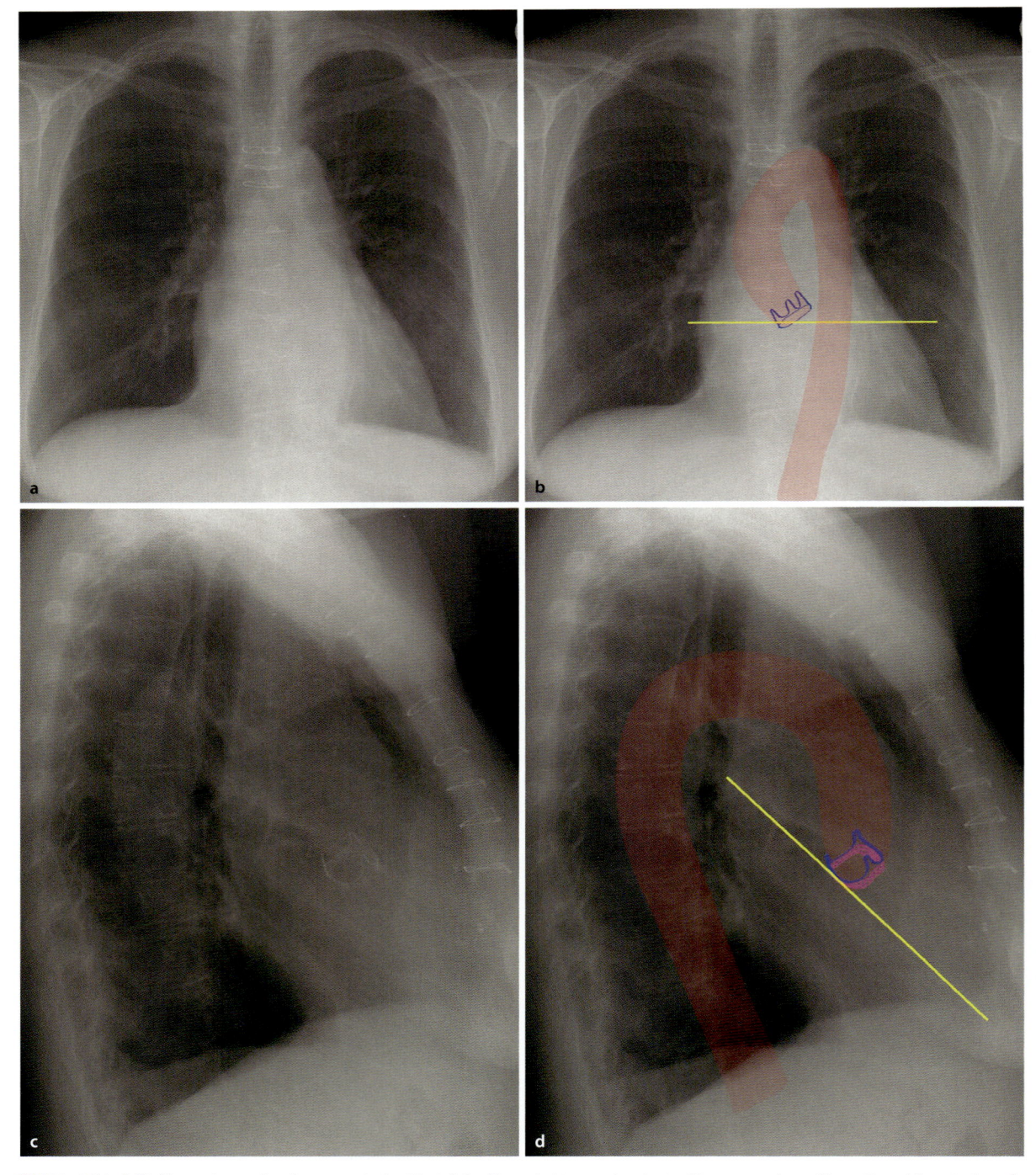

Abb. 4.44–d Bioklappe knapp im oberen ventralen Viertel des Herzschattens – eine Aortenklappenprothese. Ein weiterer Hinweis darauf sind die »Füßchen« der Bioklappe, die nach rechts oben zeigen, auch dies ist typisch für Aortenklappenprothesen

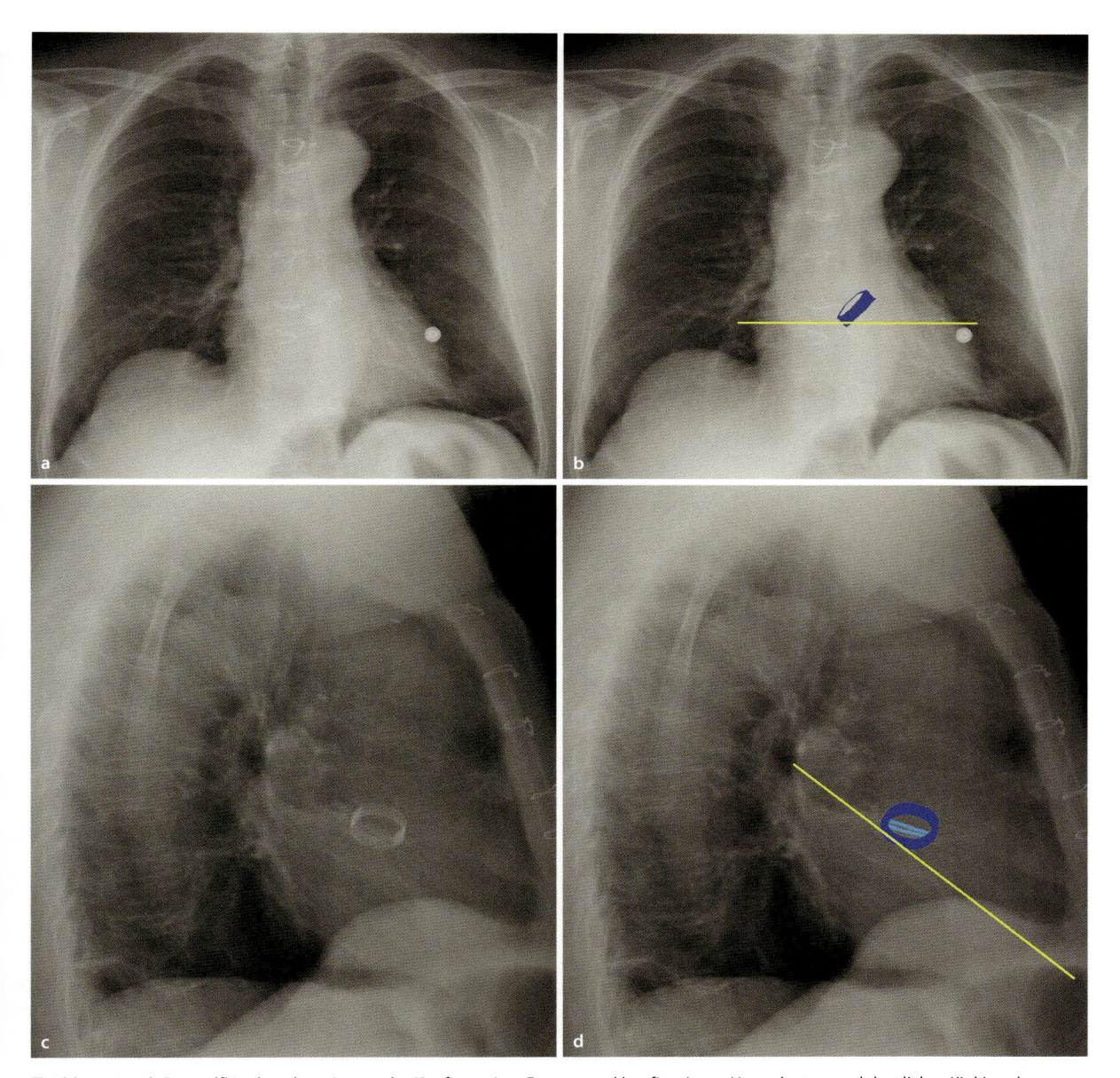

4.2 · Herzklappenrekonstruktion und Herzklappenersatz

Abb. 4.45a–d Doppelflügelprothese in aortaler Konfiguration. Etwas aortal konfigurierter Herzschatten und deutliches Kinking der elongierten Aorta nach langjährigem Hypertonus

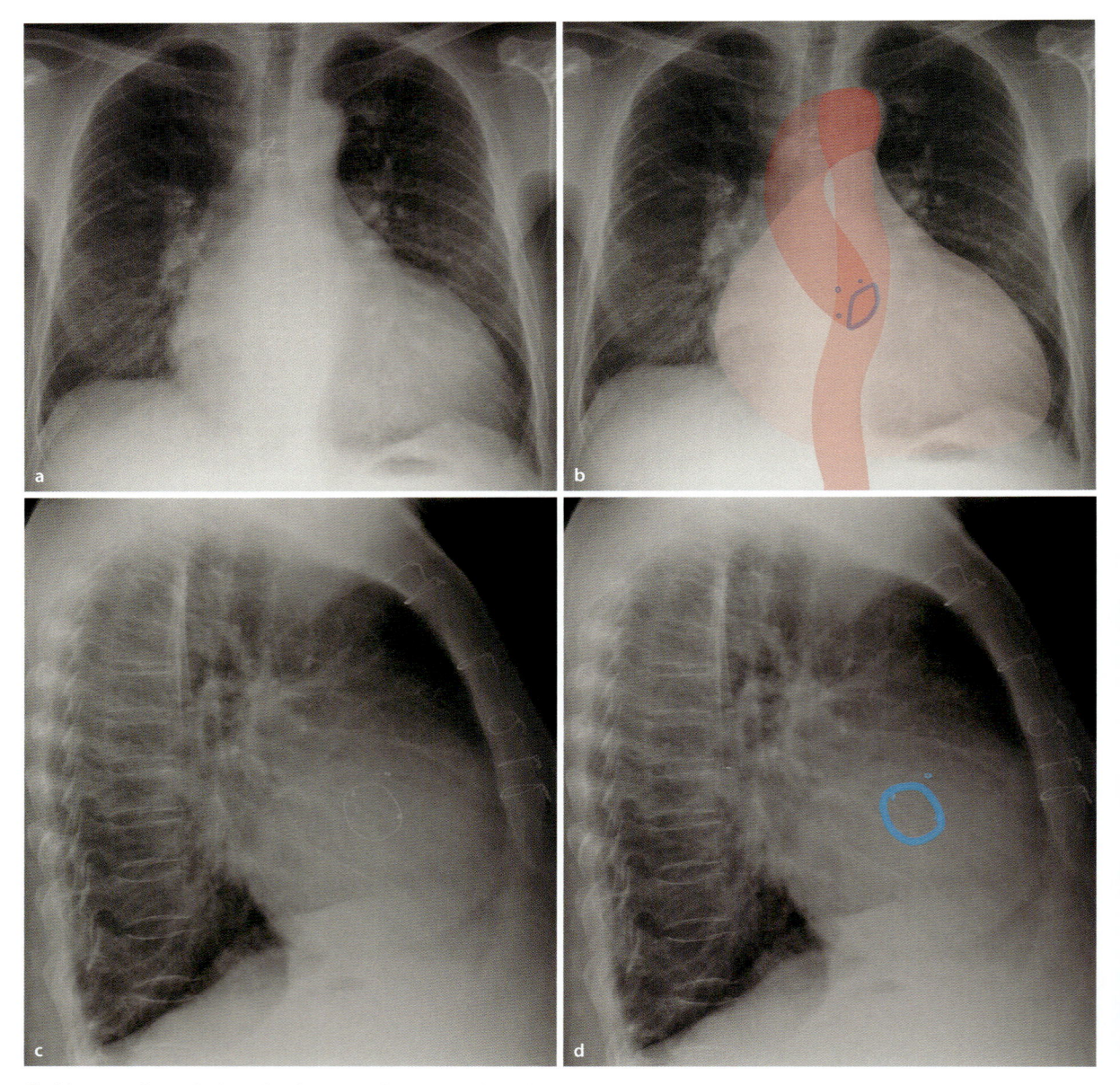

Abb. 4.46a–d Eine biologische Klappenprothese in Aortalprojektion. Dieses Herz ist nach langjährigem Vitium linksbetont erheblich verbreitert und verformt

- **TAVI (»transcatheter aortic valve implantation«) nach Aortenstenose**

Zuerst identifizieren wir die Klappenprothese. Die Form ist relativ einfach zu erkennen (Abb. 4.47). Nun wollen wir wissen, ob die Klappe anatomisch korrekt liegt (Abb. 4.48, Abb. 4.49).

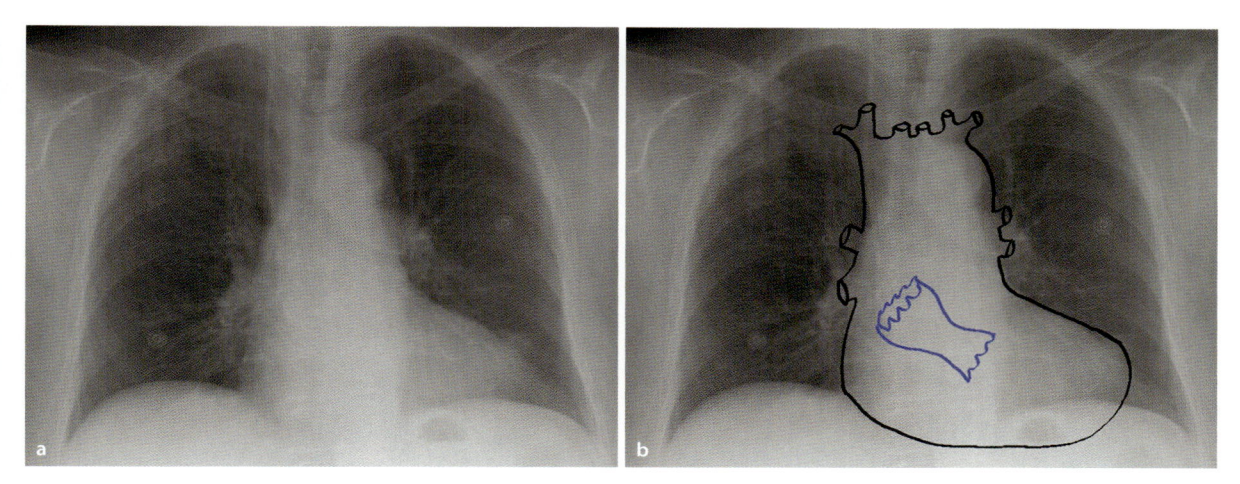

Abb. 4.47a, b Zuerst identifizieren wir die Klappenprothese. Die Form ist schon mal relativ einfach zu erkennen. Zustand nach TAVI, somit eine Aortenklappenprothese

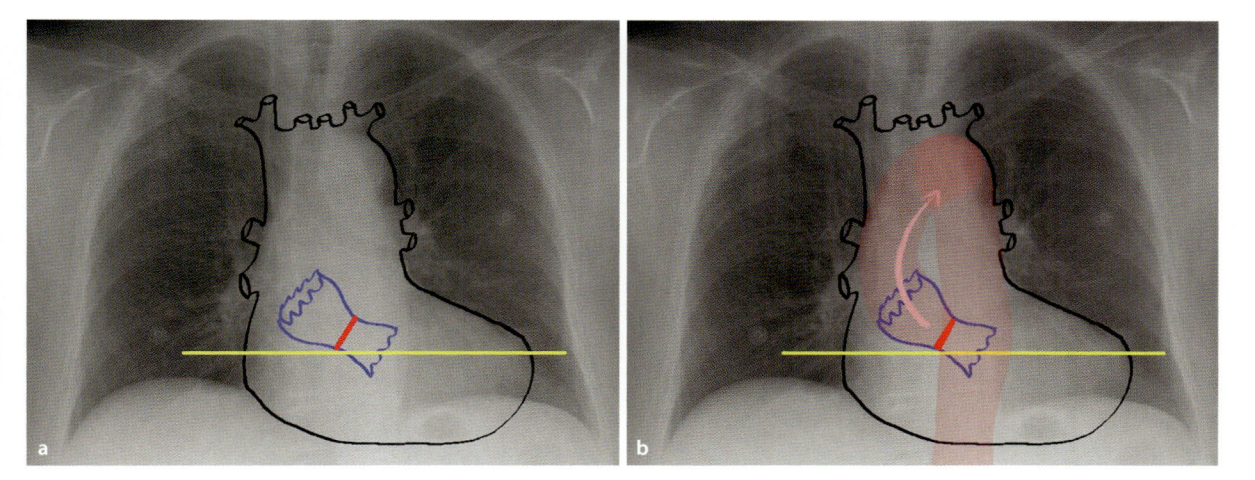

Abb. 4.48a, b Aber wir wollen wissen, ob die Klappe anatomisch korrekt liegt. Die Hilfslinie in der a.-p. Aufnahme schneidet die Klappe. Wir haben weiter oben jedoch schon gesehen, dass die eigentliche Klappe in etwa mittig im Stent liegt. Sie liegt also oberhalb der Hilfslinie

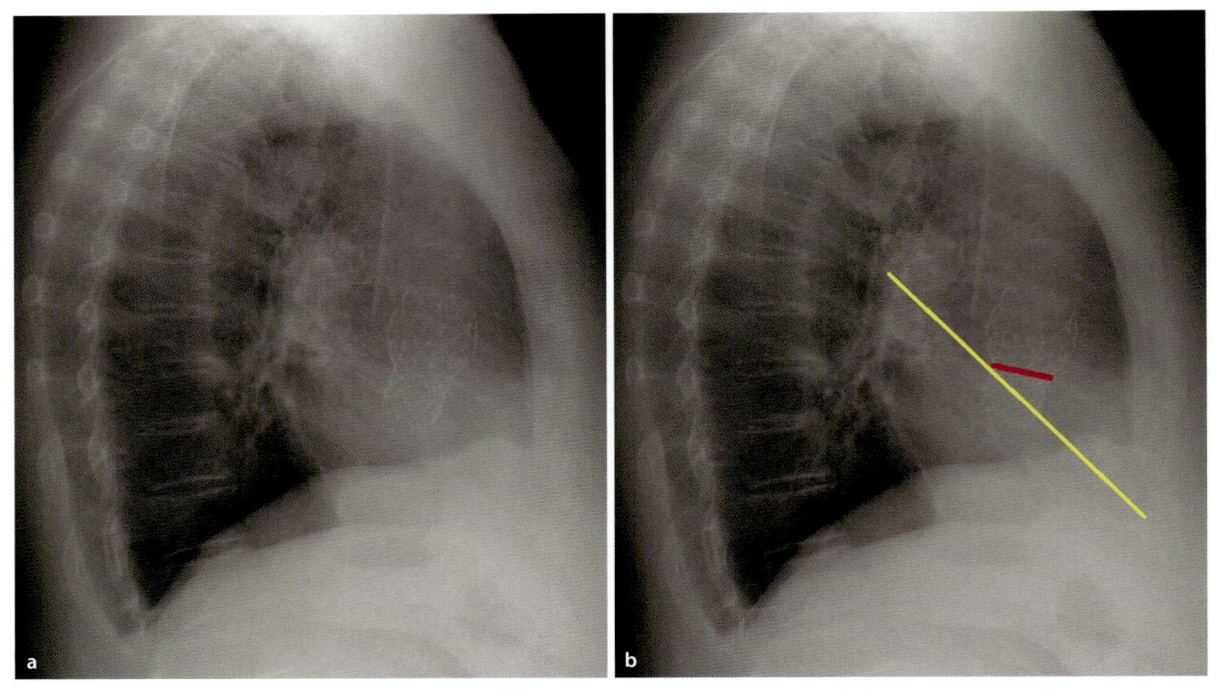

Abb. 4.49a, b Auch in der seitlichen Projektion liegt die Klappe mittig im Stent und somit oberhalb der Hilfslinie

Mitralklappenprothesen

Die Mitralklappeninsuffizienz ist statistisch gesehen der zweithäufigste erworbene Klappenfehler. Klinisch führt er zu einer signifikanter Einschränkung der körperlichen Belastbarkeit.

Ähnlich der Versorgung der Aortenklappe gibt es an der Mitralklappe sowohl die Möglichkeit eines offenchirurgischen Eingriffes als auch eines minimalchirurgischen Vorgehens wie den Einsatz von Anuloplastiering zur Rekonstruktion der Klappe oder minimalinvasive Verfahren wie der Einsatz eines MitraClips. Dieses Verfahren wird, wie TAVI, bei Patienten mit einem erhöhten Operationsrisiko bevorzugt eingesetzt, und wir haben es weiter oben bereits kennengelernt.

> In der Röntgenaufnahme projiziert sich die Mitralklappe nach links in die untere Hälfte des Herzschattens (◘ Abb. 4.50, ◘ Abb. 4.51, ◘ Abb. 4.52, ◘ Abb. 4.53, ◘ Abb. 4.54).

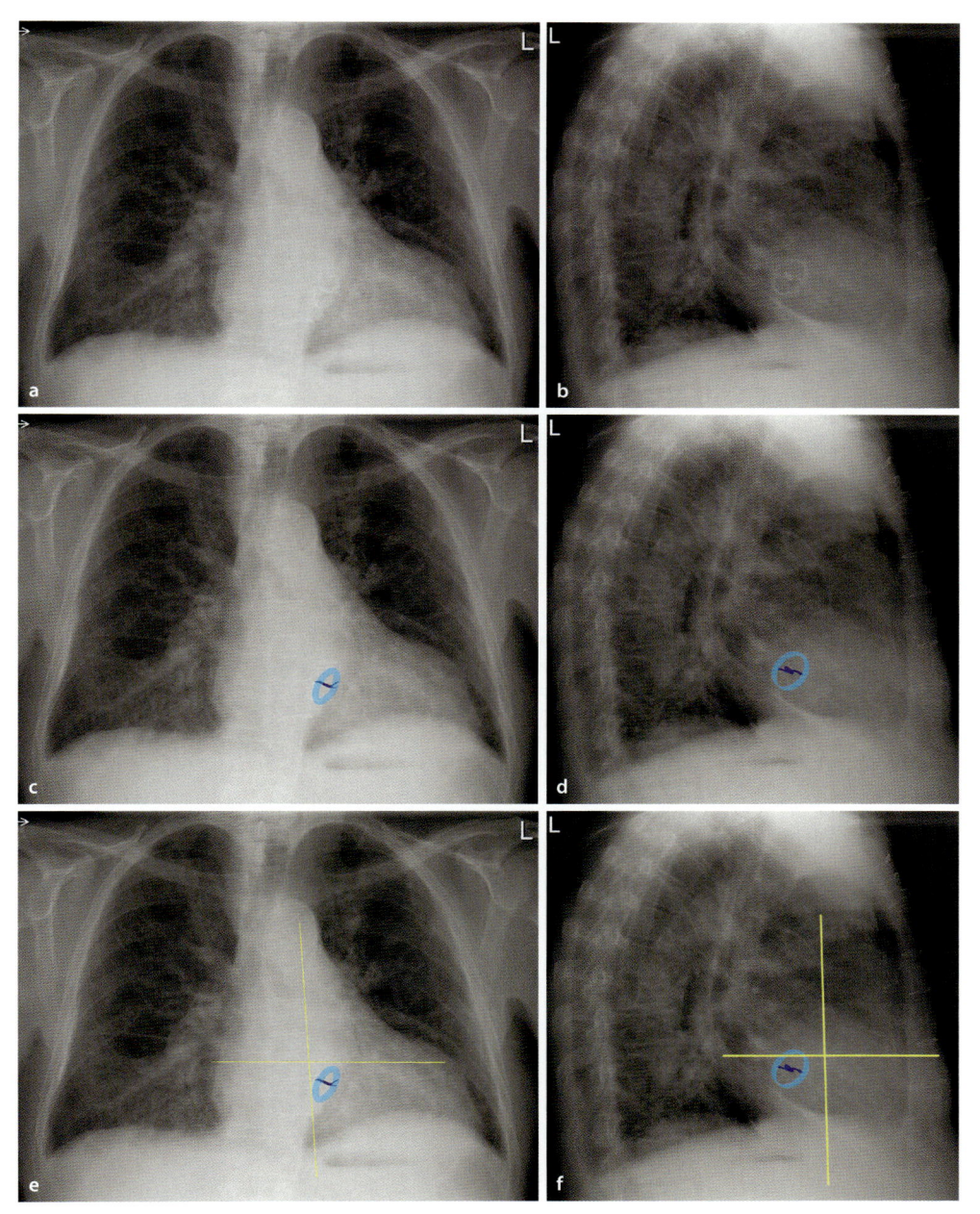

◘ Abb. 4.50a–f Kippscheibenprothese in Mitralposition

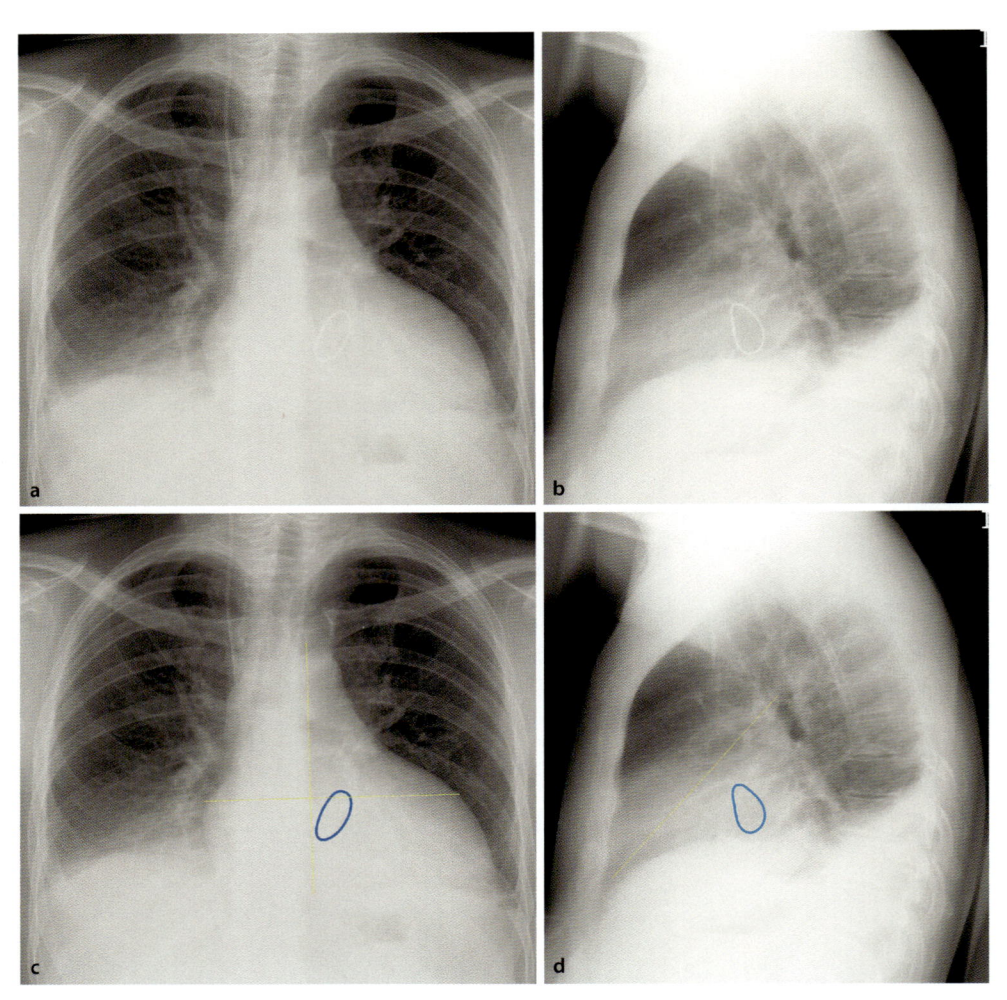

Abb. 4.51a–d Ein Anuloplastiering, unschwer zu erkennen an der leicht nierenförmigen Biegung. Anuloplastieringe werden in Mitral- und Pulmonalklappenposition eingesetzt. Mitralklappen sind dabei erheblich häufiger. Die Mitralklappe projiziert sich gewöhnlich nach unten links hinten – es ist aber unbedingt zu beachten, dass Patienten mit einem länger dauernden Mitralvitium keine normale Herzform mehr haben! In diesem Beispiel ist in der p.-a. Aufnahme der Anuloplastiering eher mittig, bei nochmaliger Betrachtung jedoch größtenteils links unten. In der seitlichen Aufnahme ist es eindeutiger. Der Ring ist hinten unten abgebildet. Damit ergeben sich hinreichend viele Anhaltspunkte dafür, dass es sich hier wirklich um eine Mitralklappenrekonstruktion handelt. Sollte eine Herzform derart krankhaft verändert sein, dass man nicht mehr sicher sagen kann, um welche Klappe es sich handelt, muss man wohl oder übel den Patienten oder den Behandler fragen

4.2 · Herzklappenrekonstruktion und Herzklappenersatz

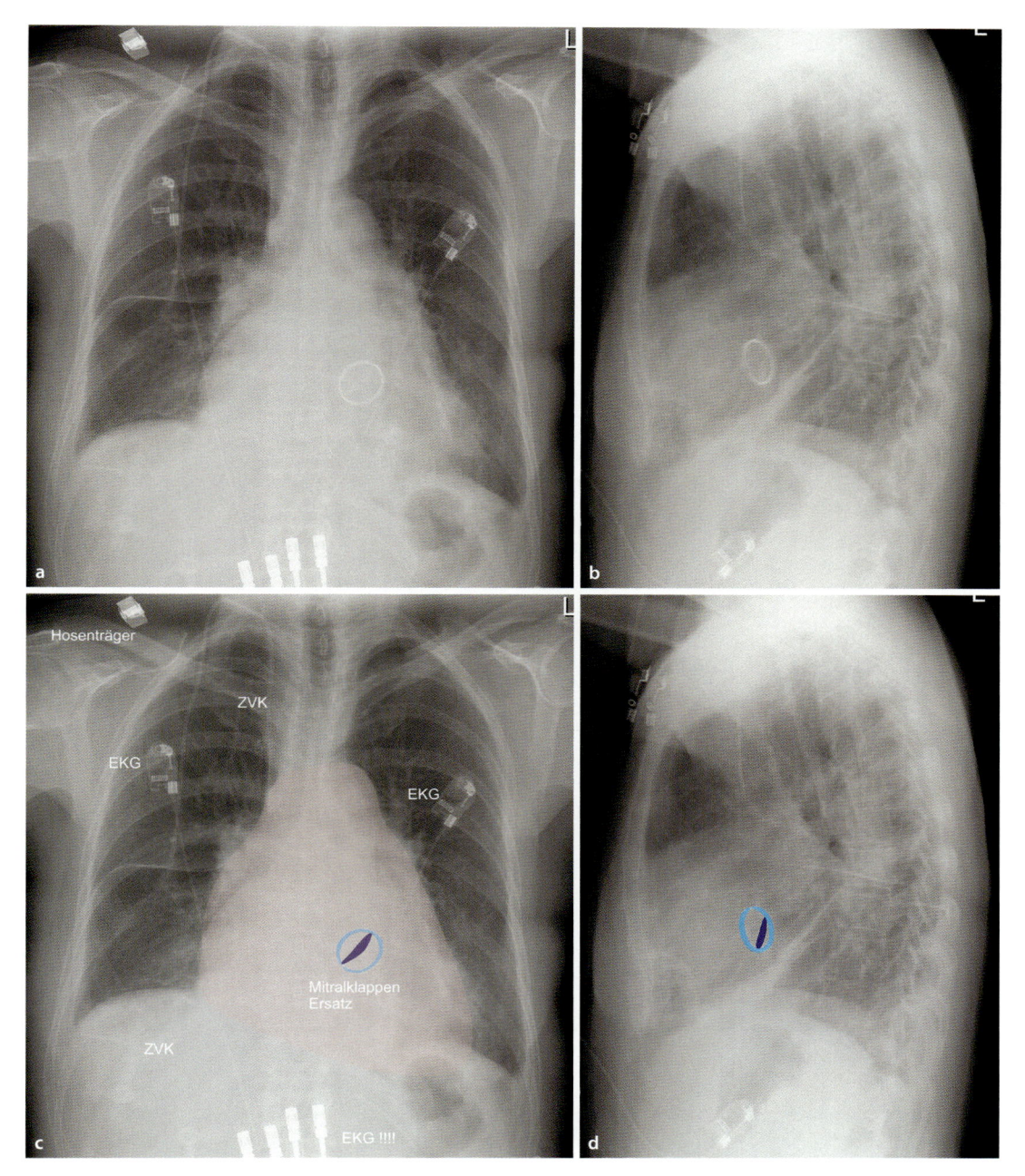

Abb. 4.52a–d Wieder ein »mitral« konfigurierter Herzschatten mit aufgehobener Herztaille und pathologisch vergößertem Herz-Thorax-Quotient (HTQ). Abgebildet ist eine Doppelflügelklappe in Mitralposition

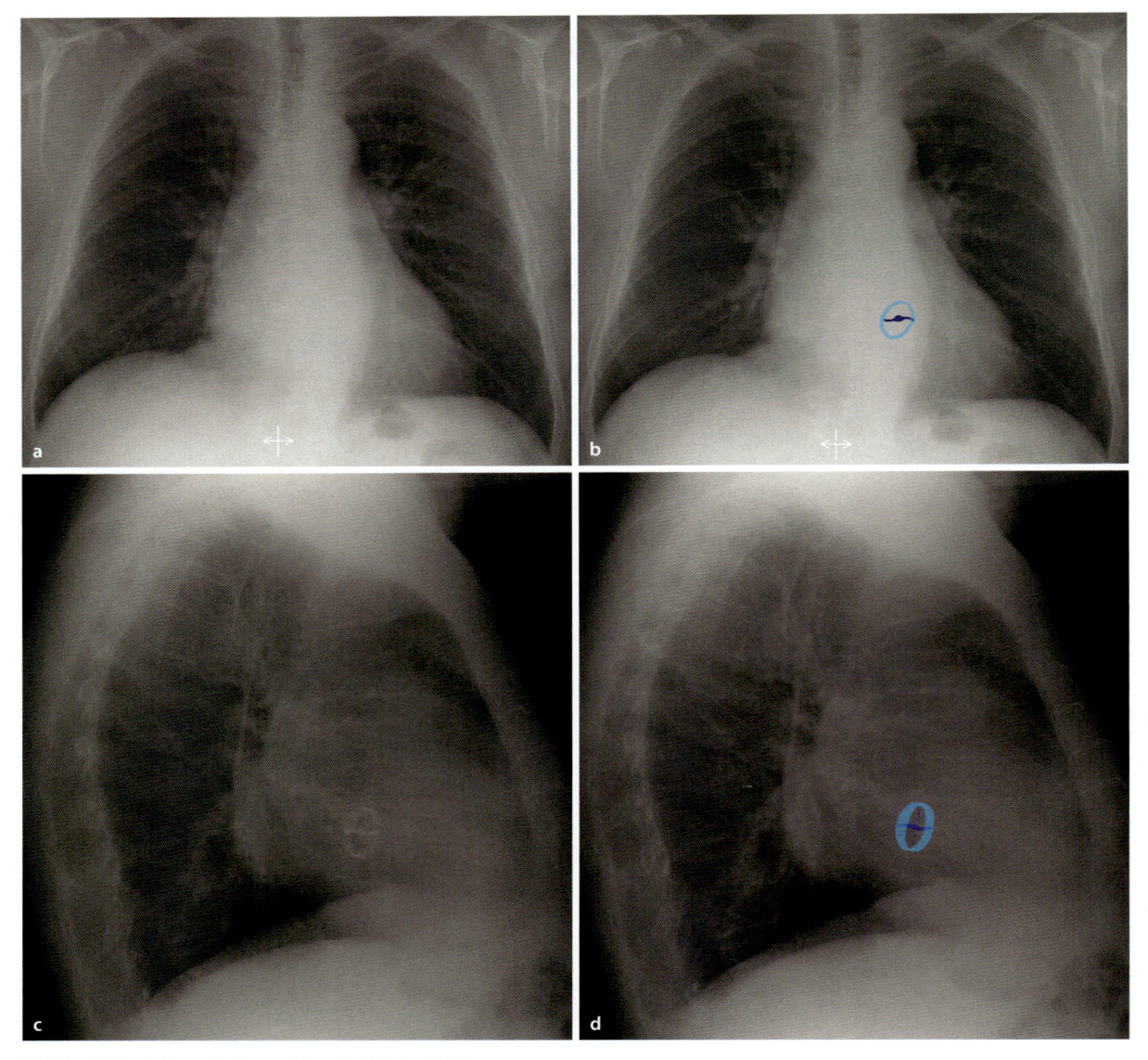

Abb. 4.53a–d Kippscheibenprothese in Mitralprojektion

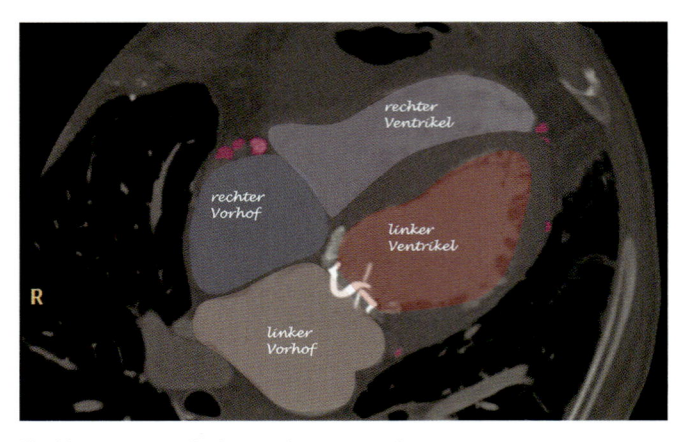

Abb. 4.54 Kippscheibenprothese in Mitralposition

Trikuspidalklappenprothesen

Trikuspidalklappenprothesen machen weniger als 0,5% aller eingesetzten Klappenprothesen aus und sind daher in der Klinik nur sehr selten anzutreffen.

Die Trikuspidalklappenstenose kann angeboren sein oder durch z. B. rheumatische Erkrankungen verursacht werden. Die Trikuspidalklappeninsuffizienz kann durch eine Dilatation des rechten Ventrikels, z. B. nach Lungenembolie oder bei einer pulmonalarteriellen Hypertonie bzw. – seltener – als angeborener Herzfehler auftreten.

Nur in schweren Fällen werden Trikuspidalklappenprothesen eingesetzt. Diese projizieren sich im Röntgenbild in den unteren rechten und hinteren Teil des Herzschattens (◘ Abb. 4.55 bis ◘ Abb. 4.57).

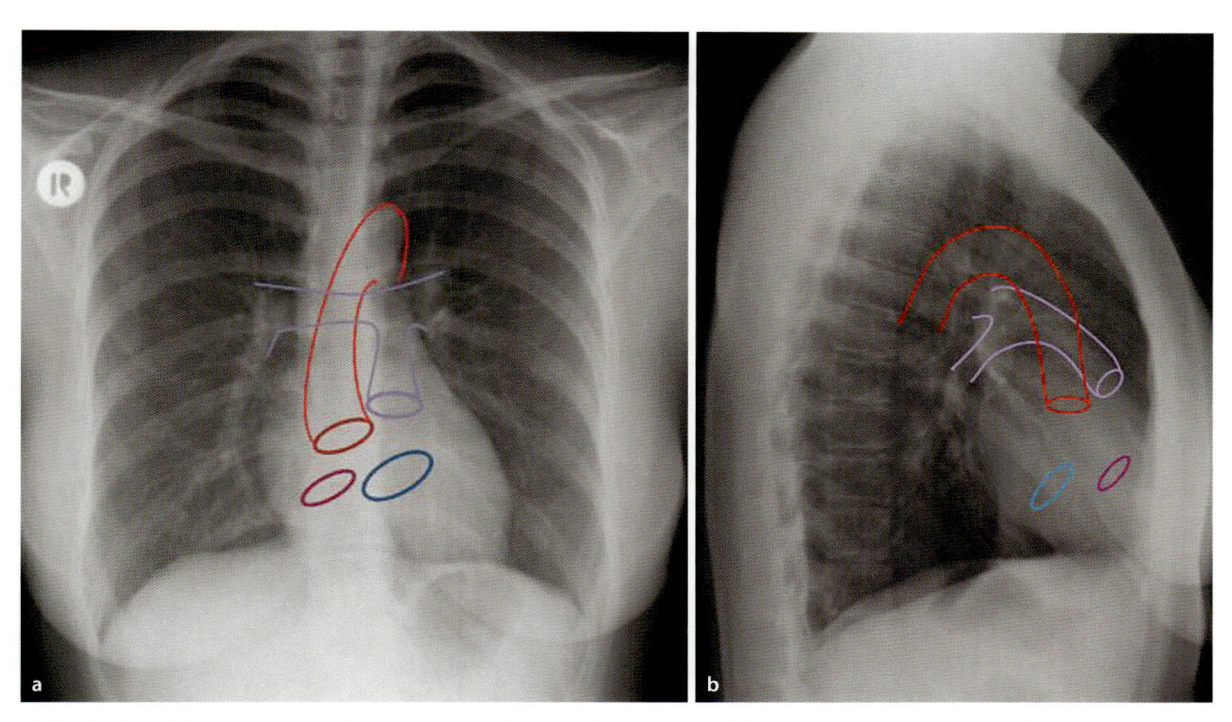

◘ **Abb. 4.55a, b** Erinnern wir uns an den anatomischen Abschnitt diese Kapitels – Zeichnen Sie bitte die Klappenbezeichnungen in das Bild ein

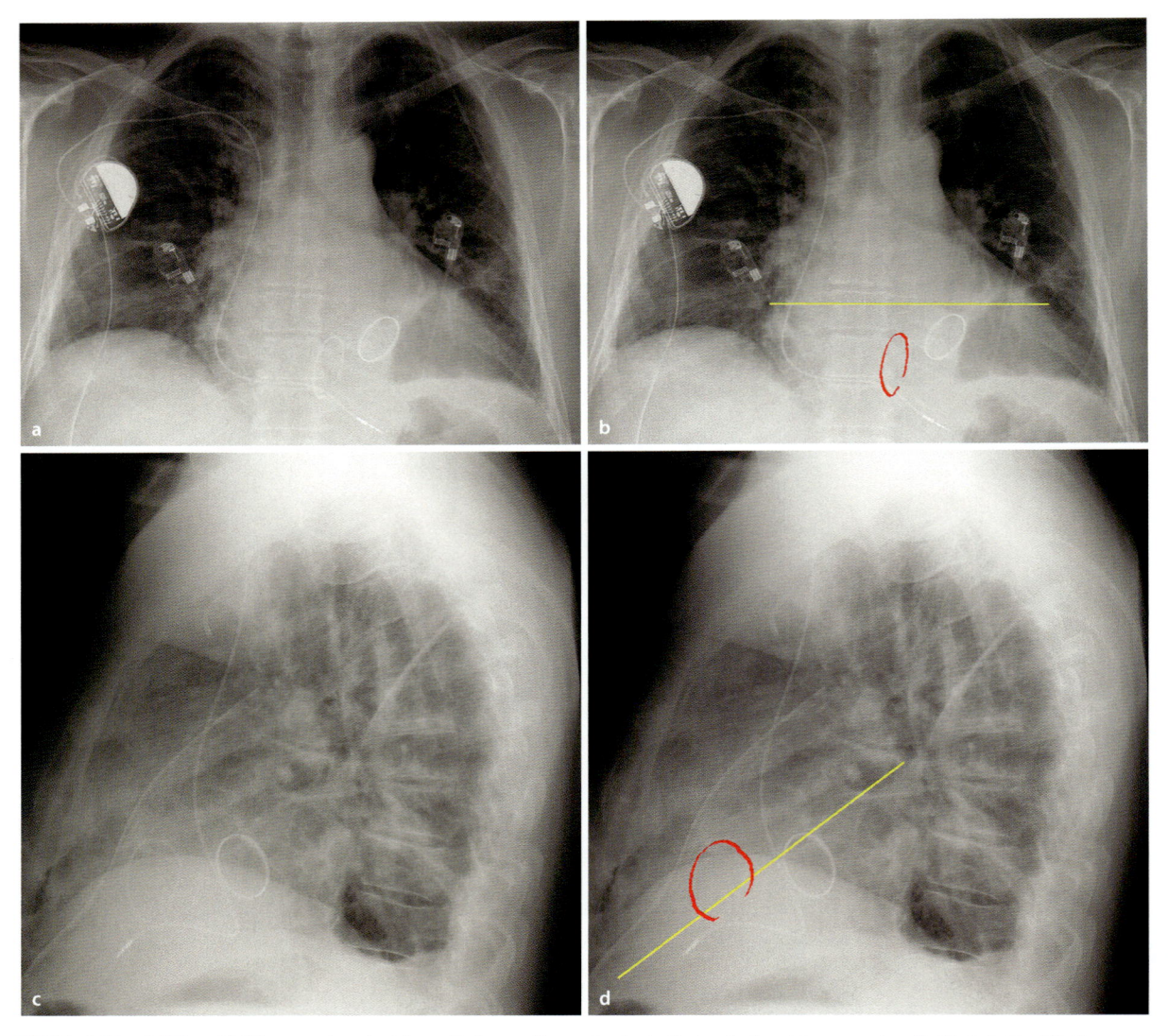

Abb. 4.56a–d Trikuspidalklappenrekonstruktion mit einem offenen Anuloplastiering (rot) rechts vorn unten. Zusätzlich eine Mitralklappenrekonstruktion direkt dahinter

4.2 · Herzklappenrekonstruktion und Herzklappenersatz

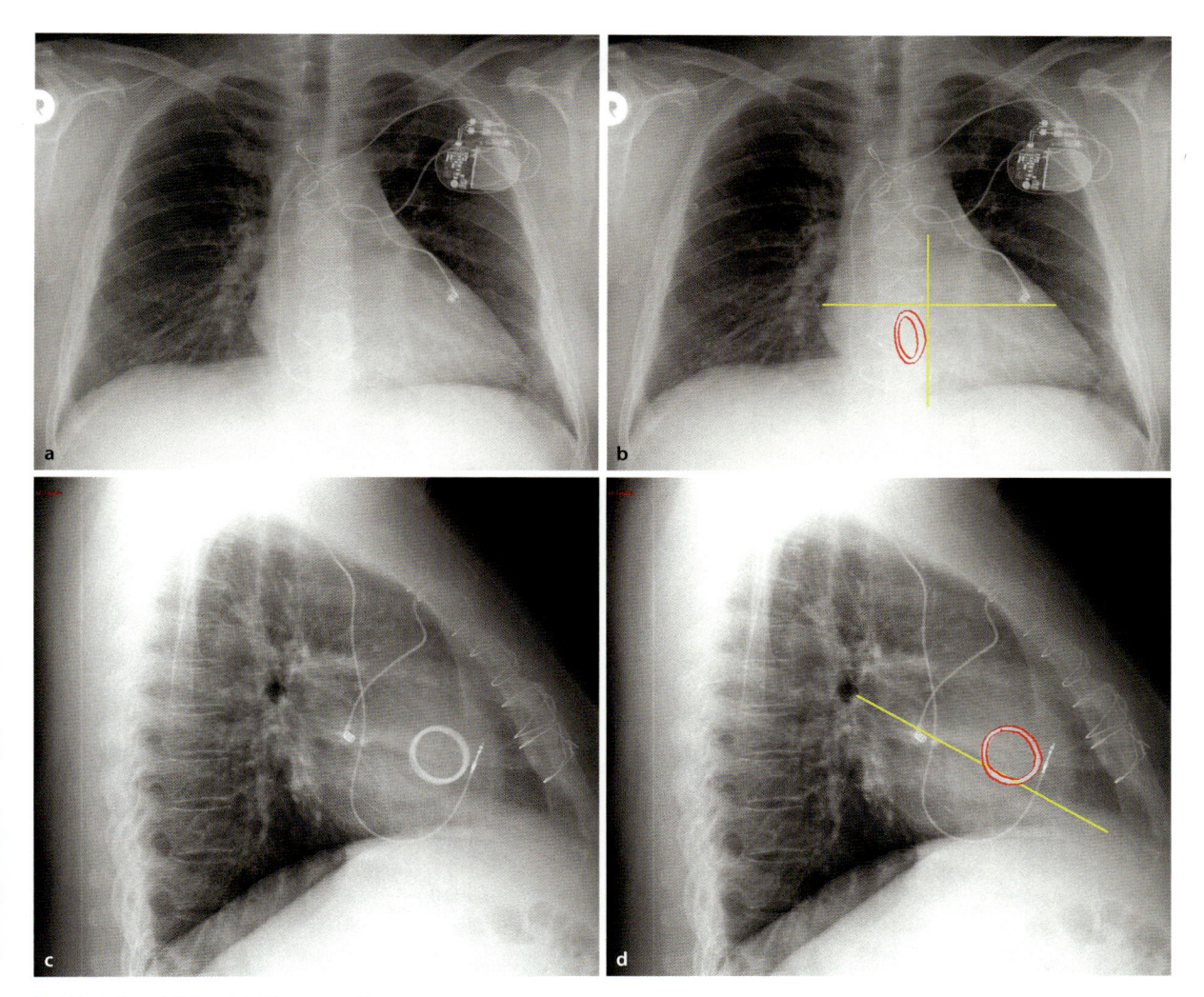

Abb. 4.57a–d Trikuspidalklappenprothese

Pulmonalklappenprothesen

Pulmonalklappenprothesen sind ebenfalls nur sehr selten im klinischen Alltag anzutreffen, in spezialisierten Kliniken, z. B. Kinderkliniken mit pädiatrischer Herzchirurgie freilich deutlich häufiger. ◘ Abb. 4.58 zeigt eine Pulmonalklappenprothese in Projektion auf den oberen linken Anteil des Herzschattens.

- PPVI (»percutaneous pulmonary valve implantation«)

Der perkutane Pulmonalklappenersatz ist im Vergleich zur TAVI, dem perkutanen Ersatz der Aortenklappe, gemeinhin relativ wenig bekannt und wird auch deutlich seltener durchgeführt. Dabei war die erste perkutan eingebrachte und implantierte Klappe eine Pulmonalklappe, die von Phillip Bonhoeffer im Jahr 2000 implantiert wurde.

Bei der PPVI handelt es sich um einen ballonexpandierenden Stent, in den eine biologische Klappe, genauer eine Jugularvenenklappe vom Rind eingenäht ist.

Typische Indikationen für die PPVI sind junge Patienten, die wegen eines angeborenen Herzfehlers, wie Fallot-Tetralogie oder Pulmonalatresie u. a., bereits am rechtsventrikulären Auswurftrakt (RVOT = »right ventricular outflow tract«) operiert wurden. Häufig wurden operativ sog. Conduits eingesetzt, die z. B. aus einer xenogenen Vene mit Venenklappe angefertigt wurden. Diese Conduits degenerieren, und es kann in der Folge zu Stenose oder Insuffizienz der Conduits kommen, was eine Revision notwendig macht. Statt den Conduit in einer Operation auszutauschen, ist es möglich, eine PPVI in den Conduit einzusetzen und somit dessen Lebensdauer zu verlängern.

Nicht voroperierte Patienten werden weniger häufig mittels PPVI behandelt.

Vor der Implantation einer PPVI wird vom Radiologen gewöhnlich ein MRT, seltener auch ein CT angefertigt, um Komplikationen zu vermeiden. Unter anderem wird die Größe des Ausflusstraktes bestimmt. Die Klappen sind nur bis zu einer Größe von 26 mm Durchmesser implantierbar. Sollte der Ausflusstrakt größer sein, so muss auf eine andere Technik zurückgegriffen werden.

Da wie oben beschrieben häufig bereits voroperierte Patienten betrachtet werden, muss das bestehende Conduit beurteilt werden. Besonders ist auf etwaige Verkalkungen zu achten, diese können bei der Ballondilatation schlimmstenfalls zu einem Bruch der Verkalkungen und damit zu einer Ruptur des Conduits führen, was über die dann einsetzende Blutung ein rasches Versterben des Patienten zur Folge haben kann.

Zudem wird die Lage der Koronararterien bestimmt, da es bei ungünstiger räumlicher Lage des Stents zu den Koronarien zu einer Kompression der Gefäßabgänge am Sinus coronarius kommen könnte.

Die Beeinflussung der Koronarien durch den Stent wird während der Implantation geprüft, indem man einen Ballon in Implantationsposition auf die Größe der zukünftigen Klappe dilatiert und die Koronarien kontrastiert, um eine mögliche Kompression vor Implantation der Klappe sicher auszuschließen. Auch die Größe bzw. der Durchmesser und die Beschaffenheit der Femoralgefäße sind wichtig, da ein recht großer Zugang geschaffen wird.

Das am häufigsten verwendete Modell ist die Melody-Klappe von Fa. Medtronic (◘ Abb. 4.28b). Dabei handelt es

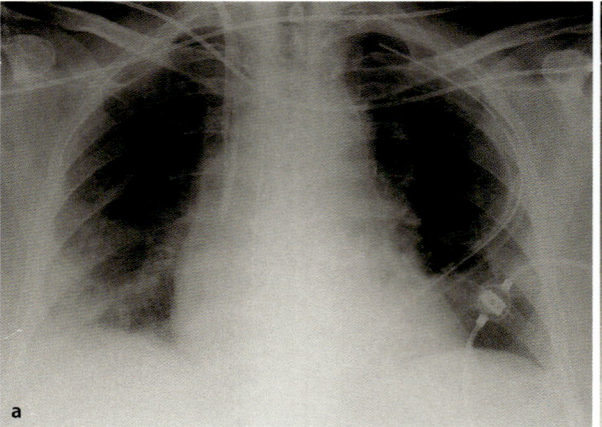

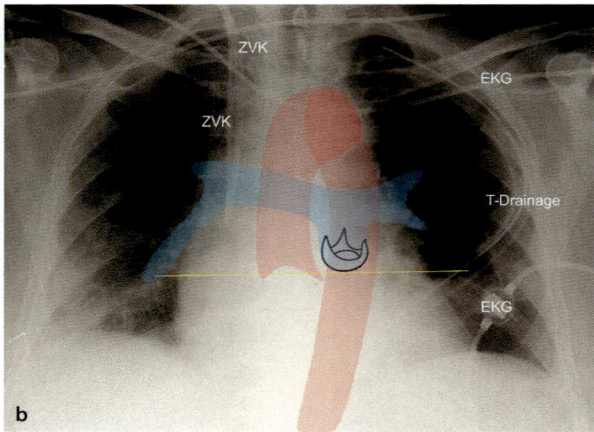

◘ **Abb. 4.58a, b** Biologische Herzklappenprothese in Projektion auf den oberen linken Anteil des Herzschattens. Die Füßchen zeigen nach oben, nicht nach rechts wie bei Aortenklappenprothesen

sich um eine Rindertrikuspidalklappe, die in einen Platin-Iridium-Stent genäht ist. Die Klappe ist in Größen von 18–22 mm Durchmesser erhältlich. Die Implantation ist in ◘ Abb. 4.59 dargestellt.

Eine andere, etwas größere Klappe, die zum Einsatz kommt, kennen wir schon. Es ist die Sapiens von Fa. Edwards, die in den Größen 23 und 26 mm verwendet wird. Das Klappenmodell kann auch in Aortenklappenposition eingesetzt werden. Die Sapiens-Klappen werden aus Rinderperikard gefertigt.

Nach Implantation lassen sich die metallischen Bestandteile, also der Stent, gut im Röntgenbild darstellen. Die Funktion und die hämodynamischen Eigenschaften lassen sich im MRT darstellen.

Im Röntgenbild projiziert sich der Stent im oberen linken Quadranten des Herzschattens (◘ Abb. 4.60).

Im seitlichen Röntgenbild projiziert sich die PPVI im oberen ventralen Quadranten (◘ Abb. 4.61); sie ist damit als Pulmonalklappenersatz identifiziert. Da wir wissen, dass die auf einem Stent implantierten Klappen perkutan eingesetzt werden, können wir weiter auf einen PPVI einschränken.

> Zu guter Letzt schauen wir uns die Länge der Klappe an: Ist sie relativ kurz, ist es wahrscheinlich eine Sapiens-Klappe von Fa. Edwards, längere Exemplare wie in ◘ Abb. 4.61 sprechen eher für eine Melody-Klappe von Fa. Medtronic.

Im CT ist die Lage der metallhaltigen Bestandteile des Stents gut beurteilbar. Die Artefakte halten sich meist in Grenzen. Die xenogene Klappe jedoch ist CT-graphisch oft nicht ausreichend gut zu erkennen (◘ Abb. 4.62).

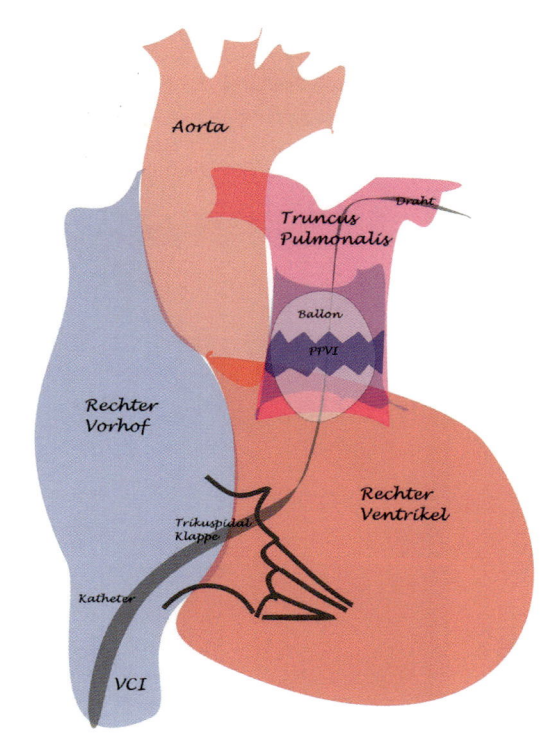

◘ **Abb. 4.59** Implantation einer PPVI, hier der Melody-Klappe von Fa. Medtronic. Ein Draht (schwarz) wird über die V. cava inferior durch den Vorhof und den rechten Ventrikel in die linke Pulmonalarterie vorgeschoben. Über diesen Draht kann nun ein Katheter (grau) eingebracht werden und der Stent mit der eingenähten bovinen Klappe (blau). Dieser Stent wird nun mittels Ballon (weiß) dilatiert und legt sich dem alten Conduit (lilafarbene Fläche) an

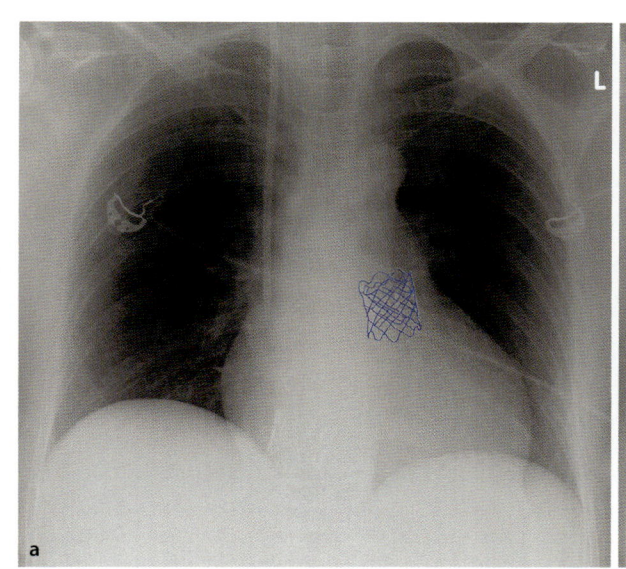

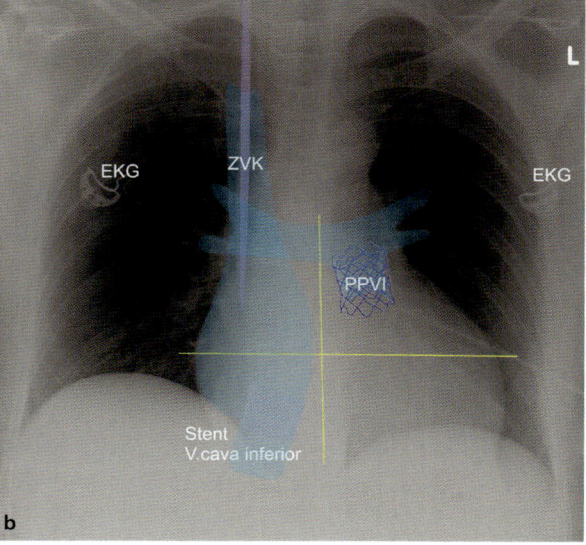

◘ **Abb. 4.60a, b** PPVI, eine biologische, auf dem Stent implantierte Klappe in Projektion auf den oberen linken Anteil des Herzens. Da die Klappe etwas länger ist, handelt es sich am ehesten um eine »Melody«. Die Sapiens-Klappen werden an dieser Position auch weniger häufig eingesetzt

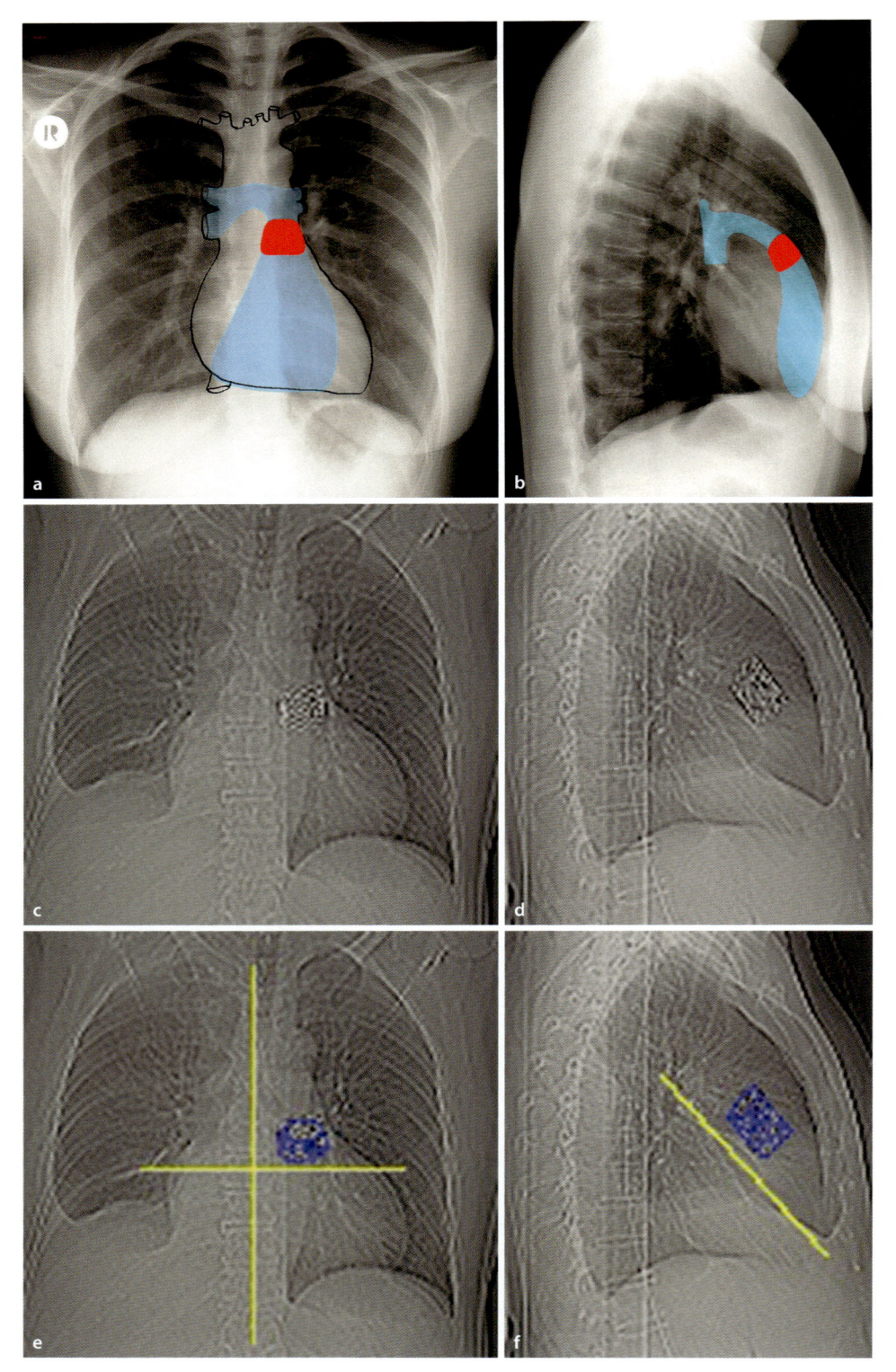

Abb. 4.61a–f Topogramm einer Computertomographie in 2 Ebenen. Auch hier kann man die bereits bekannten Hilfslinien einziehen. Die biologische, auf einem Stent gelegene Klappe projiziert sich auf den oberen linken Anteil des Herzschattens und ist damit als Pulmonalklappenersatz identifiziert. Da wir wissen, dass die auf einem Stent implantierten Klappen perkutan eingesetzt werden, können wir sogar weiter auf einen PPVI einschränken. Zu guter Letzt schauen wir uns die Länge der Klappe an: Ist sie relativ kurz, ist es wahrscheinlich eine Sapiens-Klappe von Fa. Edwards, längere Exemplare wie in diesem Beispiel eher eine Melody-Klappe von Fa. Medtronic

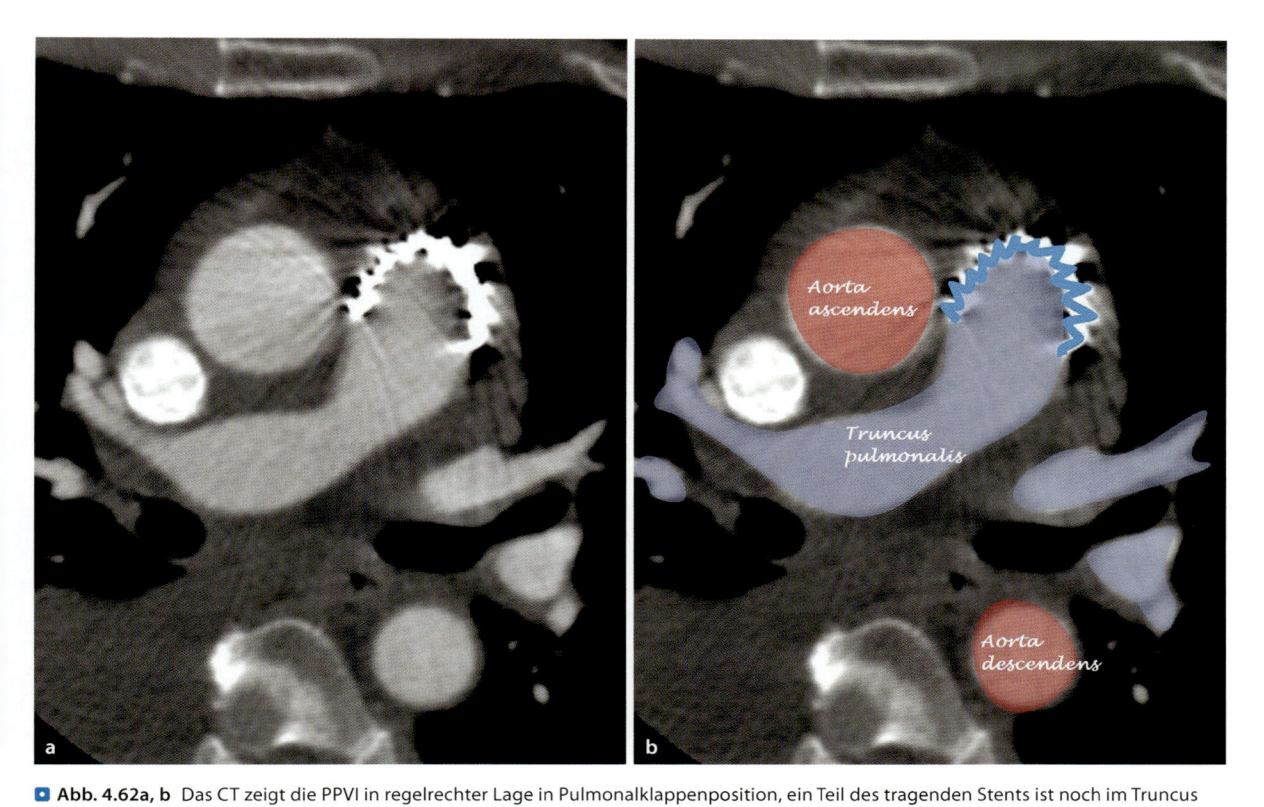

Abb. 4.62a, b Das CT zeigt die PPVI in regelrechter Lage in Pulmonalklappenposition, ein Teil des tragenden Stents ist noch im Truncus pulmonalis abgrenzbar

4.2.4 Quiz

> Die Lösungen sind im ▶ Anhang zu finden.

Fall 4.1

Patient mit bekanntem arteriellen Hypertonus. Aktuell in der Klinik wegen Dyspnoe. Angefertigt wurde ein Röntgenbild des Thorax in 2 Ebenen (◘ Abb. 4.63). Dabei zeigt sich ein metallischer Fremdkörper. Diesen können Sie inzwischen sicher näher bezeichnen?

Befund:

_____

_____

_____

Beurteilung:

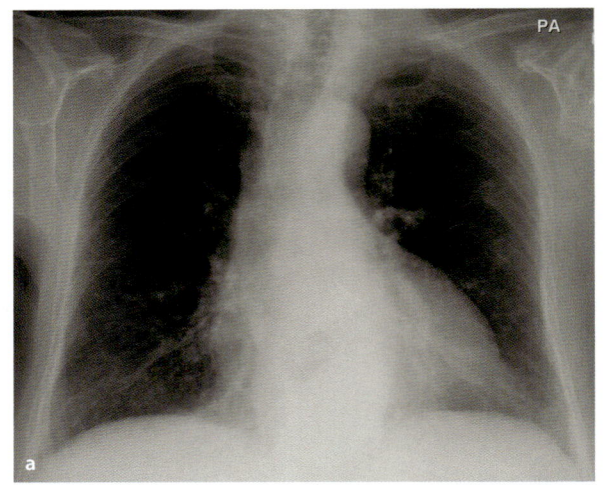

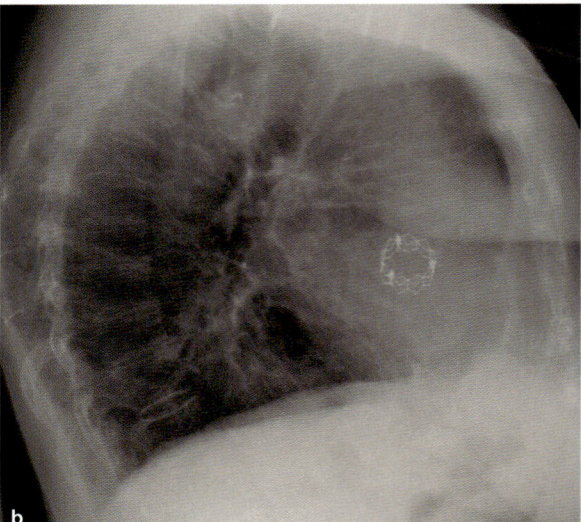

_____

_____

◘ **Abb. 4.63a, b** Fall 4.1: Patient mit bekanntem arteriellen Hypertonus, aktuell in der Klinik wegen Dyspnoe

4.2 · Herzklappenrekonstruktion und Herzklappenersatz

Fall 4.2

Nicht immer bekommen wir ausreichend gute klinische Angaben. Genauso wenig kann man sich 100%ig auf eine ausreichende Aufnahmequalität verlassen. Wie in diesem Fall (Abb. 4.64). Die Aufnahme war durch Atemartefakte nicht ausreichend gut beurteilbar. Die klinischen Angaben fehlen vollständig. Sie lösen diesen Fall sicherlich dennoch.

Befund:

___

___

___

Beurteilung:
Wie würden Sie den Befund beschreiben? Welche Herzklappe wurde hier ersetzt? Handelt es sich um eine eher mechanische oder eher biologische Prothese?

___

___

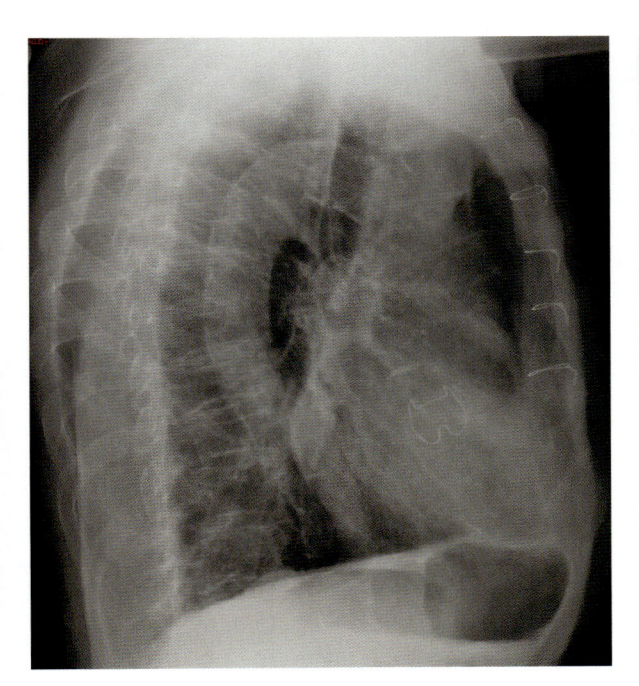

Abb. 4.64 Fall 4.2: Welche Herzkappe wurde hier ersetzt? Handelt es sich um eine eher mechanische oder eher biologische Prothese?

Fall 4.3

Ein neuer Fall. Ein Patient mit Zustand nach Herzschrittmacherimplantation. Auf dem Bild (Abb. 4.65) ist jedoch mehr zu sehen? Die PJ-Studentin vermutet ein sog Corpus alienum, daher einen »verlorenen« medizinischen Fremdkörper. Was antworten Sie ihr?

Befund:

___

___

___

Beurteilung:
- Wie würden Sie den Befund beschreiben?
- Wo ist der »Fremdkörper«, und was ist das?

___

___

- Wie ist es dorthin gekommen?

___

- By the way: Liegt der Schrittmacher richtig?

___

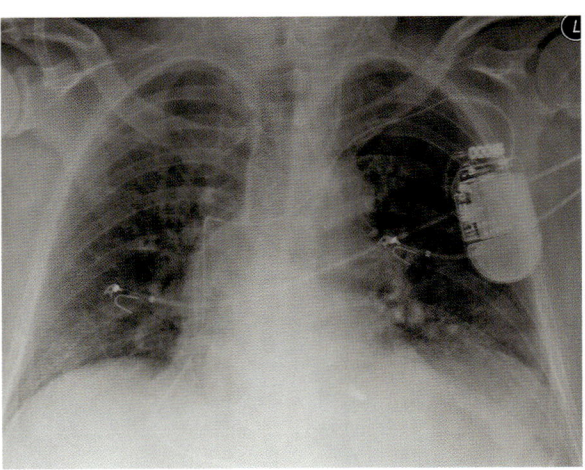

Abb. 4.65 Fall 4.3: Patient mit Zustand nach Herzschrittmacherimplantation. Wie würden Sie den Befund beschreiben? Wo ist der »Fremdkörper«, und was ist das?

Fall 4.4

(Stufe 2) Ein Patient mit zweifachem Klappenersatz. Um welche Herzklappen handelt es sich (◘ Abb. 4.66)?

Befund:

_____

_____

_____

Beurteilung:

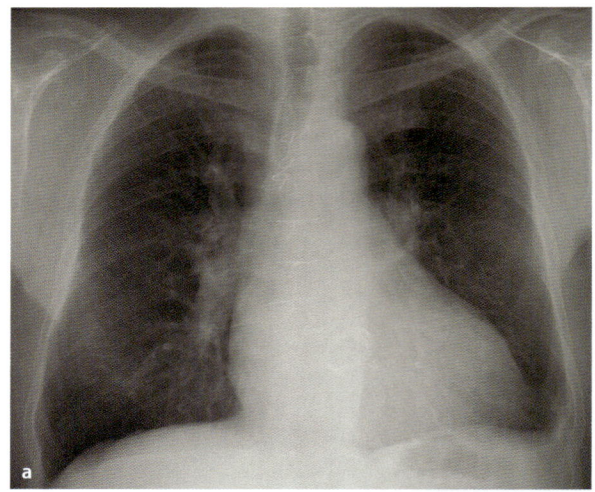

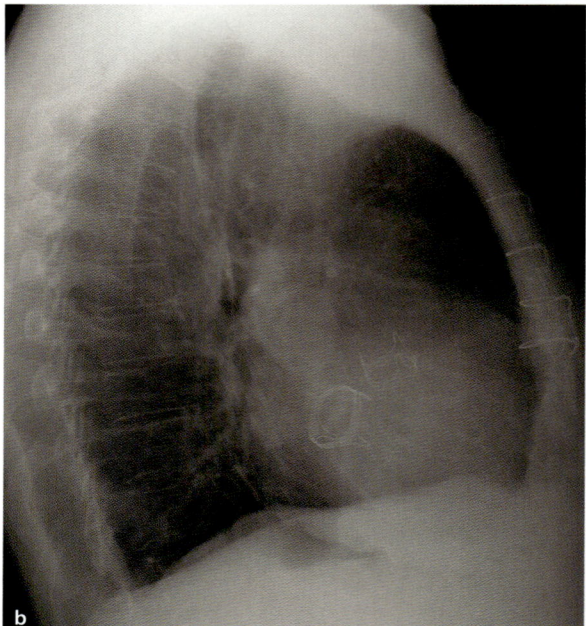

_____

◘ **Abb. 4.66a, b** Fall 4.4: Patient mit zweifachem Klappenersatz. Um welche Herzklappen handelt es sich?

4.2 · Herzklappenrekonstruktion und Herzklappenersatz

Fall 4.5

Und, wie im richtigen Leben, man kann nicht alles haben! Ein Patient nach Klappenersatz, mit postoperativem Röntgenbild, jedoch ohne 2. Ebene (Abb. 4.67). Wie lautet Ihr Befund?

Befund:

_____

_____

_____

Beurteilung:

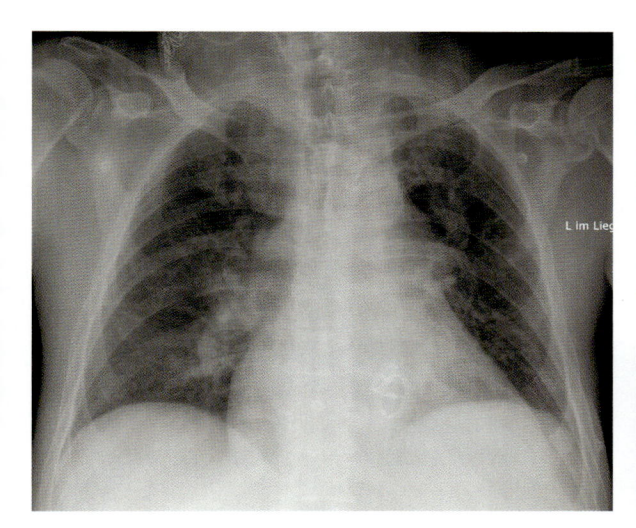

_____

_____

Abb. 4.67 Fall 4.5: Patient nach Klappenersatz, postoperatives Röntgenbild

Fall 4.6

Klinische Angaben sind alles! Leider haben wir diesem Fall keine (Abb. 4.68)! Ein Patient nach »Operation am Herzen«.
Was wurde hier wohl gemacht?

Befund:

_____

_____

_____

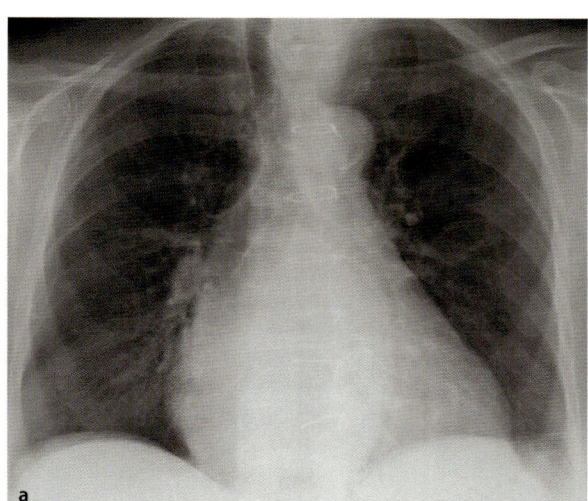

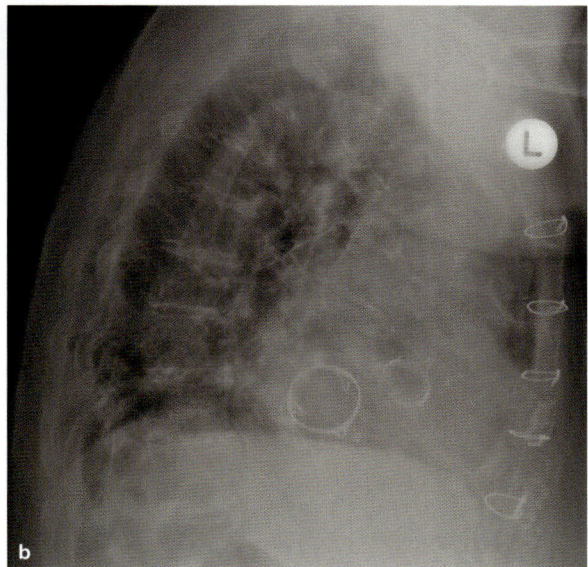

Abb. 4.68a, b Fall 4.6: Welcher herzchirurgische Eingriff wurde hier durchgeführt?

Fall 4.7

Oder beim nächsten Patienten (Abb. 4.69)?
Wie würden Sie den Befund beschreiben?

Befund:

_____

_____

_____

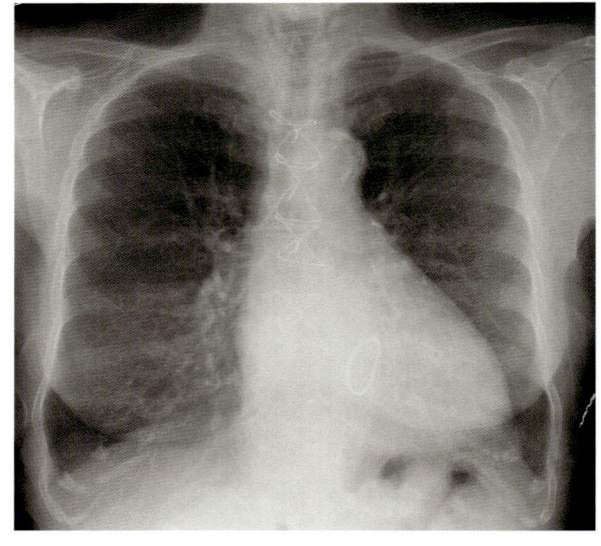

Abb. 4.69 Fall 4.7: Wie würden Sie den Befund beschreiben?

Fall 4.8

Und last, but not least – unser schwierigster Fall für dieses Kapitel. Ein Patient nach Herzklappenersatz (Abb. 4.70). Lassen sich nicht entmutigen! Gehen Sie schrittweise vor! Dann ist auch dieser Fall leicht zu lösen.
Wie würden Sie den Befund beschreiben?

Befund:

_____

_____

_____

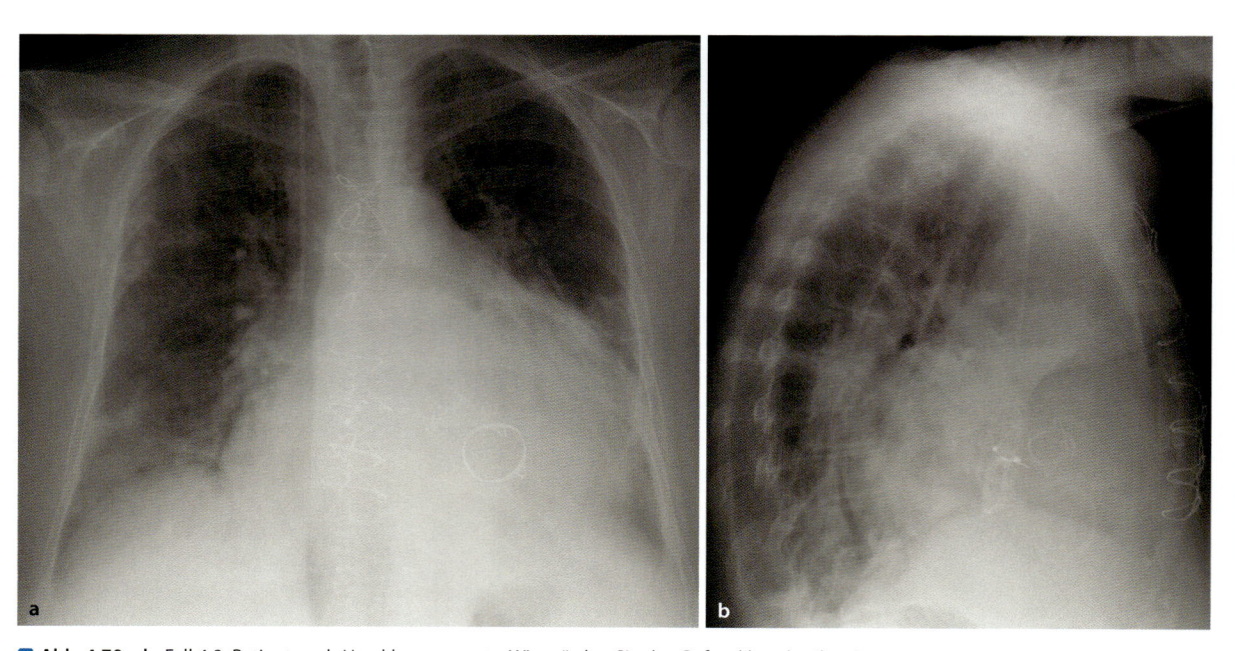

Abb. 4.70a, b Fall 4.8: Patient nach Herzklappenersatz. Wie würden Sie den Befund beschreiben?

4.2.5 Komplikationen

Die typischen Komplikationen nach Herzklappenersatz sind in der Übersicht zusammengefasst.

> **Typische Komplikationen nach Herzklappenersatz**
> - Intraoperative Komplikationen
> - Postoperative Komplikationen wie Blutung oder Infektion im operativen Zugangsweg
> - Verschleppung von Plaques oder Verkalkungen aus den Gefäßen oder von der Aortenklappe in zerebrale Gefäße
> - Paravalvuläre Regurgitation (Klappeninsuffizienz)
> - Paravalvuläre Lecks
> - Infektion
> - Thrombembolische Komplikationen
> - Strukturelle Klappenschädigung
> - Aortendissektion
> - Pseudoaneurysma
> - Anämie durch Hämolyse

Bei mechanischen Klappen kommen noch die durch die lebenslange Gerinnungshemmung bedingten Komplikationen (Blutungen) hinzu.

Die Funktion der Klappen wird überwiegend mittels transthorakaler oder transösophagealer Echokardiographie untersucht, bei schwierig zu untersuchenden wie z. B. adipösen Patienten allerdings immer häufiger auch mit der MRT oder CT.

> Die Mehrzahl der modernen Klappenprothesen dürfen mit dem MRT untersucht werden, und das Magnetfeld hat keine negative Auswirkung auf die Klappenfunktion. Die metallhaltigen Bestandteile der Herzklappen können dabei jedoch sowohl im CT als auch im MRT zu Artefakten führen die die Messgenauigkeit entsprechend beeinflussen.

Akute Komplikationen wie Blutungen oder der Verdacht auf ein Aneurysma oder eine Dissektion werden im klinischen Alltag meist sofort der CT zugeführt.

Blutung

Zur Vorbeugung von thrombembolische Komplikationen erfolgt nach Einsatz einer mechanischen Klappenprothese eine lebenslange Antikoagulation, nach Einsatz biologischer Klappenprothesen für 3 Monate mit Vitamin-K-Antagonisten (z. B. Marcumar, Warfarin, Phenprocoumon). Der Ziel-INR wird an die Risikofaktoren des Patienten und die Thrombogenität der Klappenprothese angepasst und liegt meist zwischen 2,5 (wenn kein Risikofaktor vorliegt) und 4 (bei mehreren Risikofaktoren). Hierbei ist zu beachten, dass das Risiko einer Blutung ab einem INR von >4,5 deutlich ansteigt und bei einem INR von 6 sogar exponentiell ansteigt. Patienten mit einer INR ≥6 müssen daher umgehend mit antagonistisch wirkenden Medikamenten behandelt werden. Im Fall von Marcumar ist dies v. a. Vitamin K in hohen Dosen.

Bei Blutungen nach Klappenersatz und der folgenden Antikoagulation unterscheidet man Major- von Minor-Blutungen. Als Major-Blutungen gelten Blutungen, die zu einer stationären Aufnahme oder gar zum Tod des Patienten geführt haben, sowie außerdem alle intrazerebralen Blutungen.

In ◘ Abb. 4.71, ◘ Abb. 4.72, ◘ Abb. 4.73, ◘ Abb. 4.74 sind Beispiele dargestellt.

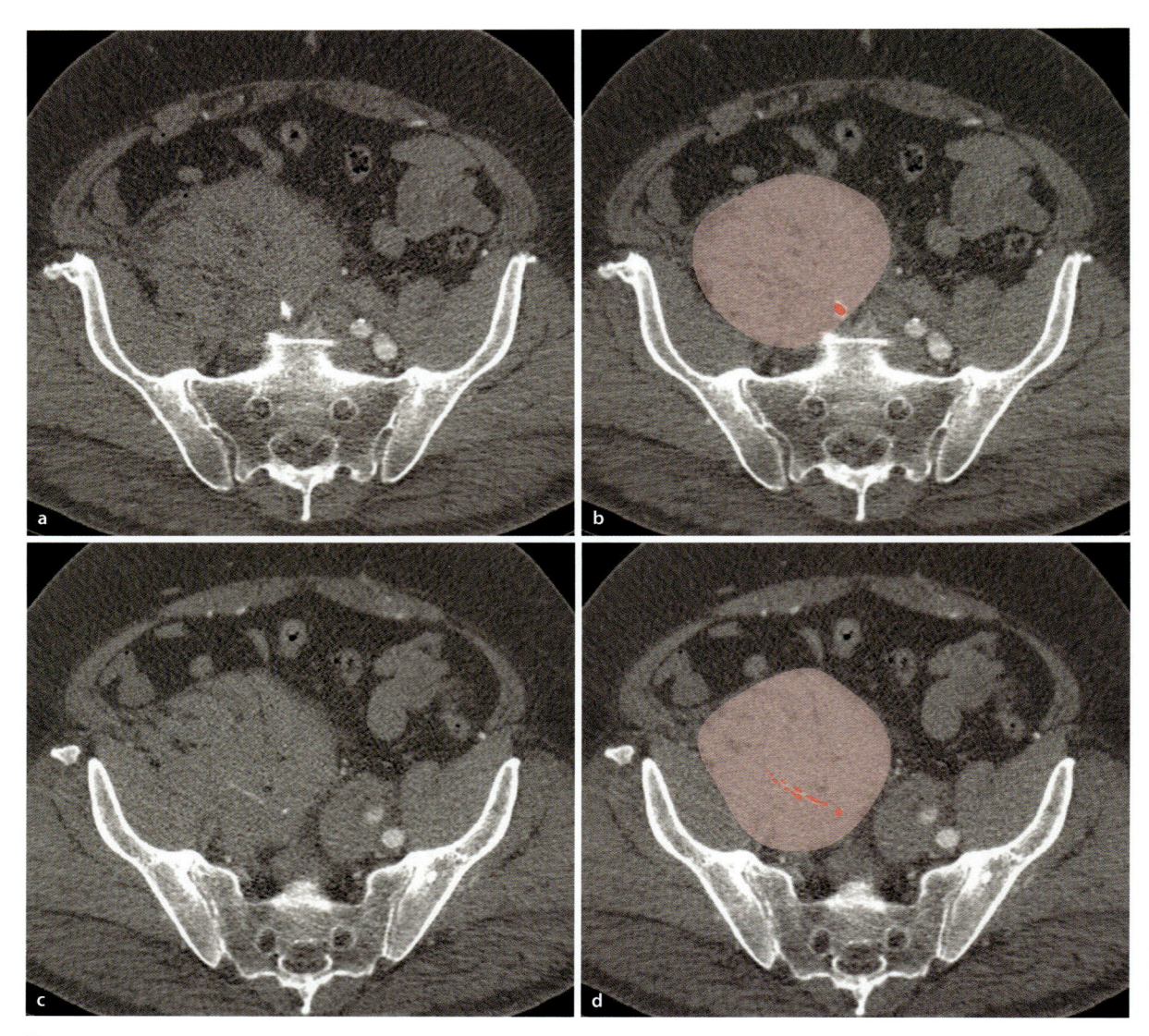

Abb. 4.71a–d Aktive Blutung (rot) nach TAVI (kathetergestützer perkutaner Aortenklappenersatz). Der Patient klagte etwa 24 h nach der Intervention über Unterbauchschmerzen rechts. Die sofort durchgeführte CT-Angiographie ergab eine aktive Blutung aus dem Bereich der A. iliaca externa rechts mit großem umgebendem Hämatom. Die Blutung konnte interventionell gestoppt werden; sie wurde im weiteren Verlauf nur sonographisch kontrolliert

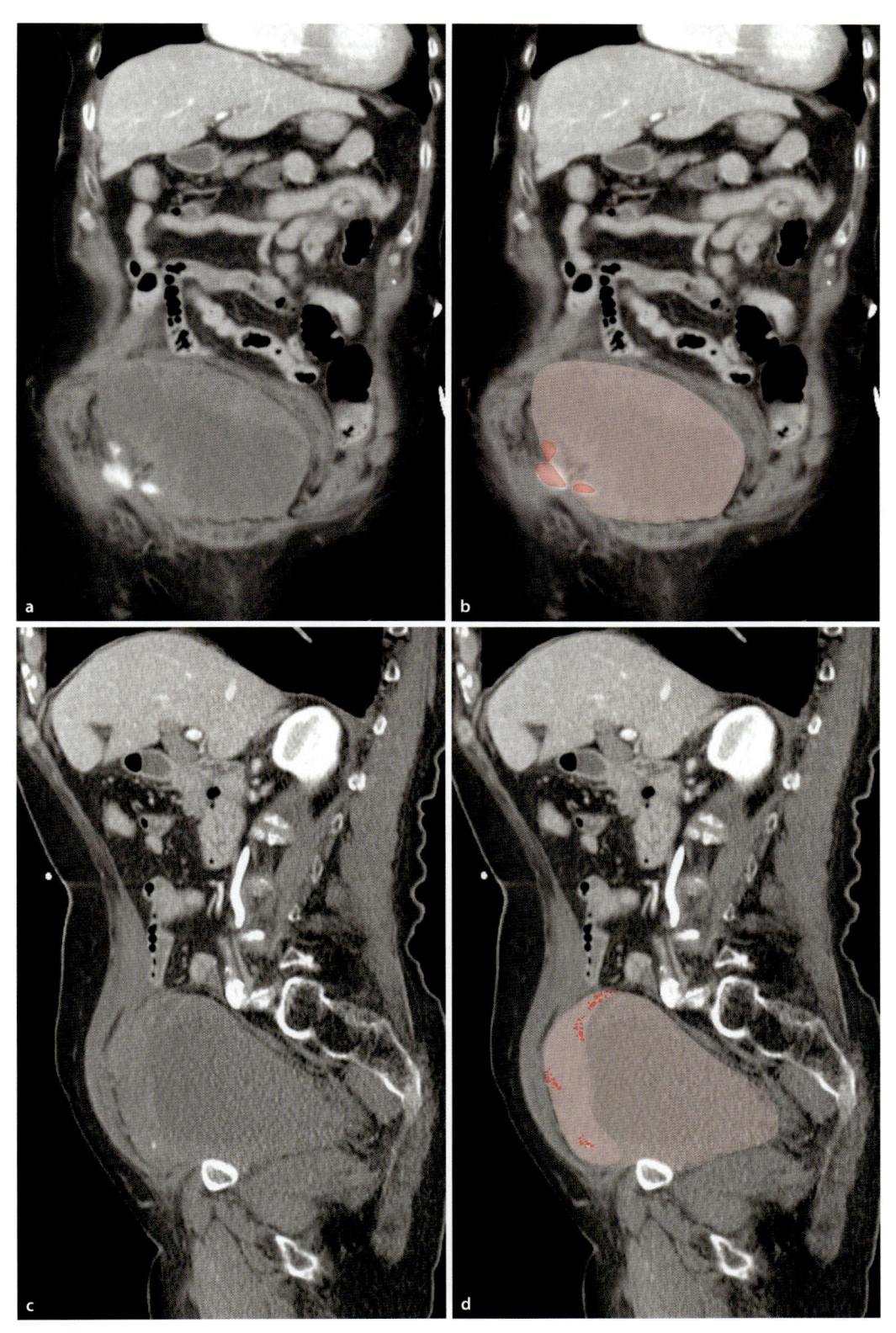

4.2 · Herzklappenrekonstruktion und Herzklappenersatz

Abb. 4.72a–d Auch bei dem Patienten ist es nach TAVI zu einer großen postinterventionellen Blutung gekommen. Diese aktive Blutung (rot) mit sehr großem umgebendem Hämatom (rosafarben) mit deutlicher Sedimentation der Blutanteile. Die aktive Blutung konnte Ästen der A. epigastrica inferior zugeordnet werden. Aufgrund der Größe des Hämatoms entschied man sich für die operative Ausräumung

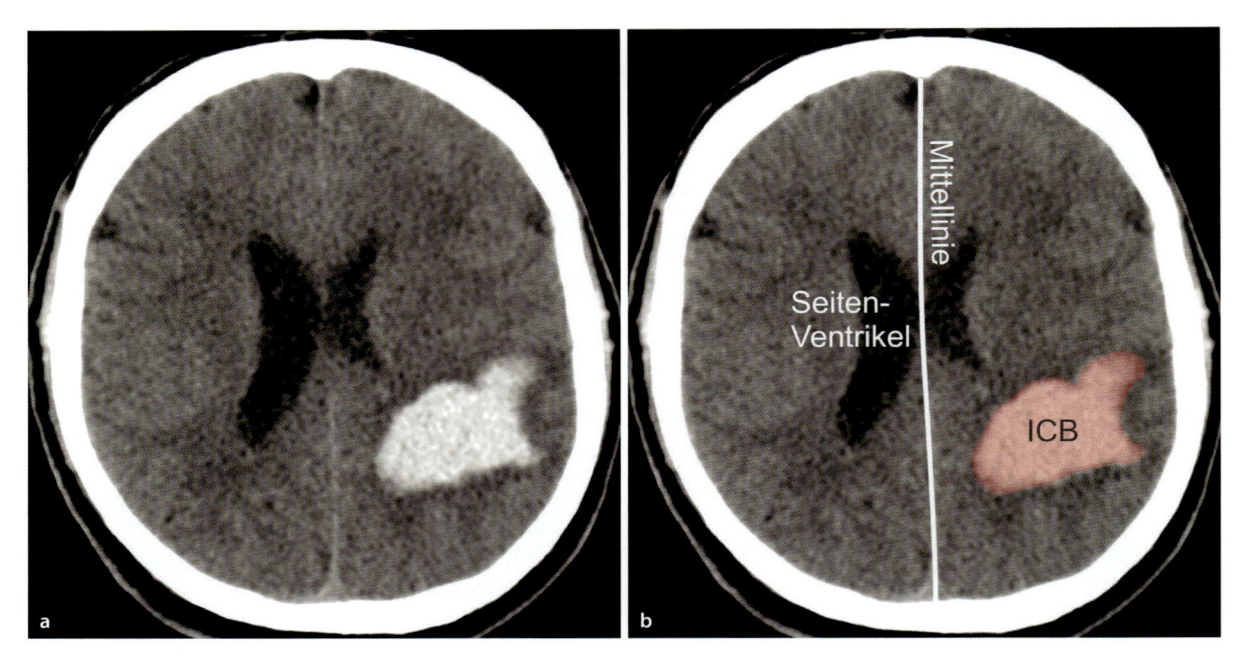

Abb. 4.73a, b Der Patient erlitt ca. eine Woche nach Implantation einer künstlichen Herzklappe unter Antikoagulation mit Marcumar eine intrakranielle Blutung (rot) mit mäßigen neurologischen Ausfällen. Die Blutung wurde im Verlauf CT-graphisch kontrolliert

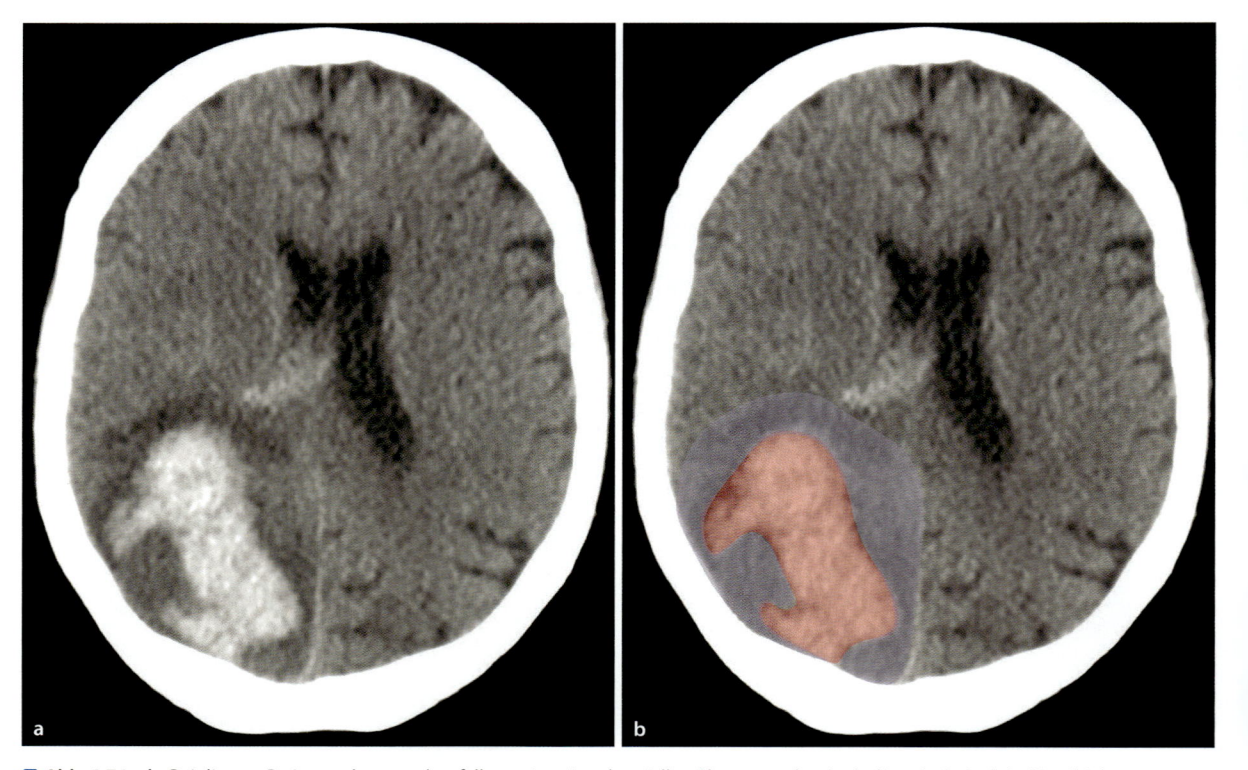

Abb. 4.74a, b Bei diesem Patienten kam es ebenfalls zu einer intrakraniellen Blutung rechts (rot), diese ist jedoch im Vergleich zu Abb. 4.75 bereits etwas älter, gut erkennbar an dem breiten umgebenden Ödemsaum (lilafarben)

Paravalvuläre Regurgitation

Die paravalvuläre Regurgitation gehört zu den eher seltenen Komplikationen nach Klappenersatz. Regurgitation bezeichnet Blut, welches an der Herzklappe vorbei zurückfließt (also in die falsche Richtung), und ist klinisch vergleichbar mit einer Klappeninsuffizienz. Eine paravalvuläre Regurgitation kann entstehen, wenn der Klappenring und die Prothese nicht an allen Stellen suffizient verschlossen sind.

Diese Komplikation kann oft bereits intraoperativ mittels TEE nachgewiesen werden, woraufhin eine Korrektur erfolgen kann. Später auftretende Regurgitationen sind häufig Komplikationen nach Klappenendokarditis. Bei geringen Regurgitationen zeigen die Patienten meist keine oder nur geringe Symptome. Schwere Fälle müssen revidiert werden.

Paravalvuläre Lecks

Paravalvuläre Lecks gelten als Spätkomplikation nach chirurgischem Herzklappenersatz. Als paravalvuläres Leck wird ein Blutrückfluss an der Außenseite der implantierten Klappenprothese bezeichnet. Diese Leckagen treten annähernd bei jedem 5. Patienten nach Klappenersatz auf, wobei die genaue Prävalenz paravalvulärer Lecks nicht bekannt ist.

Die Lecks entstehen z. B. durch Insuffizienz einzelner Nähte nach Klappenimplantation, insbesondere wenn die Prothesen in entzündlich verändertes Gewebe eingebracht wurden. Eine Leckage kann allerdings auch ohne erkennbaren Grund auftreten. Man unterscheidet zwischen Major- und Minor-Leckagen, wobei die Minor-Leckage oft keine klinische Relevanz hat und im Verlauf beobachtet werden kann. Sollte sich eine deutliche Progredienz zeigen oder eine Major-Leckage vorliegen, ist eine Revisionsoperation oder eine kathetergestützte, minimalinvasive Interventionen notwendig.

> Die Diagnostik erfolgt durch transthorakale oder transösophageale Echokardiographie.

Mit diesen Untersuchungsmethoden lassen sich viele Leckagen gut darstellen, die Lage und das Ausmaß der paravalvulären Lecks bis hin zur Größe der Regurgitationsfraktion können bestimmt werden. Untersuchungen mittels Computertomographie oder Magnetresonanztomographie sind ergänzend möglich.

> Paravalvuläre Lecks, daher Durchlässigkeiten neben der Klappe, werden in CT oder MRT als kontrastmittelgefüllte Fläche neben der eingesetzten Klappenprothese abgebildet.

Klinische Beispiele sind in ◘ Abb. 4.75 und ◘ Abb. 4.76 dargestellt, bei denen es zu paravalvulären Leckagen nach Implantation von biologischen Aortenklappenprothesen gekommen war.

Infektion

Die Infektion der eingesetzten künstlichen Herzklappe wird prothetische Klappenendokarditis genannt. Man unterteilt diese Infektionen in eine frühe und eine späte Form. Als frühe Infektionen werden prothetische Klappeninfektionen in den ersten 8 Wochen nach Klappenimplantation definiert. Die frühen Infektionen sind häufig durch Staphylokokken, die späten Infektionen durch Streptokokken verursacht.

Biologische Klappen sind häufiger von Infektionen betroffen als mechanische Klappen. Diese können sich erst infizieren, wenn Klappenbestandteile mit einem thrombotischen Mikrofilm belegt sind oder Thromben angelagert sind. Dann jedoch greift die Infektion häufig auf die Nähte oder den Klappenring über, was in der Folge das Risiko für paravalvuläre Abszesse erhöht.

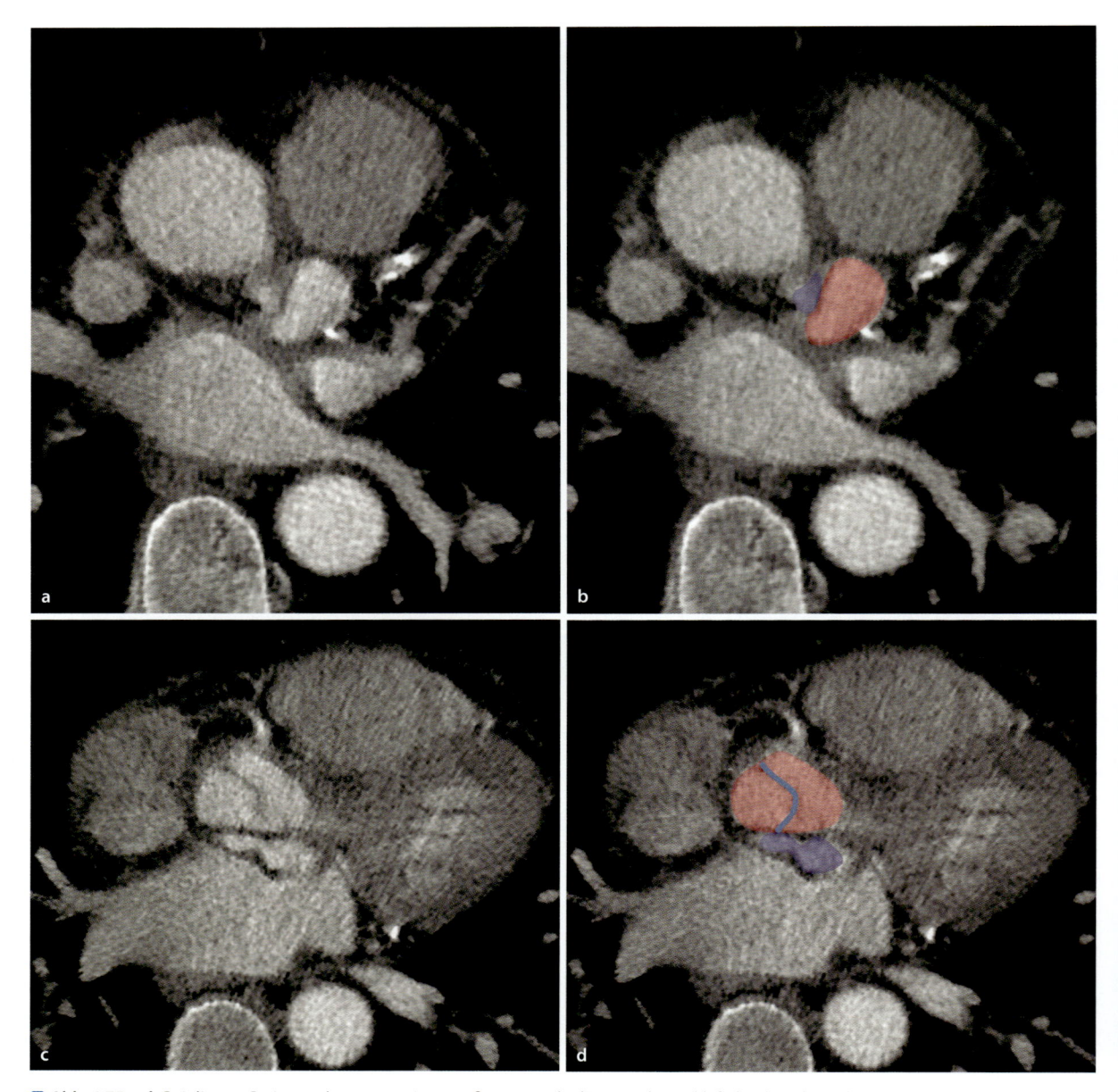

Abb. 4.75a–d Bei diesem Patienten kam es zu einer großen paravalvulären Leckage (lilafarben) nach Implantation einer biologischen Aortenklappenprothese (blau)

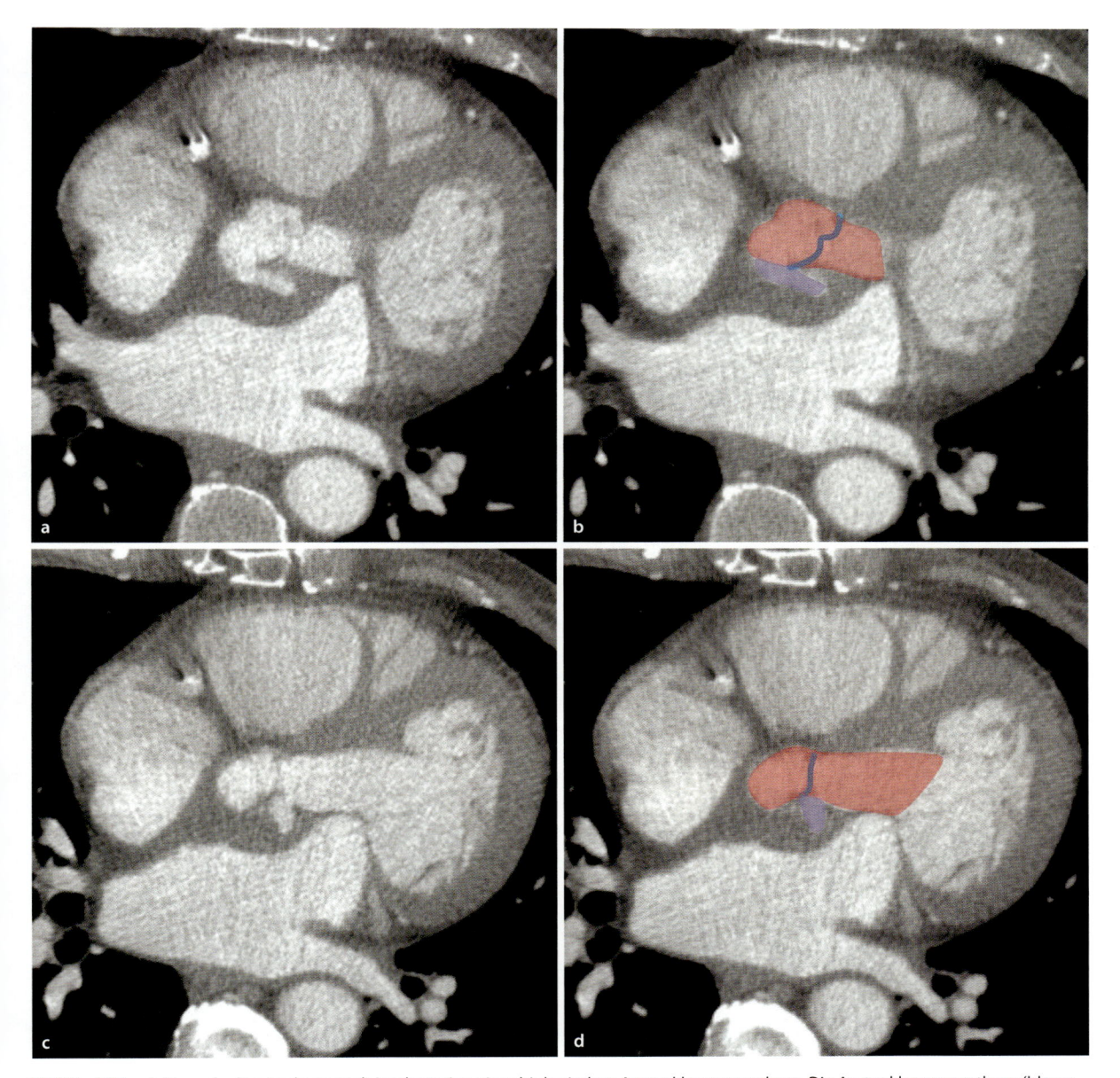

4.2 · Herzklappenrekonstruktion und Herzklappenersatz

Abb. 4.76a–d Paravalvuläre Leckage nach Implantation einer biologischen Aortenklappenprothese. Die Aortenklappenprothese (blauer Strich) ist nur sehr schwer abzugrenzen und uns in diesem Beispiel nur durch die klinischen Angaben bekannt. Man kann einen dorsal gelegenen Kontrastmittelstrom (lilafarben) neben der Klappe abgrenzen

Thrombembolische Komplikationen

Thrombembolische Komplikationen treten v. a. nach Implantation mechanischer Klappen auf. Ein erhöhtes Risiko scheint beim Ersatz der Mitralklappe zu bestehen. Es bilden sich dabei Thromben bzw. thrombotisches Material am Klappenersatz oder am Nahtring der Klappenprothesen. Das Thrombusmaterial kann in der Folge verschleppt werden und zu systemischen Embolisationen führen. Entsprechend der betroffenen Klappe können Verschlüsse intrakranieller oder peripherer Arterien bzw. Lungenarterienembolien auftreten (Abb. 4.77, Abb. 4.78, Abb. 4.79).

Man unterscheidet Major- und Minor-Komplikationen. Major-Embolien sind Embolien, die zum Tod führen oder persistierende neurologische Schäden verursachen. Prothesenthrombosen können schlimmstenfalls zu hochgradigen Obstruktionen der Klappe führen und damit zum kardiogenen Schock mit teils raschem letalem Ausgang. Andere Major-Komplikationen sind periphere arterielle Verschlüsse, die operativ therapiert werden müssen. Häufig auftretende vorübergehende Gedächtnis- oder Konzentrationsschwächen, Orientierungsstörungen oder Visusstörungen, die keine bleibenden Schäden hinterlassen, gelten als Minor-Komplikationen.

Vorbeugend erfolgt nach Einsatz einer mechanischen Klappenprothese eine lebenslange Antikoagulation, nach Einsatz biologischer Klappenprothesen für 3 Monate mit Vitamin-K-Antagonisten (z. B. Marcumar).

> Der Ziel-INR wird an die Risikofaktoren des Patienten und die Thrombogenität der Klappenprothese angepasst und liegt meist zwischen 2,5, wenn kein Risikofaktor vorliegt, und bei 4 bei mehreren Risikofaktoren.

Strukturelle Klappenschädigung

Hierunter versteht man direkte Schäden der eingebrachten Klappenprothese z. B. Materialbruch durch Materialschäden oder Verkalkungen, die nicht durch eine Infektion verursacht wurden. Schwerwiegende strukturelle Schäden werden oft erst autoptisch festgestellt.

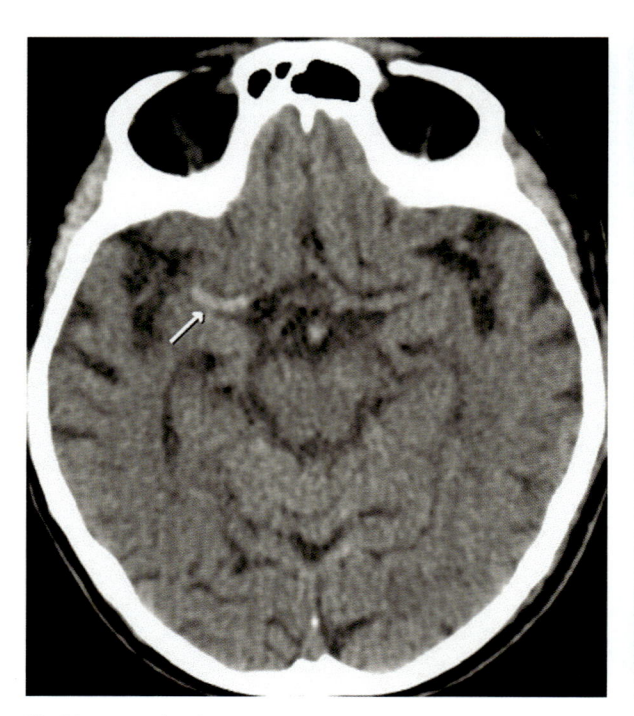

Abb. 4.77 Infarktfrühzeichen, ein »hyperdenses Mediazeichen« (Pfeil) rechts nach Klappenersatz. Der Patient klagte seit etwa 2 h über Symptome

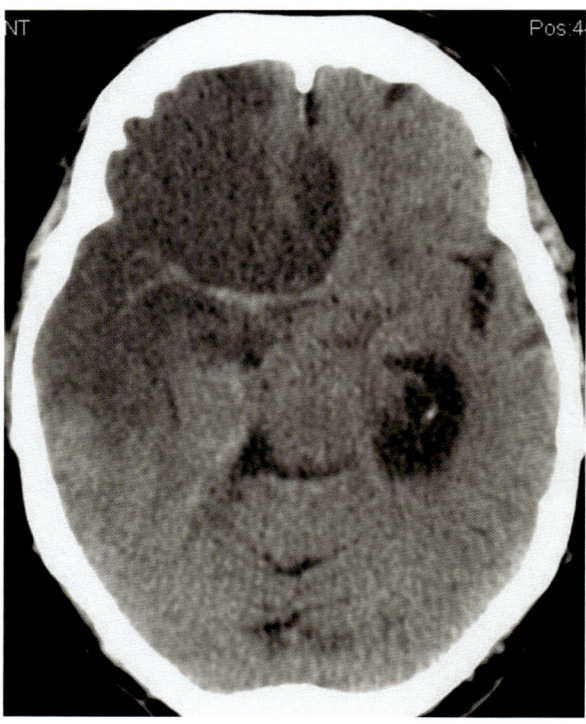

Abb. 4.78 Großer demarkierter Infarkt nach 3 Tagen

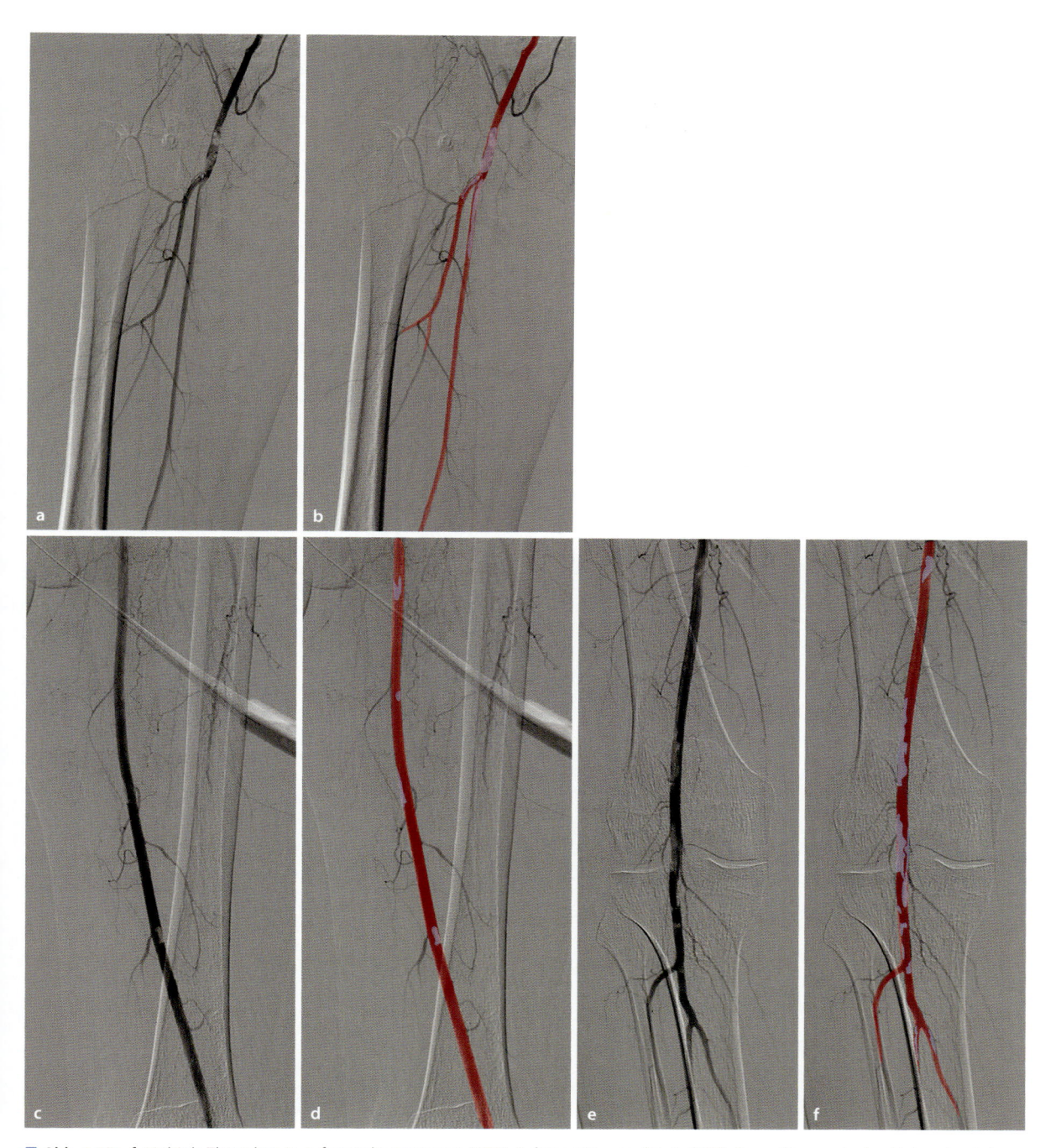

4.2 · Herzklappenrekonstruktion und Herzklappenersatz

Abb. 4.79a–f Multiple Thromben in A. femoralis communis (AFC), A. femoralis superficialis (AFS), A. poplitea sowie den Unterschenkelarterien rechts

Aortendissektion

Bei weniger als einem Prozent der Patienten kommt es nach Aortenklappenersatz zu einer Typ-A-Aortendissektion. Diese kann mit der Computertomographie verlässlich untersucht und dargestellt werden.

In unserem Fallbeispiel (◨ Abb. 4.80, ◨ Abb. 4.81, ◨ Abb. 4.82, ◨ Abb. 4.83, ◨ Abb. 4.84) stellen wir einen jungen Patient mit einer Aortenklappenprothese vor. Diese war wegen eines angeborenen Herzfehlers notwendig geworden und etwa 2 Jahre vor diesem Röntgenbild eingesetzt worden. Seither hatte der Patient keine kardialen Symptome mehr. Bis zum Tag dieser Aufnahme. Er klagte über plötzlich einsetzende Schmerzen im Brust- und Rückenbereich. Anfangs dachte er noch, sich verhoben zu haben, allerdings verschlechterte sich die Symptomatik so schnell, dass er nur wenig später den Notarzt rufen musste. Der brachte ihn in die Notaufnahme, wo neben einem EKG und Blutuntersuchungen auch ein Röntgenbild des Thorax durchgeführt wurde. Zum Zeitpunkt des Röntgenbildes ging es dem Patienten bereits deutlich besser.

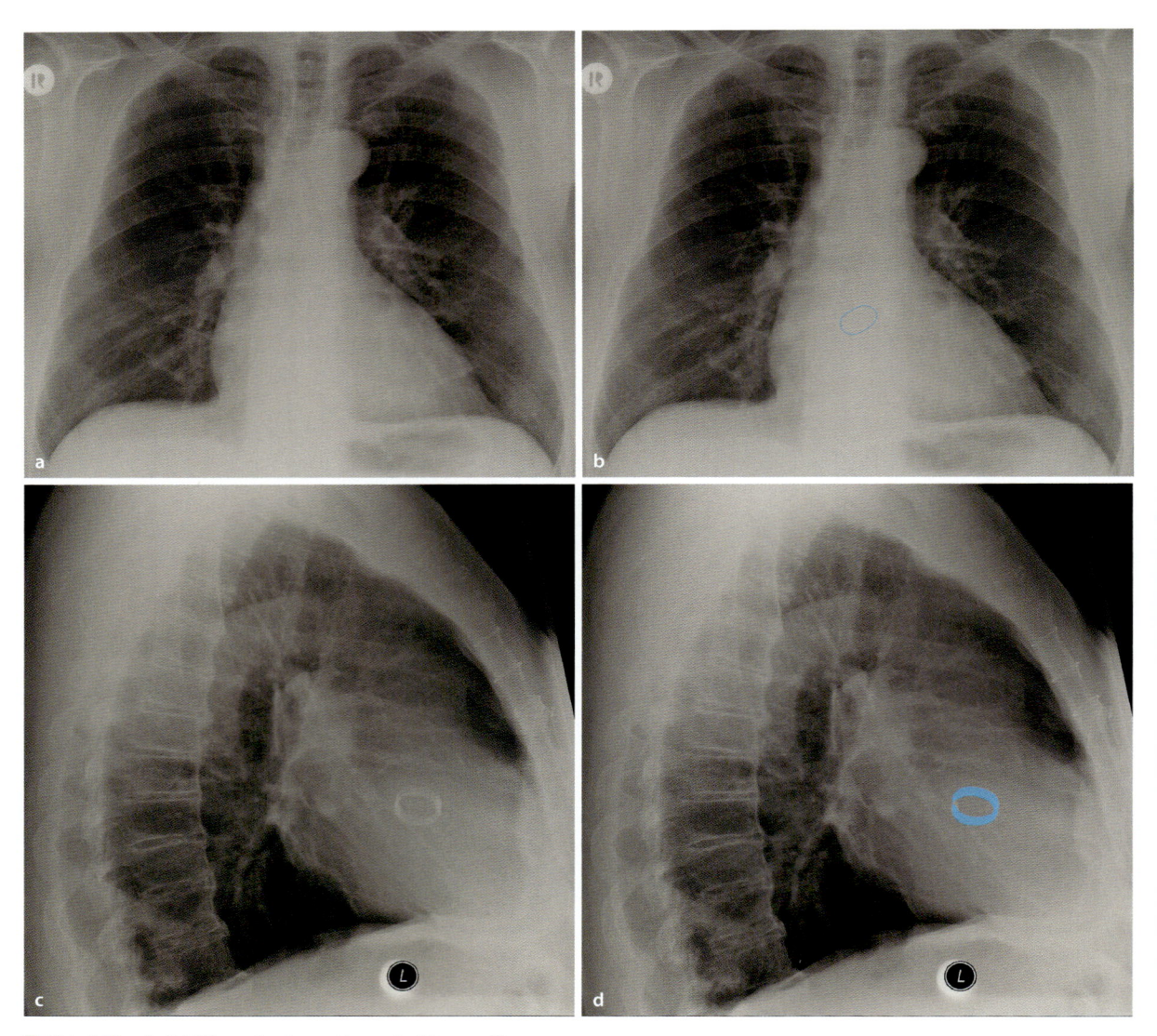

◨ **Abb. 4.80a–d** Abbildung der Aortenklappe im Röntgen-Thorax

4.2 · Herzklappenrekonstruktion und Herzklappenersatz

Leider zeigen uns Röntgenbilder (Abb. 4.80) nicht die ganze Wahrheit. Bei dem Patienten wurde, wegen der erhöhten Herzenzyme und eines pathologischen EKGs, wobei das EKG nicht 100% zu einem Infarkt passen wollte, eine CT-Angiographie durchgeführt (Abb. 4.81).

Die Rekonstruktionen in Abb. 4.82 zeigen deutlich den Beginn der Dissektionsmembran (rot) an der Klappenprothese (blau) und den weiteren Verlauf, langstreckig nach distal.

> Neben einer möglichen Beteiligung der supraaortalen Gefäße gilt es bei einer Typ-A-Dissektion, unbedingt auf den Abgang der Koronararterien zu achten. Sollten die Koronararterien mitbetroffen sein, kann das zu einer Ischämie, daher zu einem Herzinfarkt führen.

In diesem Fall war genau das geschehen (Abb. 4.83, Abb. 4.84).

Der Patient verstarb letztlich an den Folgen eines ausgedehnten Herzinfarktes trotz aller noch eingeleiteten Maßnahmen einschließlich Operation.

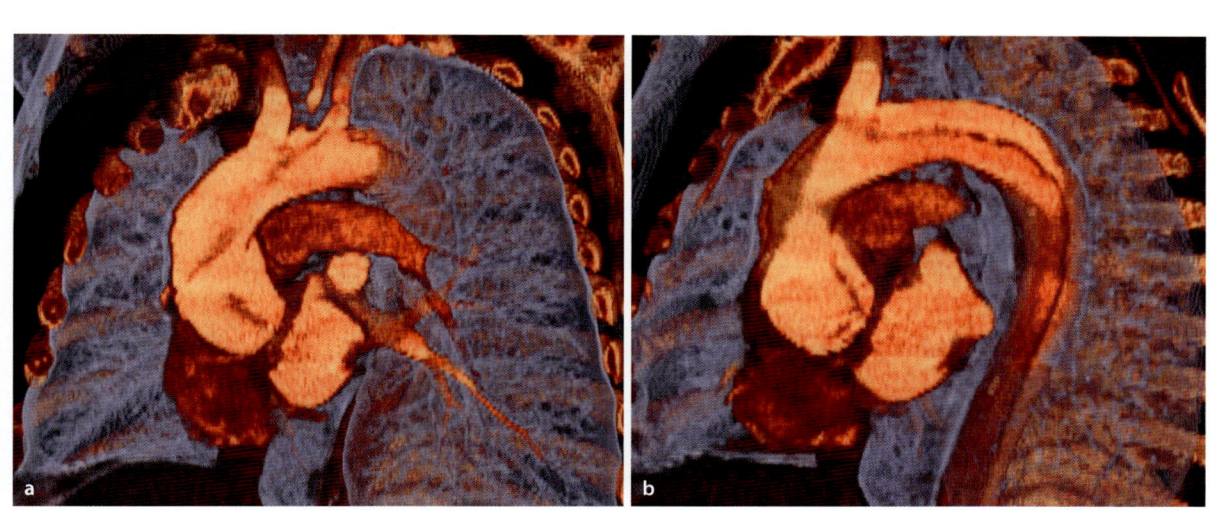

 Abb. 4.81a, b Wir sehen eine 3D-Rekonstruktioin in a.-p. und in der seitlichen Darstellung, passend zum Röntgenbild (Abb. 4.82). Man sieht nun im CT deutlich die Dissektionsmembran die an der Klappenprothese beginnt. Wie man andeutungsweise erkennen kann reicht die Dissektionsmembran auch in die supraaortalen Gefäße. Das kann zu Durchblutungsstörungen bis hin zu zerebralen Ischämien führen

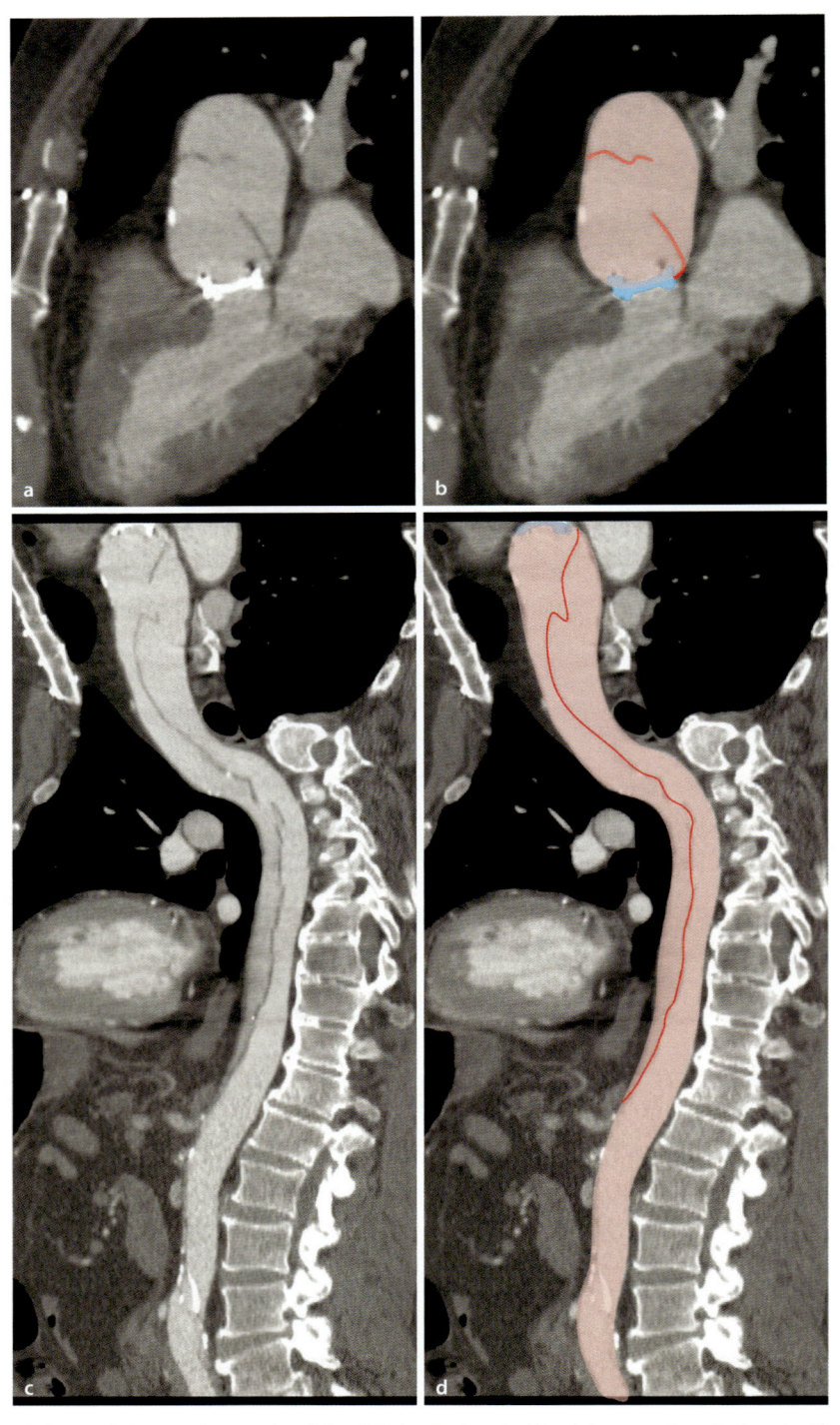

Abb. 4.82a–d Diese Rekonstruktionen zeigen nochmal deutlich den Beginn der Dissektionsmembran (rot) an der Klappenprothese (blau) und den weiteren Verlauf, langstreckig nach distal

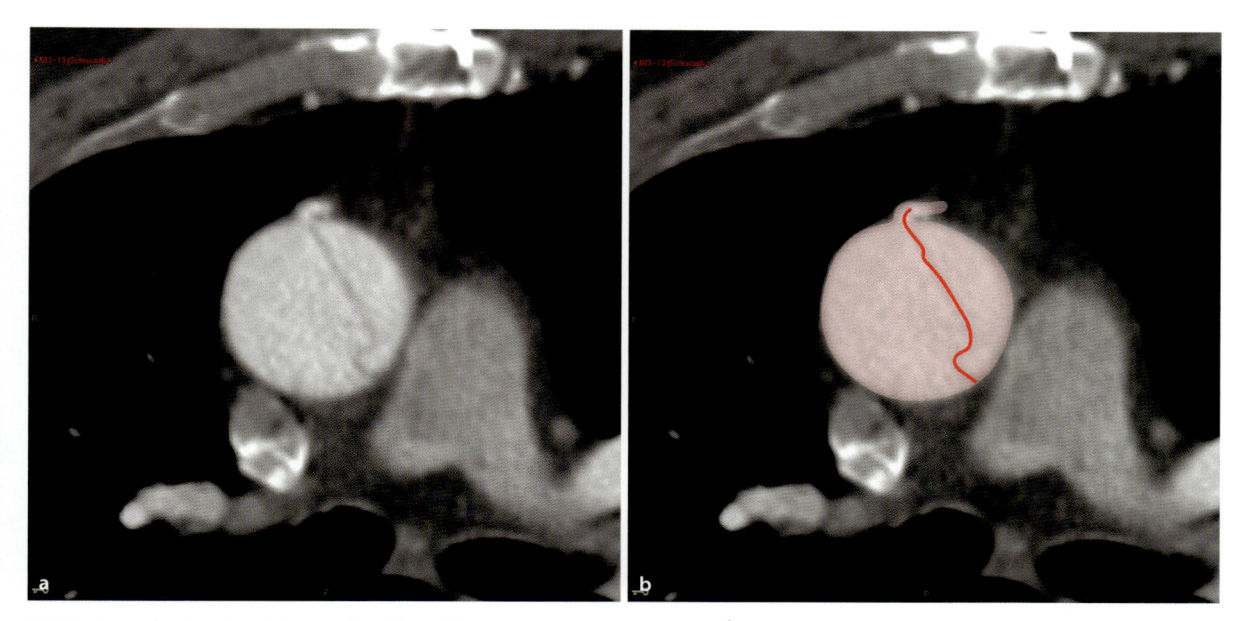

4.2 · Herzklappenrekonstruktion und Herzklappenersatz

Abb. 4.83a, b Wir sehen in der axialen Schnittführung die Aorta (rosa) mit Dissektionsmembran (rot) die in den Abgang der rechten Koronararterie hineinreicht

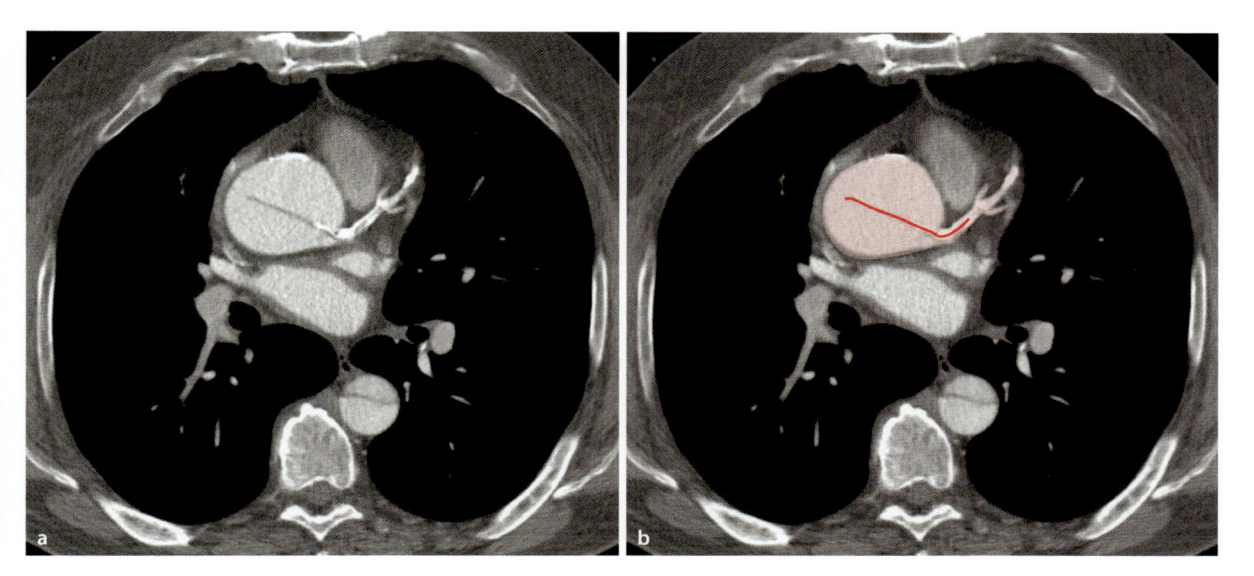

Abb. 4.84a, b Und leider führte die Dissektionsmembran auch in den Abgang der linken Koronararterie

Anämie durch Hämolyse

Fast alle mechanischen Klappenprothesen haben hämolytische Eigenschaften. Diese wird durch Laboruntersuchungen nachgewiesen. Sollte eine Anämie resultieren, wird diese meist lediglich medikamentös behandelt. Bei schweren und nicht konservativ behandelbaren Anämien muss der Austausch der Klappenprothese erwogen werden.

> **Info to go**
>
> Es gibt einen »Trick«, einen Hinweis im CT auf eine vorliegende Anämie: Wenn das Myokard im nativen CT im Vergleich zum Blut hyperdens ist, ist der Hämatokrit (Hkt) wahrscheinlich zu niedrig!

In ◘ Abb. 4.85a und b ist ein Patienten mit Anämie dargestellt. Im CT zeigt sich das Myokard, v. a. des linken Ventrikels, in der nativen Darstellung erheblich besser abgrenzbar als in vergleichbaren Aufnahmen (◘ Abb. 4.85c, d) von Patienten ohne Anämie. Dies liegt nicht am Myokard, sondern an der Hypodensität des Blutes durch den niedrigen Hämatokrit.

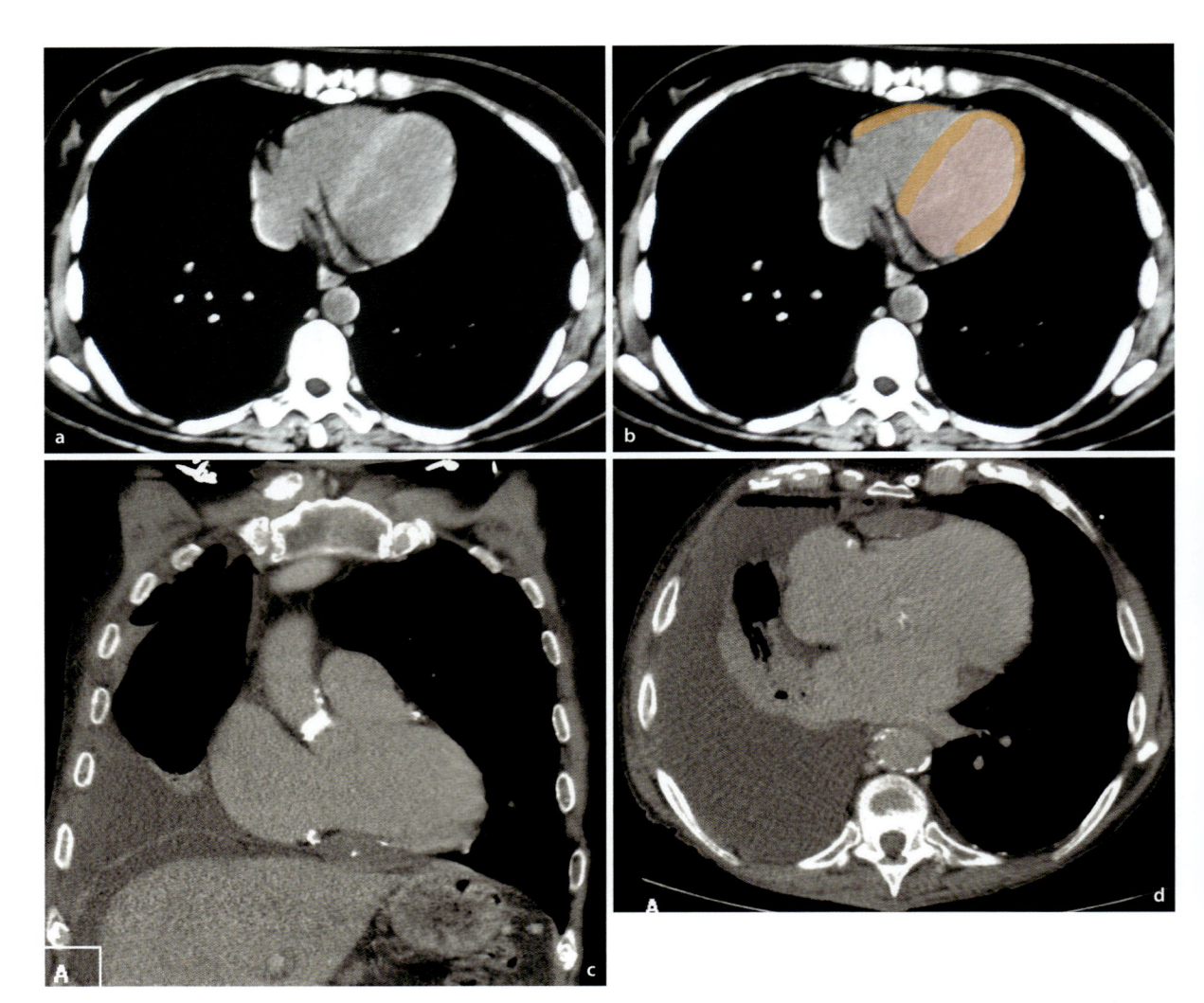

◘ **Abb. 4.85a–d** Patient mit Anämie. **a, b** Im CT zeigt sich das Myokard, v. a. des linken Ventrikels, in der nativen Darstellung erheblich besser abgrenzbar als in vergleichbaren Aufnahmen (**c, d**) von Patienten ohne Anämie. Dies liegt allerdings nicht am Myokard, sondern an der Hypodensität des Blutes durch den niedrigen Hämatokrit

4.2.6 Okkluder

Die sog. Okkluder sind keine Herzklappen, sondern Verschlusssysteme, die dem Verschluss von Gefäßen oder von Septumdefekten, in seltenen Fällen auch dem Verschluss kardialer Perforationen oder paravalvulärer Lecks nach Klappenimplantation dienen. Okkluder können außerdem im linken Vorhofohr implantiert werden, um bei Patienten mit einem Vorhofflimmern die Ausbildung von Thromben zu verhindern.

> Da Okkluder immer wieder mit Herzklappenimplantaten verwechselt werden, behandeln wir diese Verschlusssysteme in diesem Kapitel.

Okkluder wurden 1975 durch den amerikanischen Chirurgen William J. Rashkind erstmals beschrieben. Dabei handelte es sich um noch experimentelle Verschlusssysteme zur Behandlung von Vorhof- und Ventrikelseptumdefekten. Bis zum Einsatz am Menschen dauerte es noch ein paar Jahre. Erst 1988 wurde der erste Vorhofseptumdefekt eines Menschen durch den Kinderkardiologen James E. Lock mittels Okkluderverschlusssystem behandelt. Seither wurden die Okkluder ständig weiterentwickelt und verbessert.

Da die minimalinvasive Behandlungsmethode im Vergleich zur herkömmlichen Operation viele Vorteile wie niedrigere Komplikationsraten und einen kürzeren Krankenhausaufenthalt hat, setzte sich die Okkluderbehandlung zunehmend durch. Inzwischen gibt es viele weitere Einsatzmöglichkeiten (s. Übersicht).

Indikationen für Okkluder
- Ductus arteriosus Botalli
- Vorhofseptumdefekt
- Ventrikelseptumdefekt
- Myokard-Perforationen
- Prävention von Thromben im linken Herzohr bei Vorhofflimmern
- Paravalvuläre Lecks nach Klappenimplantation
- Verschluss von Gefäßen

Aufgrund ihrer Form werden Okkluder oft auch als »Schirmchen« bezeichnet. Diese »Schirmchen« bestehen, ähnlich wie Stents, aus einem Metallgeflecht (oft Nitinol).

> Man findet die typischen Formen (schematisch dargestellt in Abb. 4.86) v. a. in der Vergrößerung des Röntgenbildes wieder (Abb. 4.87). In CT-Aufnahmen sind Okkluder aufgrund der Metallartefakte oft nicht an ihrer Form zu erkennen. Hier bietet jedoch die Position des Fremdkörpers einen meist ausreichenden Hinweis auf seine Genese.

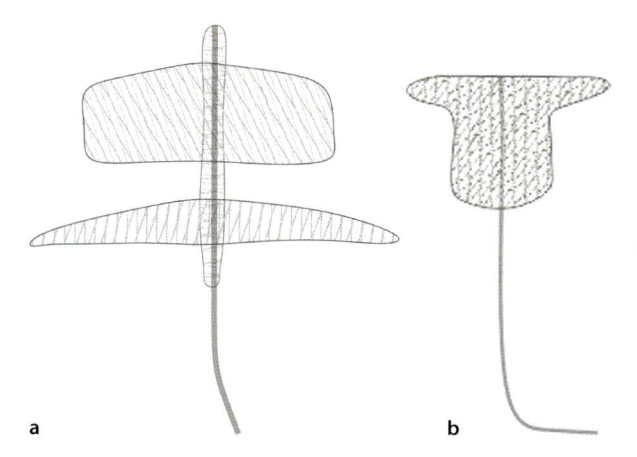

Abb. 4.86a, b Okkluder, typische Formen (schematisch)

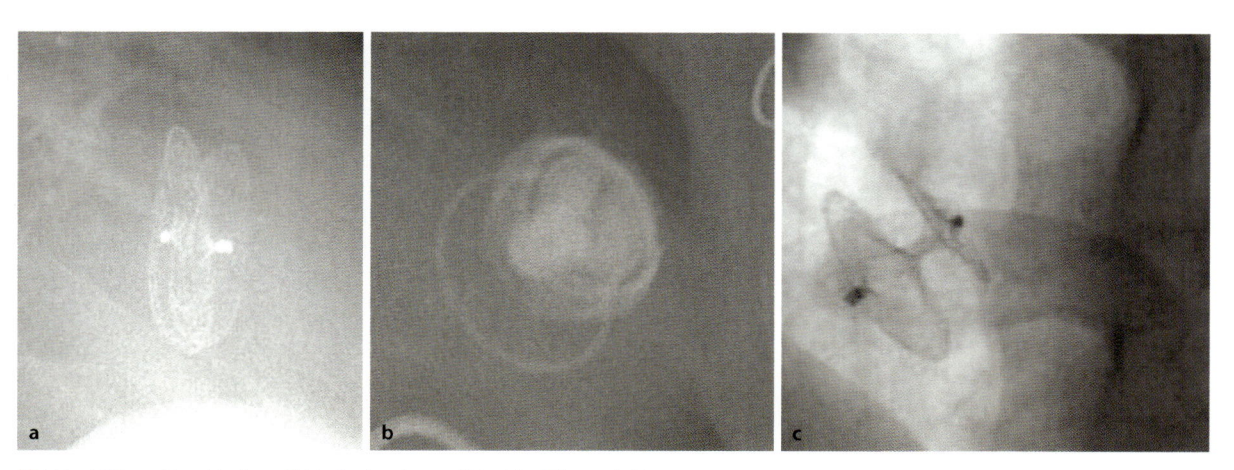

Abb. 4.87a–c Verschiedene Okkluder (stark vergrößert) im Röntgenbild

Implantation

Der Eingriff erfolgt meist in Vollnarkose und DSA-Kontrolle sowie zusätzlicher transösophagealer Echokardiographie.

Bei der Angiographie wird über einen femoralen venösen Zugang ein Draht bis zum Vorhofdefekt vorgeschoben. Unter Durchleuchtungs- und Ultraschallkontrolle wird ein Okkluder so in dem Defekt positioniert, dass dieser vollständig abgedeckt und somit verschlossen wird. Die beiden Schirmchen werden unter Röntgenkontrolle nacheinander entfaltet, bei Atriumseptumdefekt (ASD) oder Ventrikelseptumdefekt (VSD) zunächst der linksliegende Schirm und nach Rückzug der Schleuse auch der rechts kardial einliegende Schirm (Abb. 4.88).

Nach vollständiger Entfaltung des Okkluders wird die korrekte Lage und Dichtigkeit in der DSA-Kontrolle und mittels transösophagealer Echokardiographie kontrolliert. Nach erfolgreicher Intervention wird der Draht entfernt, und der Okkluder verbleibt im Defekt.

> Wichtig ist, dass der Okkluder den Defekt vollständig abdeckt und am Rand keine Leckagen verbleiben. Hierzu ist es vor der Intervention notwendig, die genaue Position des Defektes zu kennen, um ein der jeweiligen Anatomie geeignetes Modell für den Verschluss auszuwählen.

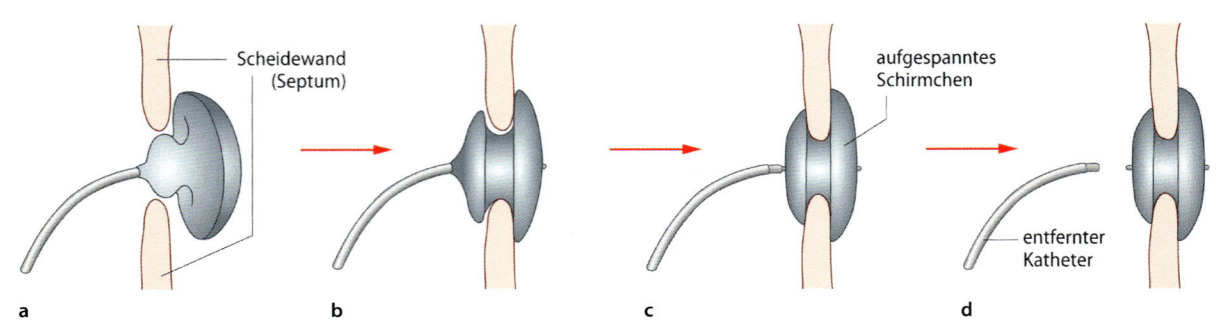

Abb. 4.88a–d Schematische Darstellung der Implantation eines Okkluders in einem septalen Defekt

Ductus arteriosus Botalli (DAB)

Der DAB ist im fetalen Kreislauf die Verbindung zwischen der Aorta und dem Truncus pulmonalis. Über diese Verbindung wird im fetalen Kreislauf der Lungenkreislauf zu großen Teilen überbrückt. Postnatal obliteriert der DAB binnen Tagen bis Wochen und verbleibt als Lig. arteriosum zwischen dem Aortenbogen und dem Truncus pulmonalis.

Bei einer postnatalen Verzögerung der Obliteration spricht man von einem persistierenden Ductus arteriosus (PDA).

Therapeutisch kann zunächst Ibuprofen verabreicht werden. Sollte auch hierdurch kein Verschluss des PDA erreicht werden, kann er operativ verschlossen werden. Weniger invasiv ist der angiographische Verschluss mit Coils oder Okkludern (Abb. 4.89).

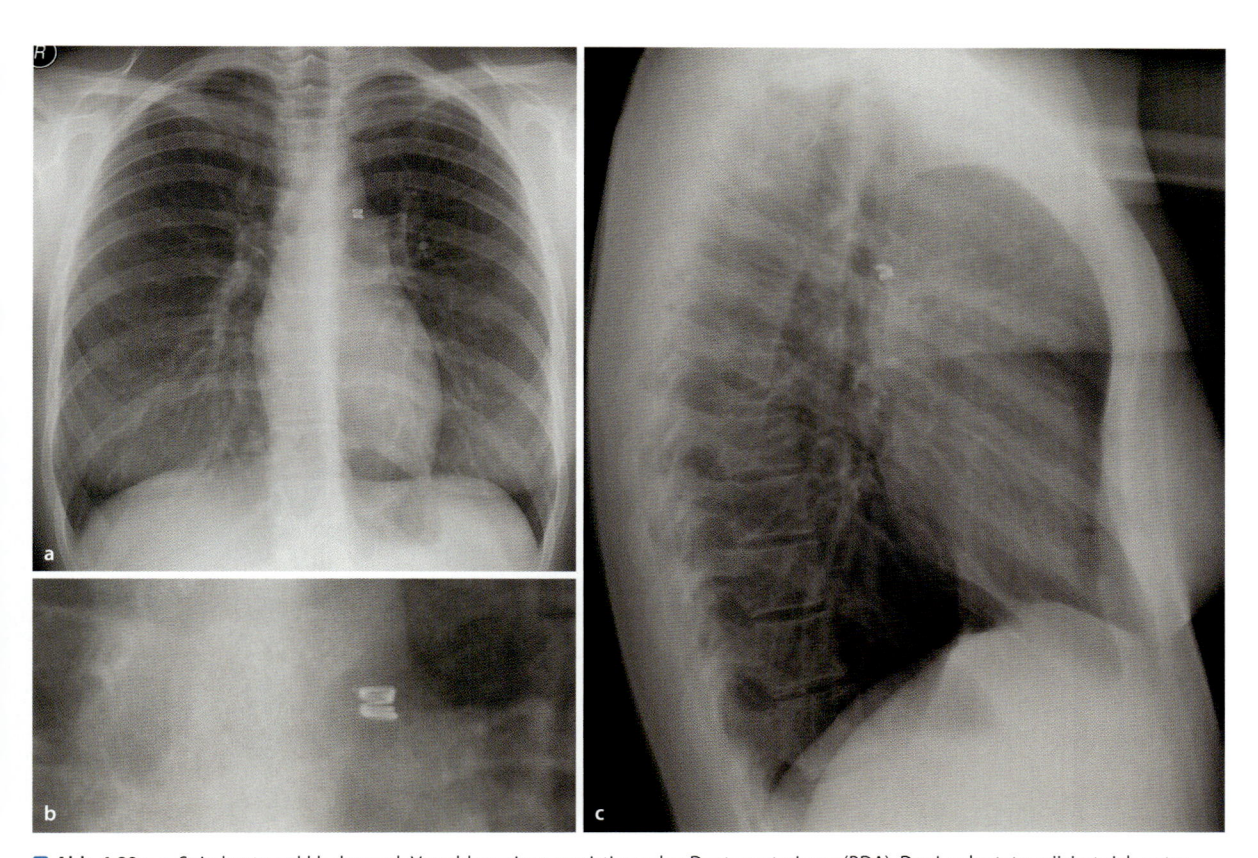

Abb. 4.89a–c Spiralsystemokkluder nach Verschluss eines persistierenden Ductus arteriosus (PDA). Das Implantat projiziert sich unterhalb des Aortenbogens bzw. unter den Aortenknopf

Vorhofseptumdefekt (ASD)

Als Vorhofseptumdefekt (ASD) werden Defekte in der Vorhofscheidewand bezeichnet. ASD machen etwa 7–12% der angeborenen Herzfehler aus. Die häufigste Position ist (in etwa 80%) die Mitte des Vorhofseptums, im Bereich des ehemaligen Foramen ovale. In dieser Position werden die ASD als ASD II oder ASD vom Sekundumtyp oder auch persistierendes Foramen ovale (PFO) bezeichnet.

ASD können jedoch auch an anderen Stellen der Vorhofscheidewand positioniert sein wie der ASD I (ASD vom Primumtyp), der in der Vorhofscheidewand weiter distal, in der Nähe der AV-Klappen zu finden ist und ca. 10% der ASD ausmacht. Bei diesem Defekt kann zusätzlich eine Schädigung der Mitralklappe vorliegen, die zu einer Insuffizienz führt. Die Therapie des ASD I ist daher fast ausschließlich operativ möglich.

Auch der 3. ASD-Typ macht etwa 10% der ASD aus und kann nur operativ verschlossen werden. In diesen Fällen ist der Defekt kranial im Vorhofseptum in der Nähe zur Einmündung der V. cava superior zu finden. Diese Variante wird auch als Sinus venosus bezeichnet.

Folgen eines ASD sind eine erhöhte Volumenbelastung des rechten Vorhofes und des rechten Ventrikels. In Fällen mit kleinen ASD kann dies asymptomatisch sein. Größere ASD jedoch können über die resultierende erhöhte Volumenbelastung des rechten Herzens zu Belastungsdyspnoe und supraventrikulären Herzrhythmusstörungen als Zeichen einer Rechtsherzhypertrophie und -insuffizienz führen.

ASD wurden bis in die 1990-er Jahre operativ behandelt. Dabei wurden eine Thorakotomie mit Freilegung des Herzen und der Einsatz einer Herz-Lungen-Maschine notwendig. Der Heilungsprozess dauerte mehrere Wochen. Seit Mitte der 90-er wurde der interventionelle ASD-Verschluss mit Okkludersystemen (meist Amplatzer-Okkluder) zunehmend zur standardmäßigen Therapie.

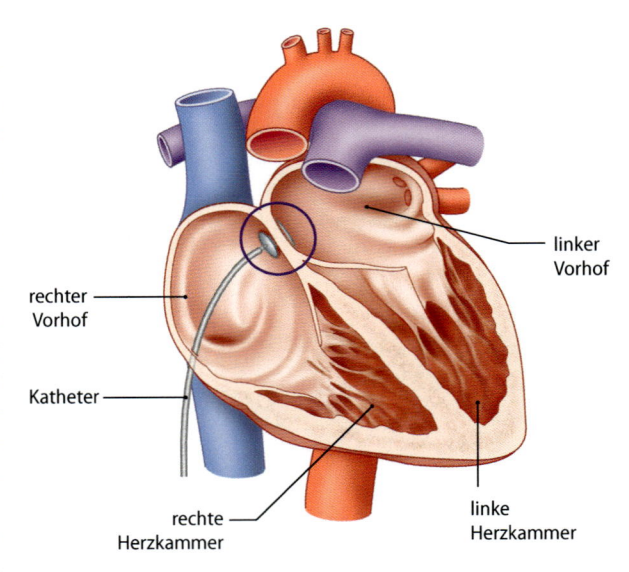

In Abb. 4.90 ist zunächst die schematische Darstellung des Okkluders in der Vorhofscheidewand gezeigt. Als klinisches Beispiel ist in Abb. 4.91 ein sehr großer Okkluder nach Atriumseptumdefekt bei Kardiomegalie dargestellt.

❱ Im CT sind durch Okkluder verursachte Metallartefakte zu erwarten (Abb. 4.92, Abb. 4.93).

Abb. 4.90 Schematische Darstellung des Okkluders in der Vorhofscheidewand

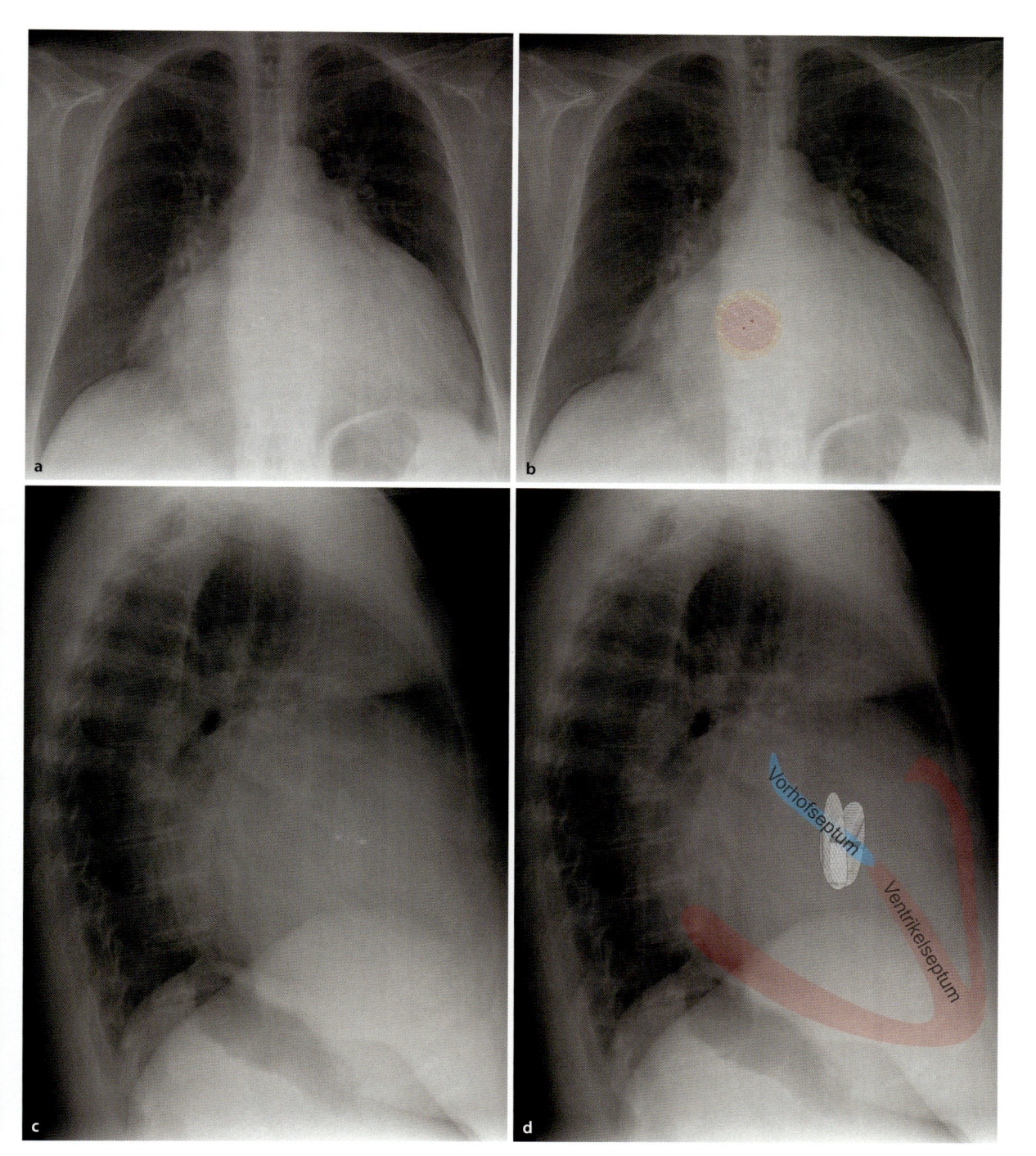

4.2 · Herzklappenrekonstruktion und Herzklappenersatz

Abb. 4.91a–d Kardiomegalie. **a, b** Sehr großer Okkluder nach Atriumseptumdefekt (ASD) in Projektion auf die obere Hälfte des Herzschattens. **c, d** In der 2. Ebene erkennt man die mittige Lage zwischen dem linken und dem rechten Vorhof etwas besser. Der Okkluder liegt in diesem Beispiel sehr tief

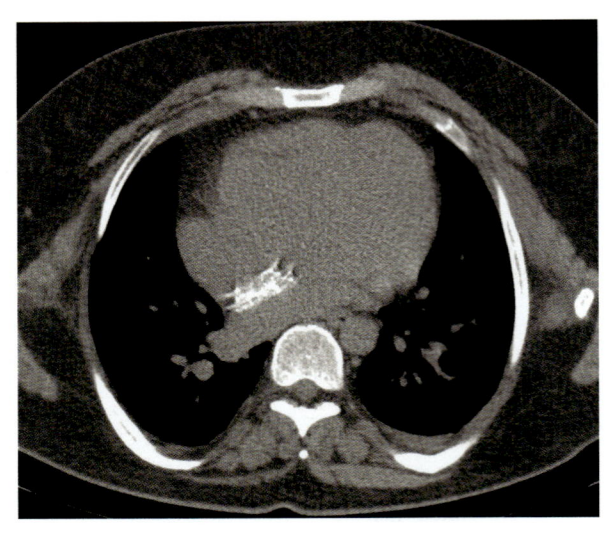

Abb. 4.92 Axiales CT eines Vorhofokkluders. Recht deutlich sind auch die Metallartefakte zu sehen. In diesem Beispiel sind die Artefakte relativ gering ausgebildet

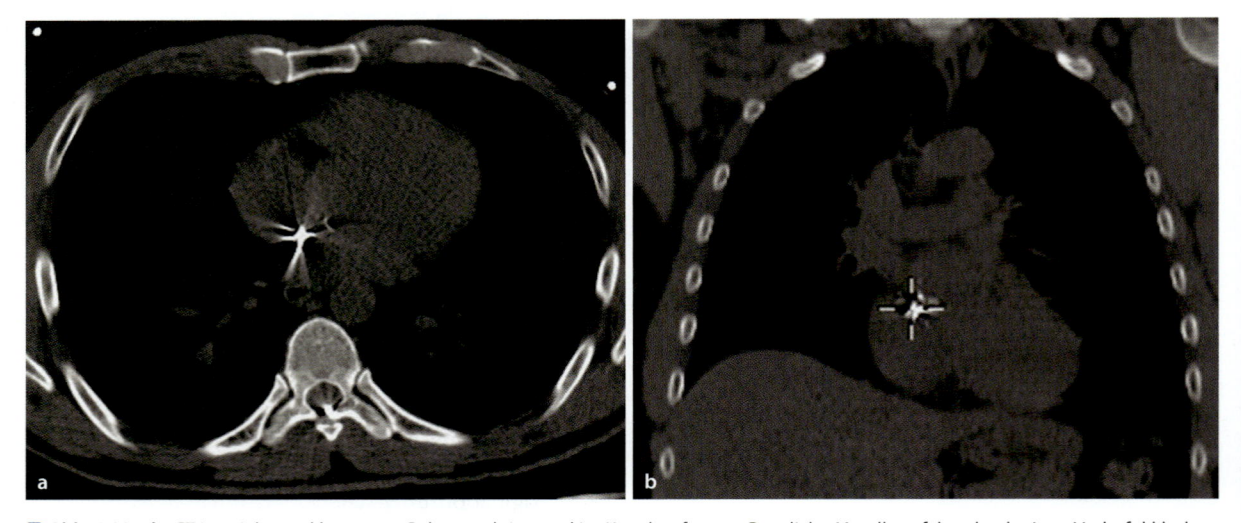

Abb. 4.93a, b CT in axialer und koronarer Rekonstruktion und im Knochenfenster. Deutliche Metallartefakte durch einen Vorhofokkluder, der durch die Artefakte selbst relativ schlecht abzugrenzen ist

Ventrikelseptumdefekt (VSD)

Ventrikelseptumdefekte entstehen durch einen unvollständigen Verschluss des Ventrikelseptums, das in der Embryonalphase zwischen den Ventrikeln von unten und von oben aufeinander zu wächst. Das Ventrikelseptum besteht aus

- einer Pars muscularis, die aus der Ventrikelmuskulatur hervorgeht, und
- einer Pars membranacea, die vom Endokard ausgeht (◘ Abb. 4.94).

> **Cave**
> Die exakte Zuordnung ist im Röntgenbild, insbesondere bei pathologischer Herzsilhouette, nicht möglich!

Angeborene VSD gehören mit ca. 30% zu den häufigsten Herzfehlern.

Auch bei den VSD kann man in Bezug auf die Lage des Defektes verschiedene Typen unterscheiden:
- Defekte im membranösen Anteil des Ventrikelseptums,
- Defekte im muskulären Anteil des Ventrikelseptums,
- mehrere Defekte bzw. Kombinationsformen.
- Sehr selten können VSD auch sekundär/traumatisch entstehen.

Folgen eines VSD sind abhängig von der Größe des Links-rechts-Shunts und reichen von asymptomatischen Defekten bis zu pulmonaler Hypertonie und Herzinsuffizienz. Kleinere Ventrikelseptumdefekte können in den ersten Lebensjahren spontan obliterieren. Bei kleinen asymptomatischen Defekten kann daher zunächst eine abwartende Verlaufskontrolle erfolgen. Es muss allerdings bedacht werden, dass auch kleinere Defekte eine Aortenklappeninsuffizienz zur Folge haben können. Größere/symptomatische Defekte hingegen führen durch größere Rechts-links-Shunts mit entsprechender Volumenbelastung durch die Herzinsuffizienz zu einer reduzierten Lebenserwartung und werden daher einer raschen Therapie zugeführt.

> Die Therapie muss vor der Entwicklung einer pulmonalarteriellen Hypertonie erfolgen, da hierdurch verursachte Schäden bereits binnen 6 Monaten irreversibel sein können.

Die operative Therapie (Naht oder Patch aus Perikard oder Kunststoffen wie Goretex) erfolgt über eine Sternotomie und unter Einsatz einer Herz-Lungen-Maschine. Durch den Zugangsweg über den rechten Vorhof oder gar rechten Ventrikel können Narben mit verbleibender Überleitungsstörung verbleiben und den späteren Einsatz eines Herzschrittmachers notwendig machen. Zunehmend werden daher auch minimalinvasive Operationstechniken bzw. bei Patienten ab 8 kg Körpergewicht interventionelle Verschlusstechniken wie Okkluder eingesetzt. Die Okkluder können v. a. bei muskulären (◘ Abb. 4.95, ◘ Abb. 4.96) und bei perimembranösen VSD verwendet werden, sofern Letztere einen ausreichenden Abstand zur Klappenebene aufweisen.

> Ein Risiko des perimembranösen VSD-Verschlusses mit einem Okkluder kann die Ausbildung eines AV-Blocks sein.

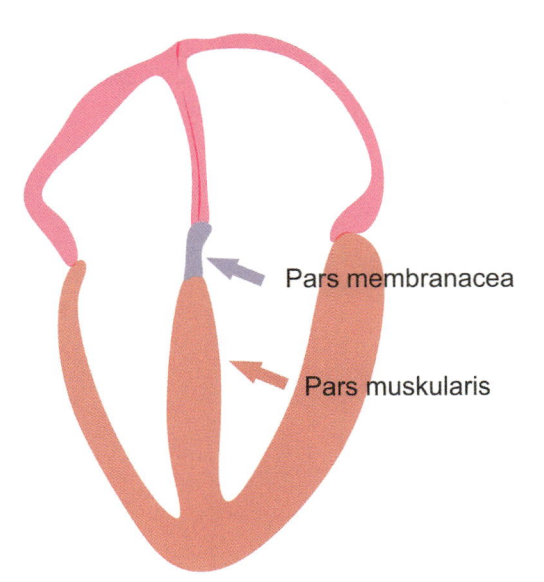

◘ **Abb. 4.94** Schematische Darstellung des Ventrikelseptums. Achtung: Die exakte Zuordnung ist im Röntgenbild, insbesondere bei pathologischer Herzsilhouette, nicht möglich!

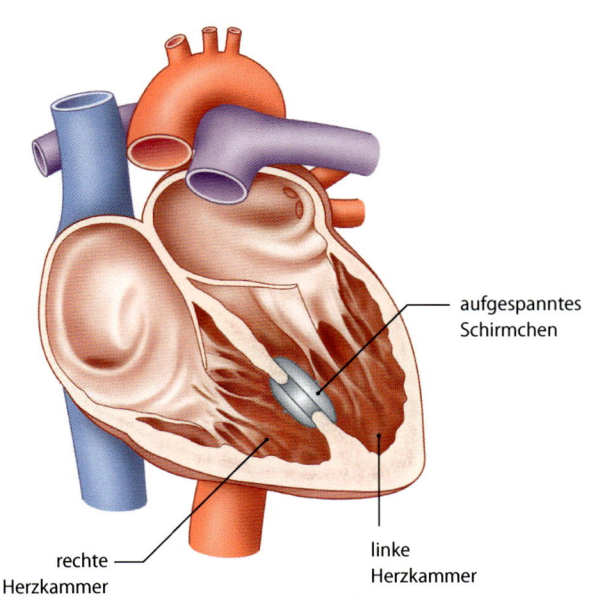

◘ **Abb. 4.95** Schematische Darstellung eines VSD-Okkluders im muskulären Anteil des Ventrikelseptums

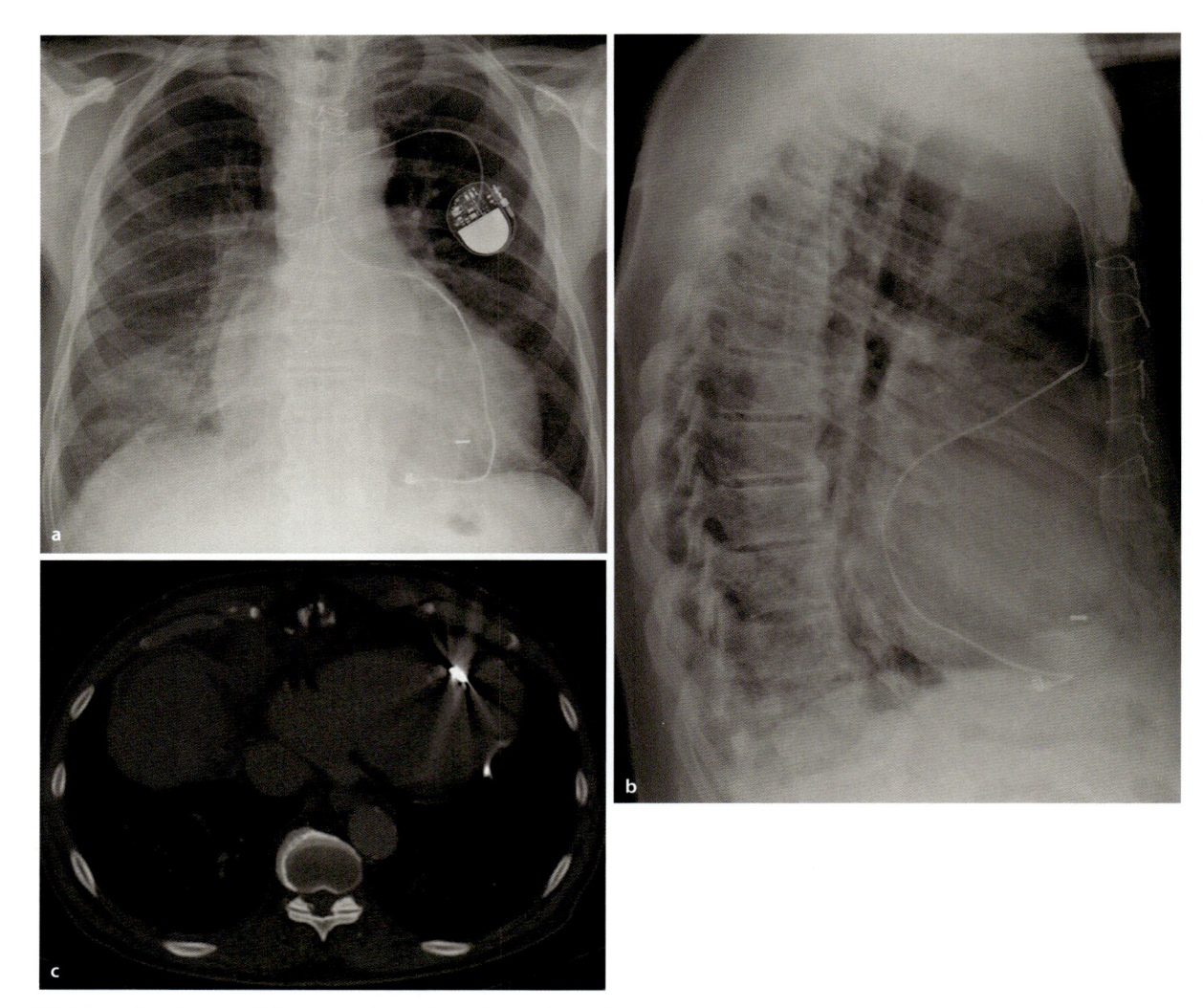

Abb. 4.96a–c Patient mit Zustand nach Verschluss eines tief sitzenden VSD im muskulären Anteil des Ventrikelseptums. Zusätzlich Schrittmachersystem mit einer epikardialen Sonde an der Wand des rechten Ventrikels. **a, b** Röntgen-Thorax in 2 Ebenen. **c** CT: In der axialen Schnittführung zeigt sich der metallische Okkluder mit deutlichen Artefakten in der Pars muscularis des Ventrikelseptums

Myokardperforationen

Dies ist sicherlich die seltenste Indikation für einen kardialen Okkluder. Wie bei TAVI und PPVI (s. oben) schon erwähnt wurde, kann eine Klappenimplantation in seltenen Fällen auch über einen transapikalen Zugang, daher durch das Myokard hindurch erfolgen. Der resultierende Defekt kann dann durch einen kardialen Okkluder wieder verschlossen werden. Im Röntgenbild sollten die vorhandene TAVI und die Position des Okkluders an der Herzspitze an diese Möglichkeit denken lassen (◘ Abb. 4.97). In unklaren Situationen bietet es sich an, den entsprechenden Operationsbericht zu lesen bzw. den behandelnden Kardiologen zu befragen.

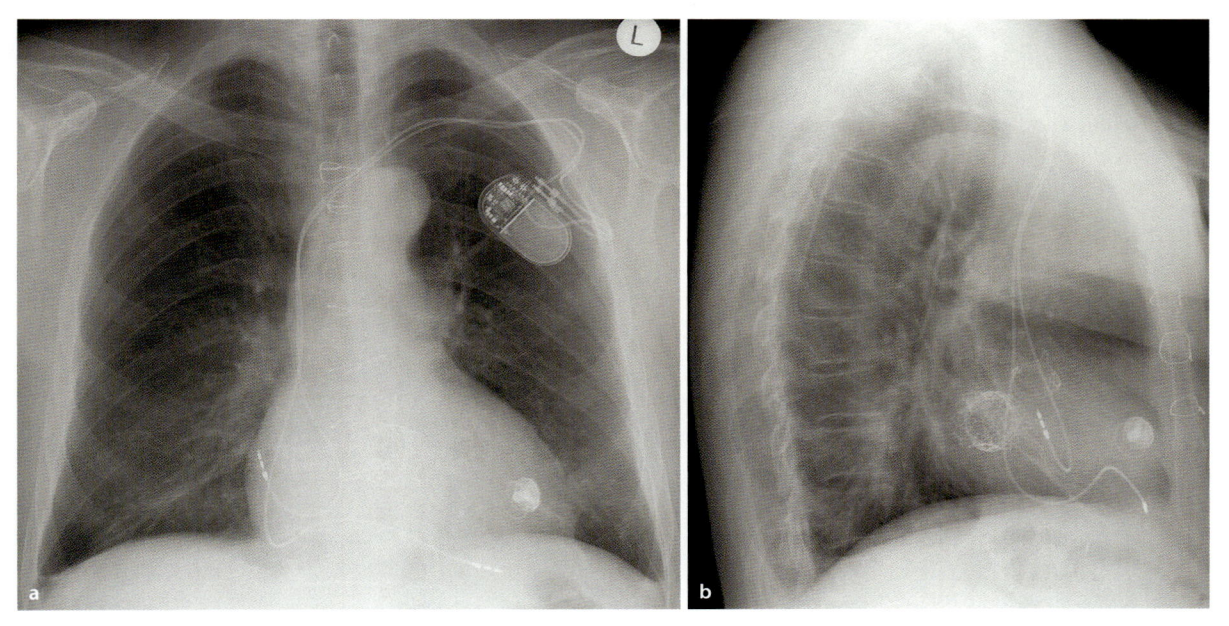

◘ **Abb. 4.97a, b** Okkluder nach transapikaler TAVI. Man sieht deutlich den Klappenersatz in aortaler Position nach TAVI und gleichzeitig den sehr weit distal und links gelegenen Okkluder, der sich somit auf die Herzspitze projiziert. (Bilder freundlicherweise überlassen von T. Breining [Vielen Dank!])

Herzohr bei Vorhofflimmern

Vorhofflimmern (VHF) gehört zu den häufigsten Herzrhythmusstörungen weltweit. Folge des Vorhhofflimmerns kann die Ausbildung von Blutgerinnseln im linken Vorhof sein. Diese Thromben finden sich bevorzugt im linken Vorhofohr (LAA – linksatriales Aurikel).

Betroffene Patienten tragen somit ein hohes Risiko für kardioembolische Schlaganfälle oder Embolien peripherer Gefäße. Prophylaktisch werden die Patienten daher mit oralen Antikoagulanzien wie Marcumar behandelt.

Wenn Kontraindikationen gegen eine prophylaktische Antikoagulation vorliegen, kann das LAA mittels Okkluder verschlossen werden. Der Eingriff erfolgt meist in einer kurzen Vollnarkose, kann aber auch in Lokalanästhesie durchgeführt werden. Der Okkluder wird über einen femoralvenösen Zugang unter DSA-Kontrolle in den linken Vorhof vorgeschoben und mit zusätzlicher Kontrolle durch eine transösophageale Echokardiographie im LAA positioniert und hier entfaltet.

Postoperativ müssen die Patienten für 6 Monate ASS und Clopidogrel einnehmen, danach ist der Okkluder ausreichend eingewachsen, und die Antikoagulation kann reduziert werden. Die Rate dennoch auftretender kardioembolischer Ereignisse ist mit denen einer reinen Langzeitantikoagulation zu vergleichen.

> Okkluder sind im Röntgenbild sehr häufig schlecht abgrenzbar (◘ Abb. 4.98, ◘ Abb. 4.99).

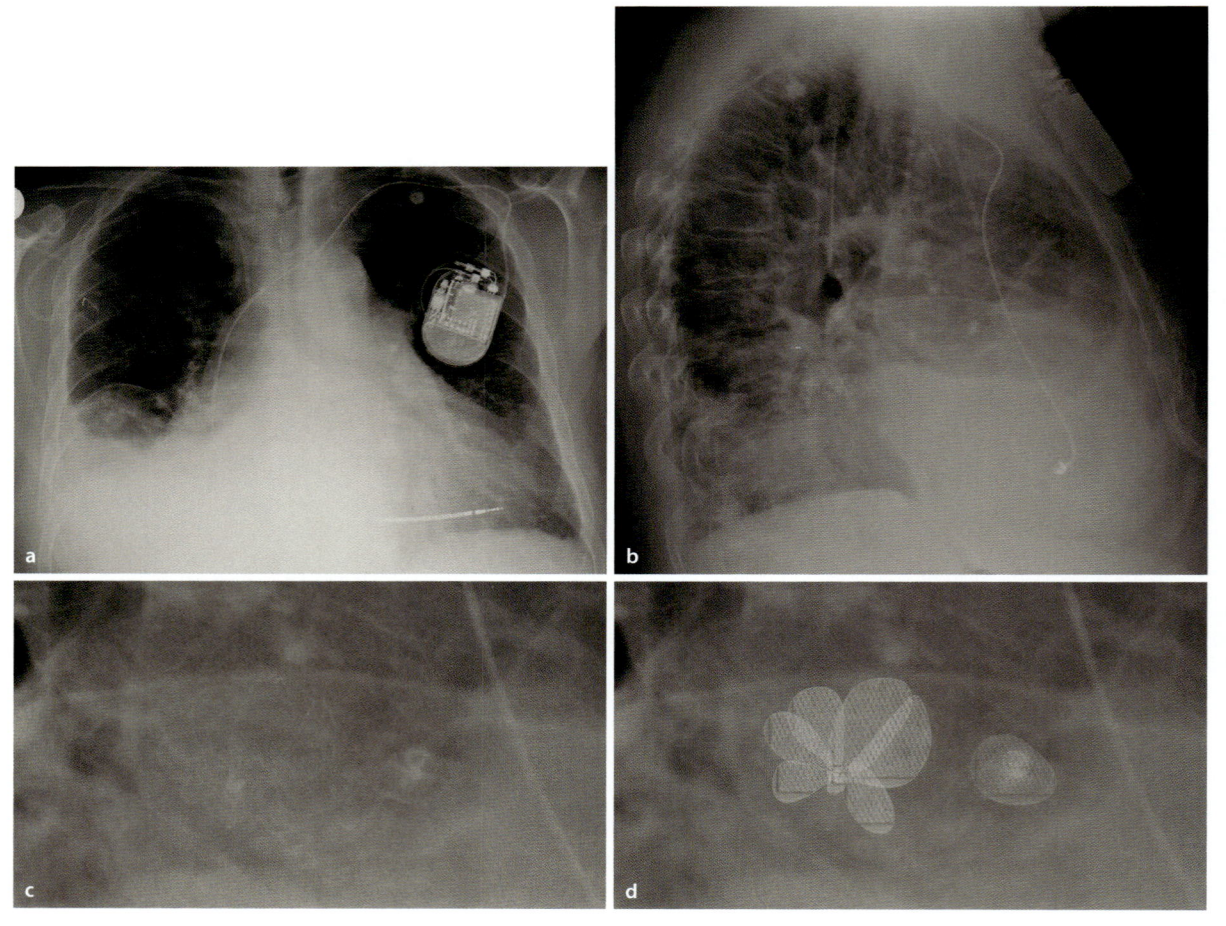

◘ Abb. 4.98a–d Röntgen-Thorax in 2 Ebenen bei einem Patienten nach ASD-Okkluder und Okkluderverschluss des linksatrialen Aurikels (LAA) bei Vorhofflimmern (VHF). Zusätzlich implantierbarer Kardioverter-Defibrillator (ICD). Ganz wichtig an diesem Bild: Die Okkluder sind sehr häufig schlecht abgrenzbar, in diesem Fall erst in der seitlichen Projektion (**b**) und v. a. nach erheblicher Vergrößerung der Aufnahme (**c, d**): Die Vergrößerung der seitlichen Thoraxaufnahme zeigt sehr schwach röntgendichte Okkluder in Projektion auf den oberen Herzschatten

Komplikationen

Komplikationen bei Okkludern
- Angiographiespezifische Komplikationen wie
  - Blutung am Zugangsort
  - Infektion am Zugangsort
  - Kontrastmittelallergie
  - KM-induzierte Nierenschädigung usw.
- Septumperforation
- Herzbeuteltamponade
- Vorhofflimmern
- Thrombotische Komplikationen am oder durch das Implantat
- Implantatmigration
- Implantatversagen/-defekte
- Rezidive mit Fortbestehen der Leckage oder Re-Shunt-Bildung
- Verstärkte Hämolyse

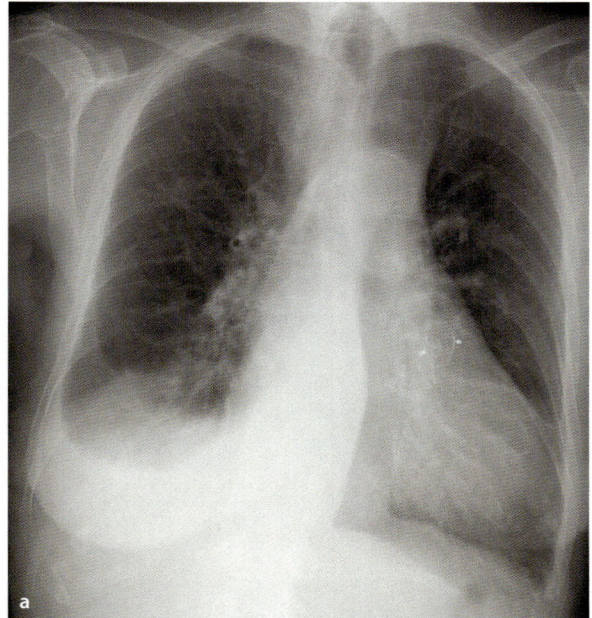

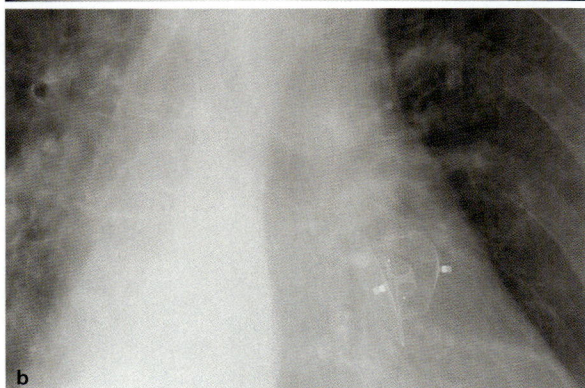

Abb. 4.99a, b Röntgen-Thorax p.-a. und Vergrößerung des oberen Herzschattens. Patient mit Zustand nach Okkluderverschluss des des linksatrialen Aurikels (LAA) bei Vorhofflimmern (VHF)

Quiz

> Die Lösungen sind im ▶ Anhang zu finden.

Fall 4.9

Ein Patient mit Herzinsuffizienz (◐ Abb. 4.100). Nach eigener Aussage Zustand nach »coronary artery bypass graft« (ACVB) mit Sternotomie. Auch seien 2 Klappen behandelt worden.
Welche Klappen wurden therapiert und wie?
Daneben ist ein 3. Fremdkörper abzugrenzen. Worum handelt es sich?

Befund:
_____
_____
_____
_____

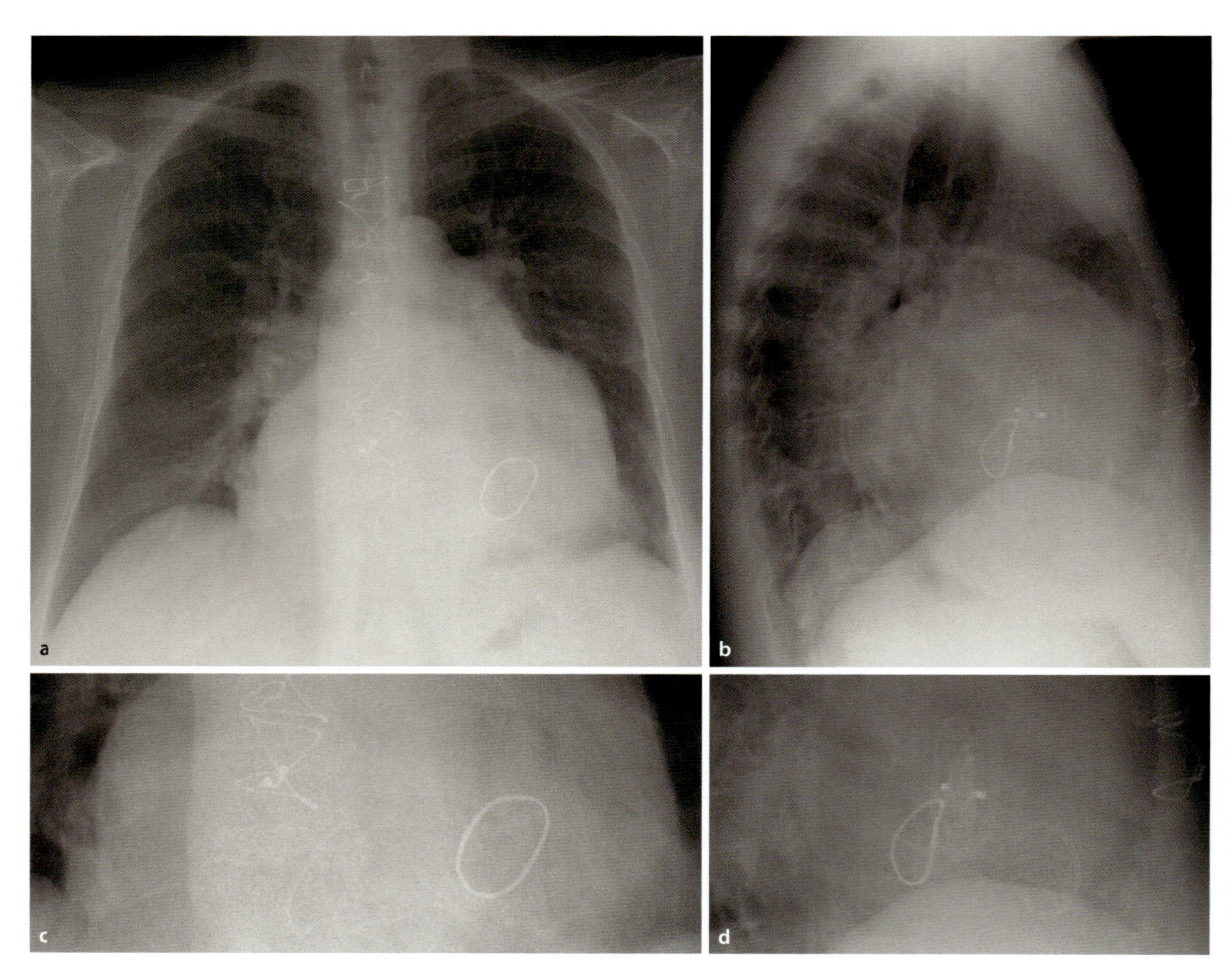

Beurteilung:
_____
_____

◐ **Abb. 4.100a–d** Fall 4.9: Patient mit Herzinsuffizienz und Zustand nach »coronary artery bypass graft« (ACVB) mit Sternotomie

4.3 Implantierbare Herzschrittmacher und Defibrillatoren

J. Pociej, D. Kildal, T. Schlosser

Patienten mit Herzschrittmachern und Defibrillatoren begegnen uns im klinischen Alltag sehr häufig. Im Jahr 2011 waren allein in Deutschland etwa 75.000 Geräte registriert.

Herzschrittmacher (HSM oder auch Pacemaker, PM) und Defibrillatoren (intrakardiale Defibrillatoren, ICD) sind elektrische Geräte, die der Behandlung von Herzrhythmusstörungen dienen. Über dem Endokard anliegende Elektroden geben Stimulationsimpulse ab, die vorwiegend bradykarde, aber auch tachykarde Herzrhythmusstörungen unterbrechen.

Reine Herzschrittmacher geben nur Impulse ab, Defibrillatoren erzeugen sowohl Impulse als auch elektrische Defibrillationsfelder. Sie beheben die Leitungsstörungen zwischen den natürlichen Schrittmachern des Herzens, dem Sinus- und AV-Knoten, können gleichzeitig die Frequenz an den körperlichen Zustand des Patienten anpassen und währenddessen die auftretenden Herzrhythmusstörungen aufzeichnen.

Bei eingeschränkter Pumpfunktion des Herzens durch eine asynchrone Kontraktion der Ventrikel kann eine kardiale Resynchronisationstherapie mit Hilfe eines biventrikulären Herzschrittmachers eingeleitet werden.

4.3.1 Geschichte

Die ersten Herzschrittmacher wurden in den 1930-er Jahren entwickelt. Die ersten Geräte waren unförmig und schwer und auf eine permanente externe Stromzufuhr angewiesen.

Infolge eines Stromausfalls verstarb im Oktober 1957 ein kleiner Junge in der Universitätsklinik Minnesota, weil sein fest an der Zimmerwand verschraubter, vom öffentlichen Stromnetz abhängiger Herzschrittmacher versagte. Prof. Dr. C. Walton Lillehei, der das Kind zuvor operiert hatte, drängte auf die rasche Entwicklung eines Gerätes, das längere Zeit vom Stromnetz unabhängig war. Daraufhin entwickelte Earl Bakken, einer der Gründer von Medtronic, binnen 4 Wochen den ersten tragbaren, batteriebetriebenen Herzschrittmacher, u. a. aus den Bauplänen eines Metronoms. Diese Geräte wurden ab Dezember 1957 eingesetzt. Die Batterie konnte am Körper getragen werden und musste nur noch alle 15–20 min aufgeladen werden.

Aus dieser bahnbrechenden Idee wurden in der Folge sehr rasch die vollständig implantierbaren Schrittmachersysteme entwickelt.

Bereits ein Jahr später, im Oktober 1958 wurde in Stockholm durch Ake Sennig und Rune Elmquist der erste Herzschrittmacher implantiert, der vollständig in den menschlichen Körper eingebracht wurde. Problem dieser ersten Geräte war die geringe Akkulaufzeit, sodass es notwendig war, Elektroden durch die Haut nach außen zu leiten, was eine aufwendige Wundpflege notwendig machte. Zudem mussten die Batterien noch immer in relativ kurzen Abständen aufgeladen werden.

In den 70-er Jahren implantierte man Schrittmacher mit Plutoniumbatterien, die Energie aus dem Zerfall von Plutonium gewannen. Die Elektroden konnten nun vollständig subkutan belassen werden. Die Geräte wurden in der Sowjetunion bis in die 1980-er Jahre implantiert, sodass auch heute noch eine geringe Anzahl davon existiert. Im Herzschrittmacher-Register in Deutschland waren 2011 noch 2 Personen vermerkt, die einen Herzschrittmacher mit Plutonium-238 implantiert bekommen hatten und diesen tatsächlich auch noch trugen. Heute werden ausschließlich Lithiumionenbatterien verwendet.

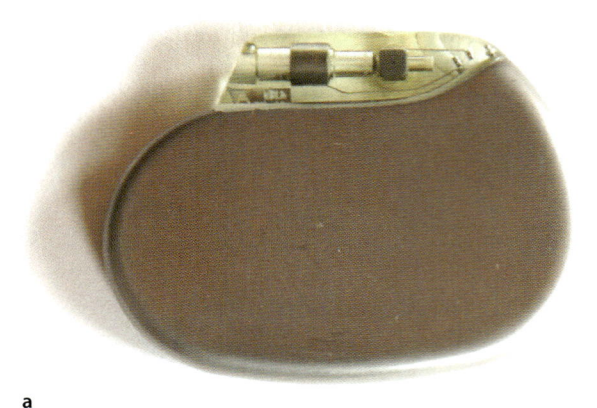

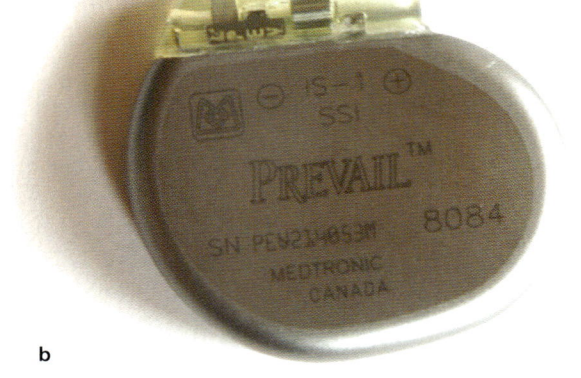

Abb. 4.101a, b 2 explantierte Herzschrittmacher

In den 1970-er Jahren wurden die ersten programmierbaren Aggregate entwickelt. Seit den 80-er Jahren gibt es bedarfsgerechte Schrittmacheraktionen und implantierbare Defibrillatoren, und die Telemetrie ermöglichte es, die Prüfung des Batteriestandes und der Elektrodenfunktion ohne einen operativen Eingriff durchzuführen. Seit 1996 sind 2-Kammer-Schrittmacher auf dem Markt, die Vorhof und Ventrikel stimulieren können.

> Moderne Schrittmacher wiegen nur noch etwa 20–30 g und erreichen eine Funktionsdauer von 5–12 Jahren (Abb. 4.101).

4.3.2 Aufbau implantierbarer Herzschrittmacher und Defibrillatoren

Der Herzschrittmacher besteht aus einem Gehäuse, das den Impulsgeber (Aggregat) und die Lithiumionenbatterie enthält. Im Röntgenbild dominiert dabei natürlich immer das metallhaltige Gehäuse (Abb. 4.102).

> Durch die Vielfalt der Schrittmachersysteme, die Vielfalt der Hersteller und nicht zuletzt die deutlich verbesserte Haltbarkeit der Systeme ist es uns nicht möglich, anhand der Gehäuseform Rückschlüsse über Art und Funktion des Gerätes zu ziehen.

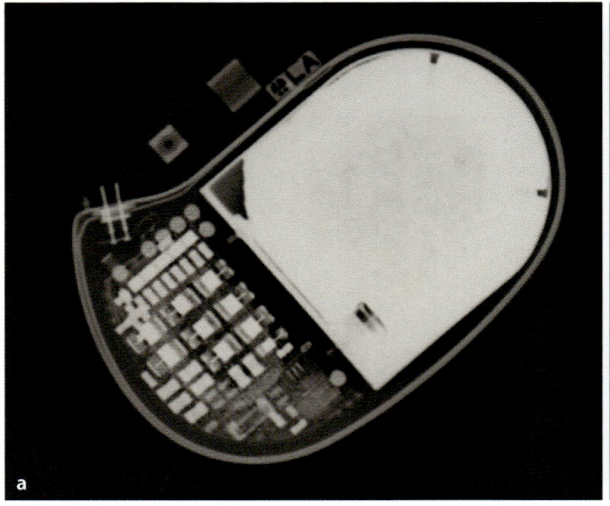

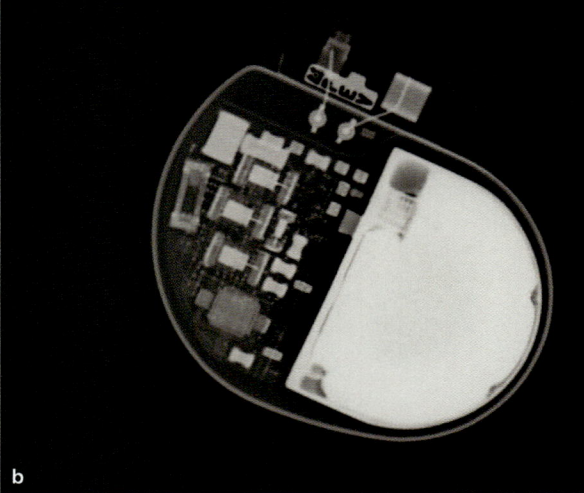

Abb. 4.102a, b Röntgenbild der beiden Herzschrittmacher aus Abb. 4.101

4.3 · Implantierbare Herzschrittmacher und Defibrillatoren

das Aggregat. Deutlich erkennbar sind die Elektrodensteckverbindungen.

> Auf die Elektrodensteckverbindungen lohnt es sich immer, einen diagnostischen Blick zu werfen. Sie können in seltenen Fällen diskonnektieren. Außerdem verbleiben ab und an Sonden von Schrittmachern beim Schrittmacherwechsel im Körper des Patienten, werden allerdings nicht mit dem neuen System verbunden. Hier ist es dann zur Lagekontrolle der aktiven Sonden wichtig, die aktiven (konnektierten) von den inaktiven (nicht konnektierten) zu unterscheiden.

Über die Elektrodensteckverbindungen ist das Gehäuse mit den Elektroden verbunden, die elektrische Impulse zum Herzen und vom Herzen zum Impulsgeber zurück leiten. Die Elektroden bestehen aus einem Konnektor zum Anschluss an das Aggregat, dem Elektrodenleiter und der Verankerungsspitze, mit der die Elektrode im Myokard befestigt wird (Abb. 4.105).

Die Elektroden können aktiv mit einer epikardialen Sonde auf dem Myokard befestigt werden (Abb. 4.106). Dazu ist eine Thorakotomie notwendig. Allerdings wird bei der Implantation weniger Röntgenstrahlung appliziert als bei einer transvenösen Implantation, und auch auf die Gabe von Kontrastmittel kann verzichtet werden.

Bei transvenöser Implantation können die Elektroden mittels Schraubengewinde am Ende einer Elektrode in das Myokard eingeschraubt werden bzw. passiv mit Ankerelektrode im Trabekelwerk des rechten Ventrikels platziert werden (Abb. 4.107, Abb. 4.108, Abb. 4.109).

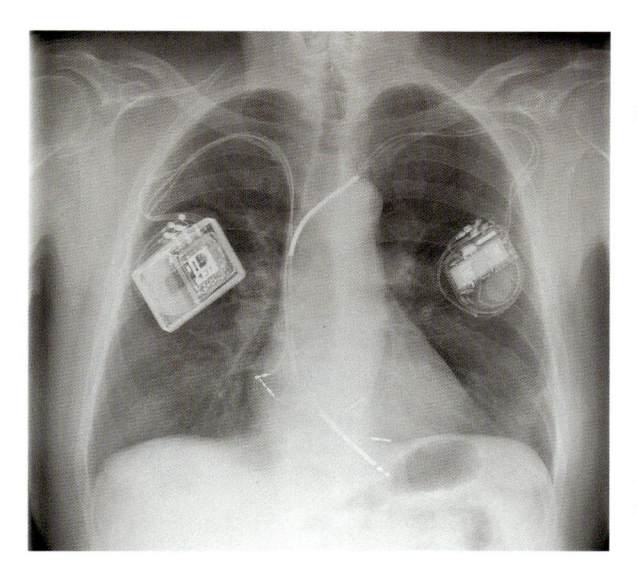

Abb. 4.103 Hier handelt es sich um einen Patienten mit einem »Optimizer«. Zusätzlich trägt der Patient einen 3-Kammer-Schrittmacher mit Defibrillator links

Im Fall von Abb. 4.103 handelt es sich um einen Patienten mit einem »Optimizer«, einem Schrittmachersystem, das die Kontraktionsstärke des Herzmuskels beeinflusst und bei Herzinsuffizienz eingesetzt wird. Das Gehäuse ist quadratisch und weist eine große Spule auf, die sich im Röntgenbild sehr gut abgrenzen lässt.

In starker Vergrößerung eines Röntgenbildes lässt sich oft ein Blick in das Innere des Gehäuses erhaschen (Abb. 4.104). Hier sehen wir nun auch die Batterie und

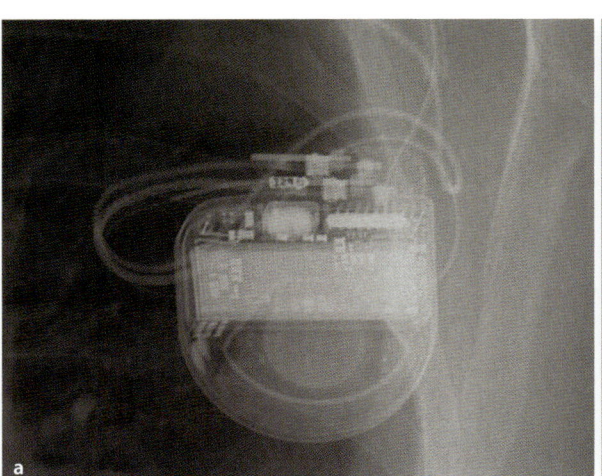

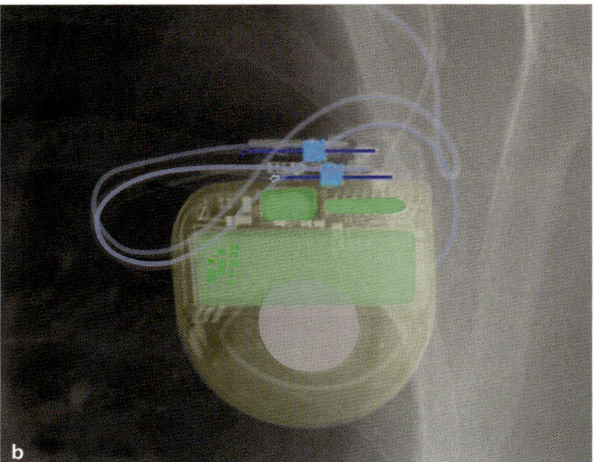

Abb. 4.104a, b Vergrößerung einer Röntgen-Thoraxaufnahme. Wir sehen ein Gehäuse (gelb) mit darin enthaltener Batterie (lilafarben) und Aggregat (grün) sowie den Elektrodensteckverbindungen (blau). Beide Steckplätze sind durch Sonden (hellblau) belegt

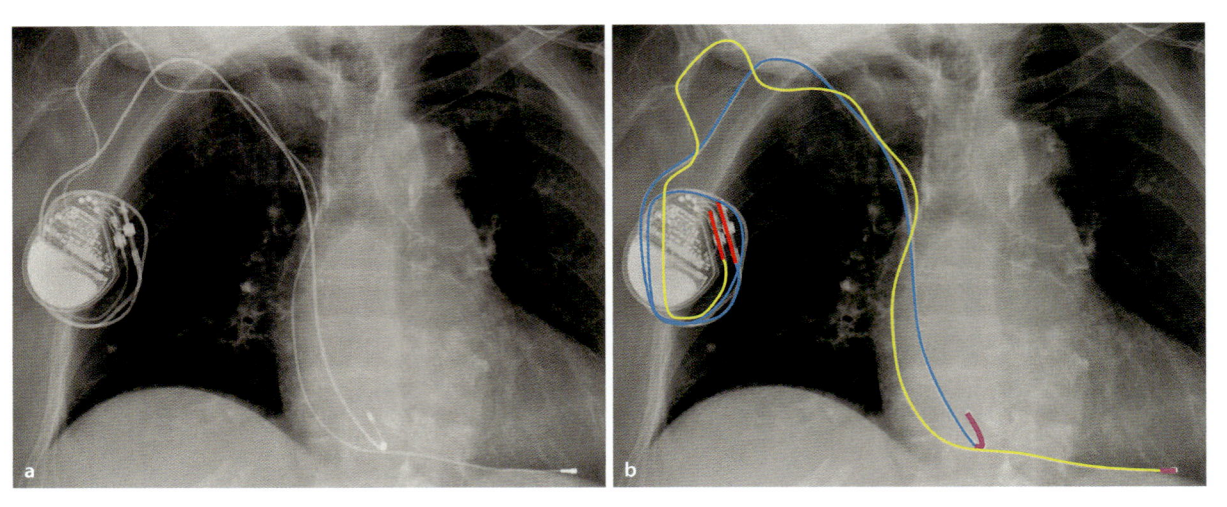

Abb. 4.105a, b Schrittmachergehäuse rechts pektoral mit 2 regelrecht konnektierten Sonden. Beide verlaufen unauffällig und ohne Knickbildung oder Bruchstellen zum Herzen. Die Sonden projizieren sich auf den rechten Vorhof (blau) und auf den rechten Ventrikel (gelb)

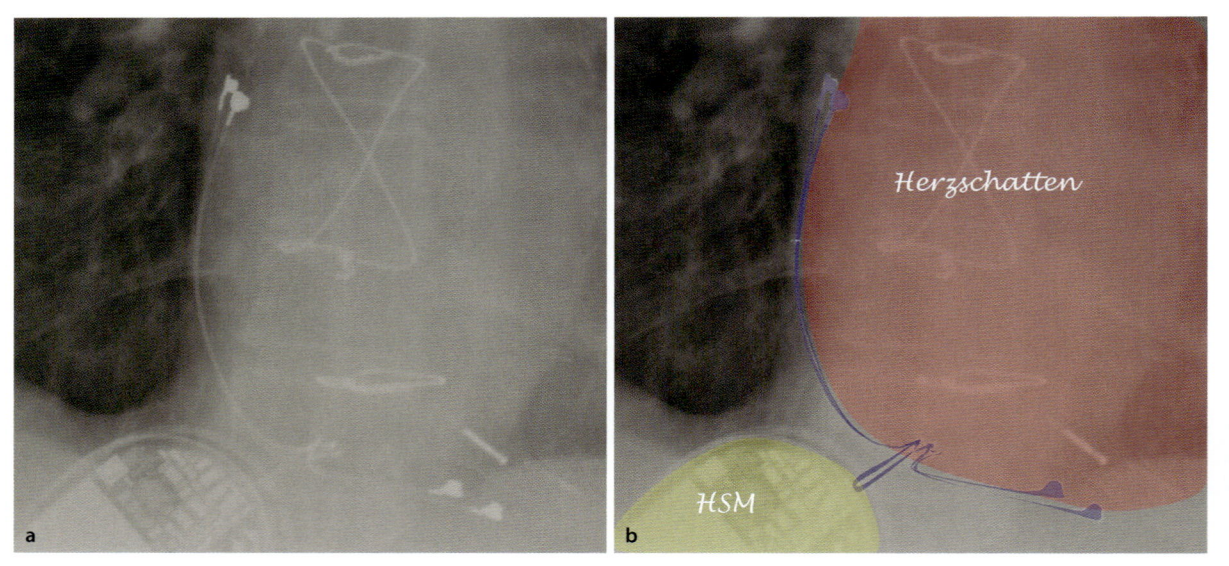

Abb. 4.106a, b Schrittmachergehäuse (gelb) mit 4 epimyokardialen Elektroden (lilafarben), davon 2 in Projektion auf den Rand des rechten Vorhofs, 2 in Projektion auf den unteren Rand des rechten Ventrikels

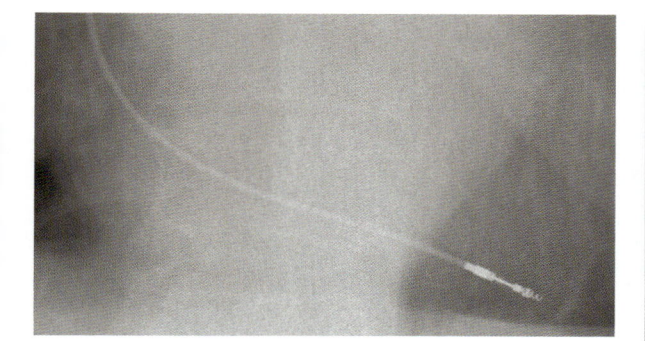

4.3 · Implantierbare Herzschrittmacher und Defibrillatoren

Abb. 4.107 Transvenöse Elektrode mit Schraubensonde. Typische Abbildung der Schraubensonde im Röntgenbild

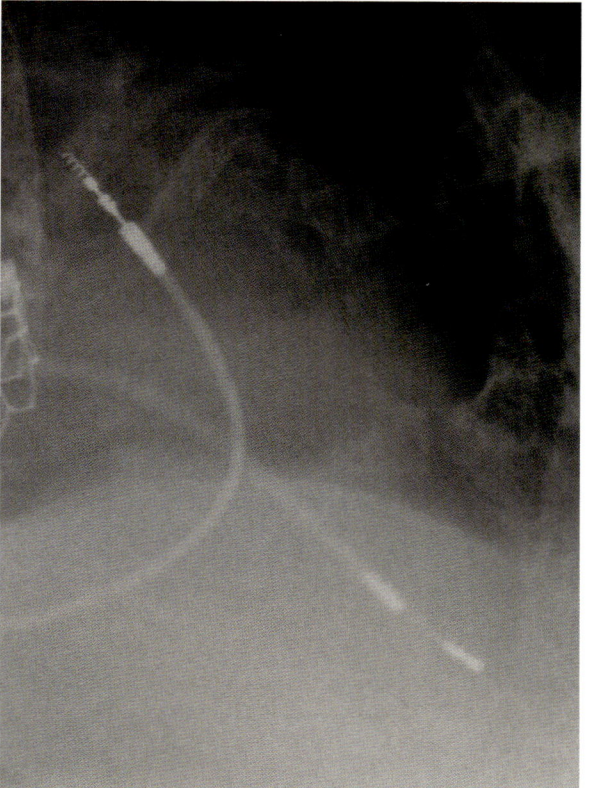

Abb. 4.108 Transvenöse Schraubensonde und transvenöse Ankersonde im Röntgenbild

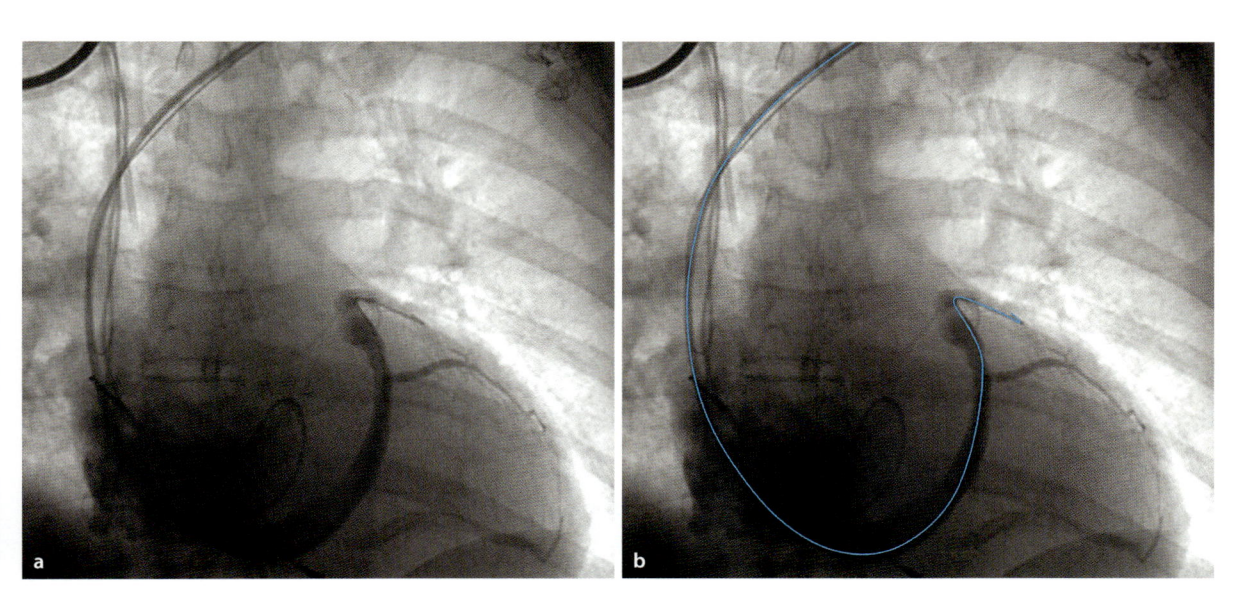

Abb. 4.109a, b Transvenöse Sonde (blau) in einer kontrastierten Koronarvene in der digitalen Subtraktionsangiographie (DSA). Daneben liegen bereits 2 weitere Sonden in anderen Venen ein sowie ein nur bildrandlich erfasster ZVK in der V. cava superior (VCS)

Arten der Elektroden

Es können unipolare oder bipolare Elektroden verwendet werden. Dabei gilt die Elektrodenspitze als Pluspol (Anode).

Bei den unipolaren Elektroden ist das Schrittmachergehäuse die Anode.

Bei den bipolaren Elektroden ist der Minuspol (Kathode) ca. 1–2 cm von der Anode entfernt im Elektrodenkabel zu finden. Sie sind wegen der zweiten Leitung im Röntgenbild etwas breiter im Vergleich zu den unipolaren Sonden abgebildet.

Unipolare Elektroden werden aufgrund der einseitigen Leitung vom Taktgeber zum Herzen und der aufgrund der großen Entfernung zwischen Anode und Kathode höheren Störanfälligkeit kaum mehr eingesetzt und wurden durch bipolare Sonden ersetzt. Lediglich die linksventrikuläre Sonde des biventrikulären Schrittmachers ist unipolar.

Beispiele für uni- und bipolare Elektroden sind in ◘ Abb. 4.110 und ◘ Abb. 4.111 dargestellt.

Defibrillatorelektroden

Die Elektroden der AICD (= automatischer implantierbarer Kardioverter-Defibrillator) sind besonders gut isoliert und somit in der Röntgenaufnahme relativ gut anhand der deutlich breiteren Spitze zu erkennen (◘ Abb. 4.112).

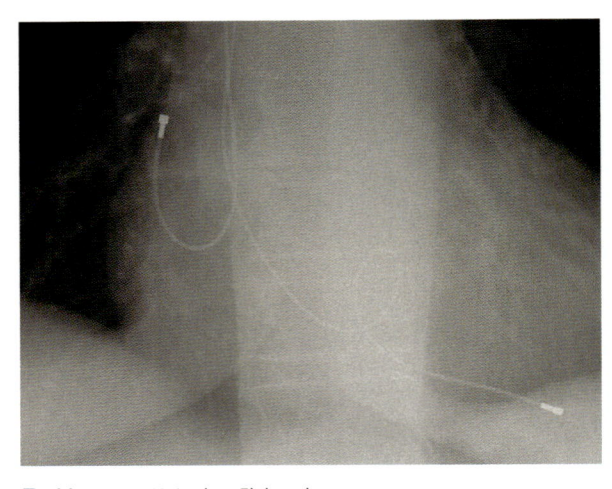

◘ **Abb. 4.110** Unipolare Elektroden

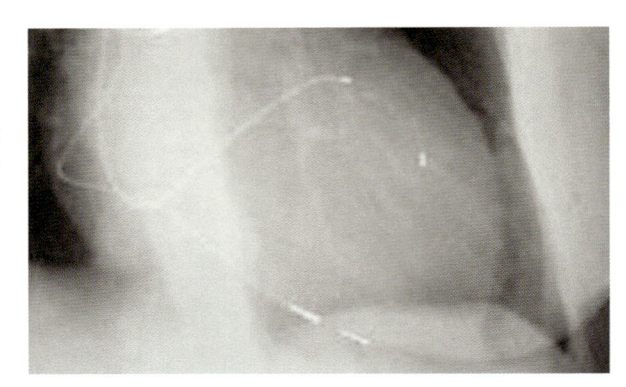

◘ **Abb. 4.111** 2 verschiedene bipolare Elektroden

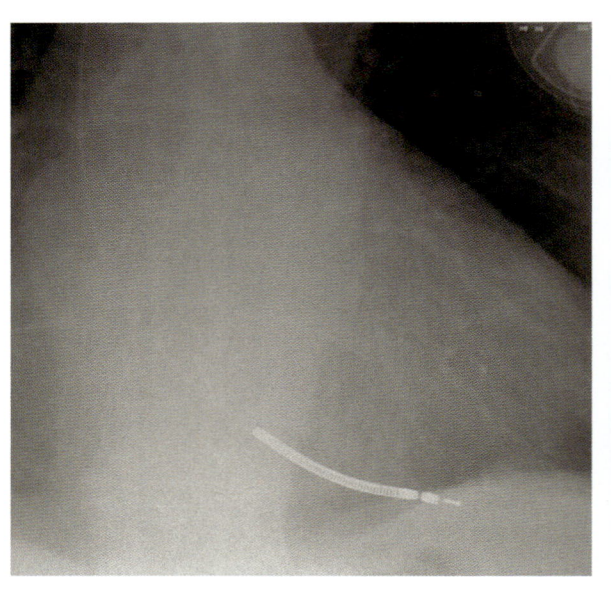

◘ **Abb. 4.112** ICD-Sonde

4.3.3 Abbildung des Schrittmachersystems im Röntgenbild

> Schrittmacherpatienten bekommen in aller Regel präoperativ eine Röntgen-Thoraxuntersuchung und eine Kontrolle postoperativ nach Implantation des Gerätes. Die Aufnahme nach Implantation sollte unbedingt in 2 Ebenen erfolgen. Anhand der Aufnahmen wird die Sondenlage kontrolliert, und anlagebedingte Komplikationen sollen ausgeschlossen werden.

Die operative Einbringung des Gerätes ist unkompliziert und gehört zu den Routineeingriffen. Unter örtlicher Betäubung werden die Aggregate meistens pektoral eingesetzt (Abb. 4.113). In Situationen, die eine pektorale Platzierung verhindern, z. B. Tumoren, werden die Schrittmacher auf Höhe des rechten Oberbauchs implantiert (Abb. 4.114).

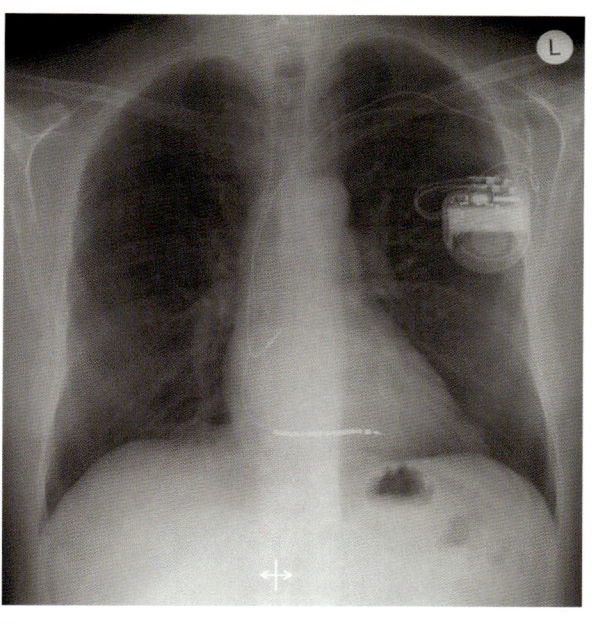

Abb. 4.113 AICD (= automatischer implantierbarer Kardioverter-Defibrillator) links pektoral, Sonde im rechten Vorhof und Defi-Sonde im rechten Ventrikel

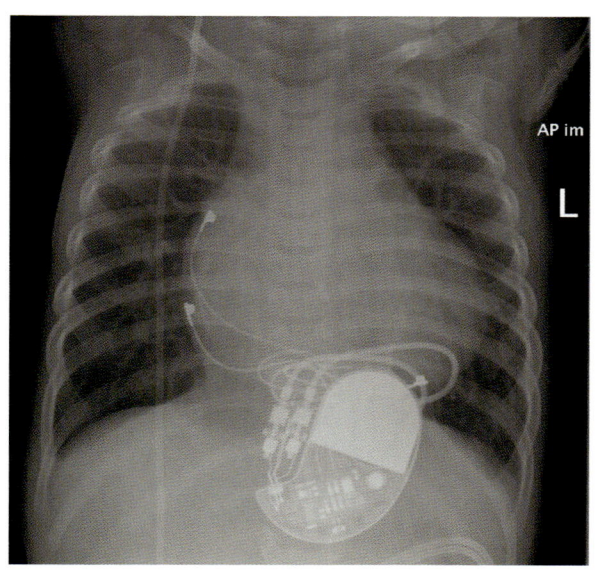

Abb. 4.114 Schrittmacher bei Säugling in abdomineller Lage. Epikardiale Sonden in Projektion auf den rechten Herzschatten

4.3.4 Arten von Herzschrittmachern

Nach der Funktion werden zunächst reine Herzschrittmacher (HSM) von implantierbaren Kardioverter-Defibrillatoren (ICD) sowie deren Mischformen unterschieden. Reine Herzschrittmacher geben nur Impulse ab, Defibrillatoren erzeugen sowohl Impulse als auch elektrische Defibrillationsfelder. Unterscheidbar sind die Sonden der Systeme durch die breitere Isolierung der Defibrillatorsonden wie oben bereits erläutert.

DDD

Es handelt sich um einen Herzschrittmacher mit Sonde im rechten Vorhof und rechtem Ventrikel, schematisch dargestellt in ◘ Abb. 4.115.

ICD

Die längere und isolierte, daher breitere Sonde ist im Röntgenbild meist sehr gut von den reinen Schrittmachersonden abzugrenzen. Die meisten ICD-Sonden liegen am Boden des rechten Ventrikels (◘ Abb. 4.116).

Nach dem Ort der Stimulation werden unterschieden:
- transkutane Stimulation,
- transösophageale Stimulation,
- passagere Stimulation:
  - epikardial,
  - intrakardial;
- intrakardiale Stimulation durch ein Implantat:
  - 1-Kammer-Schrittmacher,
  - 2-Kammer-Schrittmacher,
  - 3-Kammer-Schrittmacher.

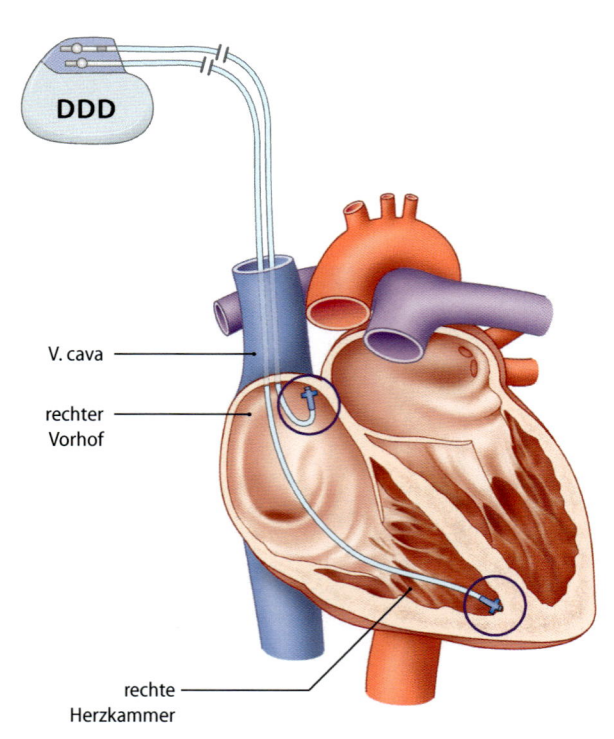

◘ **Abb. 4.115** Schema DDD

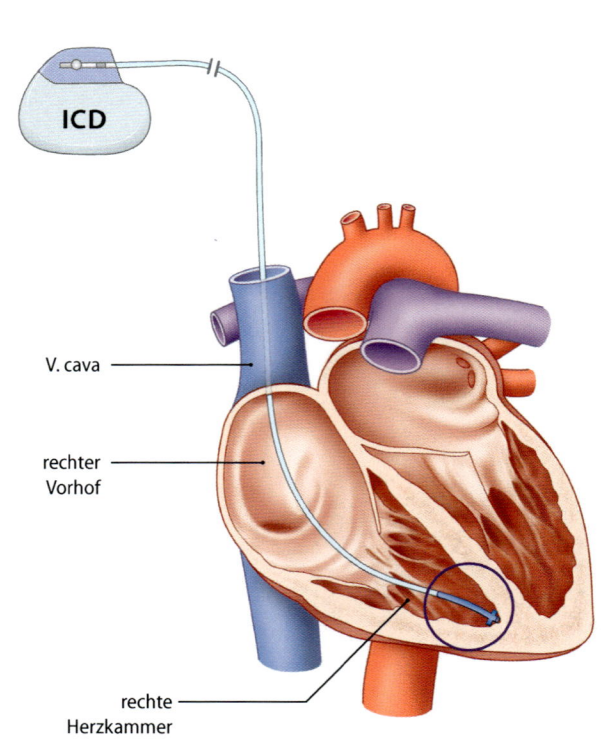

◘ **Abb. 4.116** Schema ICD. Die längere und isolierte, daher breitere Sonde ist im Röntgenbild meist sehr gut von den reinen Schrittmachersonden abzugrenzen. Die meisten ICD-Sonden liegen am Boden des rechten Ventrikels

Transkutane Stimulation

Zur vorübergehenden Stimulation, z. B. in Notfallsituationen, werden große aufklebbare Elektroden verwendet, über die elektrische Impulse transkutan abgegeben werden (Abb. 4.117). Da diese Applikation sehr schmerzhaft ist, werden diese externen, nichtinvasiven Schrittmacher nur am analgosedierten Patienten angewendet.

Transösophageale Stimulation

Hier wird die Sonde in den Ösophagus eingeführt. Die Stimulation erfolgt auf Höhe des Herzens am Vorhof. Diese minimalinvasive Anwendung wird jedoch nur in Einzelfällen verwendet. Eine Röntgenkontrolle ist hierbei unüblich.

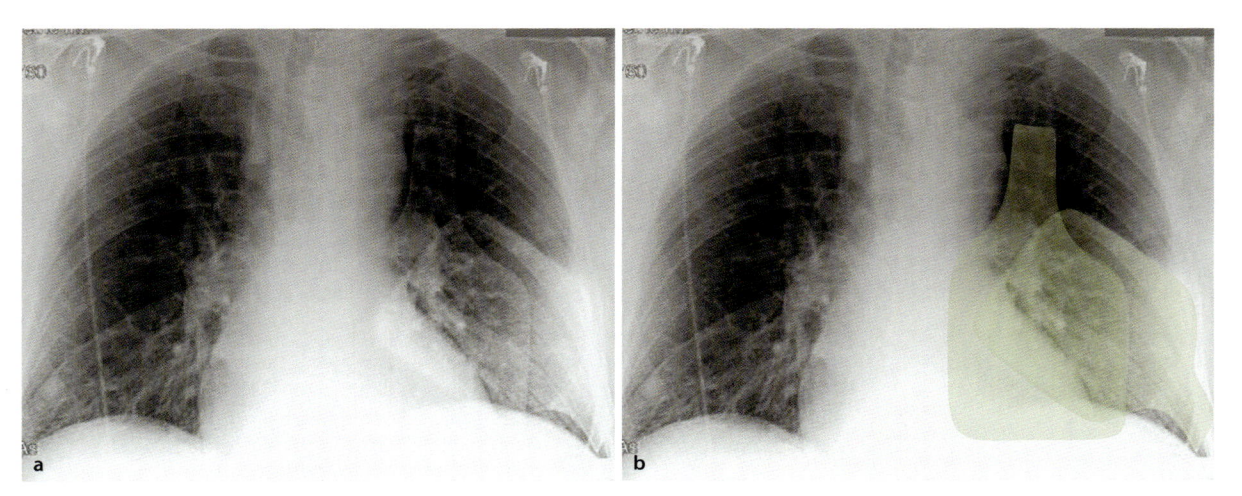

Abb. 4.117a, b Transkutane Stimulation mit 2 dem Patienten aufliegenden Klebepaddels

- **Passagere Stimulation**

Diese Form erfolgt entweder in Form einer intrakardialen oder epikardialen Stimulation. Beim ersteren Verfahren wird über eine periphere Vene, z. B. die V. cephalica, eine Stimulationselektrode ins Herz vorgeführt. Diese Art der passageren Stimulation ist die am häufigsten im klinischen Alltag angewandte Methode.

Die passager epikardiale Sondenlage wird insbesondere nach komplizierten Herzoperation (z. B. ACVB [= »coronary artery bypass graft«] oder Klappenersatz) einge- setzt. Hier wird die Elektrode unmittelbar auf das Herz aufgenäht. Die Elektrodenkabel werden dann am Xiphoid perkutan nach außen geführt. Die Kabel werden nach etwa einer Woche wieder entfernt (◘ Abb. 4.118, ◘ Abb. 4.119, ◘ Abb. 4.120).

Aufgrund der Gefahr einer Sondendislokation oder auch -infektion sind beide Verfahren nur für die passagere Schrittmacherbehandlung als Überbrückungstherapie geeignet.

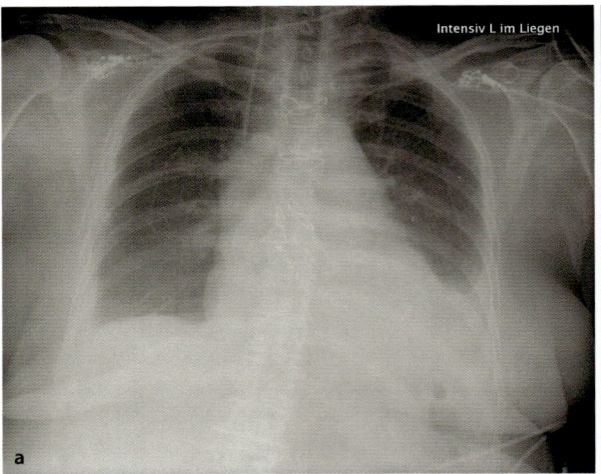

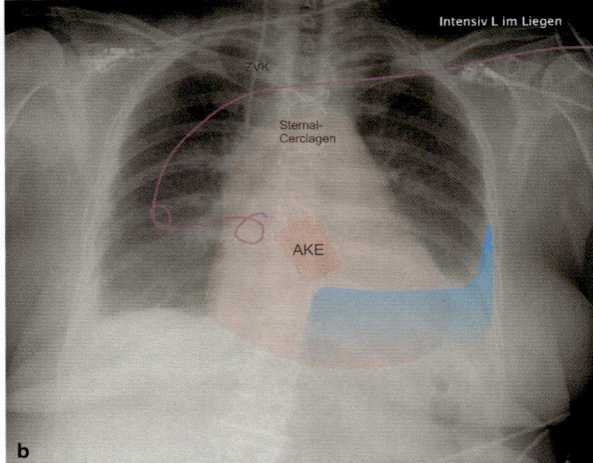

◘ **Abb. 4.118a, b** Passagerer HSM mit Sondenführung über die V. subclavia links nach Aortenklappenersatz (AKE)

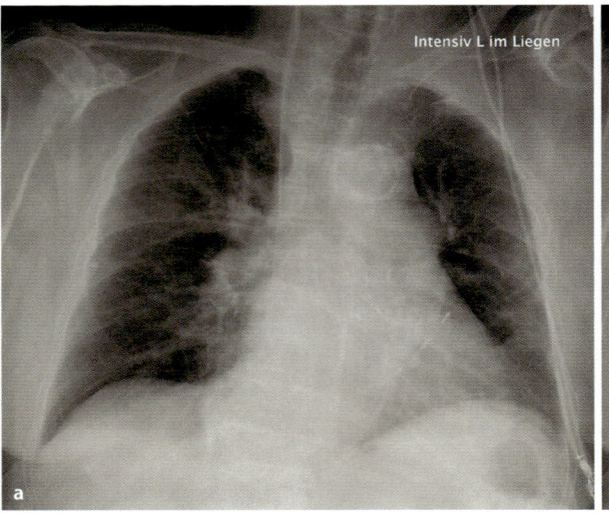

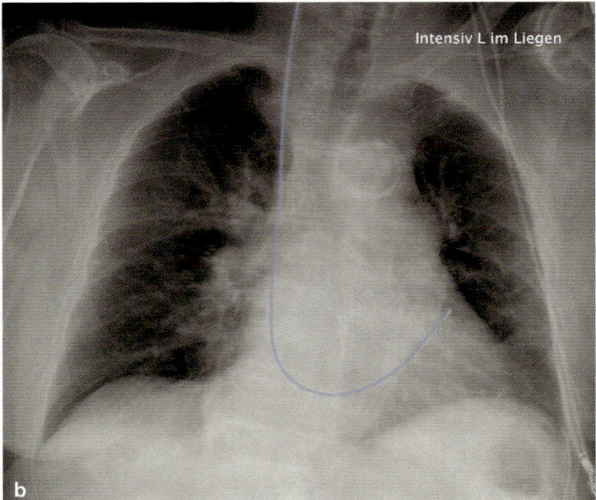

◘ **Abb. 4.119a, b** Passagerer transvenöser HSM von rechts jugulär

4.3 · Implantierbare Herzschrittmacher und Defibrillatoren

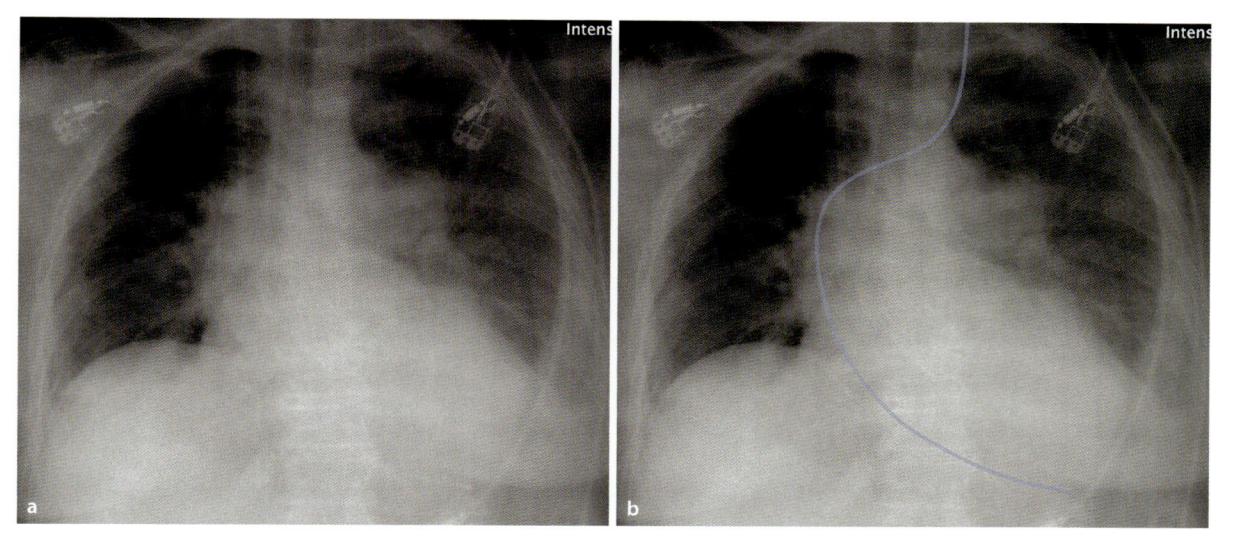

Abb. 4.120a, b Passagerer transvenöser HSM von links jugulär

- Intrakardiale Stimulation durch ein Implantat

> Die häufigste Form einer Herzschrittmacherimplantation.

Die Elektroden werden über eine periphere Vene zum rechten Vorhof oder rechten Ventrikel (Abb. 4.121) vorgeführt sowie zum Sinus coronarius beim biventrikulären Schrittmacher. Das Aggregat wird präpektoral unterhalb der Claviculae meistens subkutan eingebracht, bei sehr schlanken Patienten der besseren Gewebedeckung wegen unterhalb des M. pectoralis major.

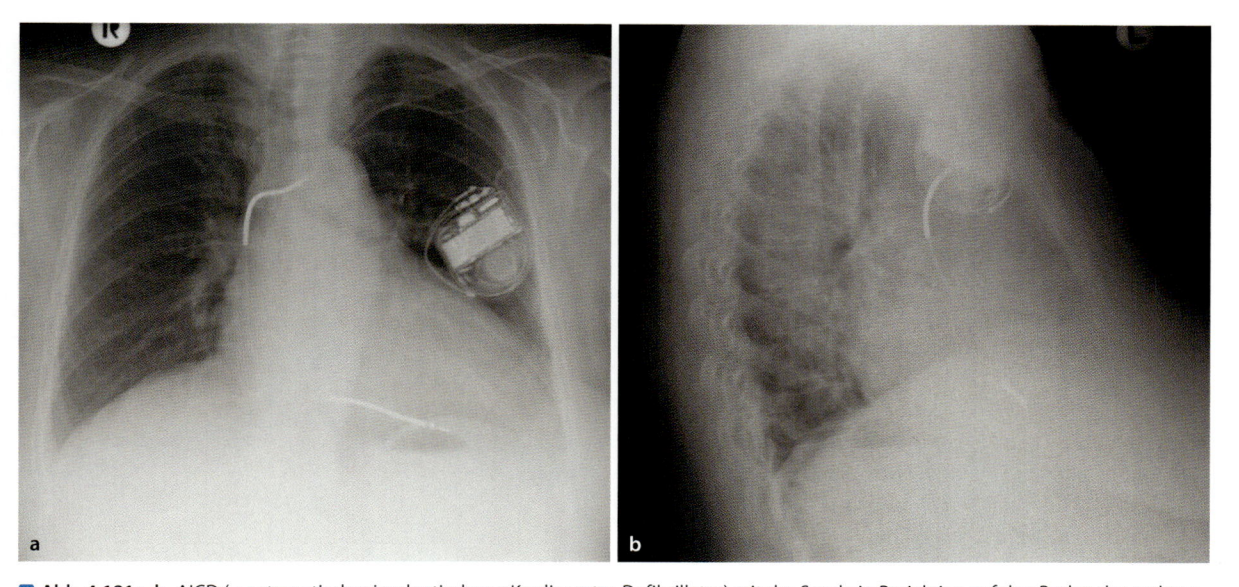

Abb. 4.121a, b AICD (= automatischer implantierbarer Kardioverter-Defibrillator) mit der Sonde in Projektion auf den Boden des rechten Ventrikels

Einteilung intrakardialer Schrittmachersysteme Die Einteilung der Herzschrittmacher orientiert sich nach einem international anerkannten Klassifikationssystem (NBG-Schrittmachercode; Tab. 4.1):
- Der 1. Buchstabe beschreibt den Ort der Stimulation.
- Der 2. Buchstabe gibt den Ort der Wahrnehmung an.
- Der 3. Buchstabe bezeichnet die Betriebsart.

»I« bedeutet Inhibition, d. h. die Herzschrittmacherstimulation wird durch die regelmäßige Eigenaktion des Herzens verhindert, und der Herzzschrittmacher gibt somit lediglich im Fall einer Herzrhythmusstörung stimulierende Impulse ab.

»T« steht für Triggerung. Wird eine Vorhofaktion wahrgenommen, so kann nach Ablauf einer bestimmten Zeitperiode im Fall einer ausbleibenden Ventrikalaktion ein Stimulus abgegeben werden. Trägt das Schrittmachersystem zusätzlich die Bezeichnung »D« für dual, so werden beide Betriebsarten unterstützt.

»0« bezeichnet eine starrfrequente Einstellung, die weder getriggert noch inhibiert wird.

Tab. 4.1 2002 aktualisierter NBG-Schrittmachercode

1. Buchstabe Ort der Stimulation	2. Buchstabe Ort der Wahrnehmung	3. Buchstabe Betriebsart	4. Buchstabe Frequenzadaptation
0 Keine	0 keine	0 keine	R Ratenmodulation = Frequenzadaptation
A Atrium	A Atrium	T getriggert	
V Ventrikel	V Ventrikel	I inhibiert	
D Doppelt (A+V)	D doppelt (A+V)	D doppelt (T+I)	
S Single (A oder V)	S Single (A oder V)		

1-Kammer-Schrittmacher

Die gängigsten 1-Kammer-Schrittmachersysteme sind VVI- und AAI-Schrittmacher.

VVI
Eine Sonde im rechten Ventrikel.
- Ventrikuläre Stimulation.
- Ventrikuläre Detektion.
- Impulsinhibierung.

Das VVI-System ist schematisch dargestellt in Abb. 4.122.

Das VVI-System ist das am häufigsten verwendete Schrittmachersystem. Es wird beim Ausfall der Ventrikelfunktion aktiv und gibt einen entsprechenden Impuls über die Elektrode im Ventrikel ab, ansonsten wird es inhibiert. Nachteil dieser Art der Einstellung ist v. a. die retrograde und somit unphysiologische Erregung des Vorhofs. Diese fehlende Synchronisation kann als Komplikation zu einem möglichen Schrittmachersyndrom führen. Außerdem ist der Arbeitsmodus nicht frequenzadaptiert, was eine starre Vorgabe erzwingt.

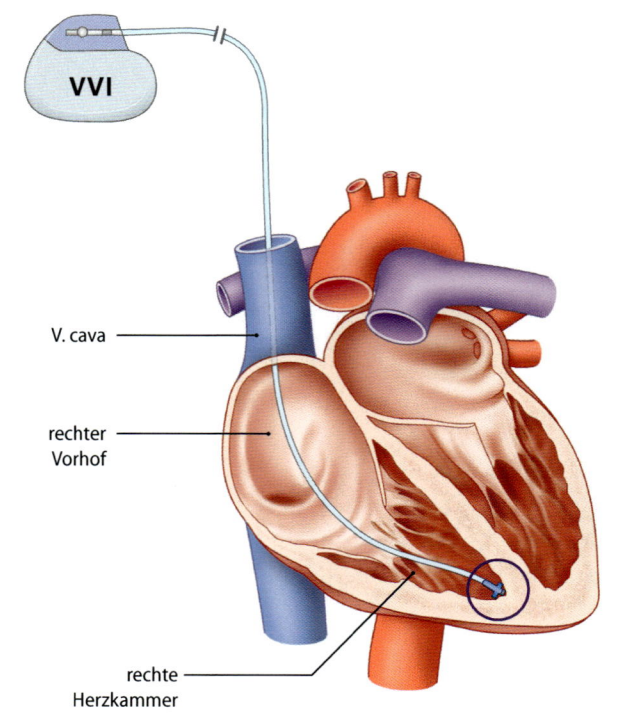

Abb. 4.122 Schema VVI-Schrittmacher

4.3 · Implantierbare Herzschrittmacher und Defibrillatoren

Die wichtigste Indikation für Implantation eines VVI-Schrittmachers stellen bradykarde Rhythmusstörungen, z. B. das Vorhoffflimmern mit einer bradykarden Überleitung dar.

Beispiele sind in Abb. 4.123, Abb. 4.124, Abb. 4.125 dargestellt.

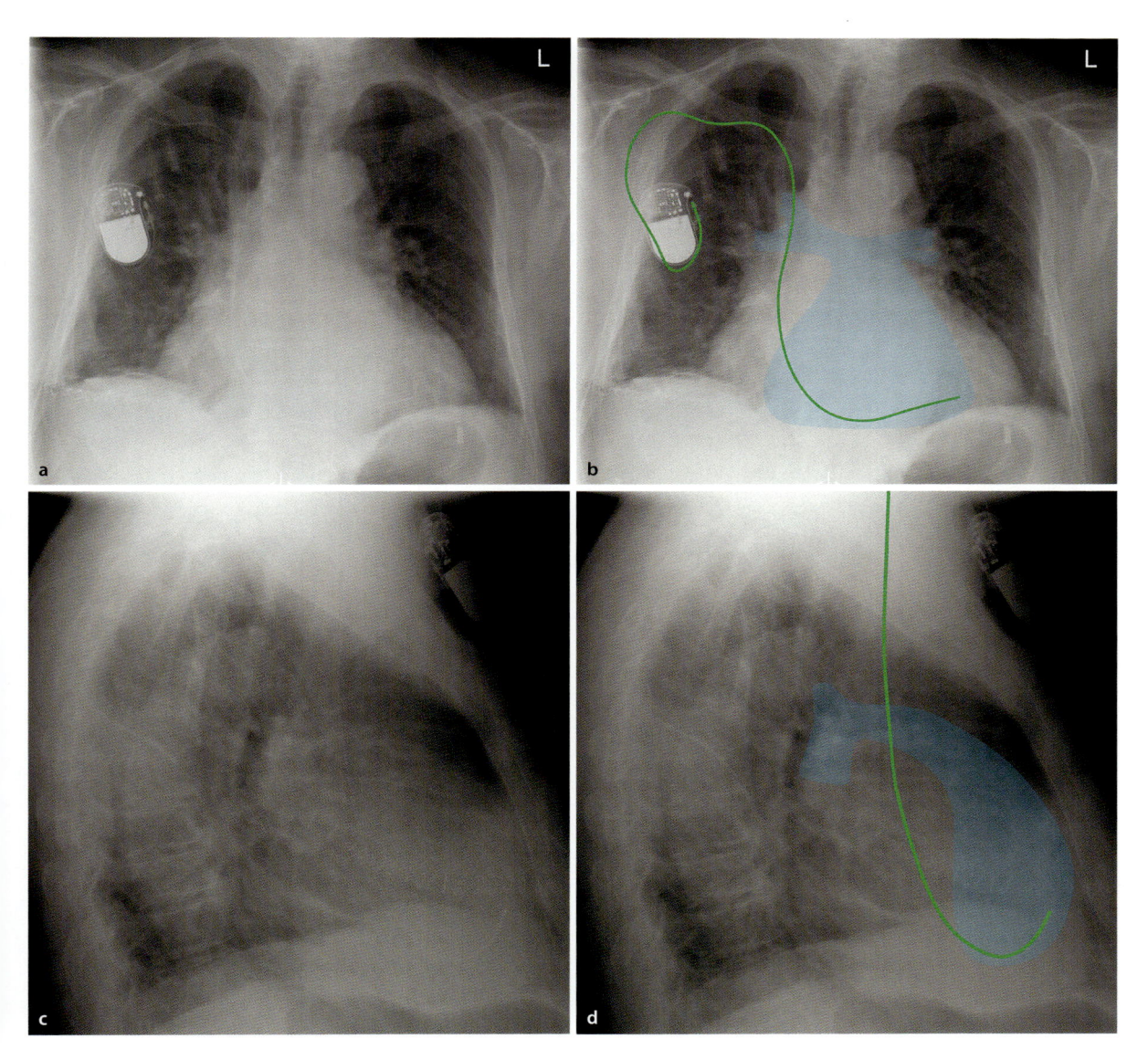

Abb. 4.123a–d Röntgen-Thorax in 2 Ebenen. VVI-Schrittmacher mit Gehäuse rechts pektoral. Transvenöse, unipolare Schrittmachersonde in Projektion auf den rechten Ventrikel

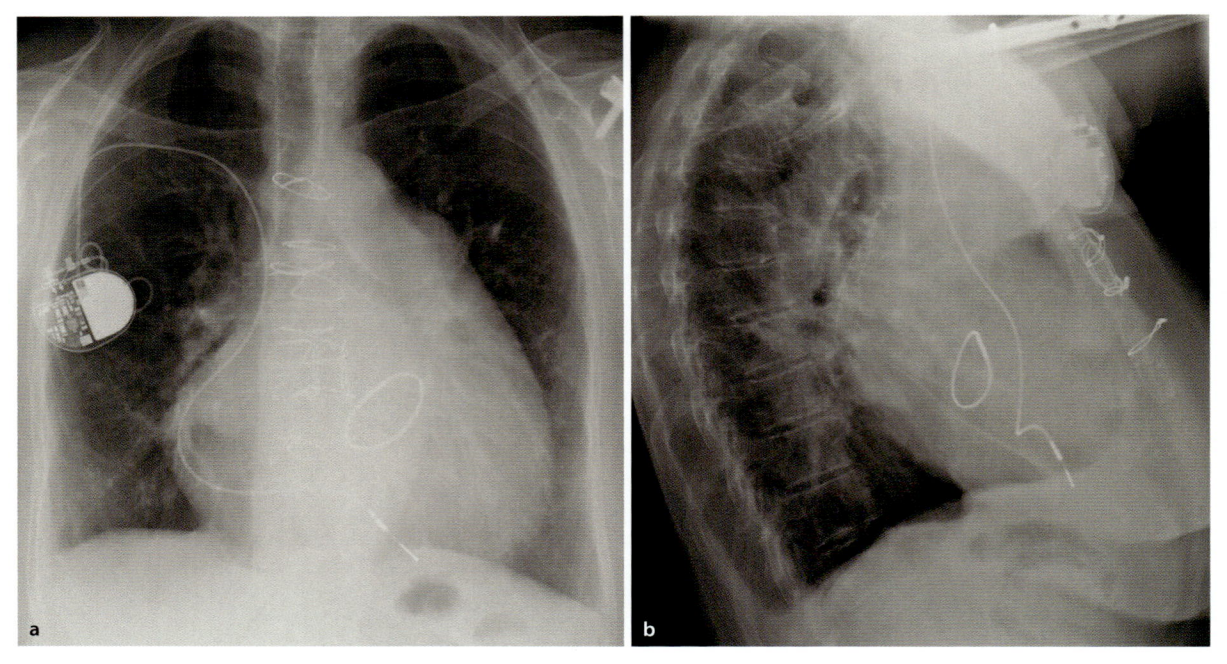

Abb. 4.124a, b Röntgen-Thorax in 2 Ebenen: VVI-Schrittmacher mit Gehäuse rechts pektoral. Transvenöse, bipolare Schrittmachersonde in Projektion auf den rechten Ventrikel. Nebenbefundlich Mitralklappenersatz (MKE), Zustand nach »coronary artery bypass graft« (ACVB) und Sternotomie

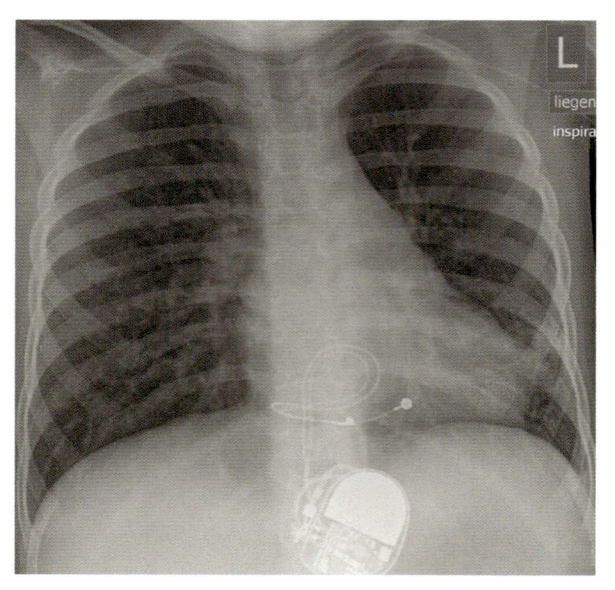

Abb. 4.125 Röntgen-Thorax a.-p.: VVI-Schrittmacher mit Gehäuse abdominell. Epikardiale Schrittmachersonden in Projektion auf den rechten Ventrikel

- **AAI**

Eine Sonde im rechten Vorhof.
- Atriale Stimulation.
- Atriale Detektion.
- Impulsinhibierung.

Das AAI-System ist schematisch dargestellt in Abb. 4.126.

Der AAI-Schrittmacher wird auch als »physiologischer Schrittmacher« bezeichnet und ersetzt durch die Lage und Funktion der Elektrode im rechten Vorhof den Sinusknoten. Er tritt in Aktion, sobald eine bestimmte Herzfrequenz unterschritten wird. Voraussetzung vor der Implantation ist die intakte Reizüberleitung zum Ventrikel, in diesem Fall stellt der AAI einen idealen Sinusknotenersatz dar, z. B. beim Sick-Sinus-Syndrom. Bei einer zusätzlich auftretenden Störung der Überleitung auf Höhe des AV-Knotens verliert er an Bedeutung, damit muss der Schrittmachermodus erweitert werden.

In Abb. 4.127, Abb. 4.128 und Abb. 4.129 sind einige Beispiele für einliegende AAI-Schrittmacher dargestellt.

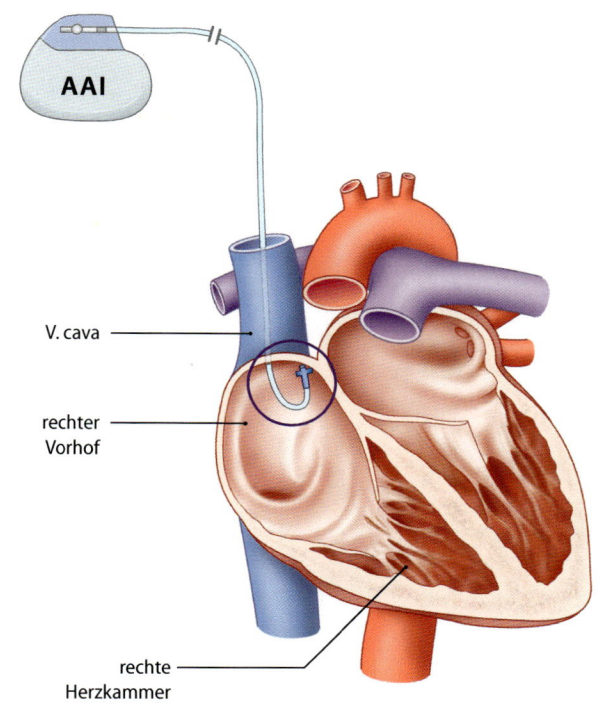

Abb. 4.126 Schema AAI-Schrittmacher

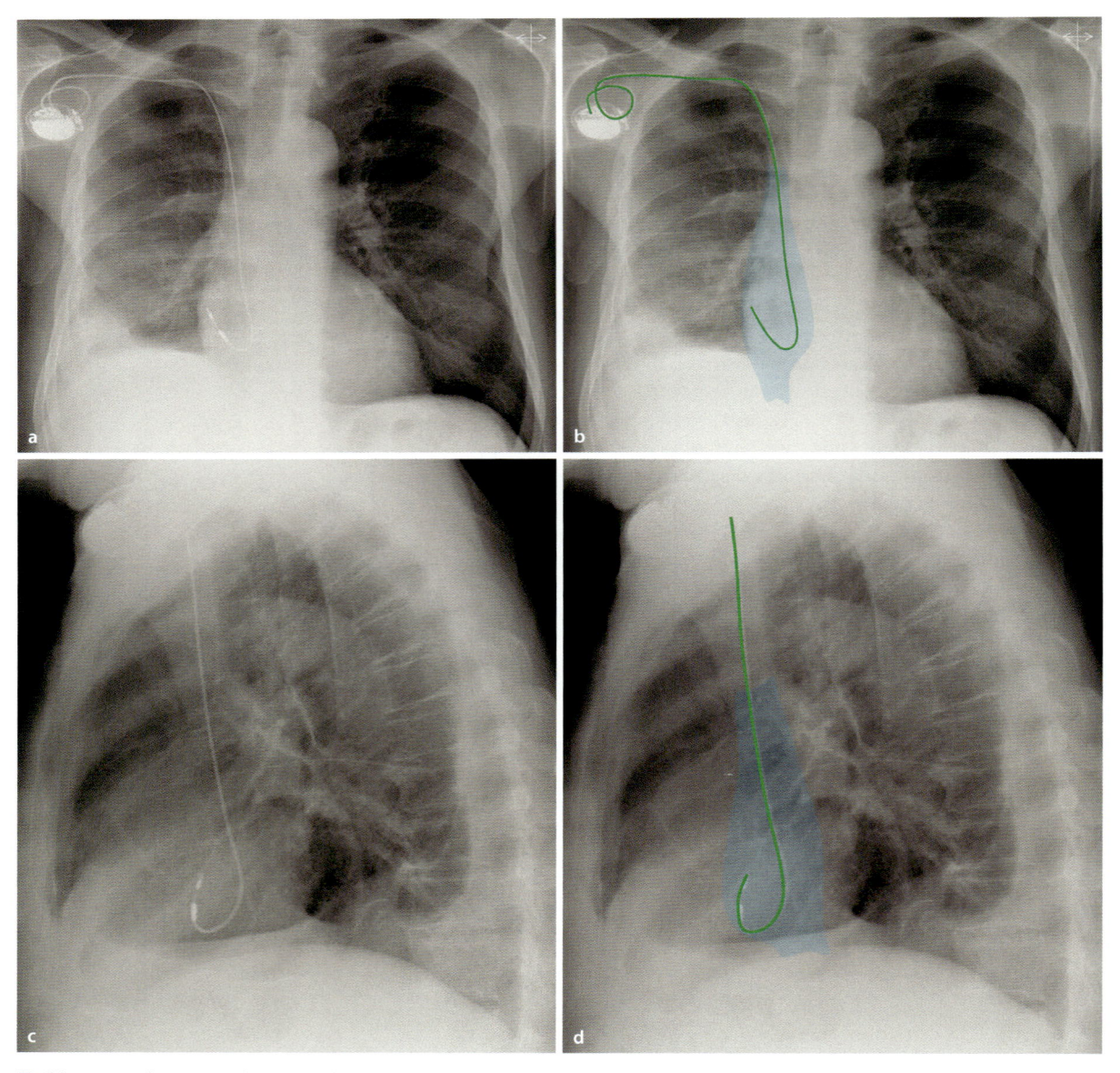

Abb. 4.127a–d Röntgen-Thorax in 2 Ebenen. AAI-Schrittmacher mit Gehäuse rechts pektoral. Transvenöse, bipolare Schrittmachersonde in Projektion auf den rechten Vorhof

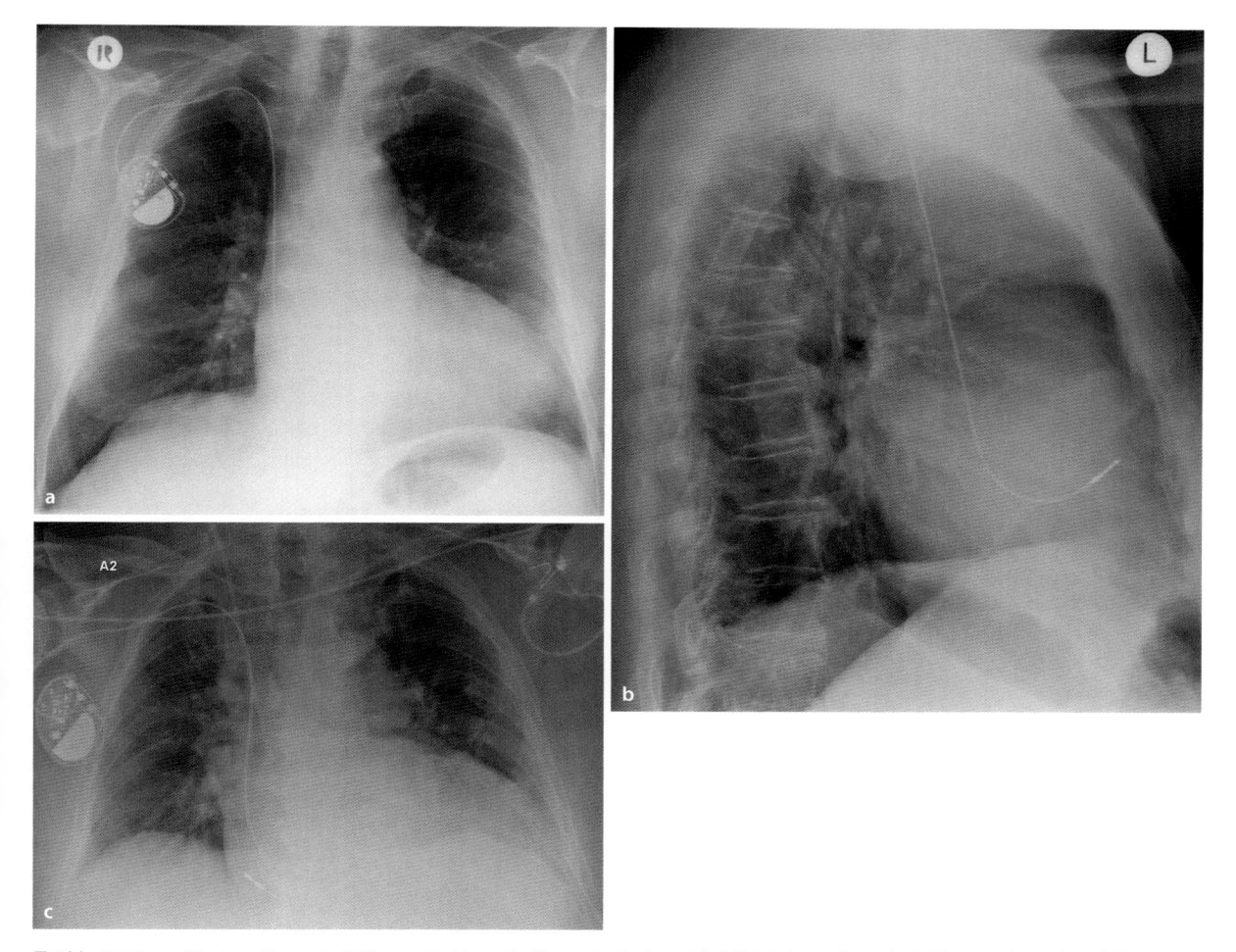

4.3 · Implantierbare Herzschrittmacher und Defibrillatoren

Abb. 4.128a–c Röntgen-Thorax in 2 Ebenen (**a, b**) und in Liegendaufnahme (**c**). AAI-Schrittmacher mit Gehäuse rechts pektoral. Transvenöse, bipolare Schrittmachersonde in Projektion auf den rechten Vorhof

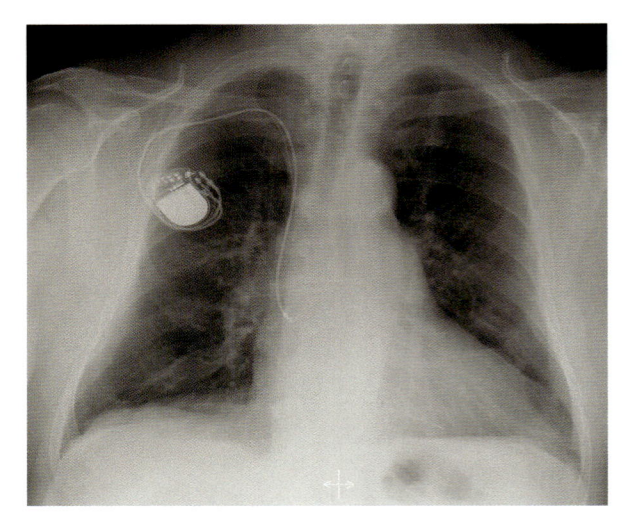

Abb. 4.129 Röntgen-Thorax p.-a. ehemaliger AAI-Schrittmacher mit Gehäuse rechts pektoral. Transvenöse, unipolare Schrittmachersonde in Projektion auf den rechten Vorhof. Zusätzlich wurde bei diesem Patienten sekundär eine zweite (deutlich schmalere) unipolare Sonde eingebracht, die sich auf den rechten Ventrikel projiziert. Damit wurde aus einem 1-Kammer-Schrittmacher ein 2-Kammer-Schrittmacher

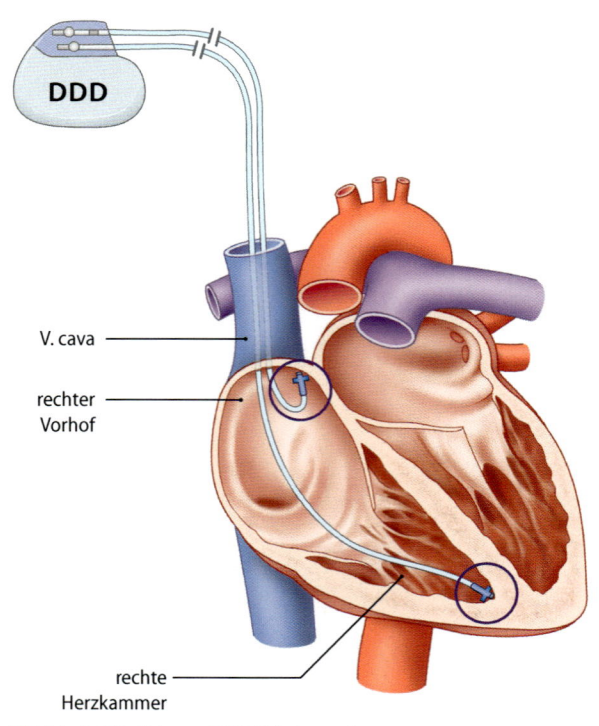

Abb. 4.130 Schema DDD-Schrittmacher

> **Info to go**
>
> Es ist nicht immer möglich, anhand der Sondenanzahl und Verteilung den entsprechenden Namen des Schrittmachers zu identifizieren. Deswegen am besten nur beschreiben. Ist allerdings der Name angegeben, kann auf die Anzahl der Sonden prinzipiell geschlossen werden.

2-Kammer-Systeme

Die Sonden liegen meist im rechten Vorhof und im rechten Ventrikel. Die gängigsten 2-Kammer-Schrittmachersysteme sind DDD und VDD-Schrittmacher.

- DDD
  - 1 Sonde im rechten Ventrikel.
  - 1 Sonde im rechten Vorhof.
    - doppelte Ventrikuläre Stimulation,
    - doppelte Ventrikuläre Detektion,
    - Impulsinhibierung und Triggerung.

Eine schematische Darstellung eines DDD zeigt ◘ Abb. 4.130. Klinische Beispiele sind in ◘ Abb. 4.131, ◘ Abb. 4.132, ◘ Abb. 4.133, ◘ Abb. 4.134 dargestellt.

> Der am häufigsten eingesetzte Schrittmacher ist der DDD-Schrittmacher mit Stimulation sowohl im rechten Vorhof als auch dem rechten Ventrikel. Diese Betriebsart kommt der physiologischen Herzfunktion am nächsten.

Diese Stimulationsart kommt insbesondere bei Behandlung einer Überleitungsstörung im Verlauf des AV-Knotens vor und verbessert signifikant die Auswurfleistung des Herzens. Fällt die Eigenaktion im Vorhof aus, so gibt der Schrittmacher einen stimulierenden Impuls ab, wenn gleichzeitig nach einem vorgegebenen Zeitabstand keine Muskelaktion im Ventrikel wahrgenommen wird, so wird ebenfalls im Ventrikel ein Stimulationsimpuls abgegeben. Die eigene Herzaktivität führt zur Unterdrückung (Inhibition) der Schrittmacheraktion.

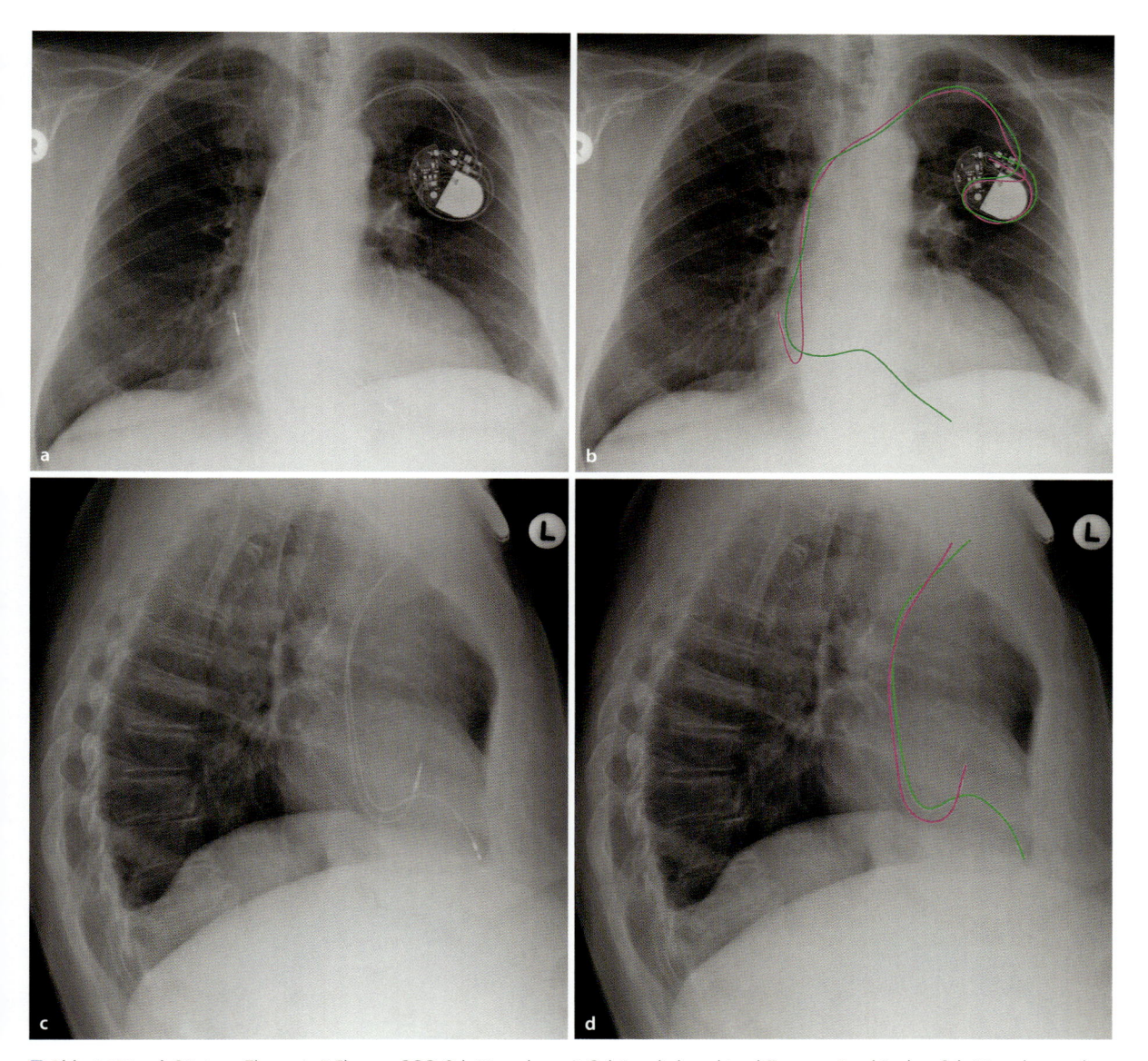

4.3 · Implantierbare Herzschrittmacher und Defibrillatoren

Abb. 4.131a–d Röntgen-Thorax in 2 Ebenen. DDD-Schrittmacher mit Gehäuse links pektoral. Transvenöse, bipolare Schrittmachersonden in Projektion auf den rechten Vorhof (lilafarben) und den rechten Ventrikel (grün)

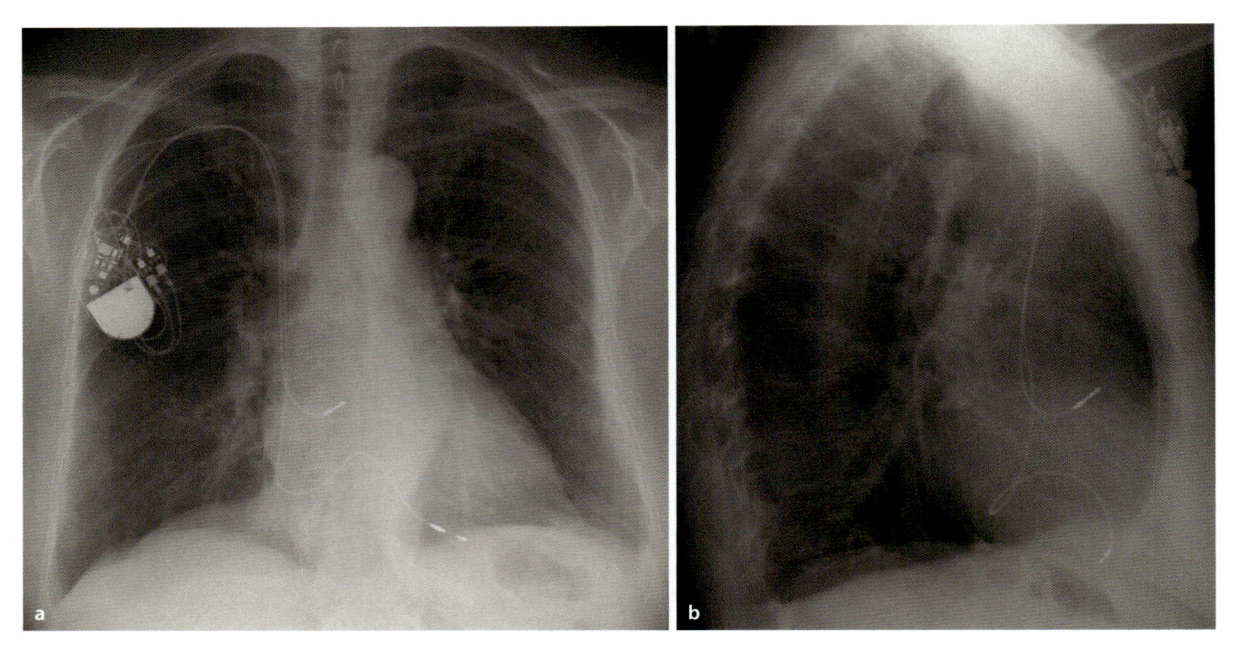

Abb. 4.132a, b Röntgen-Thorax in 2 Ebenen. DDD-Schrittmacher mit Gehäuse rechts pektoral. Transvenöse, bipolare Schrittmachersonden in Projektion auf den rechten Vorhof und den rechten Ventrikel

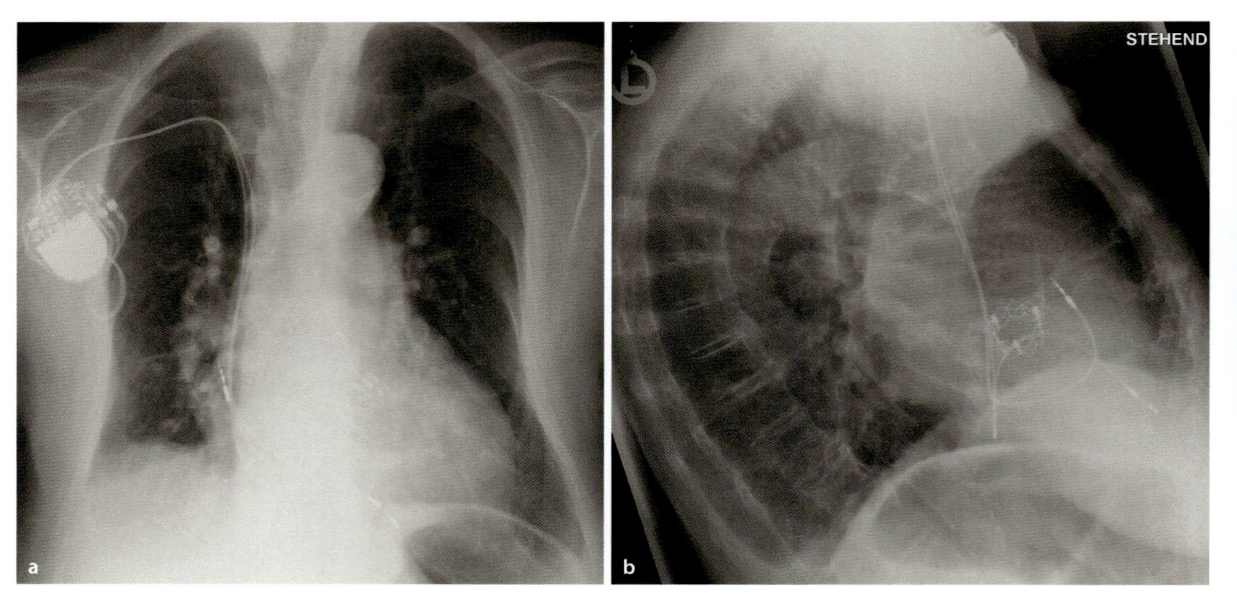

Abb. 4.133a, b Röntgen-Thorax in 2 Ebenen. DDD-Schrittmacher mit Gehäuse rechts pektoral. Transvenöse, bipolare Schrittmachersonden in Projektion auf den rechten Vorhof und den rechten Ventrikel. Zusätzlich Zustand nach TAVI (= kathetergestützer perkutaner Aortenklappenersatz)

4.3 · Implantierbare Herzschrittmacher und Defibrillatoren

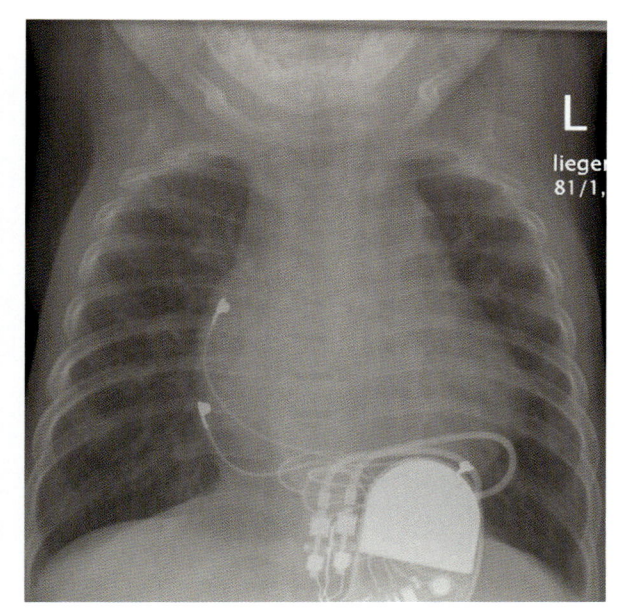

Abb. 4.134 Röntgen-Thorax hängend. Schrittmacheraggregat mit Gehäuse abdominell. Epikardiale Schrittmachersonden in Projektion auf den rechten Herzschatten

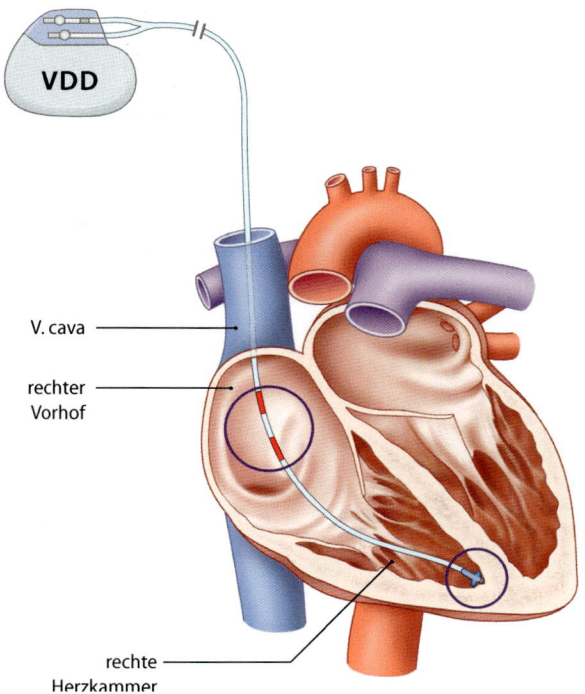

Abb. 4.135 Schema VDD

- **VDD**
- 1 Sonde im rechten Ventrikel.
- Elektrodenringe im rechten Vorhof.
  - doppelte ventrikuläre Stimulation,
  - doppelte ventrikuläre Detektion.
  - Impulsinhibierung und Triggerung.

Eine schematische Darstellung eines VDD zeigt Abb. 4.135, ein klinisches Beispiel Abb. 4.136.

Eine andere modifizierte Art eines 2-Kammer-Systems stellt ein VDD-Schrittmacher dar. Zur Implantation wird lediglich eine Elektrode benötigt, deren Spitze am Boden des rechten Ventrikels zum Vorschein kommt. Gleichzeitig befinden sich auf Höhe des rechten Vorhofs 2 Elektrodenringe, die die Vorhofsignale aufnehmen. Dieses System wird v. a. bei AV-Blockierungen mit erhaltener Vorhoffunktion verwendet, da die inkorporierten Ringe lediglich detektieren, jedoch nicht stimulieren können.

Beispiele sind in Abb. 4.137 und Abb. 4.138 dargestellt.

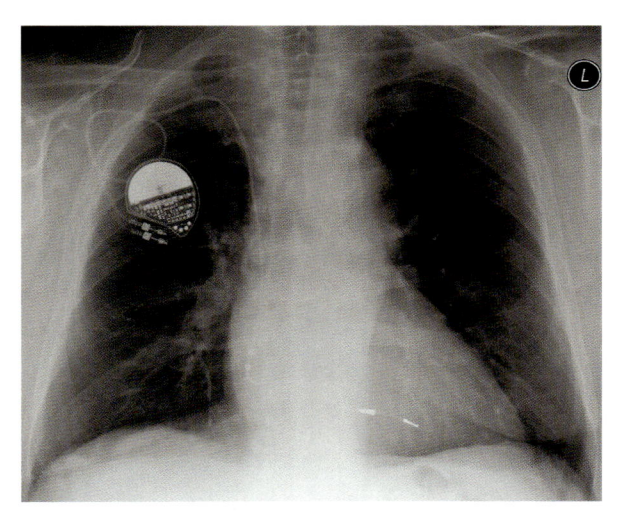

Abb. 4.136 Röntgen-Thorax p.-a. VDD-Schrittmacher mit Gehäuse rechts pektoral. Transvenöse, bipolare Schrittmachersonde mit Elektrodenringen in Projektion auf den rechten Vorhof und Ende der Sonde in Projektion auf den rechten Ventrikel

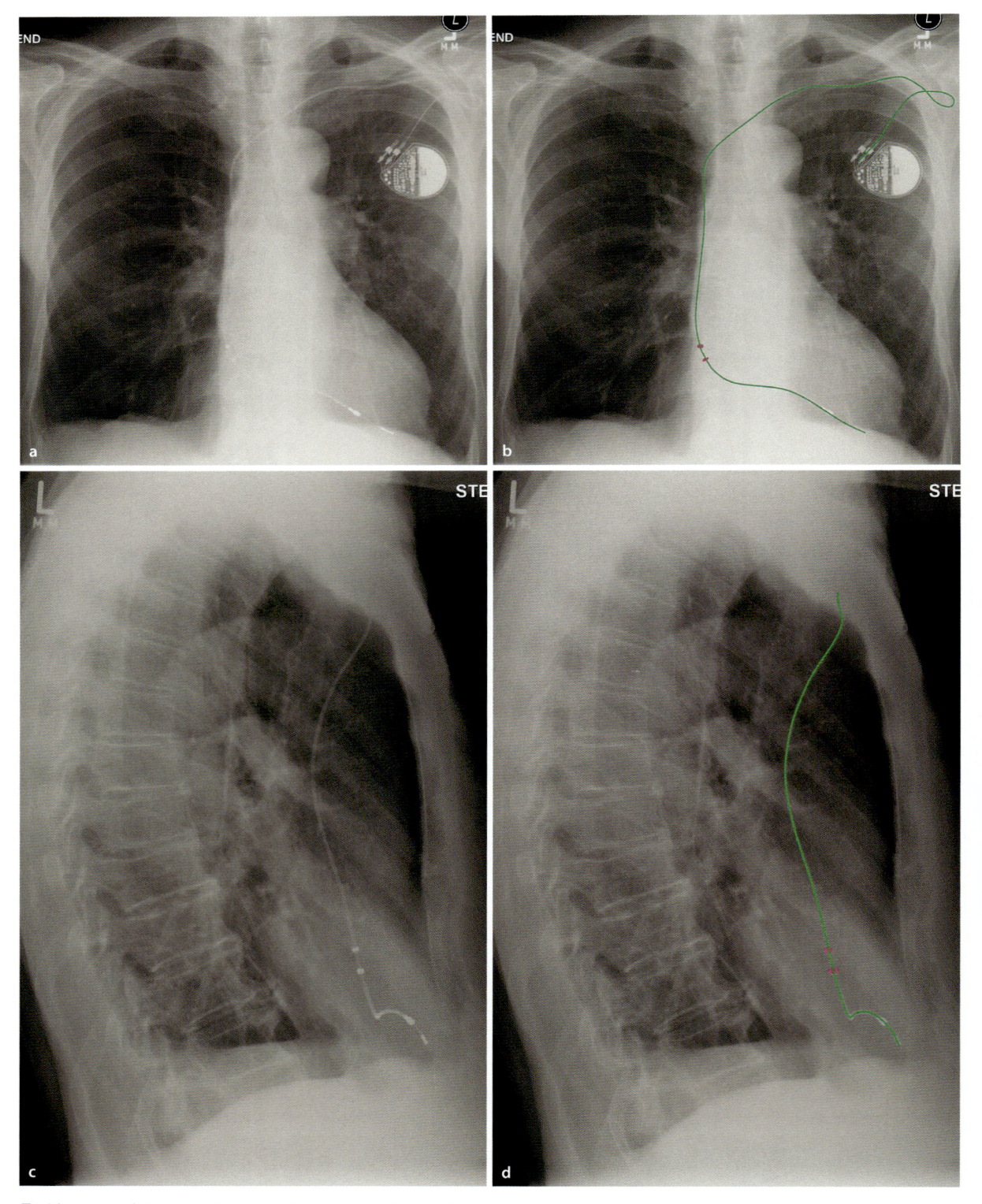

Abb. 4.137a–d Röntgen-Thorax in 2 Ebenen. VDD-Schrittmacher mit Gehäuse links pektoral. Transvenöse, bipolare Schrittmachersonde mit Elektrodenringen in Projektion auf den rechten Vorhof und Ende der Sonde in Projektion auf den rechten Ventrikel

3-Kammer-Schrittmacher

Mit Hilfe dieser Schrittmachersysteme wird eine biventrikuläre Stimulation möglich. Dabei finden wir:
- 1 Sonde im rechten Vorhof,
- 1 Sonde im rechten Ventrikel,
- 1 Sonde im Koronarsinus (Abb. 4.139).

Die 3-Kammer-Schrittmacher werden z. B. bei Patienten mit komplettem Linksschenkelblock und Herzinsuffizienz im Rahmen einer Resynchronisationstherapie eingesetzt.

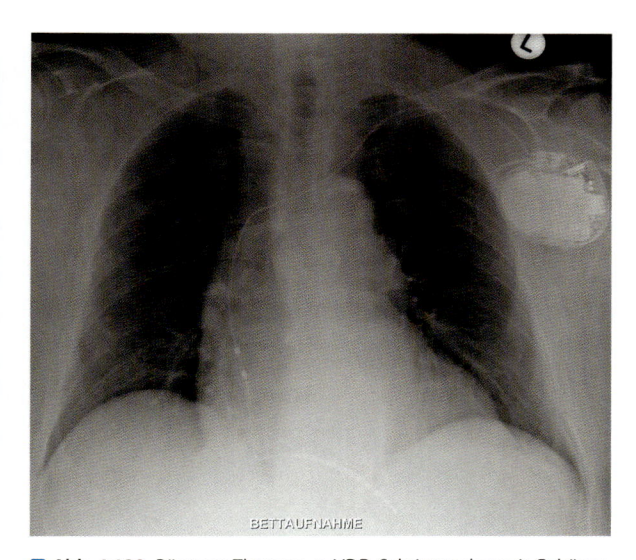

Abb. 4.138 Röntgen-Thorax a.-p. VDD-Schrittmacher mit Gehäuse links pektoral. Transvenöse, bipolare Schrittmachersonde mit Elektrodenringen in Projektion auf den rechten Vorhof und Ende der Sonde in Projektion auf den rechten Ventrikel

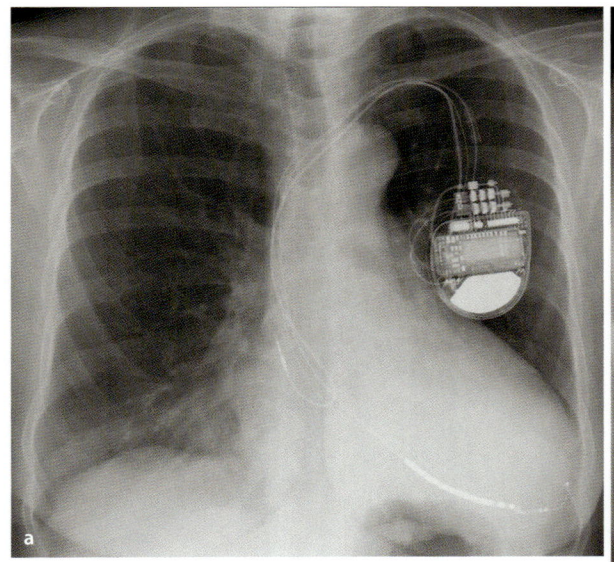

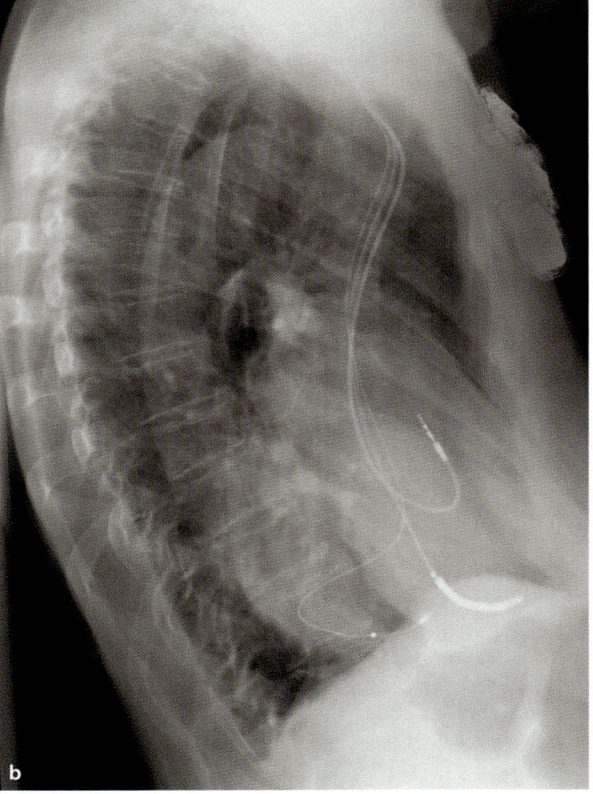

Abb. 4.139a, b Röntgen-Thorax in 2 Ebenen. 3-Kammer-Schrittmacher mit bipolarer Sonde in Projektion auf den rechten Vorhof, bipolarer Sonde in Projektion auf den linken Vorhof (diese im Koronarsinus) und ICD-Sonde in Projektion auf den rechten Ventrikel

Implantierbarer Kardioverter-Defibrillator (ICD)

Der ICD weist neben der normalen Schrittmacherfunktion zusätzlich eine Defibrillationsfunktion auf. In der Bildgebung lassen sich beide Systeme einfach voneinander unterscheiden. Ein ICD hat im Vergleich zum reinen Herzschrittmacher ein etwas größeres Gehäuse und speziell isolierte Sonden (Abb. 4.140).

Neben den optischen Unterschieden gibt es viele Gemeinsamkeiten bei der Befundung: Neben der Gehäuselage werden die Lage der ICD-Sonden und der korrekte Verlauf dokumentiert. In der Vergrößerung soll geprüft werden, ob die Sonden durchgängig/intakt sind.

Klinische Beispiel sind in Abb. 4.141, Abb. 4.142, Abb. 4.143 und Abb. 4.144 dargestellt.

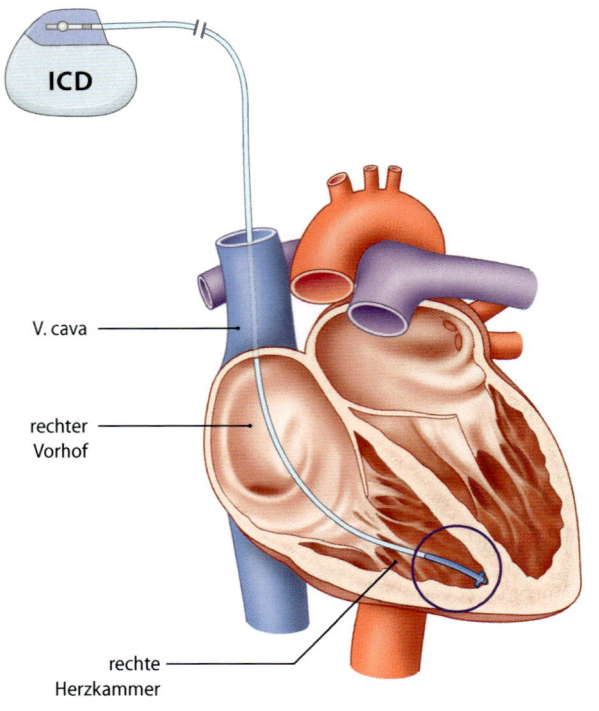

Abb. 4.140 Schematische Darstellung eines ICD. Man beachte die längere Isolation der Ventrikelsonde

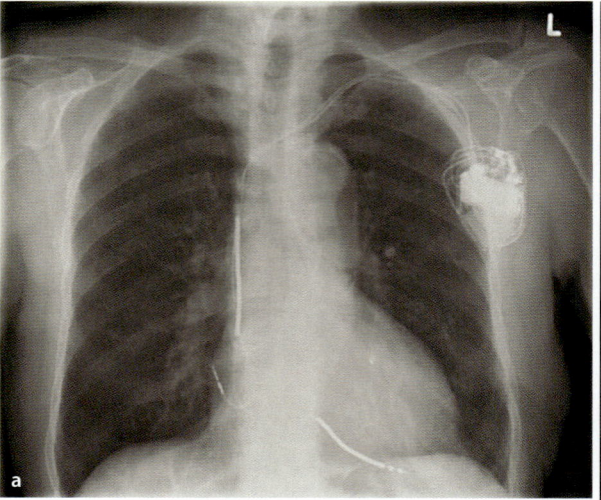

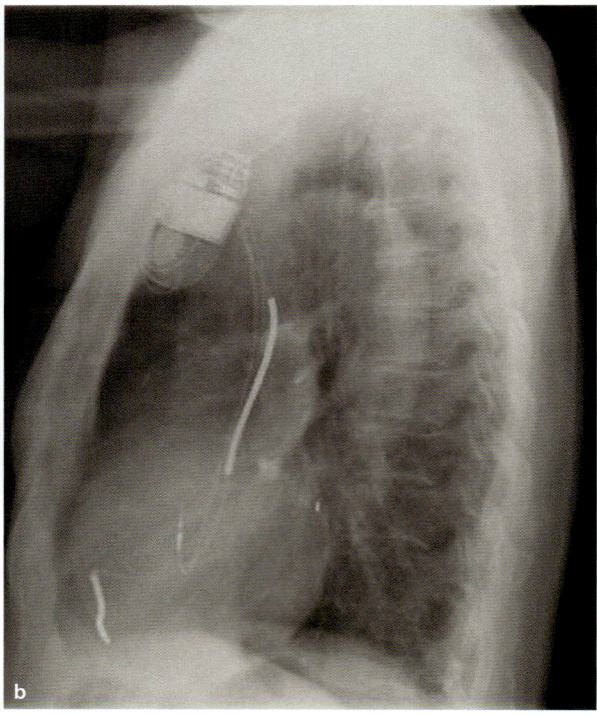

Abb. 4.141a, b Röntgen-Thorax in 2 Ebenen. Schrittmacher links pektoral mit bipolarer Sonde in Projektion auf den rechten Vorhof und ICD-Sonde in Projektion auf den rechten Ventrikel

4.3 · Implantierbare Herzschrittmacher und Defibrillatoren

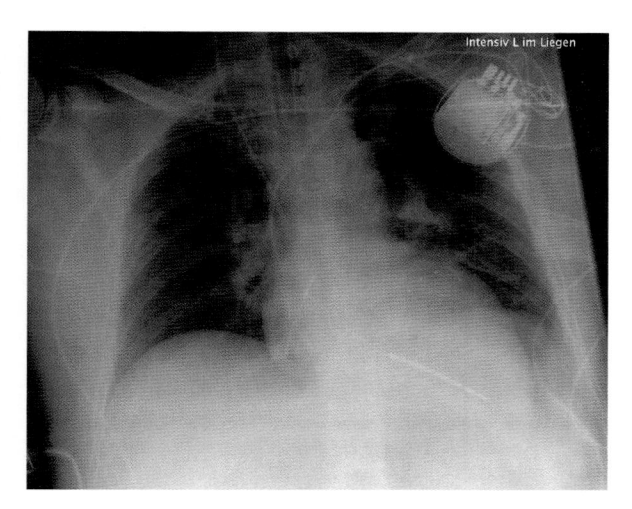

Abb. 4.142 Röntgen-Thorax im Liegen. Schrittmacher links pektoral mit Sonde in Projektion auf den rechten Vorhof und ICD-Sonde in Projektion auf den rechten Ventrikel

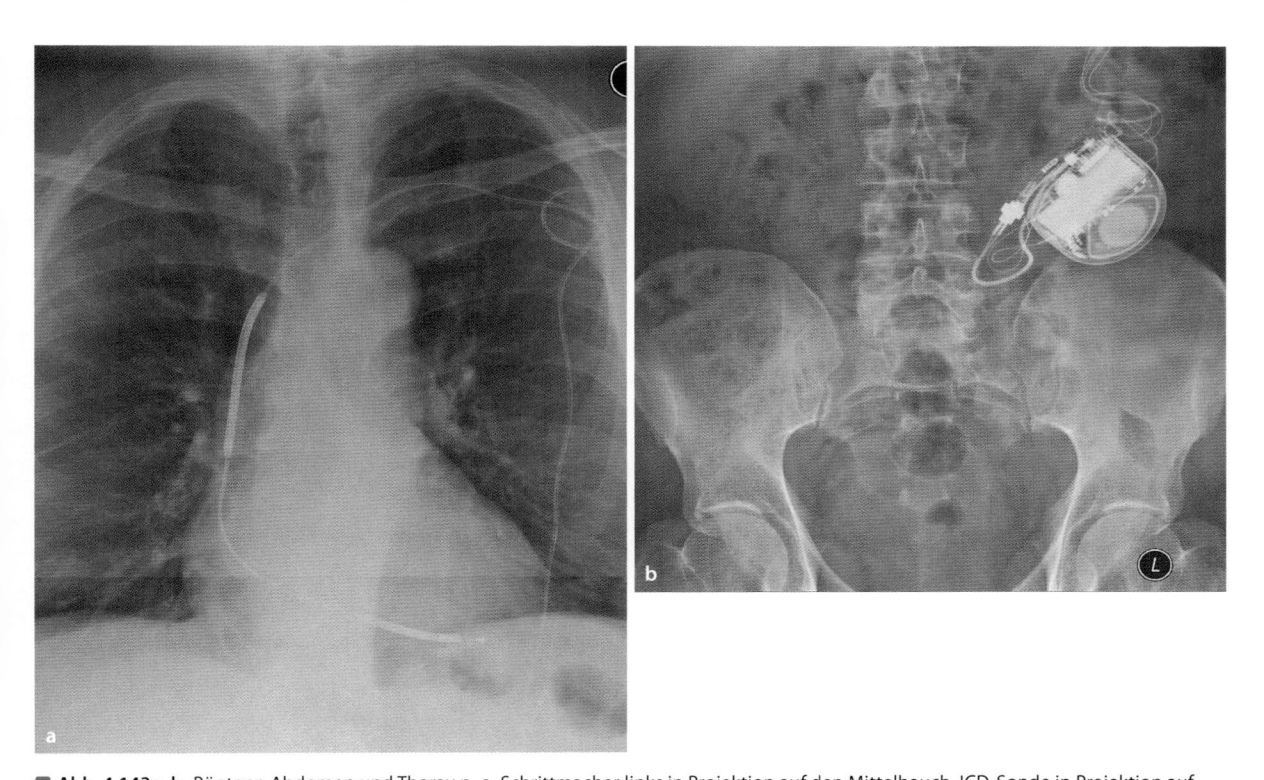

Abb. 4.143a, b Röntgen Abdomen und Thorax p.-a. Schrittmacher links in Projektion auf den Mittelbauch, ICD-Sonde in Projektion auf den Boden des rechten Ventrikels

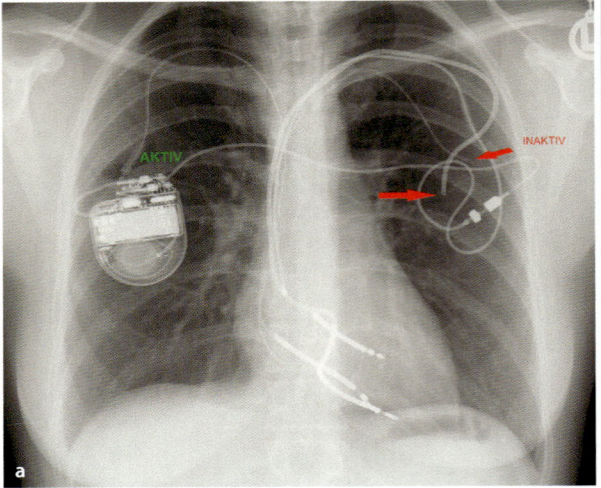

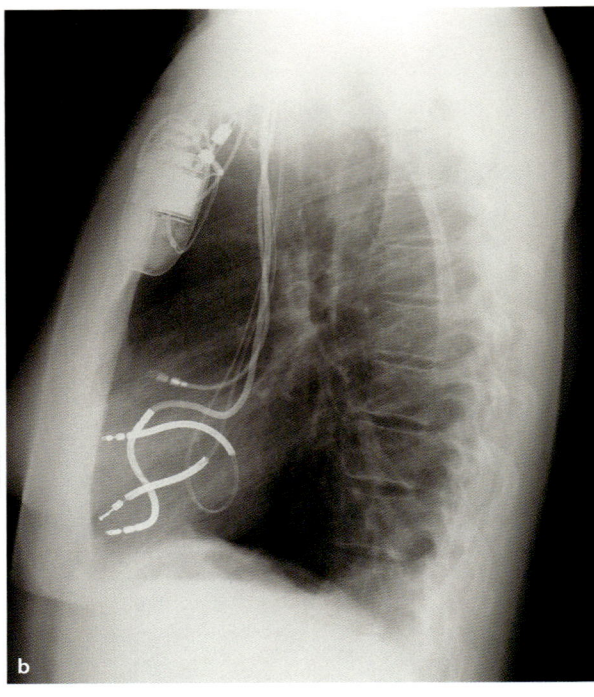

Abb. 4.144a, b Röntgen-Thorax in 2 Ebenen. Schrittmacher rechts pektoral mit bipolarer Sonde in Projektion auf den rechten Vorhof und ICD-Sonde in Projektion auf den rechten Ventrikel. 2 weitere, inaktive ICD-Sonden in Projektion auf den rechten Ventrikel

Pitfall

Zum Schluss möchten wir einen spannenden Fall präsentieren. Der Befund in Abb. 4.145 wurde zunächst als »4-Kammer-Schrittmacher« fehlbefundet. Allerdings handelt es sich nicht um einen 4-Kammer-Schrittmacher. Nach unseren Recherchen gibt es keine 4-Kammer-Schrittmacher, da Sonden nicht in den linken Ventrikel gelegt werden. In der Literatur sind einzelne Fälle beschrieben, in denen akzidentiell eine Sonde über ein offenes Foramen ovale in den linken Ventrikel gelangte. Einen solchen Fall vorzufinden ist also extrem unwahrscheinlich.

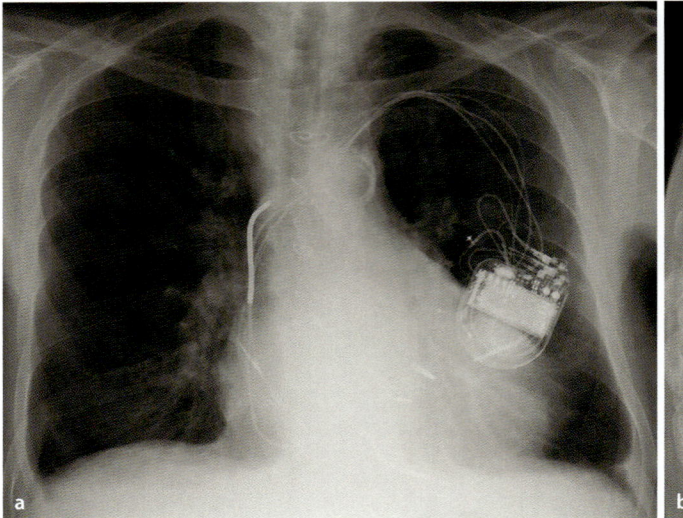

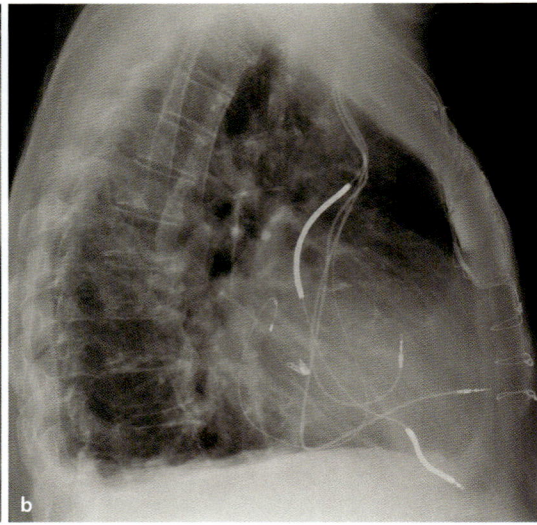

Abb. 4.145a, b Röntgen-Thorax in 2 Ebenen. Pitfall! Es handelt sich nicht um einen 4-Kammer-Schrittmacher! Schrittmacheraggregat links pektoral mit einer bipolaren Sonde in Projektion auf den rechten Vorhof, den Sinus coronarius und in Projektion auf den rechten Ventrikel sowie einer ICD-Sonde in Projektion auf den rechten Ventrikel. Zusätzlich MitraClip, Zustand nach ACVB und Sternotomie

Wir sehen stattdessen ein Schrittmacheraggregat links pektoral mit:
- einer bipolaren Sonde in Projektion auf den rechten Vorhof,
- einer bipolaren Sonde in Projektion auf den Sinus coronarius,
- einer bipolaren Sonde in Projektion auf den rechten Ventrikel,
- einer ICD-Sonde in Projektion auf den rechten Ventrikel.

> In unklaren Fällen ist es für den Radiologen empfehlenswert, deskriptiv zu bleiben. Die große Anzahl der Schrittmachersysteme ist für uns schwer überblickbar geworden.

Ereignisrekorder (Eventrecorder)

Zu guter Letzt müssen noch die Eventrecorder erwähnt werden, obgleich diese Geräte nicht zu den Schrittmachern gehören. Wir finden sie allerdings häufig bei Patienten mit unklaren Rhythmusstörungen oder Synkopen, bevor ein Schrittmacher eingesetzt wird.

Bei einem Eventrecorder handelt es sich um ein implantierbares oder portables EKG-Aufzeichnungsgerät, das zur Aufzeichnung nur gelegentlich auftretender Herzrhythmusstörungen verwendet wird.

Die portablen Geräte werden Patienten für mehrere Wochen ausgeliehen. In dieser Zeit trägt der Patient das Gerät bei sich, und im Fall einer wahrnehmbaren Herzrhythmusstörung legt er das Gerät auf den Brustkorb und veranlasst so eine Speicherung der Daten. Röntgenbilder der portablen Systeme existieren nicht.

Die implantierbaren Eventrecorder werden, ähnlich den Herzschrittmachern, unter Lokalanästhesie subkutan eingebracht und sind daher auf Röntgenbildern der Patienten während der Tragedauer mit abgebildet.

> Die Eventrecorder sind deutlich kleiner als Schrittmacheraggregate, und die Funktion des Eventrecorders erfordert keine Sondeneinlage (◘ Abb. 4.146).

Diese implantierbaren Eventrecorder werden vorzugsweise bei den Patienten eingesetzt, die während einer Herzrhytmusstörungsepisode nicht mehr im Stande sind, das portable Gerät zu betätigen bzw. die Aufzeichnung zu starten.

Die gespeicherten Daten eines Eventrecorders werden in regelmäßigen Abständen von dem behandelnden Arzt abgefragt oder telemetrisch überwacht. Ein Eventrecorder kann auch die Funktion eines Mobiltelefons übernehmen – in einer lebensbedrohlichen Situation werden die Daten des Patienten an eine Notrufzentrale weitergeleitet.

Info to go

Radiologisch imponiert ein Eventrecorder ähnlich einem MP3- bzw. USB-Stick, mit dem er gerne verwechselt wird.

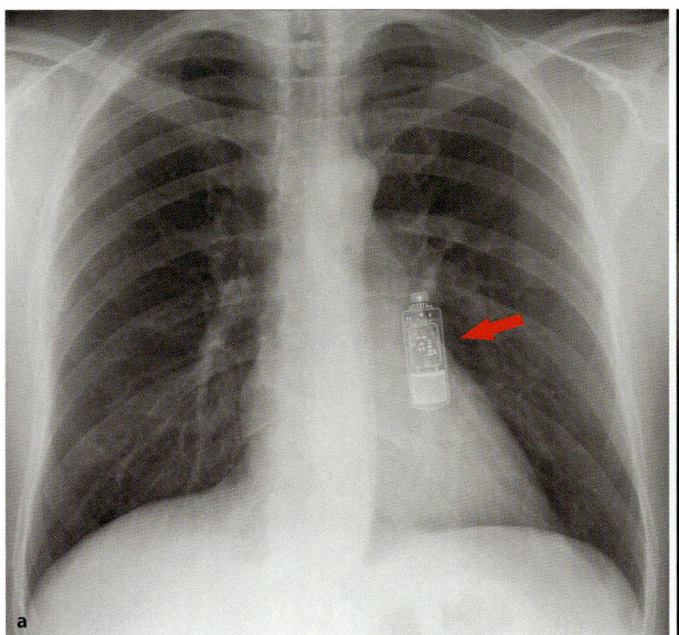

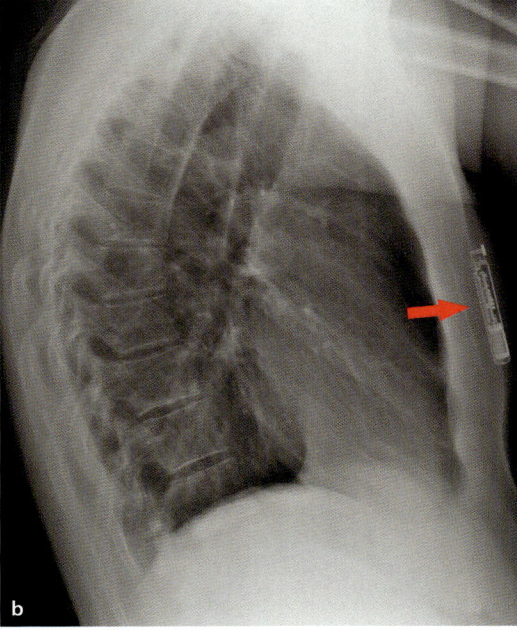

◘ Abb. 4.146a, b Subkutan links thorakal einliegender Eventrecorder bei einem Patienten mit rezidivierenden und teils langdauernden Synkopen

> Vor Durchführung einer MRT-Untersuchung sollen die Aufzeichnungsdaten eines Eventrecorders von einem Kardiologen festgehalten werden, da während der MRT-Untersuchung die Daten gelöscht werden können.

Beispiele für die Darstellung von Eventrecordern sind in Abb. 4.147 und Abb. 4.148 gezeigt.

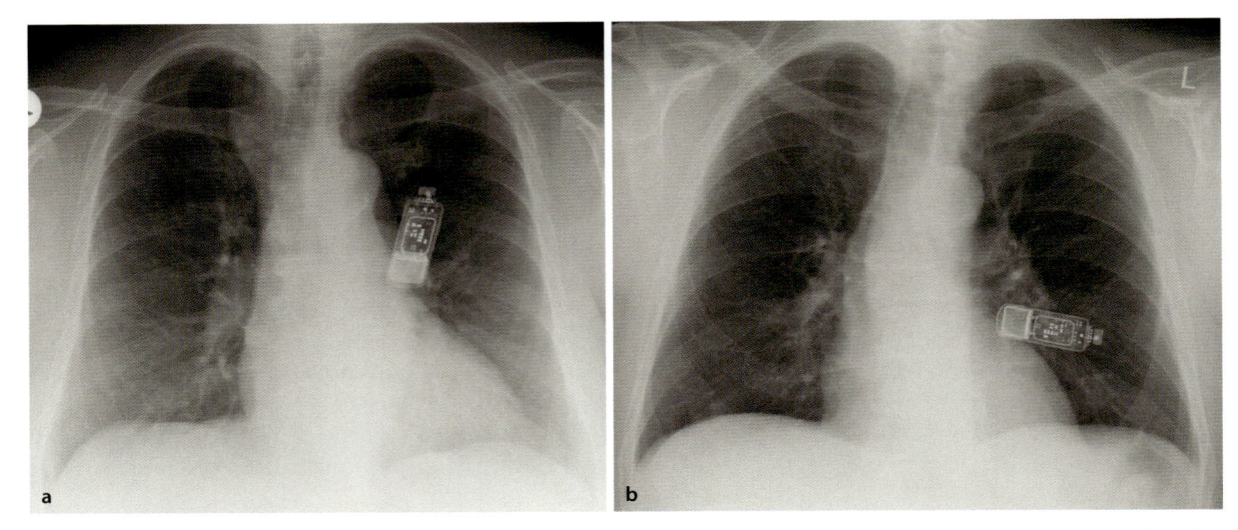

Abb. 4.147a, b Lageänderung eines Eventrecorders zwischen 2 Aufnahmen. Der Recorder erscheint in der 2. Aufnahme (b) nach lateral rotiert und nach kaudal verlagert

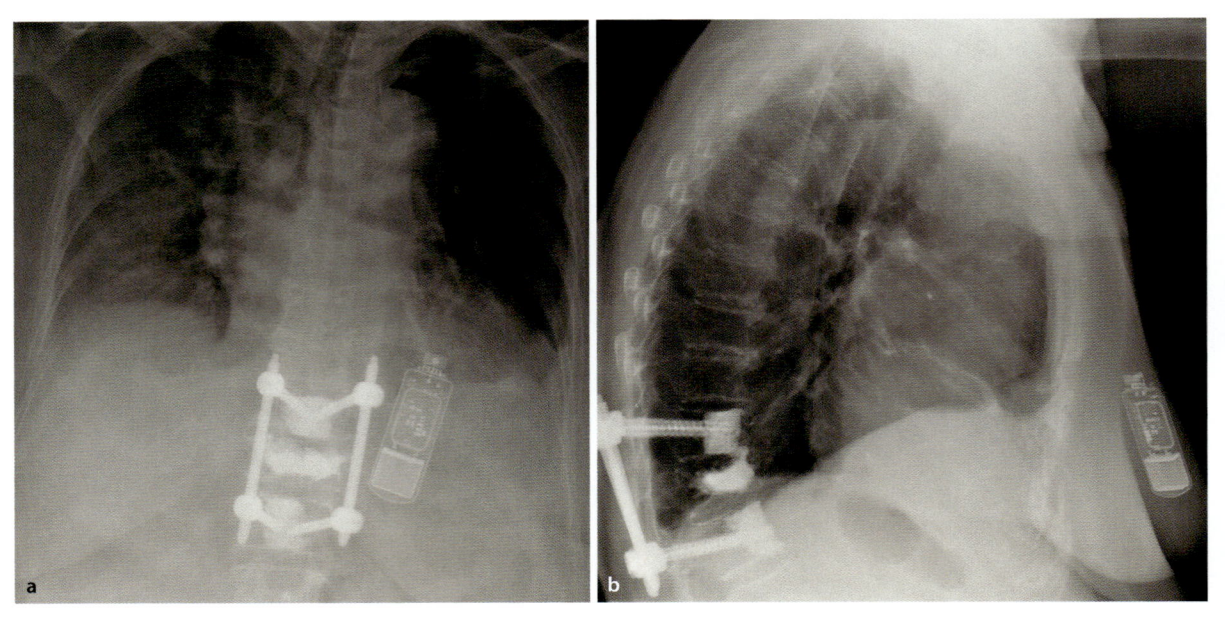

Abb. 4.148a, b Subkutan links thorakal einliegender Eventrecorder bei einer Patientin mit rezidivierenden Rhythmusstörungen

4.3.5 MRT-Sicherheit

Im klinischen Alltag werden auch MRT-Untersuchungen von Patienten angefordert, die Träger eines Schrittmachersystems sind. Dieser Fall erfordert sowohl eine strenge radiologische als auch kardiologische Abklärung, insbesondere muss die MR-Tauglichkeit des Schrittmacheraggregates und der Sonden überprüft werden.

> MRT-kompatible Schrittmachersysteme werden vom Hersteller als solche gekennzeichnet. Einige – nicht alle – MRT-taugliche Schrittmachersysteme haben spezielle Röntgenmarkierungen, an denen man sie im Röntgenbild eindeutig identifizieren kann. Um eine erfolgreiche Untersuchung durchführen zu können, müssen sowohl das Aggregat als auch die Sonden MRT-tauglich sein.

> **Info to go**
>
> Auf der Referenzseite für die MRT-Tauglichkeit von iatrogenen Fremdmaterialien (www.mrisafety.com) kann die MRT-Tauglichkeit medizinischer Materialien geprüft werden. Auch Angaben bezüglich der Defibrillatorsysteme oder Eventrecorder können hier gefunden werden.

Abb. 4.149 zeigt einen MRT-tauglichen Schrittmacher. Er ist optisch kaum von anderen Systemen zu unterscheiden. Der HSM hat jedoch keine Markierung hinsichtlich der MRT-Tauglichkeit. In diesen Fällen ist es notwendig, den HSM mit Hilfe von Herstellerangaben, Schrittmacherausweis und Internetseite (s. Info to go) genauer zu identifizieren. Ist das nicht möglich, sollte man im Zweifel auf die MRT verzichten.

Die Funktion des Schrittmachers muss vor der Untersuchung von einem Kardiologen kontrolliert werden und die Funktion ggf. in einen MRT-Schutzmodus versetzt werden.

> Wird der MRT-Schutz-Modus vom HSM-System automatisch beendet, so ist es die Aufgabe des Radiologen, auf die zeitliche Abfolge der Untersuchung zu achten.

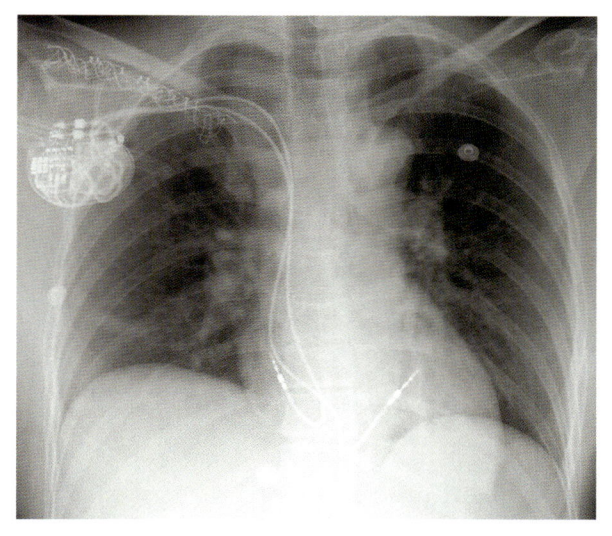

Abb. 4.149 MRT-tauglicher Schrittmacher. Optisch kaum von anderen Systemen zu unterscheiden

- **Einige generelle Hinweise**
- Die HSM-Implantation darf nicht kürzer als 6 Wochen zurückliegen. Wurde bei einem Patienten ein Aggregat gewechselt oder liegen gebrochene oder funktionsgestörte Elektroden vor, soll auf die Untersuchung verzichtet werden.
- Schrittmacherträger sollen nicht in Seitenlage untersucht werden.
- Sind alle Anforderungen an das Schrittmachersystem erfüllt, und eine Untersuchung ist indiziert, sollte sie bevorzugt an einem 1,5-Tesla-Gerät erfolgen.
- Während der Untersuchung ist Reanimationsbereitschaft erforderlich.
- Der Patient wird zudem kontinuierlich überwacht. 2 der folgenden Überwachungsarten müssen zur Verfügung stehen:
  - EKG,
  - nichtinvasive RR-Messung,
  - Pulsoxymetrie.

Die implantierten Fremdmaterialien führen häufig zum Entstehen von Bildartefakten, sodass z. B. eine Herz-MRT-Untersuchung bei links pektoral platziertem Schrittmacheraggregat sehr artefaktanfällig ist.

Nach der Untersuchung erfolgt eine erneute Überprüfung der Stimulationsparameter des Schrittmachers durch den Kardiologen.

4.3.6 Radiologisch relevante Komplikationen nach HSM/ICD-Anlage

Die radiologisch relevanten Komplikationen sind in der Übersicht zusammengefasst.

> **Radiologisch relevante Komplikationen nach HSM/ICD-Anlage**
>
> Durch die Anlage bedingt
> - Blutung
> - Sondenfehllage
> - Pneumothorax
> - Perforation von Gefäßen oder Herzstrukturen
>
> Spätkomplikationen
> - Abknicken von Sonden
> - Sondenbruch
> - Sondendislokation
> - Infektion
> - Thrombus
> - Dislokation des Aggregats

Blutung

Blutungen können im Rahmen der Implantation an der Hauttasche des SM- oder ICD-Aggregates auftreten, aber auch durch die Sondeneinlage hervorgerufen werden. Sollte bei transvenöser Implantation eine Perforation der Sonde aus der Vene auftreten, kann dies zu einer Einblutung thorakal, aber auch in das Perikard bis hin zur Perikardtamponade führen.

Blutungen, die intraoperativ bei der Implantation eines HSM oder ICD auftreten, werden zumeist sofort behandelt und sind daher nicht in der radiologischen Routine zu sehen. Radiologische Untersuchungen werden postoperativ zur Darstellung des HSM/ICD und zu Kontrolle der Sondenlage sowie zum Ausschluss von Komplikationen durchgeführt. In den meisten Fällen reicht ein Röntgen-Thorax in 2 Ebenen aus. Sind gravierende Komplikationen wie größere Blutungen zu sehen, werden auch CT-Untersuchungen zur weiteren Abklärung angeschlossen. Bei Verdacht auf einen Hämatothorax kann eine Computertomographie in 2 Phasen erfolgen (arteriell und venös), um die Blutungsquelle zu detektieren und näher zu identifizieren.

In unserem Beispiel (◘ Abb. 4.150) erfolgte zunächst ein Kontrollröntgen nach ICD-Implantation. Es fand sich eine ausgedehnte links laterale Transparenzminderung, vereinbar mit Pleuraerguss oder Hämatom. Eine kurzfristige Verlaufskontrolle wurde vereinbart. Aufgrund der dramatischen Röntgenbilder erfolgte die Indikation zum CT zur weiteren Differenzierung Blutung/Erguss und ggf. Feststellung der Blutungsquelle.

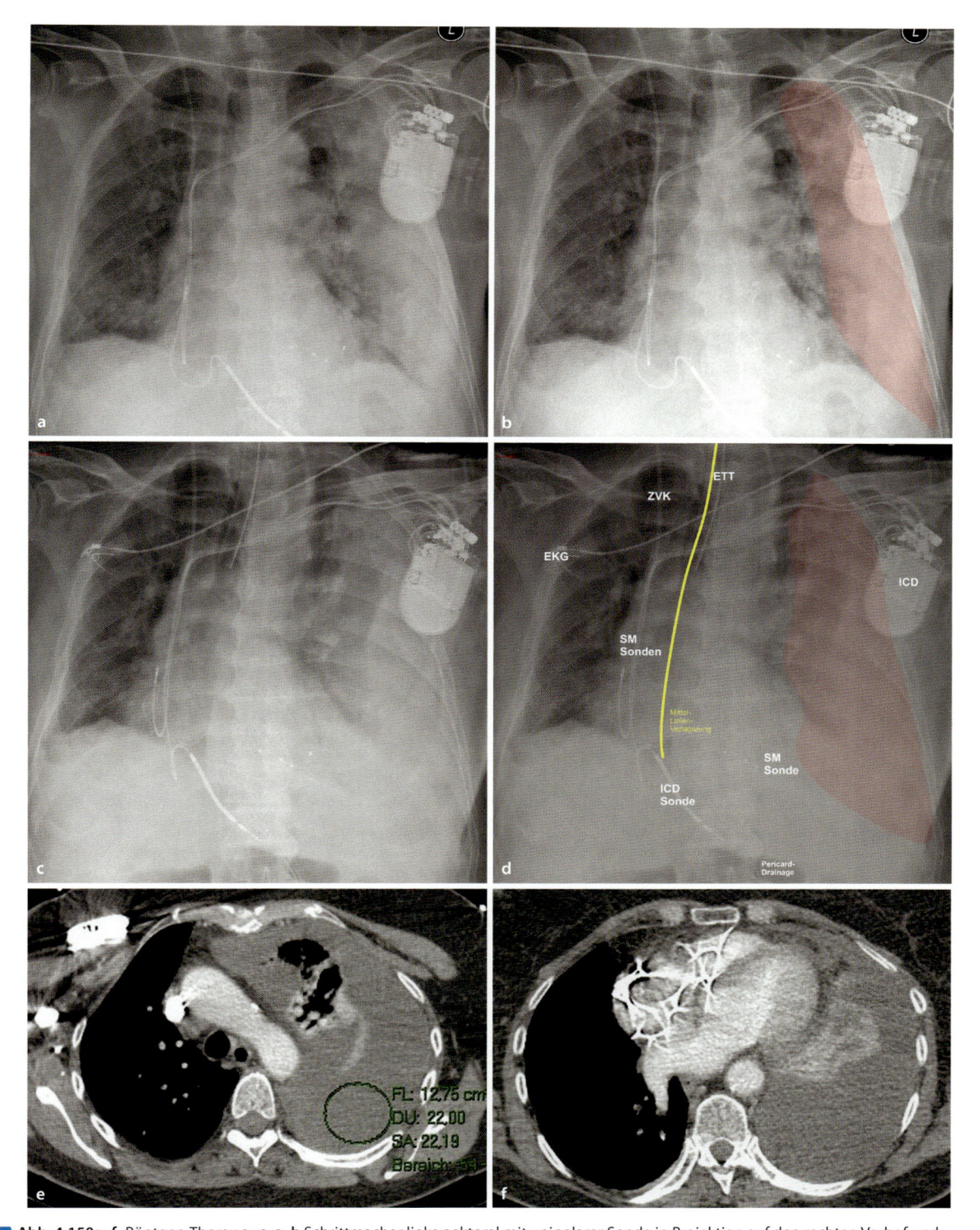

4.3 · Implantierbare Herzschrittmacher und Defibrillatoren

Abb. 4.150a–f Röntgen-Thorax a.-p. **a, b** Schrittmacher links pektoral mit unipolarer Sonde in Projektion auf den rechten Vorhof und Sonde mit zusätzlichen Messsonden in Projektion auf den linken Vorhof (Sonde im Sinus coronarius) sowie ICD-Sonde in Projektion auf den rechten Ventrikel. Ausgedehnte links laterale Transparenzminderung, vereinbar mit Pleuraerguss oder Hämatom. **c, d** In der kurzfristigen Verlaufskontrolle nach 3 Stunden nimmt die Verschattung nochmals deutlich zu. Nun auch Mediastinalshift nach kontralateral. **e, f** In den axialen Weichteilfenstern erfolgte die Dichtemessung. Alle Werte lagen zwischen 20 und 35 HU, vereinbar mit Erguss mit blutiger Komponente. Dies bestätigte sich später im Labor des Punktats. Eine aktive arterielle oder venöse Blutung konnte in diesem CT nicht abgegrenzt werden. Diese war zum Zeitpunkt der Untersuchung vermutlich bereits sistiert

- Wie unterscheiden wir einen Pleuraerguss von einer Blutung?

> Diese Unterscheidung fällt in der Röntgenaufnahme sehr schwer. Es ist ratsam, bei auffällig dicht erscheinenden und/oder rasch progredienten Ergüssen eine Sonographie oder Computertomographie durchzuführen.

Im CT lässt sich die Dichte der Flüssigkeitsansammlung bestimmen:
- Flüssigkeiten mit Dichtewerten von 0–20 HU sprechen für seröse Ergüsse.
- Höhere Werte sprechen für blutige Anteile bzw. ab ca. 40 HU für einen Hämatothorax.

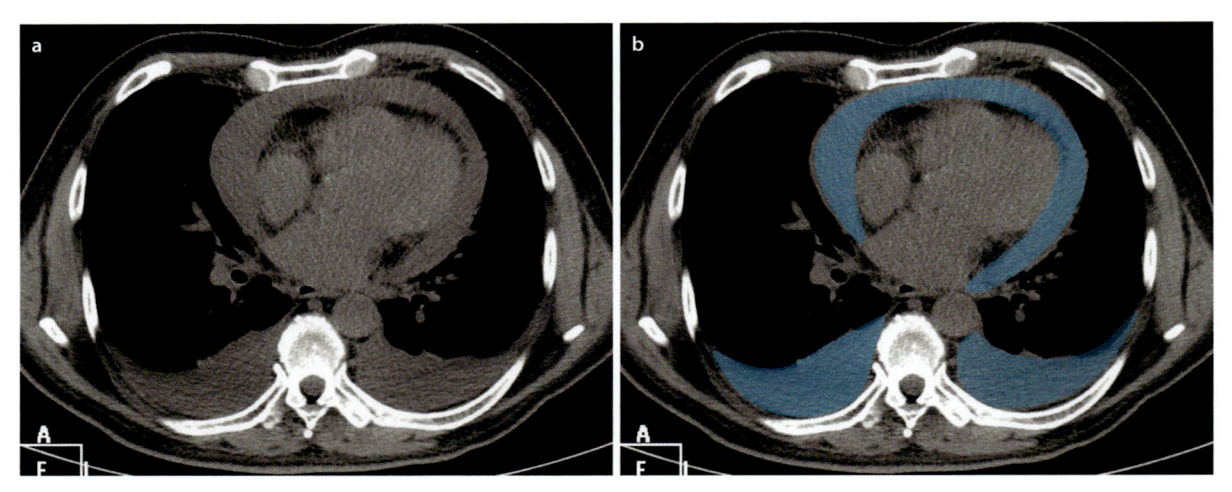

Abb. 4.151 und Abb. 4.152 sollen den Unterschied anhand eines Perikardergusses und eines Hämatoperikards zeigen. In Abb. 4.153 sind beidseitig Pleuraergüsse und ein Perikarderguss zu sehen. Die Dichte der Flüssigkeiten ist bereits optisch erkennbar geringer als die Dichte des Blutes im Herzen in der nativen CT, was für seröse Ergüsse spricht. Diese einfache Schlussfolgerung ist für uns in Abb. 4.152 leider nicht gangbar, da hier Kontrastmittel verabreicht wurde. In diesem Beispiel wurde allerdings eine Messung der Dichte der Flüssigkeit vorgenommen die im Mittel 48 HU ergab. Somit handelt es sich in diesem Beispiel um Blut, also ein Hämatoperikard.

Abb. 4.151a, b Pleuraergüsse und Perikarderguss im axialen CT. Die Ergüsse sind homogen hypodens mit Wasseräquivalenten Dichtewerten (0–20 HU)

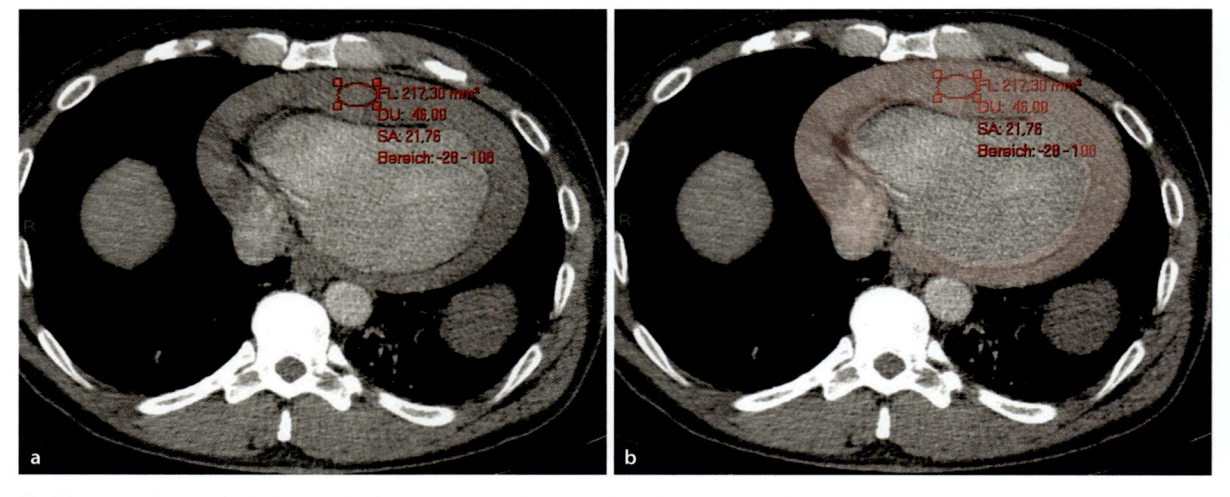

Abb. 4.152a, b Hier der direkte Vergleich: ein Hämatoperikard. Der Flüssigkeitssaum um das Herz ist deutlich dichter als der in Abb. 4.152 mit Dichtewerten um 48 HU

Die Kombination aus serösem Erguss und blutigem Erguss zeigt uns abschließend ◘ Abb. 4.153. Die pleurale Flüssigkeitsansammlung rechts ist hypodenser, weist daher geringere Dichtewerte auf als die Flüssigkeit links. Zusätzlich sehen wir links eine Sedimentation innerhalb der Flüssigkeit, eine typische Beobachtung bei blutigen Ergüssen.

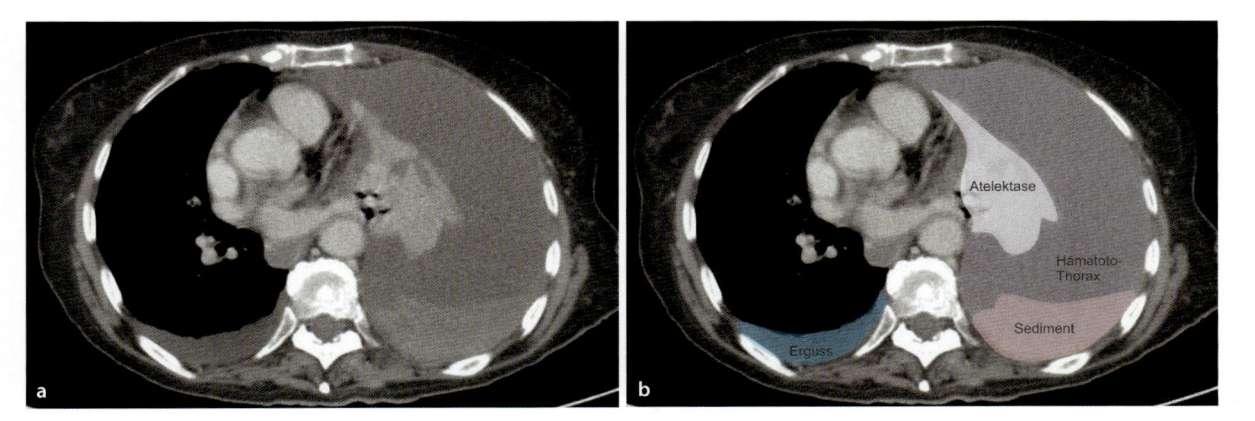

◘ **Abb. 4.153a, b** Hier ein Beispiel eines ausgedehnten Hämatohorax mit hohem Blutanteil und Sedimentation der korpuskulären Blutanteile (rosafarben). Atelektase der linken Lunge (weiß) durch die Kompression. Kleiner seröser Pleuraerguss rechts (blau)

Sondenfehllage/Sondendislokation

Eine Sondenfehllage kann primär oder sekundär auftreten. Eine primäre Fehllage wird gewöhnlich bereits intraoperativ bemerkt und ist entsprechend selten in der radiologischen Bildgebung. Sekundäre Fehllagen der Sonden sind selten, dürfen aber dennoch nicht übersehen werden. Typische Symptome sind Muskelzuckungen und Zwerchfellirritationen (Zwerchfellzucken, anhaltender Schluckauf).

Abb. 4.154 und Abb. 4.155 zeigen Beispiele, in denen die Sonden revidiert werden mussten.

> Am einfachsten ist die Fehllage zu diagnostizieren, wenn Voraufnahmen vorliegen, z. B. die direkt postoperativen Röntgenaufnahmen des Thorax.

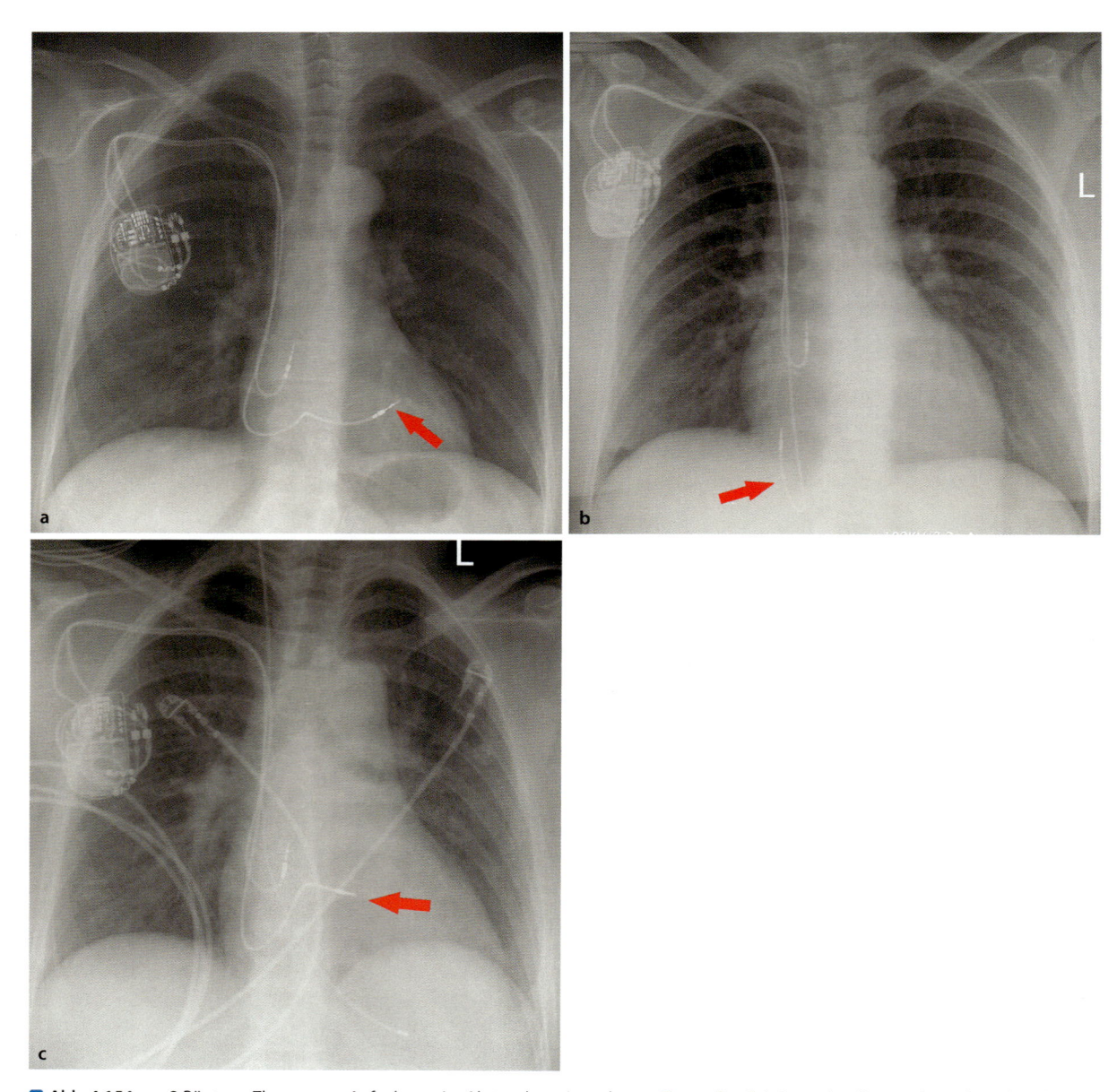

Abb. 4.154a–c 3 Röntgen-Thorax-p.-a.-Aufnahmen im Abstand von je mehreren Tagen. Der Schrittmacher liegt rechts pektoral mit bipolaren Sonden in Projektion auf den rechten Vorhof und Ventrikel. Im 2. Bild (**b**) sehen wir die Ventrikelsonde in Projektion auf den rechten Vorhof bzw. bereits knapp in Projektion auf die V. cava inferior abgebildet. Im 3. Bild der Serie (**c**) liegt die Ventrikelsonde in wiederum komplett anderer Projektion. Dabei handelte es sich um eine komplette Dislokation der Sonde, die revidiert werden musste

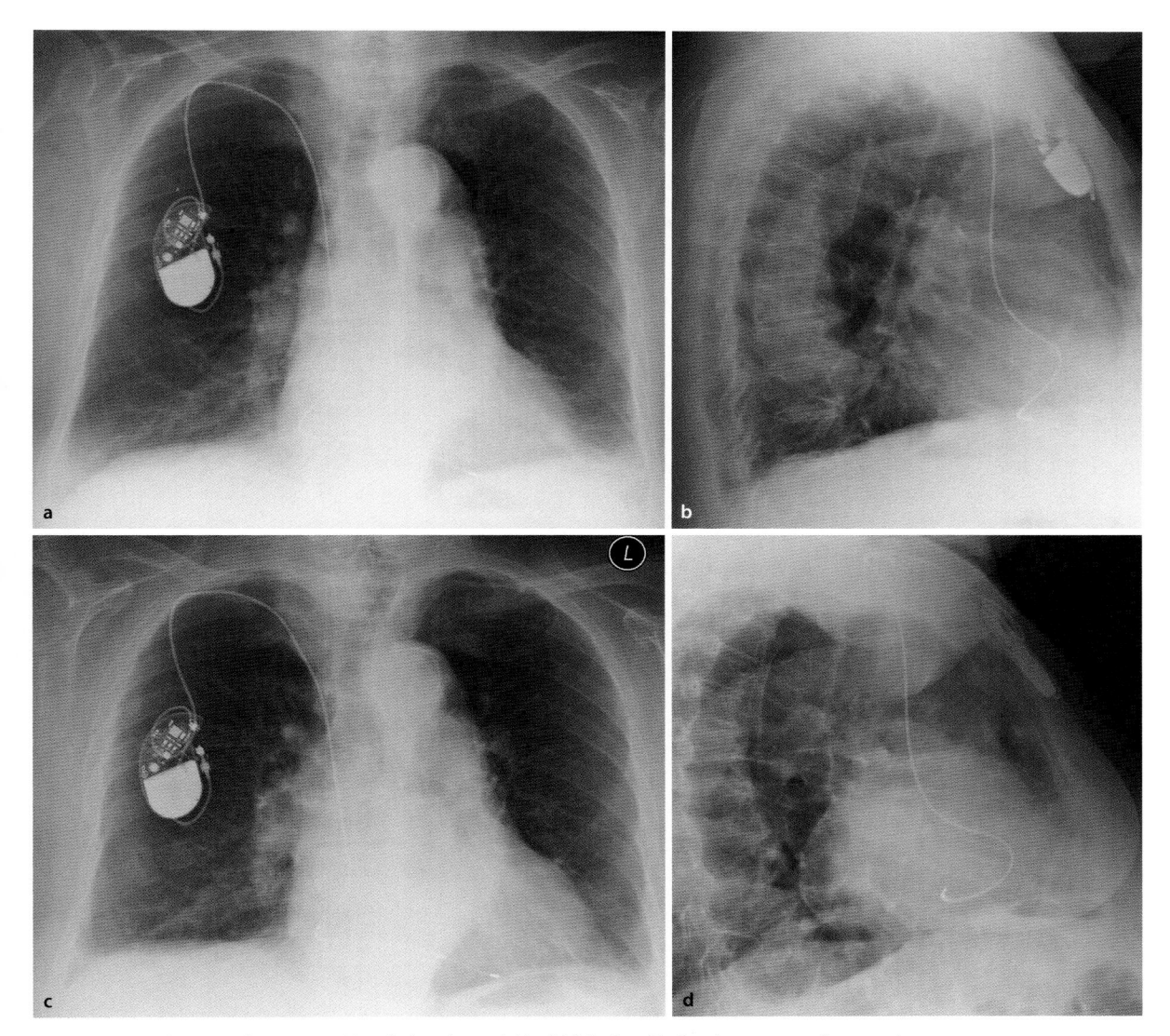

4.3 · Implantierbare Herzschrittmacher und Defibrillatoren

Abb. 4.155a–d Lageänderung einer Ventrikelsonde, auch hier Dislokation. Die Sonde musste entfernt werden

Eine Sondenextraktion kann zu weiteren Komplikationen wie z. B. Gefäßverletzungen mit Blutungen oder zu einer Myokardperforation führen. Teilweise müssen die Sonden daher in situ belassen werden (Abb. 4.156, Abb. 4.157). Diese »inaktiven« Sonden können dennoch sekundär dislozieren wie im nächsten Beispiel (Abb. 4.158).

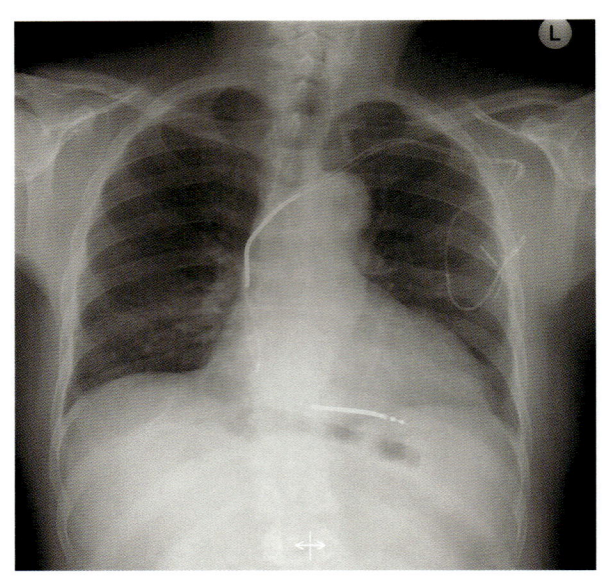

Abb. 4.156 In diesem Beispiel ist der ICD-Körper entfernt. Die ICD-Sonde jedoch musste in situ belassen werden, da sie bereits zu fest verwachsen war und eine Entfernung zu risikoreich erschien

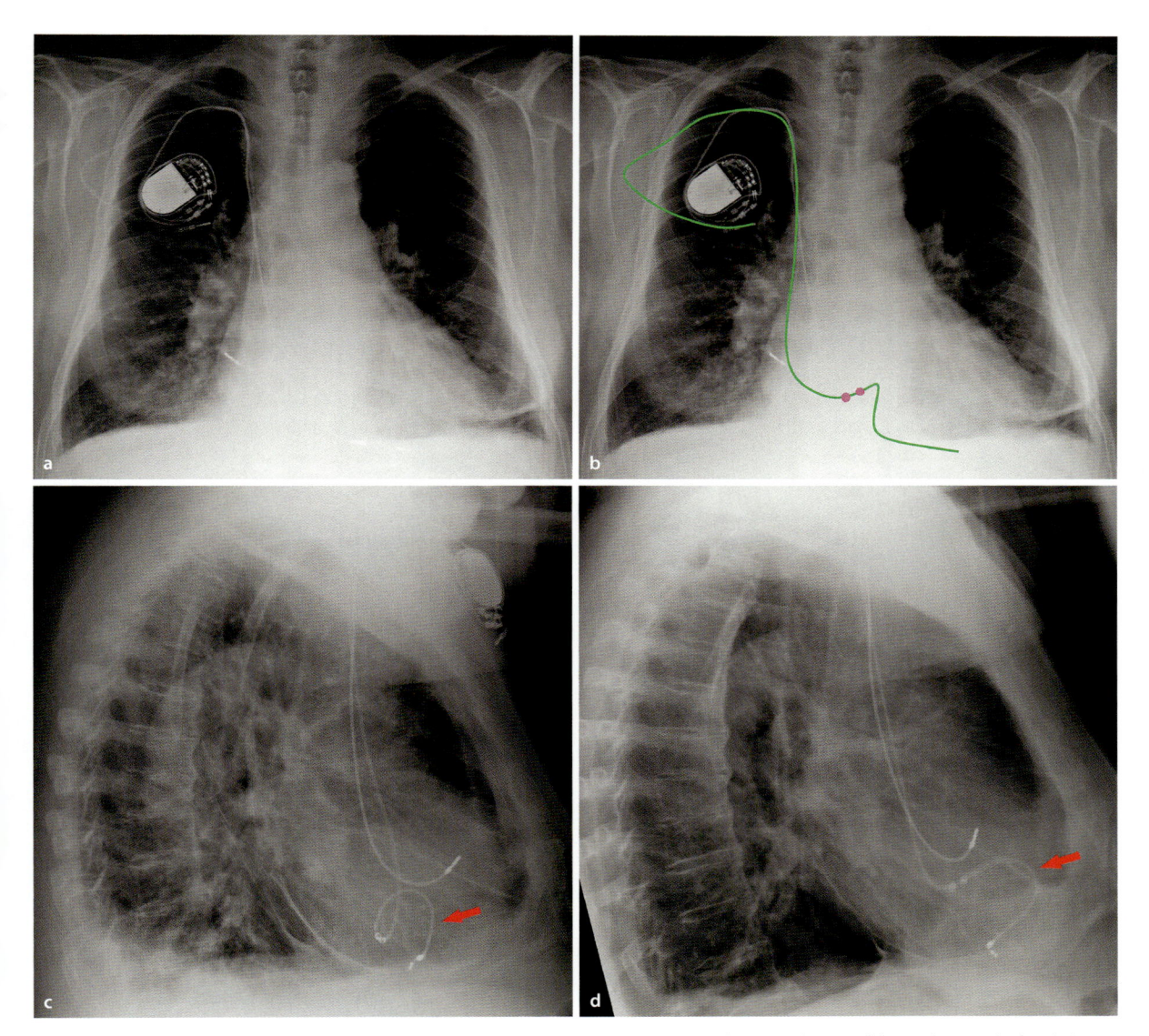

4.3 · Implantierbare Herzschrittmacher und Defibrillatoren

Abb. 4.157a–d Röntgen-Thorax p.-a. Schrittmacher rechts pektoral mit unipolarer Sonde in Projektion auf den rechten Vorhof und eine inaktive, nicht konnektierte Sonde mit Messsonden in Projektion auf den rechten Ventrikel. Letztere war von einem vorherigen HSM-System in situ verblieben und nun sekundär disloziert

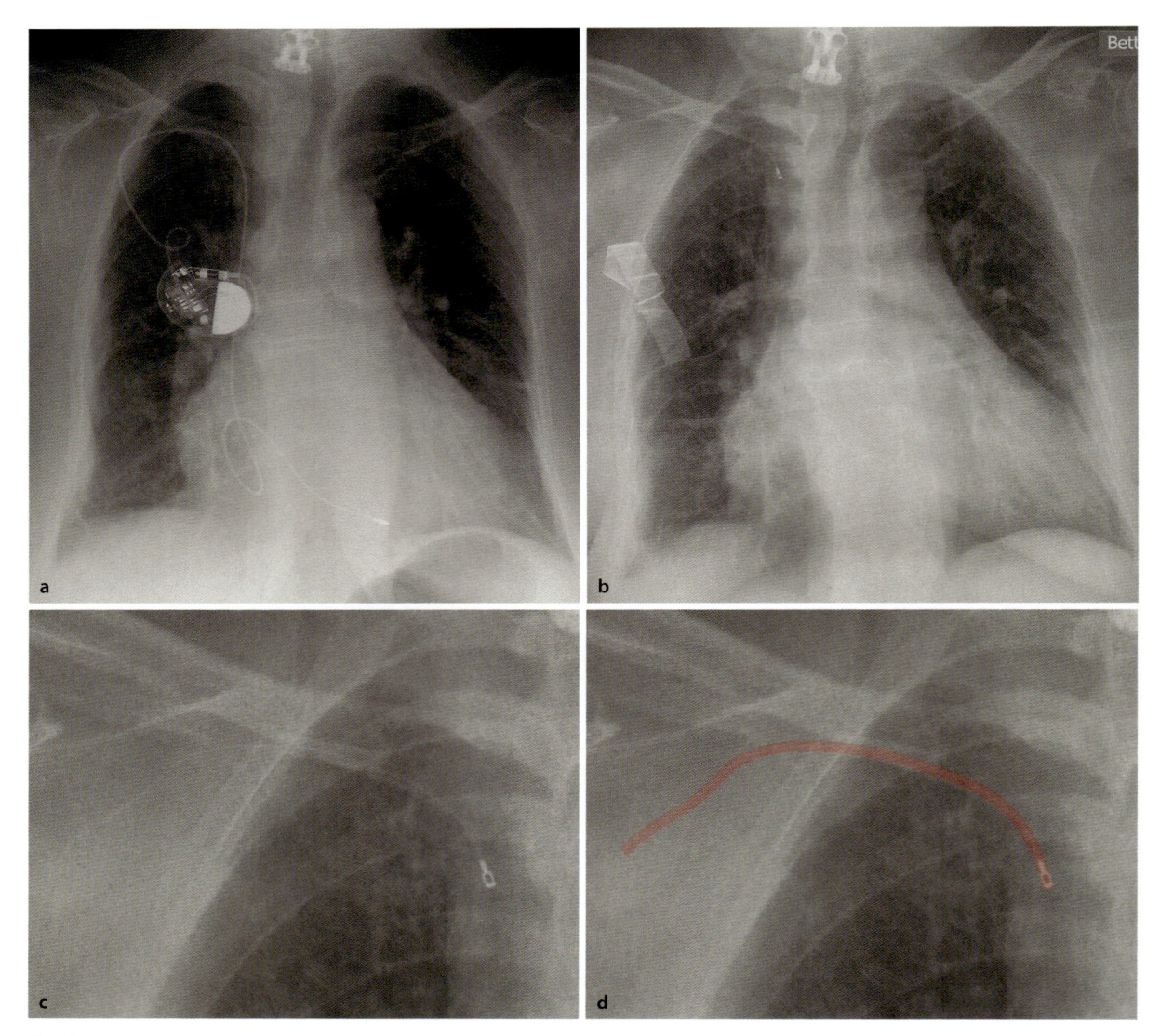

Abb. 4.158a–d Ursprünglich Schrittmacher rechts pektoral mit unipolarer Sonde in Projektion auf den rechten Ventrikel (**a**). Das Schrittmachersystem wurde entfernt (**b**). In der Vergrößerung (**c, d**) kann man jedoch einen kurzen abgerissenen Sondenrest in Projektion auf die V. subclavia sehen, der interventionell geborgen werden musste

Eine weitere Komplikation einer Sondenextraktion kann ein Sondenabriss sein (◘ Abb. 4.159).

> Abgerissene Sonden können ggf. interventionell-radiologisch mittels Schlingenkatheter geborgen werden (◘ Abb. 4.159).

Pneumothorax

Bei epikardialer Sondenanlage wird postoperativ eine Thoraxdrainage eingelegt. Aber auch bei einer transvenösen Sondeneinlage kann ein Pneumothorax als Komplikation auftreten.

Zeichen eines Pneumothorax im Röntgenbild
- Verdichtungslinie (Pleuralinie) von der Thoraxwand distanziert verlaufend
- Hypertransparenz und fehlende Lungengefäßzeichnung lateral der Verdichtungslinie
- Betonung der Herzgrenze und der Zwerchfellgrenze
- Ipsilateraler Zwerchfellhochstand möglich
- Verlagerung des Mediastinums nach ipsilateral möglich

Bei Spannungspneumothorax
- Abgeflachte Zwerchfellkuppel
- Mediastinalverlagerung nach kontralateral

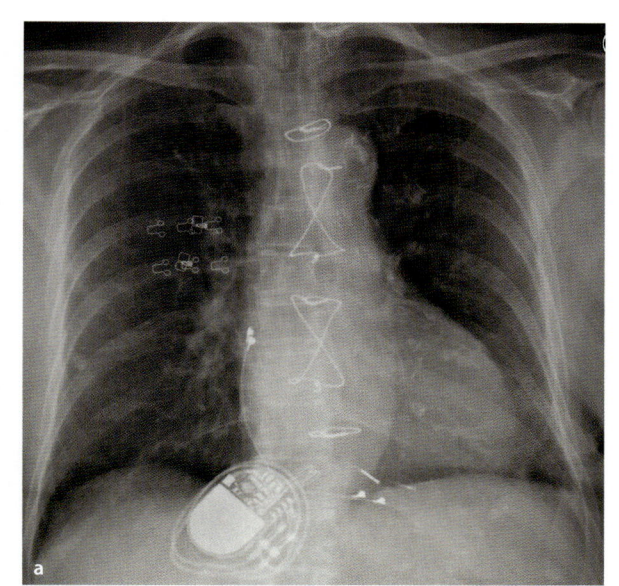

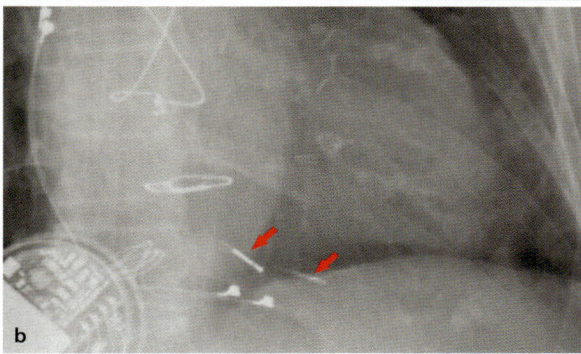

◘ **Abb. 4.159a, b** Röntgen-Thorax liegend. DDD-Schrittmacher mit Gehäuse abdominell. Epikardiale Schrittmachersonden in Projektion auf den rechten Vorhof und den rechten Ventrikel. In der Vergrößerung sieht man jedoch 2 weitere, transvenöse Sonden – Reste am Boden des rechten Ventrikels. Diese waren bei der Entfernung eines vorhergehenden transvenösen Schrittmachersystems abgerissen und in situ verblieben. Diese Sondenreste waren auch der Grund für den Verfahrenswechsel auf epikardiale Sonden

Im Beispiel in ◘ Abb. 4.160 wurde eine portoperative Röntgenkontrolle zum Ausschluss anlagebedingter Komplikationen angefertigt. Dabei fiel ein relativ schmaler apikaler Pneumothorax auf.

Auch der nächste Patient (◘ Abb. 4.161) wurde zum Ausschluss anlagebedingter Komplikationen durchgeführt. Hier sehen wir neben den typischen Zeichen eines Pneumothorax auch indirekte Zeichen wie ein thorakales Weichteilemphysem und einen Pleuraerguss mit horizontalem Spiegel.

In ◘ Abb. 4.162 und ◘ Abb. 4.163 sind ebenfalls Beispiele für die Diagnose Seropneumothorax dargestellt.

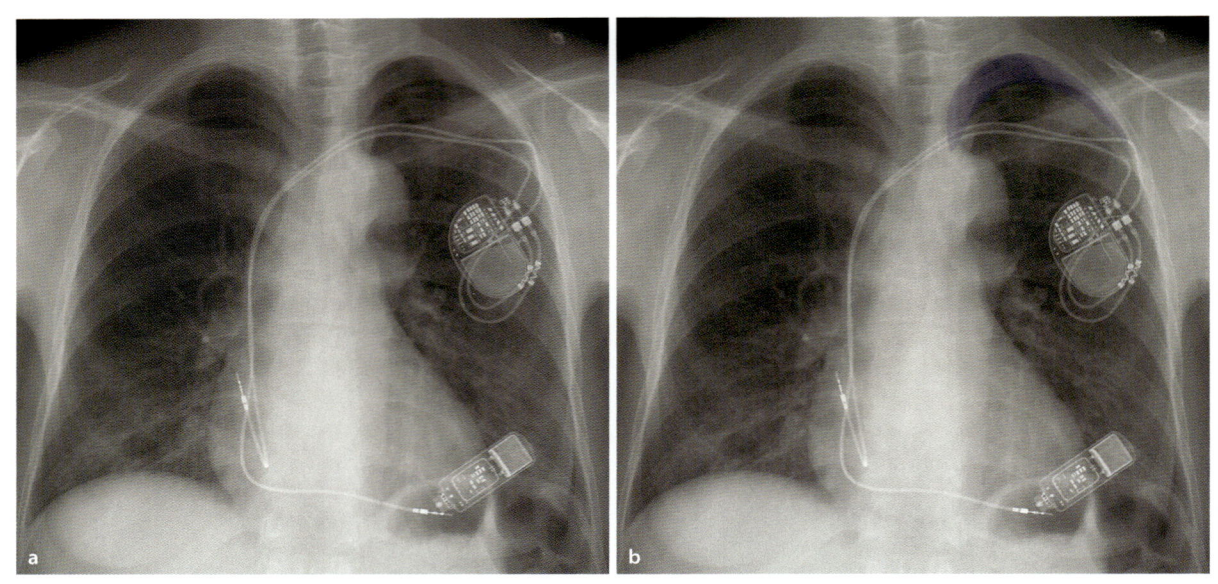

◘ **Abb. 4.160a, b** Röntgen-Thorax a.-p. DDD-Schrittmacher mit Gehäuse links pektoral. Transvenöse Schrittmachersonden in Projektion auf den rechten Vorhof und den rechten Ventrikel. Apikal links sichelförmige homogene Transparenzerhöhung ohne abgrenzbare Gefäßzeichnung im Sinne eines Pneumothorax links ohne Spannungskomponente

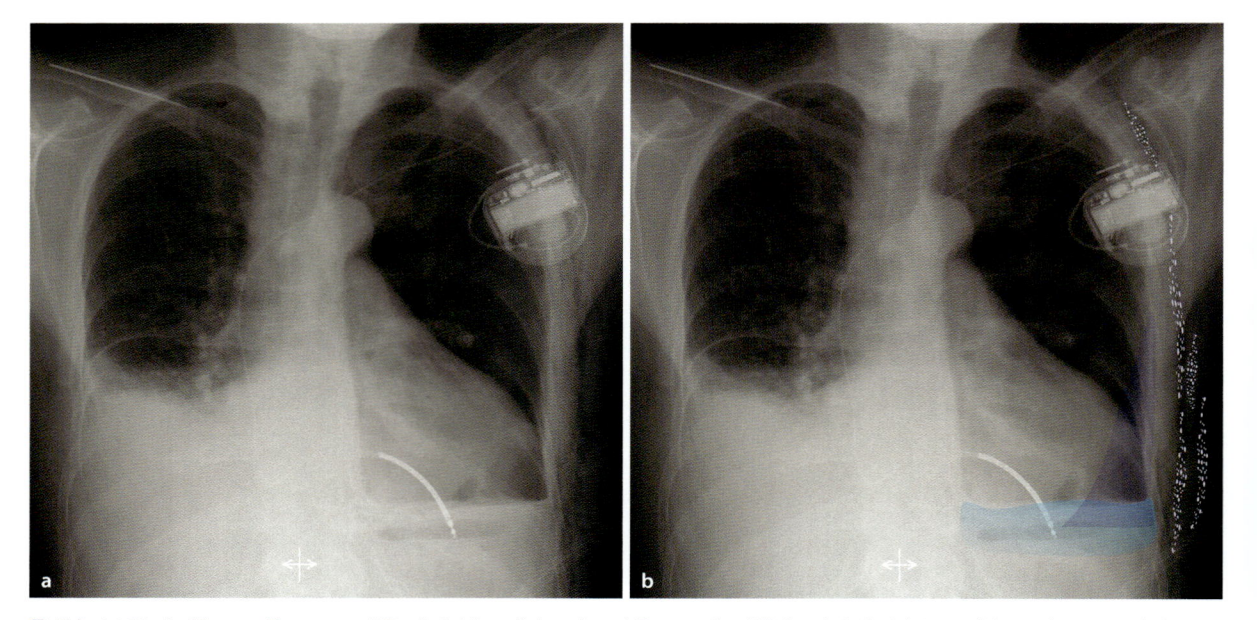

◘ **Abb. 4.161a, b** Röntgen-Thorax p.-a. ICD mit Gehäuse links pektoral. Transvenöse ICD-Sonde in Projektion auf den rechten Ventrikel. Basolaterale homogene Transparenzerhöhung ohne abgrenzbare Gefäßzeichnung im Sinne eines Pneumothorax links ohne Spannungskomponente. Zusätzlich indirekte Zeichen eines Pneumothorax mit horizontalem Flüssigkeitsspiegel bei Erguss (Seropneumothorax) und Weichteilemphysem an der linken lateralen Thoraxwand

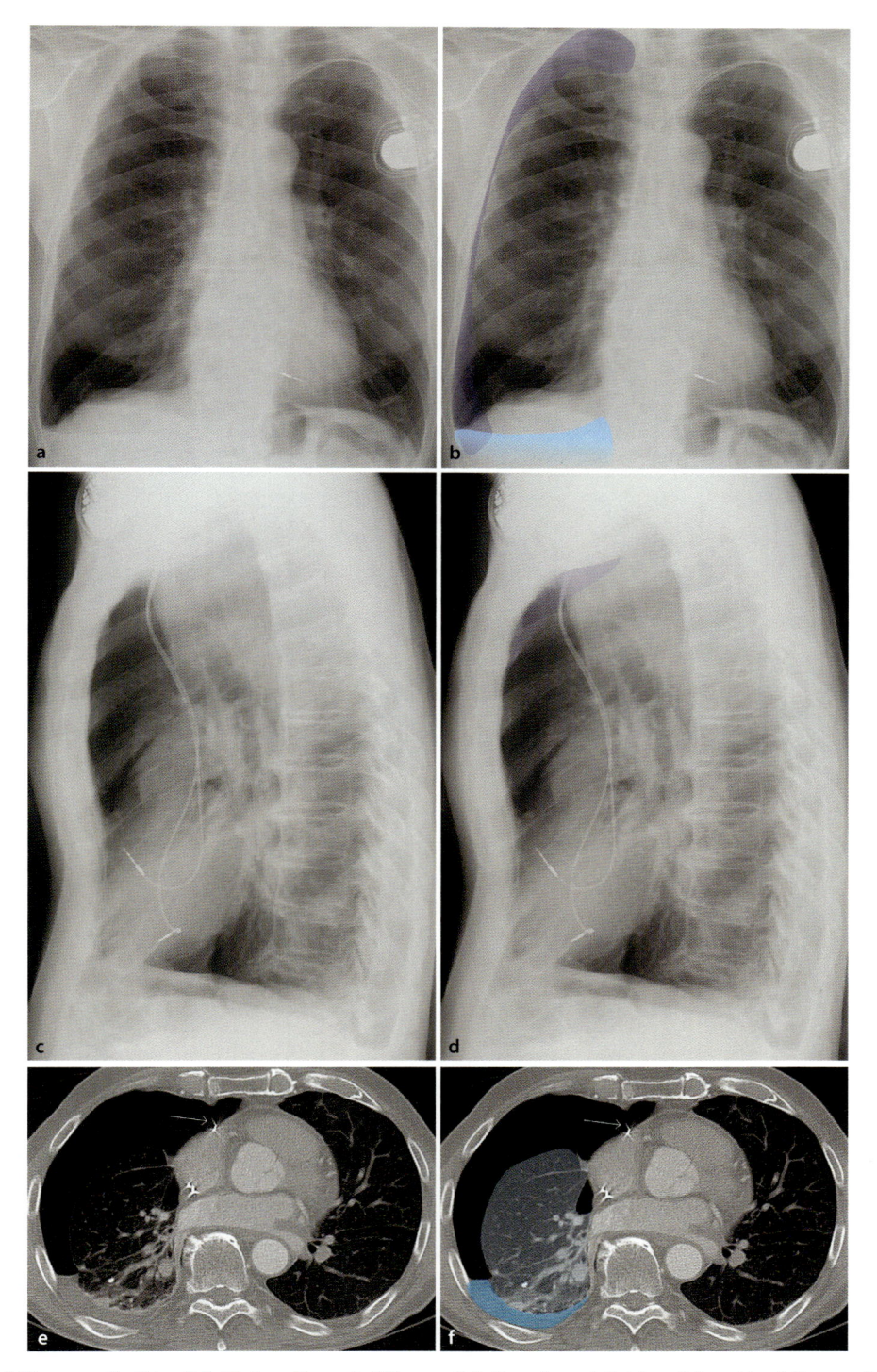

4.3 · Implantierbare Herzschrittmacher und Defibrillatoren

Abb. 4.162a–f Ein ungewöhnlicher Fall: Röntgen-Thorax in 2 Ebenen. Schrittmacher mit Gehäuse links pektoral. Transvenöse Schrittmachersonden. Interessanterweise rechts laterale mantelförmige homogene Transparenzerhöhung ohne abgrenzbare Gefäßzeichnung im Sinne einer Pneumothoraxspannungskomponente. Zusätzlich indirektes Zeichen eines Pneumothorax mit horizontalem Flüssigkeitsspiegel bei Erguss (Seropneumothorax). CT des Thorax nach Schrittmacherimplantation. Seropneumothorax rechts. Ursächlich hierfür war der seltene Fall einer Perforation durch eine Schrittmachersonde ohne größere Einblutung

Perforation von Gefäßen oder Herzstrukturen

Diese Komplikationen sind glücklicherweise sehr selten, dürfen dennoch nicht übersehen werden (Abb. 4.163).

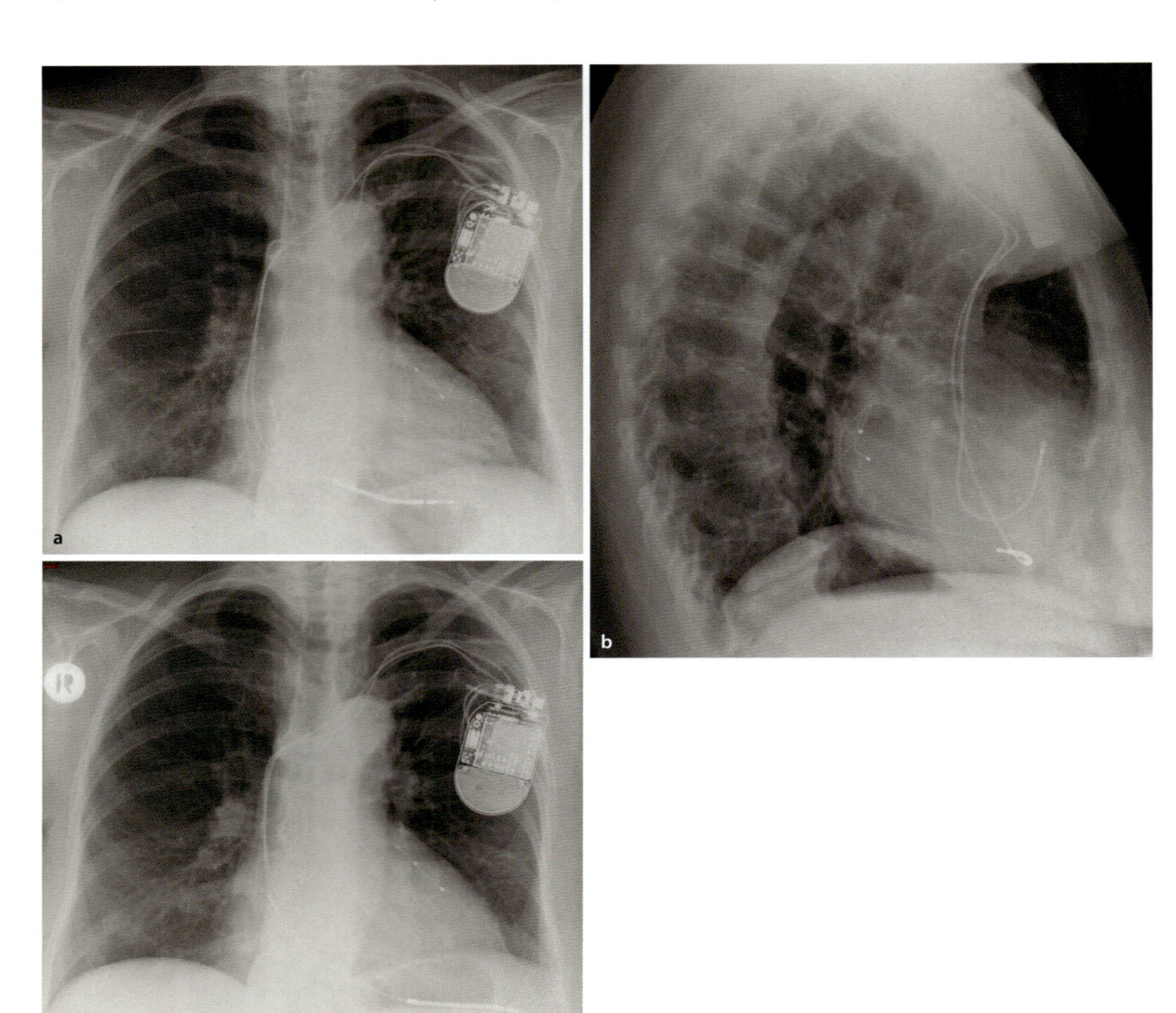

Abb. 4.163a–c Röntgen-Thorax nach Schrittmacherimplantation zunächst ohne pathologischen Befund (**a, b**). In der Kontrolle (**c**) allerdings ist die ICD-Sonde am Boden des rechten Ventrikels über den Herzrand hinaus abgrenzbar. Obwohl wir zunächst eine optische Täuschung vermuteten, bestätigte sich der Befund relativ schnell – es handelte sich um eine sekundäre Ventrikelperforation rechts durch die ICD-Sonde!

Abknicken von Sonden

Das Abknicken einer Sonde kann ebenfalls einerseits während der Implantation und andererseits im weiteren Verlauf durch ungünstige Lageänderungen bei Bewegung auftreten. Typische Verdachtsmomente ergeben sich bei Funktionsstörung oder Funktionsverlust der Sonde.

Wichtig zur Befundung ist es, die Sonden im gesamten Verlauf in Vergrößerung anzusehen. Wenn möglich, sollten zusätzlich auch Voraufnahmen hinzugezogen werden.

> Die Aufnahme sollte in starker Vergrößerung betrachtet werden, um diskrete Veränderungen in der Sondenstruktur zu erkennen.

Beispiele für abgeknickte Sonden sind in Abb. 4.163 und Abb. 4.165 dargestellt.

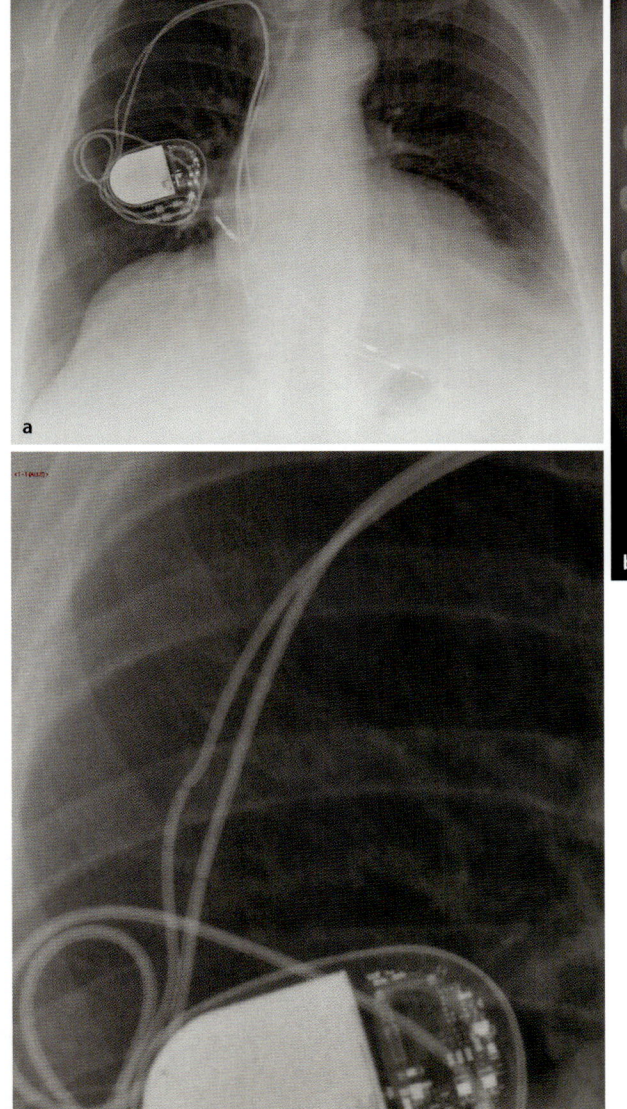

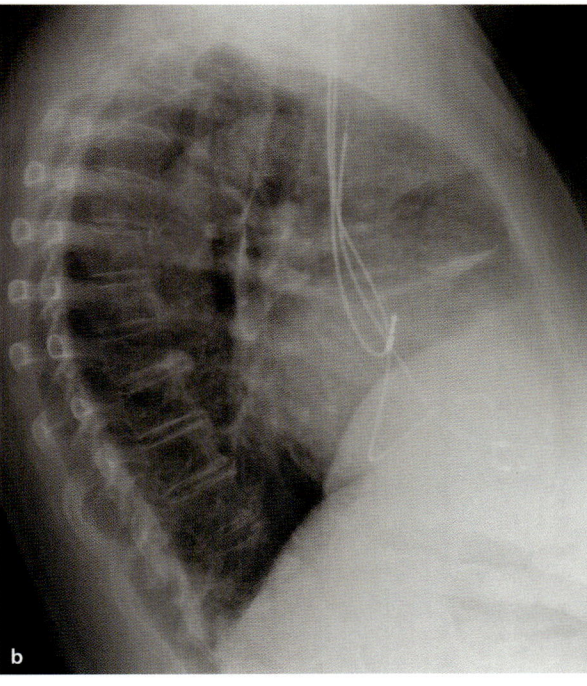

Abb. 4.164a–c Röntgen-Thorax in 2 Ebenen. **a, b** Schrittmacher mit bipolarer Sonde in Projektion auf den rechten Vorhof, bipolarer Sonde in Projektion auf den rechten Ventrikel. Eine weitere, inaktive Sonde in Projektion auf den rechten Ventrikel. **c** Erst in der Vergrößerung sieht man den Knick im Sondenverlauf

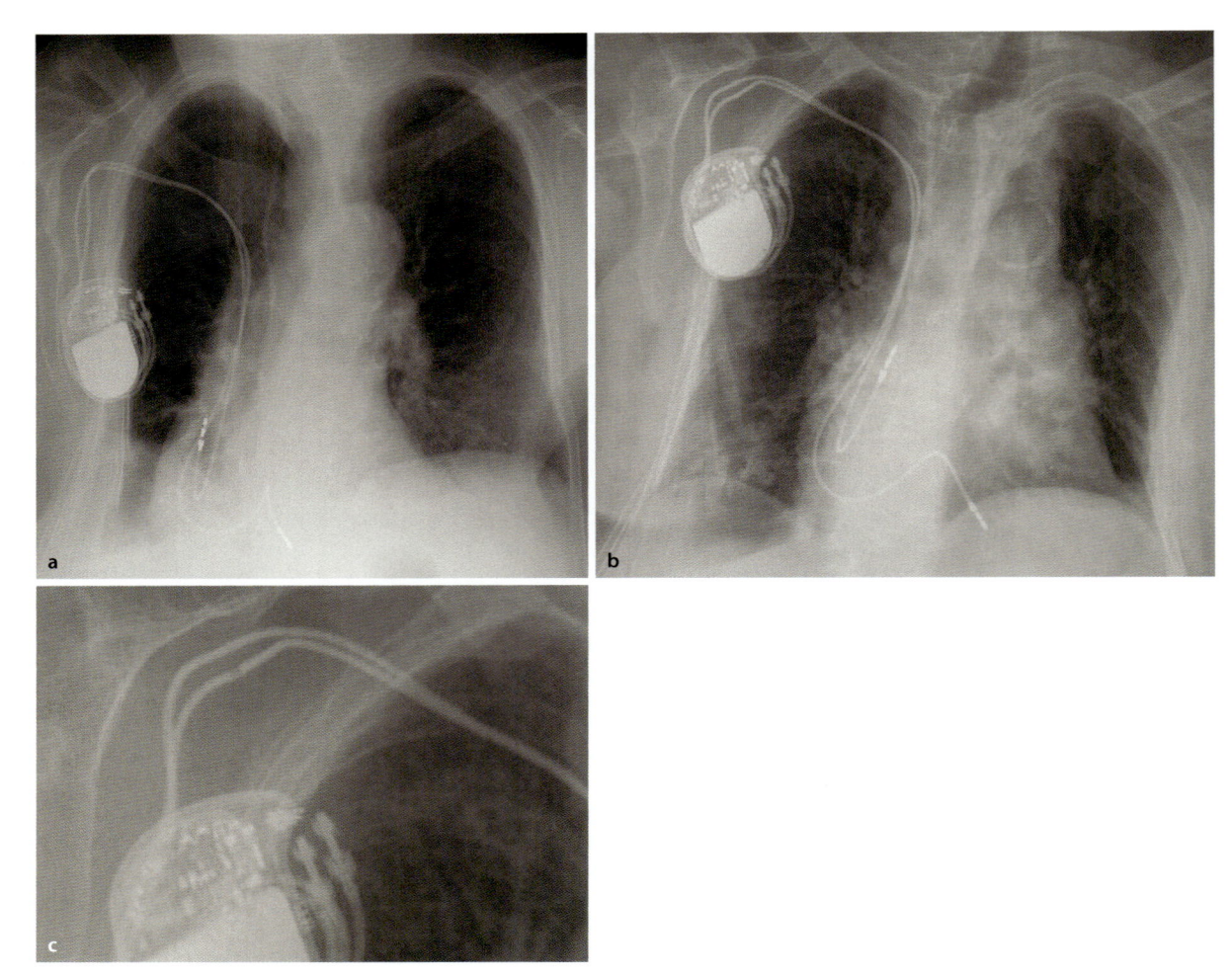

Abb. 4.165a–c Röntgen-Thorax in 2 Ebenen. **a, b** Schrittmacher mit bipolaren Sonden in Projektion auf den rechten Vorhof und auf den rechten Ventrikel. **c** Auch in diesem Beispiel sieht man den Knick im Sondenverlauf erst in der Vergrößerung richtig gut

Sondenbruch

Durch die Knickbildung kann es bei rezidivierenden kleinen Bewegungen zunächst zu einer Aufhellung im Sondenkabel als Hinweis auf einen Kabeldefekt und im weiteren Verlauf zu einem vollständigen Sondenbruch kommen (Abb. 4.166, Abb. 4.167, Abb. 4.168). Die Enden der Sonde können zusätzlich voneinander weg dislozieren.

> Auch dieser Befund ist am ehesten bei der Betrachtung in hoher Auflösung und Vergrößerung zu diagnostizieren.

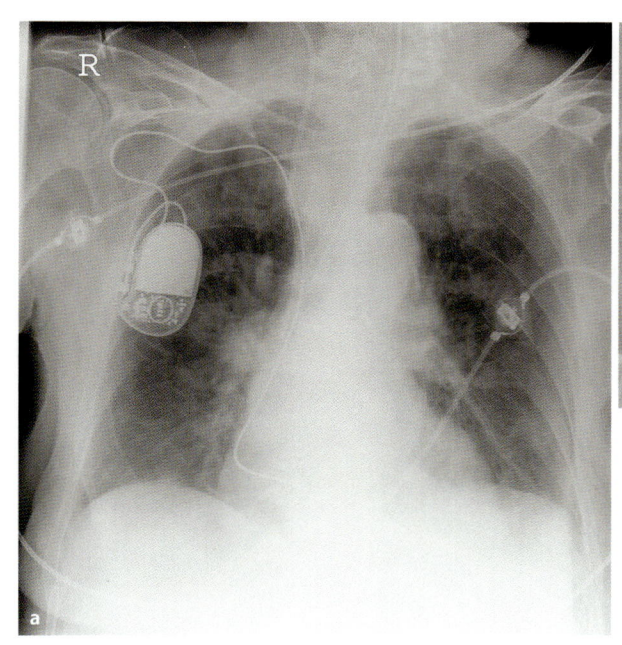

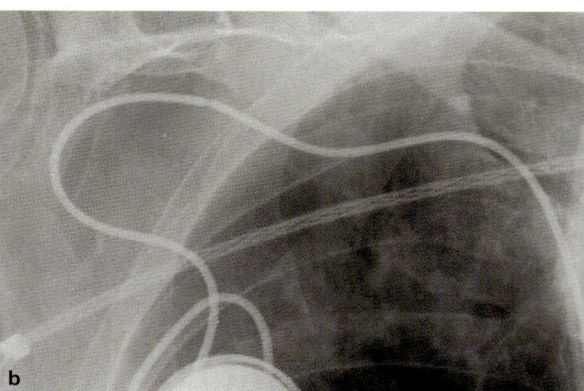

Abb. 4.166a, b Röntgen-Thorax bei Schrittmacherfunktionsstörung. HSM mit Sonde in Projektion auf den rechten Ventrikel. In der Vergrößerung sieht man die scharf begrenzte Aufhellung im Sondenkabel, die einem nicht dislozierten Sondenbruch entspricht

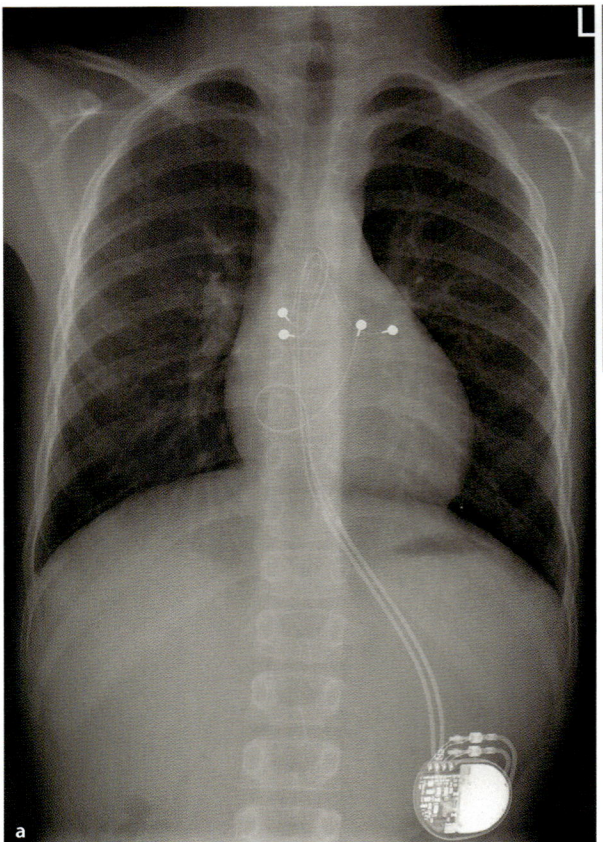

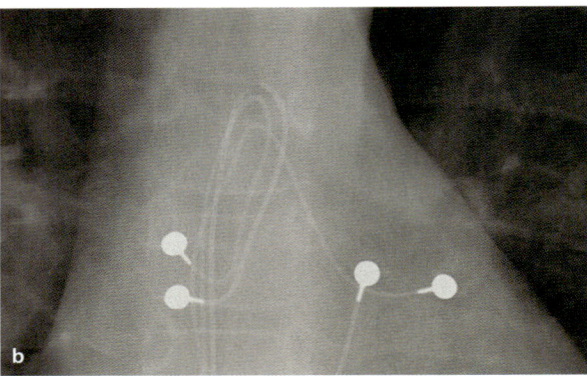

Abb. 4.167a, b Röntgen Abdomen und Thorax p.-a. Schrittmacher links in Projektion auf den Mittelbauch mit 4 epikardialen Sonden. Im Verlauf der rechts kranialen Sonde lokalisierter Defekt mit geringer Dislokation der Sondenenden

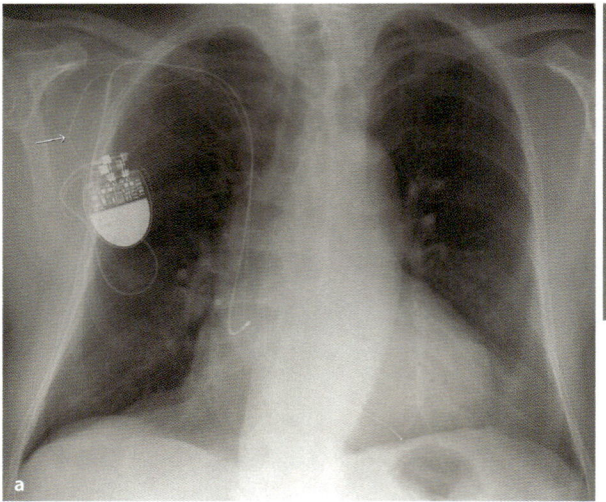

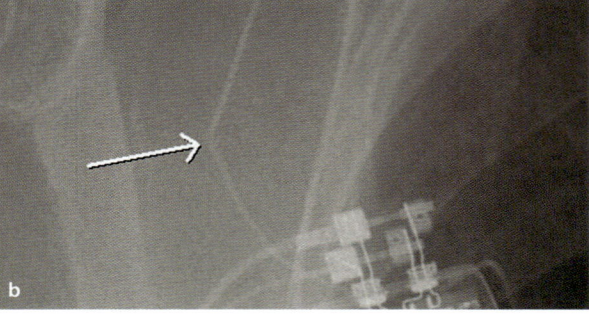

Abb. 4.168a, b Röntgen-Thorax bei Schrittmacherfunktionsstörung. HSM mit unipolaren Sonden in Projektion auf den rechten Vorhof und Ventrikel. In der Vergrößerung sieht man die Knickbildung und die scharf begrenzte Aufhellung im Sondenkabel, die einem nicht dislozierten Sondenbruch entspricht (Pfeil)

Infektion, Thrombus

Infektionen können in der subkutanen Tasche am Schrittmacheraggregat auftreten oder an den eingebrachten Sonden. Entsprechende Veränderungen sind nur sehr selten in einer Röntgenaufnahme oder im CT zu finden. Die Diagnose ist für gewöhnlich klinisch zu stellen. Im Beispiel in Abb. 4.169 wurde ein CT des Thorax zur Infektfokussuche angefertigt. In der axialen Schnittebene über dem rechten Vorhof sah man zunächst einen Thrombus am Schrittmacherkabel. Später konnte dieser (infizierte) Thrombus als Ursache der Infektion identifiziert werden.

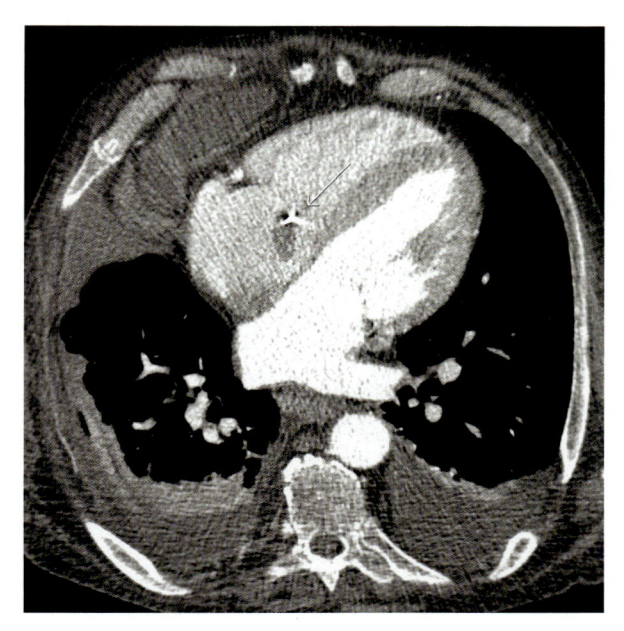

Abb. 4.169 CT Thorax im Weichteilfenster. Aufnahme nach KM-Applikation in axialer Schnittführung und in arterieller Kontrastierung. Ellipsoid konfigurierter hypodenser Thrombus an dem durch einen Metallartefakt gut differenzierbaren Schrittmacherkabel (Pfeil). Pleuraergüsse beidseits bei Infektkonstellation

Dislokation des Aggregats

Bei einer Dislokation oder Rotation des Aggregats in der Hauttasche können die Schrittmachersonden durch die Lageveränderung dislozieren oder abknicken bzw. sogar brechen. Daher ist es wichtig, auch diese Komplikation als solche zu erkennen. Meist gelingt dies nur in Kombination mit den Voraufnahmen oder im Verlauf (◘ Abb. 4.170).

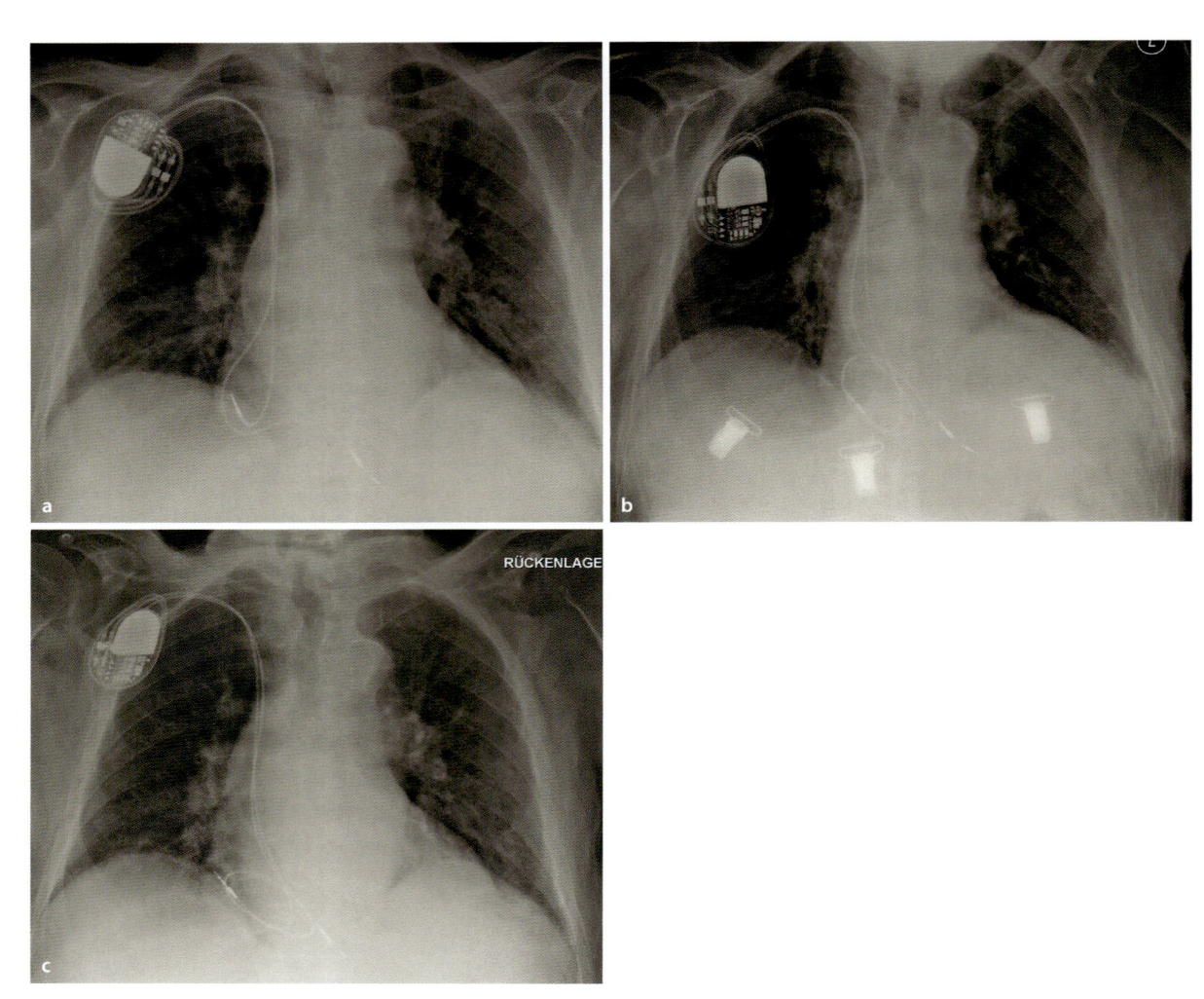

◘ **Abb. 4.170a–c** Röntgen-Thorax im Stehen nach Implantation (**a**) und im Liegen bei Schrittmacherfunktionsstörung (**b**). HSM mit Sonden in Projektion auf den rechten Vorhof und Ventrikel. In der Liegendaufnahme (**b**) projiziert sich die SM-Batterie plötzlich nach kranial, statt – wie zuvor – nach kaudal. **c** Auch in der nächsten Kontrolle projiziert sich die Batterie kranial. Die SM-Sonde im rechten Vorhof bildet eine Schlinge und disloziert zunehmend

4.3.7 Quiz

Sie sehen die postoperativen Röntgenbilder von verschiedenen Patienten nach Schrittmacherimplantation. Um welches Schrittmachersystem handelt es sich wahrscheinlich? Liegen Komplikationen vor?

❯ Die Lösungen sind im ▶ Anhang zu finden.

Fall 4.10

Ein Patient nach Schrittmacherimplantation (◘ Abb. 4.171).
- Um welches Schrittmachersystem handelt es sich wahrscheinlich?
- Liegen Komplikationen vor?

Befund:

_____

_____

_____

Beurteilung:

_____

_____

Fall 4.11

Ein weiterer Patient nach Schrittmacherimplantation (◘ Abb. 4.172). Auch hier die Fragen:
- Um welches Schrittmachersystem handelt es sich wahrscheinlich?
- Liegen Komplikationen vor?

Befund:

_____

_____

_____

Beurteilung:

_____

_____

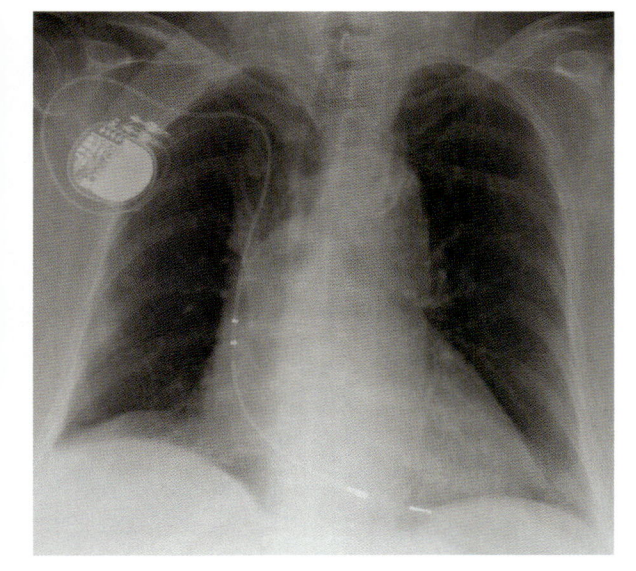

◘ **Abb. 4.171** Fall 4.10: Patient nach Schrittmacherimplantation. Um welches Schrittmachersystem handelt es sich wahrscheinlich? Liegen Komplikationen vor?

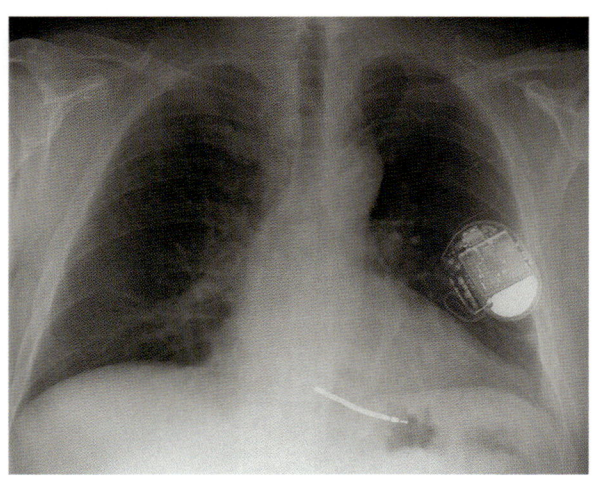

◘ **Abb. 4.172** Fall 4.11: Patient nach Schrittmacherimplantation. Um welches Schrittmachersystem handelt es sich wahrscheinlich? Liegen Komplikationen vor?

Fall 4.12

Der gleiche Patient aus Fall 4.11 wird einige Zeit später wieder vorstellig (Abb. 4.173). Welche Veränderungen fallen auf?

Befund:

_____

_____

_____

Beurteilung:

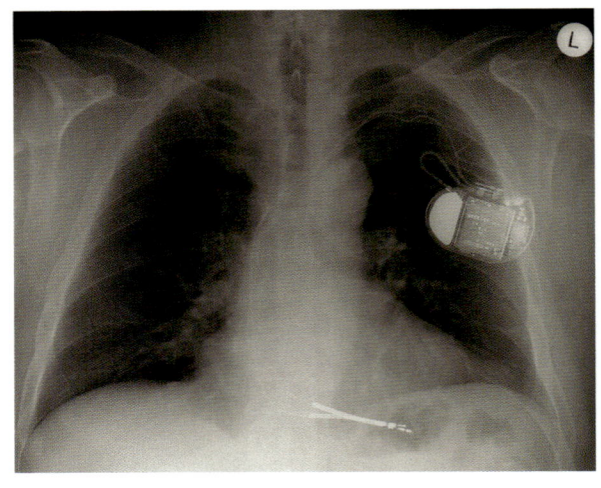

_____

_____

Abb. 4.173 Fall 4.12: Der gleiche Patient aus Fall 4.11 wird einige Zeit später wieder vorstellig

4.3 · Implantierbare Herzschrittmacher und Defibrillatoren

Fall 4.13

In diesem Fall liegt neben den postoperativen Aufnahmen (Abb. 4.174a, b) auch eine Verlaufskontrolle nach mehreren Tagen vor (Abb. 4.174c, d).
— Können Sie die Pathologie identifizieren?

Befund:

Beurteilung:

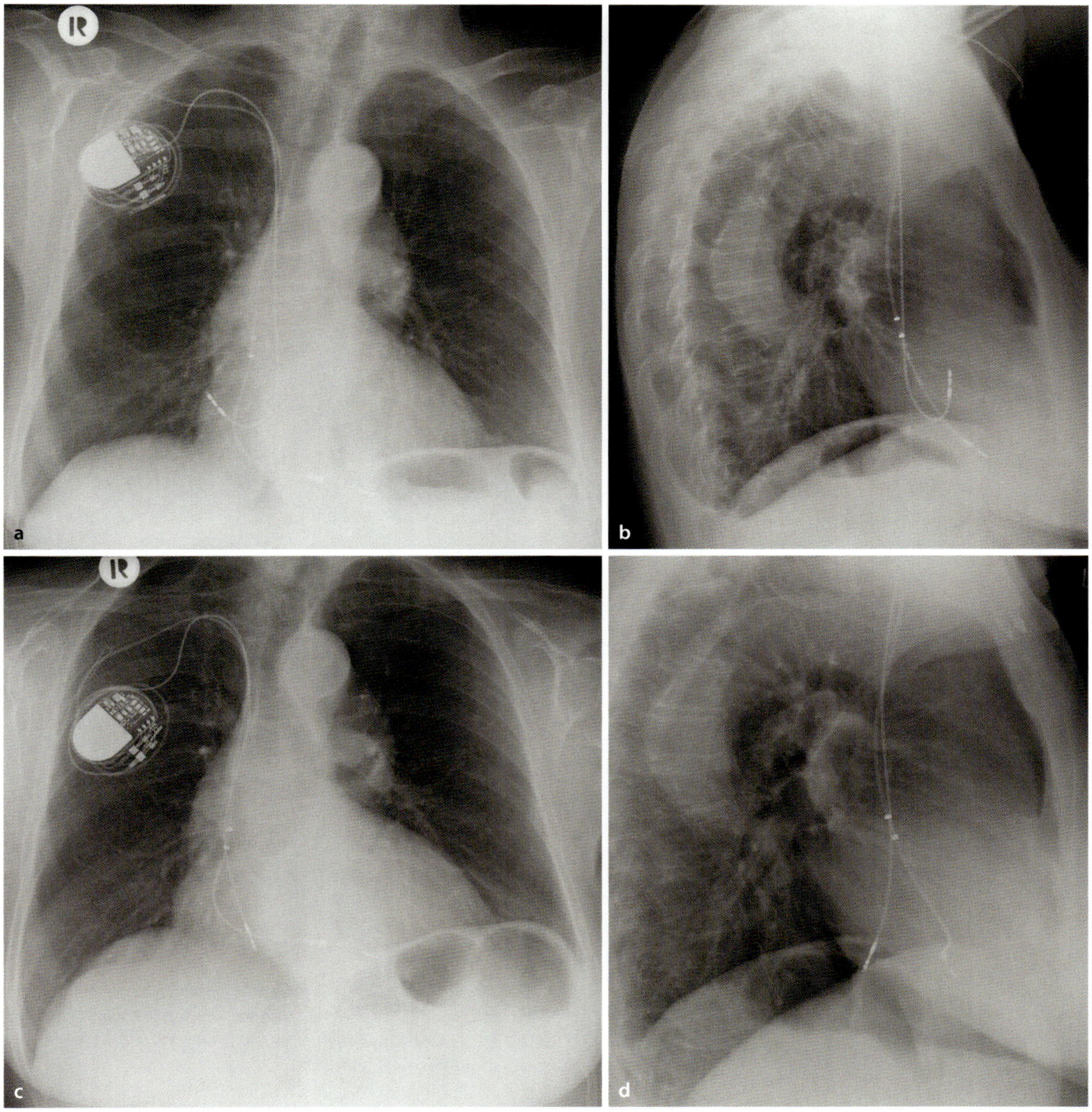

Abb. 4.174a–d Fall 4.13: Patient nach Schrittmacherimplantation. **a, b** Postoperative Aufnahmen. **c, d** Verlaufskontrolle nach mehreren Tagen. Welche Pathologie liegt vor?

Fall 4.14

Sie betrachten eine postinterventionelle Aufnahme nach Anlage eines Schrittmachersystems links pektoral (◘ Abb. 4.175).
— Können Sie alle Sonden identifizieren?

Zusätzlich wurde bei dem Patienten ein anderer Eingriff durchgeführt.
— Um welche Art der Operation handelt es sich?
— Welches Fremdmaterial wurde eingebracht?
— Ist das Fremdmaterial intakt?

Befund:

_____

_____

_____

Beurteilung:

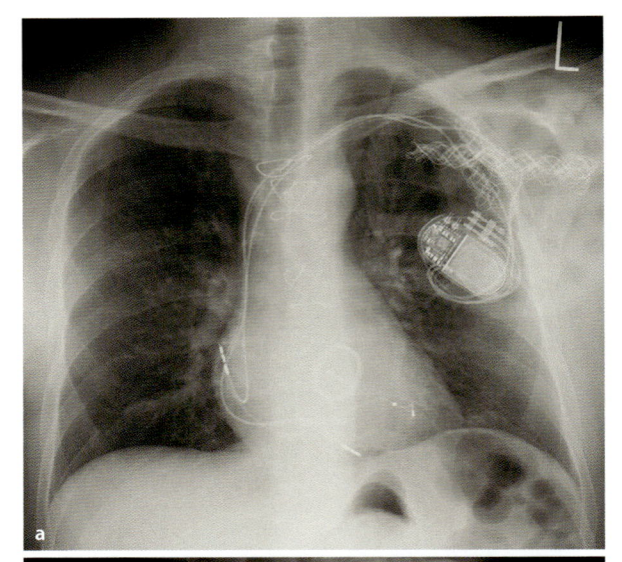

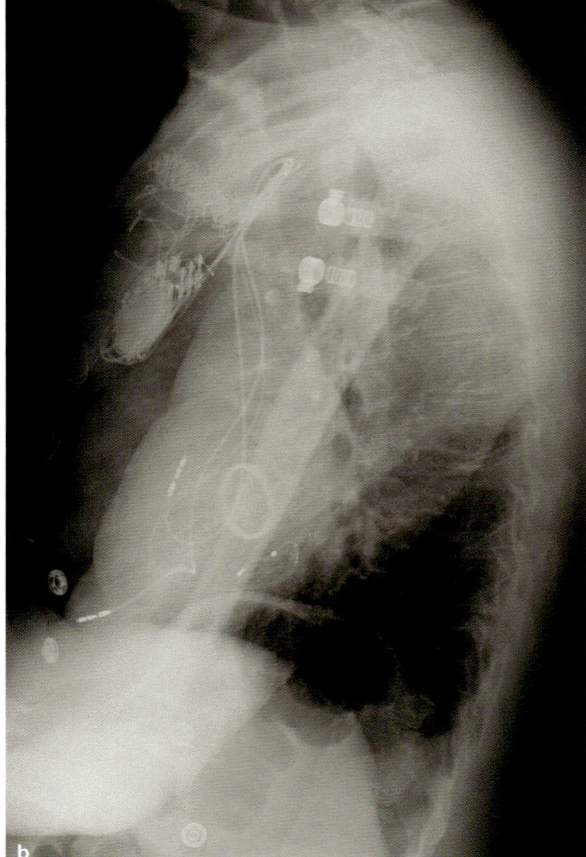

_____

_____

◘ **Abb. 4.175a, b** Fall 4.14: Postinterventionelle Aufnahme nach Anlage eines Schrittmachersystems. Können Sie alle Sonden identifizieren? Zusätzlich wurde bei dem Patienten ein weiterer Eingriff durchgeführt

4.3 · Implantierbare Herzschrittmacher und Defibrillatoren

Fall 4.15

Bei diesen Aufnahmen (Abb. 4.176) handelt es sich um einen jungen Patienten.
- Können Sie alle Arten der Elektroden identifizieren?
- Welche sind aktiv und welche inaktiv?
- Um welche Art von Fremdmaterial handelt es sich?

Befund:

_____

_____

_____

Beurteilung:

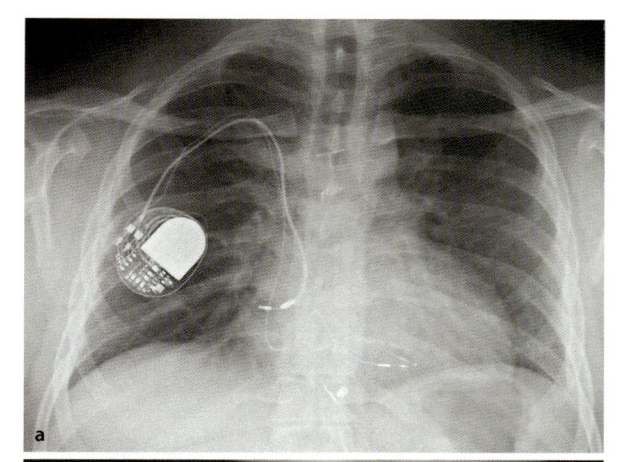

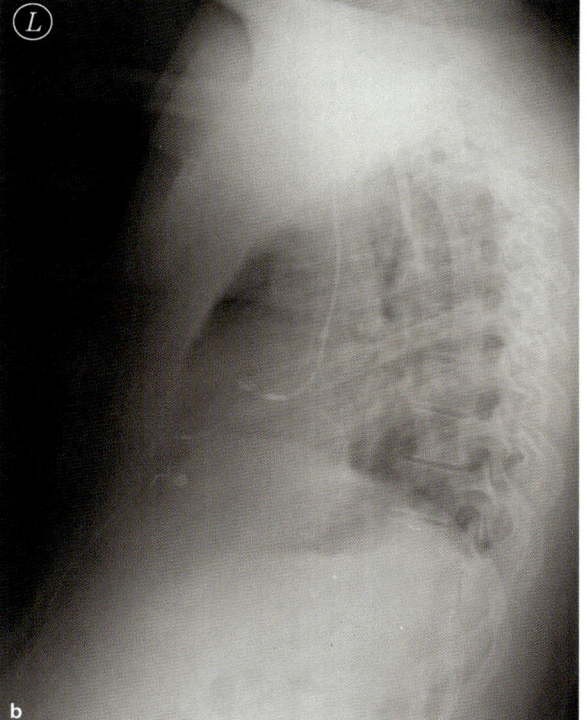

_____

_____

Abb. 4.176a, b Fall 4.15: Schrittmacherimplantation bei einem jungen Patienten. Können Sie alle Arten der Elektroden identifizieren? Welche sind aktiv und welche inaktiv? Um welche Art von Fremdmaterial handelt es sich?

Literatur

Weiterführende Informationen und Quellenangaben

Bauner K, R. Kozlik-Feldmann (2013) Minimal-invasiver Pulmonalklappenersatz bei pädiatrischen Patienten. Radiologe · 53: 880–885

Biotronic (Hrsg) (2013) MR-conditional-Implantatsysteme, Handbuch. Biotronic, Berlin

Boston Scientific (Hrsg) (2014) MR-taugliches Stimulationssystem, technischer Leitfaden für die MRT-Anwendung. Boston Scientific, St. Paul (USA)

Dabir D, Arroyo-Ucar E, Nagel E (2013) Bildgebung nach Klappenersatz. Radiologe · 53: 896–907

Dittrich S, Ewert P, Lê T-P et al. (2010) 11. Leitlinie Pädiatrische Kardiologie: Ventrikelseptumdefekt. Deutsche Gesellschaft für Pädiatrische Kardiologie [http://http://www.kinderkardiologie.org/Leitlinien/10%20LL%20VentrikelseptumdefektAS.pdf; 10.08.2015

Eichstädt H (1999) Herzerkrankungen im Röntgenthorax-Bild, Teil 1. Radiologe 39: 84–92

Eichstädt H, Reichert M, Stoermer B et al. (1999) Herzerkrankungen im Röntgenthorax-Bild, Teil 2. Radiologe 39: 164–172

Gutberlet M, Foldyna B, Grothoff M et al. (2013) Bildgebung vor Transkatheteraorten- Klappenersatz. Radiologe 53: 886–895

Herold G und Mitarbeiter (2012) Innere Medizin. Selbstverlag G. Herold, Köln

Hofer M (2010) Chest-X-Ray-Trainer: Röntgen-Thorax-Diagnostik. Didamed Verlag, Düsseldorf

Knez A, Becker C, Becker A et al. (2000) Bildgebende Verfahren in der Diagnostik des Herzens. Radiologe 40:103–110

Medtronic (Hrsg) (2010) Informationen zu MRT-Untersuchungen mit dem SureScan-System. Medtronic, Meerbusch, Minneapolis (USA)

Nikolaou K, Saam T, Rist C et al. (2007) Einsatz der Dual-source Computertomographie in der prä- und Postoperativenkardiochirurgischen Diagnostik. Radiologe 47: 310–318

Renz-Polster H, Krautzig S (2008) Basislehrbuch Innere Medizin. Urban & Fischer bei Elsevier, München

Schwarz F, Reiser MF (2013) Herzklappenerkrankungen. Radiologe 53: 856

Vanhercke D, Heytens W, Verloove H (2008) Eight years of left ventriculare pacing due to inadvertent malposition of a transvenous pacemaker lead in the left ventricle. Eur J Echocardiogr 9 (6): 825–827

Abdomen

Kapitel 5 **Fremdmaterialien im Gastrointestinaltrakt** – 217
M. Kallenbach, D. Kildal

Kapitel 6 **Fremdmaterialien im Urogenitaltrakt** – 297
U. Hundertmark, D. Kildal

Fremdmaterialien im Gastrointestinaltrakt

M. Kallenbach, D. Kildal

5.1 Anatomie – 219
5.1.1 Ösophagus – 219
5.1.2 Magen – 220
5.1.3 Duodenum – 221
5.1.4 Jejunum und Ileum – 221
5.1.5 Kolon – 222
5.1.6 Leber – 223
5.1.7 Gallenwege – 224

5.2 Ernährungssonden – 226
5.2.1 Historisches – 226
5.2.2 Moderne Ernährungssonden – 226
5.2.3 Perkutane endoskopische Gastrostomie (PEG) – 234

5.3 Stents – 241
5.3.1 Ösophagus, Magen, Duodenum, Kolon – 241
5.3.2 Gallenwege – 248

5.4 Operative Verfahren bei Adipositas – 261
5.4.1 Magenballon – 261
5.4.2 Gastric banding – 262
5.4.3 Magenschrittmacher – 264

5.5 Akzidentielle Fremdkörper – 264
5.5.1 Bolus – 265

5.6 Sonstige Fremdmaterialien – 275

5.6.1 Dekompressionssonden – 276
5.6.2 Clips – 277
5.6.3 Endoskopiekapseln – 283
5.6.4 Drainagen – 285
5.6.5 Akzidentielle, iatrogen eingebrachte Fremdkörper – 288

5.7 Pitfalls – 291

5.8 Quiz – 294

Literatur – 296

5.1 Anatomie

Zur Beurteilung von Fremdkörpern im Gastrointestinaltrakt gehören natürlich ausreichende anatomische Kenntnisse über den GI-Trakt und die zugehörigen Organe (Abb. 5.1).

5.1.1 Ösophagus

Der Ösophagus ist ein ca. 25 cm langer elastisch-muskulöser Schlauch. Er beginnt am Ringknorpel auf Höhe HWK 5–7 und geht auf Höhe von BWK 10–11 in die Kardia des Magens über. Dabei verläuft er dorsal der Trachea und der Aorta, vorbei am linken Vorhof, und tritt auf Höhe BWK 9 durch den Hiatus oesophagei (Abb. 5.2).

Im Verlauf des Ösophagus bestehen 3 Engstellen:
- die erste entspricht dem Ösophagusmund (oberer Ösophagussphinkter – ca. 15 cm von der Zahnreihe entfernt),
- die zweite entsteht durch Kompression des Ösophagus durch den linken Hauptbronchus und die Aorta (ca. 24 cm von der Zahnreihe), und
- die dritte Engstelle befindet sich im Bereich des Zwerchfelldurchtritts (ca. 40 cm von der Zahnreihe).

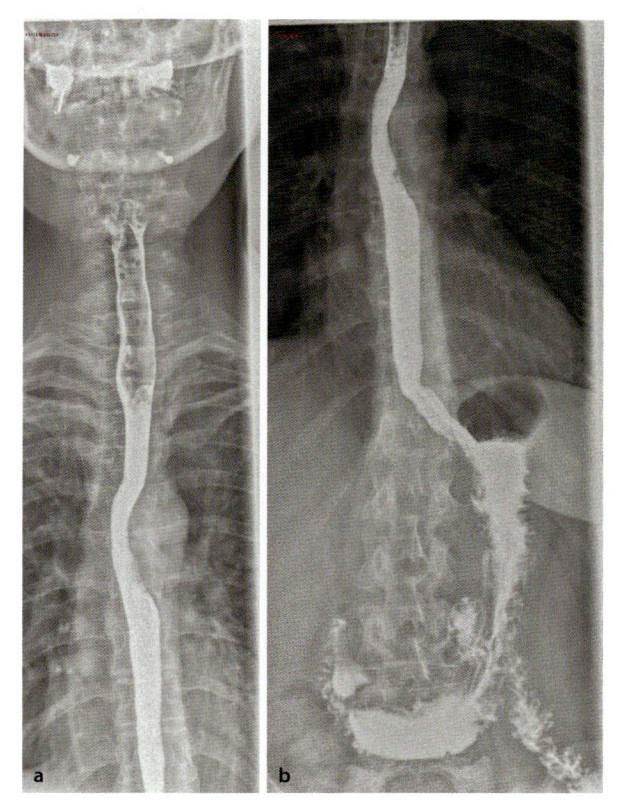

Abb. 5.2a, b Unauffällige Breischluckuntersuchung des Ösophagus. Abdominell unauffällige Darstellung des Magens und von Anteilen des Duodenums

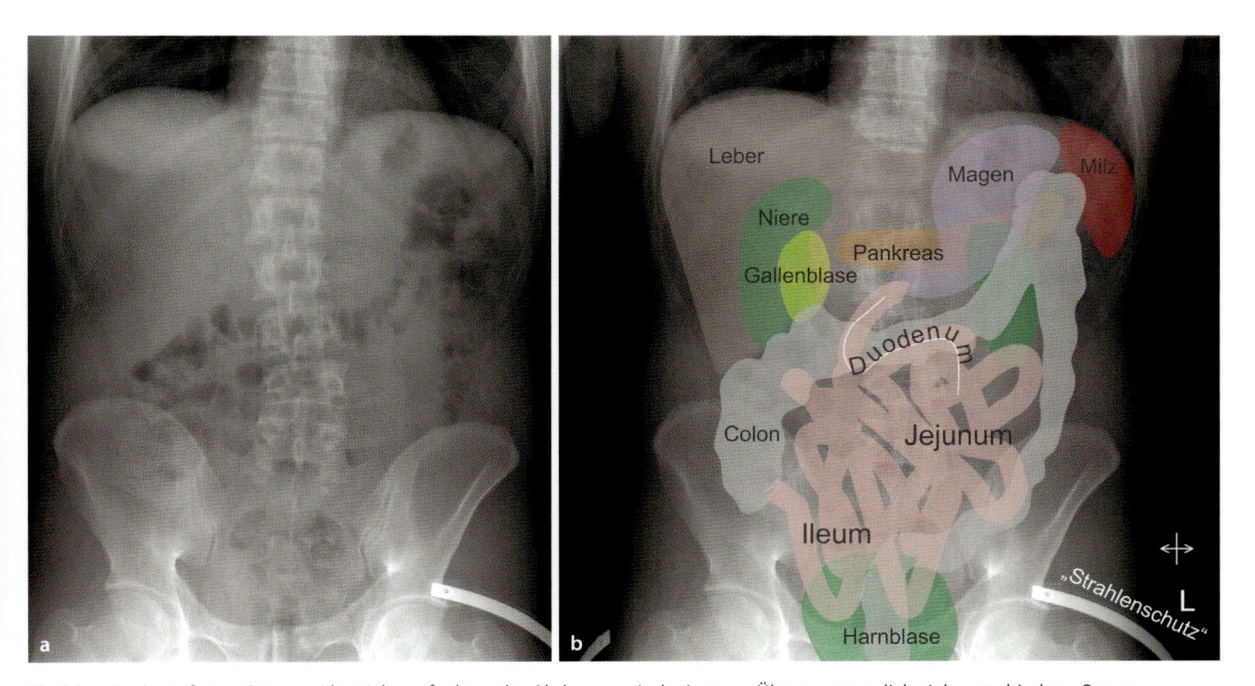

Abb. 5.1a, b Auf einer Röntgenübersichtsaufnahme des Abdomens sind mit etwas Übung erstaunlich viele verschiedene Organe abzugrenzen

5.1.2 Magen

Der Magen liegt intraperitoneal im linken Oberbauch. Er hat annähernd eine Hakenform, dabei ist der rechte Rand konkav geformt (kleine Kurvatur), der linke Rand ist konvex geformt (große Kurvatur; ◘ Abb. 5.3).

Der Magen ist mit den umgebenden Strukturen verbunden:
- über das Omentum minus an der kleinen Kurvatur mit der Leber,
- über das Lig. gastrocolicum an der großen Kurvatur mit dem Querkolon und
- durch das Lig. gastrosplenicum mit dem Milzhilus.

Der Magen besteht aus 4 Abschnitten:
- Mageneingang (Kardia),
- Fundus (inkl. der kuppelförmigen Fornix),
- Magenkörper (Corpus),
- Magenausgang (Pars pylorica mit Antrum und Pylorus).

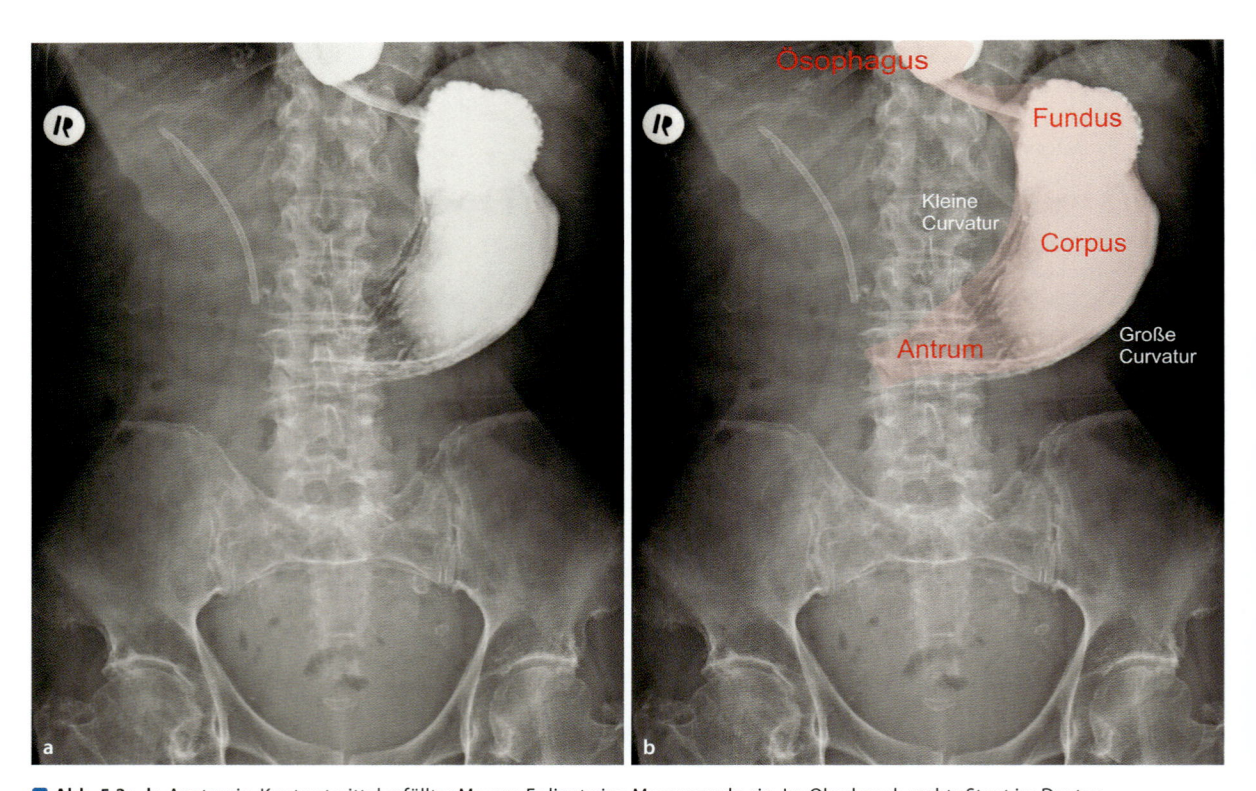

◘ **Abb. 5.3a, b** Anatomie. Kontrastmittelgefüllter Magen. Es liegt eine Magensonde ein. Im Oberbauch rechts Stent im Ductus hepatocholedochus (DHC)

5.1.3 Duodenum

Das Duodenum ist der erste Teil des Dünndarms und schließt sich direkt an den Pylorus des Magens an. Es hat die Form eines »C« oder eines Hufeisens und ist in 4 Abschnitte gegliedert.

- Der erste Abschnitt – die Pars superior – liegt intraperitoneal und ist im Anfangsbereich erweitert (Ampulla bzw. Bulbus duodeni). Von hier aus besteht über das Lig. hepatoduodenale eine Verbindung zur Leber.
- Es schließt sich die Pars descendens an, in deren distalen Abschnitt Gallen- und Pankreasgang gemeinsam an der Papilla Vateri ins Duodenum einmünden.
- Es folgen die Pars inferior (auch Pars horizontalis) sowie die Pars ascendens, bevor das Duodenum am Treitz-Band in das Jejunum übergeht.

Außer der Pars superior liegen alle Abschnitte des Duodenums sekundär retroperitoneal.

5.1.4 Jejunum und Ileum

Der Dünndarm besteht neben dem Duodenum aus Jejunum und Ileum. Diese beiden Abschnitte sind zusammen 3–5 m lang und liegen komplett intraperitoneal. Der Übergang zum Ileum erfolgt ohne klare Grenze nach ca. 2/3 der Gesamtlänge.

❗ Cave
Die einzelnen Dünndarmabschnitte sind im Röntgenbild nur abzuschätzen (◘ Abb. 5.4).

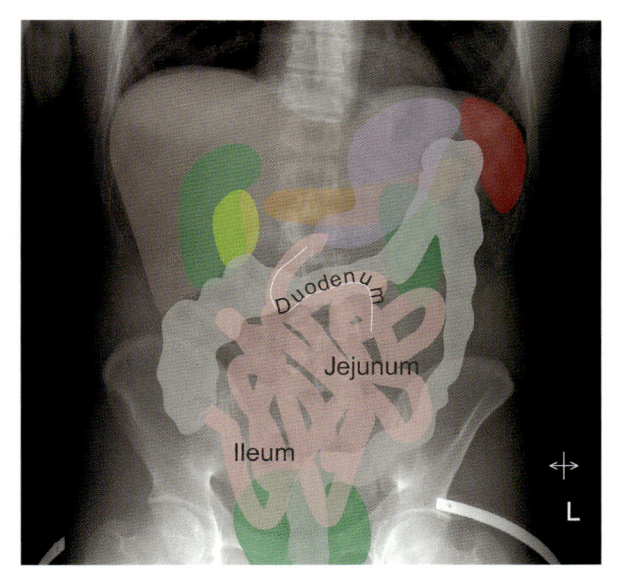

◘ **Abb. 5.4** Schematischer Versuch der Darstellung des Dünndarms. Die einzelnen Dünndarmabschnitte sind im Röntgenbild allerdings nur abzuschätzen

5.1.5 Kolon

Der Dickdarm besteht aus
- Zökum (auch »Coecum« bzw. »Zäkum«)
    - (mit Appendix vermiformis),
- Colon ascendens,
- Colon transversum,
- Colon descendens und
- Colon sigmoideum,
- Rektum,
- Analkanal.

Insgesamt ergibt sich daraus eine Länge von ca. 1,5 m.

Die Fixierung des Kolons erfolgt durch die sekundär retroperitoneal gelegenen Abschnitte Colon ascendens und Colon descendens.

Die interperitoneal gelegenen Abschnitte – Zökum, Colon transversum und sigmoideum – sind in Form und Lage hingegen sehr variabel (◘ Abb. 5.5).

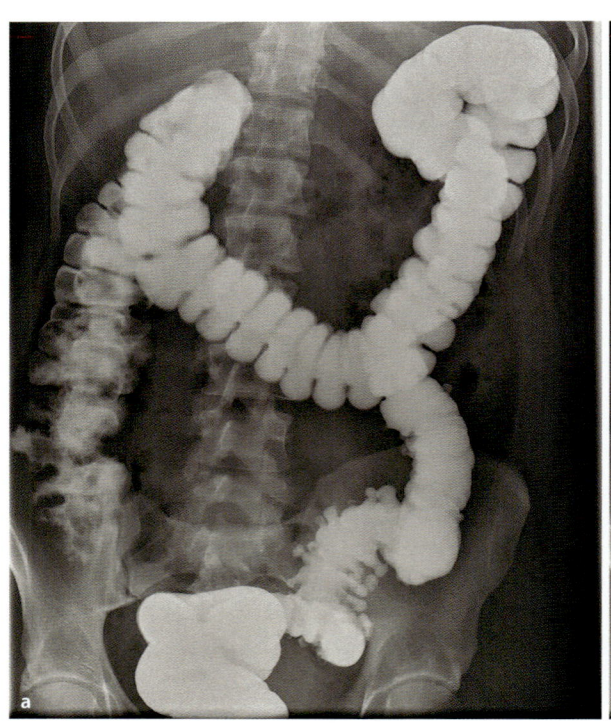

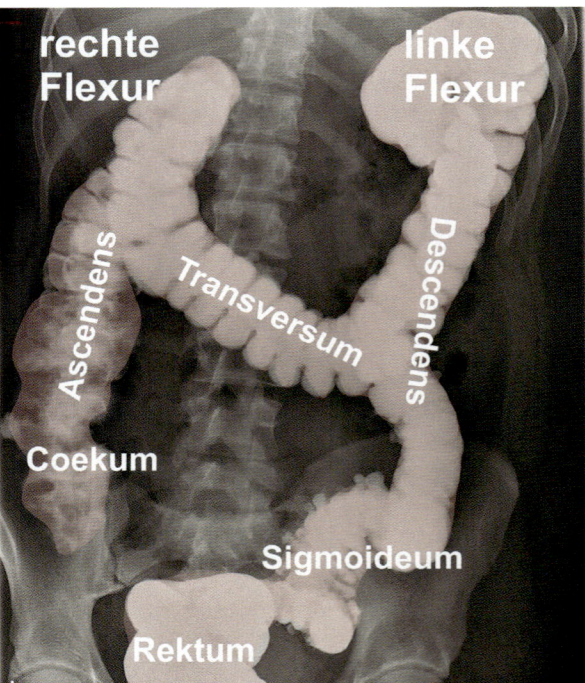

◘ **Abb. 5.5a, b** Anatomie. Elongierter Kolonrahmen

5.1.6 Leber

Die Leber liegt im rechten Oberbauch unterhalb des Zwerchfells und ist im Bereich der Area nuda mit diesem verwachsen. Die übrigen Anteile der Leber liegen intraperitoneal. Man unterscheidet auf der Leberoberfläche im Wesentlichen die
- Facies visceralis, der die Eingeweide (Niere, Kolon, Magen) direkt anliegen, von der
- Facies diaphragmatica, die dem Zwerchfell anliegt.

Der untere Leberrand (Margo inferior) schließt bei der gesunden Leber relativ bündig mit dem Rippenbogen ab. Medial der Medioklavikularlinie reicht der Unterrand der Leber über den Rippenbogen hinaus und kann im Epigastrium getastet werden.

Im Beispiel von ◘ Abb. 5.6 ist der Leberschatten sehr gut abgrenzbar, da die Leber etwas vergrößert ist. In der Schemazeichnung sind die Gallenwege mit abgebildet.

> Die Gallenwege sehen wir in der Röntgenübersicht im Normalfall nicht. Bei Pathologien, beispielsweise Konkrementen oder Aerobilie oder darauf projizierten Fremdkörpern wie z. B. Stents, ist die anatomische Zuordnung dennoch relativ einfach.

Anatomisch wird die Leber durch Bindegewebssepten in 4 Lappen unterteilt. Das ventral verlaufende Lig. falciforme hepatis sowie dessen Fortsetzung auf der dorsalen Seite (Lig. teres hepatis und Lig. venosum) teilen die Leber in einen rechten und linken Lappen. Zwei weitere Lappen entstehen zwischen den genannten Ligamenten auf der linken Seite und dem Sulcus v. cavae sowie dem Gallenblasenbett auf der rechten Seite. Die horizontale Unterteilung der beiden kleineren Lappen erfolgt durch die Leberpforte, in der Gallengang, Pfortader und A. hepatica verlaufen. Im kranialen Abschnitt entsteht somit der Lobus caudatus, im kaudalen Abschnitt der Lobus quadratus.

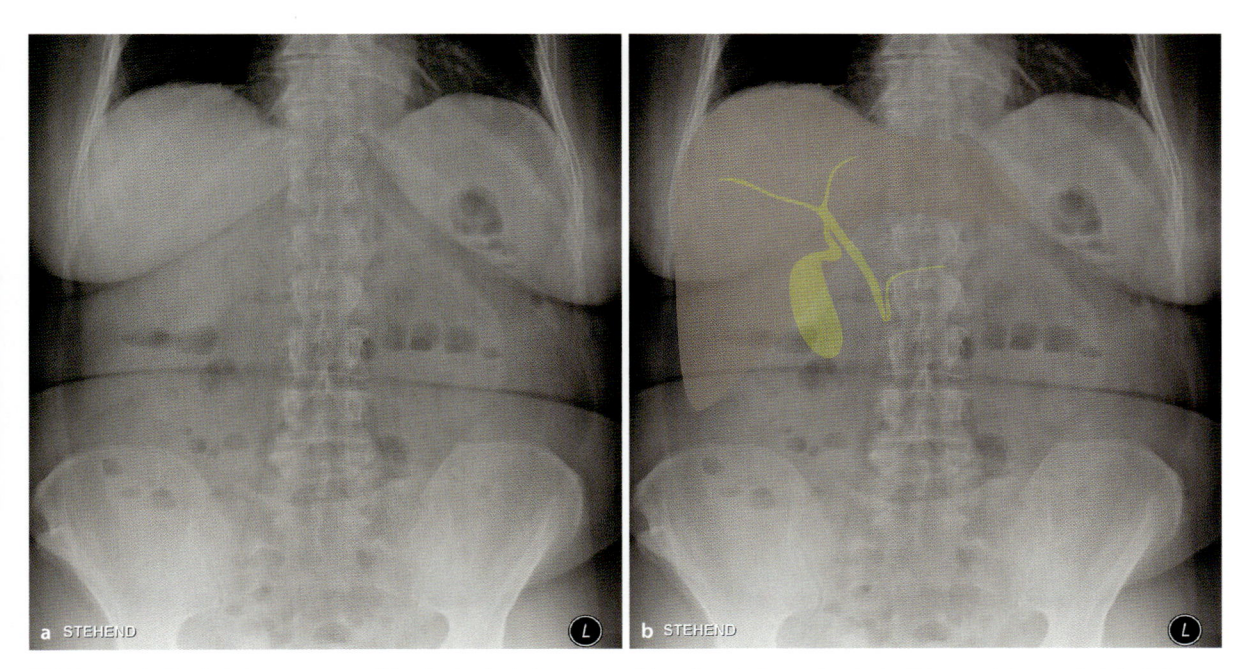

◘ **Abb. 5.6a, b** Da die Leber etwas vergrößert ist, ist der Leberschatten hier sehr gut abgrenzbar. In der Schemazeichnung sind die Gallenwege mit abgebildet. Diese sehen wir in der Röntgenübersicht im Normalfall nicht

Im klinischen Alltag ist die Einteilung der Leber in 8 Segmente (Abb. 5.7) nach dem französischen Anatom und Chirurg Claude Couinaud geläufiger. Sie orientiert sich an der Blutgefäßversorgung der einzelnen Leberabschnitte, insbesondere am Verlauf der Pfortaderäste und Lebervenenstämme. Dadurch werden Lebersegmentresektionen ermöglicht. Außerdem kann somit eine genaue Lagebeschreibung fokaler Veränderungen erfolgen. Die korrekte Zuordnung der Segmente erfolgt sonographisch oder in der CT bzw. MRT.

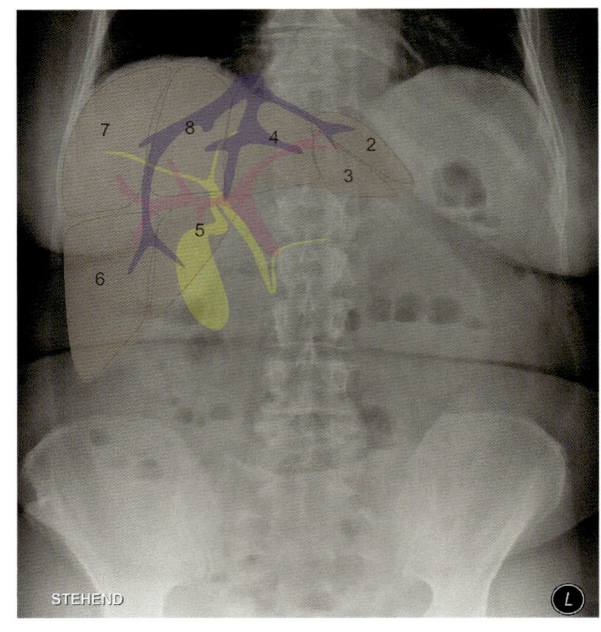

Abb. 5.7 Lebersegmente schematisch im Röntgenbild. Die korrekte Zuordnung der Segmente erfolgt freilich sonographisch oder in der CT/MRT

5.1.7 Gallenwege

Die kleinen intrahepatischen Gallengänge vereinigen sich über die Ductuli biliferi bis hin zum rechten und linken Ductus hepaticus. Diese beiden Gänge vereinigen sich am Austritt aus der Leberpforte zum Ductus hepaticus communis. Dieser gibt den Ductus cysticus ab, welcher die Verbindung zur Gallenblase herstellt. Distal des Abgangs des Ductus cysticus spricht man vom Ductus choledochus. Dieser zieht durch den Pankreaskopf um sich mit dem Pankreasgang zu vereinigen und in der Papilla duodeni major (Papilla Vateri) in die pars descendens des Duodenums zu münden.

> **Die Gallenwege werden entweder mittels endoskopisch retrograder Cholangiopankreatikographie (ERCP) oder im MRT (MRCP) dargestellt (Abb. 5.8, Abb. 5.9).**

5.1 · Anatomie

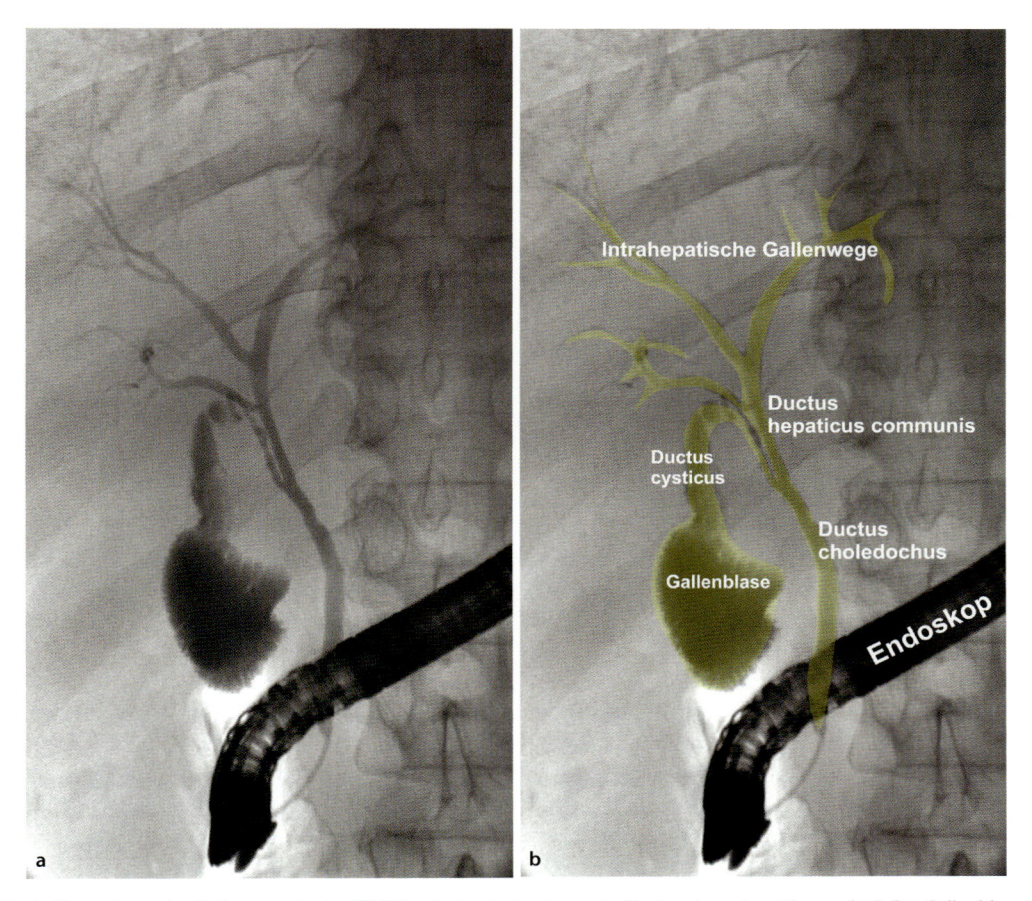

Abb. 5.8a, b Darstellung der Gallenwege in der ERCP (endoskopisch retrograde Cholangiopankreatikographie). Die Gallenblase ist in diesem Beispiel nur mäßig gefüllt und daher noch nicht in typischer Konfiguration

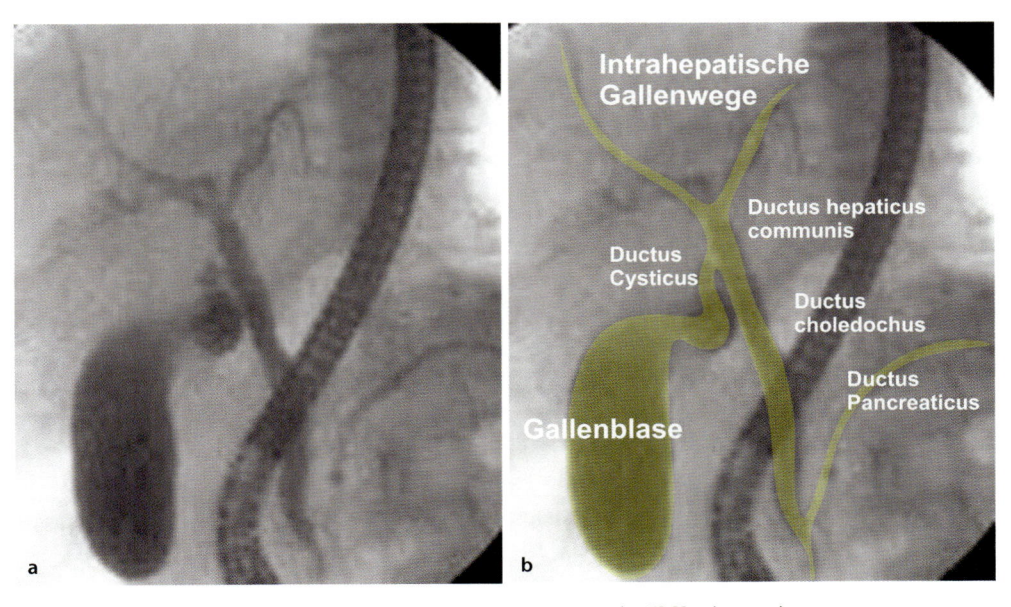

Abb. 5.9a, b Gallenwege. In diesem Beispiel ist auch der Ductus pancreaticus in der ERCP sehr gut abzugrenzen

5.2 Ernährungssonden

5.2.1 Historisches

Die Magensonde hat eine höchst interessante Geschichte. Offenbar waren die Fressgelage der alten Römer der Ausgangspunkt für erste Bemühungen, ein möglichst fingerähnliches Instrument zu entwickeln, welches deutlich länger als ein menschlicher Finger war und der Entleerung des Magens diente.

An dieser Stelle müssen wir etwas ausholen: Natürlich kannten die Römer auch andere Methoden der Magenentleerung. Brechtränke mit darin enthaltenen Vomitiva beispielsweise. Leider waren diese zum einen jedoch schwer dosierbar, und zum anderen eigneten sie sich vortrefflich, um unliebsame Kollegen oder Rivalen in Herzens- oder Erbangelegenheiten aus dem Wege zu räumen, indem man sie unauffällig mit Gift versetzte. Widerlich schmeckten sie auch vorher, und wenn sich das Opfer nach dem Genuss des Trankes übergab – nun, das war ja sein Zweck.

So lag es nahe, das Erbrechen mechanisch herbeizuführen. Das Verwenden eigener Finger galt jedoch als unschicklich, daher wurden »Brechfedern« verwendet. Diese wurden in vomitiv wirksame Öle getaucht. Aber auch die Öle konnten vergiftet werden. Wer Vergiftungen umgehen wollte, hielt sich am Hofe einen Arzt, der das Erbrechen herbeiführen und überwachen konnte. (Und schon waren die Ärzte im Spiel.) Ein Arzt allerdings war vorerst kein Garant, wie Kaiser Claudius am eigenen Leibe erfahren musste, dessen Leibarzt auf Geheiß der Kaisergattin Agrippina die Brechfeder mit Gift bestrich.

Die Weiterentwicklung der Brechfeder war ein 10–12 Zoll langer Handschuhfinger, der von einem Arzt in die Speiseröhre vorgeschoben wurde.

Nach dem Untergang des römischen Reiches wurden oben genannte Methoden überwiegend medizinisch angewandt und weiterentwickelt. So wurden zum Entfernen von Fremdkörpern im Ösophagus Röhren entwickelt, die anfangs noch starr waren und dazu dienten, den Fremdkörper in den Magen hinabzustoßen. Später wurden Magenbürsten und Magenlöffel entwickelt, mit denen Speisereste und Schleim aus dem Magen hinausbefördert werden konnten. Magenbürstungen wurden u. a. gegen Asthma, Schwindsucht, Zephalgie, Brustgeschwür und viele weitere Erkrankungen eingesetzt:

»… als hätte der Tod seine Sichel weggelegt und die Magenbürste in die Hände genommen.«

In der Folge sind dann auch viele Patienten ums Leben gekommen und die Magenbürste verschwand.

Die bisher beschriebenen Instrumente dienten nur der Magenentleerung. Anfang des 18. Jahrhunderts wurden erste Versuche unternommen, röhrenförmige Sonden zur künstlichen Ernährung zu verwenden, und bereits Ende des 18. Jahrhunderts wurden Magenspülungen bei Vergiftungen über elastische Röhren durchgeführt.

5.2.2 Moderne Ernährungssonden

> **Begriffsbestimmung**
> — **Ernährungssonde:** Die heutige Magensonde ist ein Kunststoffkatheter, der über Nase (nasogastral) oder Mund (orogastral) in den Ösophagus und weiter zum Magen vorgeschoben wird.

Die nasogastrale Sonde wird vom Patienten deutlich besser toleriert, da das Sprechen weiterhin möglich ist. Eine durch den Mund eingeführte Sonde ist zudem schlechter fixierbar. Spezielle Magensonden werden bis in das Duodenum (Duodenalsonde) oder Jejunum vorgeschoben (Jejunalsonde).

Die Sonden unterscheiden sich v. a. hinsichtlich der Länge, aber auch hinsichtlich des verwendeten Kunstoffs. So sind Magensonden zur einmaligen Verwendung (Absaugen von Magensaft, kurzfristige Entlastung des Magens, oft aus Polyvinylchlorid (PVC). Diese Sonden dürfen nicht zur längeren Anwendung genutzt werden, da die Magensäure die enthaltenen Weichmacher lösen kann und die Sonden in der Folge spröde und damit brüchig werden. Sonden für eine länger dauernde Verwendung sind aus Polyurethan (PU/PUR) oder aus silikonhaltigen Materialien.

> ▶ **Ernährungssonden sind in der Regel mit einem röntgendichten Streifen gekennzeichnet, bei einigen Sonden wird der verwendete Kunststoff mit einem röntgendichten Zusatz wie Bariumsulfat versetzt.**

Eine Jejunalsonde ist in vielen Punkten vergleichbar mit einer Magensonde, wird jedoch deutlich weiter distal, im Jejunum, platziert und für eine kontinuierliche länger andauernde intestinale Ernährung verwendet.

> ▶ **Eine normale Magensonde ist in der Regel etwa 75 cm lang, eine Jejunalsonde etwa 130 cm.**

Der Katheter für eine Jejunalsonde ist dünner als eine nasogastrale Magensonde und wird als weniger störend empfunden. Eine Jejunalsonde wird gewöhnlich für die kontinuierliche Applikation von Flüssigkeit oder Nährlösungen verwendet.

5.2 · Ernährungssonden

> **Info to go**
>
> Charrière (Ch) ist ein Maß für den äußeren Umfang von Kanülen und Kathetern. Analog wird die Bezeichnung French (Fr) verwendet.
> - 1 Fr = 1 Ch = 1/3 mm
> - 1 mm = 3 Fr = 3 Ch

Des Weiteren sind auch Sonden mit mehr als einem Lumen erhältlich, die in unterschiedlichen Positionen platziert werden, wie bei der Trelumina-Sonde (Freka Trelumina). Hierbei handelt es sich um eine dreilumige Spezialsonde für die Intensivmedizin, die der intestinalen Ernährung und der gastralen Dekompression dient.

Indikationen
- Nahrungszufuhr,
- Flüssigkeitszufuhr,
- Entlastung bei Überblähung des Magens,
- Ableitung von Mageninhalt,
- Schluckstörungen, z. B. nach Schlaganfall.

Komplikationen
- Fehllagen, Dislokationen,
- Aspiration,
- Perforation.

Korrekte Lage
In regelrechter Position projizieren sich die Magensonden als dünne röntgendichte Linie auf den Ösophagusverlauf und mit dem Ende in Projektion auf den epigastrischen Raum mit der Magenblase. Die Lageprüfung kann nativ oder nach Kontrastmittelapplikation erfolgen (Abb. 5.10).

Jejunalsonden werden meist gastroskopisch eingelegt und sollen sich auf den Verlauf des proximalen Jejunums projizieren.

> **Cave**
> Schlaufenbildung soll dabei vermieden werden (Abb. 5.12).

Neben Magensonden und Jejunalsonden gibt es auch Kombinationssonden, wie die Freka Trelumina, eine dreilumige Spezialsonde, die die enterale Ernährung als Jejunalsonde ermöglicht (Abb. 5.13). Gleichzeitig kann die Sonde als Dekompressionssonde über ein im Magen liegendes Lumen verwendet werden.

Fehllagen
Eine typische Fehllage von GI-Sonden ist die zu hoch einliegende Magensonde mit Katheterende im Ösophagus (Abb. 5.14).

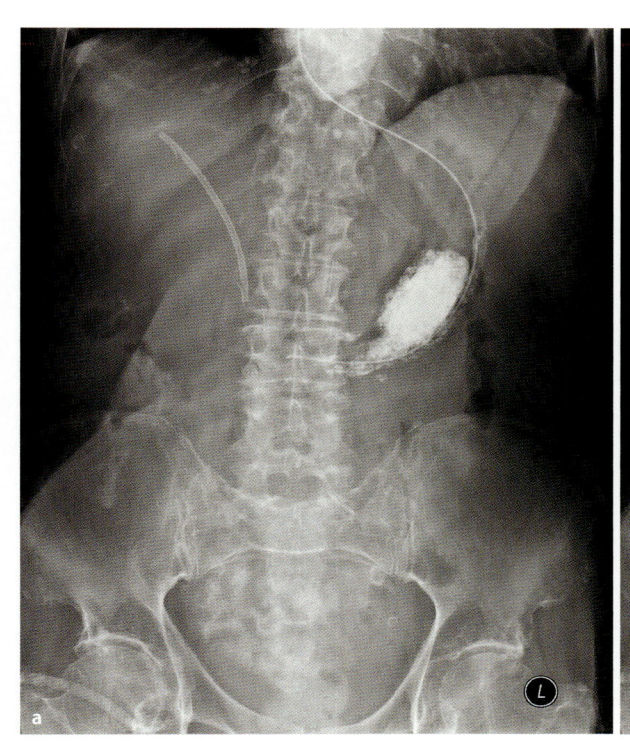

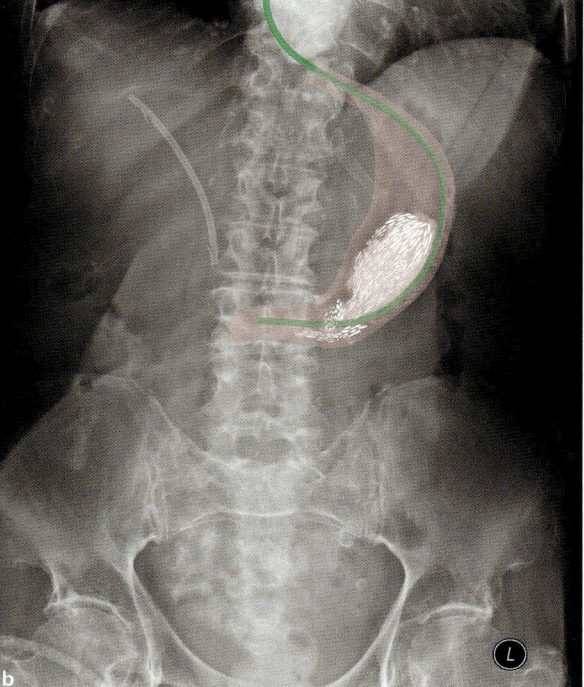

Abb. 5.10a, b Kontrastmittelapplikation über eine korrekt liegende Magensonde

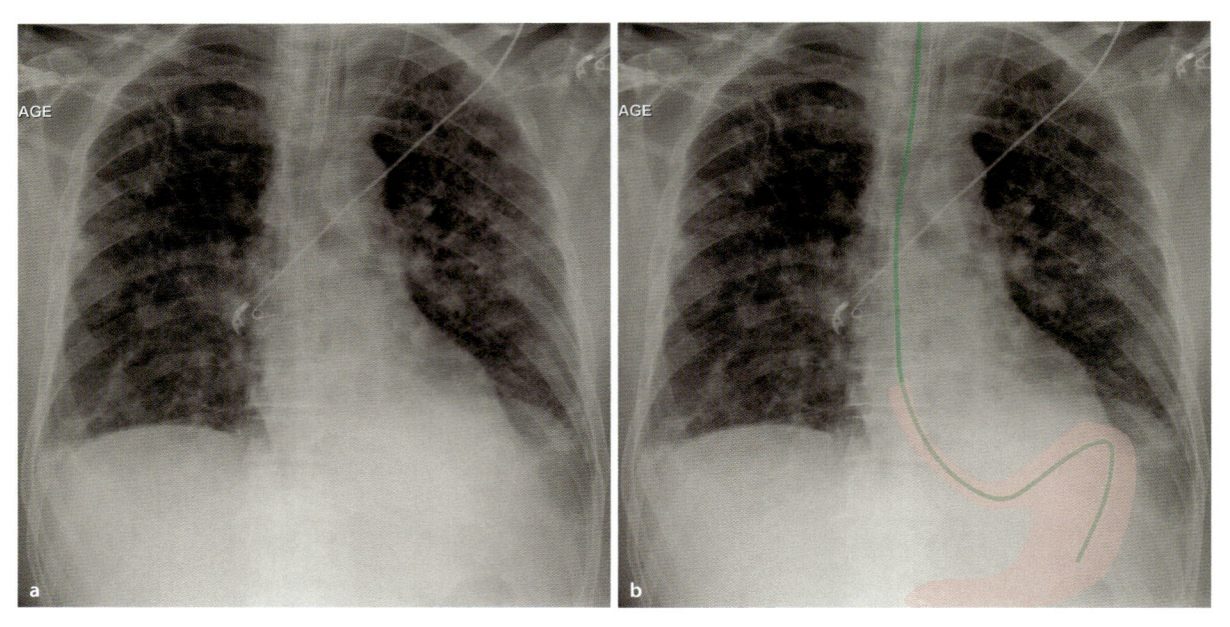

Kapitel 5 · Fremdmaterialien im Gastrointestinaltrakt

Abb. 5.11a, b Korrekt im Magen liegende Magensonde (ebenfalls abgebildet: ZVK, Tubus, EKG-Kabel)

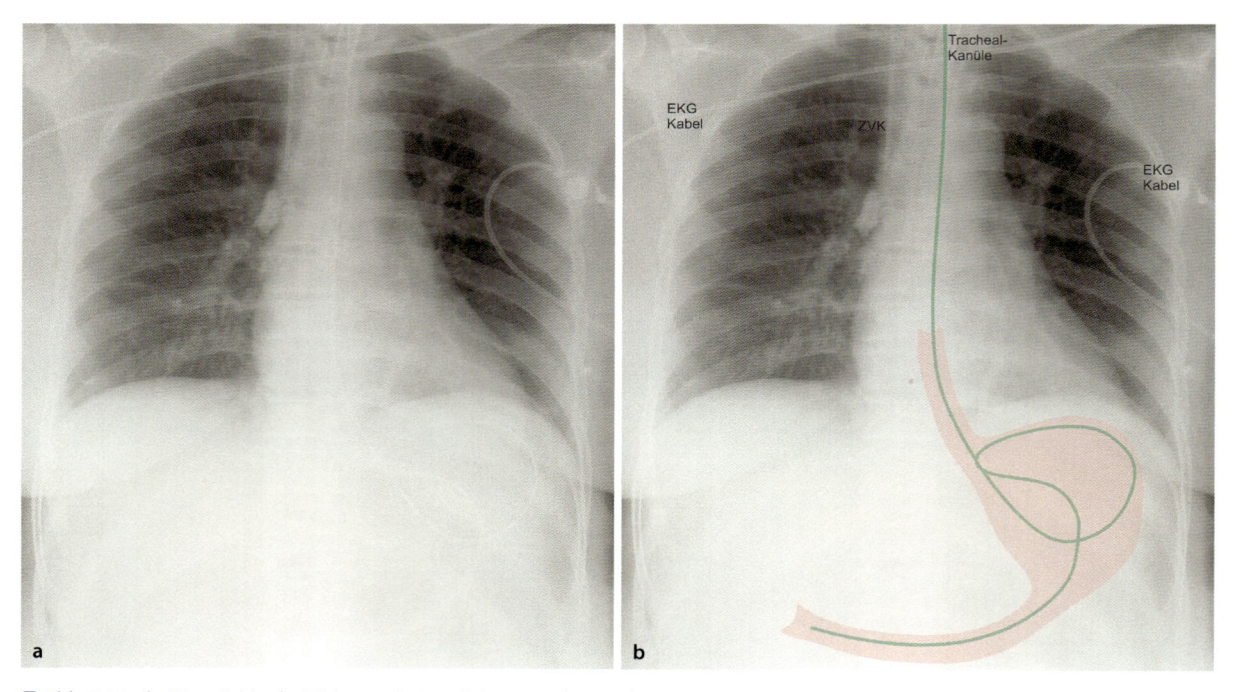

Abb. 5.12a, b Diese Schlaufenbildung soll eigentlich vermieden werden. Es ist davon auszugehen, dass diese Sonde vormals tiefer eingelegt und durch die große Schlaufe im Magen wieder zurückgezogen wurde. Aktuell liegt die Sonde i. P. (= in Projektion) auf Duodenum/Übergang proximales Jejunum

5.2 · Ernährungssonden

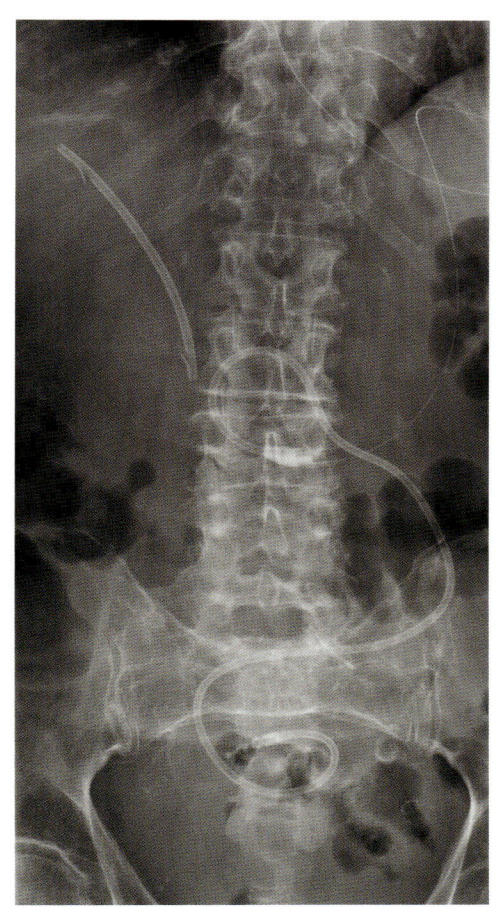

Abb. 5.13 Die gastrale Sonde ist mit einem dünnen röntgendichten Streifen gekennzeichnet. Die jejunal einliegende Sonde ist durch einen Bariumzusatz im Material etwas breiter abgrenzbar. Nebenbefundlich Plastikstent im Ductus hepatocholedochus (DHC)

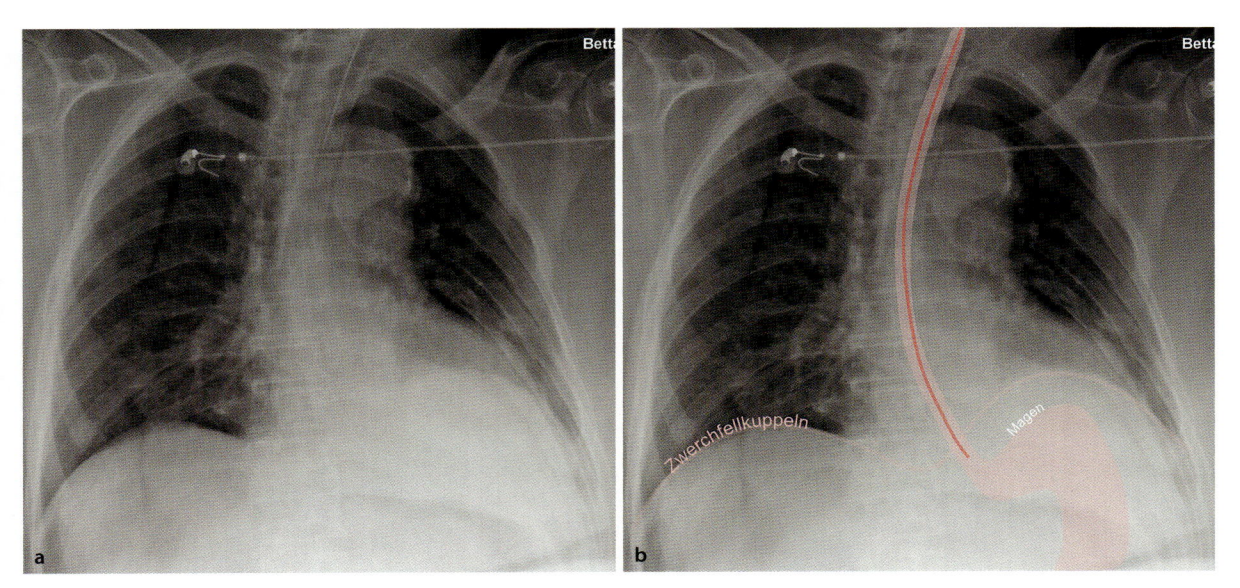

Abb. 5.14a, b Zu knapp einliegende Magensonde am Übergang von Ösophagus zum Mageneingang

Eine ösophageale Fehllage kann auch durch Umschlagen der Magensonde oder Schlaufenbildung im Ösophagus auftreten (◘ Abb. 5.15, ◘ Abb. 5.16, ◘ Abb. 5.17).

> Im CT erkennt man ein Umschlagen der Magensonde am schnellsten durch die beiden nebeneinander liegenden Magensondenanschnitte (◘ Abb. 5.17).

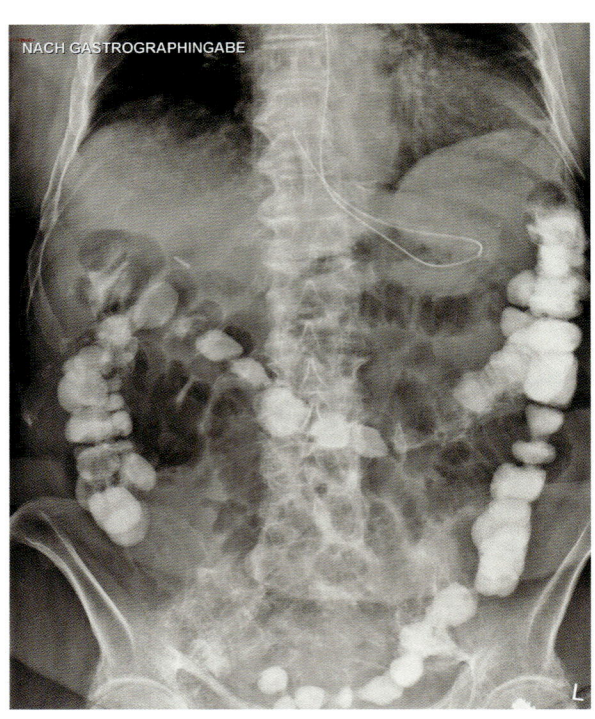

◘ **Abb. 5.15** Umgeschlagene Magensonde. Nach Schlaufenbildung im Magen läuft diese Magensonde retrograd (wieder nach kranial) und endet schließlich in Fehllage im Ösophagus

5.2 · Ernährungssonden

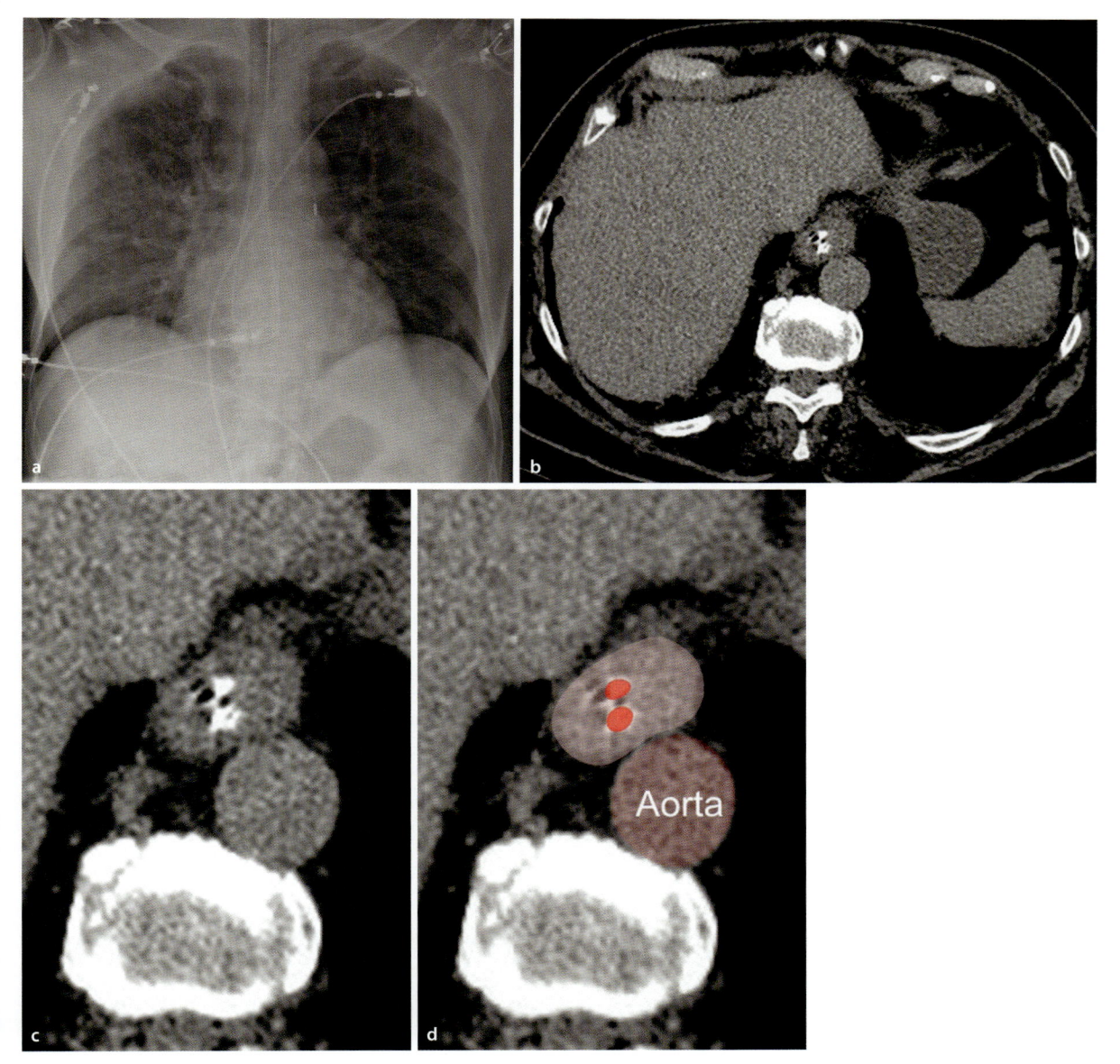

Abb. 5.16a–d In diesem Beispiel ist die Magensonde während der Anlage bereits im Ösophagus umgeschlagen. Diese Fehllage ist am schnellsten in der Übersichtsdiagnostik, hier Röntgen-Thorax-Bild, zu erkennen. Im CT erkennt man eine Magensondenfehllage am schnellsten durch die beiden nebeneinander liegenden Magensondenanschnitte

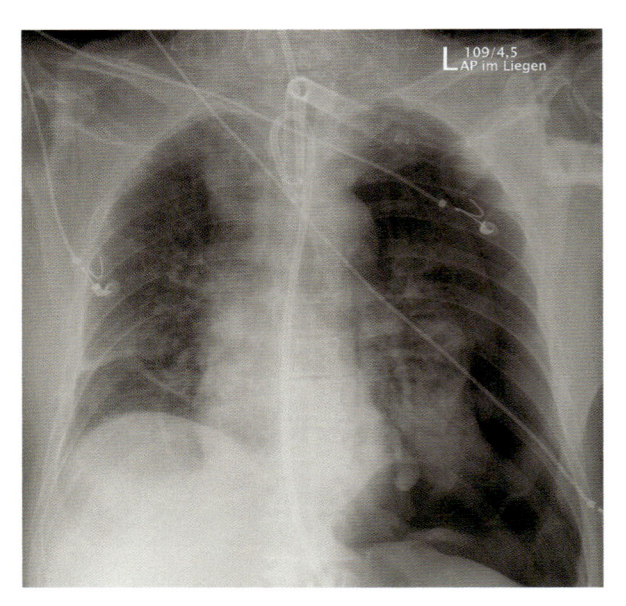

Abb. 5.17 Die großlumige GI-Sonde projiziert sich auf den Verlauf des Ösophagus und scheint in Richtung Epigastrium zu verlaufen. Die Schlaufenbildung muss dennoch korrigiert werden, da Druckulzera sonst begünstigt werden. Der Patient hat ein Tracheostoma einliegen. Außerdem Spannungspneumothorax links

Seltener findet sich eine tracheale oder bronchiale Fehllage (Abb. 5.18, Abb. 5.19, Abb. 5.20, Abb. 5.21). Diese kann zu einer Aspiration von Nährflüssigkeit führen und in der Folge zur Aspirationspneumonie.

Eine Perforation des Ösophagus oder des Magens kann, insbesondere bei langfristiger Lage und v. a. im Bereich vorgeschädigter Strukturen, auftreten. Eine mögliche Perforation der Nasenscheidewand oder gar der Rachenhinterwand mit intrazerebraler Lage wurden beschrieben, diese sind jedoch sehr selten.

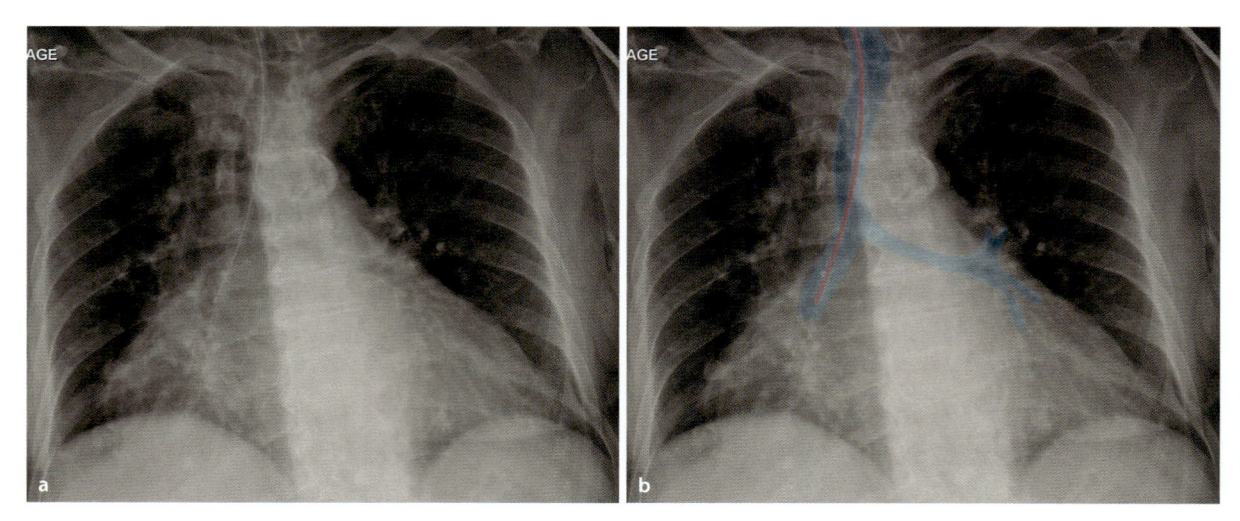

Abb. 5.18a, b Fehllage einer Magensonde im rechten Hauptbronchus. Dieser ist wegen des steileren Abgangs aus der Trachea häufiger betroffen als der linke Hauptbronchus

5.2 · Ernährungssonden

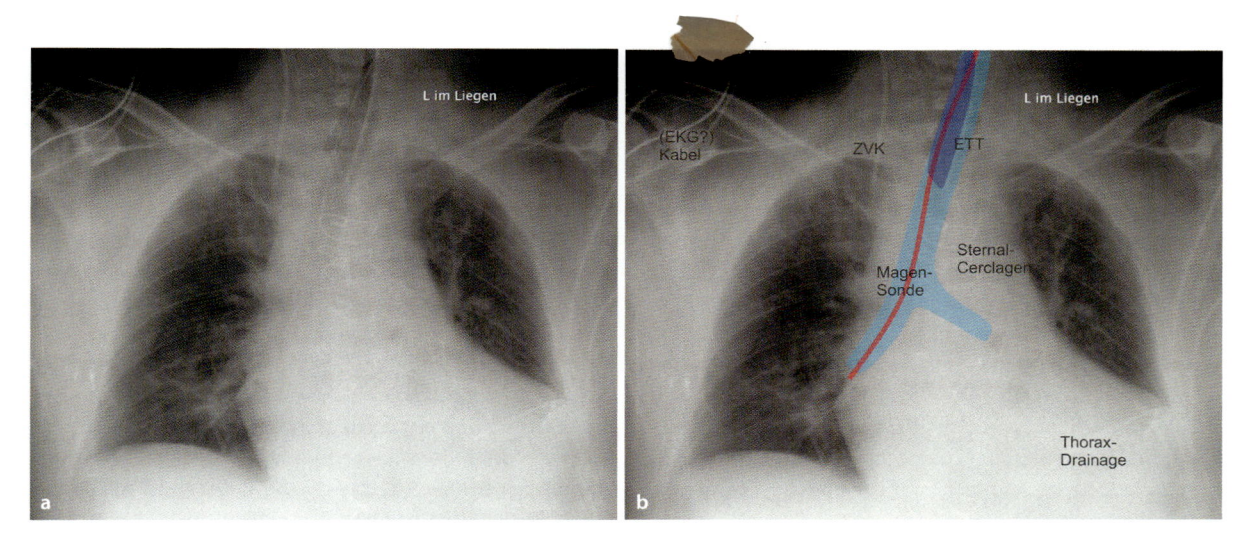

Abb. 5.19a, b Fehllage einer Magensonde im rechten Unterlappenbronchus rechts (rot). Lilafarben markiert ist ein einliegender Endotrachealtubus

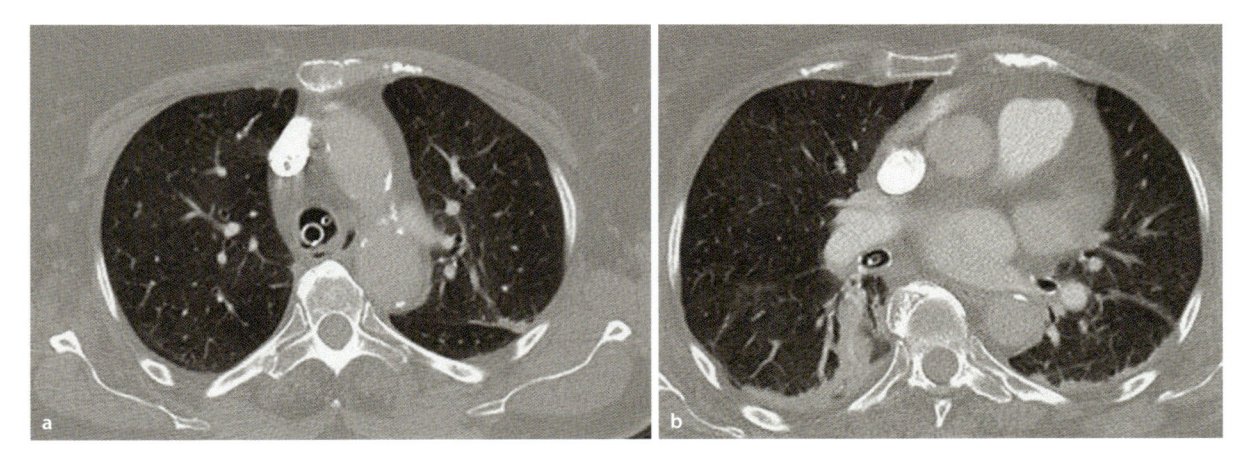

Abb. 5.20a, b Derselbe Patient wie in Abb. 5.19 im CT. In der Trachea ist eine zweite tubuläre Struktur (die Magensonde) abzugrenzen, die jedoch weiter nach distal in den rechten Bronchus reicht

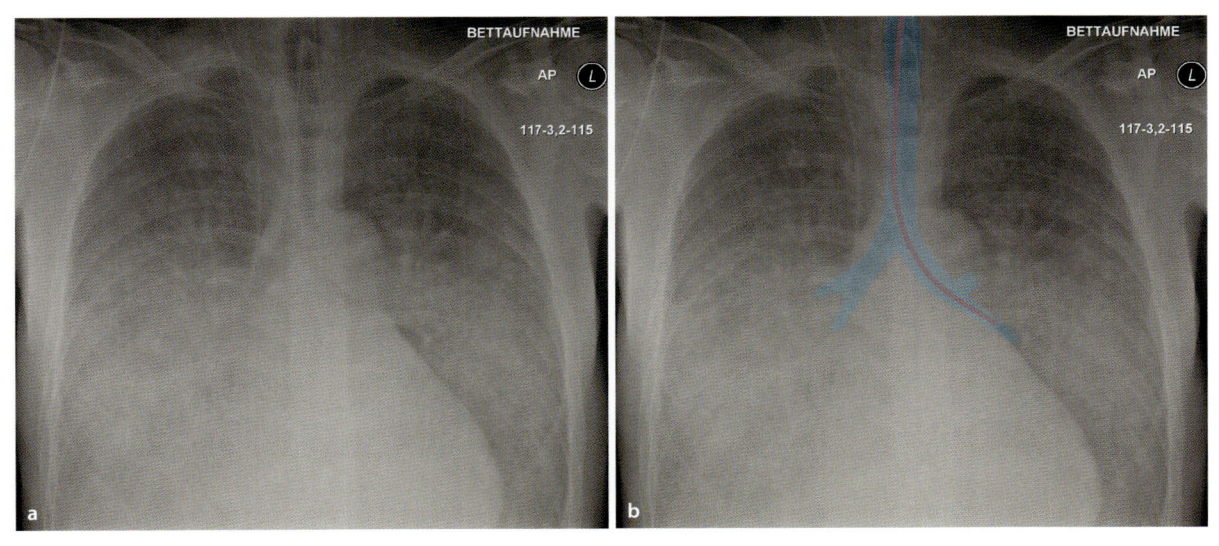

Abb. 5.21a, b Fehllage einer Magensonde in etwas seltenerer Projektion auf den linken Hauptbronchus

5.2.3 Perkutane endoskopische Gastrostomie (PEG)

Ist abzusehen, dass eine Magensonde für 4 Wochen oder länger notwendig wird, sollte eine perkutane endoskopische Gastrostomie (PEG) erfolgen. Dabei wird unter endoskopischer Sicht eine Verbindung zwischen Magenvorderwand und Bauchdecke geschaffen, über die eine Ernährungssonde eingelegt werden kann.

Die am häufigsten angewandte Methode zur Anlage der Sonde ist die Fadendurchzugsmethode. Dabei wird in den Magen des Patienten unter endoskopischer Sicht Luft insuffliert. Anschließend wird das Endoskop so abgewinkelt, dass die Lichtquelle in Richtung der Magenvorderwand hin zur ventralen Bauchdecke zeigt. Nun sollte die durchscheinende Lichtquelle auf der Bauchdecke sichtbar sein (Diaphanoskopie).

Anschließend wird eine Hohlkanüle auf die Lichtquelle zu durch die Magenwand gestochen. Nach Entfernung der Stahlkanüle verbleibt (ähnlich wie bei einer Venenverweilkanüle) ein Plastikkatheter im Stichkanal. Über diesen Katheter wird ein Faden eingeführt, welcher mittels Zange vom Endoskopeur gefasst und über den Mund nach außen gezogen wird. An dem Faden wird die Ernährungssonde befestigt und in entgegengesetzter Richtung über den Mund in den Magen und weiter entlang des Stichkanals aus dem Magen nach außen gezogen.

Das innere Ende der PEG-Sonde wird von der sog. Halteplatte gebildet. Diese verhindert, dass die Sonde versehentlich komplett aus dem Magen herausgezogen wird. Sie stellt außerdem das Widerlager zur Befestigung der Sonde dar (Abb. 5.22, Abb. 5.23).

Man kann die Lage und Funktion einer Magensonde sehr gut in einer Durchleuchtung mit Kontrastmittelapplikation darstellen (Abb. 5.24).

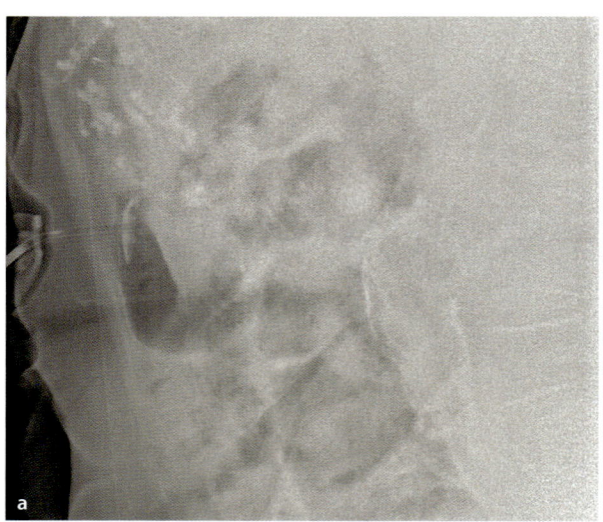

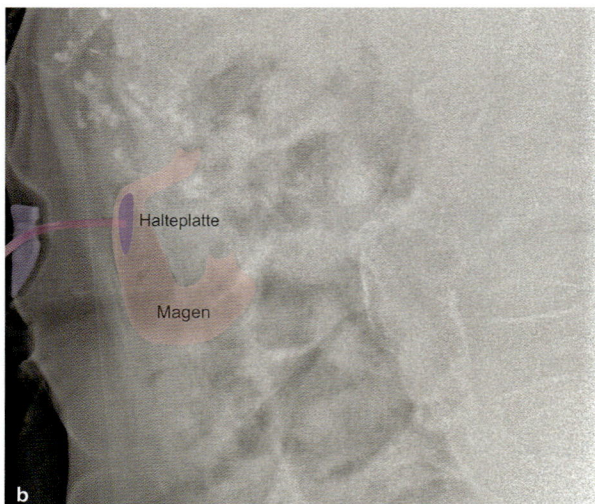

Abb. 5.22a, b PEG mit innerer und äußerer Halteplatte in situ

5.2 · Ernährungssonden

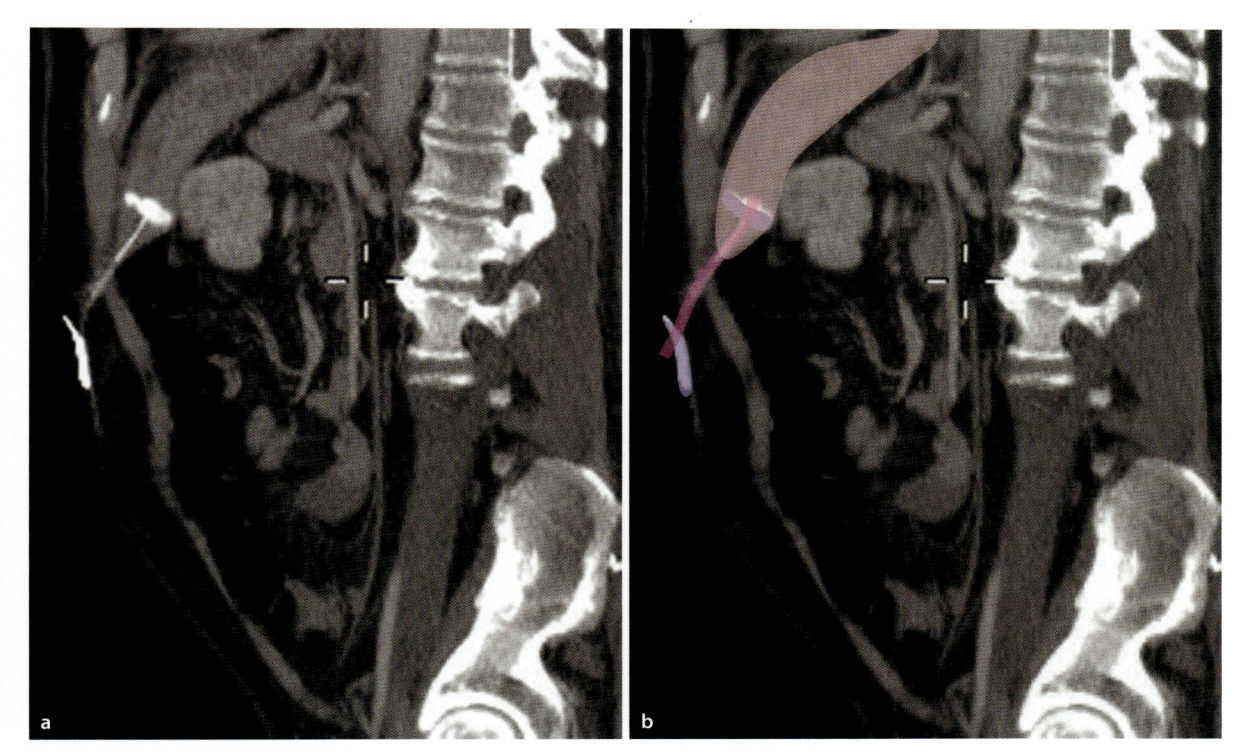

Abb. 5.23a, b Kontrolle einer PEG im CT. Beide Halteplatten sind gut abgrenzbar. Die PEG liegt regelrecht im Magen, enganliegend an der Magenvorderwand

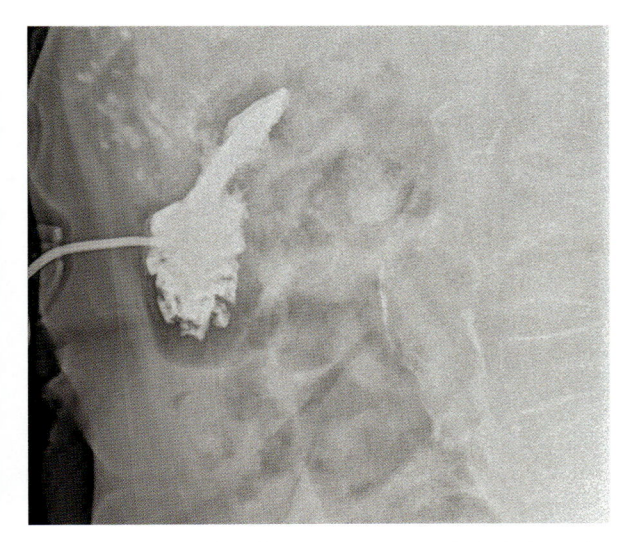

Abb. 5.24 Lage und Funktion einer Magensonde sind sehr gut in einer Durchleuchtung mit Kontrastmittelapplikation darstellbar. Hier regelrechte Abbildung der PEG mit regelrechtem KM-Abfluss in den Magen

Bei sachgerechter Anwendung und Pflege kann die Sonde praktisch unbegrenzt genutzt werden. Dies liegt u. a. an der direkten Verbindung zum Magen.

Es entstehen keine Druckulzera im Oropharynx oder Ösophagus. Im Gegensatz zur nasalen Applikation von Ernährungssonden kommt es nicht zu Belüftungsstörung der Nasennebenhöhlen. Diese Minderbelüftungen können zur Ausbildung einer Sinusitis führen. Außerdem erhöht sich der Patientenkomfort deutlich, da kein Fremdkörper im Gesichtsbereich vorhanden ist.

Neben der klassischen PEG kann über das PEG-Lumen eine dünne Sonde ins Jejunum eingebracht werden (Abb. 5.25). Dafür wird vereinfachend oft die Bezeichnung PEJ (perkutane endoskopische Jejunostomie) verwendet, obwohl diese Maßnahme streng genommen eine direkte Punktion des Jejunums – z. B. bei Patienten, die eine Gastrektomie erhalten haben – voraussetzen würde.

Ablaufsonde
Eine PEG-Sonde kann nicht nur zur Applikation von Flüssigkeit und Nahrung, sondern auch als sog. »Ablaufsonde« bei Patienten mit chronischem Ileus (z. B. bei Peritonealkarzinose) zur symptomatischen/palliativen Therapie bei Erbrechen angelegt werden. Die Ernährung dieser Patienten erfolgt dann meistens parenteral.

- **Indikationen**
  - Langfristige enterale Ernährung, z. B. bei
    - Schluckstörungen nach Apoplex,
    - Bestrahlung oder (Tumor-) Stenosen im Bereich von Pharynx, Hypopharynx und Ösophagus,
  - zur Ableitung von Magensaft bei chronischem Ileus.

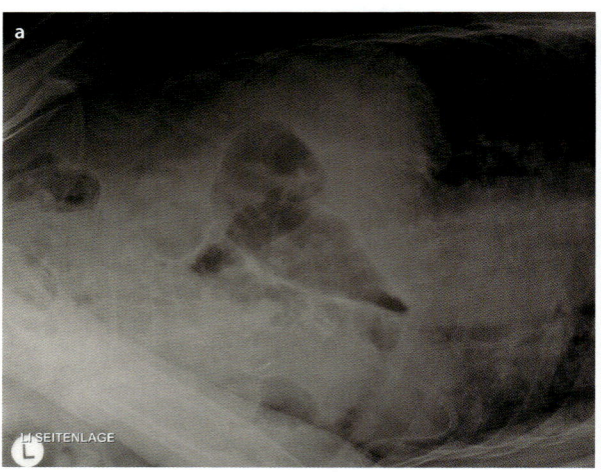

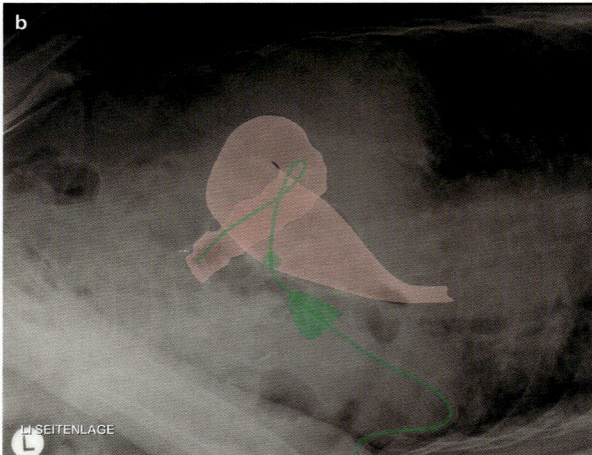

Abb. 5.25a, b Bis in das Duodenum vorgeschobene PEG

Komplikationen

- Verletzungen von Nachbarorganen wie Leber oder Querkolon bei der Punktion,
- Blutung oder Ruptur bei Stenosen im Bereich von Pharynx und Ösophagus,
- Peritonitis,
- Einwachsen der Halteplatte (»burried bumper«),
- Dislokation der PEG,
- Infektionen der Insertionsstelle,
- Verstopfung/Bruch der Sonde.

Komplikationen entstehen entweder bei der Anlage oder im Rahmen der Nutzung der Sonde.

> **Cave**
> Bei der Anlage der Sonde stellt die Verletzung von Nachbarorganen sicher eines der größten Risiken dar. Aufgrund der topographischen Beziehung zur Leber ist insbesondere bei schlechter Diaphanoskopie die Gefahr einer Punktion des linken Leberlappens gegeben (Abb. 5.26). Auch eine Perforation des Querkolons ist denkbar (Abb. 5.27).

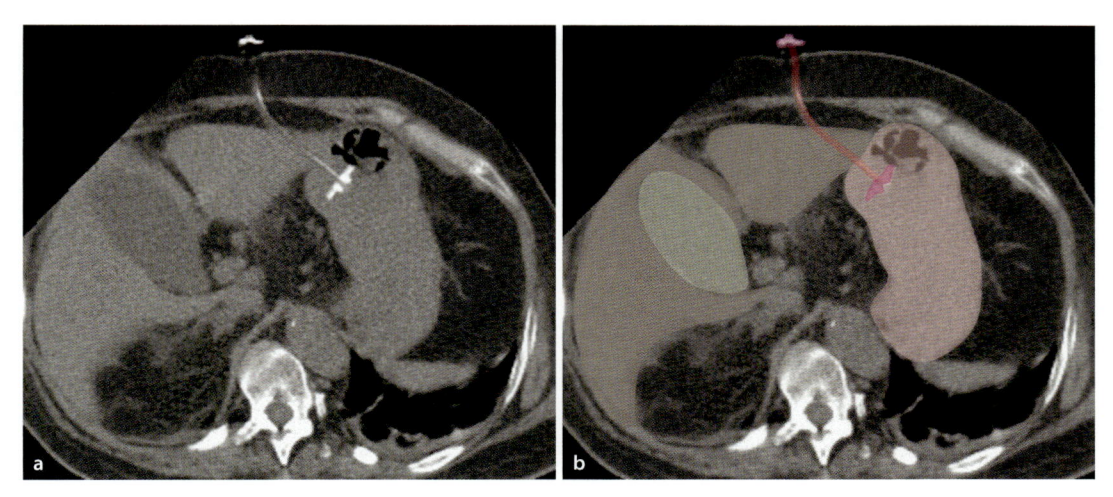

Abb. 5.26a, b Zustand nach PEG-Anlage. Die PEG verläuft akzidentiell durch den linken Leberlappen. Dabei kam es glücklicherweise nicht zu einer größeren Blutung

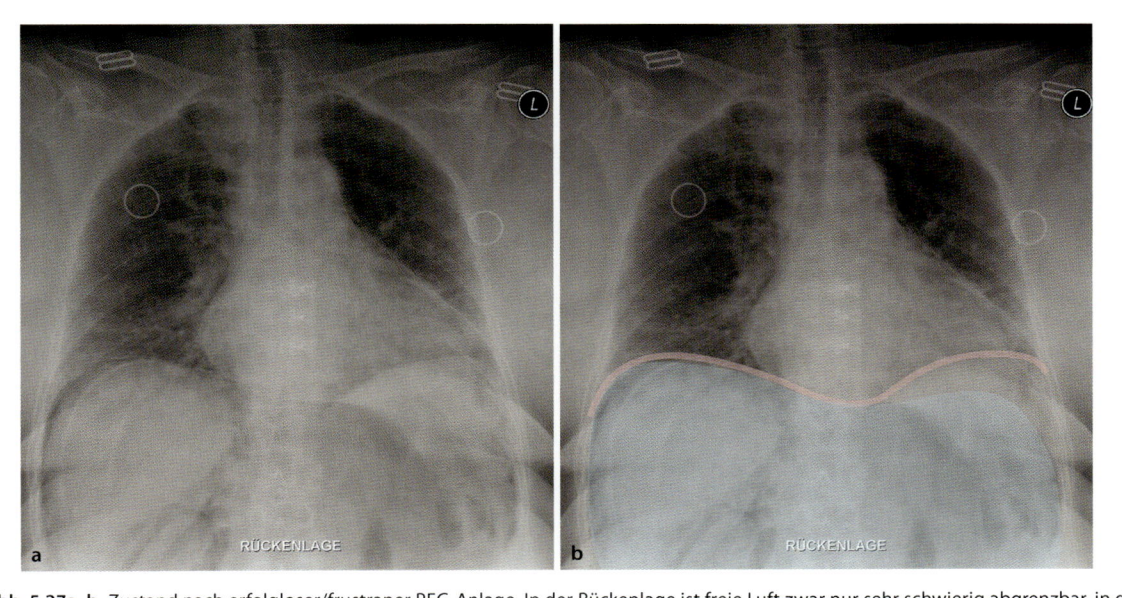

Abb. 5.27a, b Zustand nach erfolgloser/frustraner PEG-Anlage. In der Rückenlage ist freie Luft zwar nur sehr schwierig abgrenzbar, in diesem Fall aufgrund der sehr großen Menge jedoch gut möglich. Ausgedehnte Transparenzerhöhungen unter den Zwerchfellkuppeln zeigen die freie Luft, die sich unter der Bauchdecke sammelt. Freie Luft ist immer ein Hinweis auf eine Hohlorganperforation. In diesem Fall war der Verdacht einer Magenperforation gestellt worden, intraoperativ zeigte sich dann zusätzlich eine Perforation des Querkolons. Ganz wichtig für diesen Fall ist und war die Anamnese!

> Beim Nachweis freier Luft nach PEG-Anlage ist zu beachten, dass geringe Mengen freier Luft bis zu 10 Tage nach der Intervention als normal gelten. Die Luft sollte sich im Verlauf resorbieren (◘ Abb. 5.28, ◘ Abb. 5.29).

Weitere mögliche Komplikationen im Rahmen der Anlage der Sonde stellen v. a. Verletzungen von Mundraum und Ösophagus beim Durchzug der Sonde dar. Die Halteplatte hat einen Durchmesser von ca. 20 mm und kann somit insbesondere bei Tumorerkrankungen (Larynx-, Hypopharynx- oder Ösophaguskarzinom) Blutungen oder auch Perforationen hervorrufen.

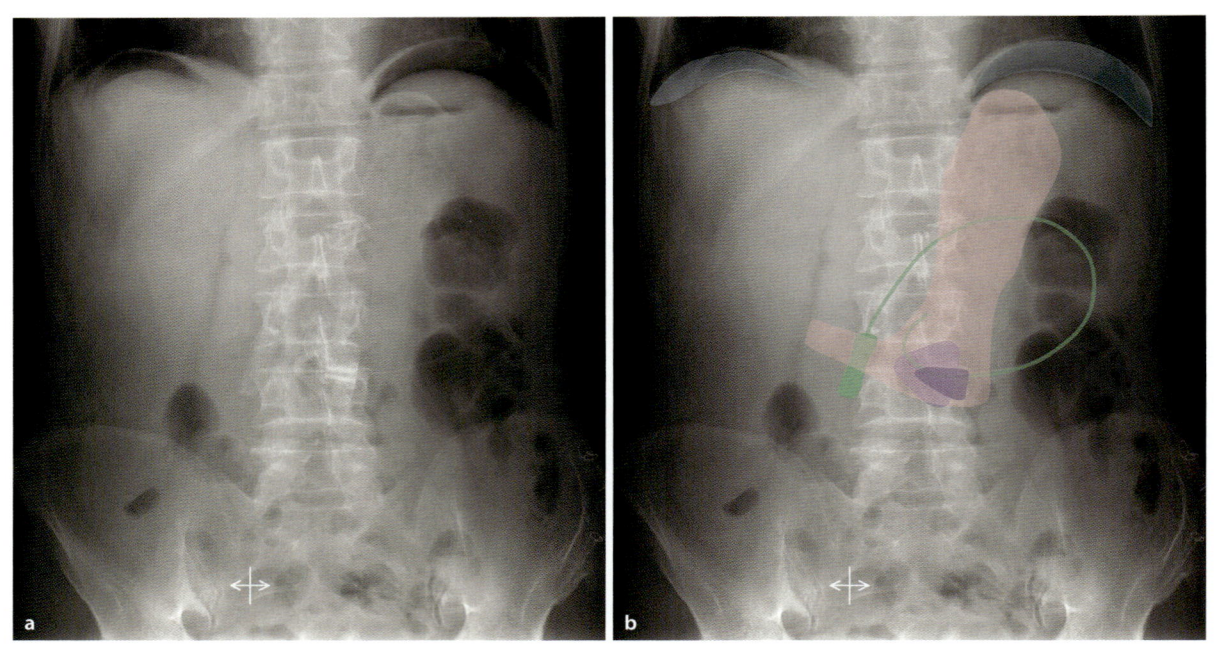

◘ **Abb. 5.28a, b** Patient mit Zustand nach PEG-Anlage am Vortag. Man sieht noch freie Luft unter beiden Zwerchfellkuppeln. Die Anamnese »… Anlage am Vortag« führte hier zu der Diagnose regelrecht einliegende PEG mit postinterventionell gewerteter freier Luft

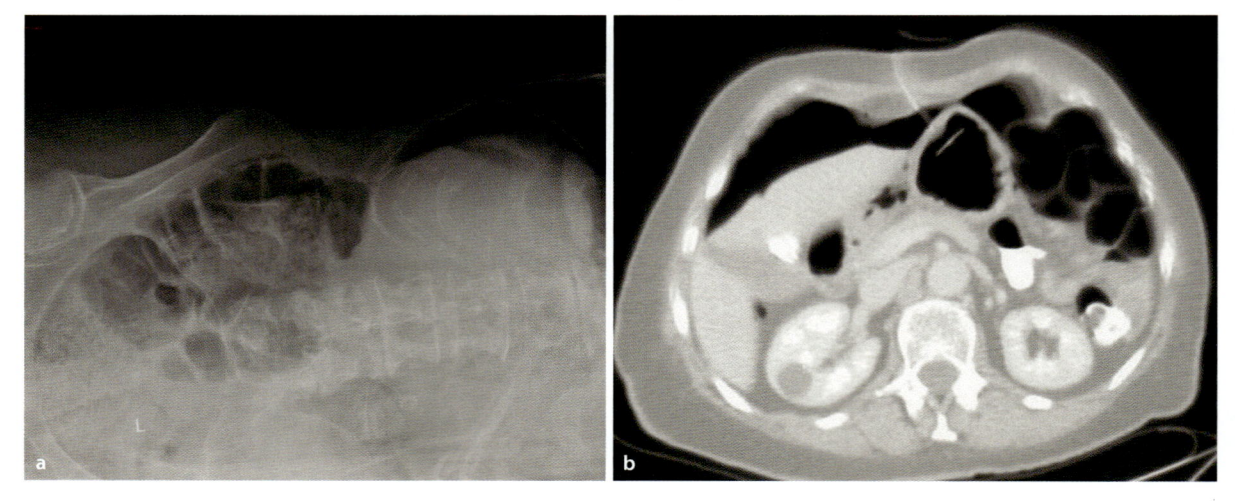

◘ **Abb. 5.29a, b** Ein Patient, der mit »akutem Abdomen« angemeldet wurde. Auch in diesem Fall freie Luft und Zustand nach PEG-Anlage. Allerdings hatte man uns in den klinischen Angaben »verschwiegen«, dass diese PEG-Anlage am Tag der Anfertigung des CT erfolgt war. Der Patient selber war nicht auskunftsfähig, sodass an das Röntgenbild anschließend notfallmäßig ein CT-Abdomen angeschlossen wurde. Im CT zeigte sich die PEG nicht der Magenwand anliegend und deutlich zu locker. Sie wurde daraufhin etwas angezogen. Der Patient war im weiteren Verlauf relativ beschwerdearm, und die Luft resorbierte sich binnen weniger Tage

5.3 Stents

5.3.1 Ösophagus, Magen, Duodenum, Kolon

Die Anwendung von Metallstents im Darm stellt eine konsequente Weiterentwicklung der endovaskulären Anwendung dar. Nachdem Ende der 1980-er Jahre zunächst Metallprothesen im biliären Bereich angewendet wurden, begann man Anfang der 1990-er Jahre, Ösophagus- und Duodenalstents bei malignen Stenosen zu implantieren. Erst danach wurden die ersten Stents im Kolon verwendet.

- Indikationen

> **Einsatzgebiete von Stents im Gastrointestinaltrakt**
> — Maligne und benigne Stenosen
> — Anastomoseninsuffizienz
> — Perforation
> — Transgastrale Drainage
> — (Varizenblutung)

Die primäre Indikation für gastrointestinale Stents war die Verbesserung der Lebensqualität von Patienten in einer palliativen Situation. So sind die Ziele einer Ösophagusstentimplantation die Wiederherstellung der Nahrungspassage, um einer fortschreitenden Kachexie entgegenzuwirken und die Notwendigkeit der Anlage einer PEG zumindest zeitlich hinauszuzögern.

Beispiele für gastrointestinale Stents sind gezeigt in ● Abb. 5.33, ● Abb. 5.34, ● Abb. 5.35, ● Abb. 5.36, ● Abb. 5.37, ● Abb. 5.38.

> Stents, die sich nicht vollständig entfaltet haben, können ggf. mit einer Ballondilatation nochmals aufgedehnt werden. Auch wenn ein Stent z. B. durch den Tumor komprimiert wird, ist die Ballondilation noch möglich.

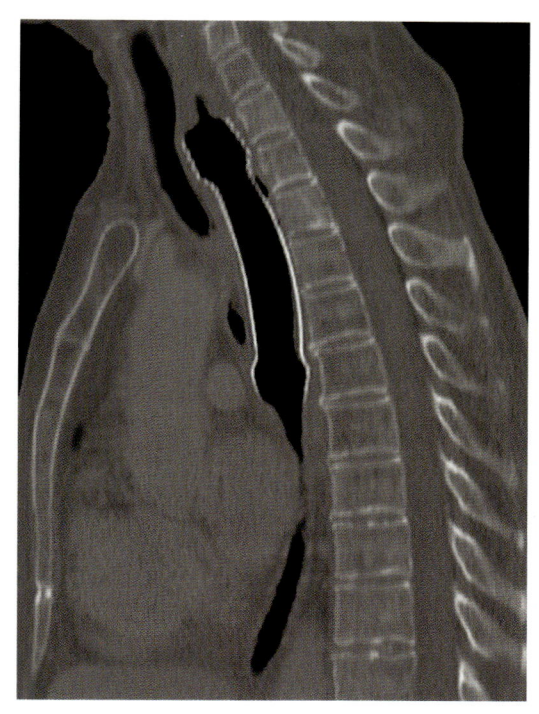

● **Abb. 5.34** CT-Rekonstruktion des Stents. Dieser ist frei durchgängig und gut entfaltet

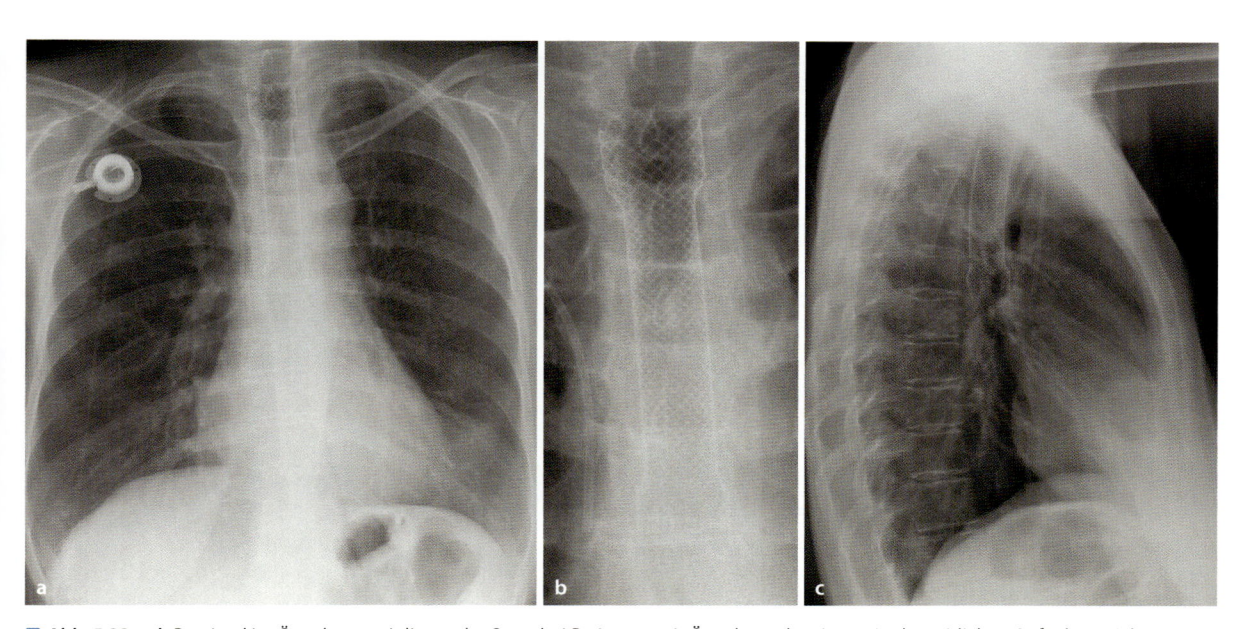

● **Abb. 5.33a–d** Proximal im Ösophagus einliegender Stent bei Patienten mit Ösophaguskarzinom. In der seitlichen Aufnahme sieht man ventral des Stents das tracheale Aufhellungsband

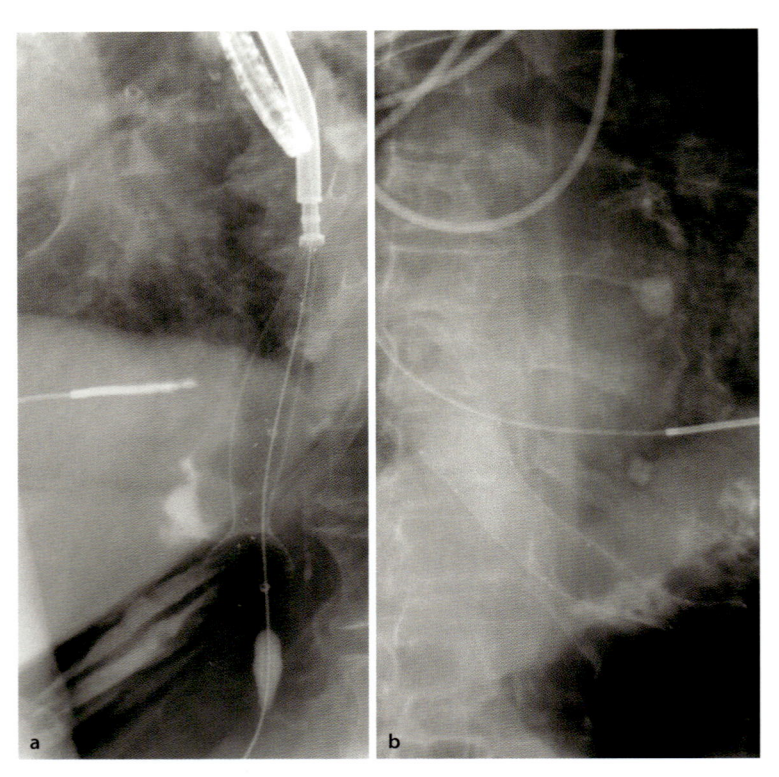

Abb. 5.35a, b Bilder von der Freisetzung eines Kardiastents bei einem Patienten mit Kardiakarzinom. Am oberen Bildrand kann man in der seitlichen Aufnahme noch das Gastroskop sehen. In der a.-p.-Aufnahme ist der Stent bereits vollständig freigesetzt. Er projiziert sich auf den distalen Ösophagus und auf den Mageneingang. Deutlich abgrenzbare Engstelle im Bereich des Kardiatumors

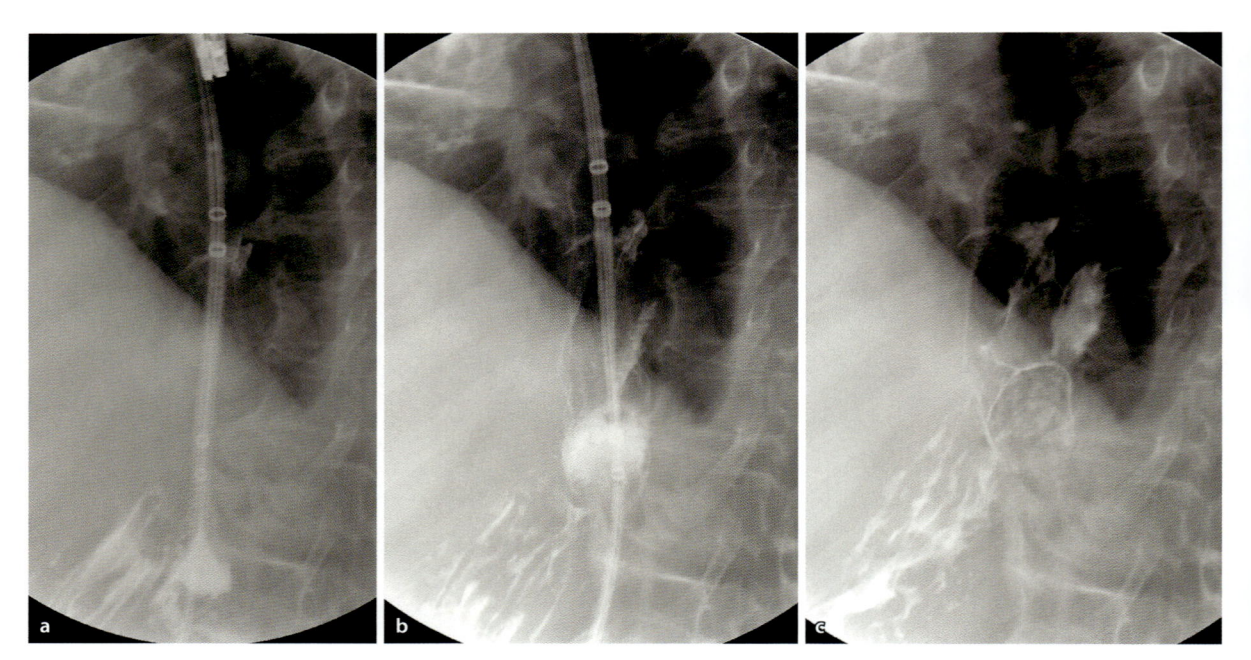

Abb. 5.36a–c Ebenfalls Bilder einer Stentfreisetzung. In diesem Fall lag ein deutlich größerer Tumor vor. Der Stent konnte sich daher nicht frei entfalten und weist eine eher wellige Konfiguration auf. In c erkennt man die durch den Tumor stark abgewinkelte Lage des Stents mit entsprechender Enge des Stentlumens an dieser Stelle

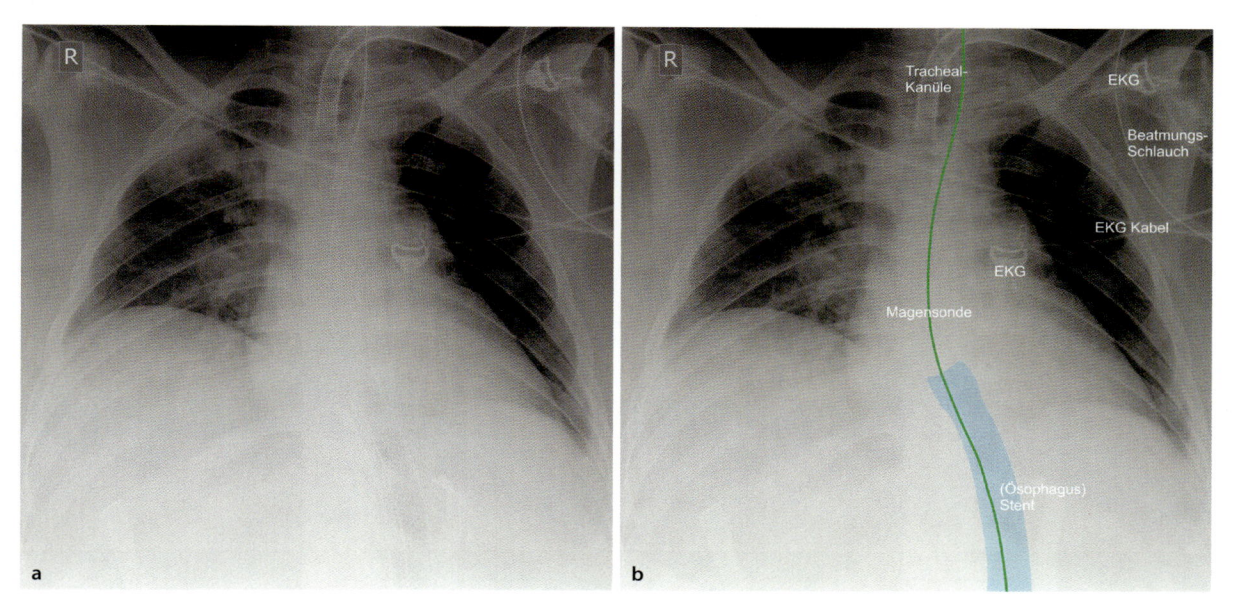

Abb. 5.37a, b Patient mit proximalem Ösophaguskarzinom. Der Stent war im oberen Drittel des Ösophagus eingebracht worden. In dieser Aufnahme des Thorax sehen wir den Stent nach kaudal disloziert. Der größte Teil des Stents liegt bereits im Magen

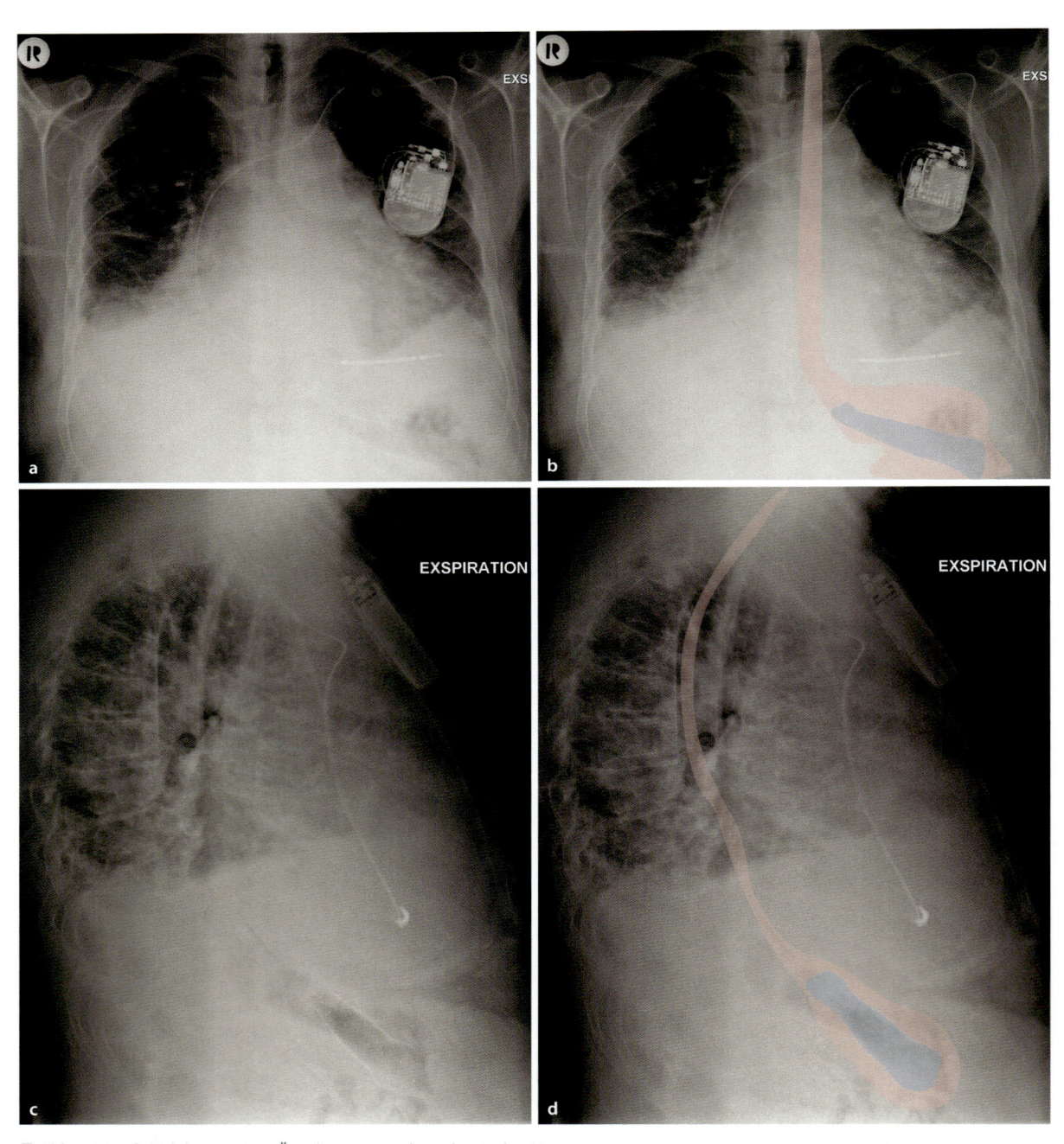

Abb. 5.38a–d Dislokation eines Ösophagusstents komplett in den Magen

Selten wird noch ein zweiter Stent eingelegt wie im Beispiel von ◘ Abb. 5.39. Bei diesem Patienten war der zweite Stent für mehrere Monate offen, bevor tatsächlich eine PEG angelegt werden musste.

Bei der Behandlung von Magenausgangs- bzw. Duodenalstenosen stellt die Stentimplantation eine nichtoperative Alternative zur Anlage einer Gastroenterostomie dar (◘ Abb. 5.40).

Zwischenzeitlich hat die Stentimplantation weitere Einsatzmöglichkeiten, z. B. als »bridge to surgery«. Dabei wird der Zeitgewinn genutzt, den die Stentimplantation durch die Behebung einer akuten Notfallsituation bietet.

Führt ein stenosierendes Kolonkarzinom zu einer Ileussituation, muss eine sofortige Therapie eingeleitet werden.

Die Langzeitergebnisse von nichtelektiven Tumoroperationen sind viel schlechter als die von elektiven Operationen. Außerdem wird im Notfall meist die Anlage eines Anus praeter erforderlich, wodurch der Patient im Rahmen der Rückverlagerung erneut der Gefahr operativer und postoperativer Komplikationen ausgesetzt wird.

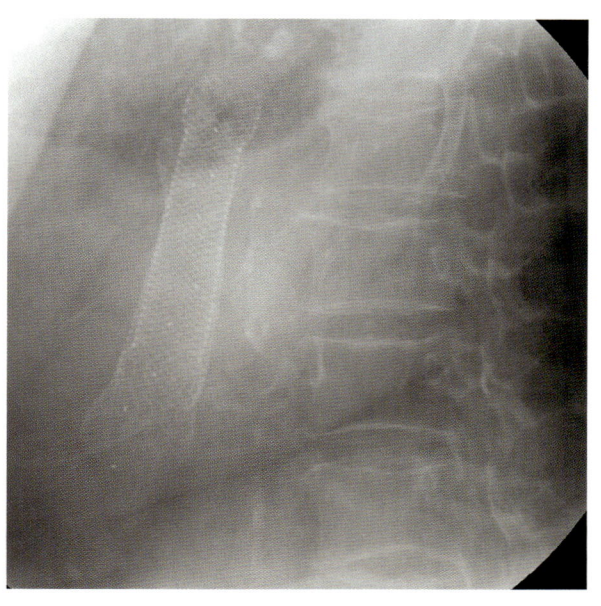

◘ **Abb. 5.39** Stent in Stent nach Enge des zuerst eingebrachten Stents

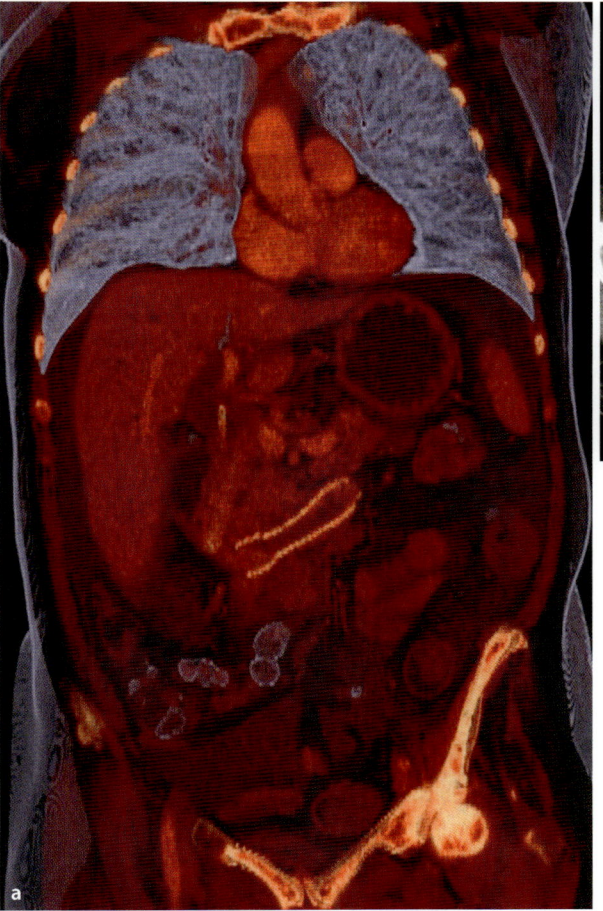

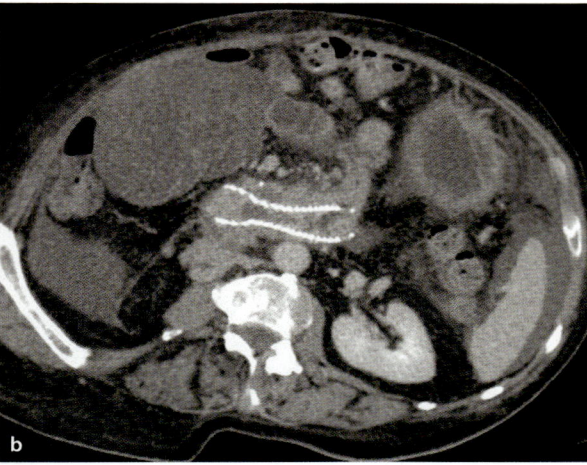

◘ **Abb. 5.40a, b** Stent im Duodenum. In der axialen CT ist das Stentlumen subtotal verlegt

Führt man hingegen primär eine Stentimplantation zur Entlastung durch, kann ein großer Teil der Patienten im weiteren Verlauf einer elektiven Operation mit höherer Erfolgsrate zugeführt werden. Da dabei meist kontinuitätserhaltend operiert werden kann, ist kein Folgeeingriff notwendig.

Abb. 5.41 zeigt die Anlage eines Stents aufgrund einer hochgradigen Enge des Colon sigmoideum durch einen zirkulären Tumorbefall. Durch die Stenteinlage konnte einem Ileus vorgebeugt werden. Auch im Fall von Abb. 5.42 gelang die Prophylaxe eines Ileus durch die Einlage eines Stents im Colon sigmoideum.

Heutzutage kommt eine Stentimplantation nicht nur bei malignen Stenosen zum Einsatz. Stents mit Beschichtung (»gecoverte« Stents) können zur Behandlung von Perforationen und postoperativ bei Anastomoseninsuffizienzen angewandt werden. Als Beschichtungsmaterial wird Polytetrafluorethylen (PTFE; Markenname: Teflon) verwendet. Im Ösophagus kann mit diesen Stents ein Therapieversuch bei anderweitig nicht beherrschbaren Varizenblutungen unternommen werden.

Mit Verbesserung der endoskopischen Technik und durch ständige Weiterentwicklung der Prothesen kam als weiteres Einsatzgebiet für gastrointestinale Stents die transgastrale Ableitung hinzu. Dabei werden größere retroperitoneal gelegene Flüssigkeitsansammlungen über den Magen drainiert. Haupteinsatzgebiet der Methode sind Nekroseareale und Pseudozysten bei Pankreatitis. In der Akutphase einer Pankreatitis erbringt die operative Therapie keine guten Ergebnisse. Neben der transkutanen Drainage (z. B. van-Sonnenberg-Drainage, welche CT- oder sonographisch gesteuert eingebracht wird) kommt aufgrund der engen Lagebeziehung zum Magen die interne Ableitung in Frage. Die Entscheidung, welches Verfahren am besten geeignet ist, wird für jeden Patienten individuell getroffen.

Die Atlanta-Klassifikation unterscheidet zwischen
- akuten Flüssigkeitsansammlungen und
- akuten/chronischen Pseudozysten sowie
- Pankreasabszessen.

Während akute Flüssigkeitsansammlungen in erster Linie bei Infektionen einer Therapie bedürfen und dann endoskopisch oder transkutan behandelt werden sollten, ist bei akuten und chronischen Pseudozysten neben dem endoskopischen auch ein chirurgisches Vorgehen denkbar.

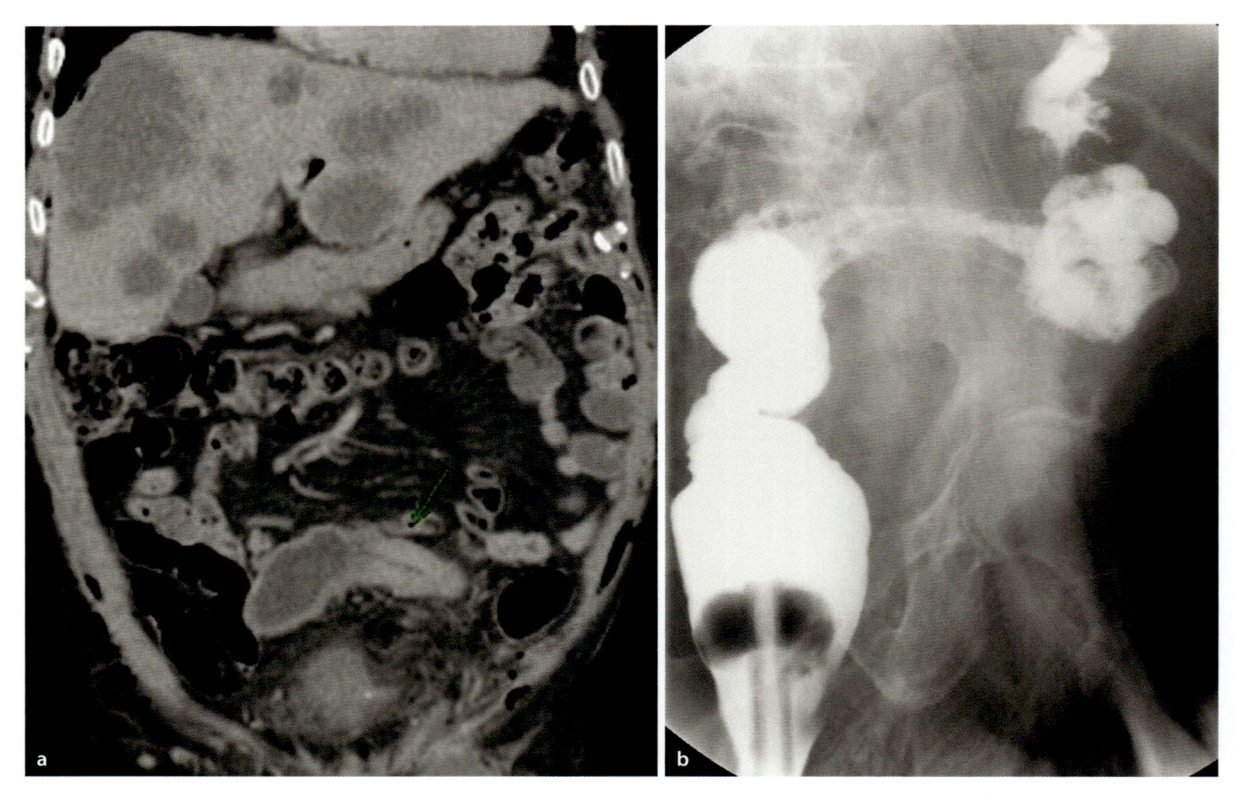

Abb. 5.41a, b Hochgradige Enge des Colon sigmoideum durch einen zirkulären Tumorbefall in der koronaren Rekonstruktion im CT. Die Durchleuchtungsaufnahme zeigt bereits den Zustand nach Einlage eines Stents im Colon sigmoideum, um einem Ileus vorzubeugen und die Zeit bis zu der geplanten Operation zu überbrücken. Das Sigma ist in diesem Abschnitt noch immer eng gestellt, durch den Stent jedoch wieder durchgängig für das Kontrastmittel

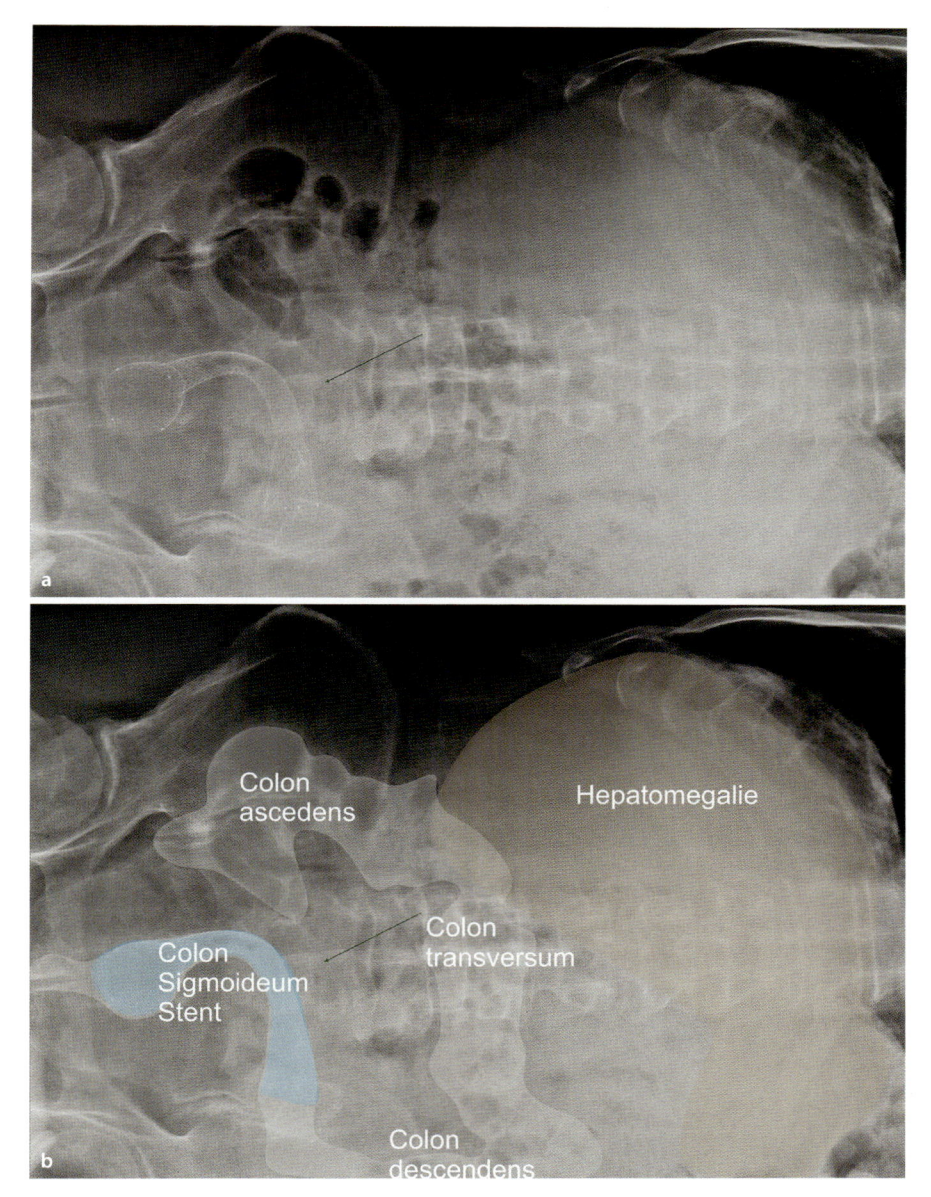

Abb. 5.42a, b Stent im Colon sigmoideum, im seitlichen Röntgenbild in Projektion auf den Unterbauch. Kein Ileusbild

Dabei sind die Erfolgsraten einer Operation tendenziell größer, die Komplikations- und Letalitätsraten jedoch auch.

Transgastrale Drainage

Üblicherweise wird der Verhalt endosonographisch dargestellt. Es folgt die endosonographisch gesteuerte Punktion der Flüssigkeitsansammlung mit einer Hohlnadel, über die ein dünner Draht eingebracht wird. Über den Draht kann anschließend ein Ballonkatheter eingebracht werden, womit der Punktionsweg dilatiert wird. Anschließend werden ein oder mehrere Pigtail-Katheter aus Kunststoff platziert.

Alternativ kann der Punktionsweg weiter dilatiert werden, sodass Instrumente (z. B. Dormiakörbchen) zur Nekrosektomie eingebracht werden können. Außerdem besteht die Möglichkeit, das Endoskop in die Nekrosehöhle einzubringen und eine direkte Spül-Saug-Drainage vorzunehmen.

Zum Offenhalten des Zugangs finden heute auch Metallstents Anwendung, welche über einen speziellen Mechanismus wieder extrahiert werden können.

5.3.2 Gallenwege

Therapeutische Maßnahmen an den Gallenwegen werden bei benignen und malignen Stenosen erforderlich.

> Heute ist die Therapie von Gallengangstenosen die Domäne der Endoskopie, da endoskopische Verfahren für den Patienten komfortabler, risikoärmer und weniger schmerzhaft sind.

Ist eine endoskopische Drainage nicht möglich, stellt die perkutane transhepatische Cholangiodrainage (PTCD) eine Alternative dar.

Bei malignen Gallengangstenosen in kurativen Stadien stellt die Tumorresektion mit Anlage einer biliodigestiven Anastomose die Therapie der Wahl dar. Leider befinden sich nur wenige Patienten zum Zeitpunkt der Diagnosestellung (z. B. Pankreas- oder cholangiozelluläres Karzinom) in einer kurativen Situation.

Endoskopischer Zugangsweg

Dank der ständigen Weiterentwicklung der endoskopischen Technik stellt die endoskopisch retrograde Cholangio-/Pankreatikographie das primäre Verfahren in der Diagnostik und Behandlung von Gallengangstenosen dar. Dabei wird ein Endoskop verwendet, das über eine Seitblickoptik und einen Arbeitskanal verfügt, an dessen Ende der sog. Albaran-Hebel sitzt. Damit können Instrumente gezielt in Richtung Papille bewegt werden.

Zunächst wird die Papille mit einem Katheter intubiert, über den Kontrastmittel appliziert werden kann. Für therapeutische Interventionen ist meist eine Papillotomie, d. h. das Aufschneiden des Sphincter Oddi mittels eines Diathermiedrahts, erforderlich. Über diesen vergrößerten Zugang können z. B. Dormiakörbchen zur Bergung von Gallengangsteinen oder Ballonkatheter eingebracht werden.

Zur vorübergehenden Galledrainage nach außen kann eine nasobiliäre Sonde eingelegt werden. Häufiger finden Endoprothesen aus Kunststoff Anwendung. Damit kann die Galledrainage, z. B. bei primär nicht extrahierbaren Gallensteinen, Gallengangstrikturen oder postoperativer Galleleckage sichergestellt werden.

> **Cave**
> Aufgrund des geringen Innendurchmessers neigen die Kunststoffprothesen recht kurzfristig zur Okklusion (meist nach 3–6 Monaten).

Anwendungsbeispiele sind dargestellt in ◘ Abb. 5.43, ◘ Abb. 5.44, ◘ Abb. 5.45, ◘ Abb. 5.46.

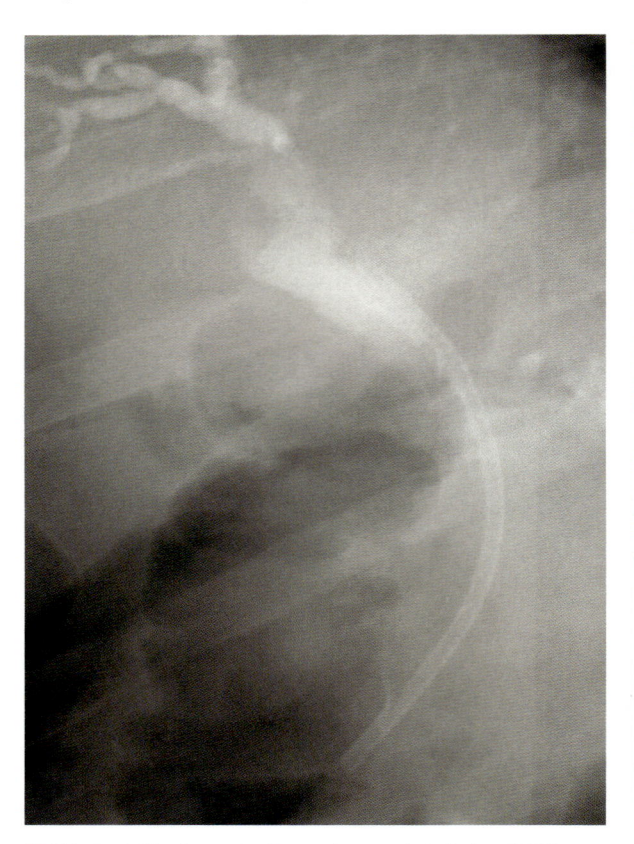

◘ **Abb. 5.43** Plastikstent im Ductus hepatocholedochus (DHC)

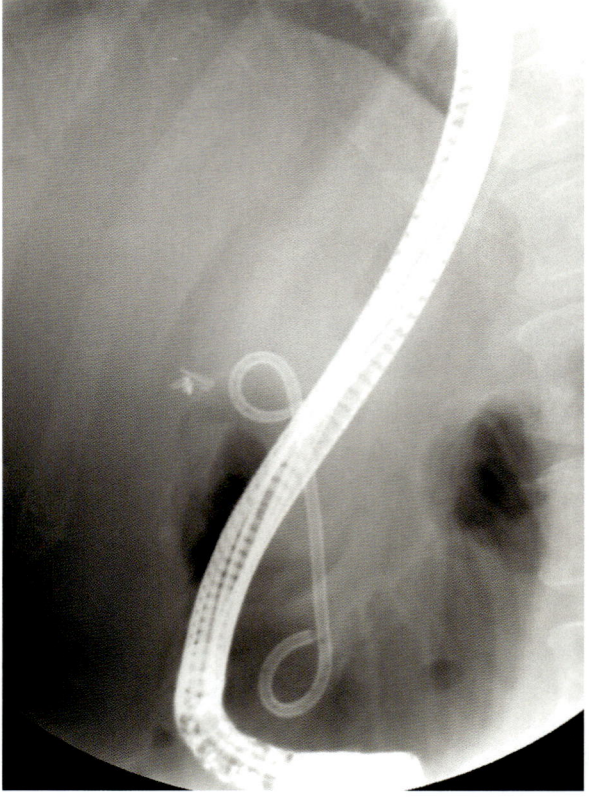

◘ **Abb. 5.44** Pigtail-Stent im Ductus hepatocholedochus (DHC), Zustand nach Cholezystektomie (CHE)

5.3 · Stents

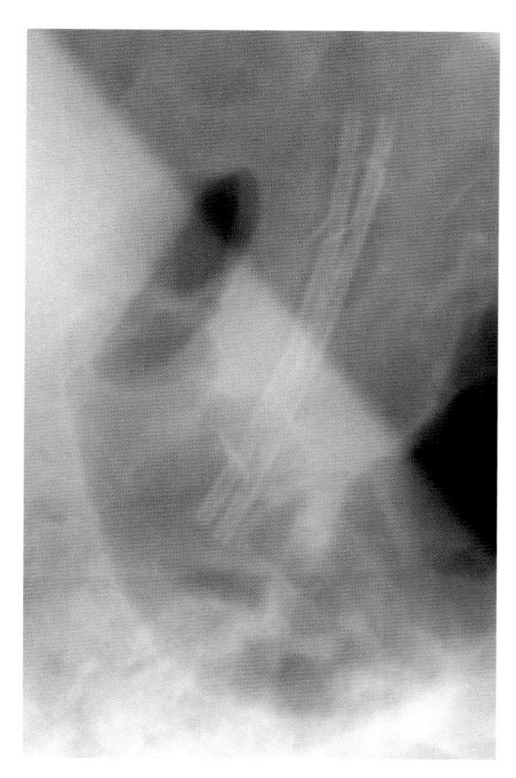

Abb. 5.45 Zwei Plastikstents im Ductus hepatocholedochus (DHC)

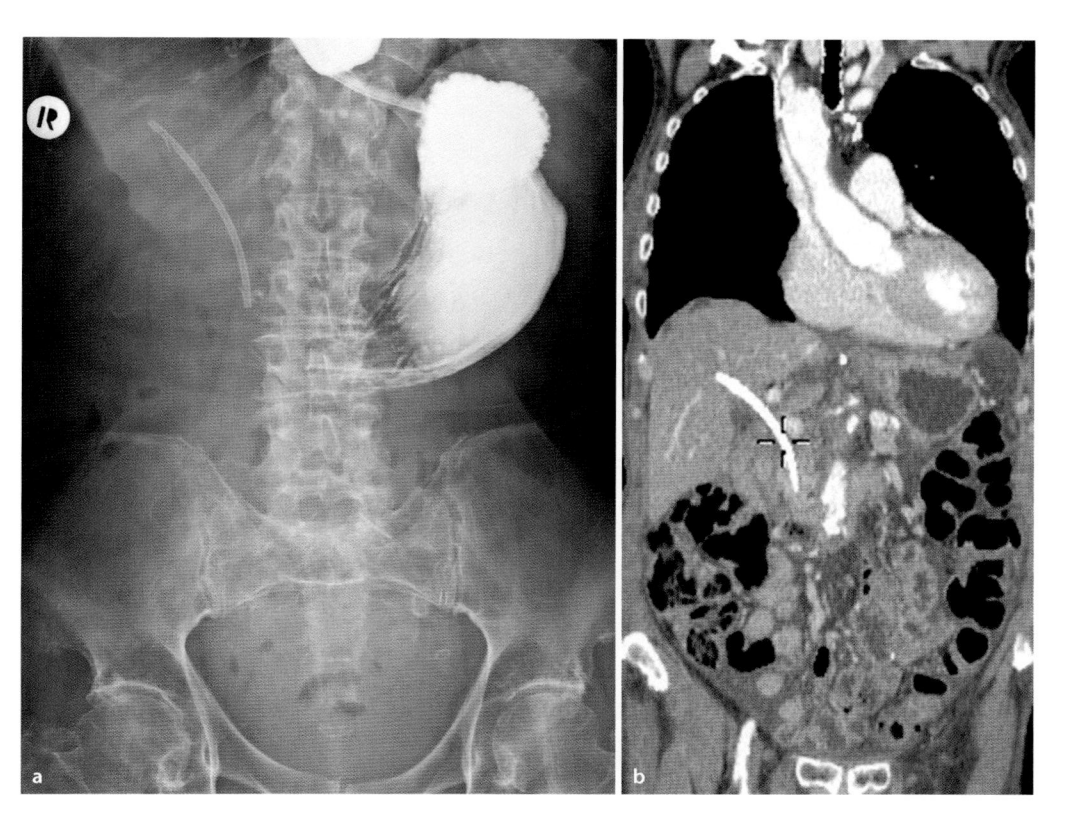

Abb. 5.46a, b DHC-Stent im Röntgenbild und in einer koronaren CT-Rekonstruktion

Zur Therapie maligner Stenosen wurden daher selbstexpandierende Metallstents (◨ Abb. 5.47) entwickelt, z. B.
- Wallstent (Boston Scientific, Watertown, USA),
- Jostent SelfX (Beringen, Schweiz) und
- Luminexx 3 (Bard, Karlsruhe, Deutschland).

Bei Patienten, bei denen der endoskopische Zugangsweg nicht mehr möglich ist, kann die perkutane biliäre Stentdrainage erwogen werden. Eine typische Indikation ist die Behandlung eines malignen Verschlussikterus.

■ **Komplikationen**
- Anlagekomplikationen,
- Verschluss,
- Dislokation.
  Anlagekomplikationen sind in erster Linie
- Blutungen aus der Papille nach Papillotomie (bis zu 2%),
- akute Pankreatitis (1–5%; Reaktion auf das Kontrastmittel bei Applikation in den Pankreasgang) und
- als seltene Komplikation die Via falsa (durch Vorschieben des Führungsdrahtes oder gar des Stents aus dem Gallenwegsystem heraus).

Ansonsten bestehen die allgemeinen Risiken der Endoskopie (▶ Übersicht), die aufgrund der Seitblickoptik bei der endoskopisch retrograden Cholangiopankreatikographie (ERCP) in geringfügig höherem Ausmaß auftreten als z. B. bei der Gastroskopie.

Allgemeine Risiken der Endoskopie
- Aspiration
- Perforation (0,2%)
- Blutung bei Verletzung der Schleimhaut

Der Verschluss eines Gallengangstents führt zur Cholestase (◨ Abb. 5.48). Ursache können eingedickte Sekrete, Konkremente oder Tumorwachstum sein.

Sowohl Dislokationen als auch Obstruktionen kommen bei Plastikstents häufiger vor als bei Metallstents. Metallstents sind jedoch wesentlich kostenintensiver als Plastikstents und können, nachdem sie einmal platziert sind, nur schwer »modifiziert« werden.

5.3 · Stents

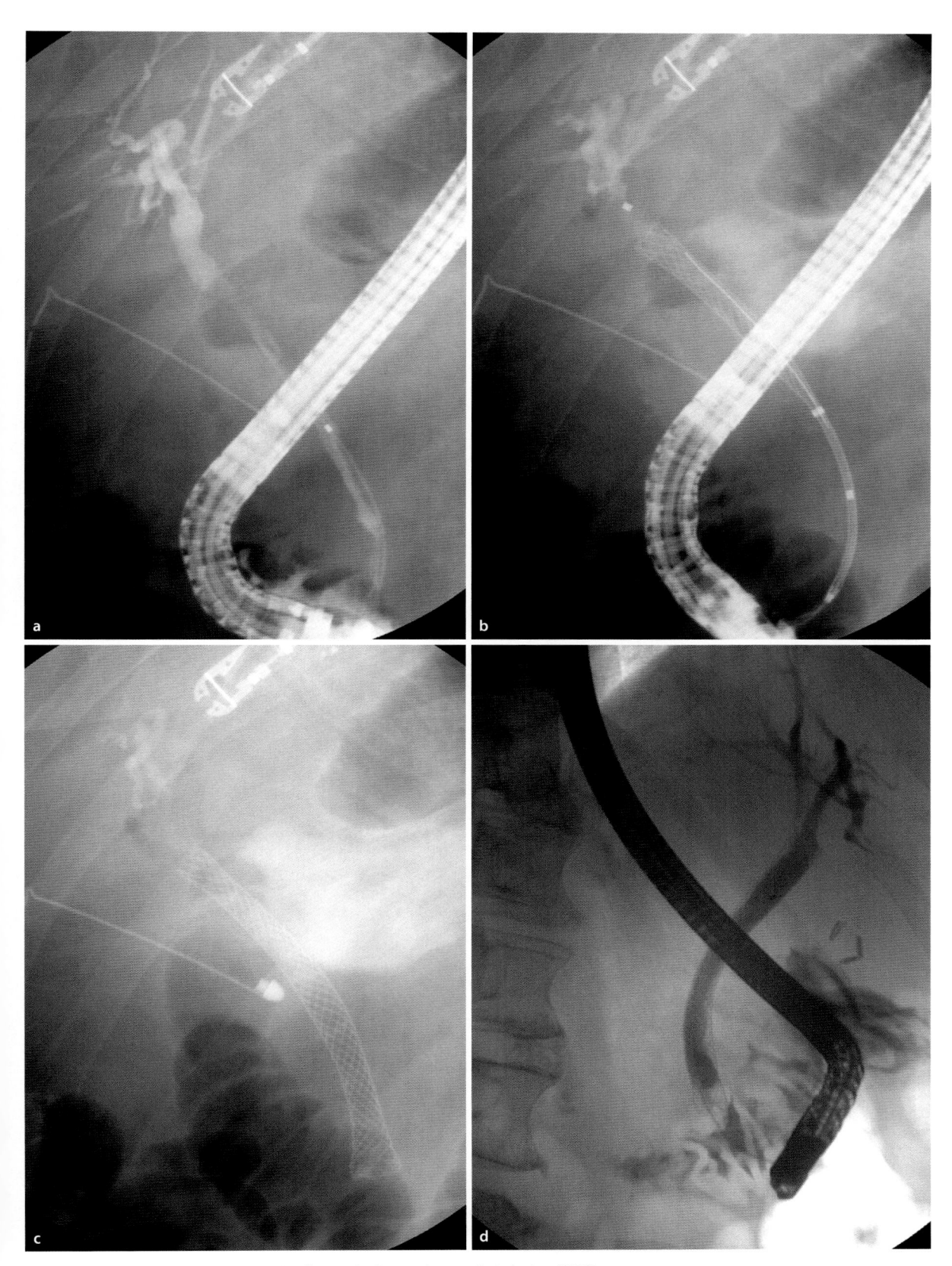

Abb. 5.47a–d Positionierung eines Metallstents im Ductus hepatocholedochus (DHC)

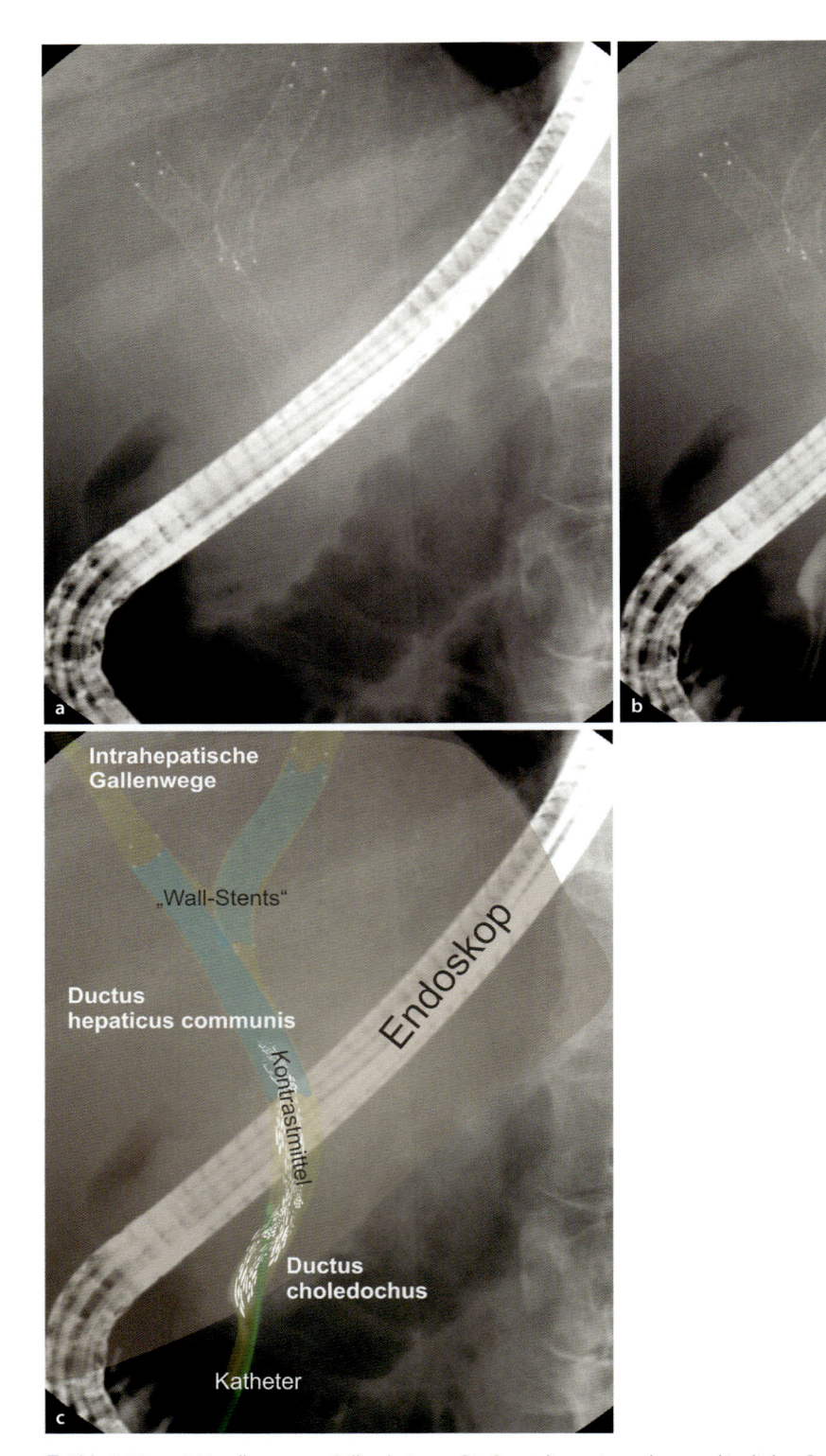

Abb. 5.48a–c 2 Metallstents zur Gallendrainage. Die Stents liegen im rechten und im linken Ductus hepaticus, der rechtshepatische Stent reicht bis in den Ductus hepaticus communis. Dennoch stiegen die Cholestaseparameter, und sonographisch wurden deutlich erweiterte Gallengänge festgestellt. Nach der Sondierung des DHC mit Kontrastmittelapplikation zeigt sich ein KM-Stopp im distalen Drittel des Stents als Nachweis des Stentverschlusses

> Eine Entfernung eines Metallstents ist grundsätzlich nicht möglich. Bei Problemen kann nur versucht werden, in den Metallstent einen weiteren Metallstent oder auch Plastikstents einzulegen (◘ Abb. 5.49).

Probleme durch Dislokationen von Plastikstents sind in ◘ Abb. 5.50, ◘ Abb. 5.51 und ◘ Abb. 5.52 dargestellt.

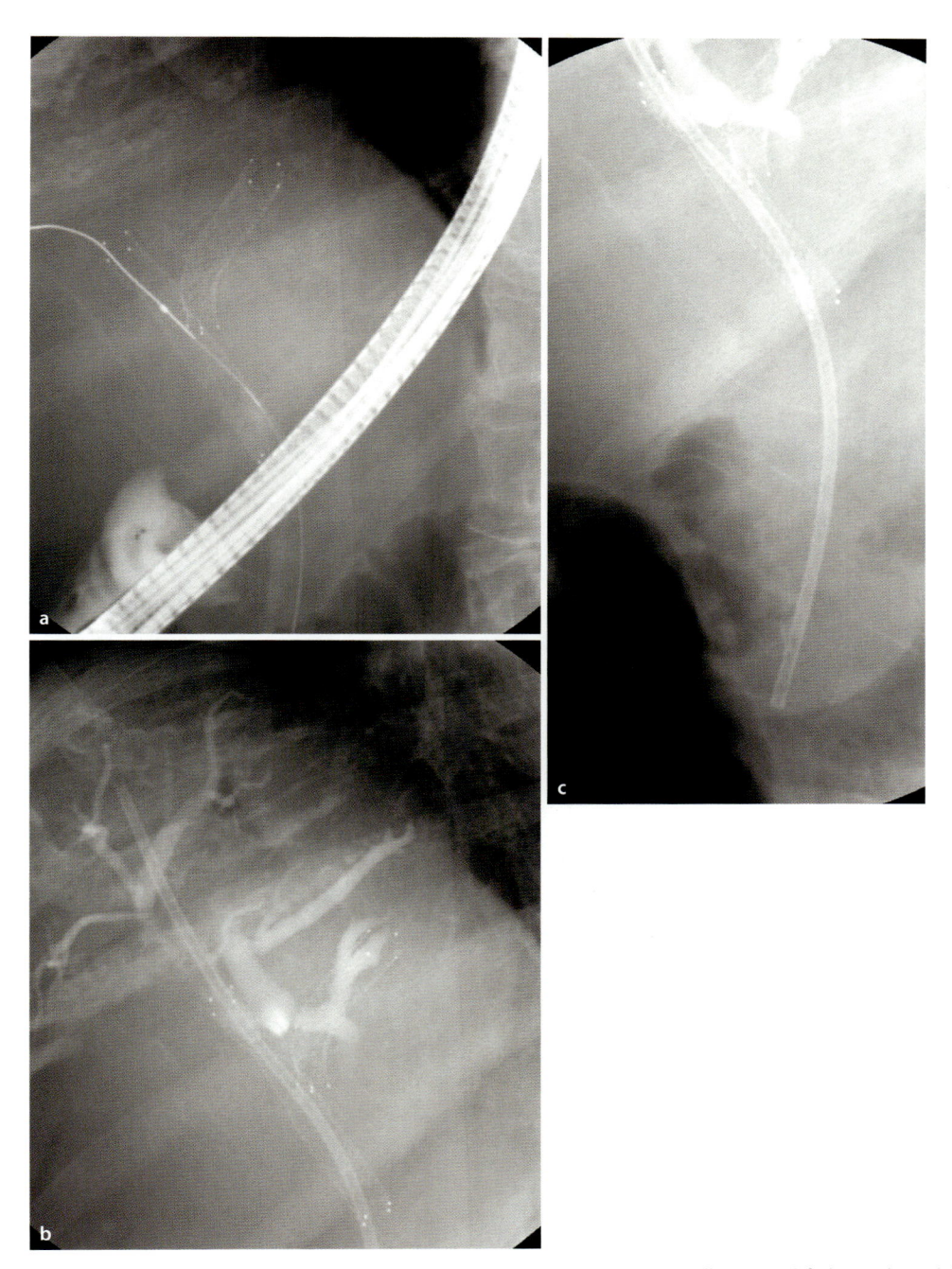

◘ Abb. 5.49a–c Neuanlage einer Gallendrainage bei Stentverschluss. Ausgangslage waren 2 Metallstents im Bifurkationsbereich bei Klatskin-Tumor. Aktuell Cholestase durch Verschluss beider Stents. Nach Sondierung des Stents mit einem dünnen Draht konnte Kontrastmittel in die Gallengänge appliziert werden. Das Kontrastmittel läuft nicht über die verschlossenen Stents ab und verbleibt im intrahepatischen Gallengangsystem. Daher wurde nach vorsichtiger Sondierung des rechtshepatischen Stents über einen Katheter ein neuer kleinerer Plastikstent zur Gallendrainage eingelegt

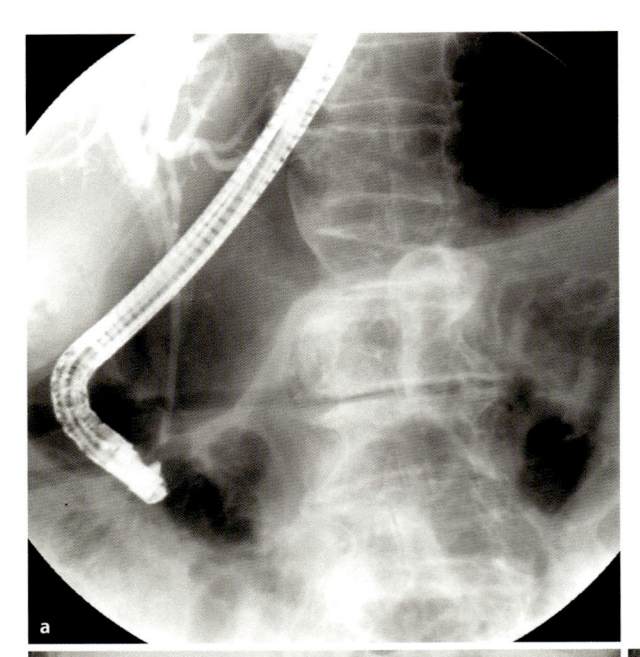

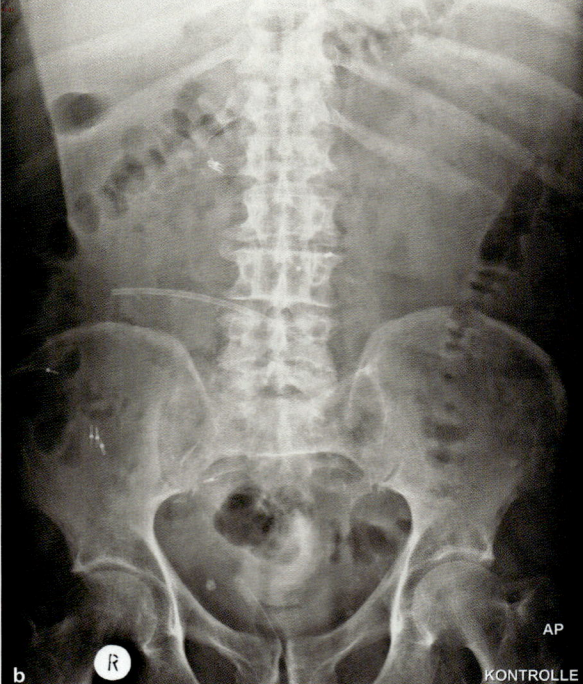

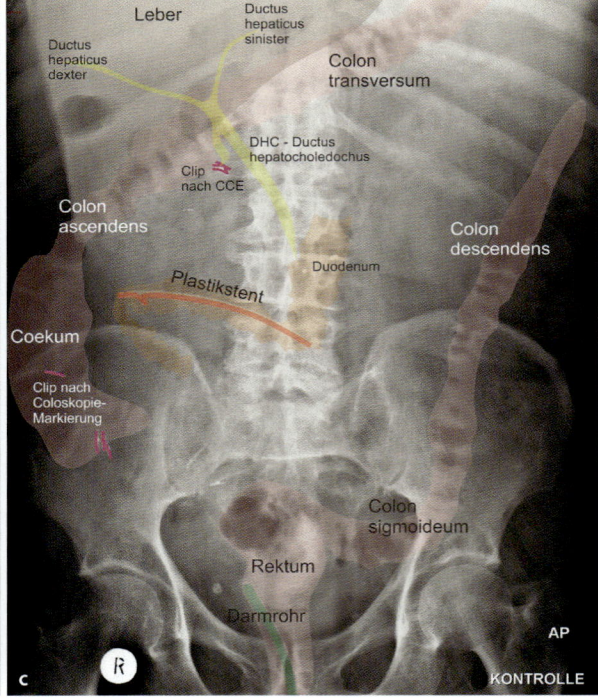

Abb. 5.50a, b Zustand nach Stenteinlage im Ductus hepatocholedochus (DHC). **a** Der Plastikstent liegt in korrekter Position. **b, c** In einer Übersichtaufnahme des Abdomens wenige Wochen nach der Stenteinlage zeigt sich die Dislokation des Plastikstents (rot). Der Stent liegt in Projektion auf den Dünndarm. Der DHC (gelb) ist nicht abgrenzbar, seine Position ist allerdings durch den Clip (lilafarben) am Abgang des Ductus cysticus nach Cholezystektomie relativ gut indirekt markiert. Weitere Clips sind in Projektion auf das Zökum abgrenzbar, dabei handelt es sich um Markierungen einer Raumforderung nach Koloskopie

5.3 · Stents

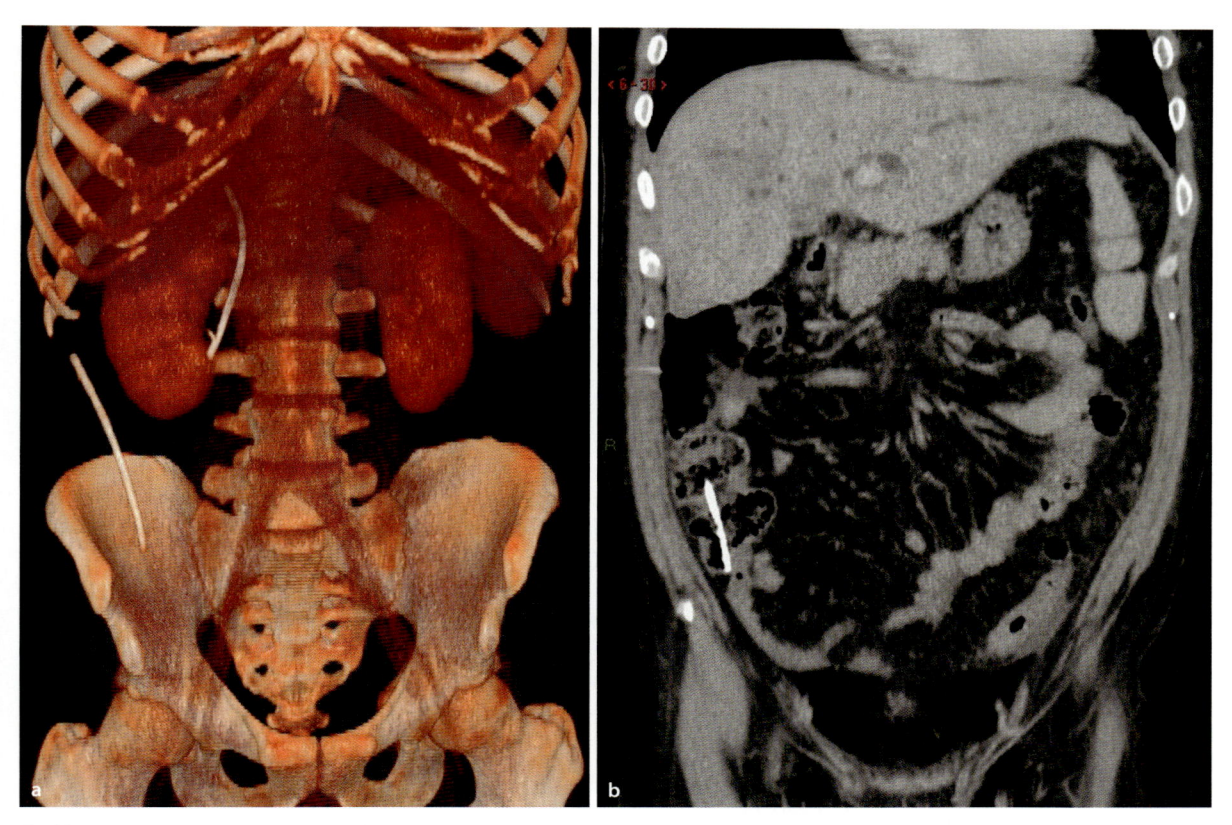

Abb. 5.51a, b Dislokation eines Plastikstents aus dem Ductus hepatocholedochus (DHC). Dieser Stent liegt in der CT-Kontrolle bereits im Zökum. In den DHC ist zwischenzeitlich ein neuer Stent eingelegt worden

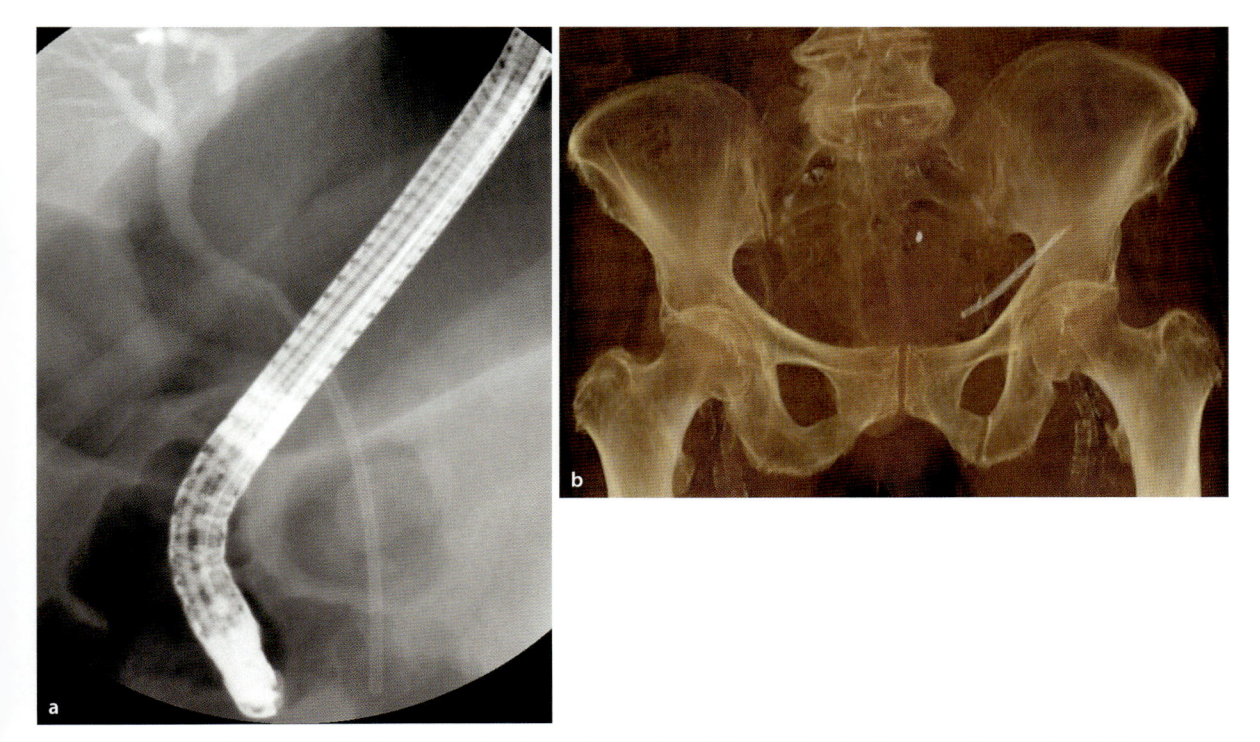

Abb. 5.52a, b Dislokation eines Plastikstents aus dem Ductus hepatocholedochus (DHC). **a** Abschlusskontrolle nach Stenteinlage. **b** Die CT-Rekonstruktion zeigt den Stent einige Zeit später in Projektion auf das Colon sigmoideum

Perkutan-transhepatischer Zugangsweg zur Cholangiodrainage (PTCD)

Die ersten Berichte über die perkutan-transhepatische Galleableitung gehen auf das Jahr 1952 zurück.

- **Indikationen**
- Therapie bei malignem Verschlussikterus:
  - Linderung cholestaseassoziierter Beschwerden,
  - Vermeidung einer bakteriellen Cholangitis.
- Vorübergehende Cholangiodrainage bei Patienten mit Steinleiden.
- Seltener als Zugangsweg für diagnostische oder therapeutische Maßnahmen.

- **Durchführung**

Die PTCD erfolgt in Lokalanästhesie mit periinterventioneller Sedierung und Antibiotikaprophylaxe.

Zunächst wird die Leber perkutan mit einer dünnkalibrigen Chiba-Nadel punktiert. Unter Injektion von verdünntem Kontrastmittel wird die Nadel nun langsam zurückgezogen, bis sich Gallenwege kontrastieren (Abb. 5.53a).

Wenn ein Gallenweg getroffen wurde, kann nun über die Hohlnadel ein dünner Führungsdraht eingebracht werden (Abb. 5.53b).

Über diesen Führungsdraht kann eine Schleuse eingeführt werden, die den Zugang sichert. Anschließend wird der dünnere Draht gegen einen stabilen Führungsdraht eingewechselt, welcher bis zum Duodenum vorgeschoben wird (Abb. 5.53c).

Über den Führungsdraht kann dann ein seitlich perforierter Katheter eingebracht werden, der mit der Spitze im Duodenum platziert werden soll (Abb. 5.53d, e). Dazu werden Katheter mit 7,6–8,4 Fr verwendet, die an der Haut mit einer Naht befestigt werden. Über diese Katheter ist eine Ableitung der Galle nach extern und nach innen möglich.

Ist die Ableitung für längere Zeit geplant, werden die primär eingebrachten schmalen Katheter durch sog. Münchner Drainagen ersetzt. Diese sind mit Durchmessern von 8–20 Fr erhältlich. Die Drainagen werden aus einem weichen Material gefertigt und haben am kutanen Ende eine flache und verschließbare Abschlussplatte, die der Haut anliegt.

Münchener Drainagen können als externe (Abb. 5.54) und als interne Ableitung verwendet werden, in letzterem Fall ist die externe Ableitung weiterhin möglich (Abb. 5.55).

- **Komplikationen**
- Infektionen, Sepsis,
- Blutungen,
- Fehlpunktionen, Pneumothorax,
- biliovaskuläre Fistel mit Hämobilie,
- arteriobiliäre Fistel,
- arterioportale Fistel,
- Katheterfehlfunktionen:
  - Dislokation,
  - Okklusion,
  - Leckage.

5.3 · Stents

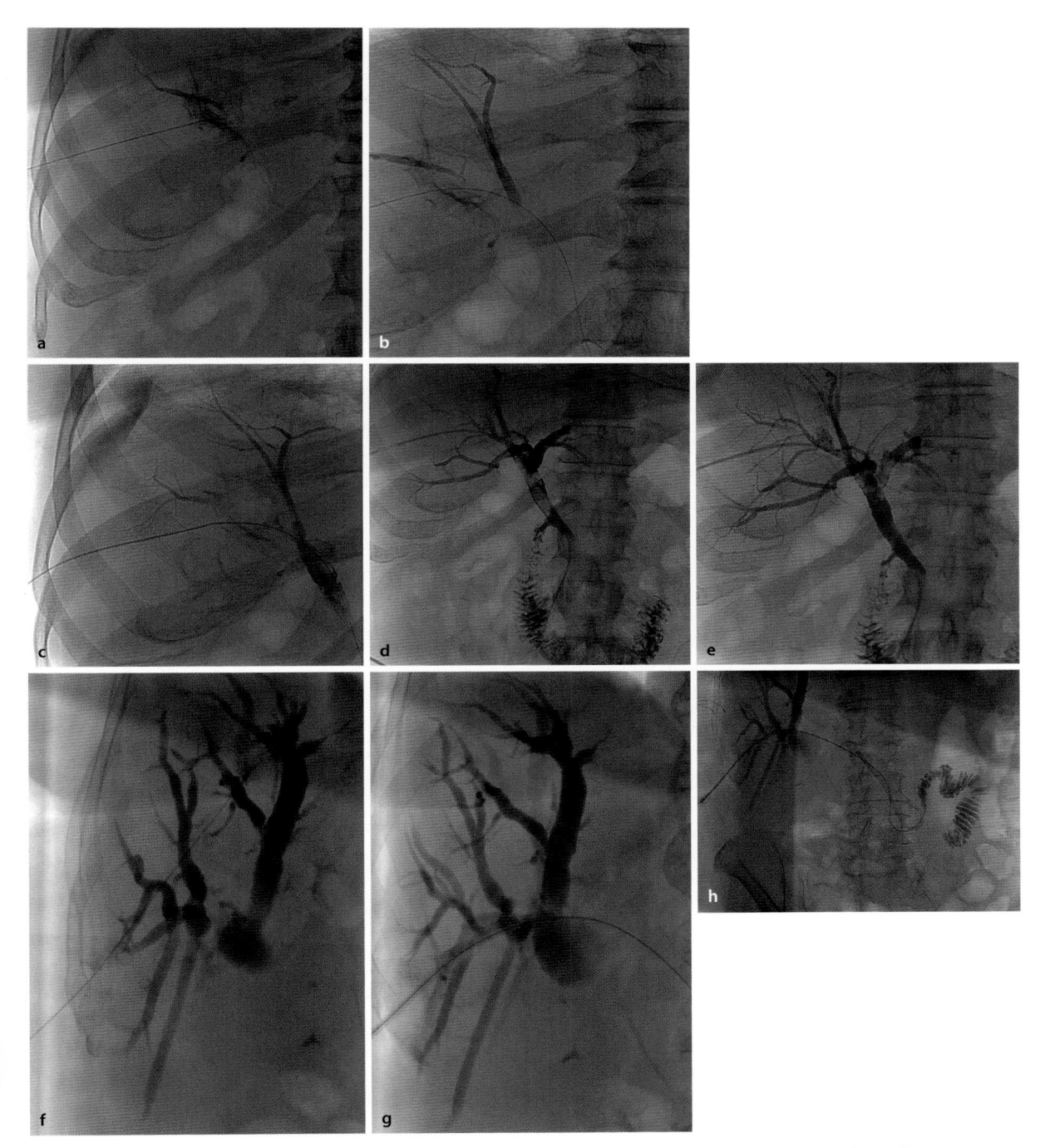

Abb. 5.53a–h Perkutan-transhepatische Galleableitung (PTCD): **a** Chiba-Nadel und teilkontrastiertes intrahepatisches Gallenwegsystem. **b** Führungsdraht von rechts eingebracht bis ins Duodenum. **c** Dickerer Führungsdraht von rechts eingebracht bis ins Duodenum. **d, e** Drainage von rechts eingebracht bis ins Duodenum. **f–h** PTCD zusätzlich bei Verschluss des DHC-Stents

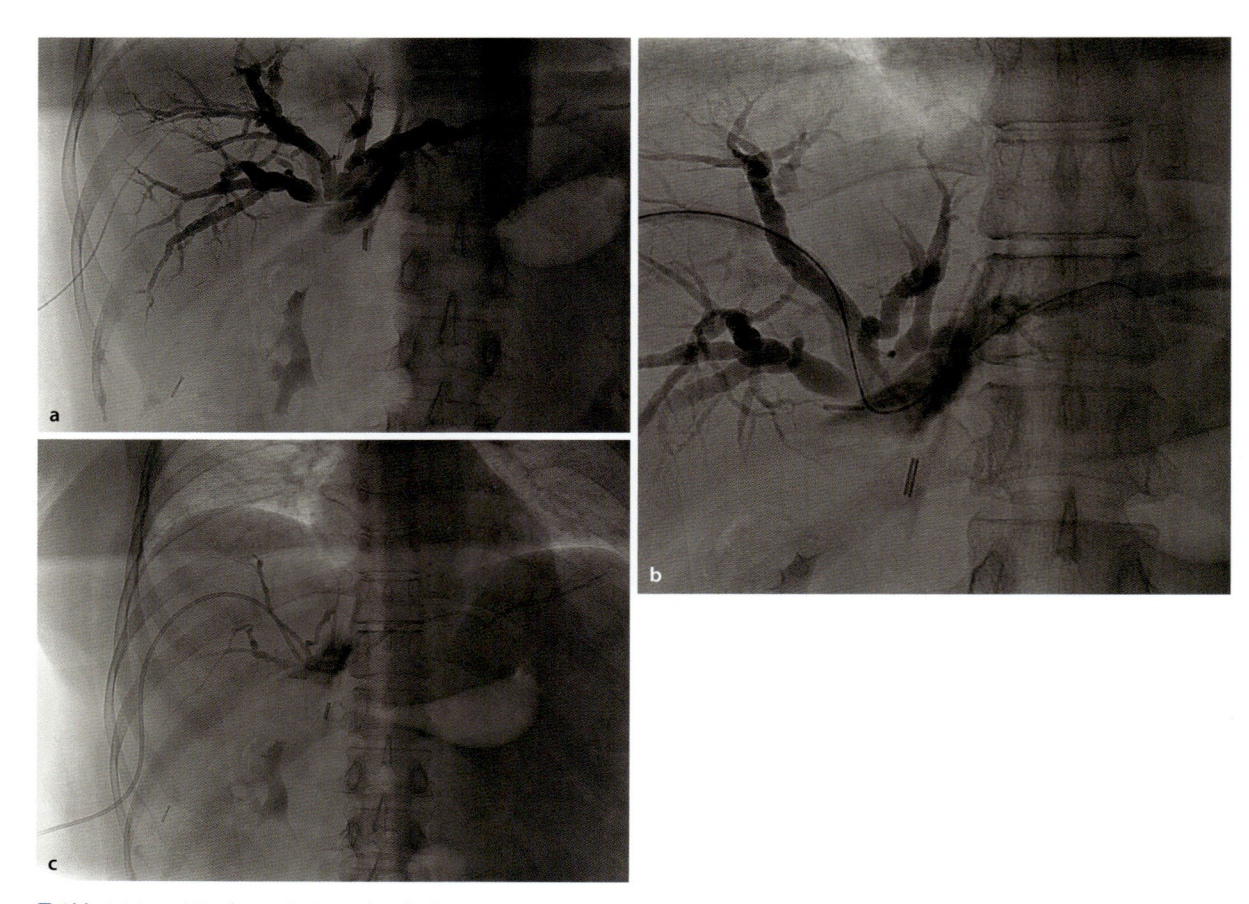

Abb. 5.54a–c Münchener Drainage bei Cholestase. Die Drainage wird in diesem Beispiel als externe Ableitung genutzt

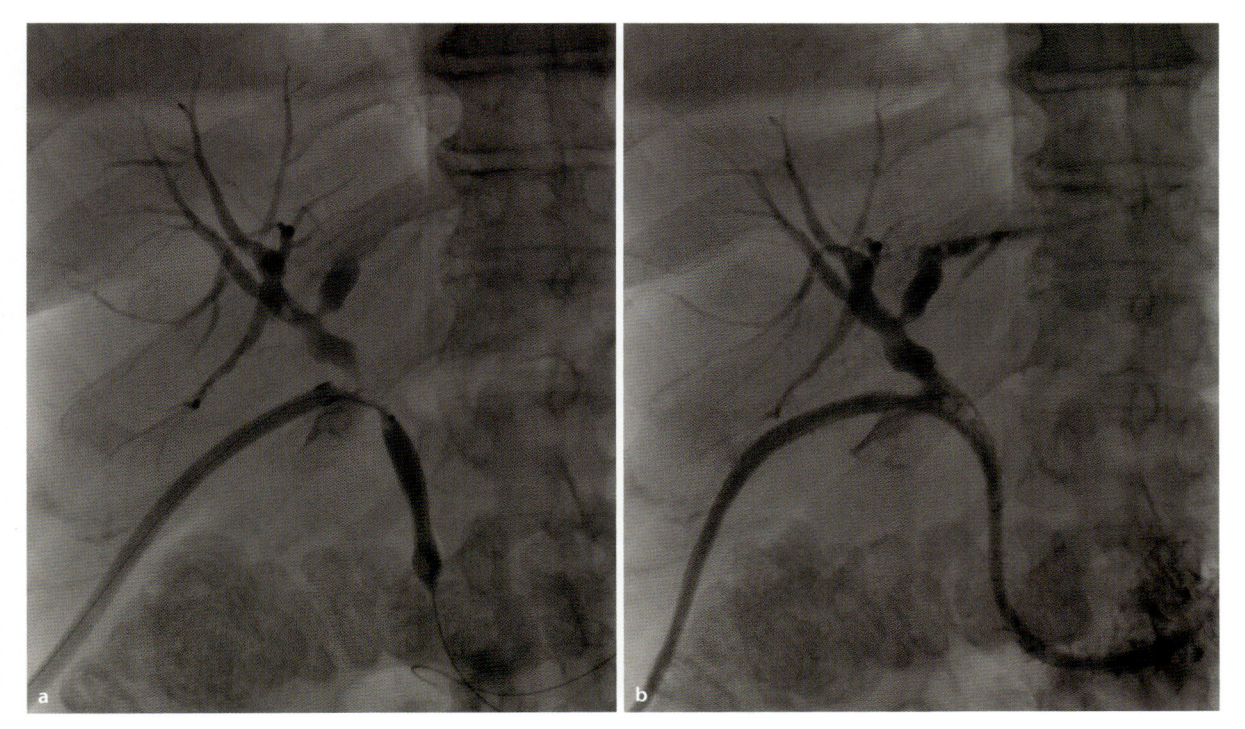

Abb. 5.55a, b Münchener Drainage bei Cholestase. Die Drainage wird in diesem Beispiel nach Papillendilatation sekundär als interne Ableitung genutzt. Eine externe Ableitung ist weiterhin möglich

Transjugulärer intrahepatischer portosystemischer Shunt (TIPS)

Ein transjugulärer intrahepatischer portosystemischer Shunt ist eine Stentverbindung zwischen der Pfortader und einer Lebervene. TIPS werden in der Regel interventionell radiologisch angelegt.

- **Indikationen**
- Prävention rezidivierender Varizenblutungen bei Versagen der endoskopischen und medikamentösen Therapie,
- therapieresistenter Aszites,
- Budd-Chiari-Syndrom,
- hepatorenales oder hepatopulmonales Syndrom,
- überbrückend vor Transplantation.

> Die Indikation ist interdisziplinär zu stellen.

- **Durchführung**

Die TIPS-Anlage erfolgt in Lokalanästhesie mit periinterventioneller Sedierung oder in Intubationsnarkose und unter Antibiotikaprophylaxe.

Zunächst wird (oft sonographisch gestützt) eine Schleuse in die rechte V. jugularis interna eingebracht (Abb. 5.56a). Über diese Schleuse wird unter Durchleuchtungskontrolle ein Katheter bis in die rechte oder mittlere Lebervene vorgeschoben (Abb. 5.56b). Unter Durchleuchtung und teils zusätzlicher sonographischer Kontrolle wird von der Lebervene zum rechten Pfortadersystem gestochen (Abb. 5.56c).

Über diesen Stichkanal wird ein Draht in den Pfortaderhauptstamm eingebracht (Abb. 5.56d). Über den Draht kann ein Katheter vorgeschoben werden. Der Stichkanal wird zunächst mit einem Ballonkatheter dilatiert. Anschließend wird der endgültige Metallstent eingesetzt, der auf 9–12 mm aufdilatiert wird (Abb. 5.56e).

Abschließend werden die Durchgängigkeit und der regelrechte Kontrastmittelabstrom des Shunts überprüft (Abb. 5.56f, g).

Abb. 5.57 zeigt einen bogenförmigen Stent in Projektion auf den Leberhilus, Abb. 5.58 einen Stent im Leberhilus von Pfortader zur V. cava inferior.

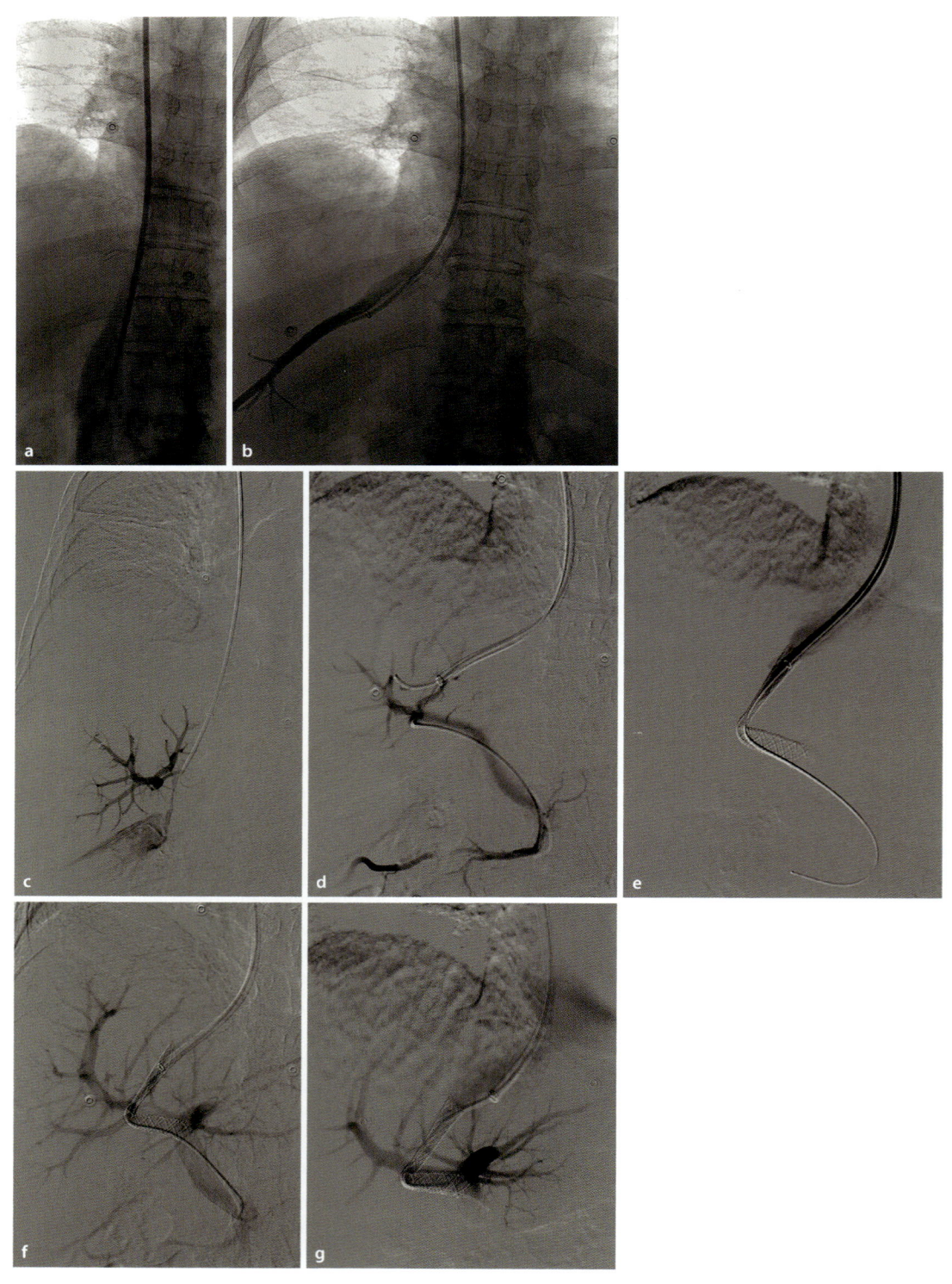

Abb. 5.56a–g Anlage eines transjugulären intrahepatischen portosystemischen Shunts (TIPS). **a** Eine Schleuse wird (oft sonographisch gestützt) in die rechte V. jugularis interna eingebracht, über die unter Durchleuchtungskontrolle ein Katheter bis in die rechte oder mittlere Lebervene vorgeschoben wird (**b**). **c** Unter Durchleuchtung und teils zusätzlicher sonographischer Kontrolle wird von der Lebervene zum rechten Pfortadersystem gestochen. **d** Einbringen eines Drahtes in den Pfortaderhauptstamm über diesen Stichkanal. **e** Über den Draht kann ein Katheter vorgeschoben werden. Dilatation des Stichkanals mit einem Ballonkatheter. Anschließend Setzen des endgültigen Metallstents, der auf 9–12 mm aufdilatiert wird. **f, g** Abschließend Überprüfung der Durchgängigkeit und des regelrechten Kontrastmittelabstroms des Shunts

5.4 · Operative Verfahren bei Adipositas

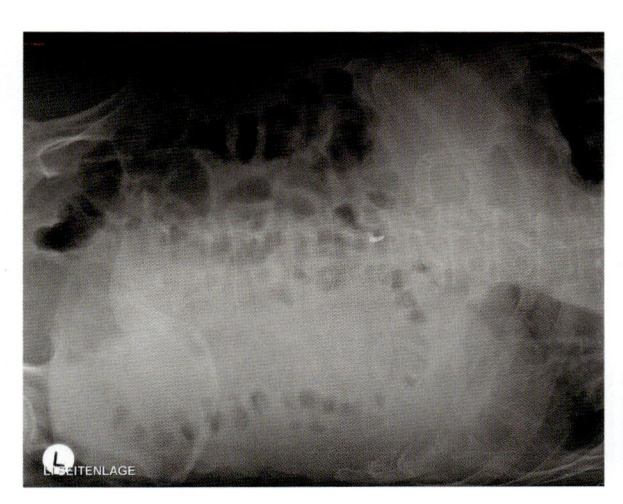

Abb. 5.57 Bogenförmiger Stent in Projektion auf den Leberhilus, vereinbar mit transjugulärem intrahepatischem portosystemischem Shunt (TIPS)

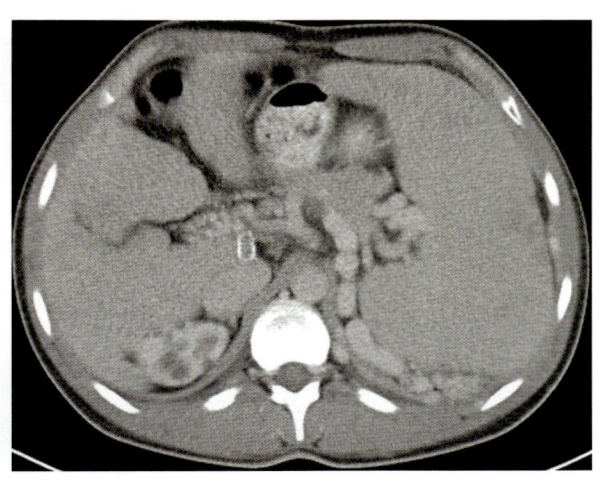

Abb. 5.58 Stent im Leberhilus von Pfortader zur V. cava inferior

- **Komplikationen**
- Hepatische Enzephalopathie,
- Dysfunktion,
- Verschluss,
- Blutung,
- biliovaskuläre Fistel mit Hämobilie,
- arteriobiliäre Fistel,
- arterioportale Fistel.

5.4 Operative Verfahren bei Adipositas

Die bariatrische Chirurgie hat die Bekämpfung des krankhaften Übergewichts zum Ziel. ◘ Abb. 5.59 zeigt den stark vergrößerten Magen bei Adipositas.

> Allen Verfahren ist gemein, dass sie ein schnelleres und dauerhafteres Sättigungsgefühl induzieren.

5.4.1 Magenballon

Ein Magenballon (»intragastric balloon system«) ist ein weicher dehnbarer, mit Kochsalzlösung gefüllter Ballon aus Silikon, der gastroskopisch in den Magen eingeführt wird. Im Magen kann er über ein Ventil mit der gewünschten Flüssigkeitsmenge aufgefüllt werden. Durch die permanente Füllung des Magens soll ein schnelleres und dauerhafteres Sättigungsgefühl erreicht werden.

Röntgenaufnahmen sind nicht notwendig.

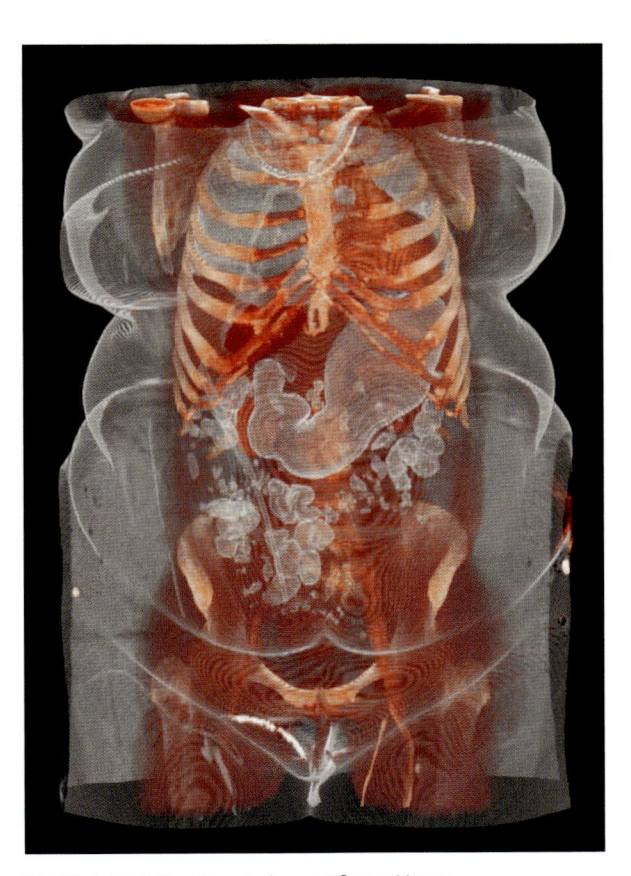

Abb. 5.59 Adipositas, stark vergrößerter Magen

5.4.2 Gastric banding

Bei Patienten mit diät- und therapieresistenter Adipositas kann laparoskopisch ein um den Magen geschlungenes Silikonband implantiert werden. Die Indikation wird in der Regel bei einem Body Mass Index von mehr als 35 kg/m² gestellt.

Das Magenband wird im Rahmen einer Laparoskopie um den Magenfundus geschlungen. Dadurch wird der Magendurchmesser im Eingangsbereich erheblich verringert. Durch die schneller empfundene Füllung des Magens soll ein früheres Sättigungsgefühl einsetzen. Die Nahrung verbleibt zusätzlich länger im Magen, sodass das Sättigungsgefühl anhält.

Der Durchmesser des Magenbandes, das eher einem Magenschlauch entspricht und einen flüssigkeitsgefüllten Hohlraum aufweist, kann über ein Portsystem reguliert werden. Der Portkörper wird subkutan in die Bauchwand implantiert (Abb. 5.60, Abb. 5.61).

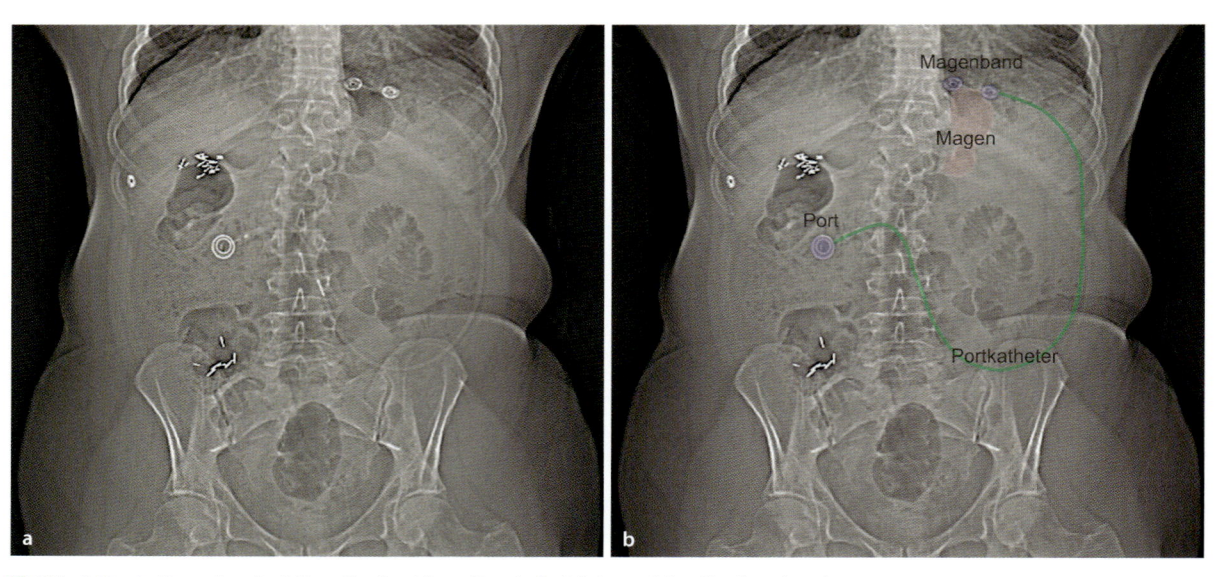

Abb. 5.60a, b Magenband mit Port. Der Portkörper liegt in Projektion auf den Oberbauch rechts

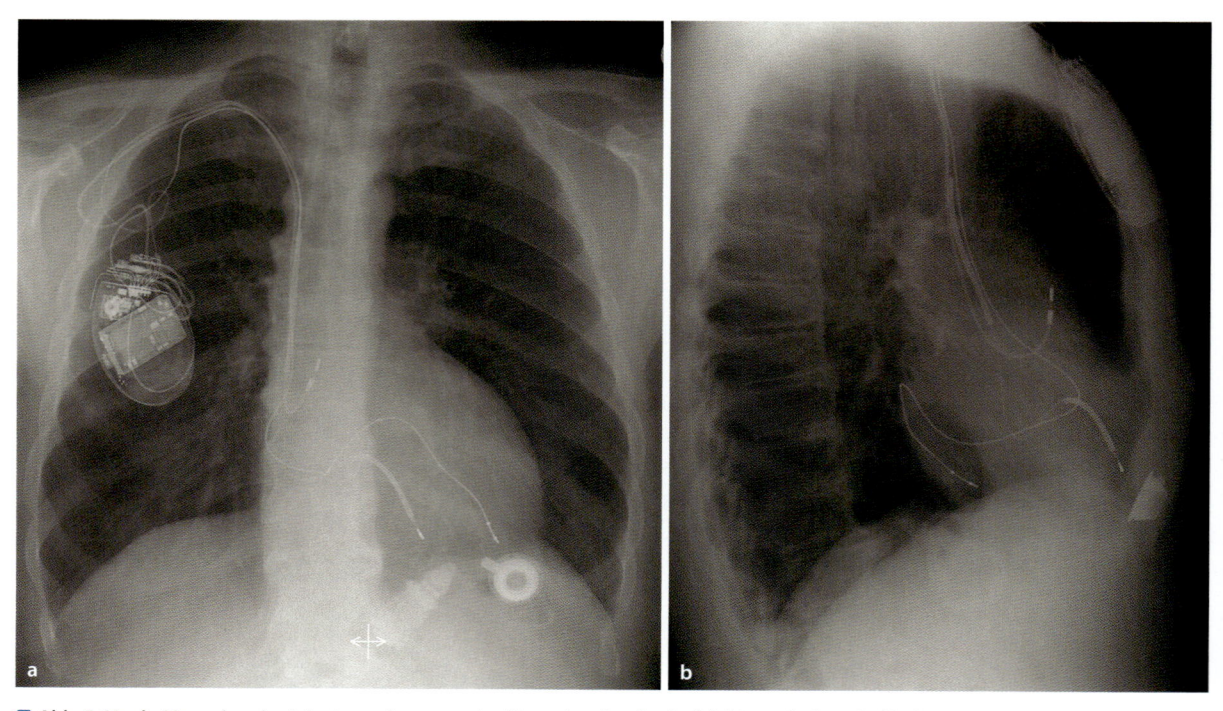

Abb. 5.61a, b Magenband mit Port zum Anpassen des Magenbandes. Zusätzlich biventrikulärer Defibrillator

5.4 · Operative Verfahren bei Adipositas

Im Rahmen der radiologischen Nachsorge werden Passageaufnahmen mittels KM-Breischluck unter Durchleuchtung angefertigt. Der Ablauf des Kontrastmittels wird dokumentiert; dabei werden die Lage des Magenbands und die verbleibende Lumenweite kontrolliert. Das verbleibende Lumen kann in der gleichen Sitzung gegebenenfalls korrigiert werden. Außerdem werden Komplikationen wie Leckage oder Perforation ausgeschlossen (Abb. 5.62, Abb. 5.63).

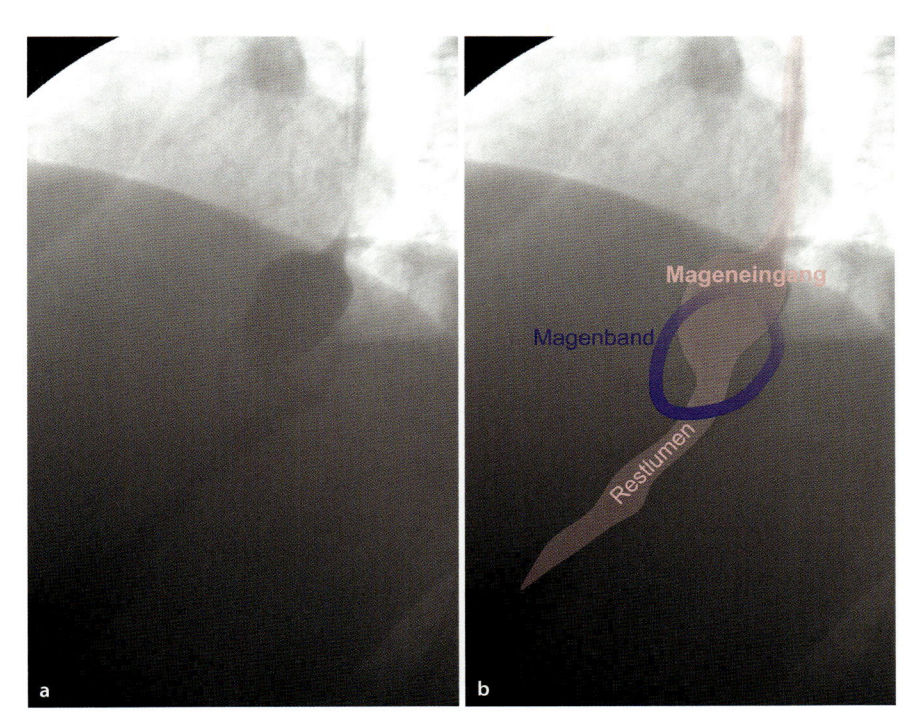

Abb. 5.62a, b Durchleuchtungsuntersuchung eines Magenbandes. Wir sehen die röntgendichten Anteile des Bandes ringförmig um den Magenfundus liegen. Oberhalb des Bandes der Mageneingang, der ein etwas größeres Lumen aufweist als der Restmagen aboral des Magenbandes

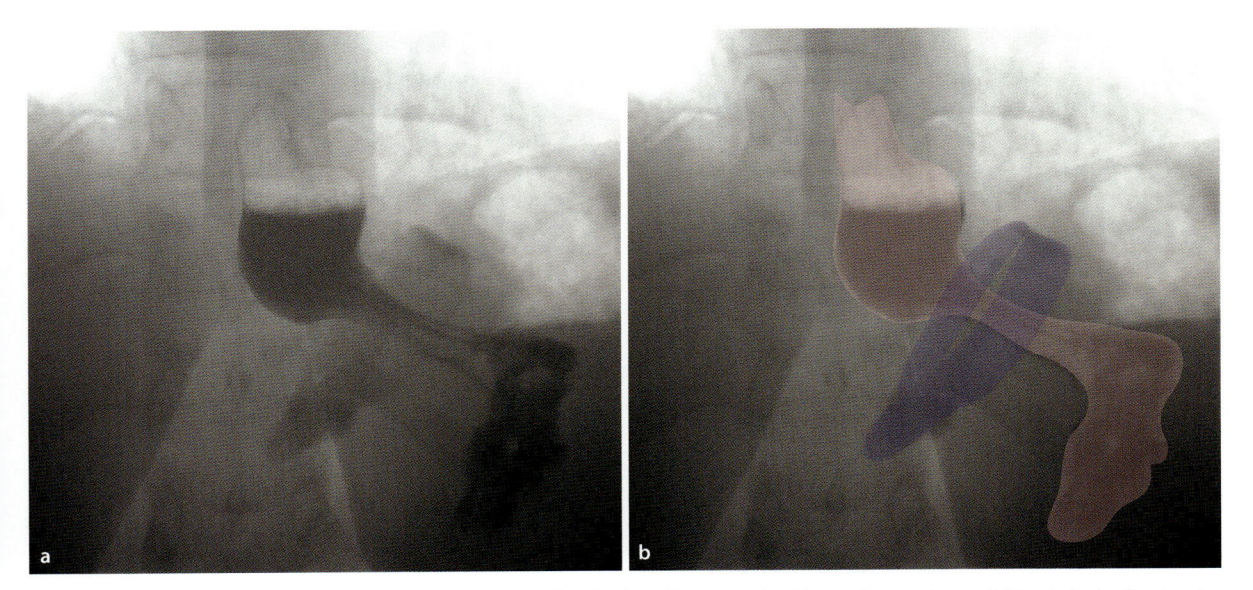

Abb. 5.63a, b Durchleuchtungsuntersuchung eines Magenbandes (ringförmig um den Mageneingang liegend). Oberhalb des Bandes der Mageneingang, der ein etwas größeres Lumen aufweist als der Restmagen aboral des Magenbandes

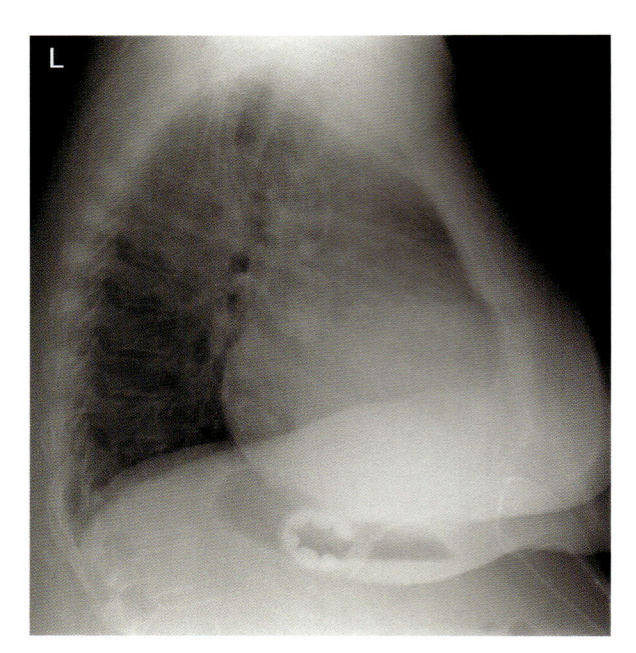

Abb. 5.64 Magenband mit KM-Füllung, hier kann man den Durchmesser des Magenbandes gut ausmessen

Über einen Katheter ist der Portkörper an das Magenband angeschlossen. Durch Applikation oder Aspiration von NaCl über den Port kann das Lumen des Magenbandes im Rahmen der Therapieanpassung verringert oder vergrößert werden (◘ Abb. 5.64).

Die gewünschte Einstellung des Durchmessers beträgt meist 3–4 mm. Bei deutlicher Überschreitung dieser Einstellung kann der gewünschte Effekt verringert sein oder ganz ausbleiben. Stellt man das Band jedoch enger ein, kann dies die Aufnahme von Flüssigkeiten erschweren; dies sollte entsprechend vermieden werden.

> Leider kann man durch ein Magenband und dessen perfekte Einstellung nicht verhindern, dass Patienten (wie in der Adipositassprechstunde geschehen) Nahrungsmittel wie Schokolade oder Nutella im Mikrowellenofen schmelzen, Erdnüsse im Mixer zermahlen, hochkalorische Nahrungsmittel in Flüssigkeiten auflösen und durch einen Strohhalm in größeren Mengen an eben jener Engstelle »vorbei schmuggeln«.

In oben genannten Fall haben wir Monate gebraucht, um den wahren Grund der ausbleibenden Gewichtsreduktion in Kenntnis zu bringen. Die Patientin wurde in dieser Zeit 6-mal unter Durchleuchtung untersucht, ohne dass wir einen Fehler am Magenband finden konnten. Der Psychologe fand den »Fehler« schließlich. Nun, manchmal liegt es eben nicht (nur) an den Ärzten.

Komplikationen

Eine erhöhte Komplikationsrate besteht perioperativ durch die vorbestehende Adipositas. Darüber hinaus sind folgende Komplikationen zu verzeichnen:
- Infektion,
- Dysphagie,
- Reflux,
- Passagestörung,
- Migration oder Dislokation des Magenbandes.

5.4.3 Magenschrittmacher

Magenschrittmachersysteme sind relativ neue Behandlungsmethoden bei Adipositas. Der Magenschrittmacher soll durch elektrische Impulse ein schnelleres Sättigungsgefühl herbeiführen. Zusätzlich kann er die Häufigkeit und Menge der Nahrungsaufnahme sowie die Dauer körperlicher Aktivitäten dokumentieren. Diese Dokumentation soll helfen, die eigenen Ernährungs- und Lebensgewohnheiten kennenzulernen und ggf. zu ändern.

5.5 Akzidentielle Fremdkörper

Bei Verdacht auf eine Fremdkörperingestion, also dem Verschlucken eines Fremdkörpers, ist eine rasche Diagnostik erforderlich.

Besondere Gefahr besteht bei
- Fremdkörpern im Ösophagus,
- spitzen Fremdkörpern,
- scharfkantigen Fremdkörpern.

> Da fatale Ausgänge durch Aspiration mit Verlegung der oberen Atemwege, Schleimhautverletzung, Druckulzera oder Perforation gastrointestinaler Strukturen möglich sind, muss im Verdachtsfall die Fremdkörperingestion sicher ausgeschlossen bzw. eine ungefährliche Lokalisation des Fremdkörpers nachgewiesen werden.

Diagnostisches Vorgehen

Anamnese, Klinik Das diagnostische Vorgehen bei akzidentiellen Fremdkörpern im Gastrointestinaltrakt ist abhängig von der Anamnese. Erwachsene Patienten können in der Regel recht gut angeben, wann sie welchen Fremdkörper verschluckt haben. Auch die Klinik des Patienten kann Hinweise auf die Lage des Fremdkörpers geben. Starke Dysphagie, Hypersalivation und thorakale Schmerzen weisen auf eine Lage im Ösophagus hin. Starke abdominelle Beschwerden können Hinweis auf einen Ileus, eine Perforation und/oder Peritonitis sein.

5.5 · Akzidentielle Fremdkörper

Radiologische Diagnostik Zur Fremdkörpersuche werden Röntgenbilder, möglichst in 2 Ebenen angefertigt.
- Bei vermuteter Lage im Ösophagus werden Aufnahmen von Unterkiefer bis Zwerchfellkuppen angefertigt. Auch eine Ösophagus-Breischluckuntersuchung kann durchgeführt werden.
- Bei vermuteter abdomineller Lage werden Röntgenaufnahmen des Abdomens angefertigt. Bei Nachweis freier Luft oder Ileusbild kann ein CT des Abdomens notwendig werden.

Häufige und seltenere Lokalisationen von akzidentell verschluckten Fremdkörpern sind in der Übersicht zusammengefasst.

Typische Fremdkörperlagen
- Obere Ösophagusenge (Ösophaguseingang in Höhe des Ringknorpels)
- Mittlere Ösophagusenge (Enge durch den Aortenbogen und den linken Hauptbronchus)
- Untere Ösophagusenge (Hiatus oesophageus des Zwerchfells)
- Präpylorisch im Magen
- Seltener:
  – Meckel-Divertikel
  – Bauhin-Klappe
  – Zökum

5.5.1 Bolus

Erwachsene Patienten verschlucken gewöhnlich versehentlich Dinge, die sie im Mund hatten oder mit den Lippen festzuhalten versuchten, oder im Rahmen von Mahlzeiten zu große Nahrungsstücke, Knochen oder Gräten. Einige Beispiele sind dargestellt in ◘ Abb. 5.65, ◘ Abb. 5.66, ◘ Abb. 5.67, ◘ Abb. 5.68, ◘ Abb. 5.69.

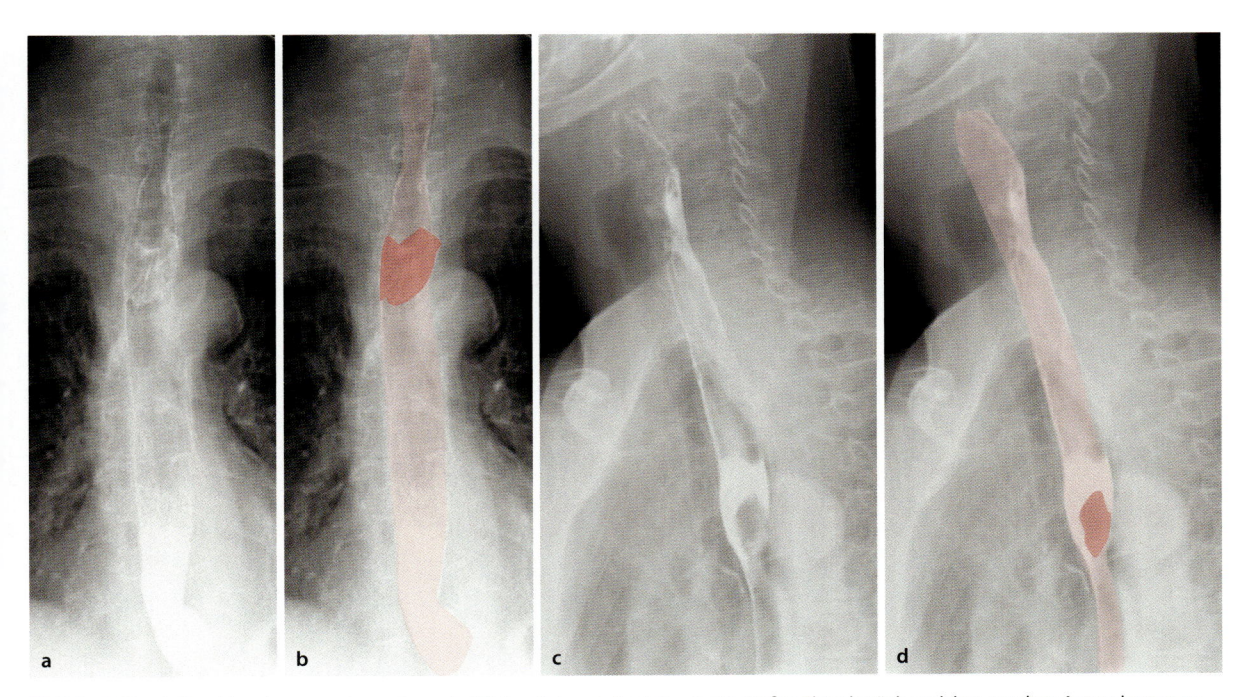

◘ **Abb. 5.65a–d** Durchleuchtungsuntersuchung bei Bolus. Es handelte sich um ein großes Fleischstück, welches vor dem Aortenbogen an der zweiten Ösophagusenge nicht vorbeipasste

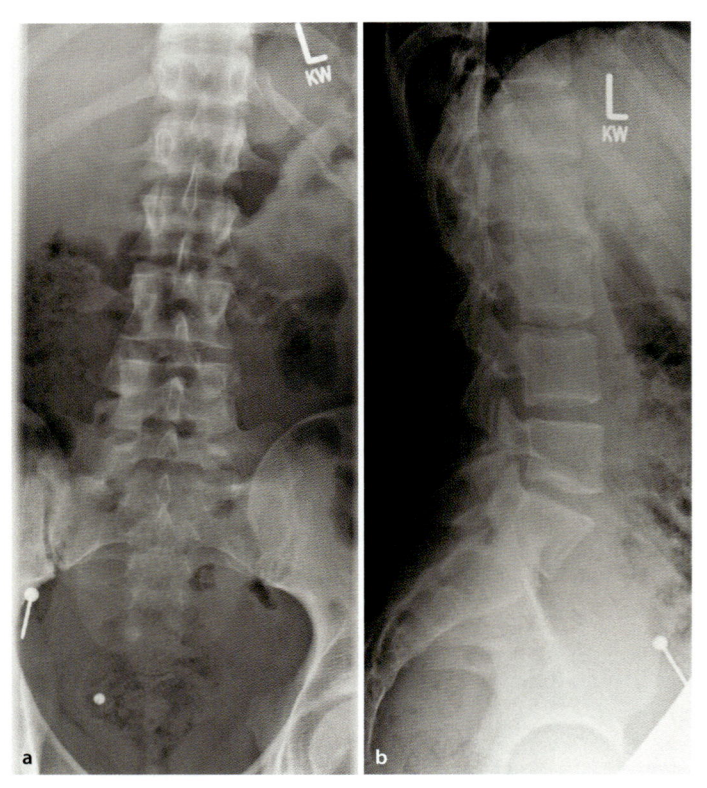

Abb. 5.66a, b Die junge Patientin hatte nachts ihr Zungenpiercing verschluckt. Die Gewindekugel befindet sich bereits in Projektion auf das Rektum, der Stab noch in Projektion auf das Zökum. Wie man in diesem Beispiel sieht, stellen sich spitze Gegenstände bei der Darmpassage meist mit der stumpfen Seite in Passagerichtung ein

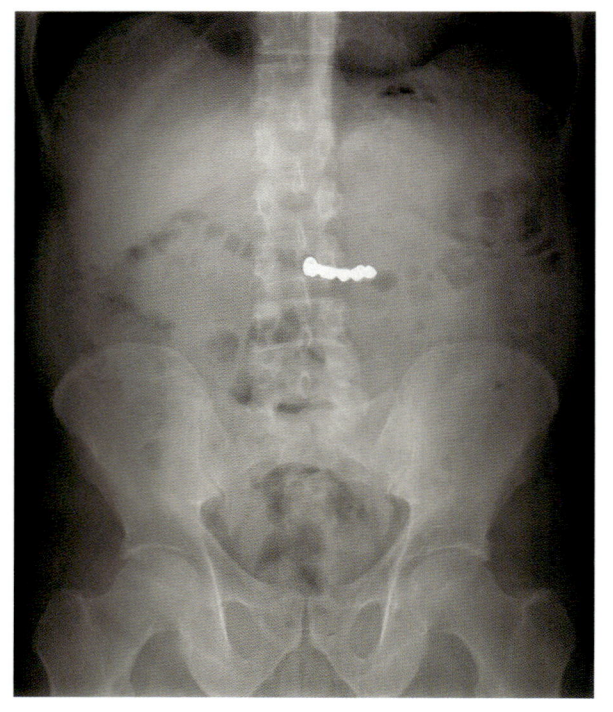

Abb. 5.67 Eine verlorene Zahnprothese in Projektion auf das Colon transversum

5.5 · Akzidentielle Fremdkörper

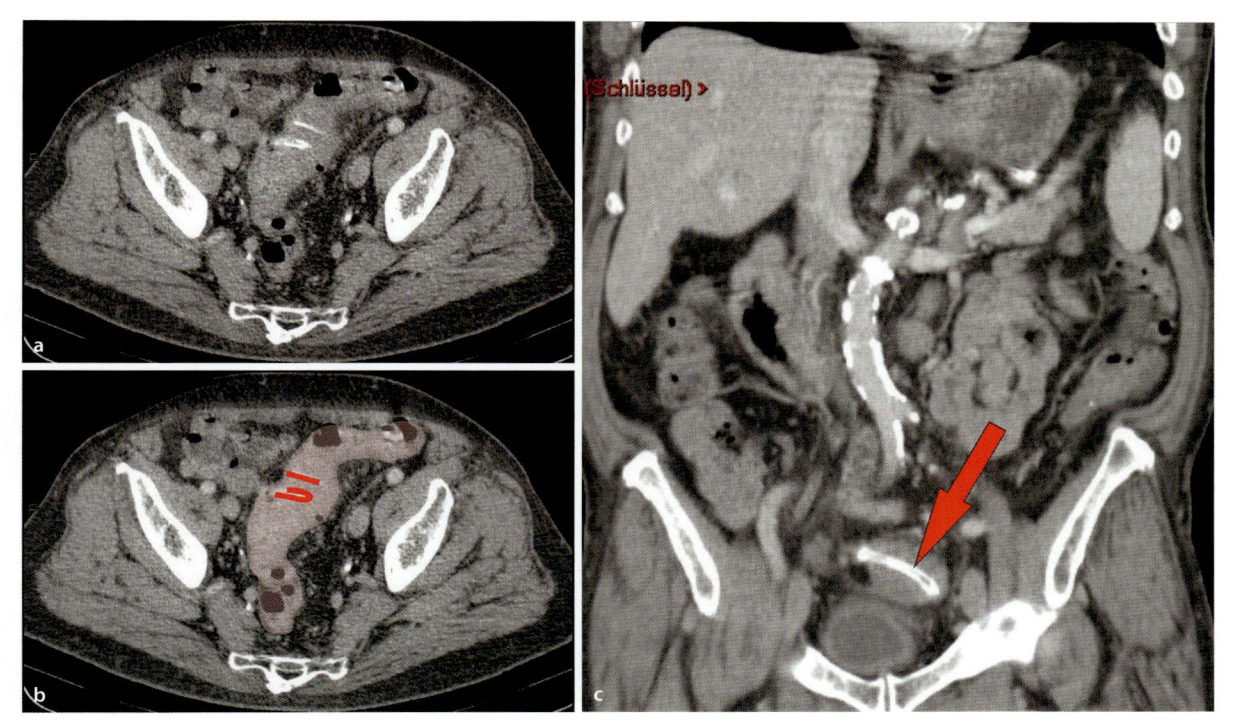

Abb. 5.68a–c Gleich zwei verschluckte Hühnerknochen (**a** rot, **b** mit rotem Pfeil markiert) im Colon sigmoideum. Die Patientin hatte Glück, es ist keine Perforation aufgetreten

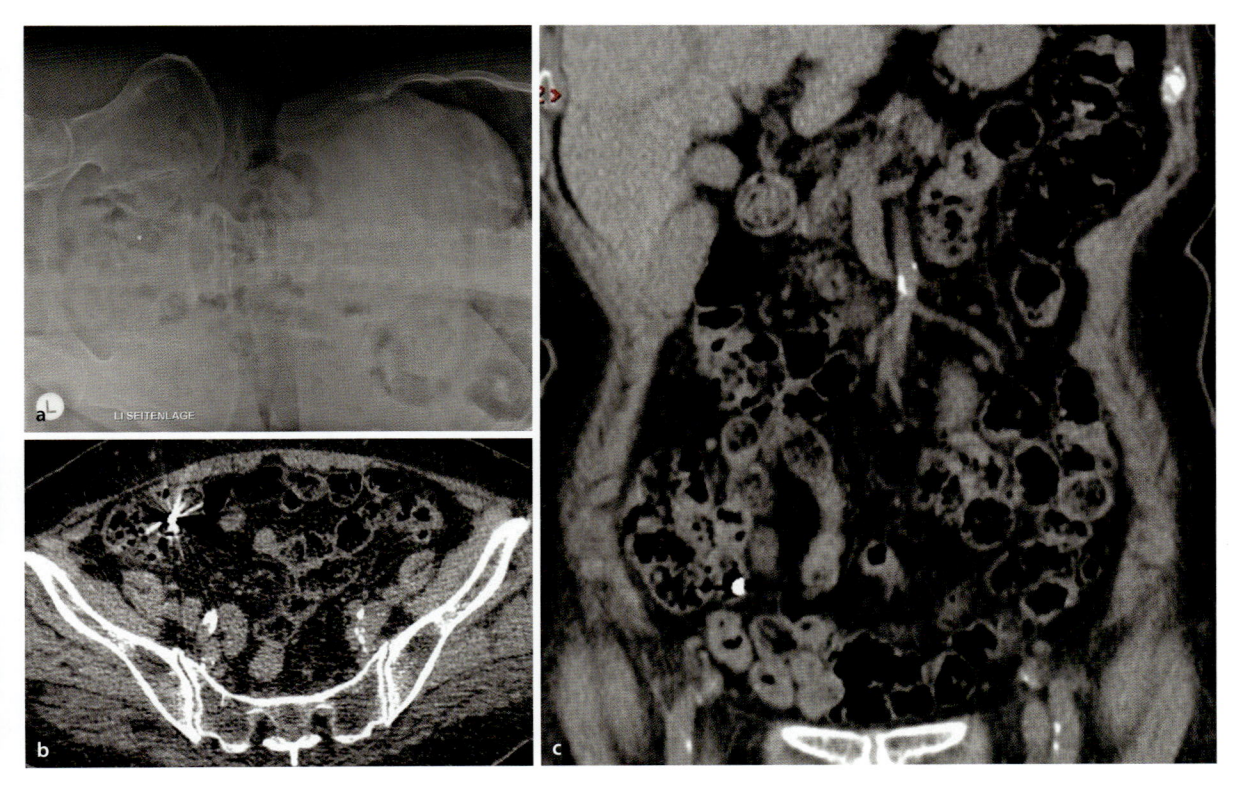

Abb. 5.69a–c Röntgen-Abdomen bei einem Patienten, der ein Angelblei verschluckt hatte. Es ist in Projektion auf das Zökum abgebildet

Geld wird meist von Kindern verschluckt (s. ▶ Abschn. 8.7).

Verschluckte Nadeln (◘ Abb. 5.70) und Reißzwecken werden interessanterweise meist problemlos ausgeschieden, wenn auch die Gefahr einer Perforation besteht.

> **Normalerweise stellen sich spitze Gegenstände mit der stumpfen Seite in »Fahrtrichtung« ein, denn die Darmwand reagiert auf den Reiz durch einen spitzen Gegenstand mit Retraktion.**

> **Solange kein Anhalt für Komplikationen besteht, werden Verlaufskontrollen bis zum Ausscheiden des Fremdkörpers angefertigt.**

Das Beispiel in ◘ Abb. 5.71 verdeutlicht dies.

Als besonders gefährlich ist die Ingestion von Knopfbatterien oder von Magneten anzusehen.

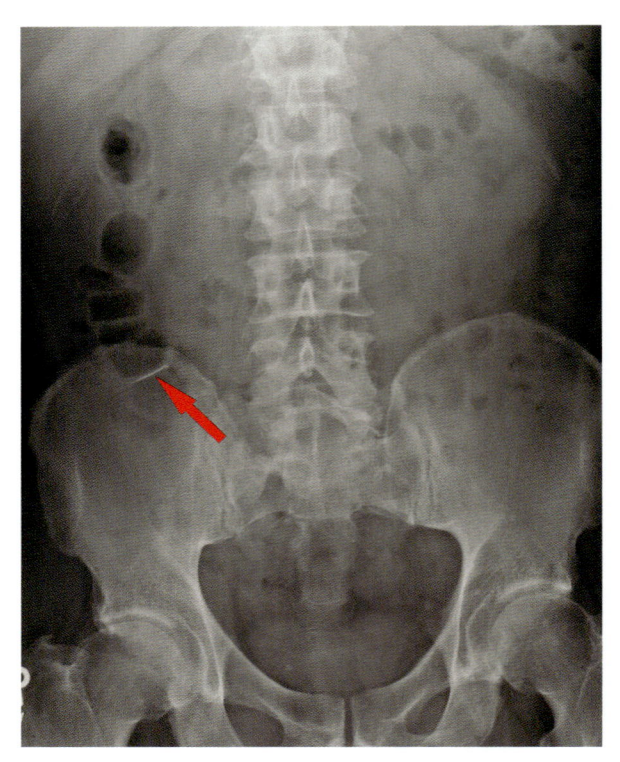

◘ **Abb. 5.70** Eine Nadel in Projektion auf das Colon ascendens

5.5 · Akzidentielle Fremdkörper

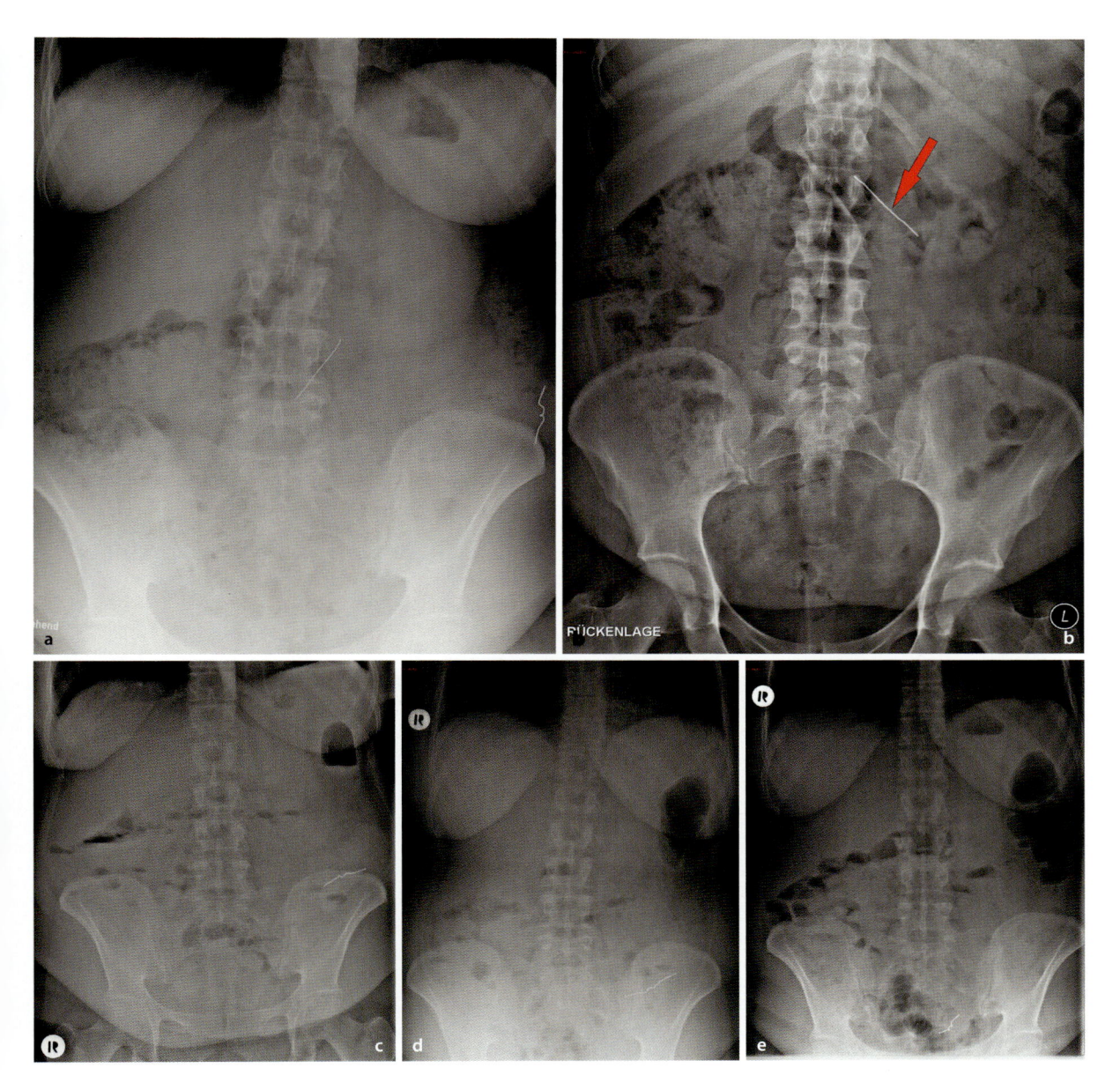

Abb. 5.71a–e 2 offene Heftklammern wurden verschluckt. **a** Die 1. Klammer liegt in Projektion auf den Mittelbauch, am ehesten Colon transversum. Die 2. Klammer projiziert sich auf das Colon descendens. **b** Kontrollaufnahme nach 24 h. Inzwischen Zustand nach Ausscheidung einer Klammer, die 2. Klammer liegt weiterhin in Projektion auf das Colon transversum. **c–e** Aufnahmen jeweils weitere 24 h später. Die Klammer scheint zunächst im Colon descendens festzusitzen, wurde aber nach insgesamt 5 Tagen doch noch ausgeschieden

> **Cave**
> Als besonders gefährlich ist die Ingestion von Knopfbatterien (Abb. 5.72) zu betrachten, da Kurzschlüsse zu Verbrennungen führen können und zusätzlich die Gefahr des Austretens toxischer Inhaltsstoffe besteht. Auch kleine verschluckte Magnete können zu einer Gefahr werden, sobald zwei Magnete verschluckt wurden, da sie über Darmwände hinweg aneinander haften und so zu Drucknekrosen und Perforation führen können.

Sonderfall: absichtliches Verschlucken

Andere Fremdkörper wie Glasscherben, Messer oder mehr als eine Nadel oder Heftklammer sollten an eine absichtliche Ingestion denken lassen. Hier handelt es sich häufig um psychiatrische Patienten, manchmal auch um Patienten aus Justizvollzugsanstalten, die ebenfalls absichtlich, teils appellativ, gefährliche Fremdkörper schlucken.

> **Cave**
> Diese Patientengruppen verweigern teils jegliche Auskunft, was die Diagnose erschwert.

Einige Beispiele zeigen Abb. 5.72, Abb. 5.73, Abb. 5.74, Abb. 5.75, Abb. 5.76.

Der Patient in Abb. 5.73 hatte mehrere Glasscherben verschluckt. In der Röntgenuntersuchung finden sich in der ersten Aufnahme (in Rückenlage) mehrere Scherben in Projektion auf das Colon ascendens. Zwei sehr große Scherben konnten noch endoskopisch aus dem Magen geborgen werden. Die zweite Aufnahme (Linksseitenlage) erfolgte 24 h nach der Einlieferung als Verlaufskontrolle und zum Ausschluss freier Luft. Die Scherben projizierten sich nun auf das Colon descendens. Freie Luft lag nicht vor. Der Patient hatte Glück und dieses Ereignis ohne weitere Komplikationen überstanden. Nur wenige Wochen später hat derselbe Patient noch größere Scherben geschluckt, und dadurch eine Verletzung im Ösophagus erlitten, die operativ versorgt werden musste.

Andere Patienten schlucken Rasierklingen (Abb. 5.74) oder Besteck (Abb. 5.75).

> Unter Umständen ist es wichtig, die Aufnahme in Vergrößerung zu betrachten, um den Befund nicht zu übersehen!

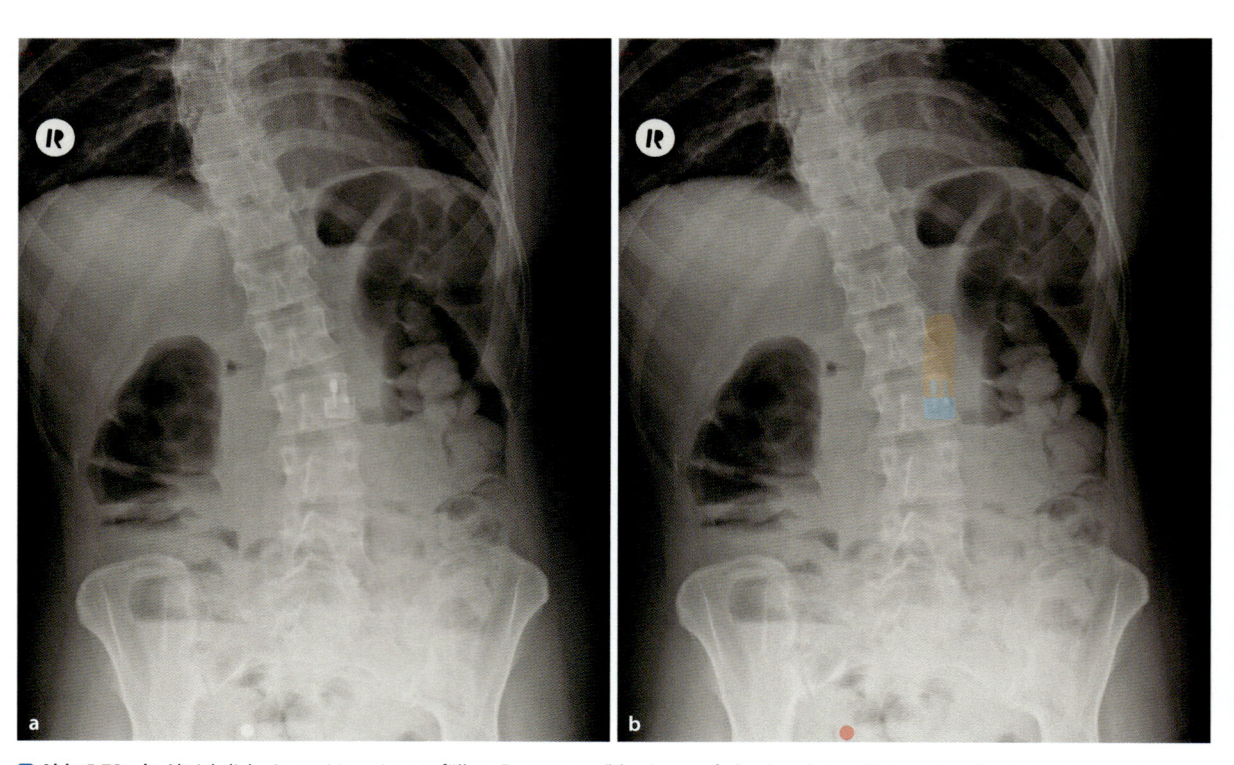

Abb. 5.72a, b Absichtliche Ingestion eines gefüllten Feuerzeugs (blau/orangefarben) und einer kleinen Knopfbatterie (rot) aus einer Armbanduhr

5.5 · Akzidentielle Fremdkörper

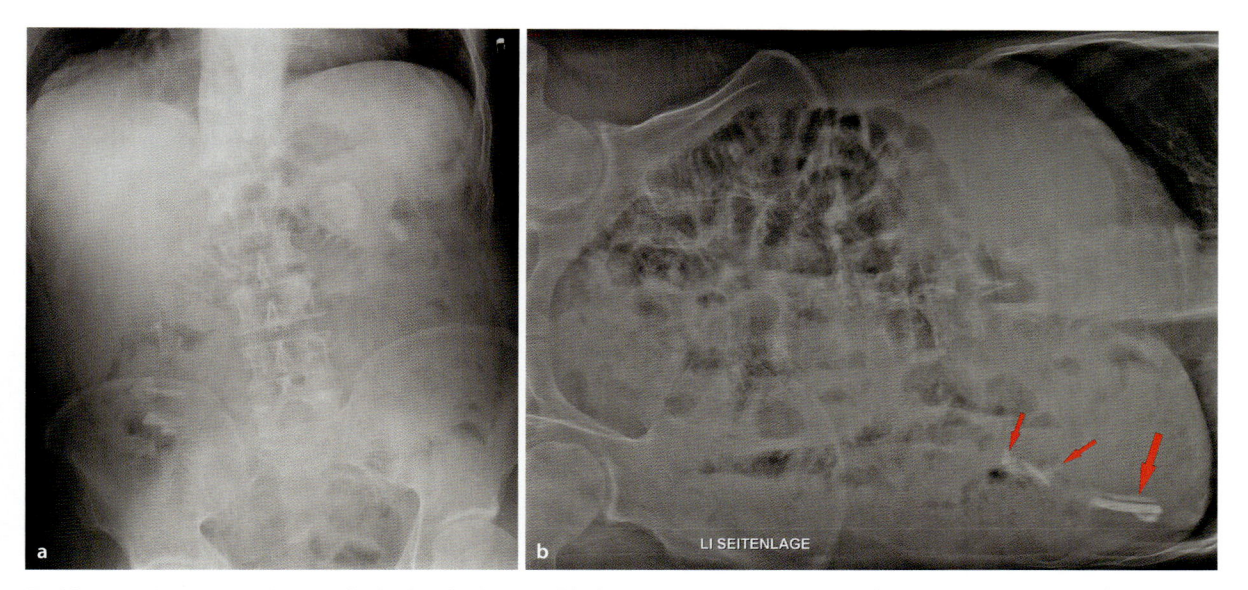

Abb. 5.73a, b Der Patient hatte multiple Glasscherben verschluckt. In der Röntgenuntersuchung finden sich in der ersten Aufnahme (in Rückenlage) mehrere Scherben in Projektion auf das Colon ascendens. Zwei sehr große Scherben konnten noch endoskopisch aus dem Magen geborgen werden. Die zweite Aufnahme (Linksseitenlage) erfolgte 24 h nach der Einlieferung als Verlaufskontrolle und zum Ausschluss freier Luft. Die Scherben projizierten sich nun auf das Colon descendens. Freie Luft lag nicht vor. Der Patient hatte Glück und dieses Ereignis ohne weitere Komplikationen überstanden.

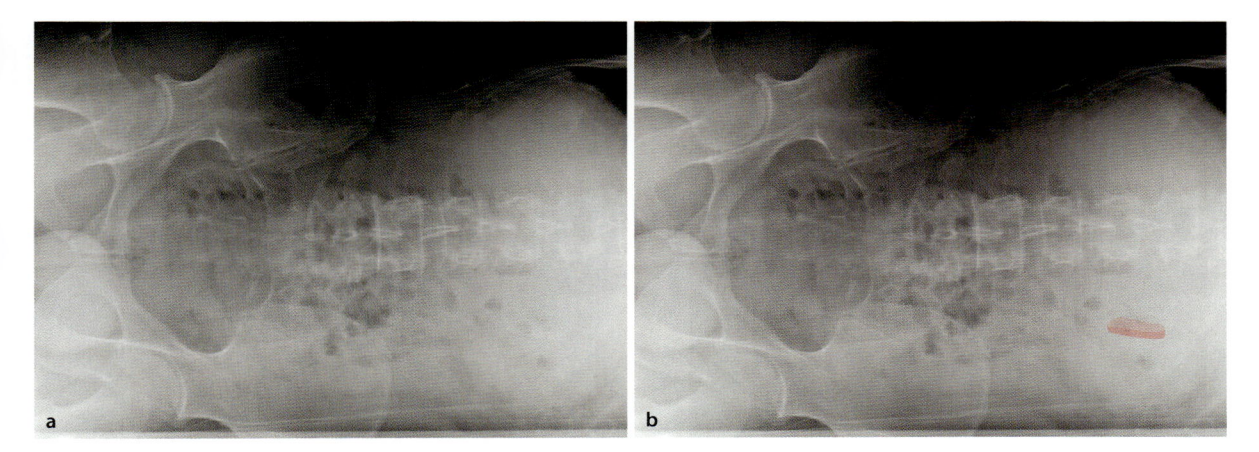

Abb. 5.74a, b Dieser Patient hatte – nach seinen Angaben versehentlich – eine Rasierklinge verschluckt. Diese war extrem schlecht abzugrenzen, projizierte sich auf den Oberbauch links. In diesen Fällen ist es wichtig, die Aufnahme in Vergrößerung zu betrachten, um den Befund nicht zu übersehen

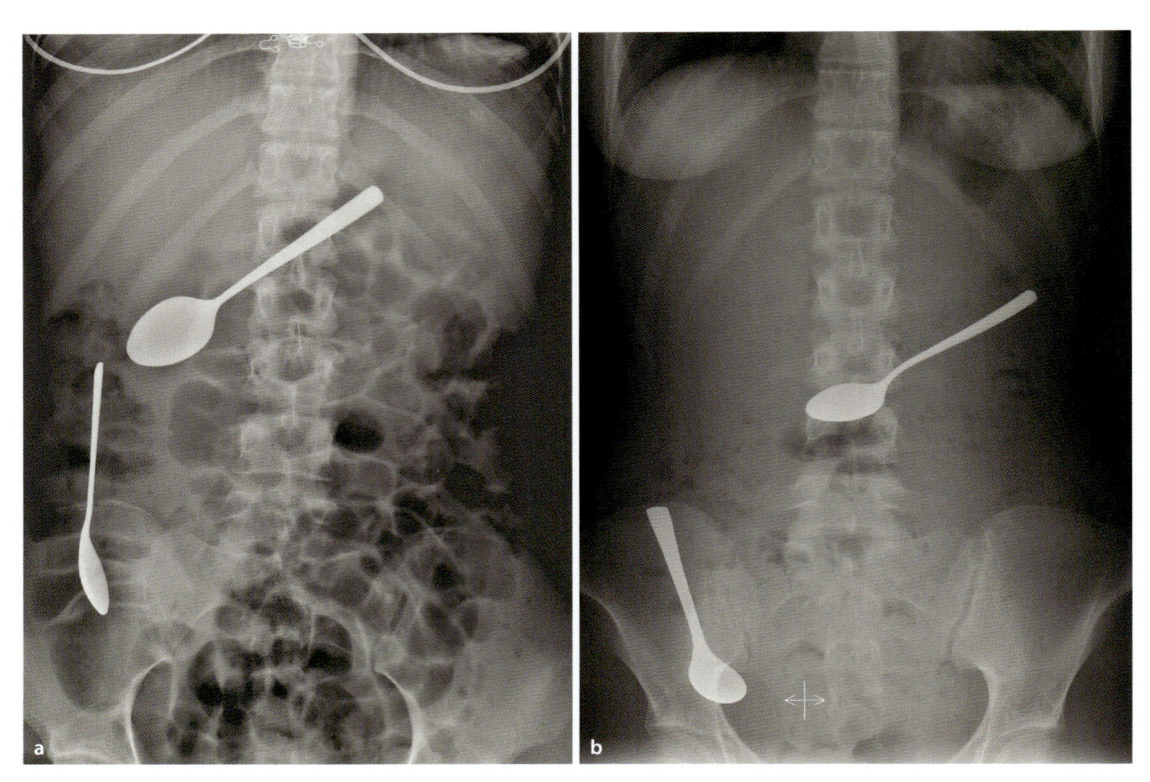

Abb. 5.75a, b Diese Patientin hatte – nach ihren eigenen Angaben versehentlich – einen Löffel verschluckt. Die Röntgenübersicht zeigte dann erstaunlicherweise 2 Löffel. In der Kontrolle nach 24 h keine erhebliche Bewegung. (Bilder freundlicherweise überlassen von T. Breining)

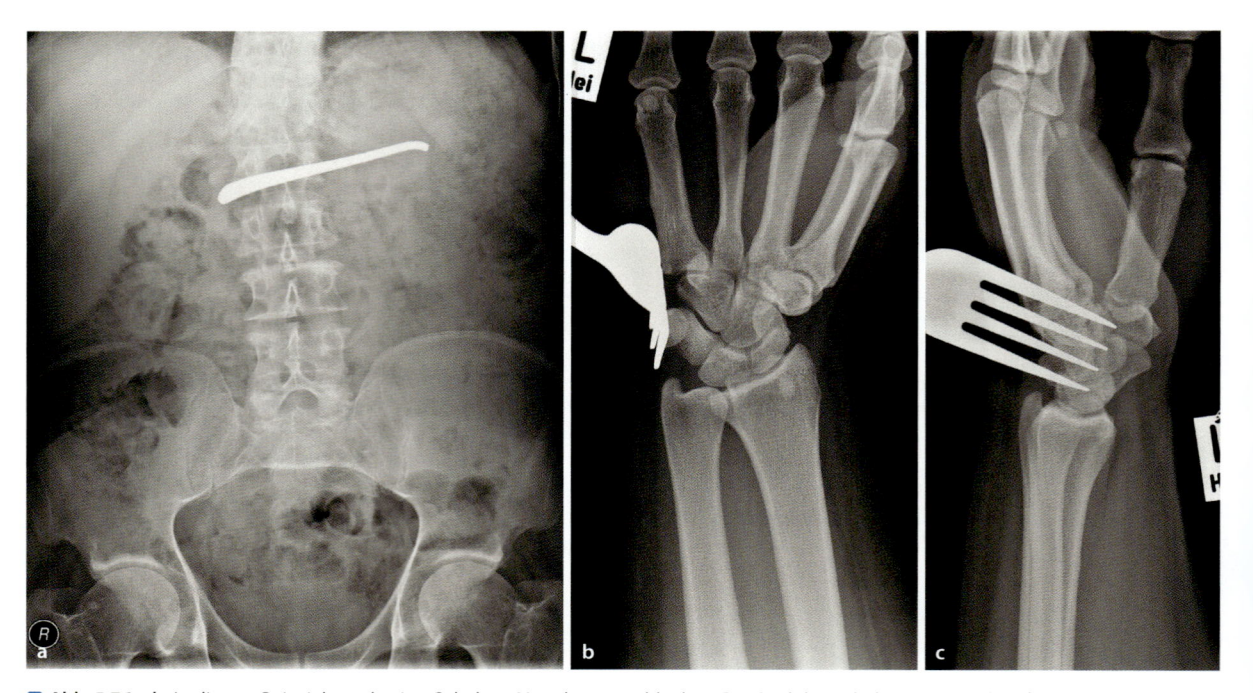

Abb. 5.76a, b In diesem Beispiel wurde eine Gabel aus Versehen verschluckt. **a** Der Stiel der Gabel projiziert sich auf das Colon transversum. Der Kopf der Gabel mit den Zinken ist offenbar abgebrochen. In der Röntgenübersicht bildet er sich allerdings nicht ab. In einer zusätzlich angefertigten Thoraxaufnahme wurde der Kopf der Gabel ebenfalls nicht gefunden. **b, c** Die Zinken steckten natürlich nicht in der Hand des Chefs. Nach nochmaliger Anamnese gab die Patientin zu, die Gabel absichtlich verschluckt zu haben. Den Kopf hatte sie tatsächlich schon vor dem »versehentlichen« Verschlucken entfernt, weil die Zinken ihr zu gefährlich erschienen. Wer diese Geschichte abstrus findet, kennt die Geschichte hinter dem Bild mit der Gabel in der Hand nicht ;-)

Bodypacker

Ein Sonderfall verschluckter Fremdkörper sind die sog. Bodypacker, Personen, die speziell verpackte Drogen im Magen-Darm-Trakt schmuggeln. Als Verpackungsmaterial dienen häufig Kondome, aber auch Zellophan oder neoprenhaltige Materialien.

> Die einzelnen Päckchen (»Bollos«) sind oft 1,5–4 cm groß. In den Darm passen bis 2 kg der Drogenpäckchen, geläufig sind Mengen zwischen 400 g und 800 g.
> Die »Bollos« sind meist von sehr gleichmäßiger Größe und Form, mutmaßlich maschinell gefertigt. Sie enthalten komprimierte Drogen und sind von einer Latexhülle umgeben. Anschließend werden die Päckchen noch mit Wachs oder ähnlichem versiegelt.

Äußerlich ist den Personen davon nichts anzusehen. Insgesamt transportieren die Schmuggler allerdings ein Vielfaches der letalen Dosis, was die besondere Gefährlichkeit der Fremdkörper ausmacht.

! **Cave**
Platzt nur ein Päckchen, ist dies in der Regel letal.

Teilweise nehmen die Bodypacker Medikamente, die die Darmbewegung verlangsamen bzw. je nach Bedarf wieder beschleunigen.

Diagnostisch können eingesetzt werden:
- Sonographie,
- Röntgen des Abdomens,
- Durchleuchtung,
- in unklaren Fällen auch CT.

> Wichtig für den Radiologen: Diese Personengruppe ist nicht immer mit der Untersuchung einverstanden. Diese muss daher auf richterlichen Beschluss erfolgen. Die einfache Anweisung durch einen Polizisten reicht nicht aus!

Wenn der Verdacht auf eine Intoxikation besteht und der Patient nicht mehr adäquat ansprechbar ist, kann die Untersuchung im Rahmen der Notfalldiagnostik erfolgen.

In der Regel sind Polizei oder Zollbeamte bei der Untersuchung anwesend.

Der Patient in Abb. 5.77 wurde während einer Polizeikontrolle kaltschweißig und gab selber an, Drogen geschluckt zu haben. Er wollte entsprechend untersucht werden, da er annahm, eines der Päckchen sei undicht geworden. Im Röntgenbild zeigten sich auffällig gleichförmige Verdichtungen in Projektion auf den Kolonrahmen. Die weiteren Untersuchungen ergaben, dass der Patient keine Intoxikation hatte. Daher wurde er unter ärztlicher und polizeilicher Aufsicht abführenden Maßnahmen unterzogen, und die »Bollos« konnten unversehrt geborgen werden.

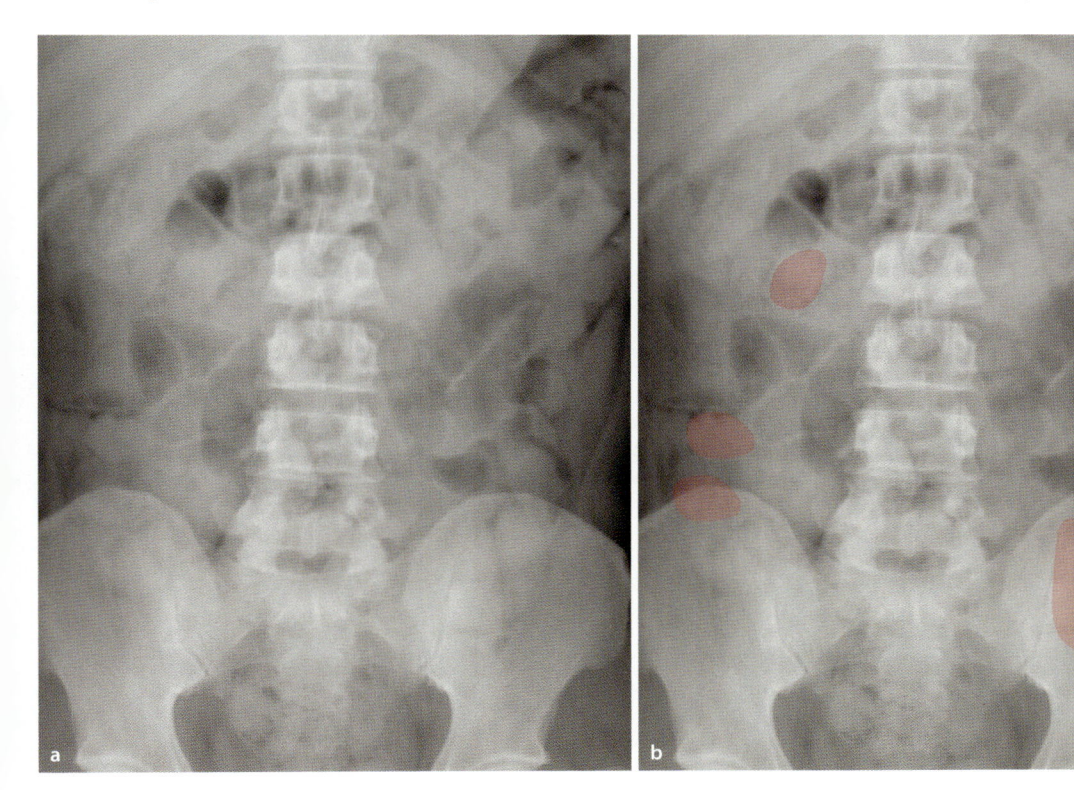

Abb. 5.77a, b Der Patient wollte untersucht werden, da er annahm, eines der geschmuggelten Drogenpäckchen sei undicht geworden. Im Röntgenbild zeigten sich auffällig gleichförmige Verdichtungen in Projektion auf den Kolonrahmen

Pitfalls

Last but not least:

Vorsicht! Nicht alle Gegenstände verlassen den Mundraum in Richtung des Magens! Auch die Möglichkeit einer Aspiration muss insbesondere bei kleineren Gegenständen ausgeschlossen werden (Abb. 5.78).

Und mancher Fremdkörper steckt in der 2. Ebene doch nicht im GI-Trakt … (Abb. 5.79).

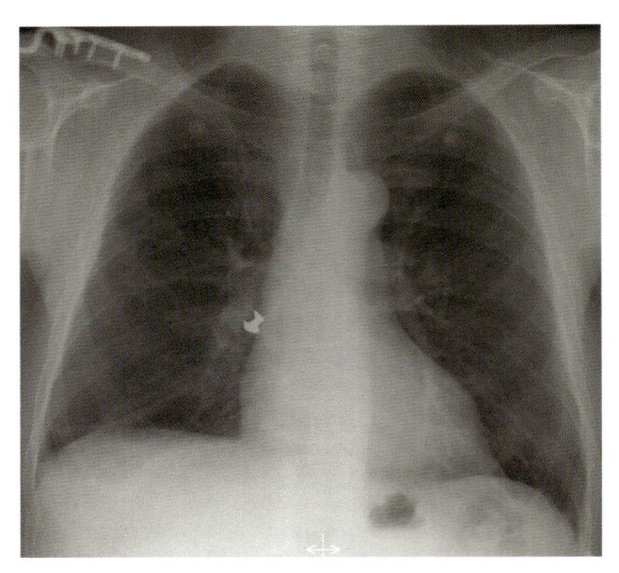

Abb. 5.78 Der Patient meinte, eine Krone verschluckt zu haben. Im Röntgenbild des Thorax ist diese allerdings eindeutig in Projektion auf den rechten Hauptbronchus abzugrenzen. Sie musste bronchoskopisch geborgen werden

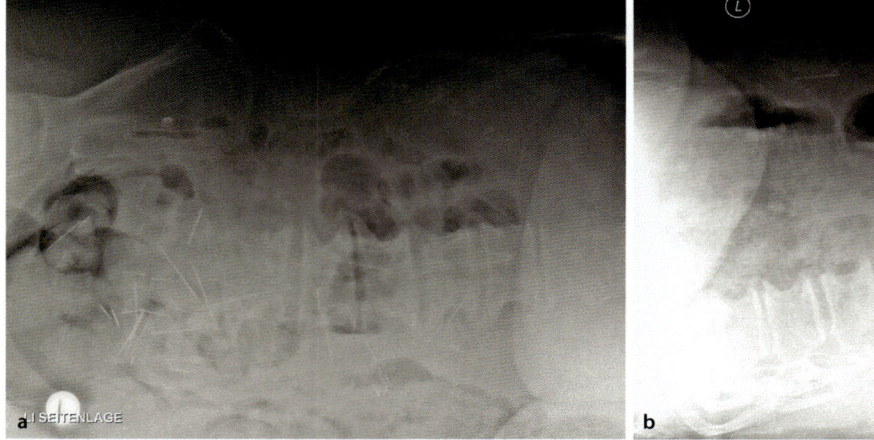

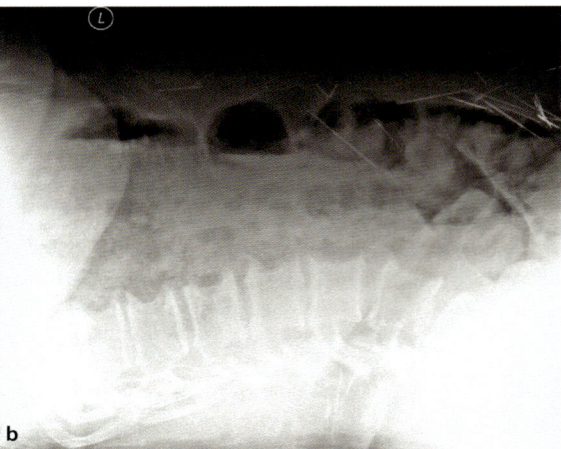

Abb. 5.79a, b Eine ältere Dame aus dem Pflegeheim mit akuten Abdomen. In der Linksseitenlage multiple Nadeln in Projektion auf das Abdomen. Aufgrund schwerer Demenz und bei sehr agitierter Patientin hätte eine CT-Untersuchung eine Sedierung notwendig gemacht. Freie Luft war nicht abzugrenzen. In der zusätzlichen seitlichen Aufnahme des Abdomens sah man die Nadeln in Projektion auf das Subkutangewebe. Später konnten wir in Erfahrung bringen, dass die Patientin sich die Nadeln selbst im Rahmen selbstverletzender Handlungen beigebracht hatte

5.6 Sonstige Fremdmaterialien

Unter sonstige Fremdmaterialien haben wir Fremdkörper zusammengefasst, die ebenfalls häufig in Aufnahmen des Abdomens und Gastrointestinaltraktes zu finden sind, aber bislang noch nicht erwähnt wurden.

Sehr häufig sehen wir in den Röntgenbildern Überlagerungen von Kleidung. Bei Abbildung von Reißverschlüssen in Projektion auf das Abdomen ist daher meist von einer Überlagerung auszugehen (Abb. 5.80).

Bei intensivmedizinischen Patienten sind in den Übersichtsaufnahmen hin und wieder Katheter in Projektion auf Rektum und Kolonrahmen abgebildet. Dabei handelt es sich um Dekompressionssonden.

Weitere Fremdkörper, die wir in diesem Abschnitt abhandeln möchten, sind z. B.
- Clips, die nach abdominellen Operationen verblieben sind, bzw. Clipmaterial,
- Drainagen,
- iatrogen eingebrachte Fremdkörper wie Endoskopiekapseln und
- Fremdkörper, die nach Operation »vergessen« wurden.

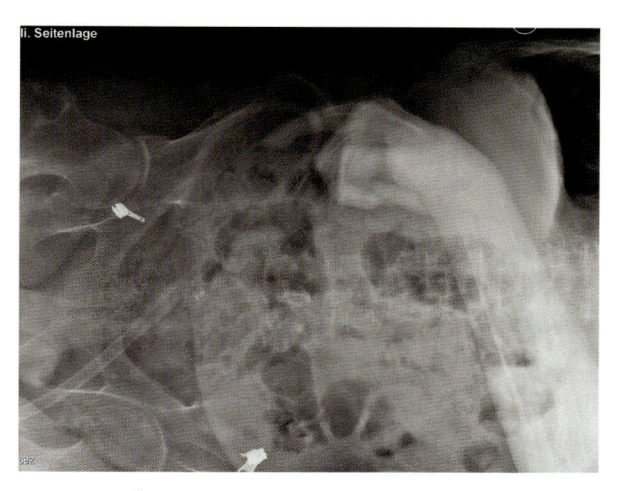

Abb. 5.80 Überlagerungen von Kleidung (Reißverschlüsse) in Projektion auf das Abdomen

5.6.1 Dekompressionssonden

Dekompressionssonden werden Sie im klinischen Alltag nur selten zu Gesicht bekommen. Sie können sowohl am oberen als auch am unteren Gastrointestinaltrakt eingesetzt werden und stellen eine nichtoperative Therapiealternative in der Behandlung von Motilitätsstörungen bis hin zum Ileus dar.

Die Sonden sind aus flexiblem Material (meist Silikon) hergestellt und bis zu 2,4 m lang. Die Applikation erfolgt endoskopisch. Dabei wird über den Arbeitskanal des Endoskops ein Seldinger-Draht eingebracht. Dieser verfügt über eine weiche Spitze, um eine Perforation zu vermeiden. Anschließend wird das Endoskop vorsichtig über den Draht zurückgezogen.

Gelegentliche Durchleuchtungskontrollen sichern dabei die korrekte Lage des Drahtes. Nach Entfernung des Endoskops wird die Sonde über den Draht vorgeschoben, auch hier ist eine Durchleuchtungskontrolle sinnvoll.

Sonden im Kolon werden nach Möglichkeit im rechten Hemikolon, Dünndarmsonden werden möglichst weit im Jejunum (ca. 40 cm distal des Treitz-Bandes) platziert.

- **Indikationen**
- Dünndarmileus, v. a. bei Verwachsungen,
- Ogilvie-Syndrom (Pseudoobstruktion).

Im Falle eines Dünndarmileus stellt die Dekompression ein therapeutisches Konzept dar. Es konnte gezeigt werden, dass bei Verwendung einer langen Dünndarmsonde mehr als 75% der Patienten mit einem Ileus aufgrund von Adhäsionen konservativ behandelt werden können. Die Sonde dient dabei zum einen der Druckentlastung, aber auch zur Schienung, zur Applikation von Ernährungslösungen und zur Gabe von wasserlöslichem Kontrastmittel, das selbst sowohl diagnostisch als auch therapeutisch genutzt wird.

Im Kolon kommen die Dekompressionssonden v. a. nach Versagen medikamentöser Therapieversuche bei ausgeprägter Darmdistension (z. B. Ogilvie-Syndrom – »acute colonic pseudo-obstruction« ACPO) zum Einsatz (Abb. 5.81, Abb. 5.82, Abb. 5.83).

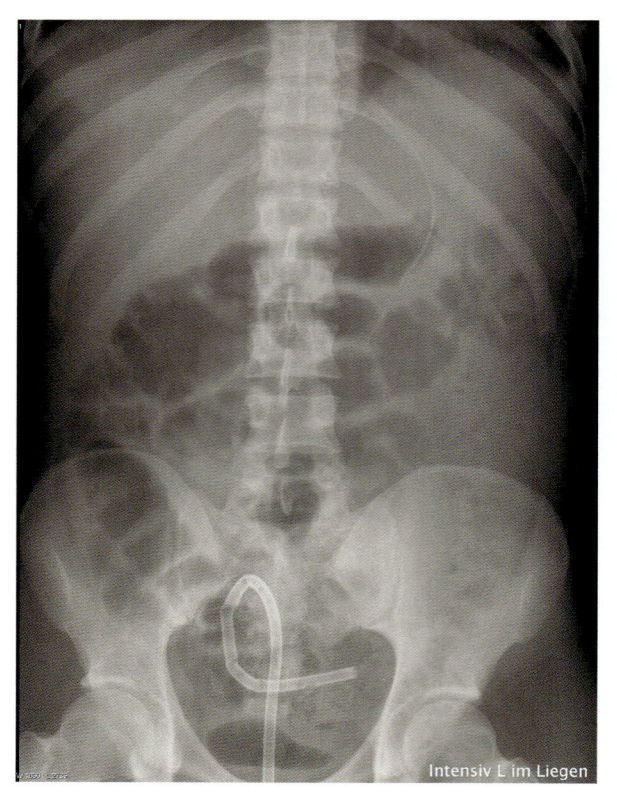

Abb. 5.81 Darmsonde im Colon sigmoideum

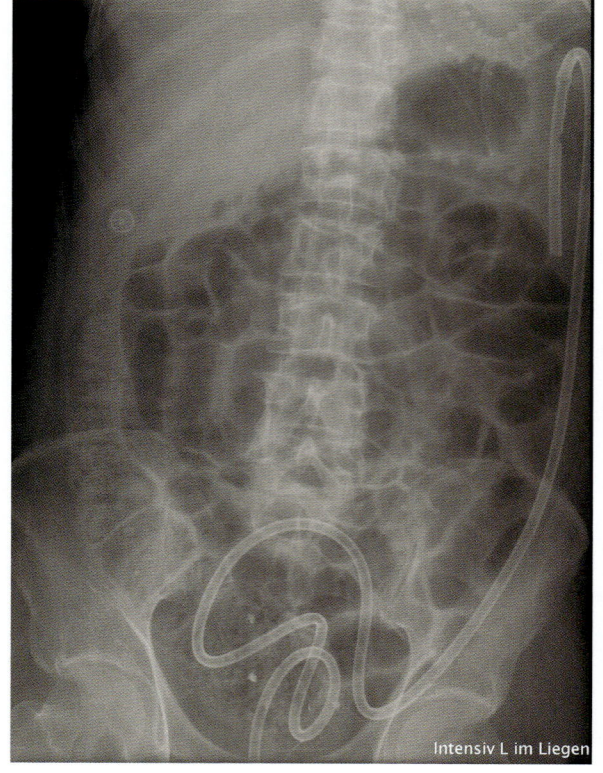

Abb. 5.82 Dekompressionssonde im Colon descendens. Man sieht deutlich die massiv luftgefüllten Dünndarmschlingen. Colon ascendens und transversum enthalten wenig Luft, descendens und sigmoideum keine Luft mehr, diese wurde durch die einliegende Sonde abgeleitet

Neben dem Versagen der medikamentösen Therapie sollten dabei folgende Bedingungen erfüllt sein:
- sehr weites Kolon (Zökum >10–12 cm),
- Dauer der ACPO seit mehr als 3–4 Tagen,
- fehlendes Ansprechen auf supportive Maßnahmen innerhalb von 1–2 Tagen.

Die Koloskopie und die endoskopische Sondenanlage sollten aufgrund des hohen Komplikationsrisikos (Perforation 3%, Letalität 1%) im Vergleich zur Routinekoloskopie nur zurückhaltend eingesetzt und von Experten durchgeführt werden. Eine Darmspülung zur Vorbereitung kann nicht durchgeführt werden, auch muss die Menge des insufflierten Gases möglichst klein gehalten werden.

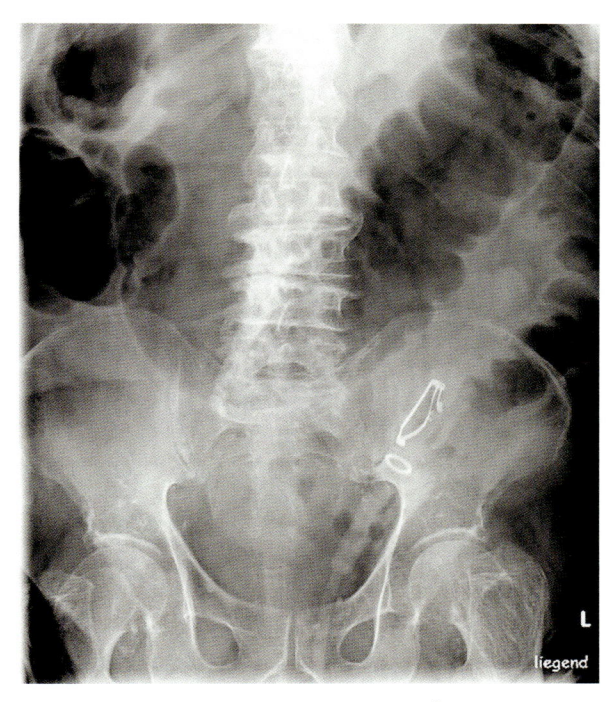

Abb. 5.83 Darmsonde im Colon sigmoideum/Übergang zum Colon descendens

5.6.2 Clips

Einer der am häufigsten gesehenen Clips ist der nach Cholezystektomie (CCE). Er projiziert sich im Röntgenbild unterhalb des Leberschattens (Abb. 5.84, Abb. 5.85).

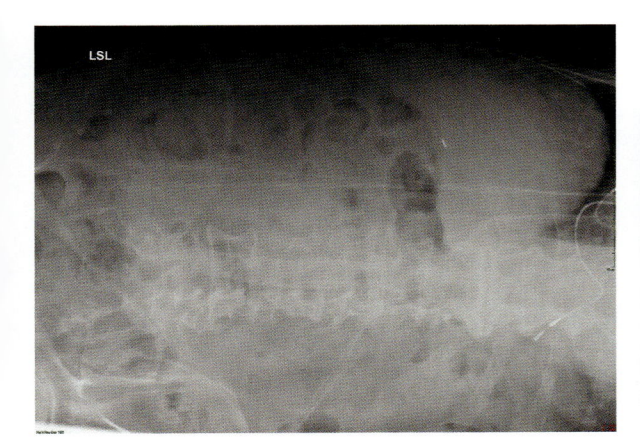

Abb. 5.84 Clip am Unterrand des Leberschattens nach Cholezystektomie (CCE)

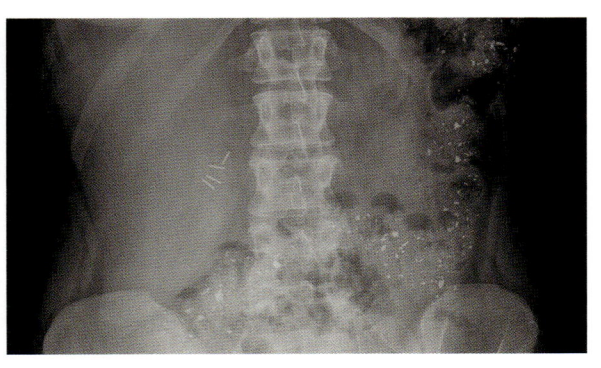

Abb. 5.85 Clips am Unterrand des erheblich vergrößerten Leberschattens nach Cholezystektomie (CCE)

Neben den Clips nach CCE sehen wir auch Patienten mit Clips oder Markierungen nach Koloskopie. Während der Untersuchung können Raumforderungen des Kolons mit Clips markiert werden, die intraoperativ leicht aufzufinden sind. Diese Clips werden präoperativ im Röntgenbild dargestellt und sollten sich auf den anamnestisch angegebenen Kolonabschnitt projizieren (Abb. 5.86, Abb. 5.87).

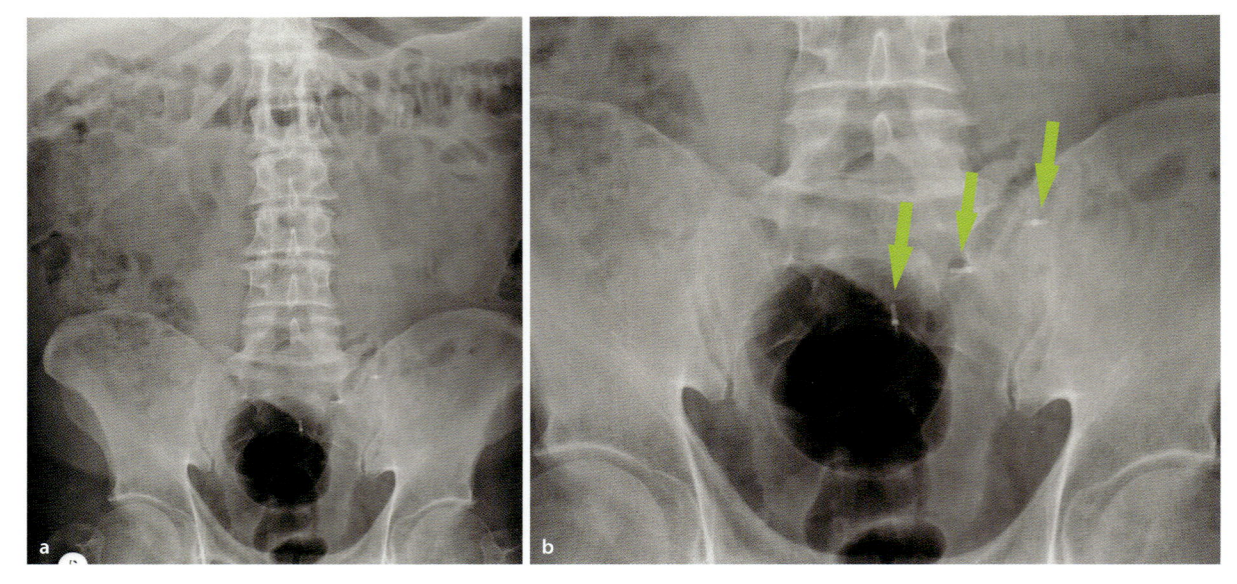

Abb. 5.86a, b 3 Clipmarkierungen im Colon sigmoideum nach koloskopischer Markierung auffälliger Polypen

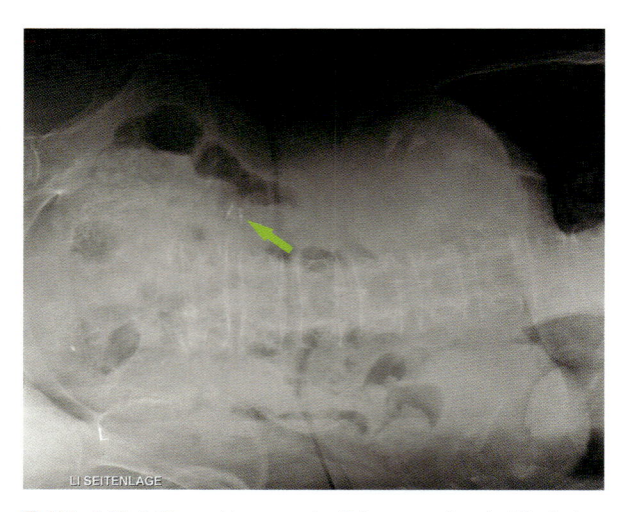

Abb. 5.87 2 Clipmarkierungen im Colon ascendens bei Verdacht auf Tumor

Andere, meist multiple Clips nach Operation von Leistenhernien projizieren sich in das kleine Becken (◘ Abb. 5.88, ◘ Abb. 5.89).

Multiple Clips im Becken beidseits entlang der Iliakalgefäße verbleiben nach Lymphnodektomie.

Ringförmig angeordnete röntgendichte Nähte entsprechen meist Staplernähten nach Resektionen am GI-Trakt (◘ Abb. 5.91, ◘ Abb. 5.92).

Seltener sehen wir auch verbleibende Kontrastierung nach Sklerosierung von z. B. Ösophagusvarizen oder gastralen Varizen.

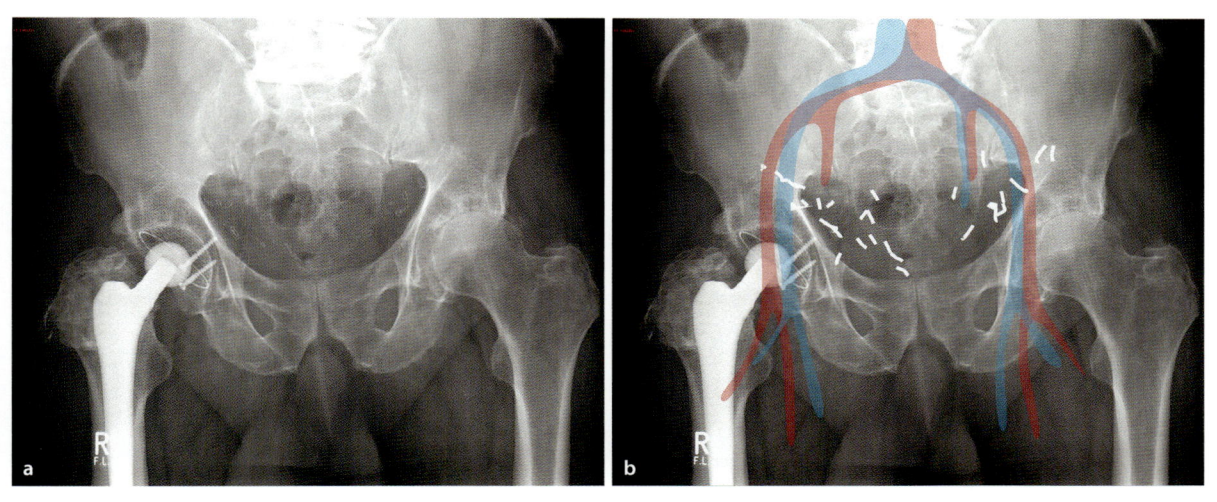

◘ **Abb. 5.88a, b** Multiple Clips in Projektion auf das kleine Becken. Die Clips sind nicht in Projektion auf den Gefäßverlauf konzentriert, da es sich um Clips nach Bauchnetzimplantation handelt

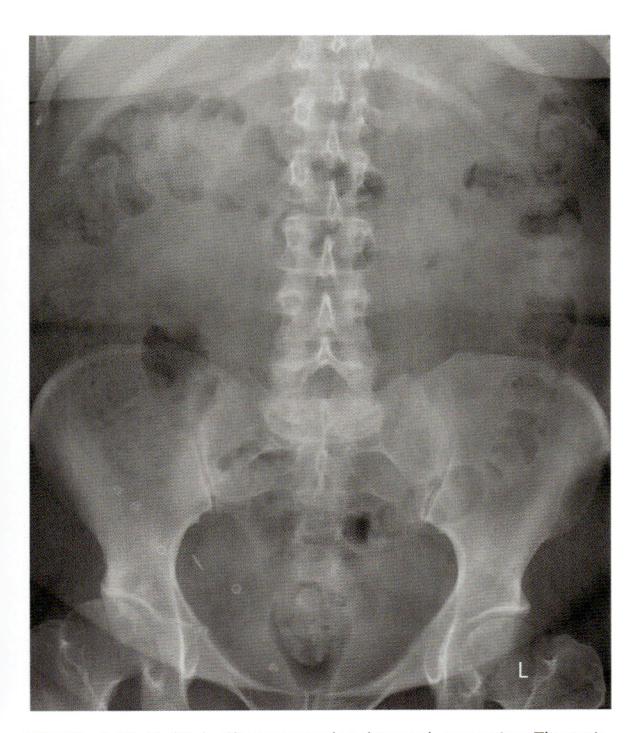

◘ **Abb. 5.89** Multiple Clips inguinal rechts nach operativer Therapie einer Leistenhernie mit Netzimplantation

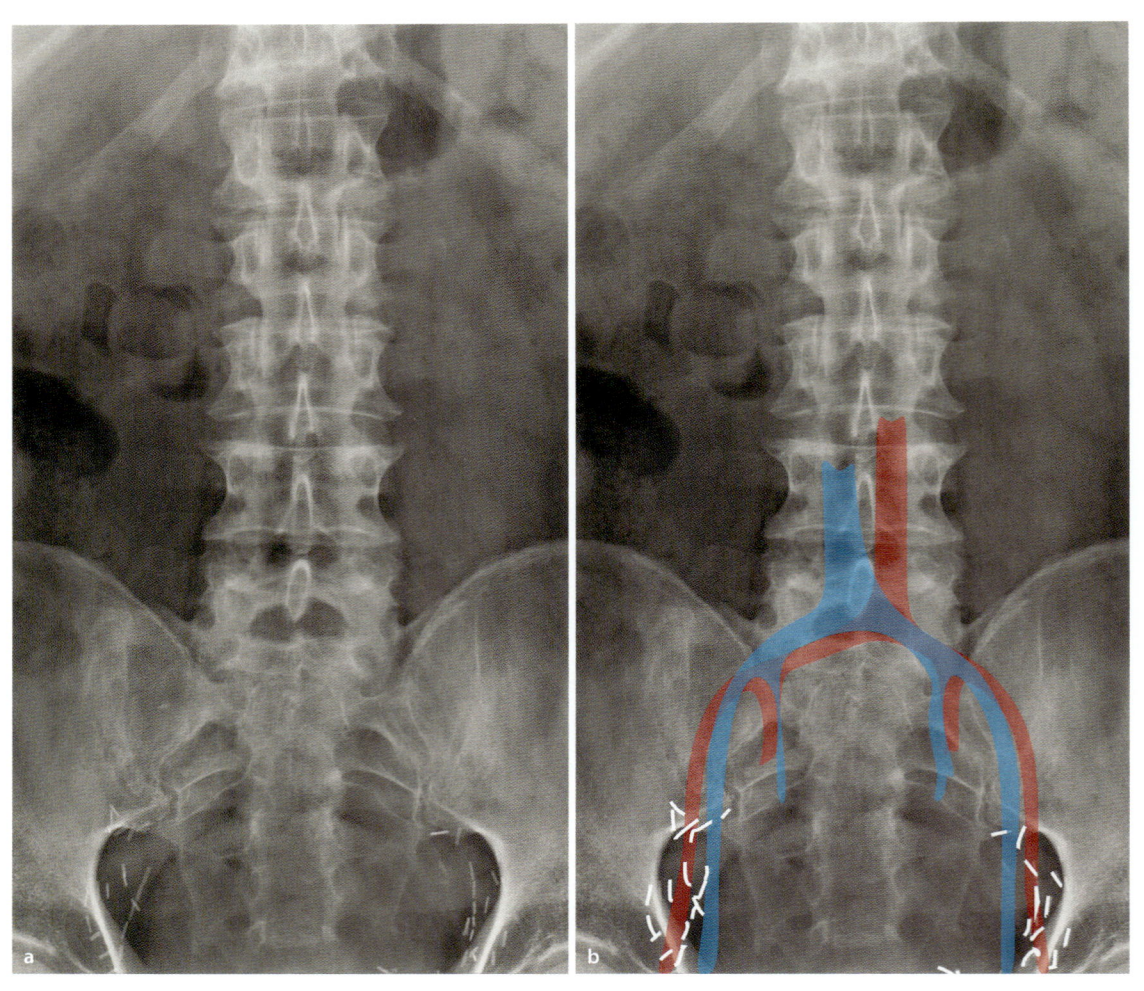

Abb. 5.90a, b Multiple Clips in Projektion auf das kleine Becken. In diesem Fall konzentrieren sich die Clips eindeutig auf den iliakalen Gefäßverlauf was auf Clips nach ausgedehnter Lymphnodektomie (LNE) hinweist

5.6 · Sonstige Fremdmaterialien

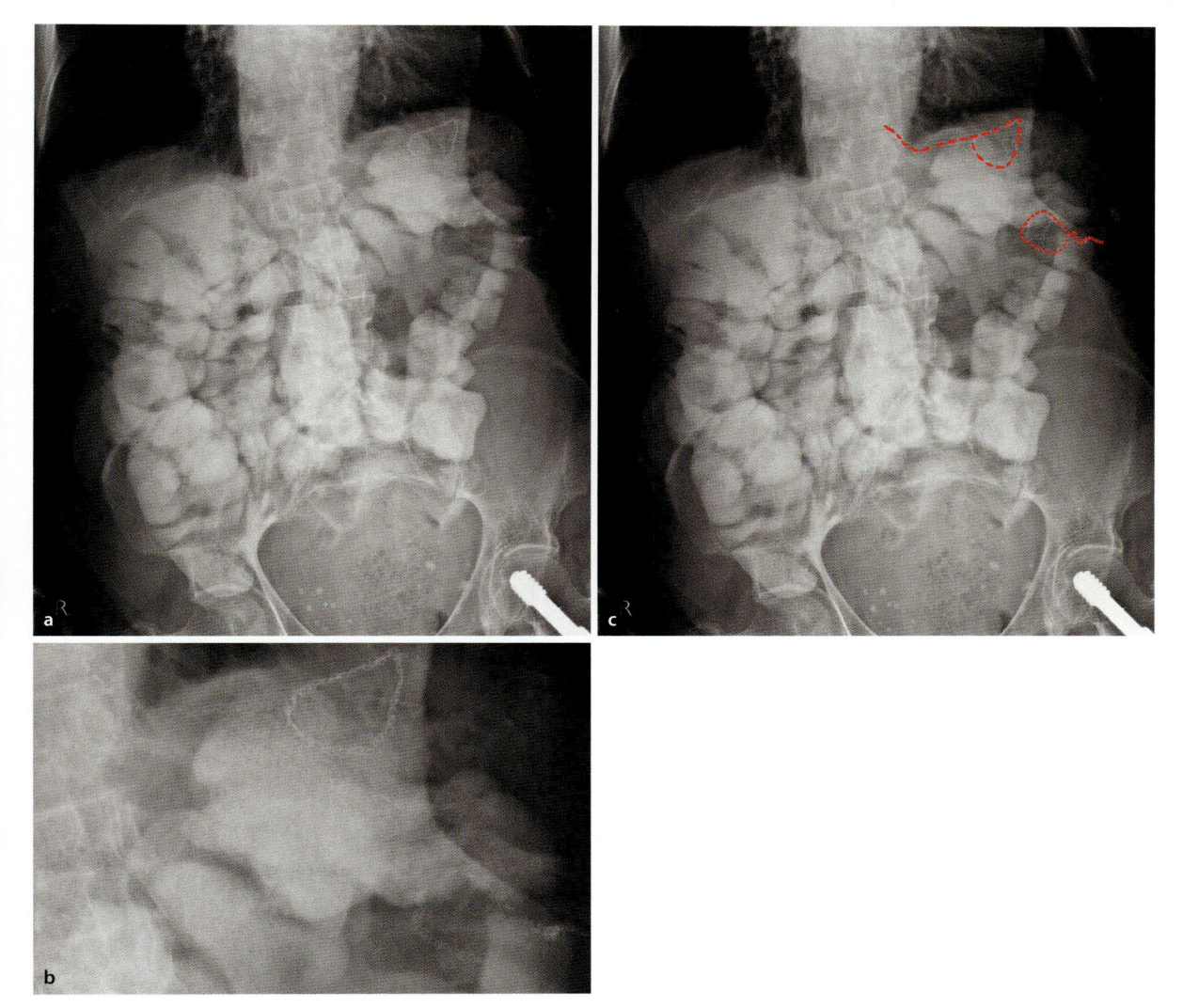

Abb. 5.91a–c 2 Staplernähte in Projektion auf den epigastrischen Raum nach Magenresektion

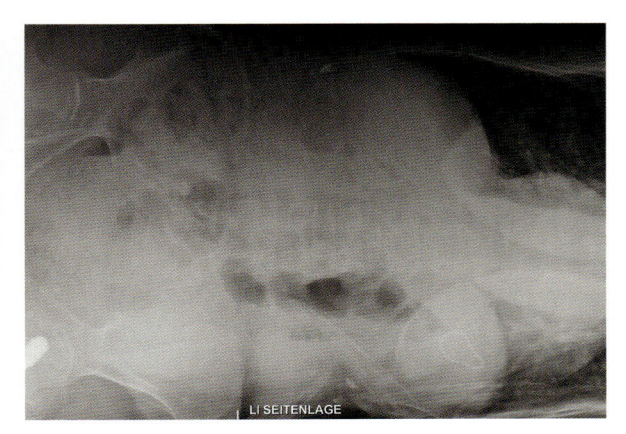

Abb. 5.92 Staplernaht im Oberbauch links. Diese kann in der Linksseitenlage schnell übersehen werden. Auch bei diesem Patienten lag anamnestisch ein Zustand nach Magenteilresektion

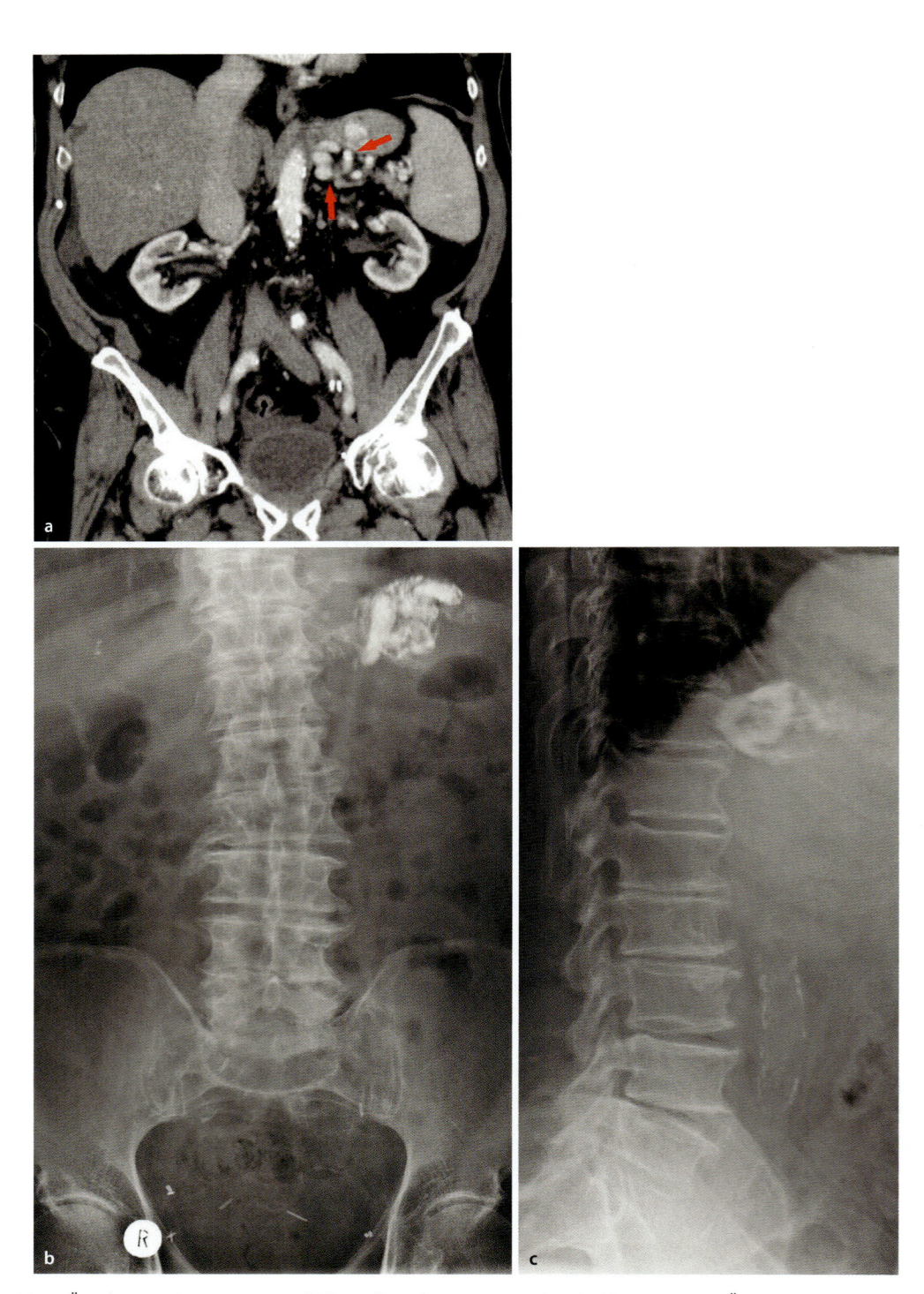

Abb. 5.93a–c Ösophagusvarizen. **a** Koronare CT-Darstellung. **b, c** Nun Zustand nach Sklerosierung der Ösophagusvarizen. Girlandenartig gewundene hyperdense tubuläre Strukturen im linken Oberbauch. Dabei handelt es sich um die mit Polidocanol (Äthoxysklerol, 0,5–2%) gefüllten Varizen

5.6.3 Endoskopiekapseln

Zur endoskopischen Dünndarmdiagnostik wird primär die Videokapselendoskopie eingesetzt. Dabei handelt es sich um ein rein diagnostisches Verfahren. Als Alternative kommen die Doppelballon- oder die Push-and-pull-Enteroskopie in Betracht, welche auch therapeutische Optionen bieten. Diese Verfahren sind jedoch um ein Vielfaches aufwendiger und belastender für den Patienten und werden daher nicht primär angewandt, sondern meist erst, nachdem mit der Kapselendoskopie eine weiter abklärungs- oder behandlungsbedürftige Veränderung detektiert wurde.

Bei der Kapselendoskopie schluckt der Patient eine Kapsel von der Größe eines Gummibärchens. Diese enthält eine Videokamera, die (je nach Hersteller) über einen Zeitraum von bis zu 10 h kontinuierlich aufzeichnet. Die Videosignale werden an einen Rekorder übertragen, den der Patient am Körper trägt. Nach Abschluss der Untersuchung wird der Rekorder ausgelesen. Die Daten werden an ein EDV-System übermittelt und von einem geschulten Untersucher ausgewertet.

- **Indikationen**
- gastrointestinale Blutung,
- M. Crohn,
- Polyposissyndrome,
- Tumorsuche (z. B. Karzinoid).

- **Kontraindikation**
- Verdacht auf intestinale Obstruktion,
- Schwangerschaft,
- Dysphagie (relative KI, da eine Kapsel mit Gastroskop ins Duodenum verbracht werden kann).

Als klinisch relevanteste Kontraindikation ist der Verdacht auf eine intestinale Obstruktion anzusehen. In einem solchen Fall könnte die Kapsel einen Ileus verursachen. Es wurden deshalb Testkapseln (»patency capsule«) entwickelt, die der eigentlichen Videokapsel in Größe und Form entsprechen, sich aber nach 30 h selbstständig auflösen. Sollte die Testkapsel an einer Engstelle hängen bleiben, würde sie sich in kleine Fragmente auflösen, welche die Stenose passieren könnten.

Das Ausscheiden der intakten Kapsel zeigt somit an, dass die Untersuchung mit der Videokapsel durchgeführt werden kann.

Die Gefahr eines Ileus bleibt dennoch bestehen, da die Testkapsel nicht routinemäßig bei jedem Patienten angewandt wird, sondern nur bei vermuteten Stenosen.

> Die Hauptaufgabe des Radiologen besteht oft darin, die Videokapsel bei verzögerter Ausscheidung zu lokalisieren und einen Ileus auszuschließen. Dafür ist meistens das konventionelle Röntgen ausreichend.

Die Videokapsel sollte im Normalfall 24–48 h nach der Einnahme ausgeschieden werden. Der Patient wird angehalten, das Ausscheiden der Kapsel zu beobachten. Doch auch falls die Kapsel nicht vom Patienten detektiert wird, erfolgt keine routinemäßige Diagnostik. Nur beim Auftreten von Beschwerden wie abdominellen Schmerzen oder Obstipation sollte überprüft werden, ob sich die Kapsel noch intrakorporal befindet. Dabei ist gleichzeitig die Frage nach Ileuszeichen zu beantworten (Abb. 5.94, Abb. 5.95).

Für gewöhnlich werden dann konservative Maßnahmen getroffen, um das Ausscheiden der Kapsel zu beschleunigen (Prokinetika, ausreichende Flüssigkeitszufuhr, rektale Abführmaßnahmen). In der Mehrzahl der Fälle lässt sich damit ein Abgang der Kapsel auf natürlichem Wege erreichen.

Falls es aber zur Ausbildung eines Ileus kommt, der unter konservativen Maßnahmen keine Besserung zeigt, muss die chirurgische Entfernung der Kapsel erwogen werden. Sollte ein Tumor die Retention der Kapsel verursacht haben, kann zeitgleich eine kurative Resektion angestrebt werden. Wenn hingegen ein aktiver M. Crohn die Retention bewirkt hat, kann in Abhängigkeit vom Gesamtzustand des Patienten ein Steroidstoß in Erwägung gezogen werden, bevor chirurgische Maßnahmen zum Einsatz kommen.

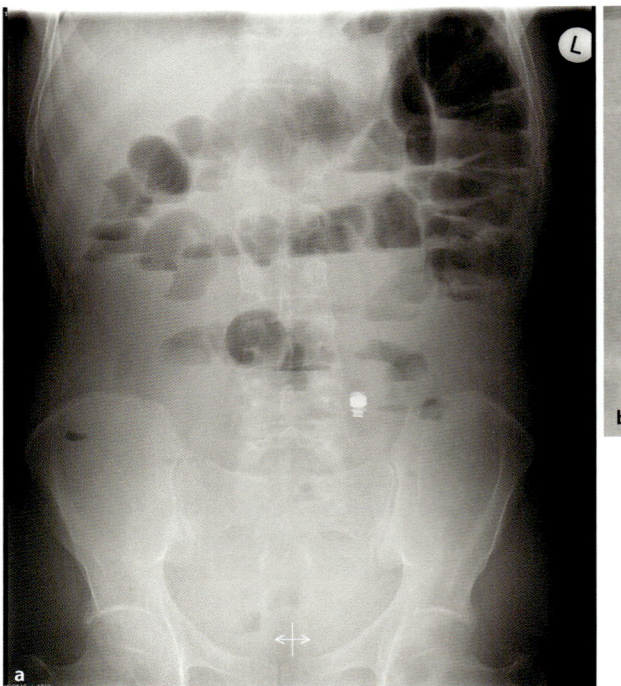

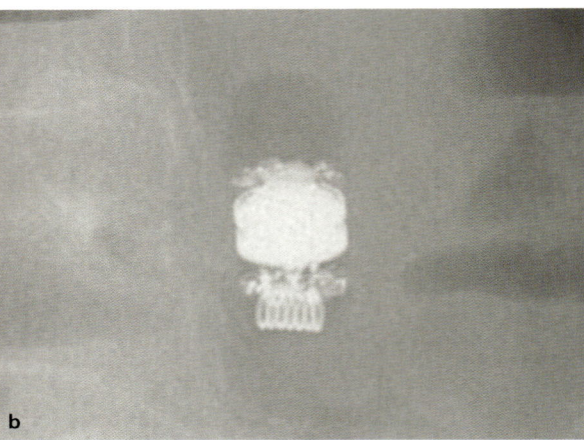

284 Kapitel 5 · Fremdmaterialien im Gastrointestinaltrakt

Abb. 5.94a, b Endoskopiekapsel, die bei Subileusbild nach 48 h nicht ausgeschieden wurde. Die Kapsel projiziert sich auf den Dünndarm

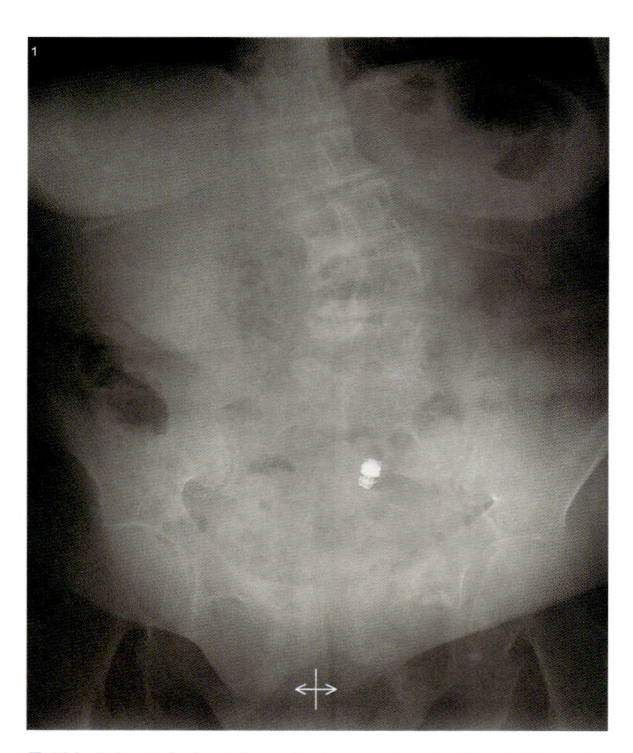

Abb. 5.95 Endoskopiekapsel bei ausbleibender Ausscheidung. In diesem Fall projiziert sich die Kapsel bereits auf das kleine Becken auf das Colon sigmoideum. (Abbildung freundlicherweise überlassen von T. Breining [vielen Dank!])

5.6.4 Drainagen

Drainagen dienen in erster Linie der Behandlung von Abszessen (◘ Abb. 5.96, ◘ Abb. 5.97), getreu der alten, aber weiterhin gültigen Auffassung:

Ubi pus, ibi evacua.

Im Abdominalbereich trifft dies insbesondere für Leberabszesse und für von Darmentzündungen ausgehende intra- oder retroperitoneale Abszesse zu. Letztere entstehen z. B. als Komplikationen bei Appendizitis, Divertikulitis, M. Crohn und postoperativ (Anastomoseninsuffizienz).

Die Drainage stellt dabei eine Alternative zur operativen Versorgung dar, durch die der Zustand des Patienten bis zur operativen Versorgung stabilisiert werden kann, durch die Operationen aber auch ganz vermieden werden können (definitive Therapie).

Ein weiteres Anwendungsgebiet stellt die akute Pankreatitis mit Nekrosen dar. Hierbei gewinnt die Endosonographie mit der Möglichkeit der transgastralen Punktion einen immer größeren Stellenwert.

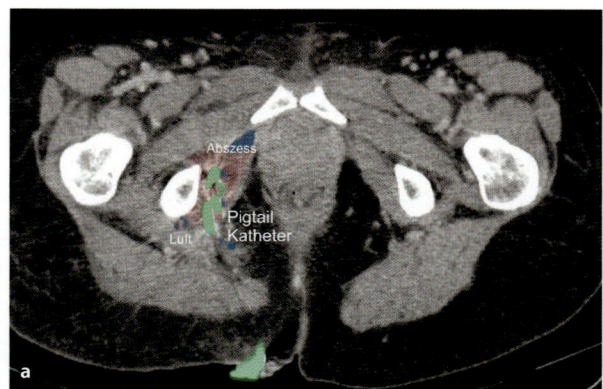

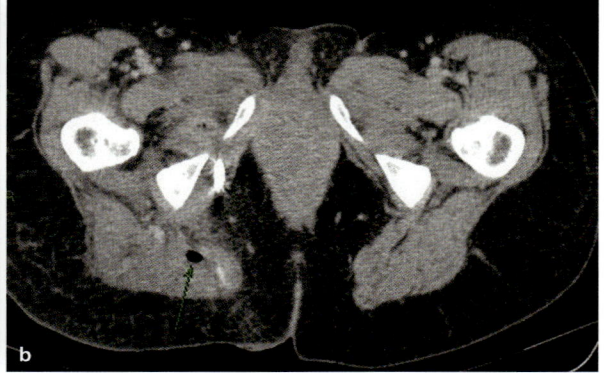

◘ **Abb. 5.96a, b** Rechts gluteal linienförmige Hyperdensität, daneben Lufteinschlüsse im Gewebe. Es handelt sich um eine Pigtail-Drainage nach Abszess im kleinen Becken

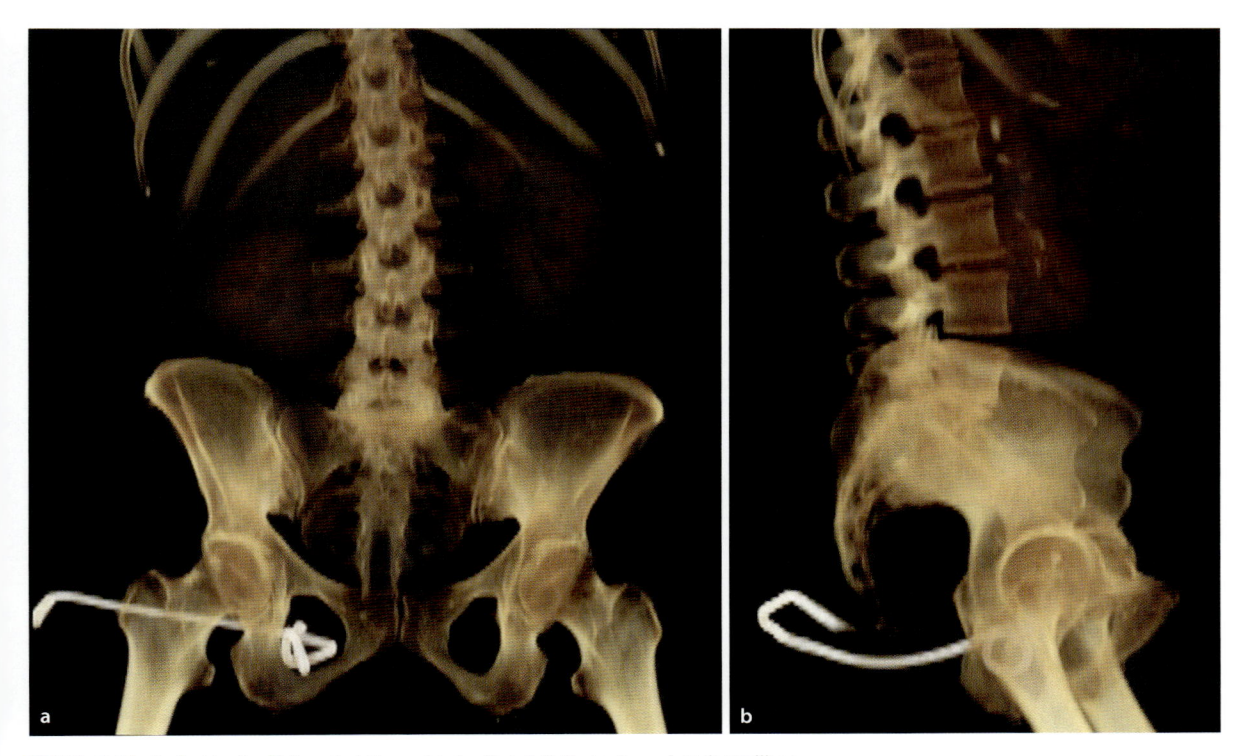

◘ **Abb. 5.97a, b** Erst in den Rekonstruktionen ist der Pigtail-Katheter komplett darstellbar

- **Indikationen**
- Leberabszesse,
- Abszesse, die primär vom Darm ausgehen:
  - Appendizitis,
  - Divertikulitis,
  - M. Crohn,
- Nekrosen bei Pankreatitis
- postoperativ:
  - Anastomoseninsuffizienz,
  - Abszess im Gallenblasenbett nach Cholezystektomie etc.

> Grundsätzlich ist die Anlage einer solchen Drainage sowohl radiologisch (vor allem CT-gesteuert) als auch sonographisch gesteuert möglich. Im Bauchraum ist die sonographisch gesteuerte Anlage von Abszessdrainagen heute das Standardverfahren, da die Sonographie jederzeit bettseitig verfügbar ist und die Darstellung in einer hohen Auflösung und in Echtzeit ermöglicht. Die CT hat große Vorteile in anderen Kompartimenten (z. B. Thorax) und bei Luftüberlagerung sowie bei sehr adipösen Patienten.

Bei der sonographisch gesteuerten Anlage von Abszessdrainagen gilt es, den gesamten Punktionsweg in der Schallebene darzustellen, um die Verletzung von Nachbarorganen zu vermeiden.

Grundsätzlich gibt es 3 verschiedene Optionen zur Vorgehensweise bei der sonographisch gesteuerten Anlage von Abszessdrainagen:
- Das Punktionsziel wird **vor** der Punktion sonographisch dargestellt und auf der Körperoberfläche markiert, die eigentliche Punktion erfolgt in einem zweiten Schritt ohne sonographische Kontrolle (nur bei sehr großen und oberflächlich gelegenen Abszessen denkbar).
- Das Punktionsziel wird sonographisch dargestellt. Unter sonographischer Kontrolle erfolgt eine freihändige Punktion.
- Das Punktionsziel wird ebenfalls sonographisch dargestellt, die Punktion erfolgt geführt mittels perforiertem Punktionsschallkopf oder am Schallkopf angebrachter Führung. Bei dieser Variante wird der Punktionsweg vom Gerät auf dem Bildschirm angezeigt (besonders für kleine Punktionsziele sinnvoll).

Auch die Einbringung der Drainage kann in 2 Varianten erfolgen:
- Entweder in Seldinger-Technik; das bedeutet, dass zunächst eine Punktion über eine dünne Hohlnadel erfolgt, über die dann ein Draht in den Abszess eingelegt wird. Nach Inzision der Haut und Dilatation des Punktionsweges wird schließlich über den Draht die auf einem Trokar (bzw. einer »Seele«) befindliche Drainage vorgeschoben. Durch Rückzug des Trokars kringelt sich das distale Ende der Drainage ein, und es entsteht die typische Pigtail-Form (◘ Abb. 5.98).
- Bei der 2. Variante erfolgt eine Direktpunktion. Dabei wird in den stumpfen Trokar, auf dem sich die Drainage befindet, ein spitzes Stilett eingeführt, wodurch eine direkte Punktion ermöglicht wird. Aufgrund der Dicke der Drainage (meist 10–14 Fr) und des Widerstands der Bauchdecke kann das Vorschieben recht schwer sein.

> Nach der Anlage werden die Drainagen an der Bauchhaut festgenäht und müssen mehrmals täglich mit NaCl gespült werden, damit die Seitenlöcher nicht verstopfen.

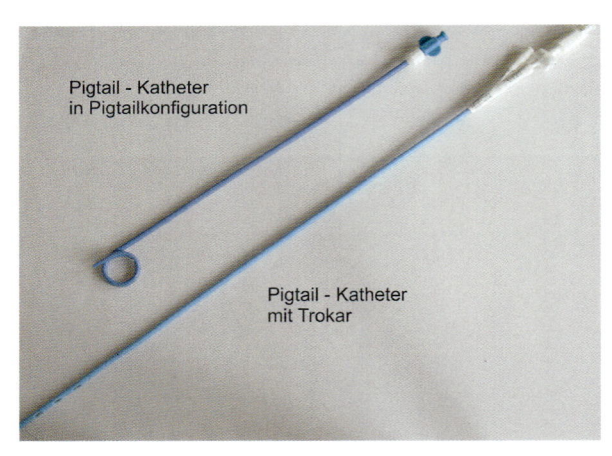

◘ **Abb. 5.98** Pigtail-Katheter mit und ohne Trokar

5.6 · Sonstige Fremdmaterialien

- **Komplikationen**
- Leber:
  - intraparenchymatöse Blutung,
  - Kapselhämatom,
  - intraabdominelle Blutung,
  - Fisteln,
  - Pneumothorax (◘ Abb. 5.99),
- Verletzung von Nachbarorganen und -strukturen (v. a. Darmperforation),
- Obstruktion,
- Dislokation.

❗ **Cave**
Es gibt auch Thoraxdrainagen in Pigtail-Konfiguration. Die Anamnese ist bei der Kontrolle medizinischer Fremdmaterialen daher sehr wichtig.

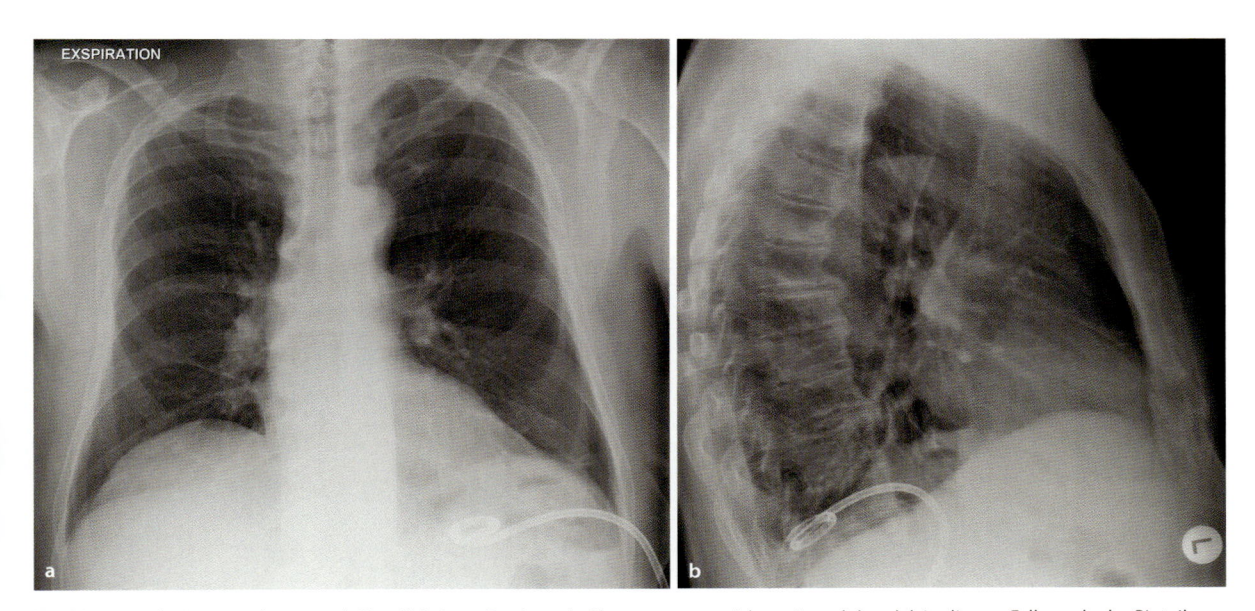

◘ **Abb. 5.99a, b** Pneumothorax nach Pigtail-Anlage. Der laterale Pleurarezessus reicht weit nach kaudal. In diesem Fall wurde der Pigtail-Katheter versehentlich intrapleural gelegt. Wichtig: Es gibt auch Thoraxdrainagen in Pigtail-Konfiguration. In diesem Beispiel war aus der Anamnese bekannt, dass ein abdomineller Abszess punktiert/drainiert werden sollte

5.6.5 Akzidentielle, iatrogen eingebrachte Fremdkörper

Begriffsbestimmung
- **Corpus alienum:** Last but not least gibt es auch noch akzidentielle, iatrogen eingebrachte Fremdkörper, die in der Klinik häufig als »Corpus alienum« (lateinisch für Fremdköper) bezeichnet werden. Die Bezeichnung trifft genau genommen auf alle akzidentiell in den Körper gelangten Fremdkörper zu, daher auch auf perforierende, aspirierte oder verschluckte Fremdkörper.
- **Gossypibom:** Vergessene iatrogene Fremdkörper aus Baumwolle (Tupfer, Bauchtücher) werden als Gossypibome bezeichnet.

Iatrogene akzidentielle Fremdkörper müssen schon aus forensischen Gründen ausreichend gut dokumentiert werden. Fast immer werden die vergessenen Tupfer, Bauchtücher oder Instrumente anschließend operativ entfernt.

Einige Beispiele sind in ◘ Abb. 5.100, ◘ Abb. 5.101, ◘ Abb. 5.102 und ◘ Abb. 5.103 dargestellt.

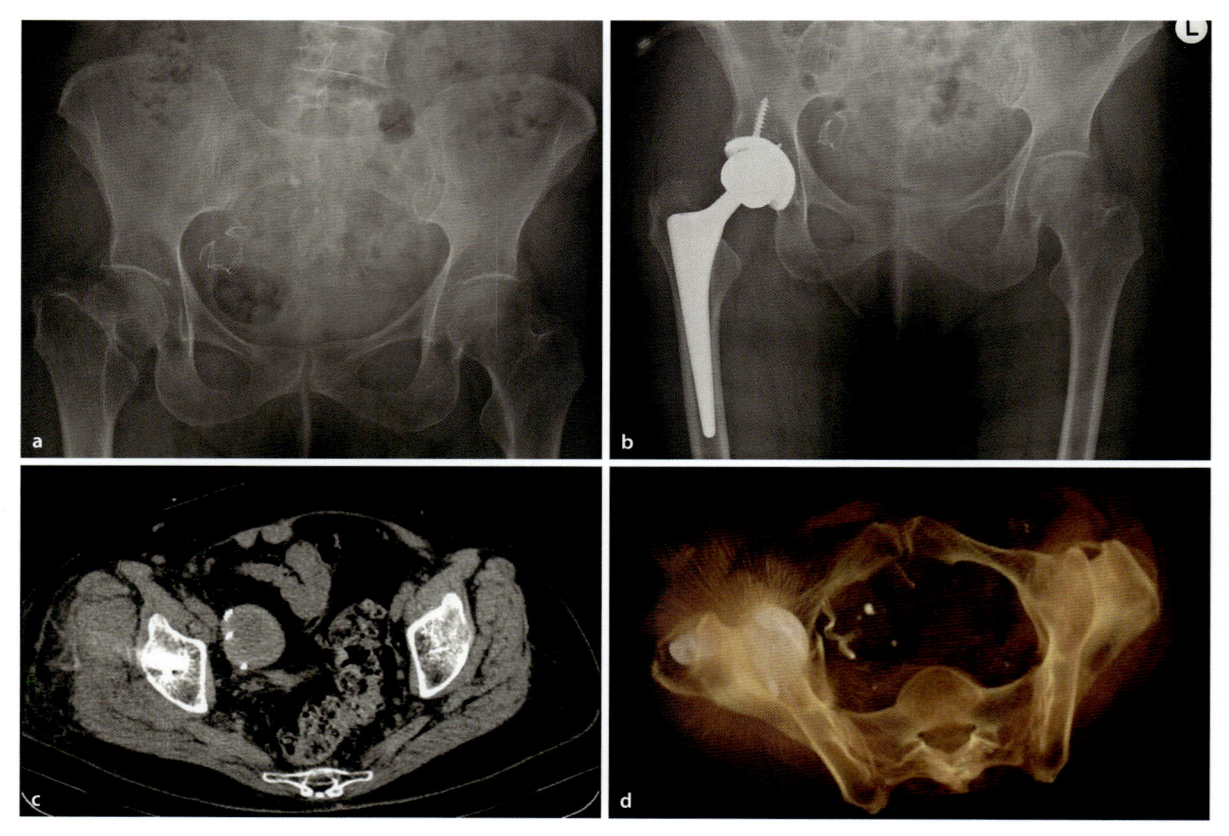

◘ **Abb. 5.100a–d** Patient mit Schenkelhalsfraktur rechts. **a** In der Aufnahmeuntersuchung war die röntgendichte Markierung von Verbandmaterial aufgefallen, die sich auf das kleine Becken rechts projizierte. **b** In der Kontrolle nach Hüft-TEP rechts liegt der Fremdkörper in identischer Position. Dies ist nach zwischenzeitlicher Operation enorm unwahrscheinlich. In einer Kontrolle nach nochmaliger Inspektion des Patienten und Entfernung aller Verbände wurde der Fremdkörper unverändert gefunden. Somit wurde der Verdacht auf ein Gossypibom geäußert. **c, d** Im CT wurde der Verdacht auf ein Gossypibom im kleinen Becken bestätigt. Anamnestisch war eine 10 Jahre zurückliegende Appendektomie die einzige in Frage kommende Operation

5.6 · Sonstige Fremdmaterialien

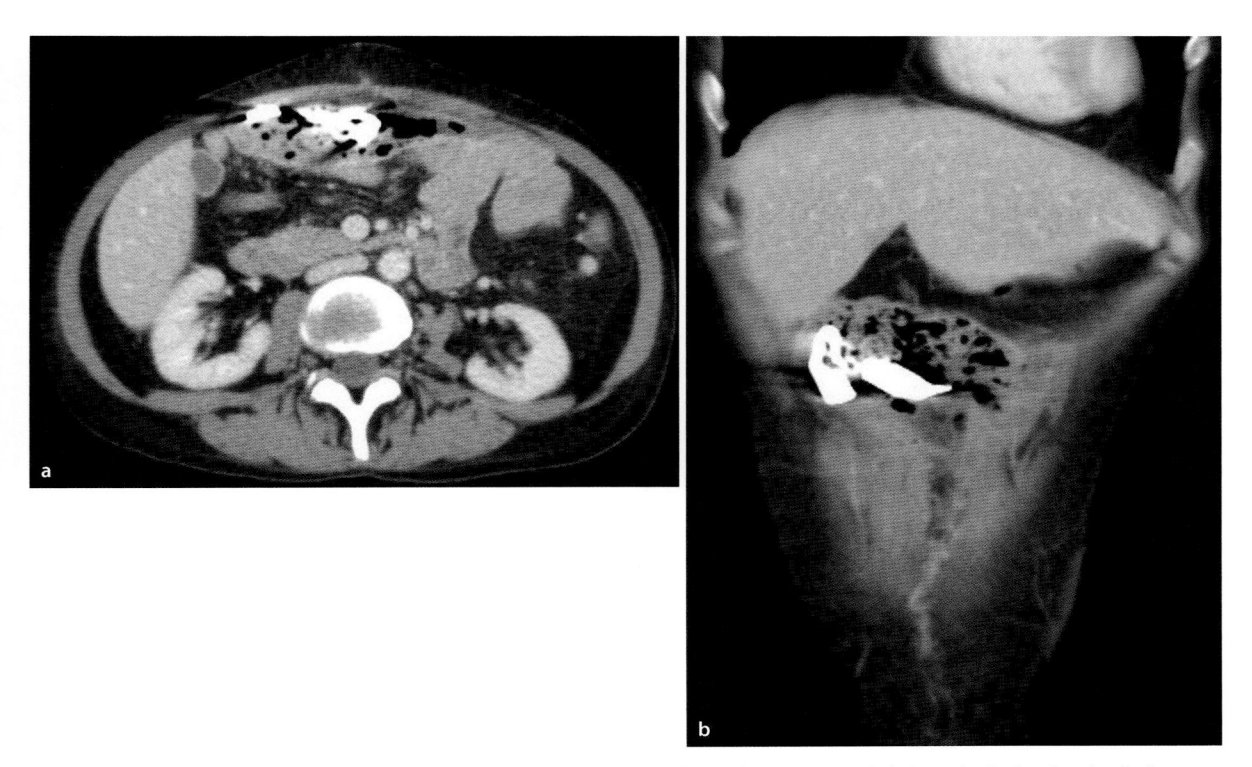

Abb. 5.101a, b Patient mit Oberbauchschmerzen seit einer 3 Jahre zurückliegenden Operation. Dabei wurde ein Bauchtuch mit röntgendichter Markierung im Abdomen belassen

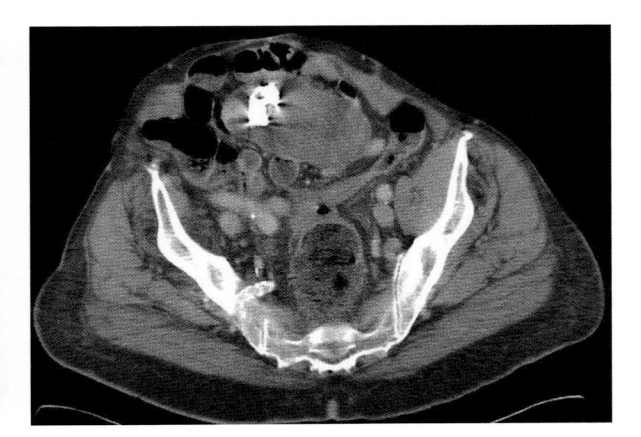

Abb. 5.102 Patient mit Unterbauchschmerzen. Ursächlich war intraabdominell verbliebenes Verbandmaterial mit einer ausgedehnten abgekapselten Fremdkörperreaktion

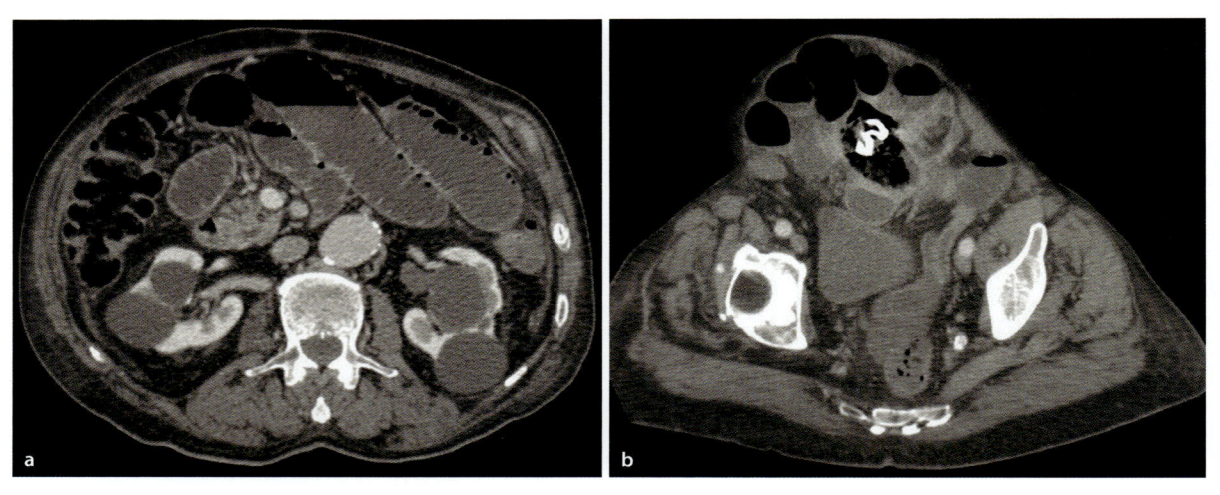

Abb. 5.103a, b Ileus. Im Unterbauch Gossypibom, Verbandmaterial mit röntgendichter Markierung

5.7 Pitfalls

Der nächste Patient kam wegen Dysphagie und Dyspnoe in die Notaufnahme. Im Röntgenbild war die Ursache schnell gefunden (◘ Abb. 5.104).

Ein ringförmiger Fremdkörper projiziert sich auf den distalen Ösophagus, mutmaßlich vor der 3. Ösophagusenge. Eine Breischluckuntersuchung wurde empfohlen. Bevor es zu der Untersuchung kam, wurde der Patient nochmals befragt, ob er etwas verschluckt haben könnte. Das verneinte er. Als wir ihm das Röntgenbild mit dem Fremdkörper zeigten, erinnerte er sich daran, dass es sich dabei um ein Refluxband handelte. Das LINX-Reflux-Managementsystem ist ein flexibler Ring aus Titankugeln, die einen magnetischen Kern aufweisen.

> Das LINX-Reflux-Managementsystem wird bei Refluxerkrankungen durch Schwäche des unteren Ösophagussphinkters eingesetzt.

Durch die Anziehung der Magneten wird der untere Ösophagussphinkter unterstützt und der Reflux vermindert. Speisen und Flüssigkeiten können den Ring passieren, da dieser flexibel ist. Werden die Titankugeln durch Dehnung des Ösophagus voneinander entfernt, nimmt die magneti-

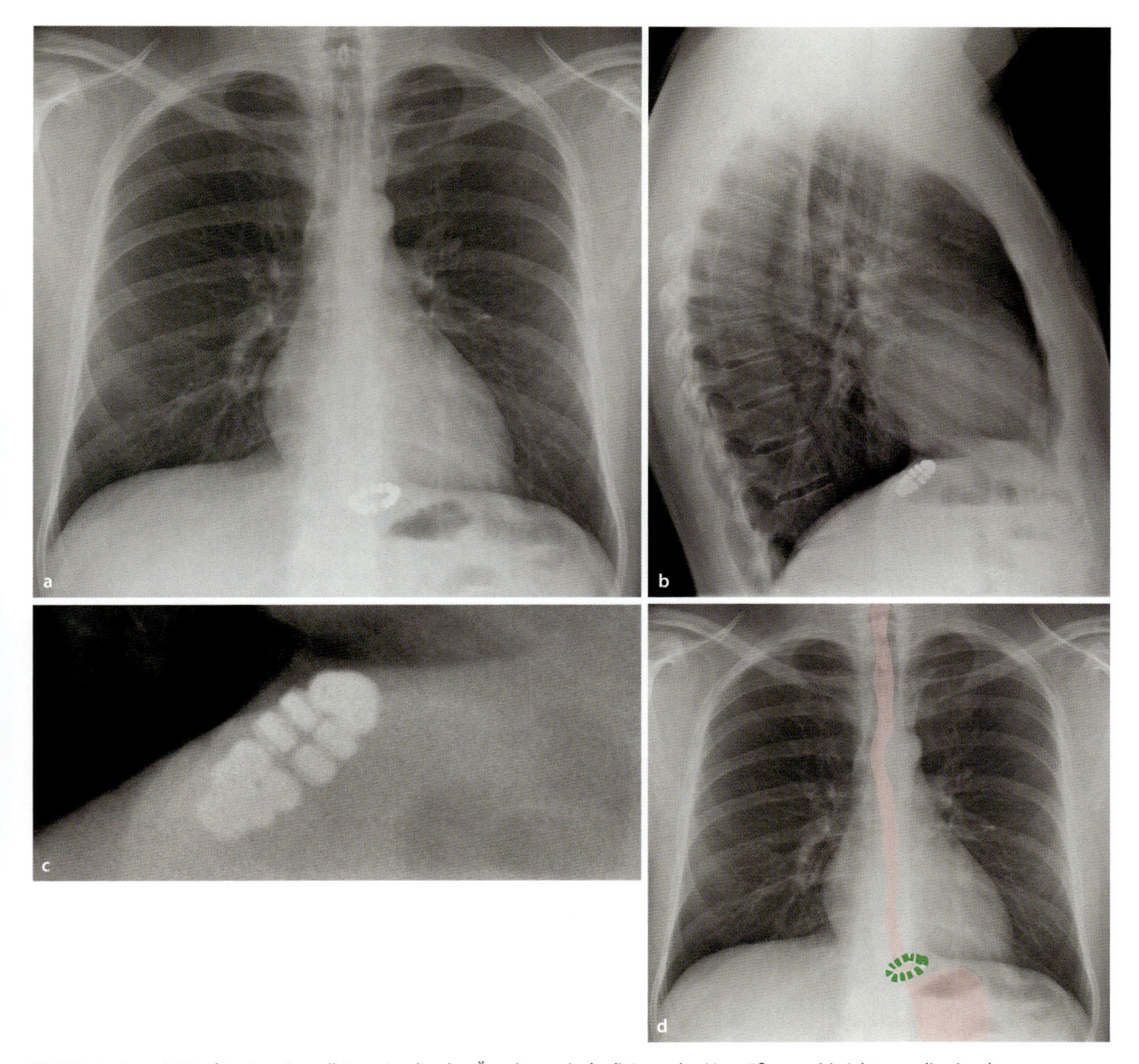

◘ **Abb. 5.104a–d** Ringförmiger Fremdkörper im distalen Ösophagus (**a, b, d**). In starker Vergrößerung (**c**) sieht man die einzelnen Titanperlen mit dem Magnetkern

sche Wirkung wegen der größeren Entfernung ab. Nach Passage des Bolus liegen die Kugeln wieder nah beieinander, und die magnetische Wirkung ist stärker.

Eine weitere Patientin wurde wegen anhaltender Unterbauchschmerzen links vorgestellt. Nachdem sonographisch keine Ursache zu finden war, wurde eine Übersichtsaufnahme des Beckens angefordert, um Veränderungen am Skelett auszuschließen. In dieser Aufnahme wurde in Projektion auf den Unterbauch links eine Nadel entdeckt (Abb. 5.105).

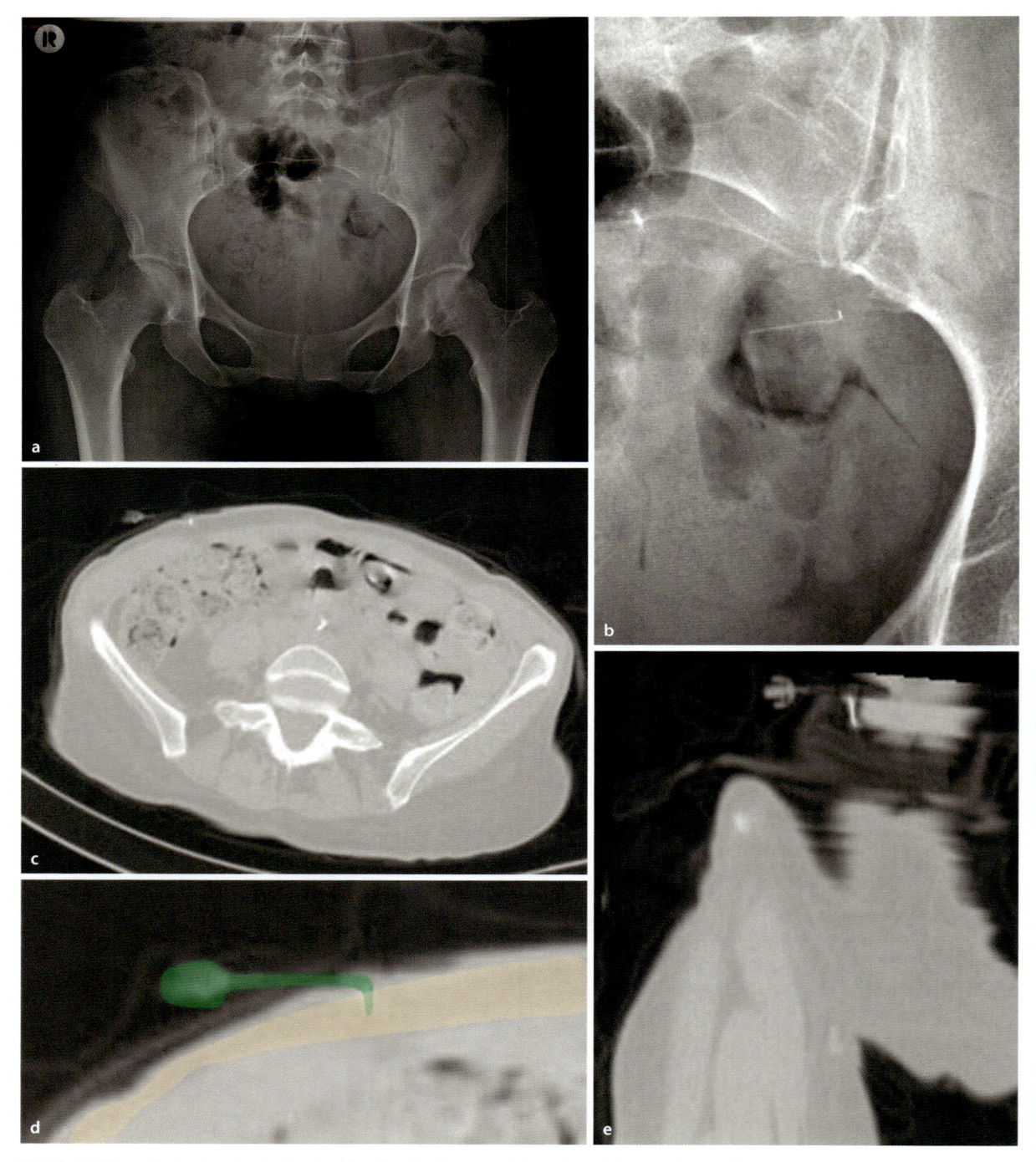

Abb. 5.105a–e Patientin mit anhaltenden Unterbauchschmerzen links. **a, b** Nadel in Projektion auf den linken Unterbauch. **c, d** Subkutan liegende Kanüle eines Insulinpumpensystems. **e** Koronare Rekonstruktion der Kanüle

In einem später durchgeführten CT war die Nadel wieder abgebildet, dieses Mal allerdings in Projektion auf den Unterbauch rechts. In den Rekonstruktionen konnte dann deutlich gezeigt werden, dass die Nadel subkutan eingebracht war. Darüber lag eine Schicht Verbandmaterial. Es handelte sich um die Nadel einer Insulinpumpe.

Die Kanüle samt Katheter muss alle 3 Tage ausgewechselt werden, daher die veränderte Lage der Kanüle im CT.

Der letzte Pitfall in diesem Kapitel betrifft den Befund eines Patienten mit Dyspnoe nach Magensondenanlage.

Zuerst wurde ein Röntgenbild des Thorax angefertigt (Abb. 5.106a).

Unser erster Gedanke war eine Fehllage der Magensonde im Unterlappen links. Bei genauer Betrachtung verläuft die Magensonde zwar über der Trachea und über den Abgang des linken Hauptbronchus, verfehlt dann aber den nur flau abgrenzbaren Unterlappenbronchus. Eine extraanatomische Lage erschien unwahrscheinlicher.

Die Lösung wurde dann sehr schnell gefunden, und zwar anhand der Voraufnahmen (Abb. 5.106b, c). Hier präsentierte sich in der stehenden Aufnahme die große Magenhernie deutlich besser abgrenzbar. Die Magensonde liegt somit korrekt im Magen. Der Magen allerdings liegt intrathorakal.

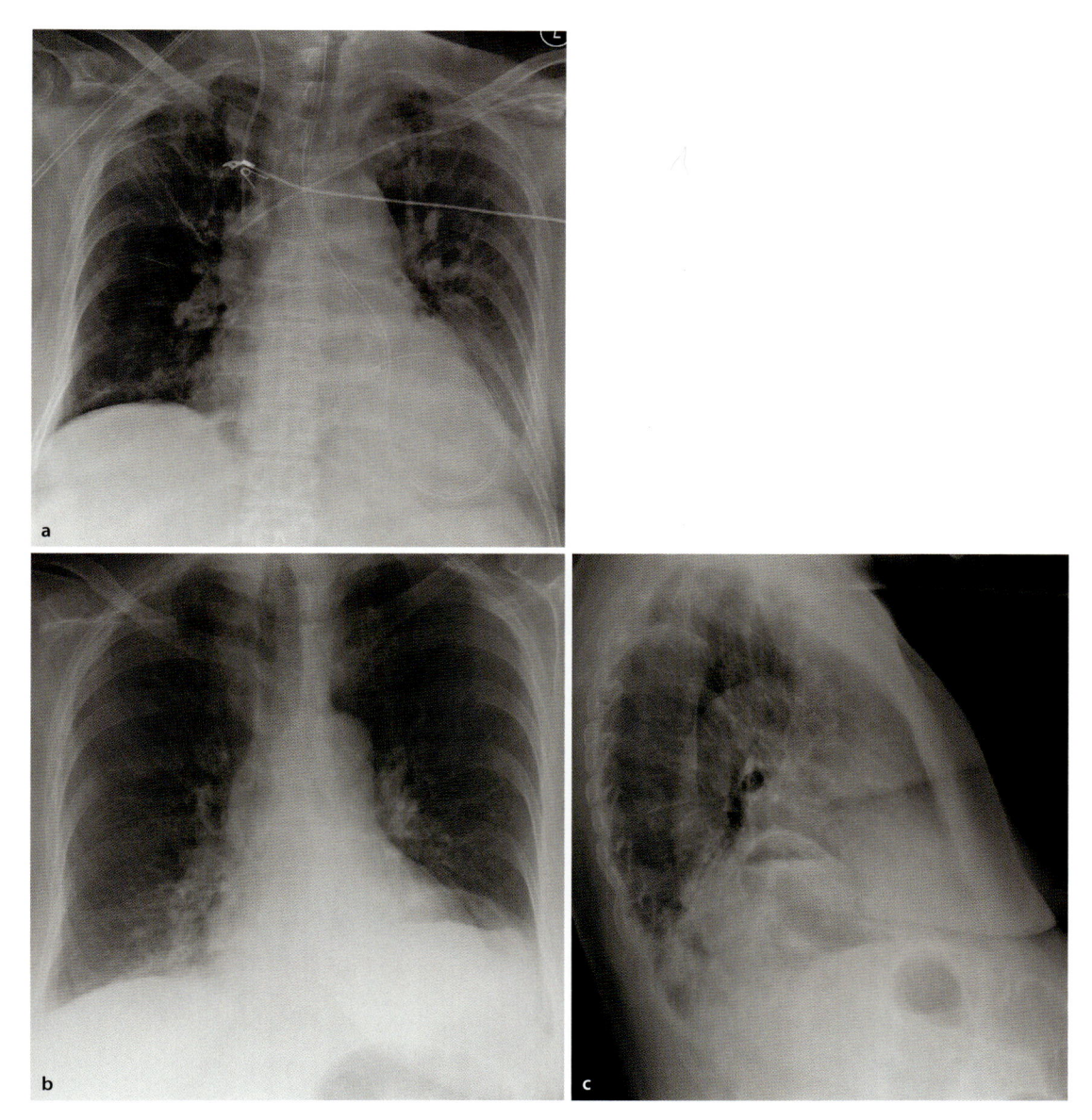

Abb. 5.106a–c Patient mit Dyspnoe nach Magensondenanlage (Erklärung ▶ Text).

5.8 Quiz

> Die Lösungen sind im ▶ Anhang zu finden.

Fall 5.1

Ein Patient mit Kontrakturen in beiden Armen, daher überlagern diese das Röntgenbild (◌ Abb. 5.107). Der Patient hat wegen Aspirationsneigung eine Magensonde. Liegt diese korrekt?

Beurteilung:

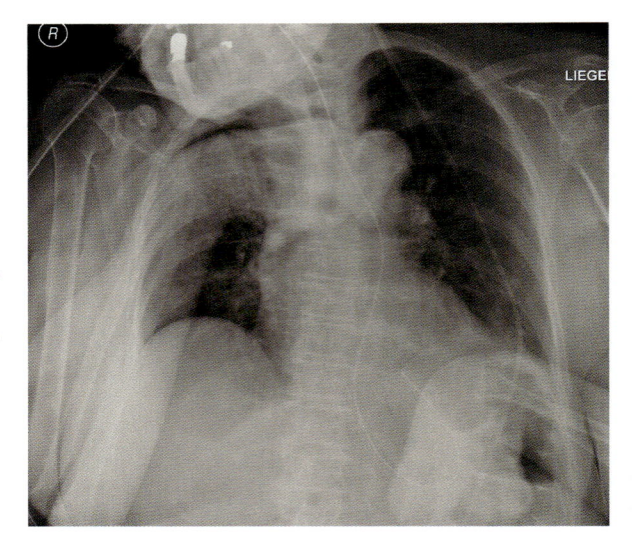

_____

_____

◌ **Abb. 5.107** Fall 5.1: Magensonde

5.8 · Quiz

Fall 5.1
Durchleuchtungsuntersuchung nach PEG-Anlage
(Abb. 5.108). Wie lautet Ihr Befund?

Befund:

_____

_____

_____

Beurteilung:

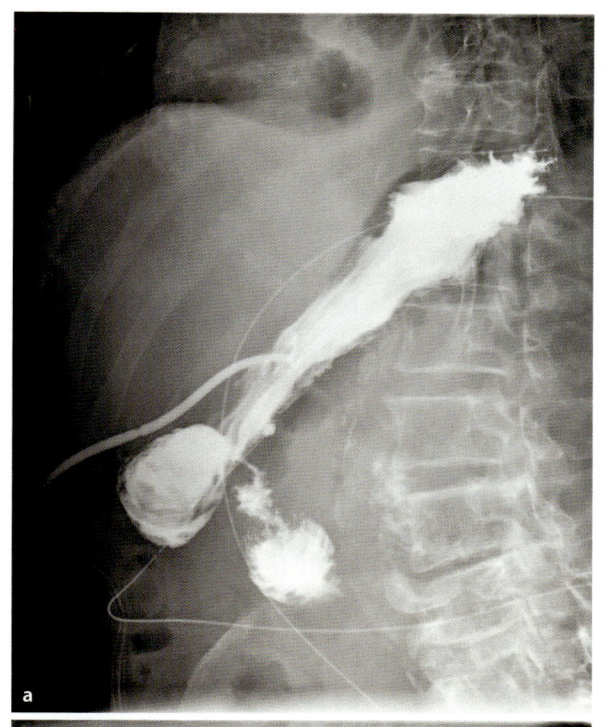

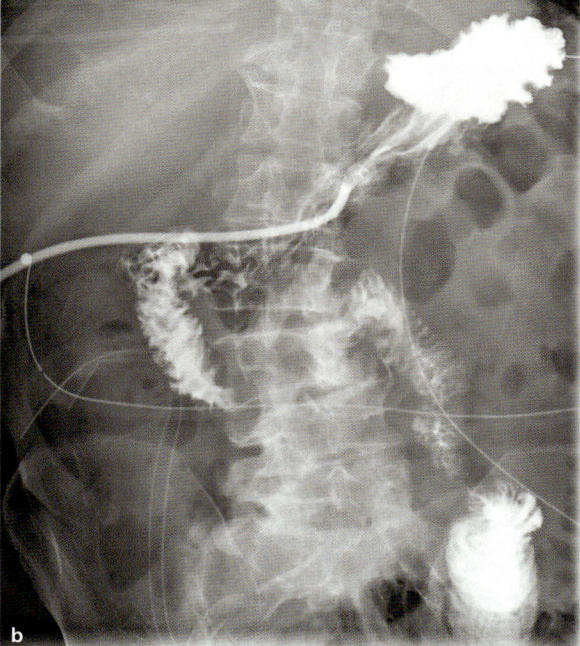

_____

_____

Abb. 5.108a, b Fall 5.2: PEG-Durchleuchtung

Literatur

Weiterführende Informationen und Quellenangaben

Adamus R, Pfister M, Uder M, Loose RW (2013) Bildführungstechniken und Navigation bei TACE, SIRT und TIPS. Radiologe 53: 2464

Hansmann HJ, Nöldge G, Leutloff U et al. (2001) Radiologische Nachsorge des transjugulären intrahepatischen Stentshunts (TIPSS). Radiologe 41: 884–890

Jauch KW (gemeinsamer AG-Leiter), Schregel W (gemeinsamer AG-Leiter), Stanga Z (gemeinsamer AG-Leiter) et al. (2078) Leitlinie Parenterale Ernährung der DGEM. Technik und Probleme der Zugänge in der parenteralen Ernährung. Aktuelle Ernaehrungsmed 2007; 32, Suppl 1: S41–S53

Karpitschka M, Lang R, Jauch KW et al. (2011) Adipositaschirurgie und ihre Komplikationen. Radiologe 51, 5: 352–365

Lackner KJ, Kathrin Barbara Krug KB (2009) Fehlentscheidungen in der Radiologie: Analyse der Ursachen und Strategien zur Fehlervermeidung. Thieme, Stuttgart

Oberholzer K, Pitton MB, Mildenberger P et al. (2002) Gegenwärtiger Stellenwert der perkutanen transhepatischen Cholangiodrainage. Röfo 174 (9): 1081–1088

Radeleff BA, López-Benítez R, Hallscheidt P et al. (2005) Interventionen bei malignen Gallenwegstenosen. Radiologe 45, 11: 1020–1030

Roeren T, Richter GM, Limberg B et al. (1996) Sonographisch gesteuerte Punktion der Pfortader beim transjugulären intrahepatischen portosystemischen Stentshunt (TIPSS). Radiologe 36, 9: 677–682

Schmidt G, Greiner L, Nürnberg D (2003) Sonografische Differenzialdiagnose. Thieme, Stuttgart

Stäbler A, Ertl-Wagner B (2005) Radiologie-Trainer (in 3 Bänden). Radiologie-Trainer Körperstamm, Innere Organe und Gefäße. Thieme, Stuttgart

Von Leube W (1879) Die Magensonde: Die Geschichte ihrer Entwicklung und ihre Bedeutung in Diagnostisch-Therapeutischer Hinsicht Taschenbuch – (1879) Kessinger Pub Co (22. Mai 2010)

Wiesner W, chlumpf R, Schöb O, Hauser R, Kacl G (1998) Die Magen-Pouch-Dilatation: Komplikationen nach laparoskopisch implantiertem Silikon-Magenband bei pathologischer Adipositas Röfo 169 (11): 479–483 [DOI: 10.1055/s-2007-1015323]

Internetquellen

http://www.aerzteblatt.de/archiv/42307/Oesophagusstent-auch-nach-Radio-Chemotherapie

https://www.thieme-connect.com/products/ejournals/abstract/-10.1055/s-0031-1289040

http://www.nicolai-medizintechnik.de/anweisungen/danissealstent.pdf

http://www.fresenius-kabi.de/freka_trelumina.htm

Fremdmaterialien im Urogenitaltrakt

U. Hundertmark, D. Kildal

6.1 Anatomie – 298

6.2 Harnblasenkatheter – 300
6.2.1 Historisches – 300
6.2.2 Moderne Harnblasenkatheter – 300

6.3 Nephrostomie/Nephrostoma – 309
6.3.1 Anlage des Nephrostomas – 309

6.4 Ureterschienung/Doppel-J-Katheter (DJ) – 310
6.4.1 Historisches – 311
6.4.2 Anlage des DJ – 311
6.4.3 Permanente Harnableitung mittels MemoKath – 316

6.5 Operative Verfahren bei Impotenz (»Penisprothese«) – 317
6.5.1 Operative Anlage der Penisprothese – 317

6.6 Operative Verfahren zur Therapie der Harninkontinenz – 319
6.6.1 Artifizieller (= künstlicher) Harnblasensphinkter – 319
6.6.2 Sakrale Neuromodulation – 322

6.7 Sonstige Fremdkörper – 324
6.7.1 Harnröhrenstents – 324
6.7.2 Hodenprothese – 325
6.7.3 Clipmaterial – 326
6.7.4 Seeds in der Prostata – 328

6.8 Akzidentielle und sonstige Fremdkörper – 329
6.8.1 Piercings – 329
6.8.2 Autoerotischer Unfall – 331

6.9 Quiz – 335

Literatur – 337

D. Kildal (Hrsg.), *Medizinische Fremdkörper in der Bildgebung*,
DOI 10.1007/978-3-662-47296-5_6, © Springer-Verlag Berlin Heidelberg 2016

6.1 Anatomie

Die Nieren liegen paarig angeordnet im Retroperitoneum auf Höhe Th12 bis L3 (rechts) bzw. Th11 bis L2 (links) in der Exspiration. Die Längsachse der beiden Nieren konvergiert nach dorsal/kranial. Das Hilum renale öffnet sich jeweils nach medial/ventral.

Beide Harnleiter verlaufen fast senkrecht auf dem M. psoas major nach kaudal und leicht nach medial. Nach Überkreuzen der Vasa iliaca ziehen die Ureteren schräg nach medial und münden von dorsal lateral in die Harnblase.

Die Harnblase ist ein Hohlorgan mit einem physiologischen Fassungsvermögen von 300–500 ml und verändert je nach Füllungszustand ihre Form. Um diese Verschieblichkeit zu ermöglichen, ist sie mit dem Blasengrund am Diaphragma urogenitale fixiert. An der Vorderseite liegt die Harnblase unmittelbar der Symphyse an.

Röntgenologische Normalbefunde sind in ◘ Abb. 6.1, ◘ Abb. 6.2 und ◘ Abb. 6.3 dargestellt. Zur Visualisierung der Anatomie dient ein Ausscheidungsurogramm mit einer Leeraufnahme und einer Aufnahme 20 min nach Kontrastmittelgabe.

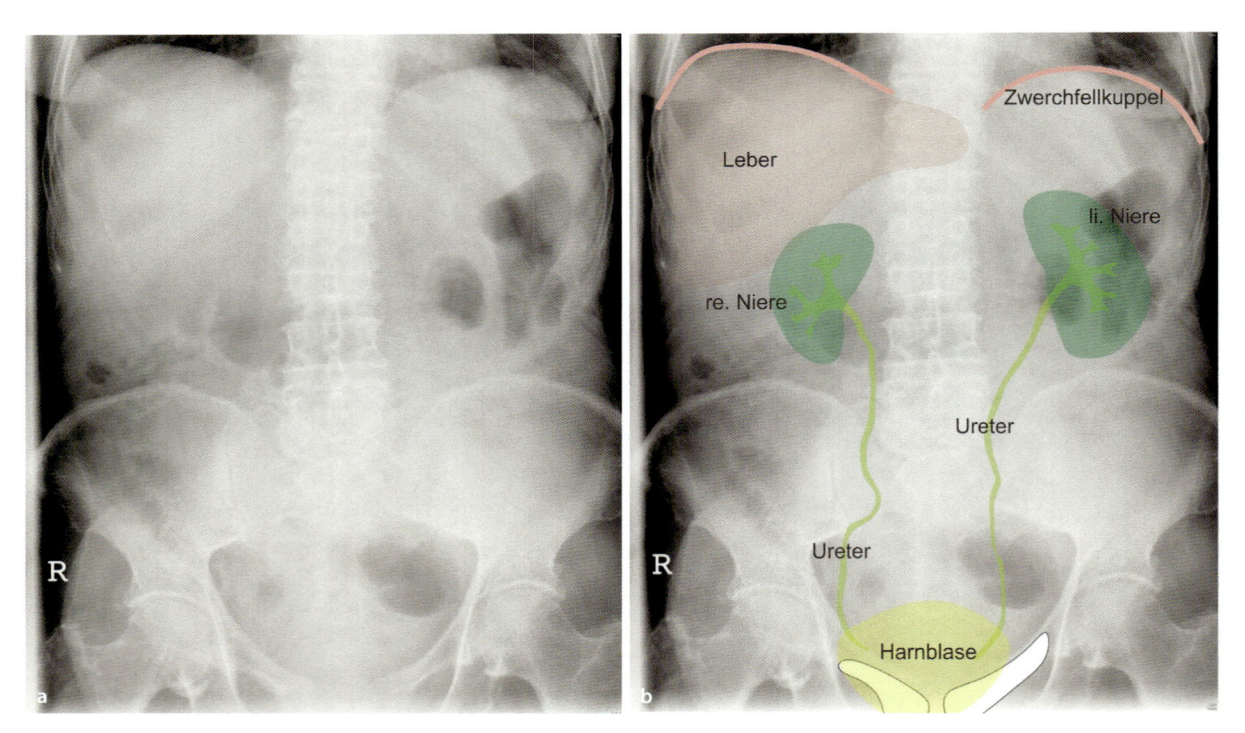

◘ **Abb. 6.1a, b** Normalbefund: Aufnahme von der Zwerchfellkuppel bis zur Symphyse. Schematische Darstellung der harnableitenden Wege

6.1 · Anatomie

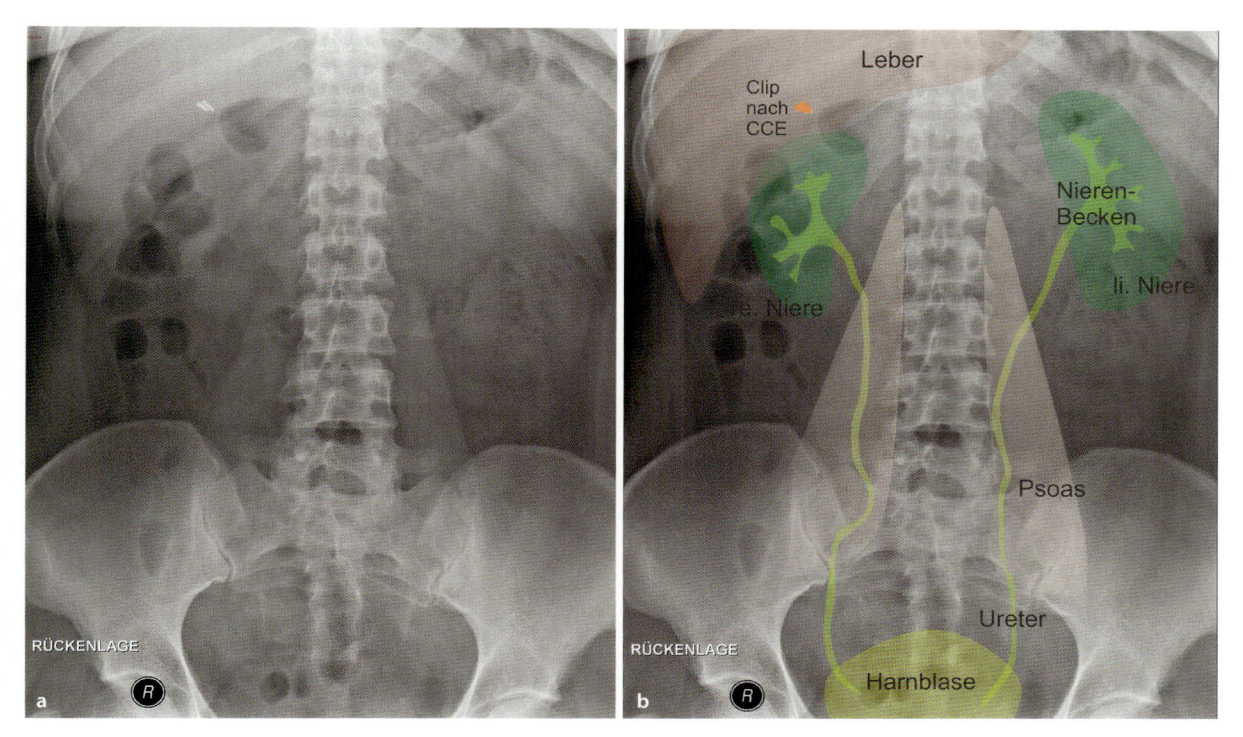

Abb. 6.2a, b Normalbefund. Native Aufnahme von Zwerchfellkuppe bis Symphyse: Dient der Beurteilung auf Skelettveränderungen, Nierenschatten, Längsachse der Nieren, Psoasschatten, kalkdichte Verschattungen

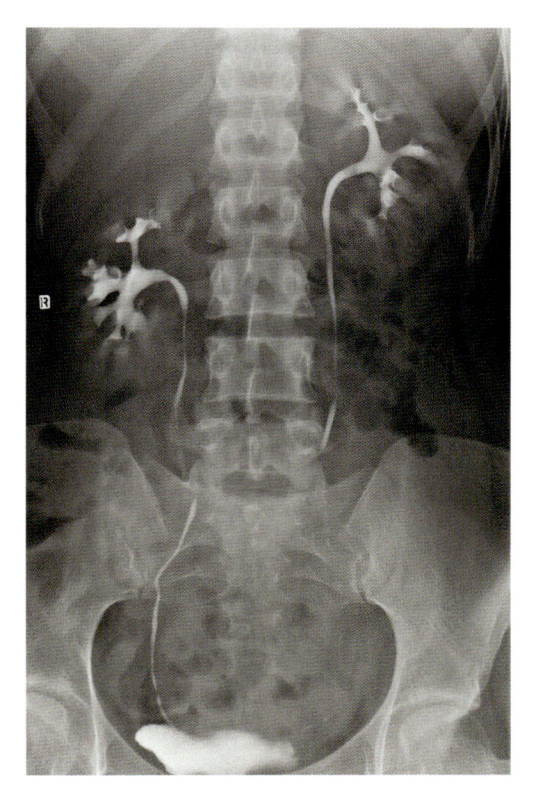

Abb. 6.3 Ausscheidungsurogramm als Normalbefund zur Veranschaulichung der Anatomie: 20 min nach Kontrastmittelgabe (KM). Zeitgerechte seitengleiche Ausscheidung des KM; zarte Kelche, Harnleiter beidseits dargestellt, (kontraktionsbedingt) nicht durchgezeichnet, Kontrastierung der Harnblase, im kleinen Becken Darmgasüberlagerung

6.2 Harnblasenkatheter

Die Harnableitung aus der Harnblase erfolgt je nach Indikation persistierend oder intermittierend mit transurethralem oder suprapubischem Zugang. Die Länge der Katheter wird in Zentimeter angegeben, die Dicke in Charrière.

> **Info to go**
>
> Charrière ist *nicht* die Abkürzung für Charité und Karriere ;-)
> Charrière (Ch) ist ein Maß für den äußeren Umfang von Kanülen und Kathetern. Analog wird die Bezeichnung French (Fr) verwendet.
> - 1 Fr/Ch = 1/3 mm
> - 1 mm = 3 Fr/Ch

6.2.1 Historisches

Die ersten Harnblasenkatheter sind bereits in der Antike beschrieben worden. Es wurden Strohhalme verwendet, oder sie wurden aus Wachs, Leder oder Bronze gefertigt. 350 n. Chr. wurden zur Aufdehnung der Harnröhre Gänsekiele genutzt, die mit Pergament umwickelt in die Harnröhre eingeführt wurden. Das Pergament erweiterte über einige Tage durch Aufquellen die Harnröhre, dann wurde der Kiel wieder entfernt.

Mit der Entwicklung von Kautschuk 1839 konnten flexiblere Katheter zur schonenden Harnableitung hergestellt werden (Auguste Nélaton). In dieser Zeit trug ein Gentleman üblicherweise einen Spazierstock mit Knauf. Aus der Zeit um 1900 findet man einen solchen Stock, der Platz für einen Katheter zur Selbstkatheterisierung bot. Fühlte ein Gentleman also einen schmerzhaften Druck im Unterleib aufgrund seines Prostataleidens, konnte er sich unauffällig mit seinem Spazierstock fortbewegen und sich selbst Erleichterung verschaffen.

Den heute eingesetzten Ballonkatheter entwickelte der Urologe Frederic Eugene Basil Foley im Jahr 1937 (Foley 1947). Nach ihm wird der Ballonkatheter auch heute international als Foley-Katheter bezeichnet.

6.2.2 Moderne Harnblasenkatheter

Transurethraler Blasenkatheter

Die Einlage erfolgt nach Desinfektion und Applikation eines Gleitgels in die Harnröhre (beim Mann unter leichtem Zug am Penis), bis der Katheter bis zum Blockungsventil eingeführt ist. Erst dann darf geblockt werden.

> Eine korrekte Lage ist gegeben, wenn Urin fließt und die Blockung des Katheterballons schmerzfrei erfolgt.

In ◘ Abb. 6.4, ◘ Abb. 6.5 und ◘ Abb. 6.6 sind einige Beispiele gezeigt.

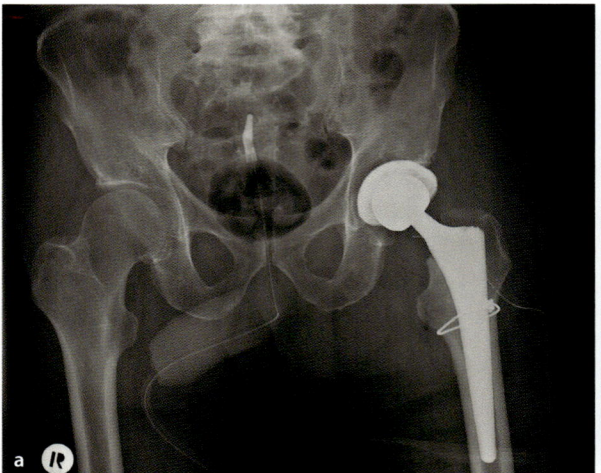

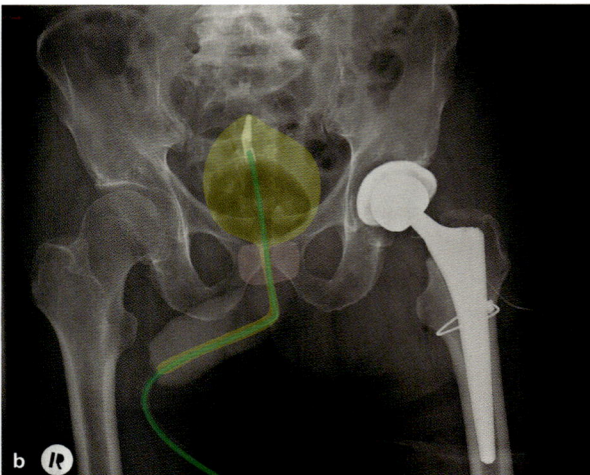

◘ **Abb. 6.4a, b** Übersichtsaufnahme des Beckens bei Patienten mit Hüft-TEP links. Nebenbefundlich mitabgebildet regelrecht auf den Verlauf der Urethra und die Harnblase (gelb) projizierter transurethraler Harnblasenkatheter (grün)

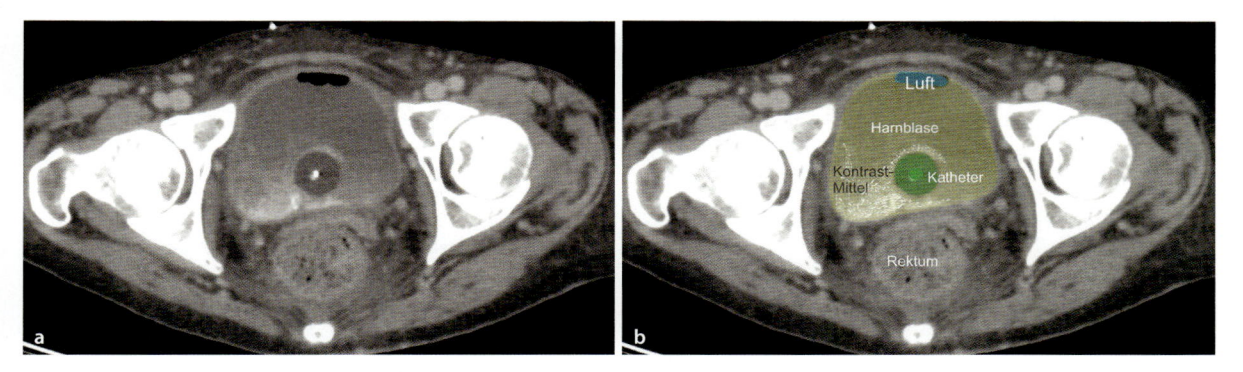

Abb. 6.5a, b Becken-CT in axialer Schnittführung nach i.v. Kontrastmittelapplikation in venöser Kontrastierungsphase. Harnblase (gelb) mit einliegendem Harnblasenkatheter (grün), rechts bereits deutliche Kontrastmittelausscheidung in das Harnblasenlumen (weiß). Nach lage des Harnblasenkatheters Lufteinschlüsse (blau) intravesikal

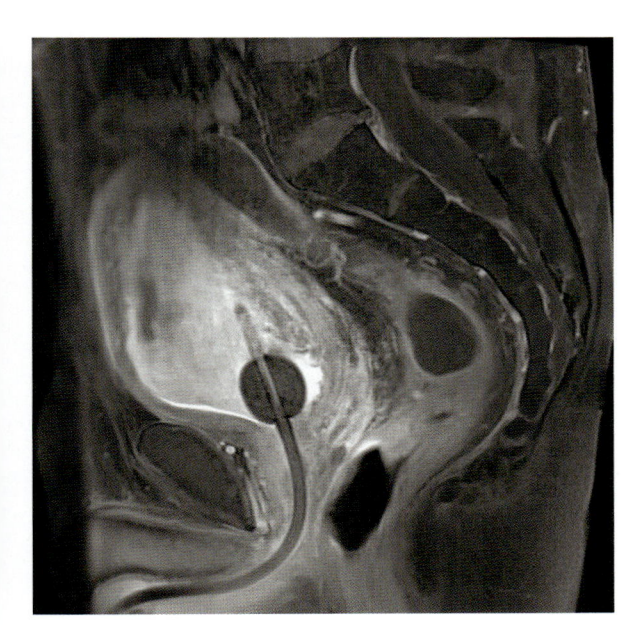

Abb. 6.6 MRT des Beckens in sagittaler Schnittführung. Orthotop einliegender transurethraler Harnblasenkatheter mit geblocktem Ballon in einer T2-Wichtung

Suprapubischer Blasenkatheter

Anlage des Katheters

Die Einlage des suprapubischen Blasenkatheters erfolgt in der Regel unter sonographischer Kontrolle in Rückenlage und in leichter Trendelenburg-Lagerung. Die Nadel zur Applikation der lokalen Betäubung dient gleichzeitig der Probepunktion der Harnblase in der Medianlinie 2 Finger breit kranial der Symphyse.

Nach Aspiration von Urin kann in derselben Richtung und Einstichtiefe der Trokar mit einliegendem Katheter eingebracht werden. Sobald Urin durch den Katheter sichtbar wird, kann der Katheter weiter in die Blase vorgeschoben und der Trokar entfernt werden. Es folgen die Blockung bzw. eine Annaht.

Korrekte Lage

Die Lage eines Harnblasenkatheters (HBK) wird grundsätzlich nicht radiologisch kontrolliert. Dennoch sehen wir in der Diagnostik täglich Harnblasenkatheter als Nebenbefund, z. B. in Beckenübersichtsaufnahmen oder im CT.

> In der Bildgebung ist auf die korrekte Lage und auf mögliche Komplikationen zu achten (Abb. 6.7, Abb. 6.8). Katheter mit Block sollen innerhalb der Harnblase liegen. Geringe Lufteinschlüsse in der Harnblase, aber auch in der Blockung entstehen bereits bei der Anlage des Katheters und sind somit als Normalbefund zu betrachten.

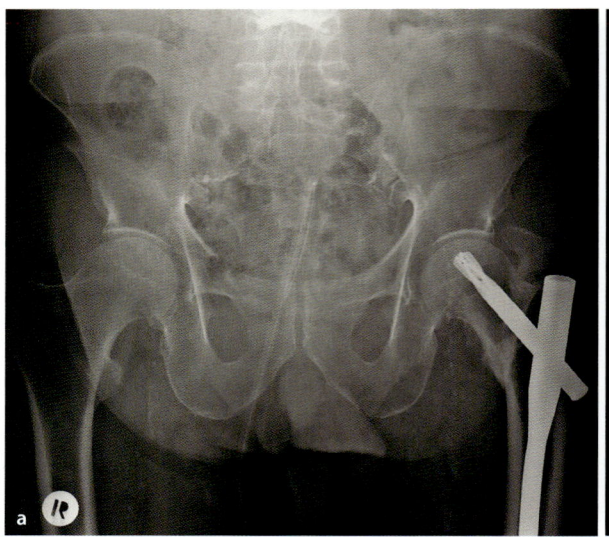

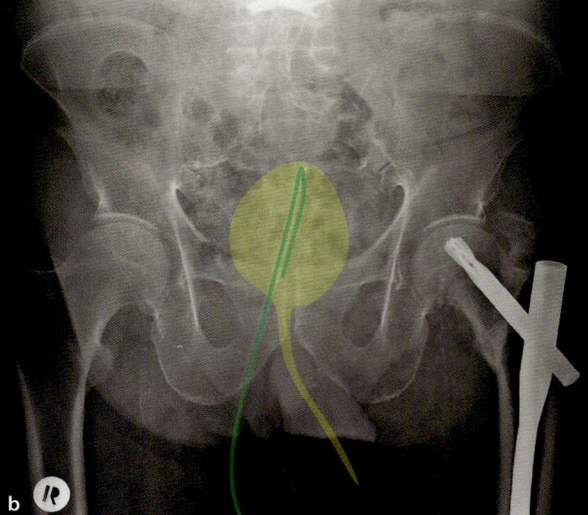

Abb. 6.7a, b Beckenübersichtsaufnahme mit proximalem Femurnagel (PFN) links. Nebenbefundlich Abbildung eines suprapubischen Harnblasenkatheters, der sich auf das kleine Becken und damit auf die Harnblase projiziert. Dabei projiziert sich der Harnblasenkatheter ausdrücklich *nicht* auf den Verlauf der Urethra

6.2 · Harnblasenkatheter

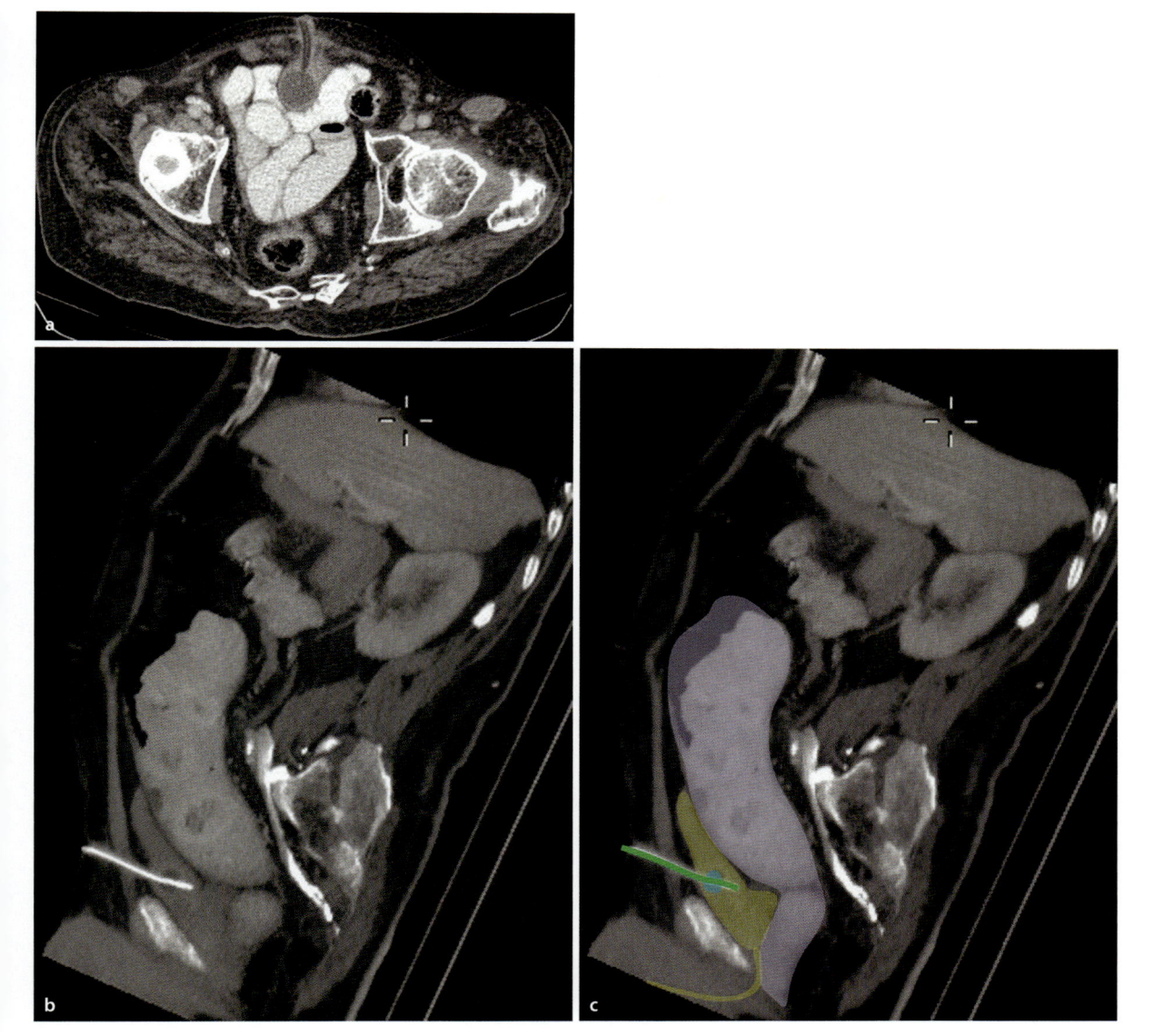

Abb. 6.8a–c CT-Aufnahmen, axial mit regelrecht einliegendem suprapubischem Harnblasenkatheter in der vollständig entleerten und kollabierten Harnblase. In der sagittalen Darstellung suprapubischer Harnblasenkatheter oberhalb der Symphyse eingebracht mit Ende des Katheters in der ebenfalls vollständig entleerten Harnblase. In beiden Schnittebenen sind umgebende, kontrastmittelgefüllte Darmstrukturen zu sehen

- **Komplikationen**
- Fehllage,
- Blutung,
- Verkrustungen/Steinbildung.

- **Fehllage**

Typische Fehllagen sind:
- vaginal (DK),
- prostatische Harnröhre (die Blockung ist schmerzhaft!).
- intraperitoneal.

Einige Beispiele für Fehllagen sind dargestellt in ◘ Abb. 6.9, ◘ Abb. 6.10, ◘ Abb. 6.11, ◘ Abb. 6.12, ◘ Abb. 6.13.

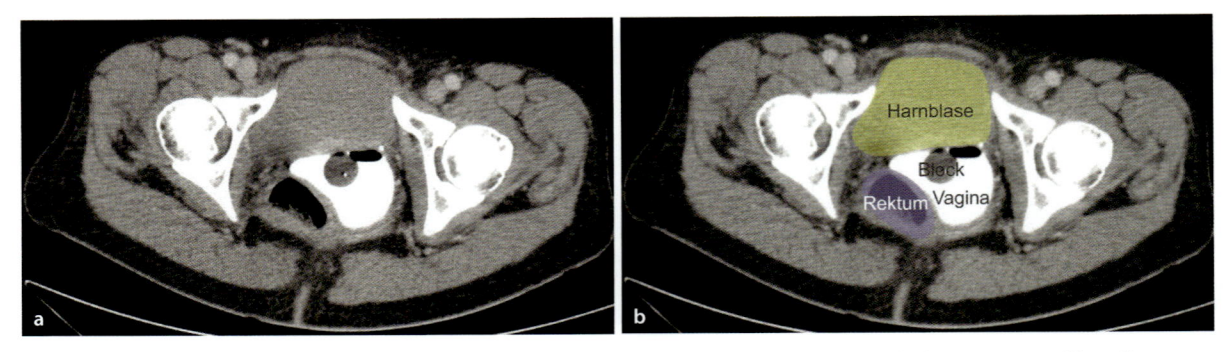

Abb. 6.9a, b Fehllage eines transurethralen Dauerkatheters. Aufgrund fehlender Urinförderung wurde die Kontrastmitteldarstellung angestrebt. Es zeigt sich nach retrograder Kontrastmittelapplikation über den einliegenden Katheter die Füllung eines Lumens dorsal der Harnblase und ventral der Rektumampulle; damit Nachweis der vaginalen Fehllage eines geblockten Blasenkatheters

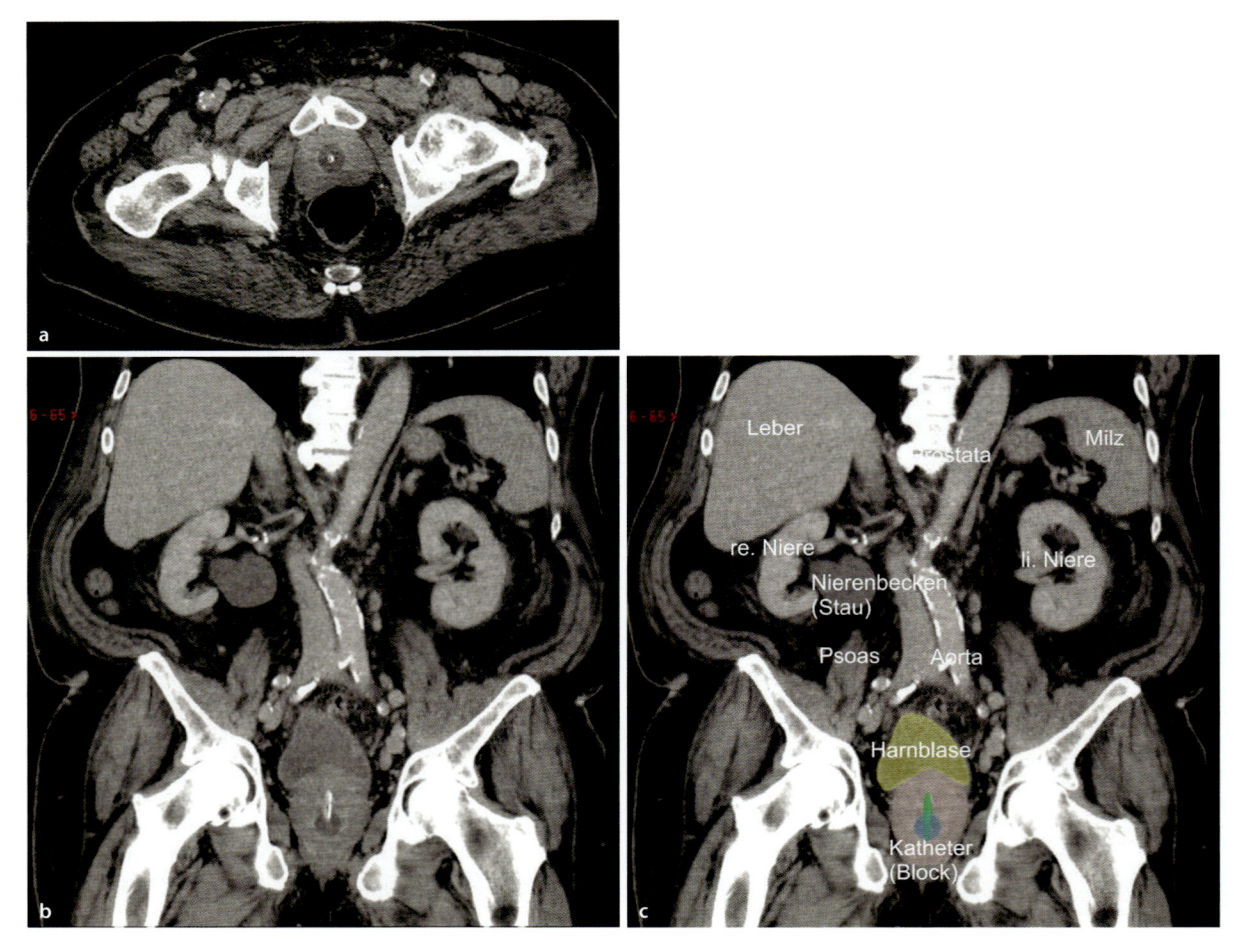

Abb. 6.10a–c Patient mit ausgeprägten Schmerzen nach Anlage eines transurethralen Harnblasenkatheters. Das CT wurde zu anderen Zwecken angefertigt, zeigt jedoch die Ursache der Beschwerden. Der Harnblasenkatheter liegt mit dem Block und auch mit dem Katheterende in der Pars prostatica der Urethra

6.2 · Harnblasenkatheter

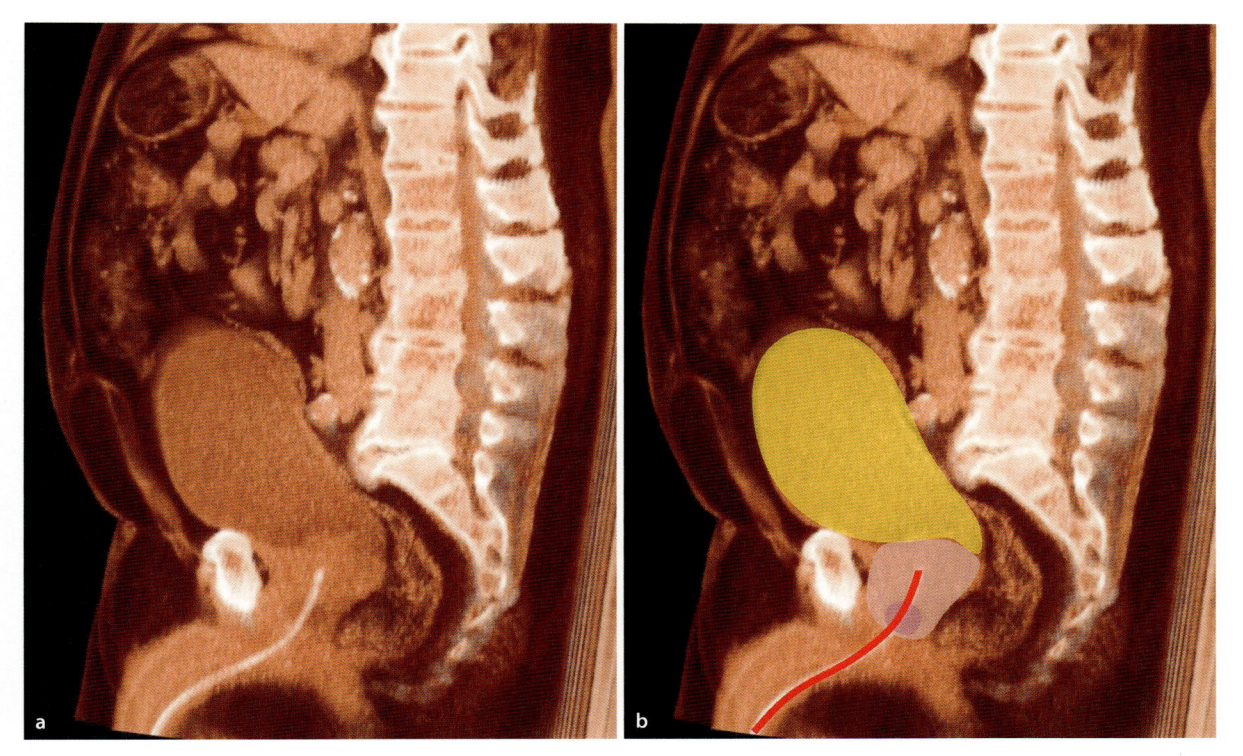

Abb. 6.11a, b Diese Fehllage ist nicht allzu selten. Der Harnblasenkatheter liegt mit dem Block und auch mit dem Katheterende in der Pars prostatica der Urethra ein. Die Harnblase darüber ist prall gefüllt, die Urinableitung daher insuffizient

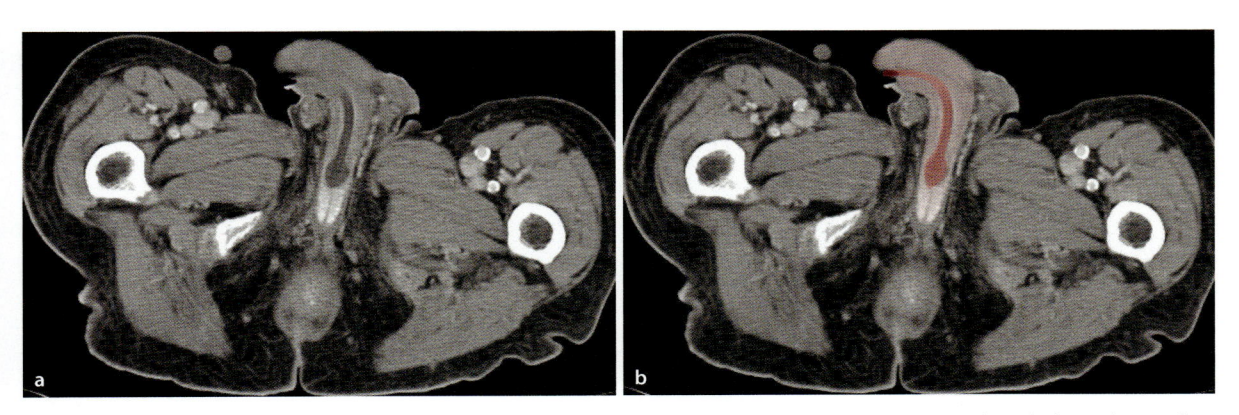

Abb. 6.12a, b Fehllage eines Harnblasenkatheters mit Block (rot) in der Urethra. Der Patient hatte zuvor versucht, sich den Katheter selber zu entfernen

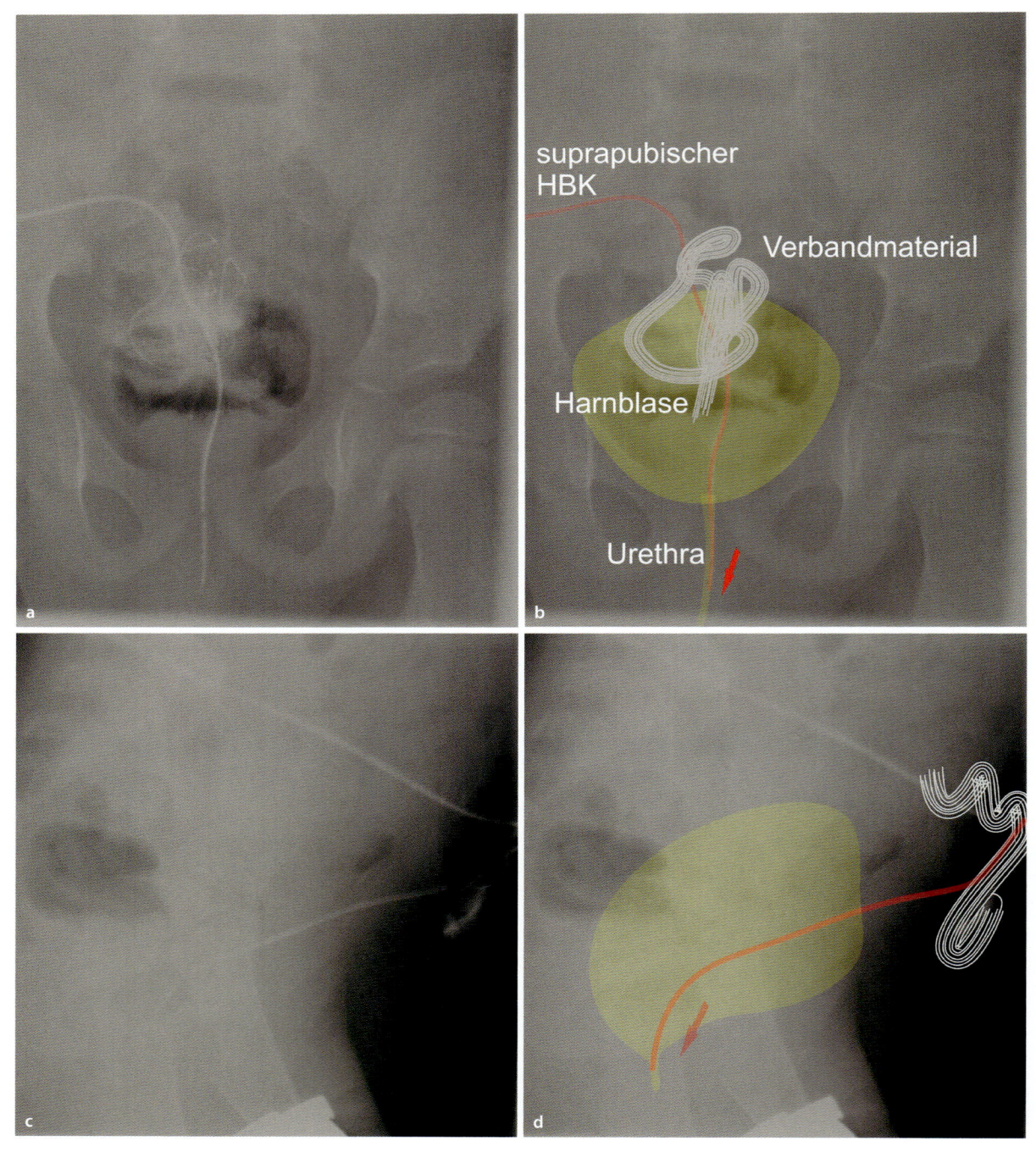

306 Kapitel 6 · Fremdmaterialien im Urogenitaltrakt

Abb. 6.13a–d Fehllage eines suprapubischen Harnblasenkatheters mit Umschlagen des Katheters nach kaudal und letztlich Fehllage in der proximalen Urethra (Pfeil). Darüber liegen röntgendicht markierte Verbandmaterialien

Blutung

Blutungen werden meist rasch an der Hämaturie erkannt. Bei ausgedehnten Blutungen oder Verdacht auf ein Koagel kann ein CT zur weiteren Abklärung sinnvoll sein. Im Beispiel von ◘ Abb. 6.14 war der Urin eines Patienten nach Anlage eines Dauerkatheters zunächst blutig tingiert. Später klagte der Patient über Unterbauchschmerzen. In der sonographischen Kontrolle wurde die Verdachtsdiagnose eines Koagels in der Harnblase gestellt, außerdem eine Aufstauung beider Nierenbecken festgestellt. Nach Tamponadenausräumung der Harnblase blieb eine Verbesserung der Symptome aus bei gleichzeitig persistierender Makrohämaturie. Das CT wurde angefertigt, um das Ausmaß und die Herkunft der Blutung zu bestimmen (◘ Abb. 6.14, ◘ Abb. 6.15).

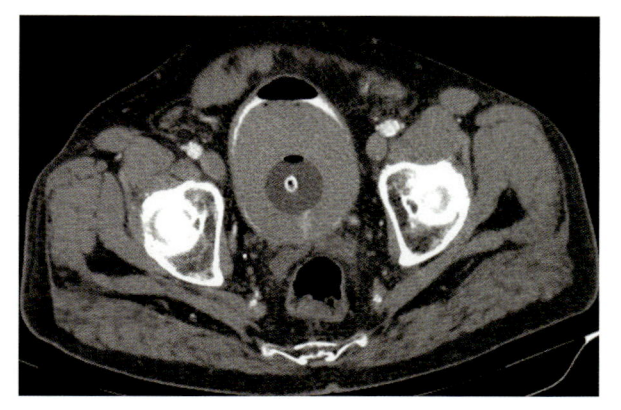

◘ **Abb. 6.14** Stark blutiger Urin nach Anlage eines Harnblasenkatheters. Das CT wurde zum Ausschluss einer intravesikalen Blutung angefertigt. Im axialen Schnitt Harnblase mit einliegendem Harnblasenkatheter und Block. Umgebend eine weichteildichte Masse mit Dichtewerten um 40–50 HU. Die Harnblase ist neben dieser Raumforderung mit geringen Mengen Kontrastmittel gefüllt. Zusätzlich nach Intervention (Versuch der manuellen Evakuation der Blasentamponade) im Liegen nach kranial unter die Harnblasenvorderwand aufgestiegene Lufteinschlüsse

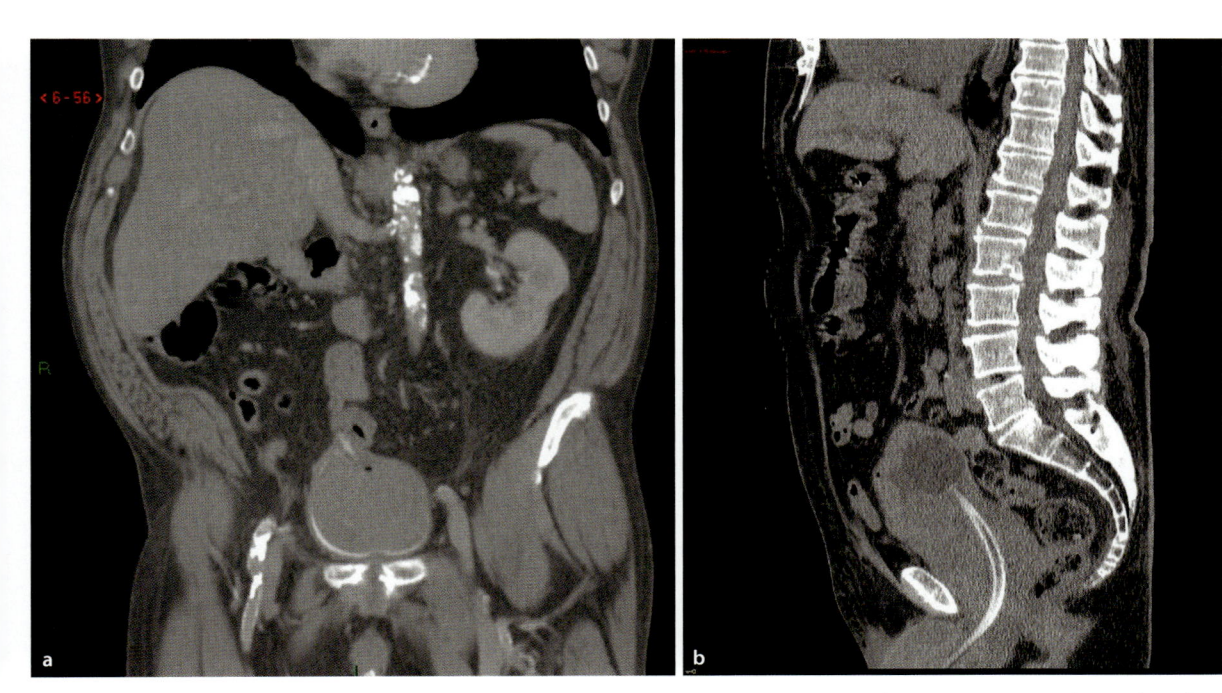

◘ **Abb. 6.15a, b** In der koronaren Darstellung (**a**) ist die angesprochene weichteildichte Masse ebenfalls von Kontrastmittel umspült. In der sagittalen Darstellung (**b**) regelrechte intravesikale Lage des Harnblasenkatheters, deutliche Harnblasenwandverdickung und subtotale Ausfüllung der Harnblase mit der umgebenden Raumforderung, die in Zusammenschau der klinischen und CT-Befunde am ehesten einem ausgedehnten Blutkoagel nach Einblutung in die Harnblase entspricht

- **Steinbildung/Verkrustung**

> **Langzeitdauerkatheterträger neigen zu Obstruktionen des Katheters verursacht durch mineralisierte (und damit röntgendichte) Biofilme (Costerton et al. 1999).**

In ausgeprägten Fällen ist ein Entfernen des Katheters ohne chirurgische Intervention nicht mehr möglich (Abb. 6.16).

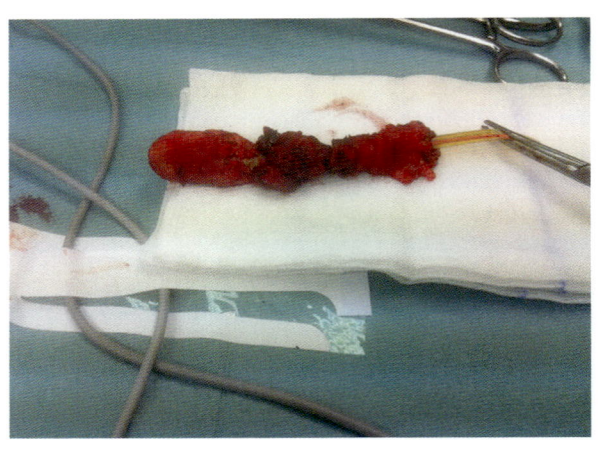

Abb. 6.16 Operative Entfernung eines suprapubischen Katheters mit distalem Stein

6.3 Nephrostomie/Nephrostoma

Die Nephrostomieanlage kann einen diagnostischen und/oder einen therapeutischen Nutzen haben. In der Regel dient diese Form der Harnableitung der Entlastung eines symptomatisch obstruierten Nierenhohlsystems.

6.3.1 Anlage des Nephrostomas

Der Patient liegt in Bauchlage. Wesentliches Merkmal der Lagerung ist die Anhebung des Unterbauches, um so den Rücken aufzuwölben und um somit einen relativ großen Abstand zwischen Rippenbogen und der Spina iliaca superior posterior zu erreichen.

> Der zu punktierende Kelch wird sonographisch geortet, sodass die Punktionslinie (Einstellung am Sonographiegerät) orthograd durch den Kelch führt.

Nach Applikation eines Lokalanästhetikums in den Einstichkanal bis zur Nierenkapsel wird die Kelchgruppe punktiert. Nach Kontrastmitteldarstellung mit Nachweis der korrekten Lage erfolgt in Seldinger-Technik dann die Einlage der Nephrostomie (Ballonnephrostomie oder Mono-J-Nephrostomie) mit anschließender Blockung (Abb. 6.17) oder mit einer Annaht.

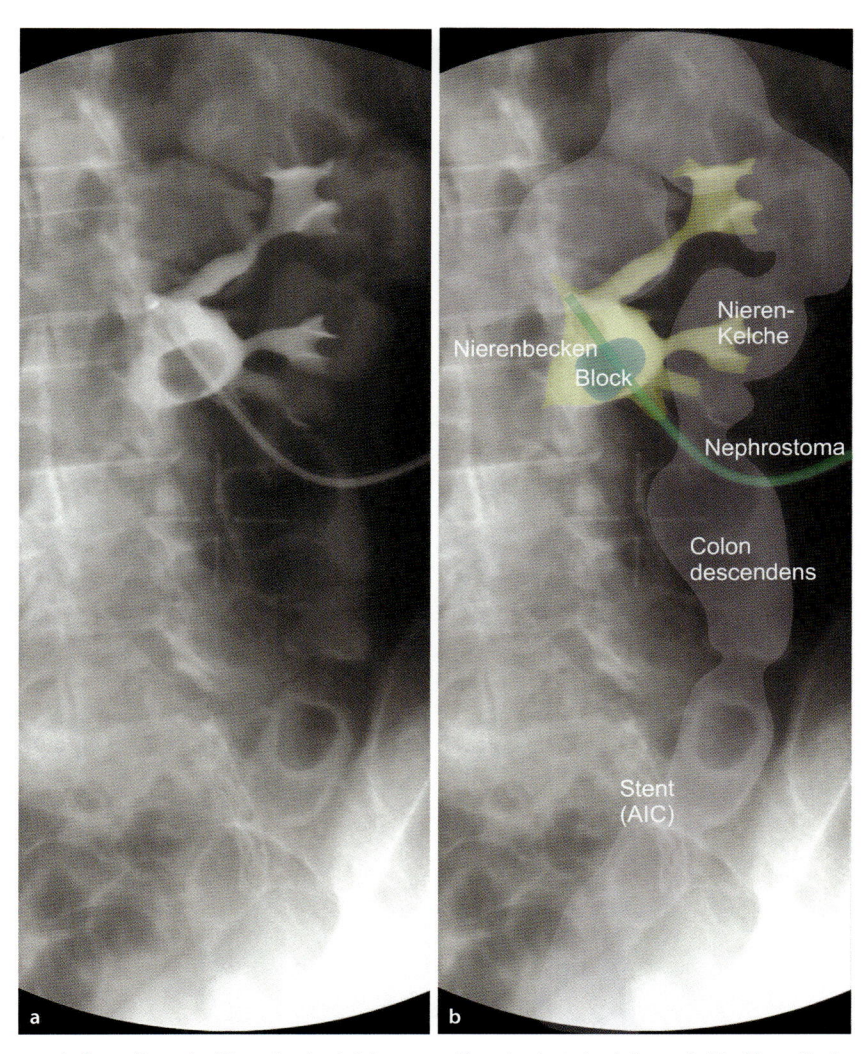

Abb. 6.17a, b Antegrade Darstellung des Nierenbeckenkelchsystems über eine korrekt einliegende blockbare Nephrostomie

Korrekte Lage

Der Katheter ist orthograd durch einen Nierenkelch eingebracht, und die Katheterspitze projiziert sich auf das Nierenbecken. Bei Anlage einer blockbaren Nephrostomie kann man auch den Block in Projektion auf das Nierenbecken abgrenzen (Abb. 6.18).

Komplikationen
- Fehlpunktion,
- Infektion/Urosepsis,
- Blutung/Makrohämaturie/Blasentamponade durch Koagel.

6.4 Ureterschienung/Doppel-J-Katheter (DJ)

Begriffsbestimmung
- **Doppel-J-Katheter:** Der Doppel-J-Katheter ist eine Harnleiterschiene, die an beiden Enden einen Katheterkringel aufweist, welcher zum einen in die Harnblase und zum anderen im Nierenbecken positioniert wird. Dieser Katheterform hat er seinen Namen »Doppel-J-« oder »DJ-Harnleiterschiene« zu verdanken.
- **Synonyme für Ureterschienen:** Ureter- oder Harnleiterkatheter, -splints, -schienen oder -stents.

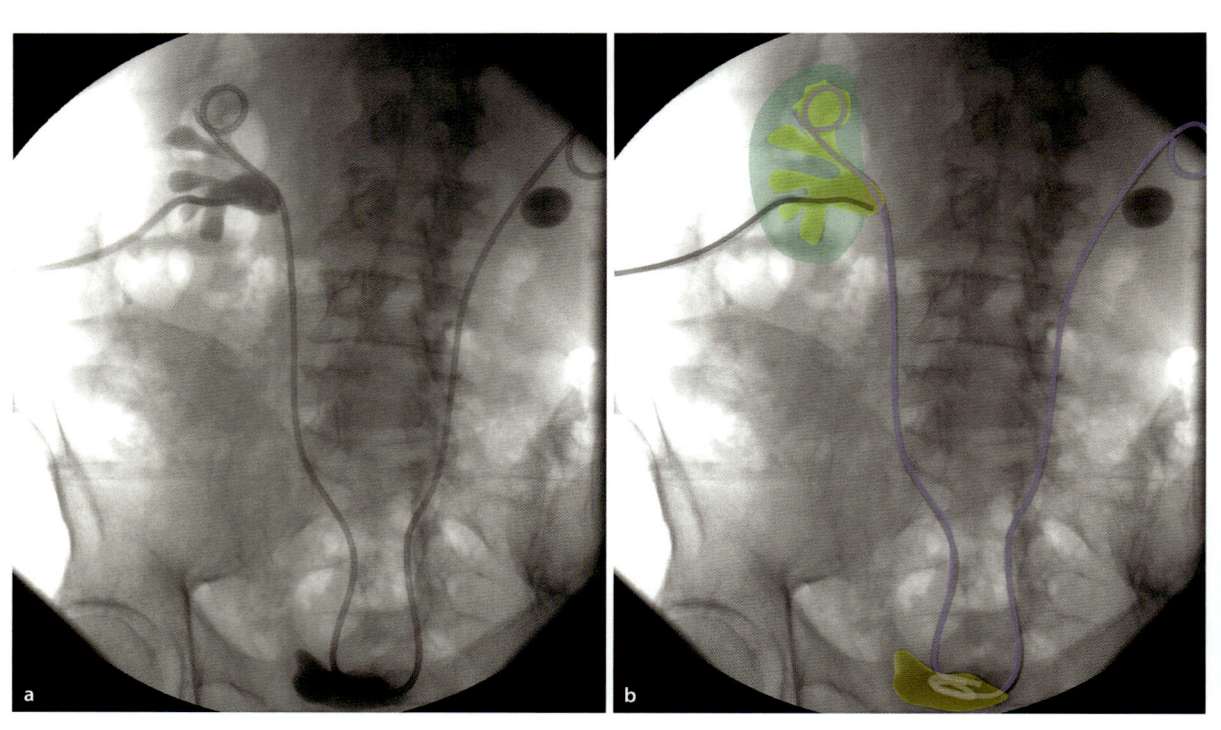

Abb. 6.18a, b Antegrade Darstellung des Nierenbeckenkelchsystems über eine korrekt einliegende Nephrostomie (grün) rechts, links mit geblockter Nephrostomie. Zusätzliche DJ-Katheter beidseits (lilafarben)

6.4.1 Historisches

Kunststoffkatheter, deren proximales Ende im Nierenbecken und deren distales Ende in der Blase liegen, kamen erstmalig 1966 in Deutschland (Schmitz u. Hegemann 1966) und 1967 in den USA (Zimskind 1967) zum Einsatz. Rasch wurde klar, dass kleine Wandperforationen nötig waren, damit der Urin, der zwischen Katheter und Harnleiter gelangt war, in das Stentlumen zurück gelangte. Dies vermied hohe Drücke im Harnleiter, die durch peristaltische Wellen entstanden (Mardis et al. 1980).

Es schloss sich eine Materialfrage an von Polyvinylchlorid (PVC), Polyurethan (PUR) und Silikon. Ziel war es, eine optimale Stabilität und ein möglichst großes Lumen in Relation zum Außendurchmesser des Stents zu erreichen.

Durch den Einsatz von flexibleren Schienen kam es zur Häufung von Dislokationen. 1974 wurde erstmals ein Katheter entwickelt, der am proximalen Ende mit einem Einrolleffekt (»pig tail«) ausgestattet war (McCoullough 1974). 1978 formte Finney einen Doppel-J-Stent mit einem proximalen und distalen J-förmigen Ende.

6.4.2 Anlage des DJ

> Ziel ist es, den Urin im Nierenbecken zu drainieren und den Transport des Urins über den Harnleiter bis in die Harnblase sicherzustellen.

Die Schritte der Anlage eines DJ-Katheters im Einzelnen:
- Durchführung einer retrograden Pyelographie (Abb. 6.19).
- Vorschieben eines Arbeitsdrahtes in das Nierenbecken unter zystoskopischer Kontrolle.
- In Seldinger-Technik wird nun über den einliegenden Arbeitsdraht eine DJ-Harnleiterschiene vorgeschoben, bis sich der proximale Teil des DJ in Projektion auf das Nierenbecken oder in der unteren Kelchgruppe abbildet (Abb. 6.20).
- Entfernung des Arbeitsdrahtes; das distale Ende der Harnleiterschiene projiziert sich auf die Harnblase (Abb. 6.21).

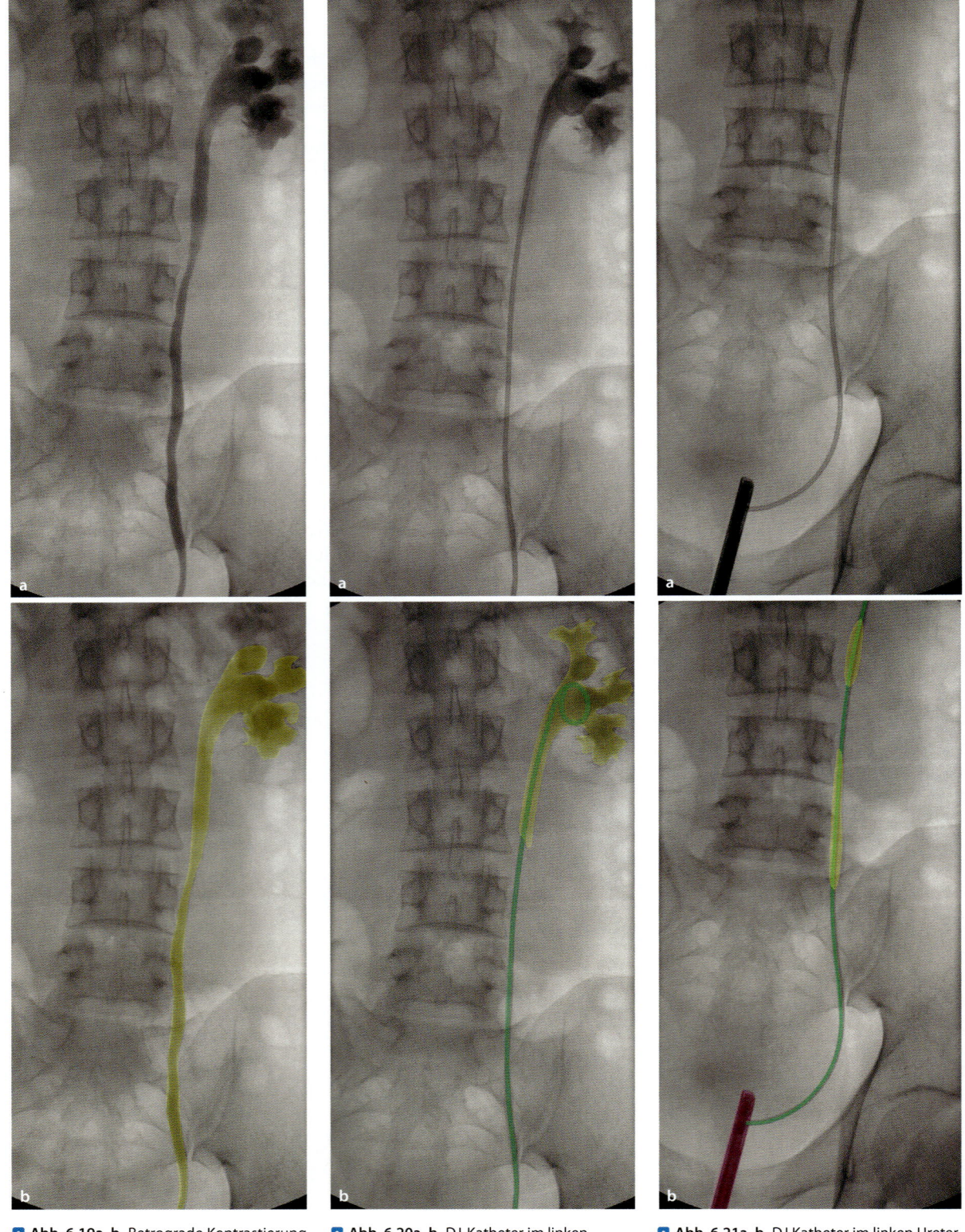

Abb. 6.19a, b Retrograde Kontrastierung des linken Ureters und Nierenbeckens

Abb. 6.20a, b DJ-Katheter im linken Nierenbecken/Ureter; Darstellung proximal

Abb. 6.21a, b DJ Katheter im linken Ureter. Nur noch geringe KM-Reste

6.4 · Ureterschienung/Doppel-J-Katheter (DJ)

■ Korrekte Lage

Das proximale Ende des Katheters soll sich im Nierenbecken, das distale Ende der Harnleiterschiene in der Harnblase liegend darstellen (Beispiele ◘ Abb. 6.22, ◘ Abb. 6.23 und ◘ Abb. 6.24).

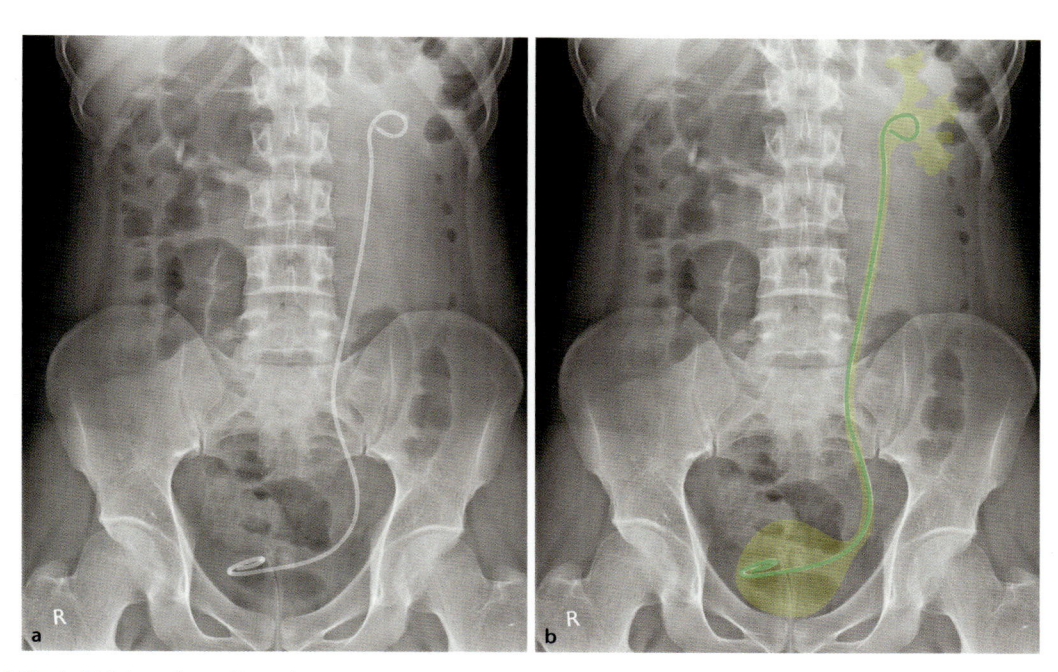

◘ **Abb. 6.22a, b** DJ links orthotop liegend

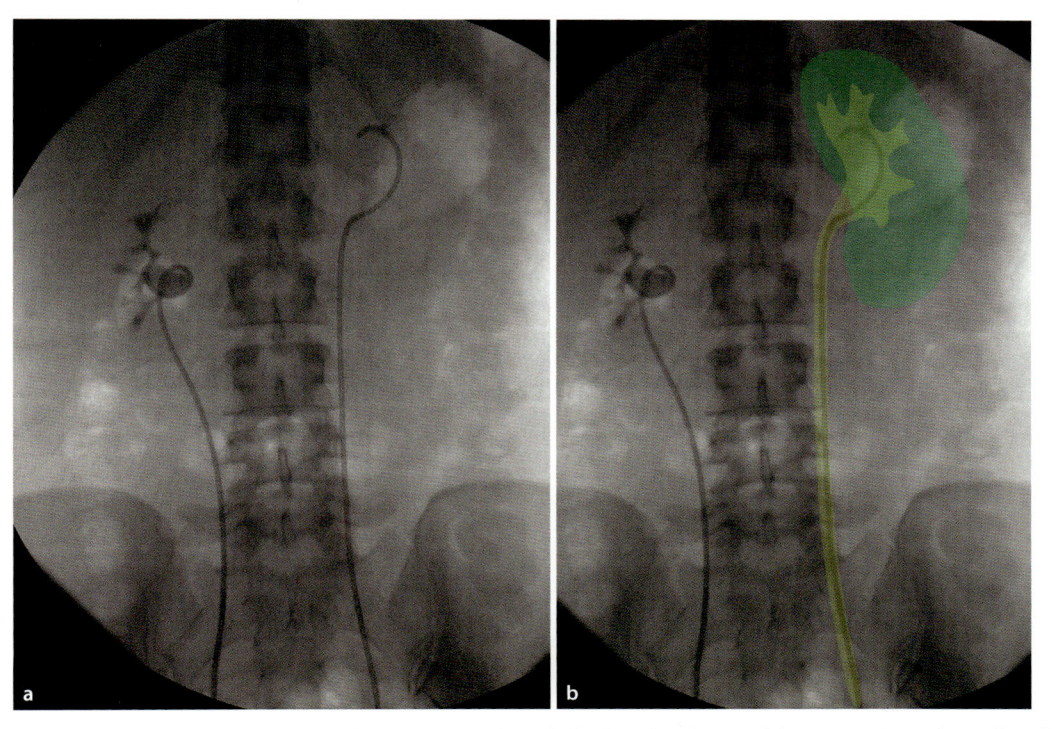

◘ **Abb. 6.23a, b** DJ rechts orthotop liegend, links liegt das proximale Ende des DJ in der oberen Kelchgruppe, müsste also noch nach distal korrigiert werden, bis sich das proximale Ende des DJ kringelt

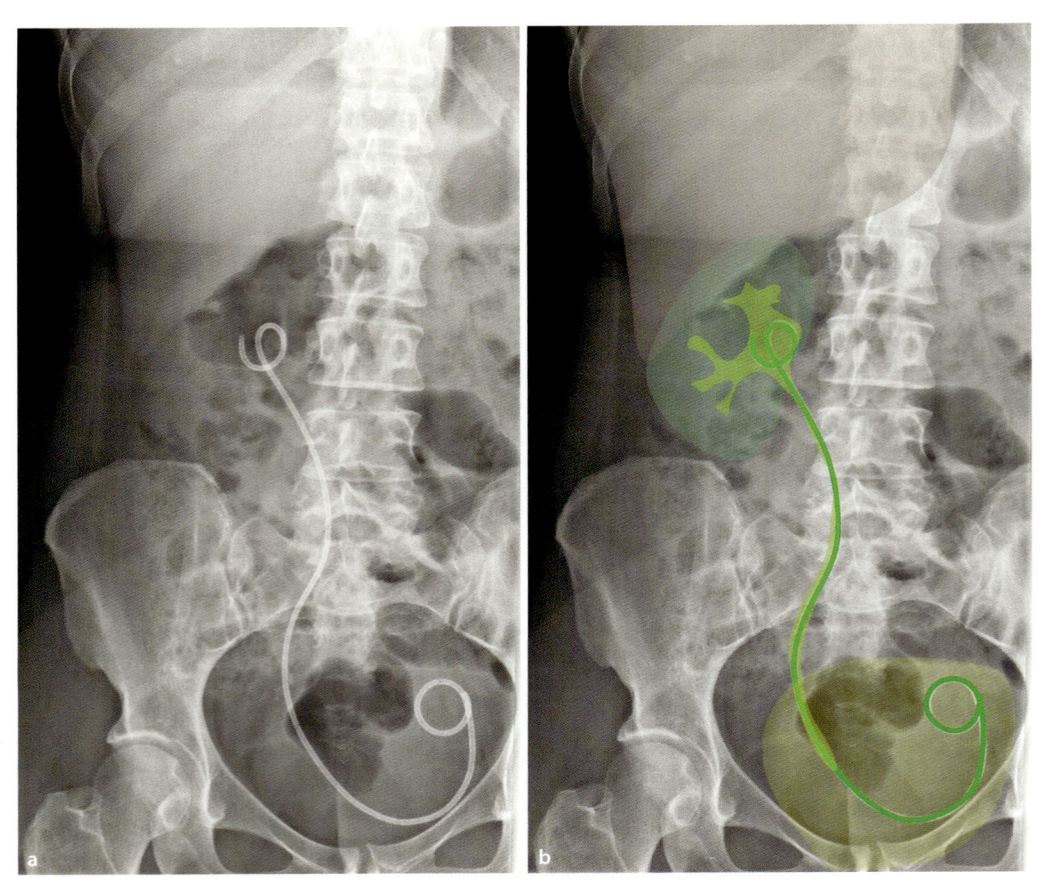

314 Kapitel 6 · Fremdmaterialien im Urogenitaltrakt

Abb. 6.24a, b DJ rechts bei tiefstehender rechter Niere orthotop liegend bei Hepatomegalie

6.4 · Ureterschienung/Doppel-J-Katheter (DJ)

- **Komplikationen**
- Knotenbildung,
- Dislokation,
- Verkrustung.

Beispielhaft zeigt ◘ Abb. 6.25 eine Knotung des proximalen Endes des DJ-Katheters im rechten Nierenbecken sowie eine bizarre Verkalkung in der Harnblase (Harnblasenkonkrement). In ◘ Abb. 6.26 ist eine Dislokation eines linksseitigen DJ nach distal dargestellt.

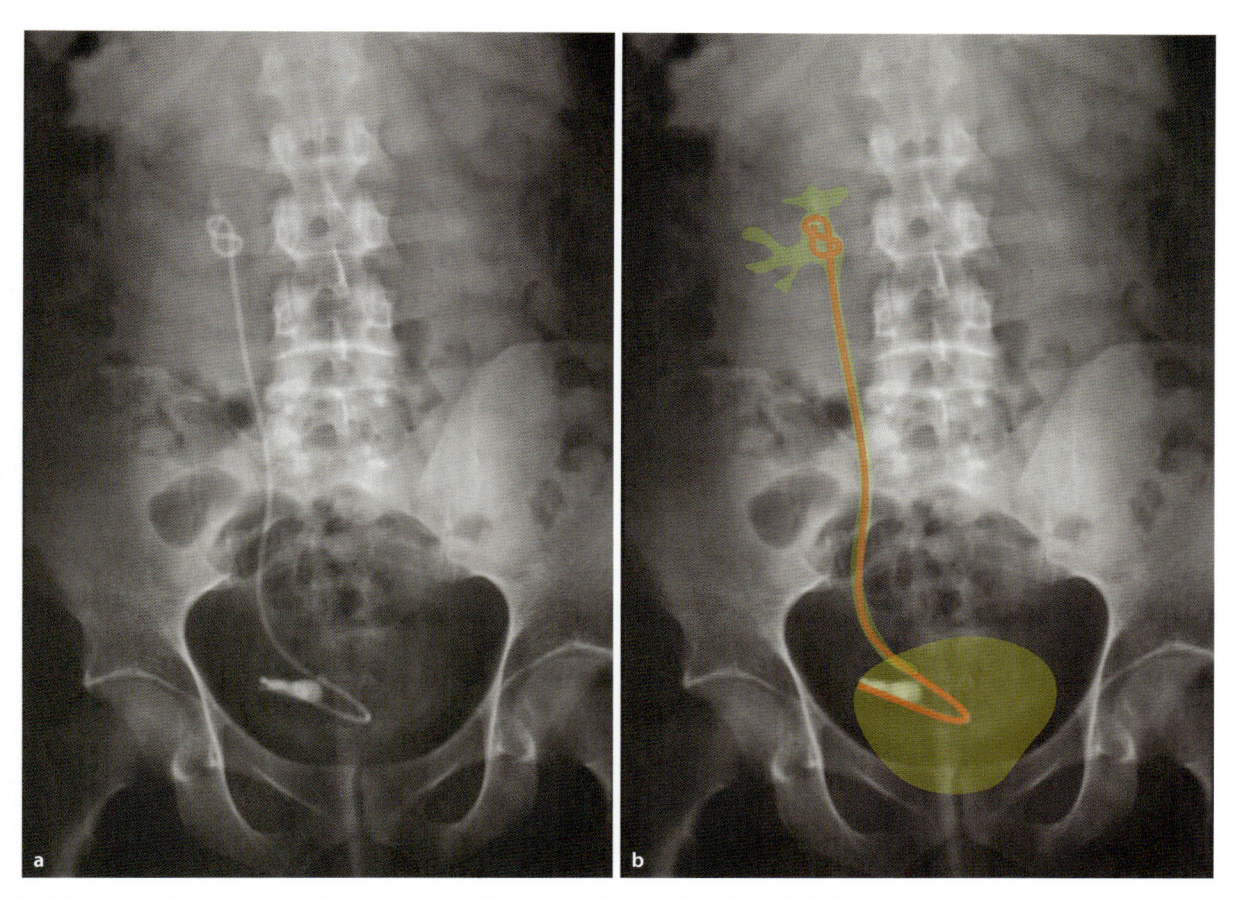

◘ **Abb. 6.25a, b** Knotung des proximalen Endes des DJ im rechten Nierenbecken. Bizarre Verkalkung in der Harnblase, a. e. Harnblasenkonkrement. (Abb. freundlicherweise überlassen von Univ.-Prof. U. Engelmann, Uniklinik Köln)

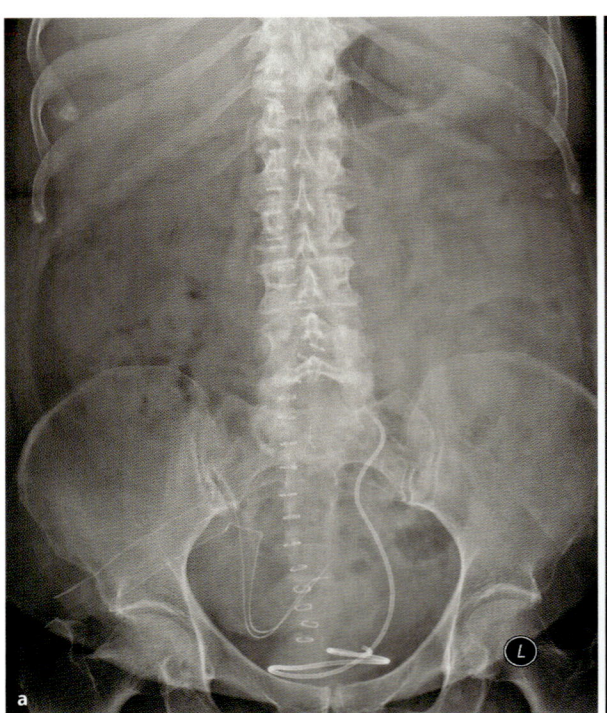

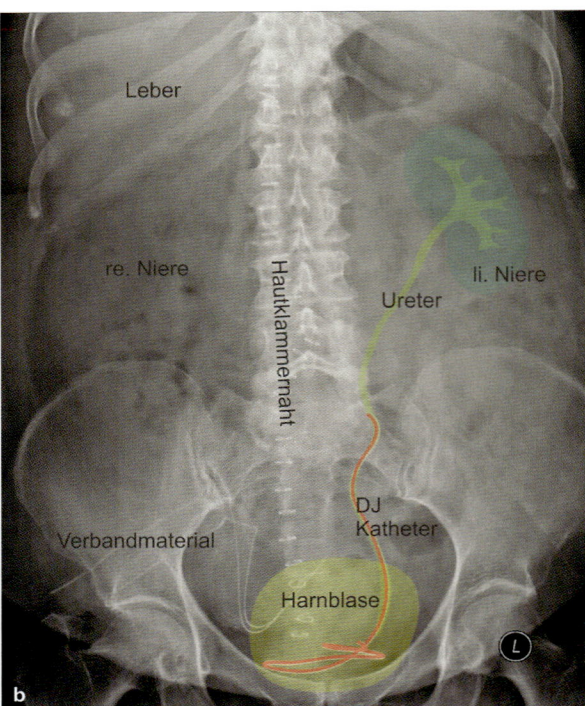

Abb. 6.26a, b Dislokation eines linksseitigen DJ nach distal

6.4.3 Permanente Harnableitung mittels MemoKath

Der Memo-Kath ist ein metallischer Spiralstent, der bei Harnleiterstriktur zur permanenten Harnableitung eingesetzt wird. Der Stent überbrückt das Areal einer Striktur im Harnleiter und muss daher weder bis in die Harnblase noch ins Nierenbecken reichen (Abb. 6.27).

Der MemoKath-Stent wird ähnlich wie die Harnleiterschiene unter Durchleuchtung eingesetzt. Er ist bei Körpertemperatur thermostabil, d. h. formstabil. Die Entfernung erfolgt nach Kühlung des Stents durch Eiswasser, welches das Metall flexibel macht. Der Metallstent kann so in Form eines langen dünnen Drahtes herausgezogen werden.

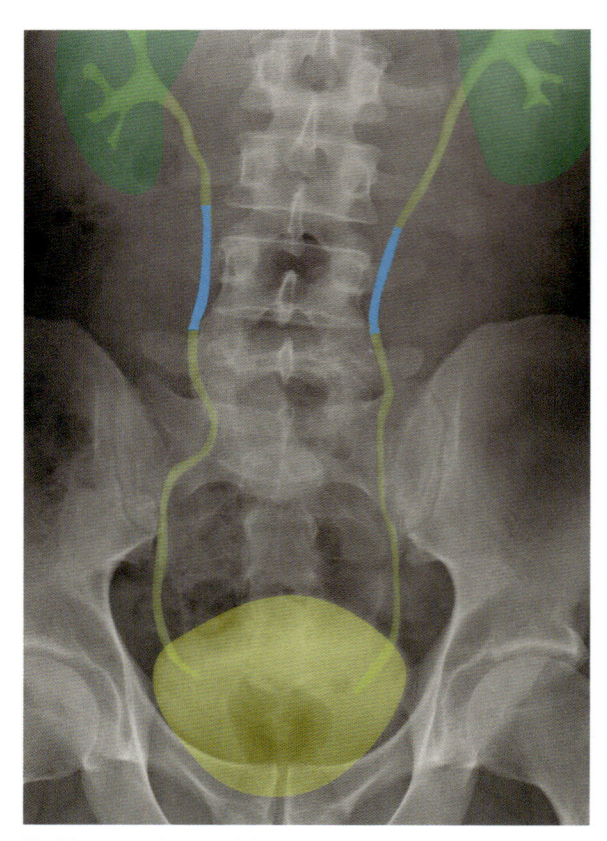

Abb. 6.27 Schematisch kurze MemoKath-Stents beidseits

6.5 Operative Verfahren bei Impotenz (»Penisprothese«)

Begriffsbestimmung
- **Penisprothese:** Unter einer Penisprothese versteht man ein – meist zur Behandlung einer Impotenz operativ eingebrachtes – Schwellkörperimplantat. Diese Implantate sind üblicherweise flüssigkeitsgefüllte Systeme, die aus je einem Zylinderpaar, einer Auffüll- und Ablasspumpe sowie einem flüssigkeitsgefüllten Reservoir bestehen. Untereinander werden die einzelnen Komponenten mit knicksicheren Schläuchen verbunden (Abb. 6.28).

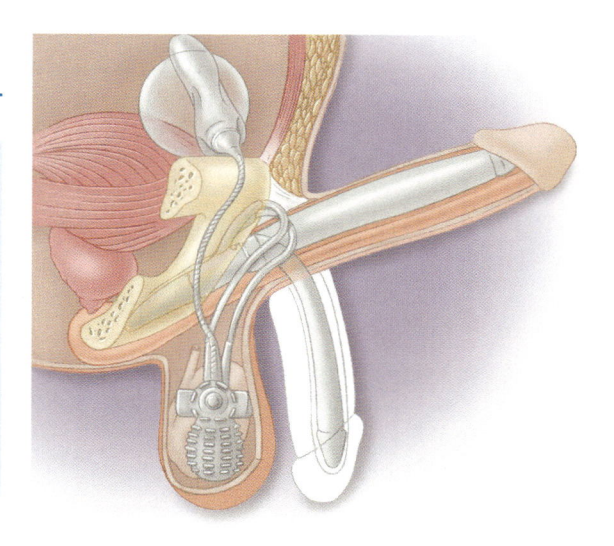

Abb. 6.28 Bestandteile der Penisprothese. (Abb. von Fa. American Medical Systems, www.americanmedicalsystems.com, Minnetonka, USA, mit freundlicher Genehmigung)

6.5.1 Operative Anlage der Penisprothese

- Die Anlage der Penisprothese erfolgt über einen penoskrotalen Zugang. Von hier aus werden die Corpora cavernosa proximal freigelegt und eröffnet (Abb. 6.29).
- Durch Hegar-Stifte werden die Schwellkörper dilatiert, um dann die Zylinder implantieren zu können.
- Über denselben Zugang kann durch eine subkutane Tunnelung nach kranial das Reservoir hinter die Fascia transversalis nach paravesikal eingesetzt werden.
- Die Pumpe wird ins Skrotum gelegt.
- Anschließend kann das System mit Flüssigkeit aufgefüllt und konnektiert werden.

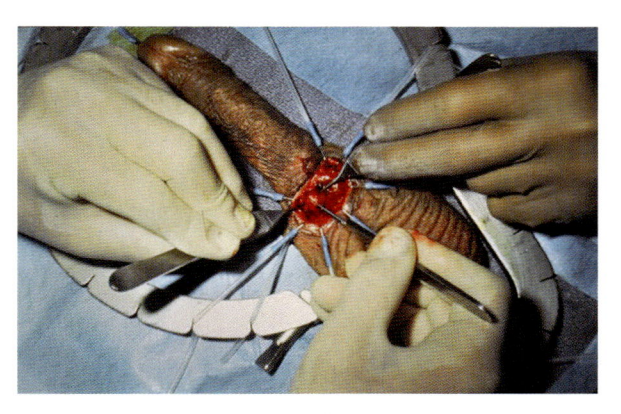

Abb. 6.29 Anlage einer Penisprothese mit penoskrotalem Operationszugang; hier: Eröffnung des rechten Corpus cavernosum. (Abb. freundlicherweise überlassen von Univ.-Prof. U. Engelmann, Uniklinik Köln)

Die operative Einlage der Penisprothese kann auch über einen infrapubischen Zugang erfolgen.

318 Kapitel 6 · Fremdmaterialien im Urogenitaltrakt

■ Korrekte Lage

Die korrekte Lage von Penisprothesen im aufgepumpten und nicht aufgepumpten Zustand ist in ◘ Abb. 6.30 dargestellt.

■ Komplikationen
- Infektion,
- Arrosion,
- Perforation,
- Leckage,
- Fehlfunktion.

Komplikationen werden allerdings fast ausschließlich klinisch festgestellt.

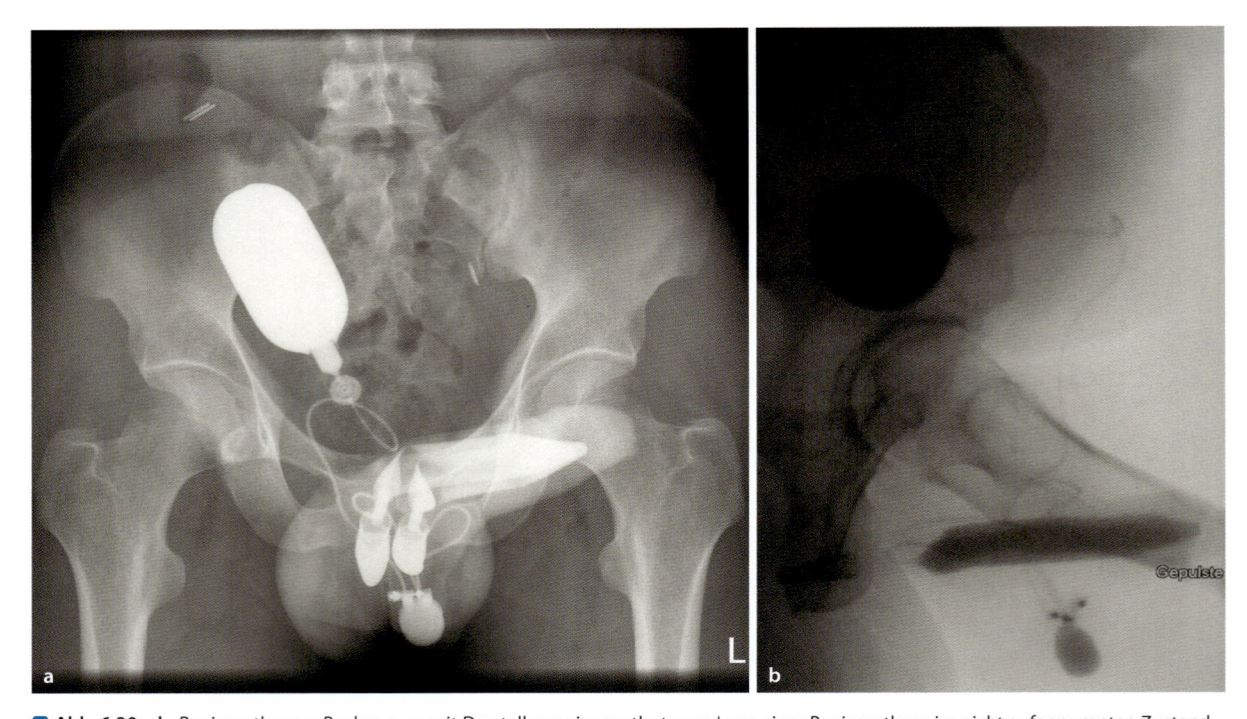

◘ **Abb. 6.30a, b** Penisprothese. **a** Becken a.-p. mit Darstellung einer orthotopen Lage einer Penisprothese im nicht aufgepumpten Zustand. **b** Durchleuchtungsuntersuchung zur Darstellung einer orthotopen Lage einer Penisprothese im aufgepumpten Zustand. Im Gegensatz zu **a** sind die Zylinder hier gestreckt abgebildet

6.6 Operative Verfahren zur Therapie der Harninkontinenz

6.6.1 Artifizieller (= künstlicher) Harnblasensphinkter

Historisches
1947 wurde der erste alloplastische Harnröhrensphinkter von Frederick E.B. Foley (1891–1966) zur effektiven Behandlung einer therapieresistenten Belastungsharninkontinenz vorgestellt. Der Scott-Sphinkter wurde erstmals 1972 von F. Brantley Scott (1930–1991) in Houston implantiert und ist noch heute etabliert (Scott et al. 1974).

> **Begriffsbestimmung**
> - **Scott-Sphinkter:** Es handelt es sich um eine mit Flüssigkeit gefüllte Manschette, die um den proximalen Abschnitt der Urethra angebracht und über die Flüssigkeitsmenge reguliert wird.

Der artifizielle Sphinkter AMS 800 (Abb. 6.31) wird seit fast 35 Jahren implantiert.

> Auch bei Frauen ist dieses Verfahren eine mögliche Option zur Behandlung der Belastungsharninkontinenz. Bei der schweren Belastungsinkontinenz des Mannes, die in der Regel nach einer radikalen Prostatektomie auftritt, gilt es als Goldstandard des operativen Vorgehens.

Das Implantat, auch bekannt als »künstlicher Blasenschließmuskel«, besteht aus 3 Teilen:
- einer hydraulisch auffüllbaren Manschette, die die Funktion des Blasensphinkters weitgehend übernehmen kann,
- einer Kontrolleinheit im Hodensack/in einer Labia majora, die die Kontrolle des Harnflusses ermöglicht, und
- einem druckregulierenden Ballon, als Reservoir für die Flüssigkeit im System des artifiziellen Sphinkters.

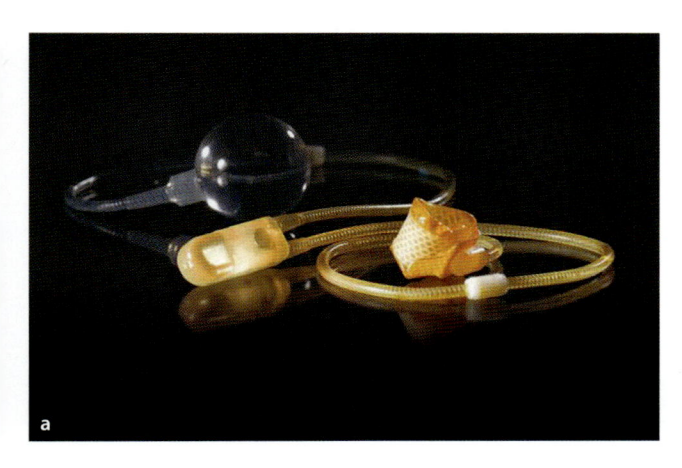

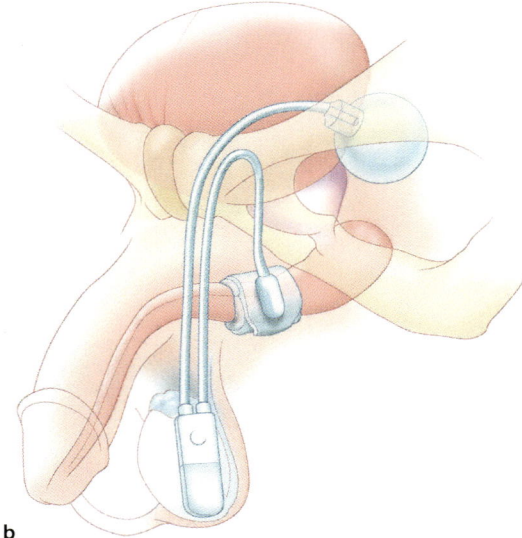

Abb. 6.31a, b Bestandteile des artifiziellen Harnblasensphinkters. (Abb. von Fa. American Medical Systems, mit freundlicher Genehmigung)

Operative Implantation des artifiziellen Harnblasensphinkters

- Die Einlage des artifiziellen Harnblasensphinkters erfolgt mit operativem Zugang über den Damm oder penoskrotal. Von hier aus können die Manschette, der sogenannte Cuff (ggf. 2 Manschetten, »Doppel-Cuff«; Abb. 6.32) um die Harnröhre und die Kontrolleinheit in die Labia majora bzw. ins Skrotum positioniert werden.
- Über einen kleinen Zugang im Unterbauch wird das Reservoir nach paravesikal eingebracht (Abb. 6.33).
- Das System wird mit Kontrastmittel (verdünnt) luftfrei befüllt.
- Durch eine subkutane Tunnelung werden die Schläuche vom Reservoir zur Manschette bzw. zur Kontrolleinheit geführt und konnektiert.

 Abb. 6.34 beinhaltet eine weitere röntgenologische Darstellung des artifiziellen Harnblasensphinkters mit »Doppel-Cuff«, Kontrolleinheit und Reservoir.

- **Komplikationen**
- Infektion,
- Arrosion,
- Perforation,
- Leckage,
- Fehlfunktion.

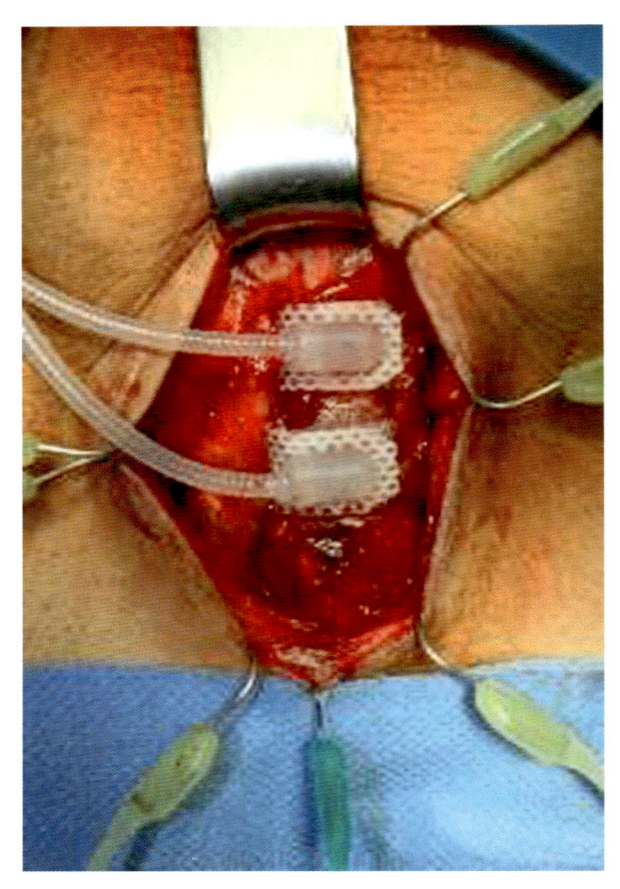

 Abb. 6.32 OP-Situs mit Anlage eines artifiziellen Harnblasensphinkter, hier »Doppel-Cuff«, mit operativem Zugang über den Damm. (Bild freundlicherweise überlassen von Dr. Grein, Helioklinik Schwelm)

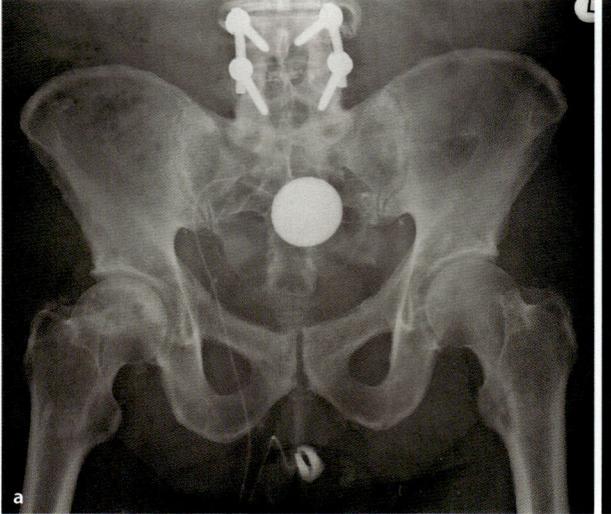

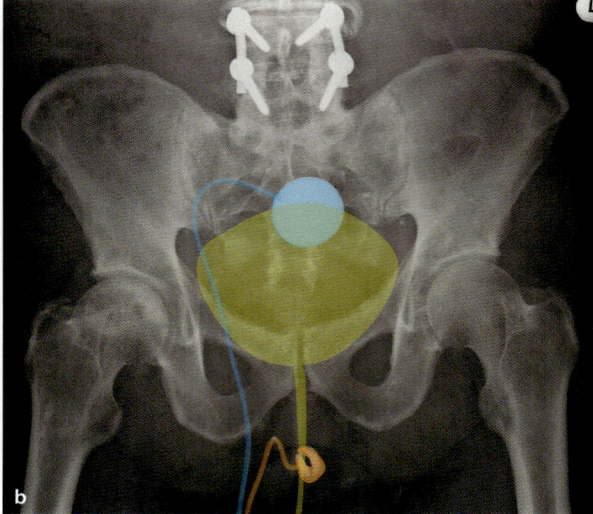

 Abb. 6.33a, b Becken a.-p.: röntgenologische Darstellung eines artifiziellen Harnröhrensphinkters (Cuff und Reservoir); die skrotal liegende Kontrolleinheit ist nicht abgebildet

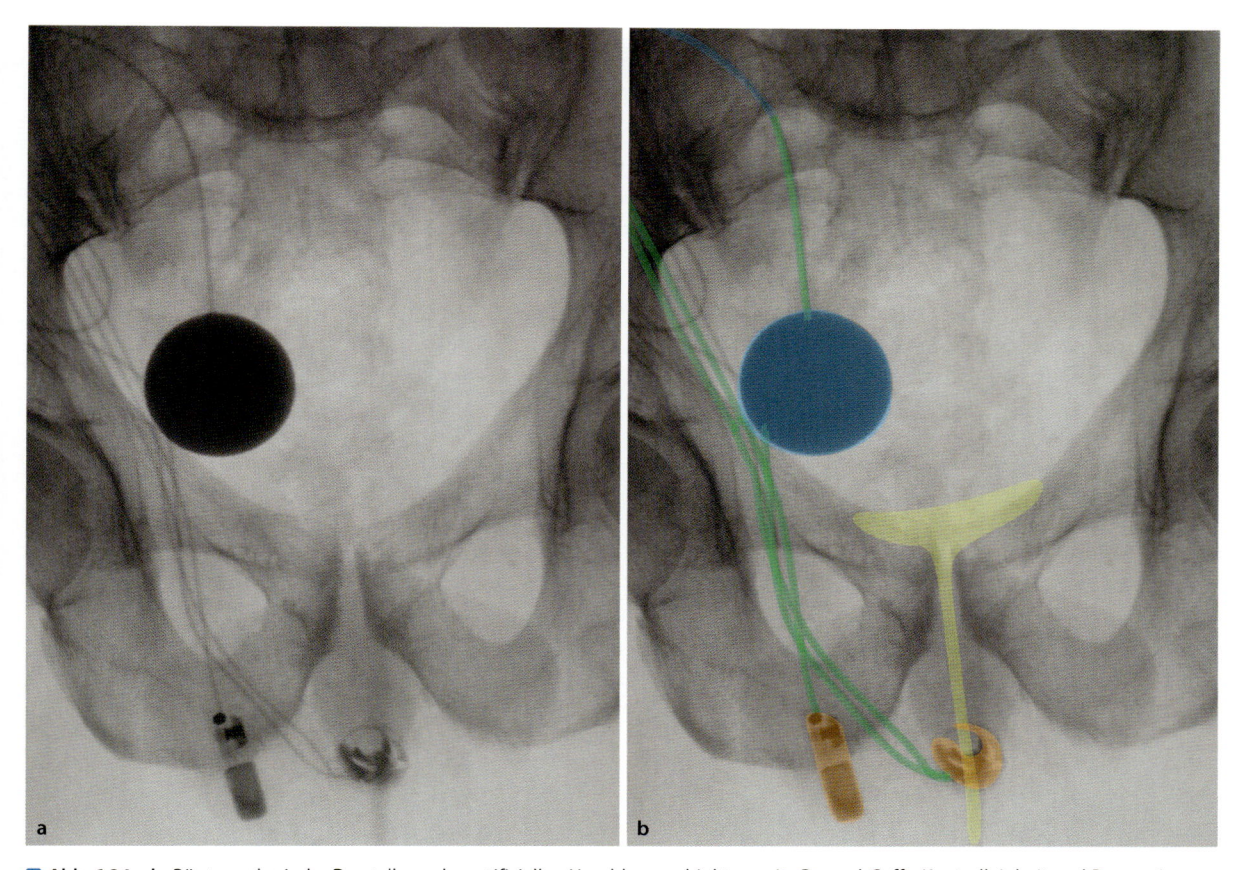

Abb. 6.34a, b Röntgenologische Darstellung des artifiziellen Harnblasensphinkters mit »Doppel-Cuff«, Kontrolleinheit und Reservoir. (Bilder freundlicherweise überlassen von Dr. Grein, Heliosklinik Schwelm)

6.6.2 Sakrale Neuromodulation

Die sakrale Neuromodulation dient der Behandlung von
- Dranginkontinenz,
- nichtobstruktiver Harnretention,
- Schmerzsymptomen des Beckens und
- Stuhlinkontinenz.

1872 wurde festgestellt, dass eine elektrische Reizung der Vorderwurzel des Rückenmarks eine Kontraktion des M. detrusor vesicae zur Folge hat. Erst 100 Jahre später gelang es, durch eine gezielte Elektrostimulation den Sphinktertonus zu erhöhen und die Harnblase zu entleeren (Brindley 1974). Das genaue Wissen über den Wirkmechanismus der Neuromodulation und über die Pathomechanismen der unterschiedlichen Symptome fehlt bis heute.

Die Implantation der sakralen Elektroden (Testelektroden oder Tined-lead-Elektroden) erfolgt in Bauchlage nach einer Punktion durch ein Foramen im Os sacrum mit Aufsuchen der entsprechenden Nervenwurzel (meistens S3). Diese wird intraoperativ elektrisch gereizt. Bei adäquater Reizantwort wird die Testelektrode eingelegt (◘ Abb. 6.35, ◘ Abb. 6.36, ◘ Abb. 6.37, ◘ Abb. 6.38).

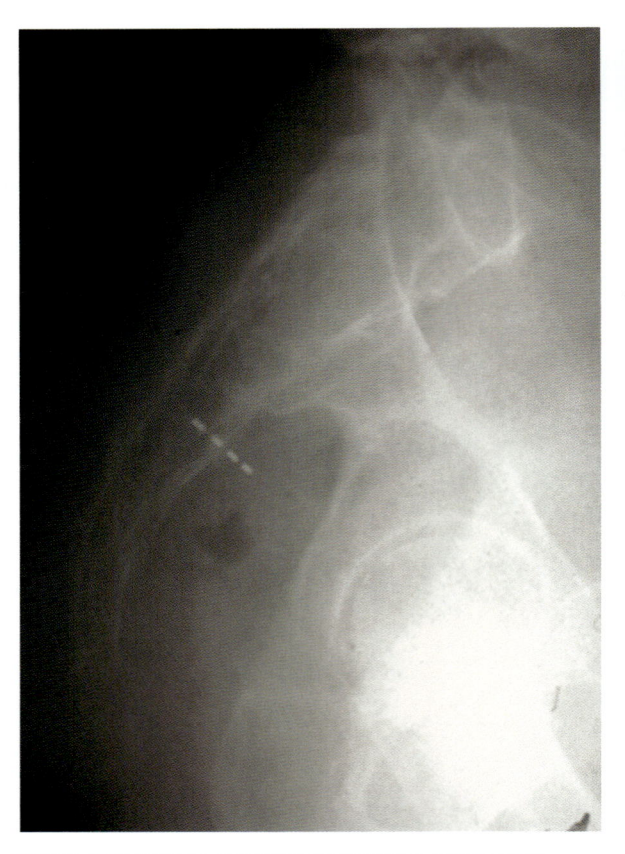

◘ **Abb. 6.35** Seitliche Aufnahme des Os sacrum intraoperativ. Positionierung einer quadripolaren Elektrode üblicherweise auf S3. (Abb. von Fa. Medtronic GmbH, Meerbusch, mit freundlicher Genehmigung)

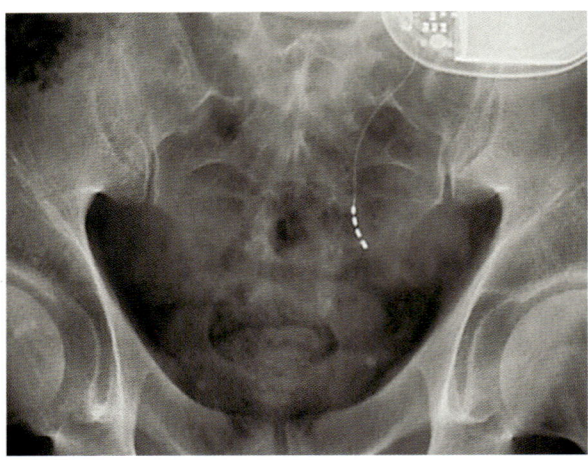

◘ **Abb. 6.36** Postoperative a.-p.-Aufnahme nach linksseitig sakraler Implantation der Elektroden und Anschluss des Neuromodulators. Der Neuromodulator liegt in dieser Abbildung in abdomineller Position. Diese Systeme wurden früher meist abdominal, heute dagegen meist gluteal implantiert. (Abb. von Fa. Medtronic GmbH, Meerbusch, mit freundlicher Genehmigung)

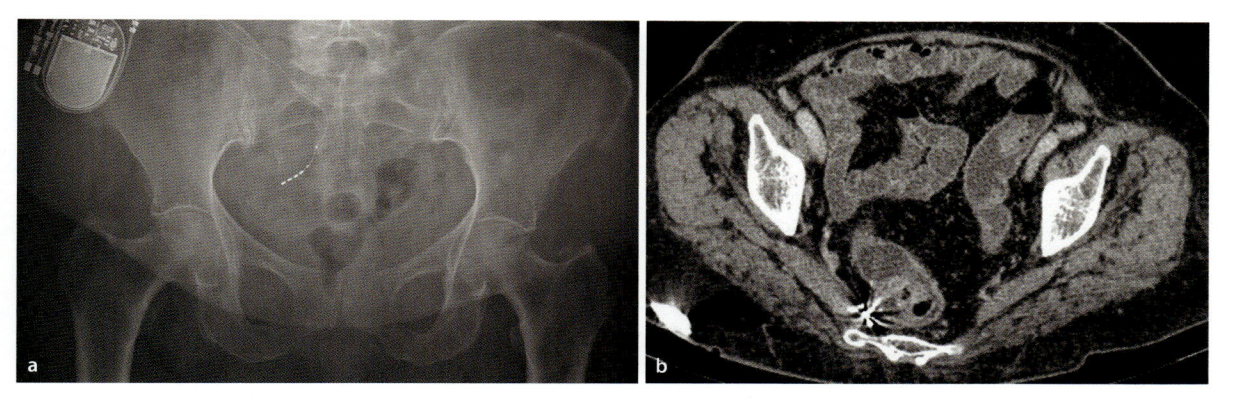

6.6 · Operative Verfahren zur Therapie der Harninkontinenz

Abb. 6.37a, b Postoperative a.-p.-Aufnahme nach rechtsseitiger Implantation der sakralen Elektrode bei glutealer Lage des Neuromodulators

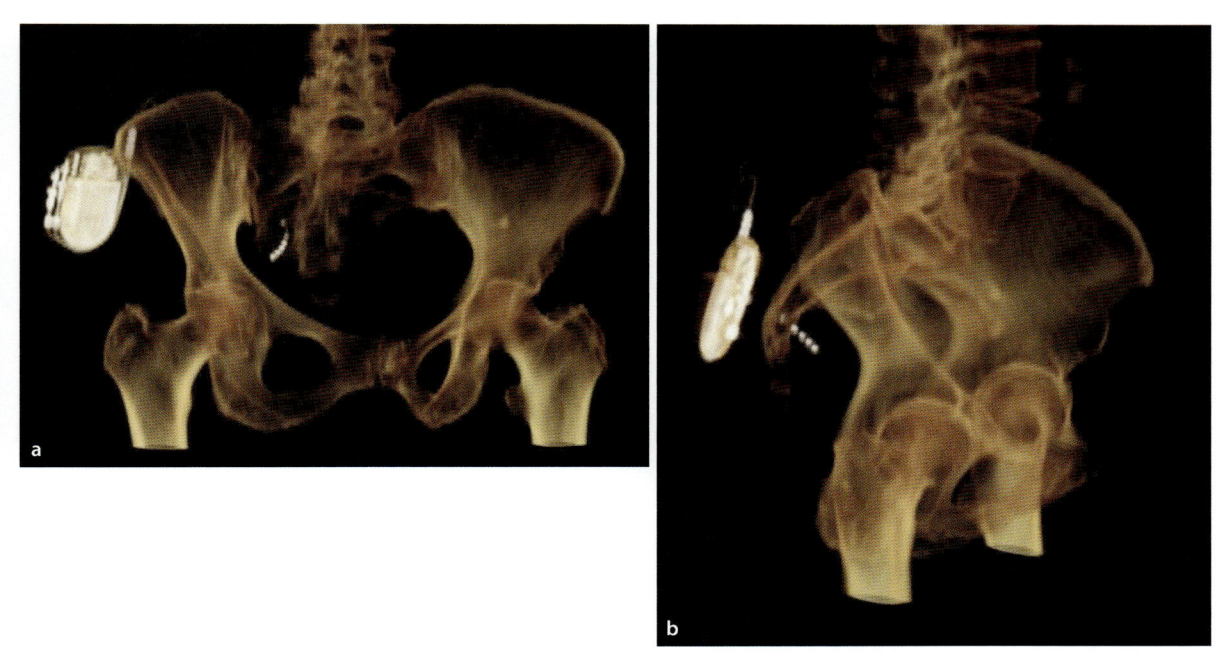

Abb. 6.38a, b 3D-Rekonstruktion des glutealen Neuromodulators und der sakralen Sonde

6.7 Sonstige Fremdkörper

- Stents,
- Implantate,
- Clipmaterial,
- Seeds etc.

6.7.1 Harnröhrenstents

Harnröhrenstents werden heute selten zur Therapie einer Harnröhrenenge eingesetzt. Andere operative Therapieoptionen machen den Harnröhrenstent selten erforderlich. Des Weiteren ist diese Therapieform sehr komplikationsträchtig.

- **Komplikationen**
- Dislokation,
- Rezidivstriktur,
- Schmerzen,
- Inkontinenz.

In ◘ Abb. 6.39 liegt außer dem Stent gleichzeitig ein suprapubischer Harnblasenkatheter ein; dies könnte darauf hindeuten, dass der Stent nicht ausreichend durchgängig ist (Striktur). Zur Abklärung einer Striktur würde man eine retrograde Urethrographie (RUG) anfertigen.

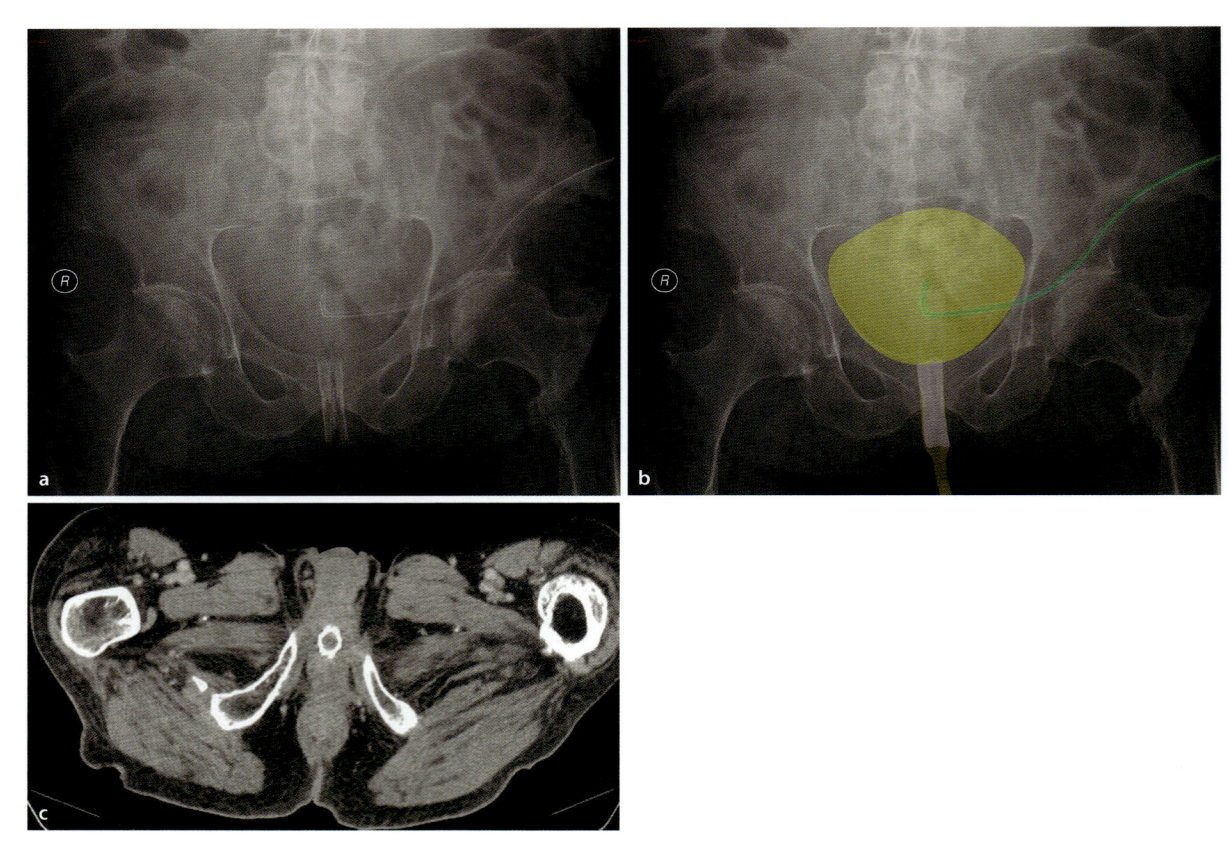

◘ **Abb. 6.39a–c** Stent (lilafarben) in regelrechter Lage in der Urethra (gelb). Kein Anhalt für eine Dislokation. Allerdings liegt gleichzeitig ein suprapubischer Harnblasenkatheter (grün) ein, was ein Hinweis darauf sein könnte, dass der Stent nicht ausreichend durchgängig ist (Striktur). Um eine Striktur nachzuweisen/auszuschließen, würde eine retrograde Urethrographie angefertigt werden

6.7.2 Hodenprothese

Hodenprothesen werden nach Semikastratio v. a. nach Tumorerkrankungen, in der Unfall- und Wiederherstellungschirurgie, selten auch bei Anlagestörungen eingesetzt, um das kosmetische Bild wiederherzustellen.

Es werden meist 3 verschiedene Größen und Formen angeboten. Die Hodenprothesen ähneln im materiellen Aufbau den Mammaimplantaten und sind als Silikon-, Kochsalz- und Gelimplantate mit glatter oder angerauter Oberfläche erhältlich.

Die Prothesen werden über den Leistenkanal oder transskrotal eingesetzt und häufig mit einer Annaht fixiert, um eine Dislokation zu vermeiden.

> Untersuchungen der Hodenprothese werden bei Komplikationen (v. a. Dislokation, Entzündung) klinisch oder (seltener) mit Ultraschall durchgeführt.

 Abb. 6.40 und Abb. 6.41 zeigen Hodenprothesen nach Semikastratio (Abb. 6.40 mit Silikongelfüllung, Abb. 6.41 mit einer Kochsalzlösung). Die Hodenprothese in Abb. 6.41 weist daher geringere Dichtewerte auf als das Silikonimplantat in Abb. 6.40. Die hyperdense Linie in der Peripherie der Prothese in Abb. 6.41 lässt eine Kapselfibrose mit beginnender Verkalkung der Implantathülle vermuten (weitere Informationen zur Kapselfibrose ▶ Abschn. 7.1; Komplikationen bei Mammaimplantaten).

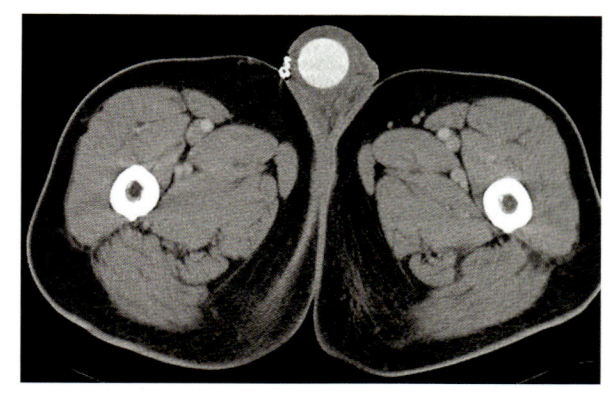

 Abb. 6.40 Hodenprothese mit Silikongelfüllung nach Semikastratio rechts. Das Clipmaterial ist noch abzugrenzen

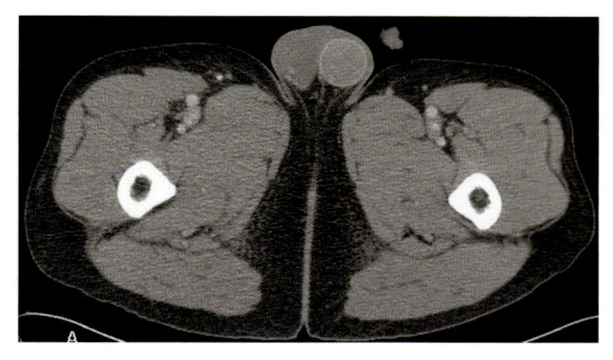

 Abb. 6.41 Hodenprothese nach Semikastratio links mit einer Kochsalzlösung. Die Prothese weist daher geringere Dichtewerte auf als das Silikonimplantat aus Abb. 6.40. Die hyperdense Linie in der Peripherie der Prothese lässt eine Kapselfibrose mit beginnender Verkalkung der Prothesenhülle vermuten

6.7.3 Clipmaterial

Clipmaterial fällt meist nebenbefundlich in Röntgenaufnahmen des Beckens und des Abdomens auf. An der Anordnung der Clips lässt sich oftmals auf die zugrundeliegende Operation schließen.

Bei urologischen Patienten sehen wir vor allem Clips in Projektion auf das kleine Becken, beispielsweise nach pelviner Lymphadenektomie mit oder ohne Zustand nach Prostatektomie (Abb. 6.42, Abb. 6.43).

Häufig sind auch Clips bei Patienten nach Netzeinlage bei Hernienoperation.

> Die Operation einer Hernie gehört zu den häufigsten Operationen überhaupt. Die Clips sind daher entsprechend häufig in der radiologischen Diagnostik anzutreffen. Fast immer handelt es sich dabei um einen Nebenbefund.

Komplikationen wie Dislokation eines Netzes treten zwar auf, werden allerdings nicht primär radiologisch untersucht. In der Röntgenaufnahme und auch im CT sind die Clips gut abgrenzbar (Abb. 6.44, Abb. 6.45). Die Kunststoffnetze selbst sind nicht röntgendicht (Abb. 6.46).

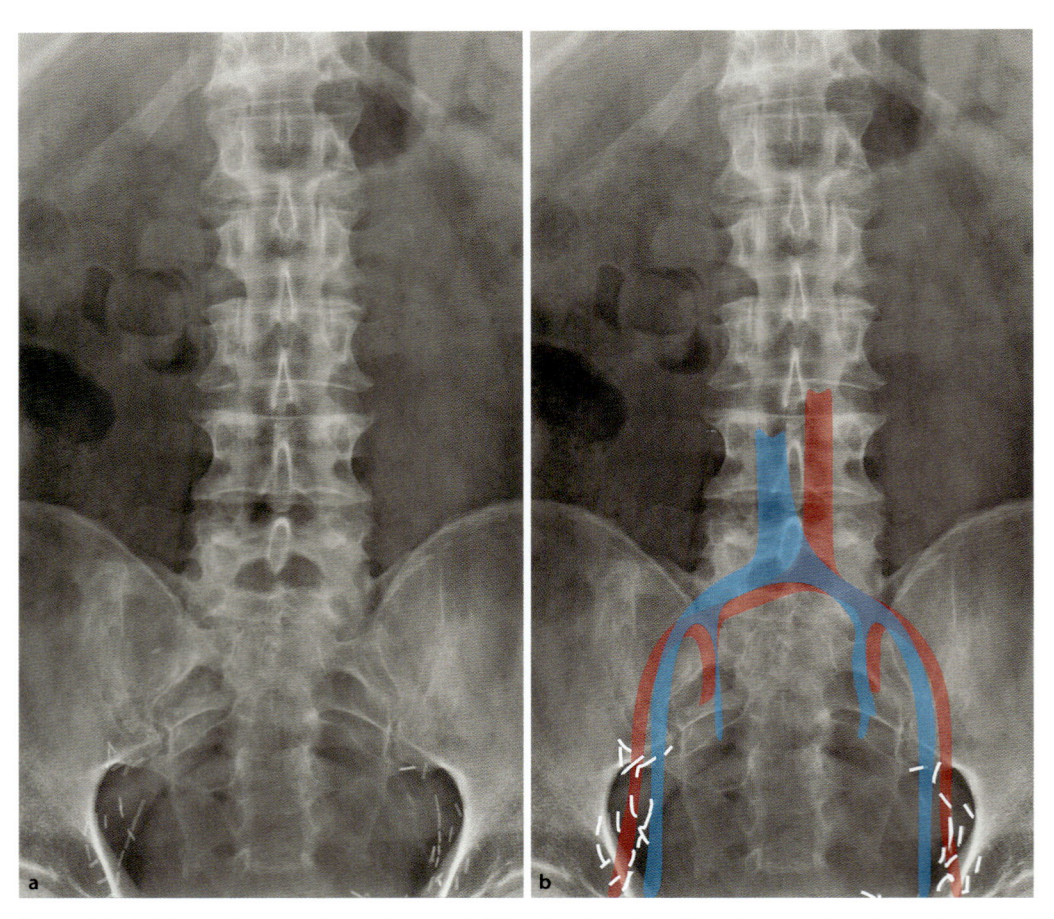

Abb. 6.42a, b Multiple Clips im kleinen Becken entlang der Gefäßstraßen. Typisches Bild nach pelviner Lymphadenektomie (LAD)

6.7 · Sonstige Fremdkörper

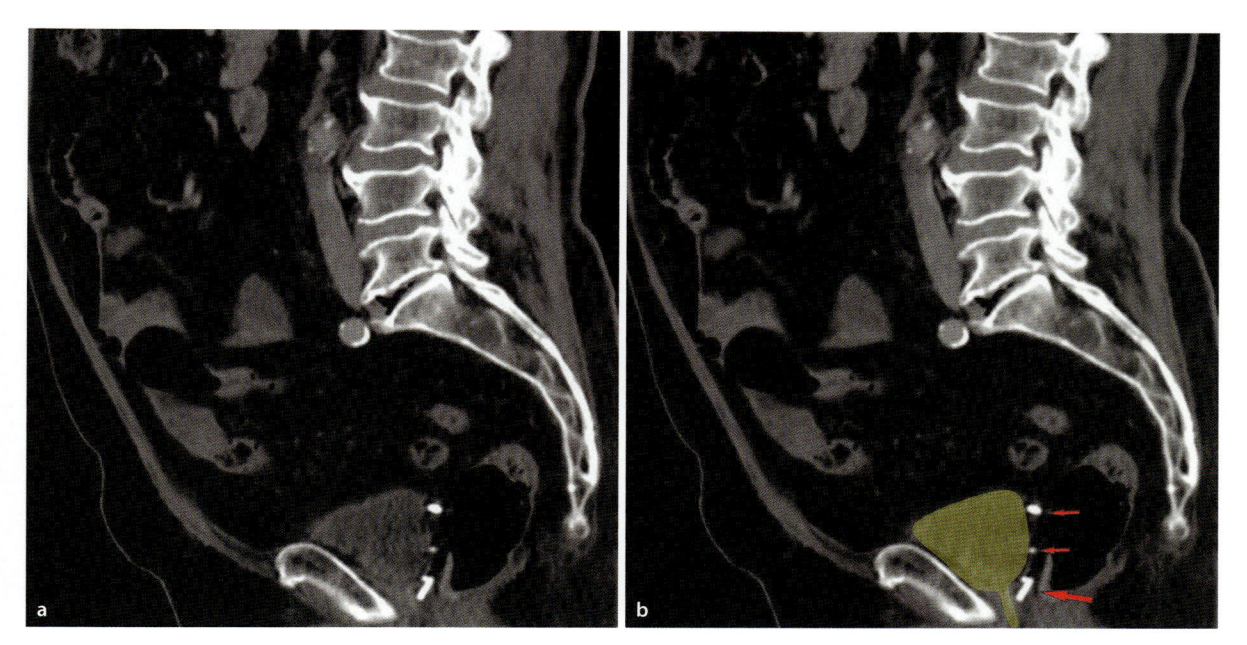

Abb. 6.43a, b Clipmaterial (Pfeile) kaudal und dorsal der Harnblase (gelb) nach Prostatektomie

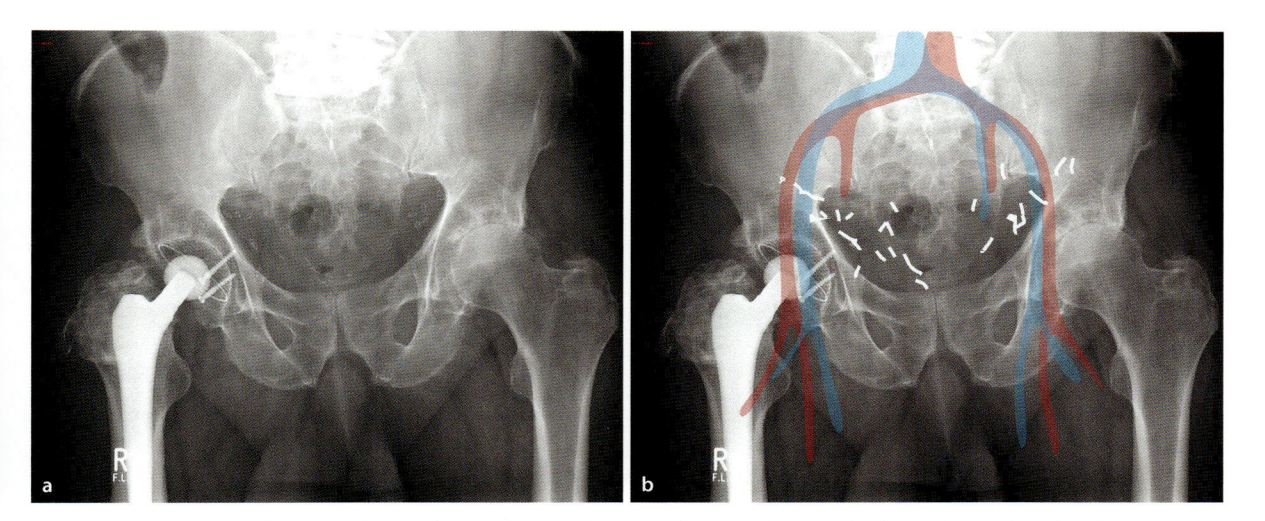

Abb. 6.44a, b Multiple Clips in Projektion auf das Becken, am ehesten nach Netzimplantation beidseits. Ganz wichtig: Die Clips sind *nicht* in Projektion auf den Gefäßverlauf angeordnet

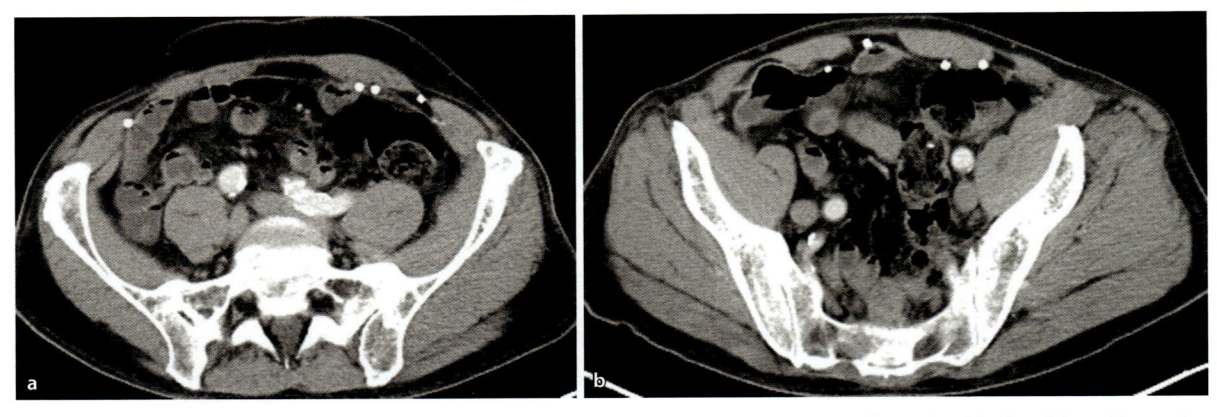

Abb. 6.45a, b Multiple Clips unter der Bauchdecke. Teilweise ist eine sehr feine hyperdense Linie abgrenzbar. Hier handelt es sich um ein Bauchnetz

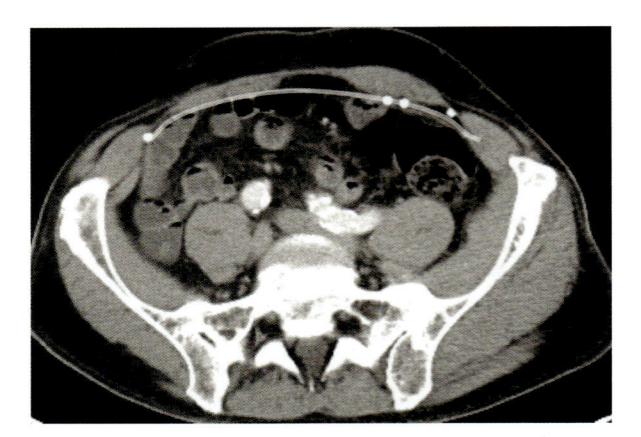

Abb. 6.46 Schematische Einzeichnung des Netzes nach großer medianer Bauchwandhernie

6.7.4 Seeds in der Prostata

Die Implantation von Seeds in die Prostata ist eine Therapieform für das Low-risk-Prostatakarzinom. Diese werden TRUS-gesteuert (TRUS = transrektaler Ultraschall) in die Prostata eingebracht. Die Anzahl und Lage der Seeds wird vom Strahlentherapeuten berechnet.

Im CT zeigen sich die Seeds als metallische dünne Fremdkörper (Abb. 6.47)

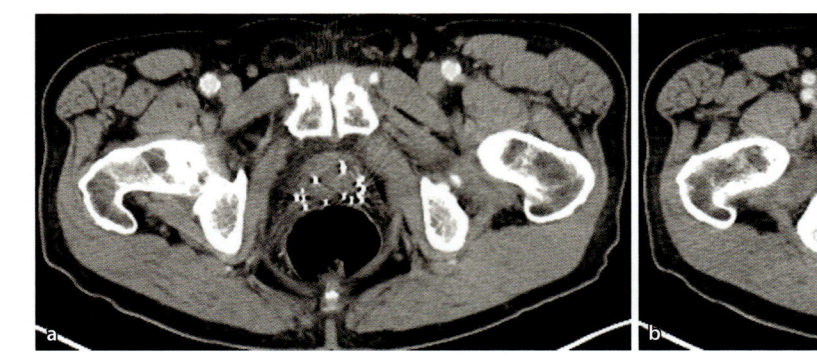

Abb. 6.47a, b Seeds: mehrere metallische dünne Fremdkörper in der Prostata

6.8 Akzidentielle und sonstige Fremdkörper

Andere Fremdkörper geraten durch z. B. Verletzungen oder autoerotische Unfälle in den Urogenitaltrakt.

6.8.1 Piercings

Daneben sehen wir in der Klinik auch eine beträchtliche Anzahl von Piercings.

> Piercings sind zwar nicht akzidentiell an oder in den Patienten geraten, man sollte sie aber auf dem Röntgenbild erkennen, um Fehldiagnosen im Sinne einer »Perforationsverletzung durch einen metallischen Fremdkörper« und die nachfolgende Erheiterung der klinischen Kollegen zu vermeiden.

Komplikationen

Intimpiercings können Komplikationen verursachen:
- Blutungen,
- Nervenverletzungen,
- Verletzungen der Urethra,
- Keloide,
- lokale Entzündungen
  - Prostatitis,
  - Eileiterentzündungen
- Sepsis,
- Endokarditis,
- Infertilität.

! Cave
Im CT und MRT können die metallhaltigen Piercings teils deutliche Artefakte verursachen. Im MRT können sich metallische Fremdkörper erhitzen und schlimmstenfalls Verbrennungen verursachen.

Es kann vor einer radiologischen Untersuchung mühsam sein, alle Piercings zu entfernen. Oft haben Patienten mit derart vielen Piercings selbst geeignete Hilfsmittel (Zangen) dabei, um die Schmuckstücke zu entfernen.

Beispiele sind in ◘ Abb. 6.48, ◘ Abb. 6.49, ◘ Abb. 6.50 dargestellt.

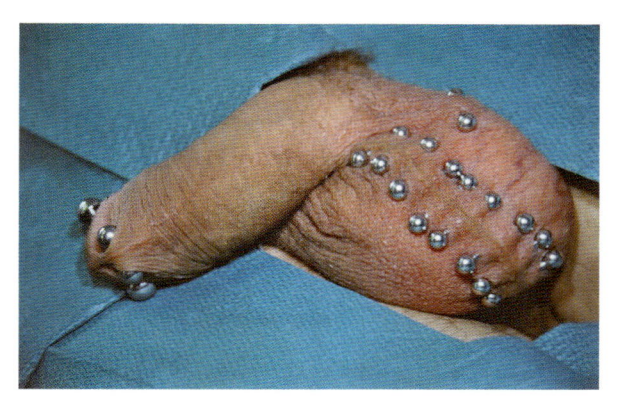

◘ **Abb. 6.48** Dieser Patient hatte tatsächlich sehr viele perforierende Fremdkörper/Piercings. Diese metallhaltigen Piercings könnten im CT und MRT teils deutliche Artefakte verursachen. Im MRT können metallische Fremdkörper sich erhitzen und Verbrennungen verursachen

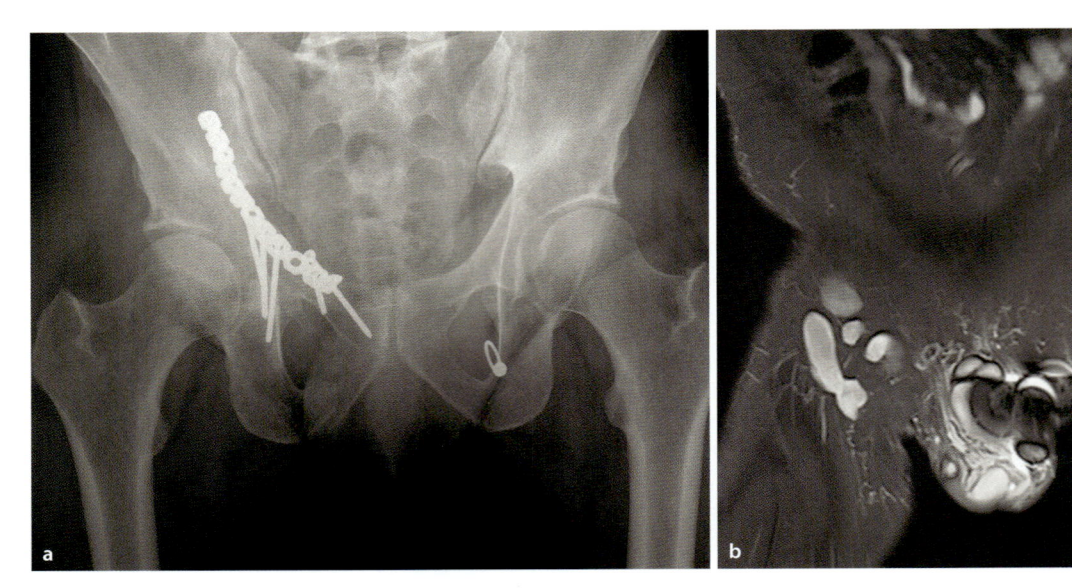

Abb. 6.49a, b Intimpiercing mit entsprechenden Metallartefakten in der MRT

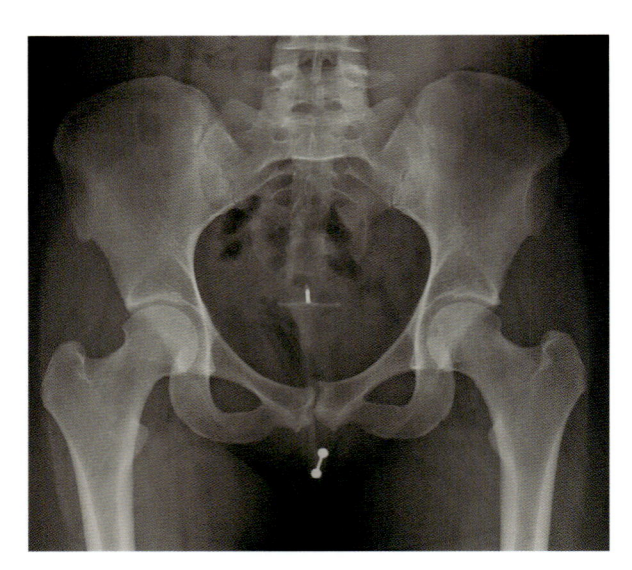

Abb. 6.50 Patientin mit Intrauterinpessar (IUP) und Piercingschmuck

6.8.2 Autoerotischer Unfall

Autoerotische Unfälle (AU) sind sehr selten. Wenn ein Patient wegen eines AU in die Klinik eingeliefert wird, wird ihm häufig eine unangebrachte und überproportionale Aufmerksamkeit zuteil und das zumeist über das eigentlich betroffene Fachgebiet hinaus. Es gibt entsprechend bereits eine beachtliche Anzahl nicht medizinischer Fachbücher, die sich allein mit diesem Thema beschäftigen. Männer sind im Vergleich zu Frauen häufiger betroffen.

Bei Männern und Frauen gibt es **Urethralerotiker,** die sich Fremdkörper urethral einführen, um eine Stimulation zu erfahren. Komplikationen treten auf, wenn der Gegenstand in die Harnblase rutscht oder sich in der Urethra verkantet. Neben Blutungen und Entzündungen können je nach Gegenstand auch Verätzungen (Batterien) oder Vergiftungen (Quecksilber, z. B. aus gebrochenen Thermometern) auftreten. Auch Drähte, die teilweise an kleine Batterien angeschlossen werden, werden verwendet (Abb. 6.51, Abb. 6.52).

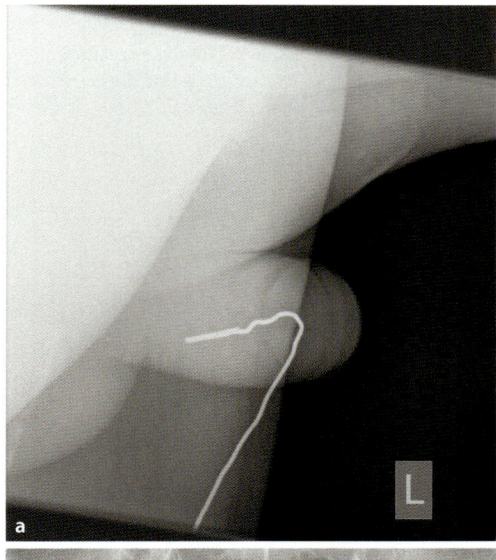

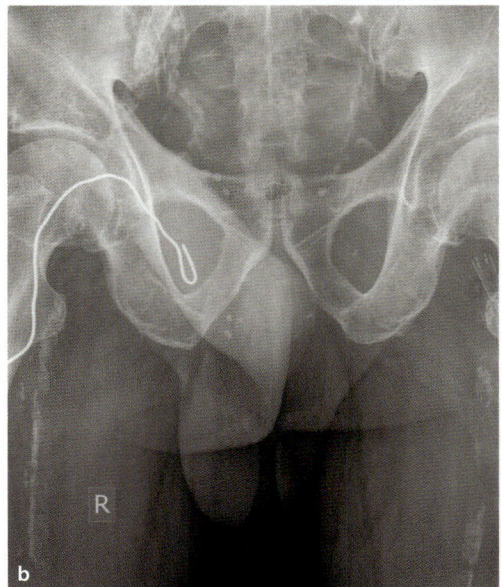

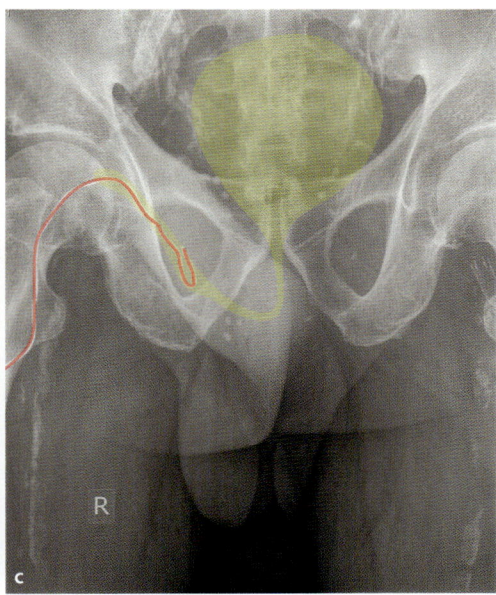

Abb. 6.51a–c Draht in der Harnröhre. Die zweite Ebene (**b, c**) offenbart das Problem: Der Draht ist an seinem proximalen Ende gebogen. Er ließ sich problemlos einführen, allerdings nicht wieder entfernen

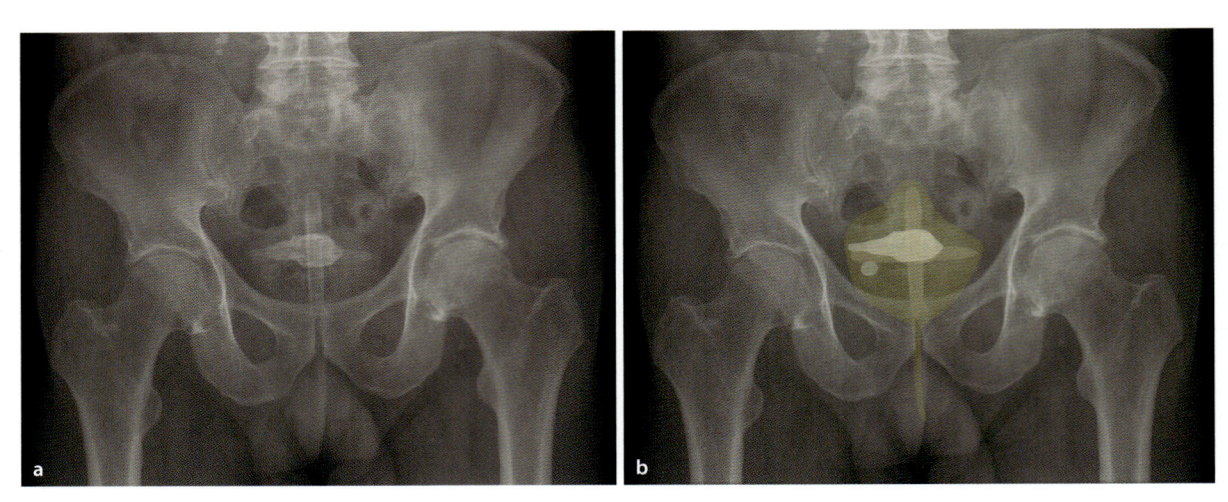

Abb. 6.52a, b Ikea-Bleistifte und bereits verkalkte Q-Tips liegen bei diesem Patienten zum größten Teil bereits seit Jahren in der Harnblase. Ein neu eingebrachter Kugelschreiber ist in der Urethra steckengeblieben und hatte eine Blutung ausgelöst, die den Patienten schließlich zum Arzt führte

6.8 · Akzidentielle und sonstige Fremdkörper

Rektale Fremdkörper werden vornehmlich bei Männern gefunden. Dabei ist der Phantasie keine Grenze gesetzt. Obst, Gemüse, Salatbesteck aber auch Kugelschreiber, Handys, Besenstiele, Kleiderbügel, Gläser und Flaschen oder gar Munition wurden neben diversen anderen Fremdkörpern bereits gefunden. Vibratoren dürften die Hitliste jedoch anführen (◘ Abb. 6.53, ◘ Abb. 6.54).

Nach Umfragen unter Patienten dienen die Fremdkörper neben der analen Stimulation auch der Prostatamassage und in einigen Fällen wohl auch dem Versuch, Hämorrhoiden zu behandeln. Andere Patienten gaben an, einfach Langeweile gehabt zu haben.

> Zu ein em klinischen Problem werden die Fremdkörper erst, wenn sie sich nicht mehr ohne Fremdhilfe entfernen lassen, zu Blutungen, Infektionen oder zu einer Perforation geführt haben. In einem Röntgenbild sollte daher neben Lage und Größe des Fremdkörpers auf freie Luft geachtet werden.

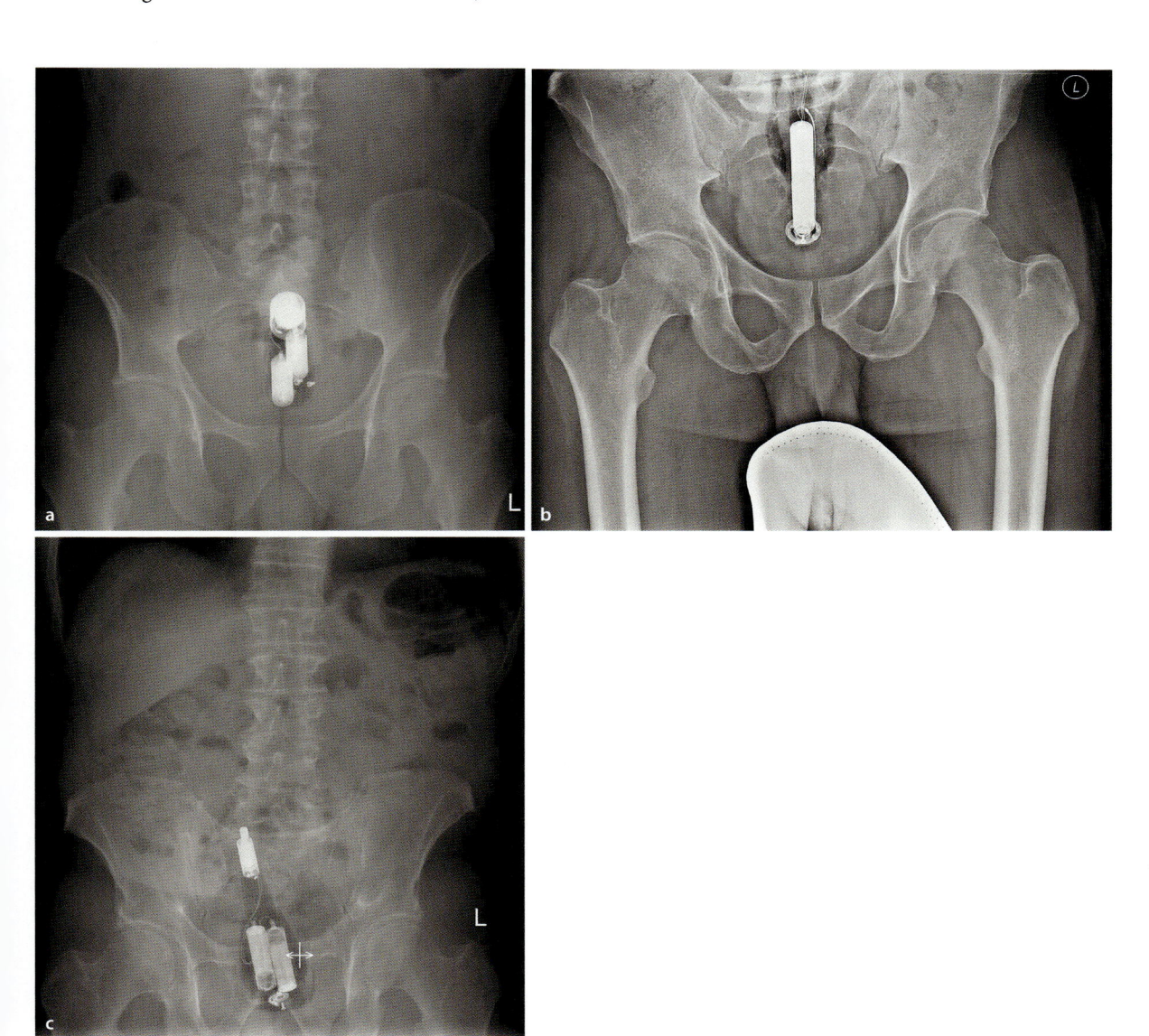

◘ **Abb. 6.53a–c** Rektal eingeführte Vibratoren. **a** Vibrator mit 2 Batterien. **b** Vibrator mit 2 größeren Batterien. **c** Vibrator mit 2 – nach Aussage des Patienten – leeren Batterien (lässt sich auf dem Röntgenbild freilich nicht abklären, und Batteriesäure kann auch aus »leeren« Batterien austreten)

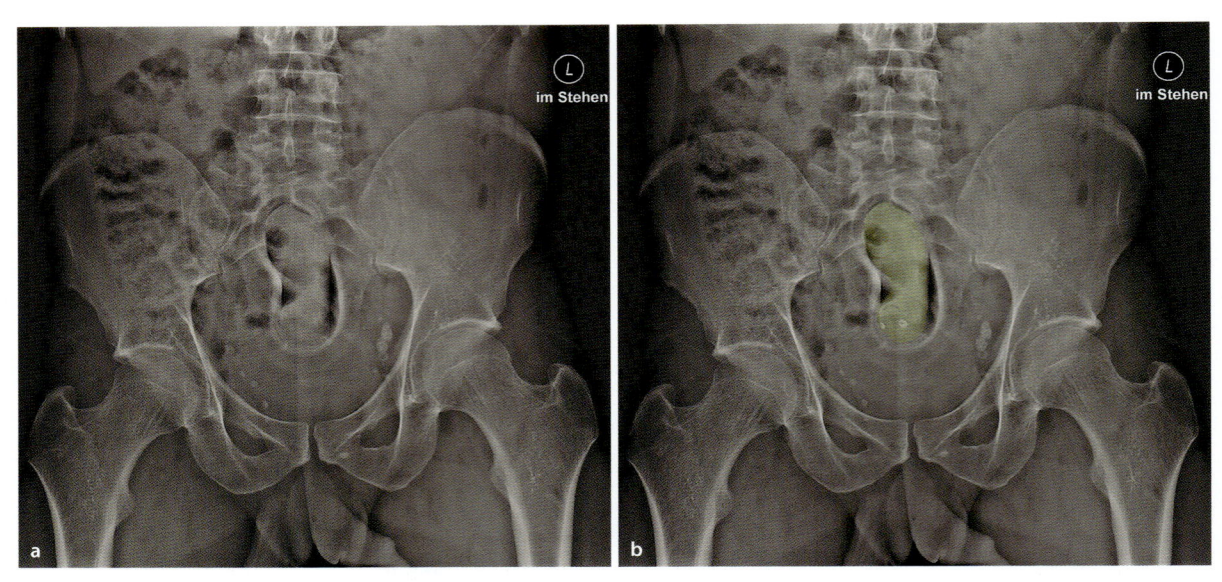

Abb. 6.54a, b Rektal eingeführter Dildo. Der Patient wollte lange nicht zugeben, worum es sich bei dem Fremdkörper handelte. Das hat zu noch größeren Spekulationen geführt

6.9 Quiz

> Die Lösungen sind im ▶ Anhang zu finden.

Fall 6.1
Patient mit zwei Fremdkörpern in der Harnblase
(◘ Abb. 6.55). Worum handelt es sich wahrscheinlich?

Befund:

_____

_____

_____

Beurteilung:

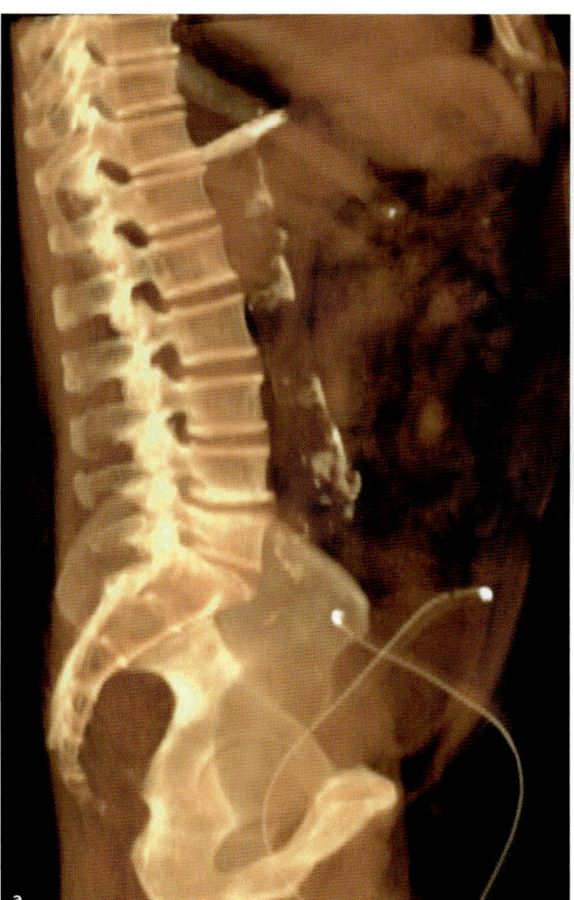

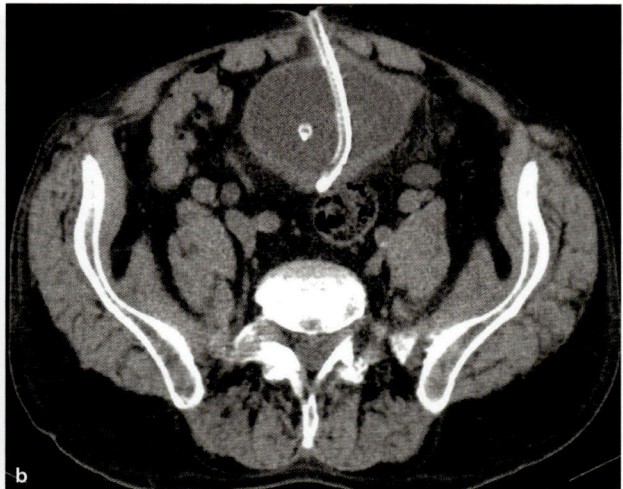

_____

_____

◘ **Abb. 6.55a, b** Fall 6.1: Worum handelt es sich wahrscheinlich bei den beiden Fremdkörpern in der Harnblase des Patienten?

Fall 6.2

Patient mit Fremdkörpern in Projektion auf das kleine Becken links (Abb. 6.56). Der Orthopäde möchte von Ihnen wissen, worum es sich dabei handelt, da der Patient zur Hüft-TEP links ansteht.

Befund:

_____

_____

_____

Beurteilung:

_____

_____

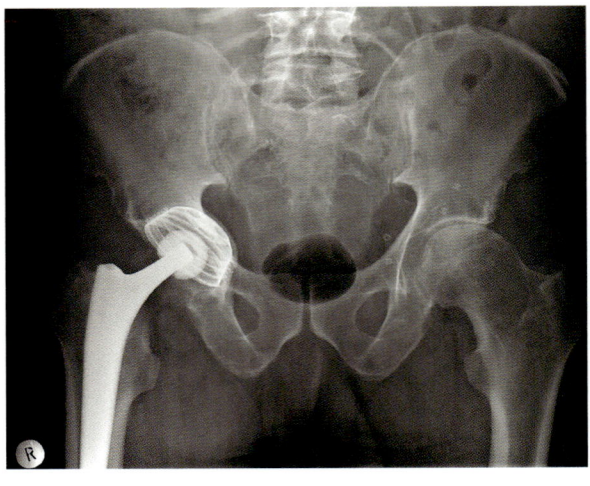

Abb. 6.56 Fall 6.2: Worum handelt es sich bei den Fremdkörpern in Projektion auf das kleine Becken links?

Fall 6.3

Patient mit einem Katheter in Projektion auf das Abdomen. Worum handelt es sich? Liegt das Objekt korrekt?

Befund:

_____

_____

_____

Beurteilung:

_____

_____

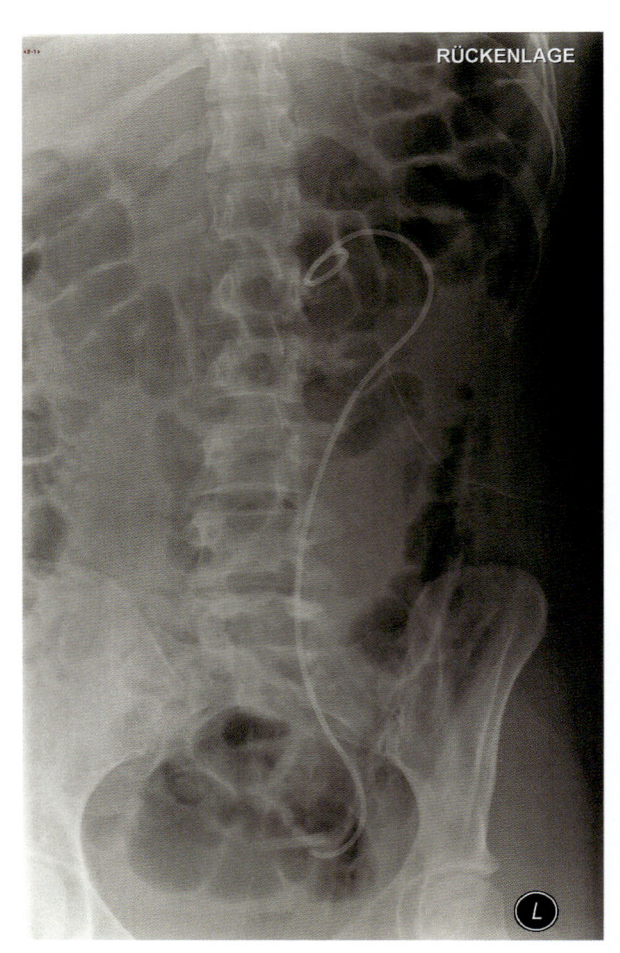

Abb. 6.57 Fall 6.3: Worum handelt es sich bei dem Fremdkörper in Projektion auf das Abdomen?

Literatur

Weiterführende Informationen und Quellenangaben

Brindley GS (1974) Emptying the bladder by stimulating sacral ventralroots. J Physiol 237: 15–16

Costerton JW, Stewart PS, Greenberg EP (1999) Bacterial biofilms: a common cause of persistent infections. Science 284, 5418: 1318–1322

Finney RP (1978) Experience with new double J ureteral catheter stent. J Urol 120: 678

Foley FEB (1947) An artificial sphincter: A new device and operation for control of enuresis and urinary incontinence. General considerations. J Urol 58: 250–259

Mardis HK, Kammandel H, Hepperlen TW (1980) Drainage efficiency of self-retained internal ureteral stent catheters. Proc 75th Ann Meeting Am Urol Assoc, Abst 590

McCoullough DJ (1974) Shepherds crook self retaining ureteral catheter. Urol Letters Club 32, 54: 11

Meyer D, Müller J (2007) Der artifizielle Harnröhrensphinkter AMS 800™ zur Therapie der Postprostatektomieinkontinenz. Schweiz Med Forum 7: 820–823

Schmitz W, Hegemann G (1966) Zur konservativen Behandlung von Harnleiterstrikturen unter besonderer Berücksichtigung gynäkologischer Grundleiden. Urologe A5, 251: 2

Scott FB, Bradley WE, Timm GW (1974) Treatment of urinary incontinence by an implantable prosthetic urinary sphincter. J Urol 112: 75–80

Sievert KD, Amend B, Pannek J et al. (2007) Sakrale Neuromodulation. J Urol Urogynäkol 14 (1): 32–35

Zimskind PD, Fetter TR, Wilkerson JL (1967) Clinical use of long-term indvelling silicone rubber ureteral splints inserted cystoscopically. J Urol 97: 840

Internetquellen

http://www.americanmedicalsystems.de/produkte/maenner/ams-700/funktionsweise.html

http://www.urologielehrbuch.de/harnleiterschiene.html

http://www.aerzteblatt.de/archiv/3913/Urologie-im-Rheinland-Wertvolle-Geraetschaften?src=search – Dtsch Ärztebl 1996; 93 (46): A-3045/B-2577/C-2289

http://www.aerzteblatt.de/archiv/37238/Geschichte-der-Medizin-Zu-den-Wurzeln-der-Urologie?src=search – Dtsch Ärztebl 2003; 100 (23): A-1625/B-1346/C-1262

http://www.urologenportal.de/1060.html – Die Urologie im 19. Jahrhundert. In: Urologenportal. Berufsverband der deutschen Urologen e. V., 19.12.2006, abgerufen am 07.01.2015)

Fremdmaterialien in der gynäkologischen Bildgebung

D. Kildal

7.1 Brustaugmentation – 340
7.1.1 Materialien – 340
7.1.2 Komplikationen – 344
7.1.3 Alternative Methoden der Brustaugmentation – 348

7.2 Pessar – 350
7.2.1 Würfelpessare – 351
7.2.2 Ringpessare – 352
7.2.3 Siebschalenpessare – 353
7.2.4 Ringpessar nach Arabin – 356

7.3 Intrauterinpessar – 356
7.3.1 Dislokation und sekundäre Perforation – 360

7.4 Sonstige Fremdkörper – 362
7.4.1 Verhütungsring (Nuvaring) – 362
7.4.2 Piercing – 364
7.4.3 Tampon – 366

7.5 Schwangerschaft – 368
7.5.1 Pitfalls – 368
7.5.2 Risiken der Strahlenbelastung bei Embryonen bzw. Feten – 370

7.6 Quiz – 371

Literatur – 372

D. Kildal (Hrsg.), *Medizinische Fremdkörper in der Bildgebung*,
DOI 10.1007/978-3-662-47296-5_7, © Springer-Verlag Berlin Heidelberg 2016

7.1 Brustaugmentation

Silikonimplantate werden seit ca. 1962 zur Augmentation aus kosmetischen Gründen oder zum Wiederaufbau nach Mastektomie eingesetzt. Dabei kommen heute vorwiegend Silikonprothesen zum Einsatz.

7.1.1 Materialien

Zunächst wurden Silikonprothesen verwendet, die eine sehr feste Hülle und damit hohe Stabilität aufwiesen. Diese neigten jedoch zu schmerzhaften Kapselfibrosen. Prothesen der 2. Generation hatten entsprechend weichere und dünnere Hüllen mit einer jedoch deutlich erhöhten Gefahr der Implantatruptur. Silikonprothesen der 3. Generation wurden mit einer etwas stärkeren texturierten Hülle hergestellt, wiesen allerdings im Verlauf eine ähnlich hohe Rate an Defekten auf wie die Implantate der 2. Generation.

Seit der Jahrtausendwende werden Implantate der 4. Generation eingesetzt. Typische Vertreter sind
- Single-Lumen-Kochsalzimplantate und
- Doppellumen-Prothesen, die eine innere mit Silikongel gefüllte Kammer und eine äußere, mit Kochsalzlösung gefüllte Kammer aufweisen.

Daneben gibt es eine Vielzahl weiterer Prothesentypen wie z. B. biokompatible, mit Öl gefüllte Gelimplantate oder Polyurethan-Gelimplantate. Diese sind mammographisch nicht zu unterscheiden, und die Aufzählung würde den Umfang dieses Buches sprengen. Daher verweisen wir auf die entsprechende weiterführende Fachliteratur.

> **Radiologisch unterscheiden können wir**
> - die Single-Lumen-Prothese,
> - die Doppellumen-Prothese und
> - die temporären Prothesen, die ein Ventil zur Auffüllung bzw. zum Ablassen der Prothese haben.

Silikonimplantate begegnen uns in der Klinik meist im Rahmen von Nachsorgeuntersuchungen bei Patientinnen mit Wiederaufbauimplantaten nach Mastektomie und etwas seltener bei Verdacht auf Komplikationen bei kosmetischen Implantaten.

Zur Standarduntersuchung gehören
- Tastbefund,
- Sonographie und
- Mammographie.

Die MRT wird ggf. zur weiteren Abklärung eingesetzt.

In der Röntgenübersicht sind die Implantate meist als rundliche homogene Transparenzminderung in Projektion auf die Mammae abgrenzbar. Manchmal werden hierdurch Minderbelüftungen oder gar Infiltrate vorgetäuscht. Im MRT kann man die einzelnen Bestandteile der Prothese gut erkennen. Im Vergleich zur Röntgen- und CT-Untersuchung ist in dieser Modalität auch das umgebende Subkutangewebe gut beurteilbar.

Einige klinische Beispiele von Röntgen-, CT und MRT-Darstellungen sind in ◘ Abb. 7.1, ◘ Abb. 7.2, ◘ Abb. 7.3 und ◘ Abb. 7.4 gezeigt.

7.1 · Brustaugmentation

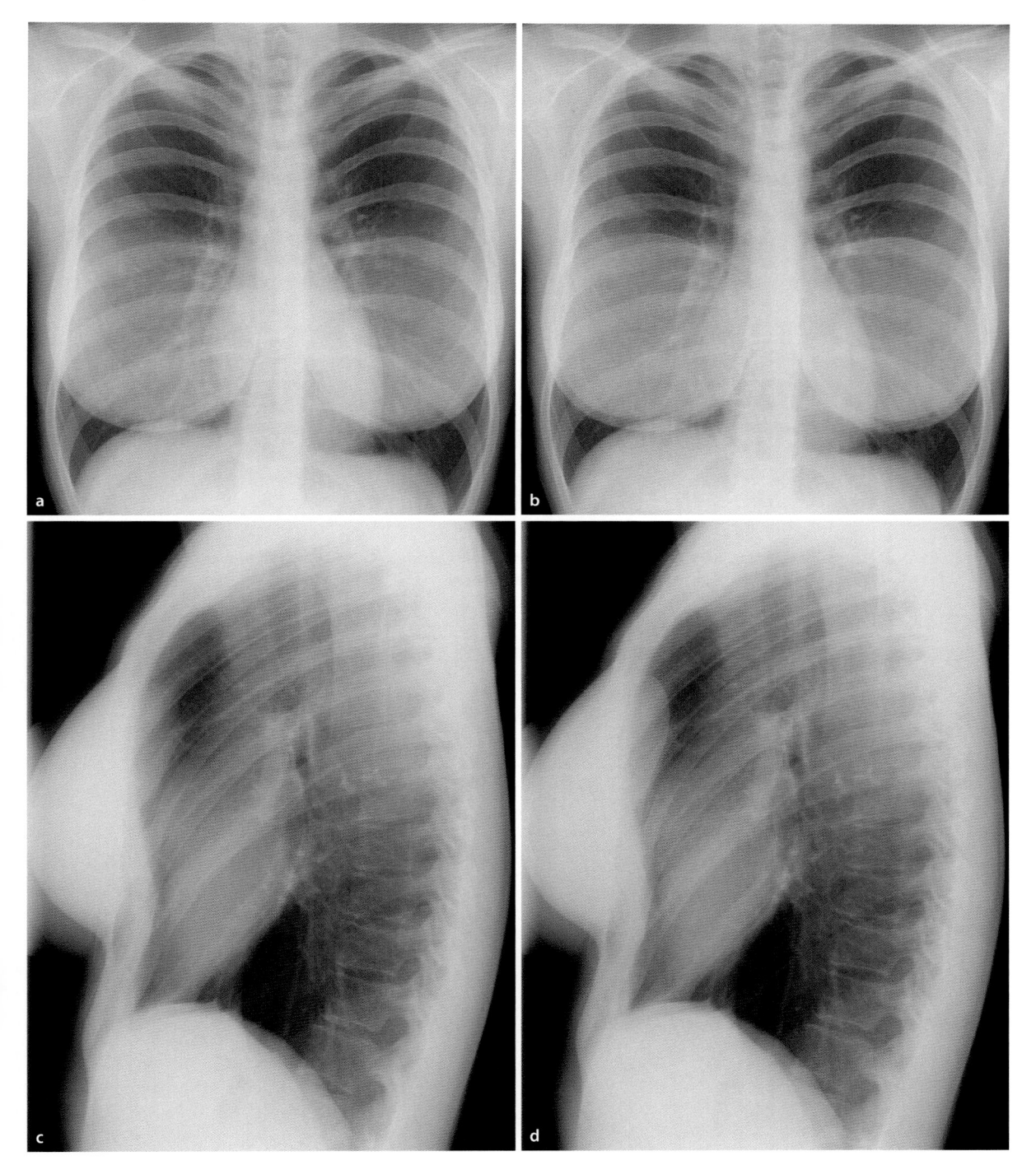

Abb. 7.1a–d 27-jährige Patientin mit kosmetischen Mammaimplantaten beidseits. Rundliche homogene Transparenzminderungen in Projektion auf das untere Drittel des Thorax und somit auf die Mammaschatten. In der seitlichen Aufnahme erkennt man deutlich die subkutane Lage

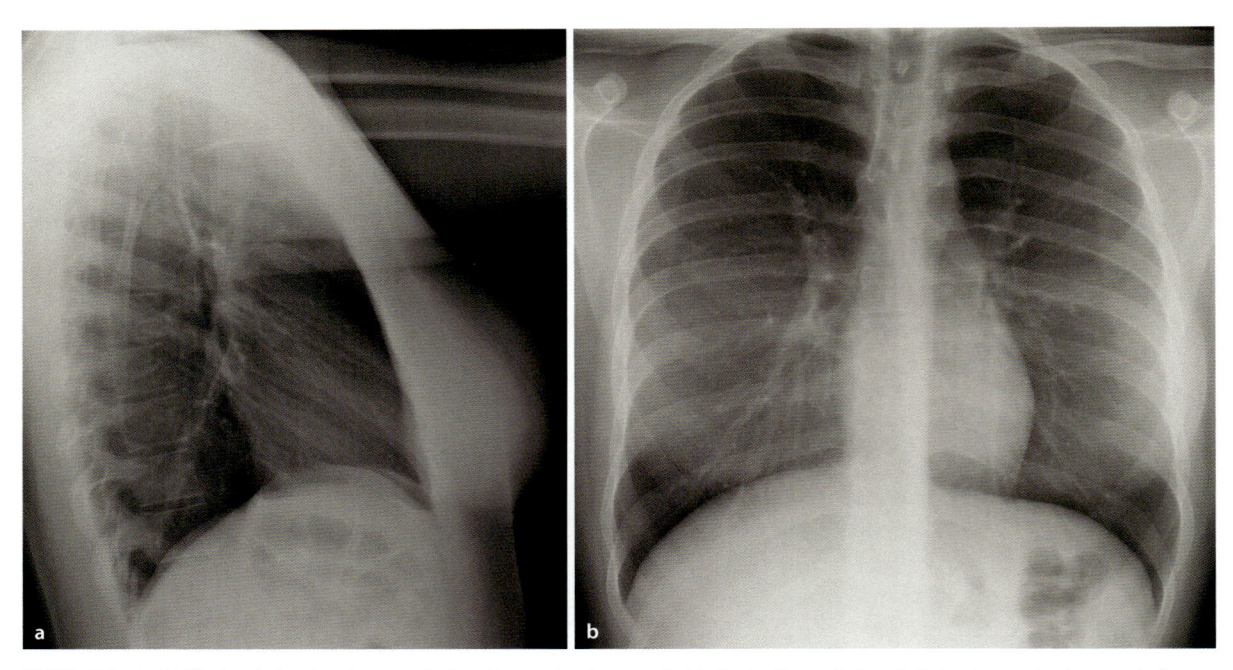

Abb. 7.2a, b 21-jährige Patientin mit kosmetischen Mammaimplantaten beidseits. In diesem Fall sind die Implantate in der p.-a.-Aufnahme sehr schwer abzugrenzen. In der seitlichen Aufnahme gelingt dies besser

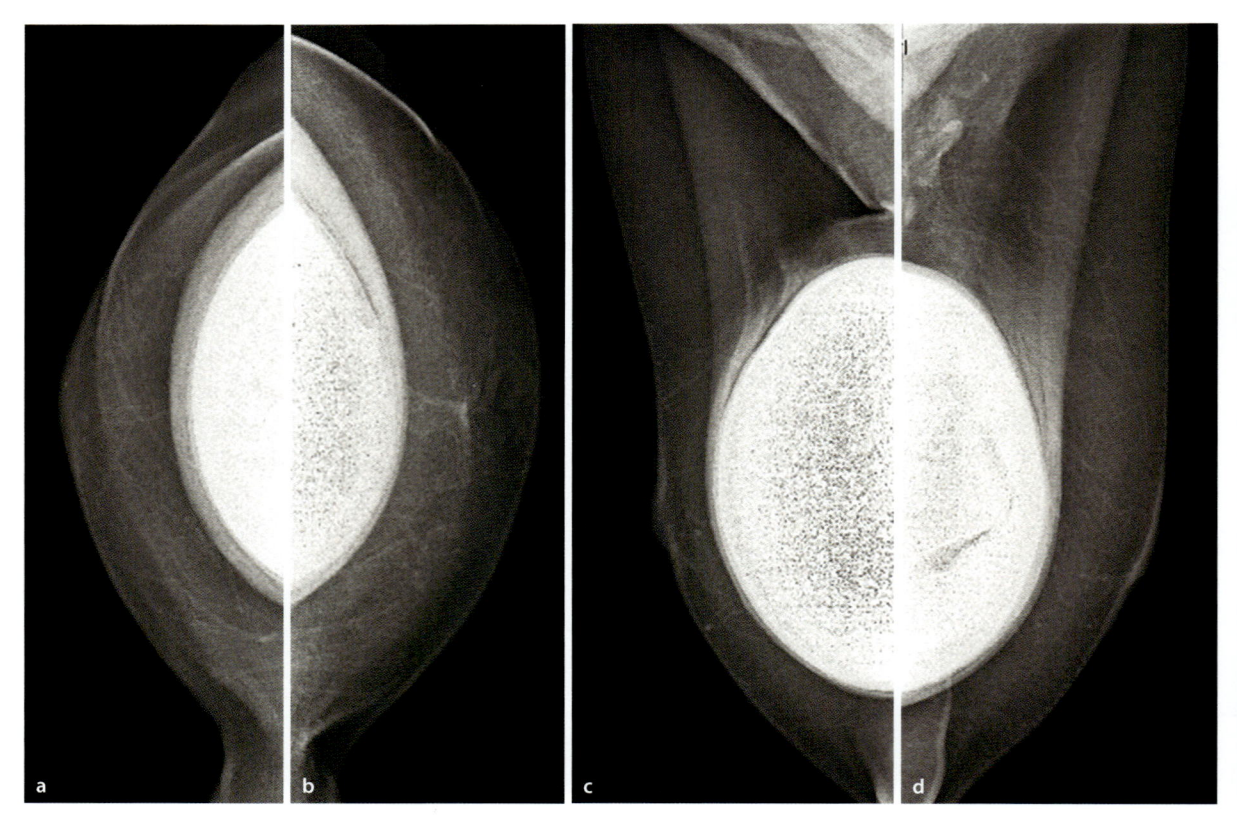

Abb. 7.3a–d Zustand nach Mastektomie beidseits (Es ist kein Drüsengewebe mehr abgrenzbar.) Zustand nach Mammaimplantaten beidseits. Diese liegen unter dem Pektoralmuskel und sind regelhaft glatt begrenzt

7.1 · Brustaugmentation

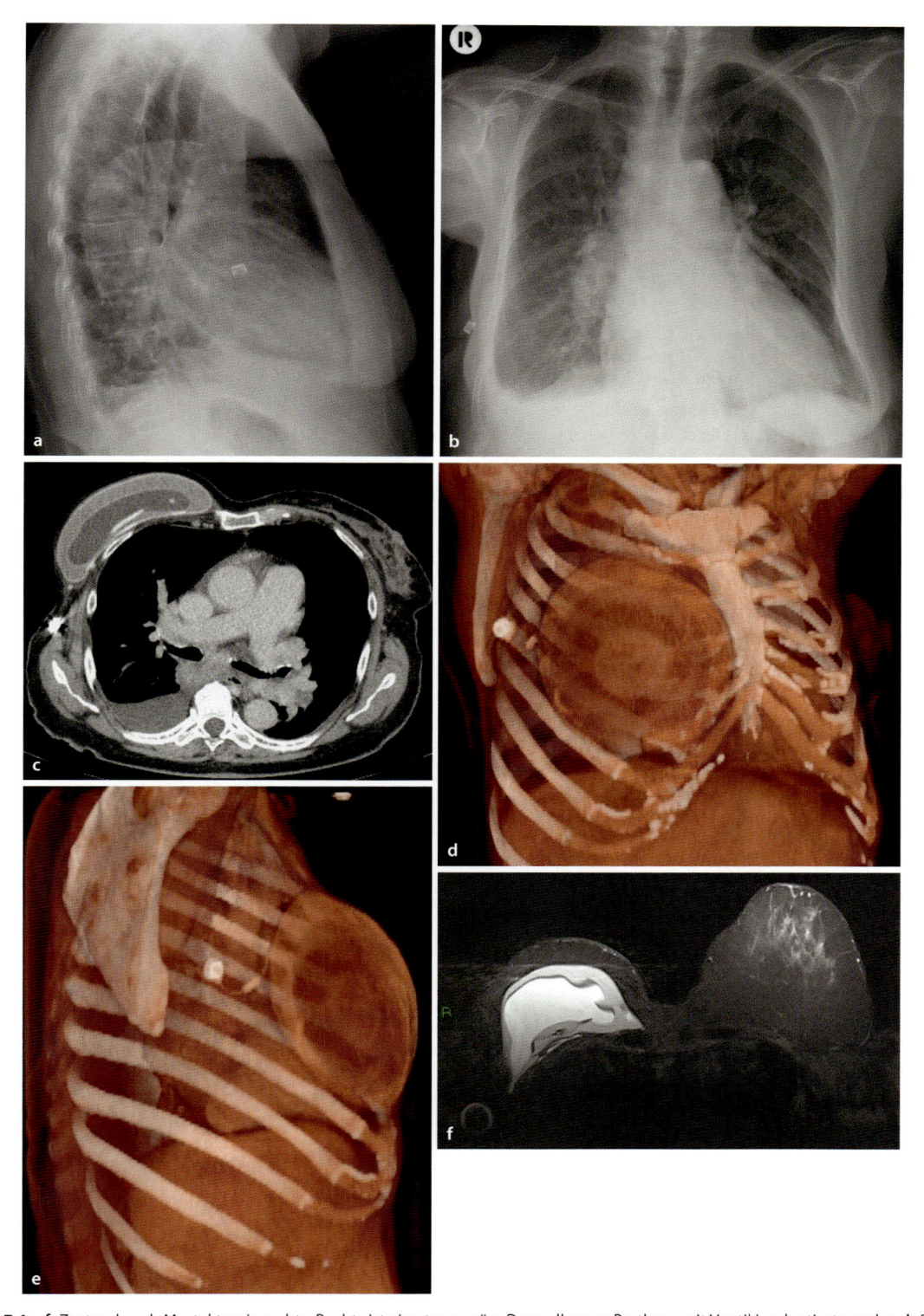

Abb. 7.4a–f Zustand nach Mastektomie rechts. Rechts ist eine temporäre Doppellumen-Prothese mit Ventil implantiert worden. **b** Die Prothese ist in dieser Röntgenaufnahme nur anhand des Ventils zu erkennen. **c** Im CT hingegen ist die Doppellumen-Prothese sehr gut zu erkennen. In diesem Fall ist der Silikonanteil der äußere Prothesenring. Innenliegend die NaCl-Kammer mit dem Katheterschlauch, der zu dem Portkörper/Ventil führt. **d, e** 3D-Rekonstruktion der temporären Doppellumen-Prothese rechts. Hier sieht man nun gut das lateral liegende Ventil mit dem Katheter zur Prothese, die aus einem inneren und einem äußeren Anteil besteht. **f** Im MRT kann man die einzelnen Bestandteile der Prothese ebenfalls gut erkennen. Im Vergleich zur Röntgen- und CT-Untersuchung ist in dieser Modalität auch das umgebende Subkutangewebe gut beurteilbar

7.1.2 Komplikationen

- **Komplikationen**
- Entzündungen,
- Dislokation,
- Kapselfibrose
- Kapselverkalkungen,
- Prothesendefekte.

Kapselfibrose und Kapselverkalkungen

Um eine Mammaprothese bildet sich eine bindegewebige Prothesenkapsel aus. Bei einer überschießenden Fremdkörperreaktion kann eine breite Fibrose oder Kapselverkalkung entstehen. Durch die Fibrosierung der Kapsel ist das Implantat weniger elastisch und verformt sich meist kugelförmig. Neben dem kosmetisch unbefriedigendem Ergebnis klagen die Patientinnen häufig auch über Spannungsgefühle und Schmerzen. Eine Kapselfibrose tritt bei texturierten Kapselhüllen weniger wahrscheinlich auf.

> Die Kapselfibrose ist eine klinische Diagnose und kann in der Mammographie nur teilweise durch eine bandförmige Verdichtung um das Implantat und die Deformierung des Implantats festgestellt werden. In ausgeprägten Fällen sind zusätzliche Verkalkungen nachweisbar.

Die Kapselfibrose wird nach Spear u. Baker (1995) in 4 Stadien eingeteilt (Tab. 7.1). Beispiele sind in Abb. 7.5, Abb. 7.6, Abb. 7.7 und Abb. 7.8 dargestellt.

Tab. 7.1 Einteilung der Kapselfibrose (Nach Spear u. Baker 1995)

Einteilung	Kennzeichen
Grad 1	Physiologische Kapselbildung mit weicher Konsistenz ohne Verformung des Implantats
Grad 2	Ausbildung einer derb tastbaren Kapsel ohne Verformung des Implantats
Grad 3	Derb tastbare Kapsel beginnende Verformung des Implantats
Grad 4	Hart tastbare Kapsel starke, meist rundliche Verformung des Implantats Verkalkungen

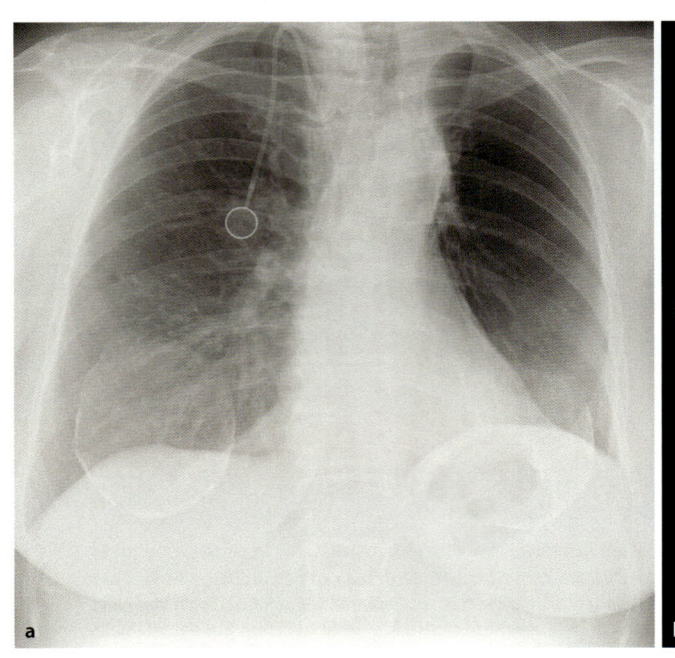

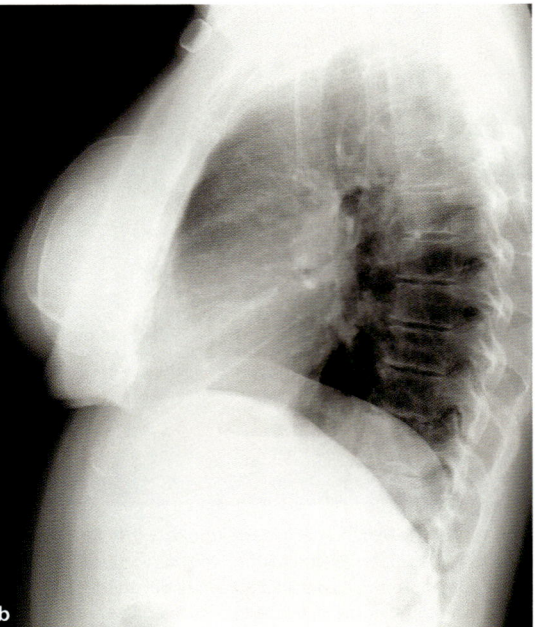

Abb. 7.5a, b Erheblich deformierte und randlich stark verkalkte Mammaimplantate beidseits

7.1 · Brustaugmentation

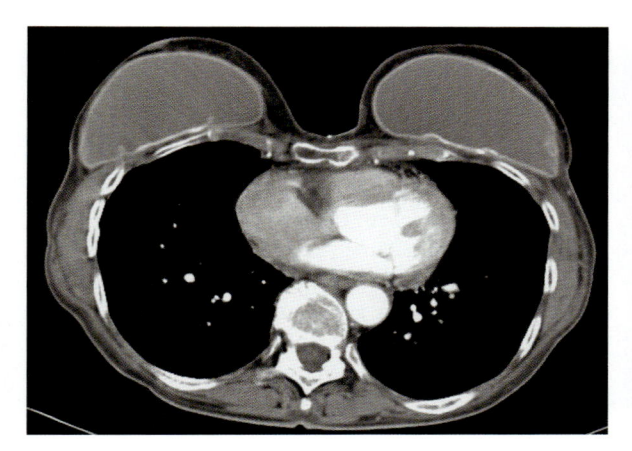

Abb. 7.6 Beginnende zirkuläre Verkalkungen bei Kapselfibrose bei Mammaimplantaten beidseits

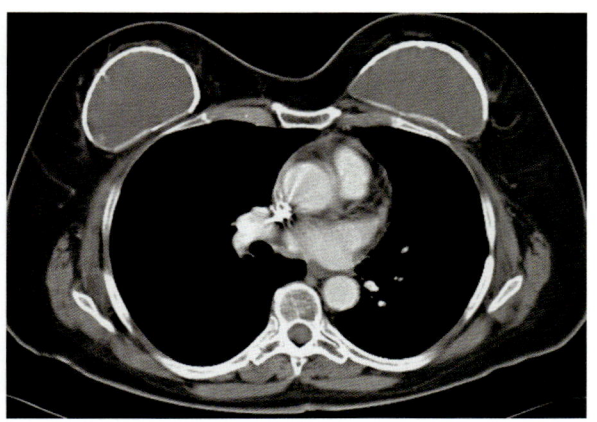

Abb. 7.7 CT-Untersuchung bei einer Patientin mit einer ausgeprägten Kapselfibrose (4. Grad) mit breiten Verkalkungen. Deutlich verformte und abgerundete Implantate

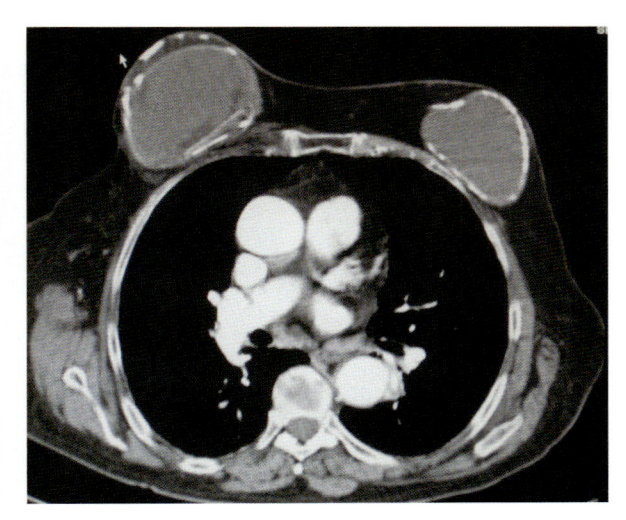

Abb. 7.8 Ausgeprägte Kapselfibrose (4. Grad) mit breiten Verkalkungen beidseits. Ruptur des Implantats rechts

Prothesendefekte

Prothesendefekte entstehen überwiegend durch Alterung der Implantathülle. Selten kann auch eine traumatische Ruptur auftreten. Ein Prothesendefekt infolge einer Mammographie ist extrem selten. Man unterscheidet folgende Defekte:

- Gelbluten (<10 Jahren nach Implantation)
- Intrakapsuläre Ruptur (>10 Jahre nach Implantation)
- Extrakapsuläre Ruptur (ca. 20 Jahre nach Implantation)

Gelbluten

Unter »Gelbluten« versteht man den klinisch symptomlosen Austritt von Silikon aus der makroskopisch intakten Implantathülle durch Dissolution. Gelbluten kann ein Vorbote einer Implantatruptur aufgrund von Materialermüdung sein.

> Das Gelbluten ist sonographisch und in der Mammographie nicht darstellbar. In der MRT kann Gelbluten durch Verwendung silikonsensitiver Sequenzen und silikonunterdrückender Sequenzen zuverlässig abgebildet werden.

Intrakapsuläre Ruptur

Bei einer intrakapsulären Implantatruptur reißt die Implantathülle, wobei allerdings die ausgebildete Bindegewebskapsel um das Implantat erhalten bleibt. Der Protheseninhalt verbleibt im Inneren der Bindegewebskapsel, während die Implantathülle kollabiert und in das Gel einsinkt (Linguini-Zeichen) (Abb. 7.9).

Bei einer Doppellumen-Prothese kann bei einer Ruptur der inneren Hülle Silikon in den kochsalzgefüllten Anteil des Implantates austreten bzw. Kochsalzlösung in den silikongefüllten Teil der Prothese übertreten (im MRT: »Salatölzeichen« – Vermischung von Silikon und Kochsalzlösung).

> Die intrakapsuläre Ruptur ist sonographisch und in der MRT gut nachweisbar, in der Mammographie kann sie im Seitenvergleich durch das Fehlen der Zweiteilung der Prothese auffallen.

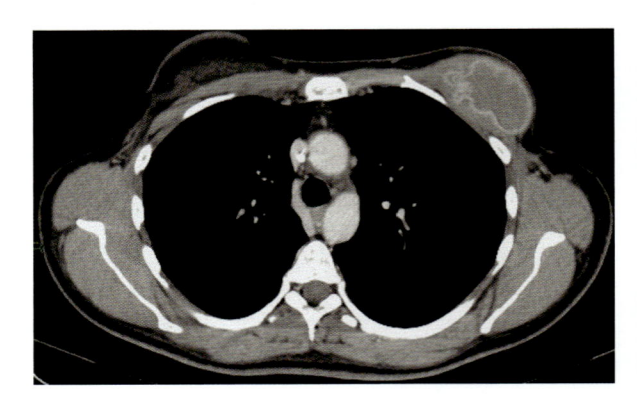

Abb. 7.9 Zustand nach Mastektomie links mit Mammaimplantat links. Intrakapsuläre Ruptur mit mäanderartig gewundener, kollabierter Prothesenhülle (dies erinnert an Linguini im Wasser)

7.1 · Brustaugmentation

Extrakapsuläre Ruptur

Bei einer extrakapsulären Ruptur reißt auch die Bindegewebskapsel, und Silikongel tritt in das umgebende Gewebe aus. Das ausgetretene Silikongel kann zu einer entzündlichen Gewebereaktion führen (Silikongranulom oder Silikonom) (Abb. 7.10, Abb. 7.11, Abb. 7.12).

> In der Sonographie und Mammographie kann man die ausgetretenen Silikontropfen gut abgrenzen, manchmal ist auch ein Linguini-Sign (kollabierte Implantathülle am Boden des verbleibenden Silikons) abzugrenzen.

Eine Prothesenruptur wird operativ behandelt.

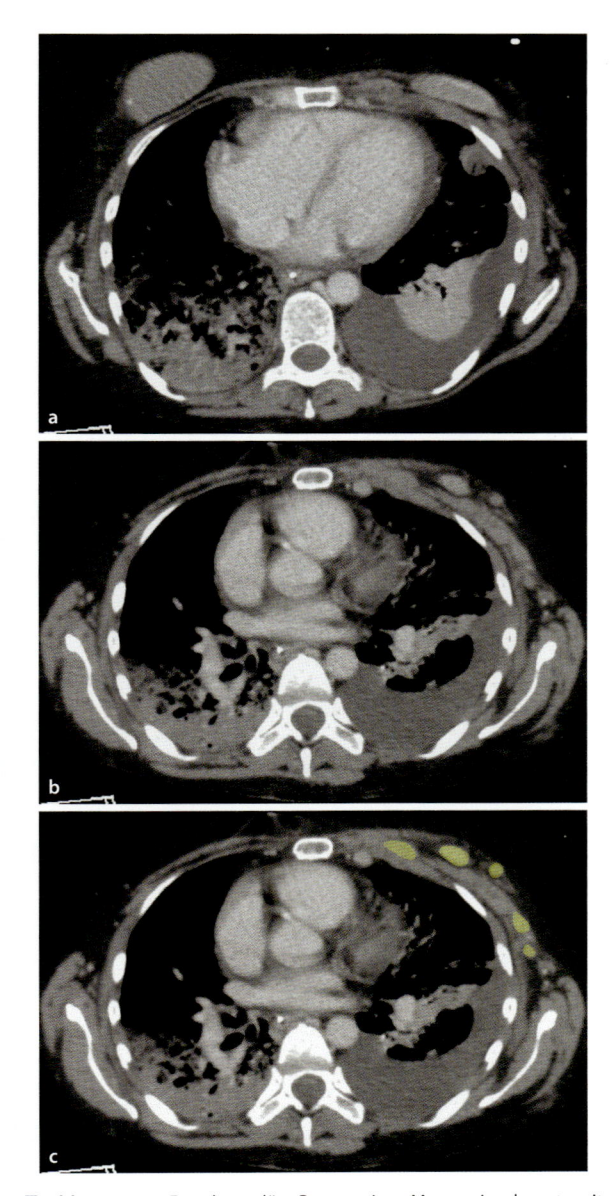

Abb. 7.10a–c Extrakapsuläre Ruptur eines Mammaimplantats mit multiplen Silikongranulomen (gelb) im Subkutangewebe

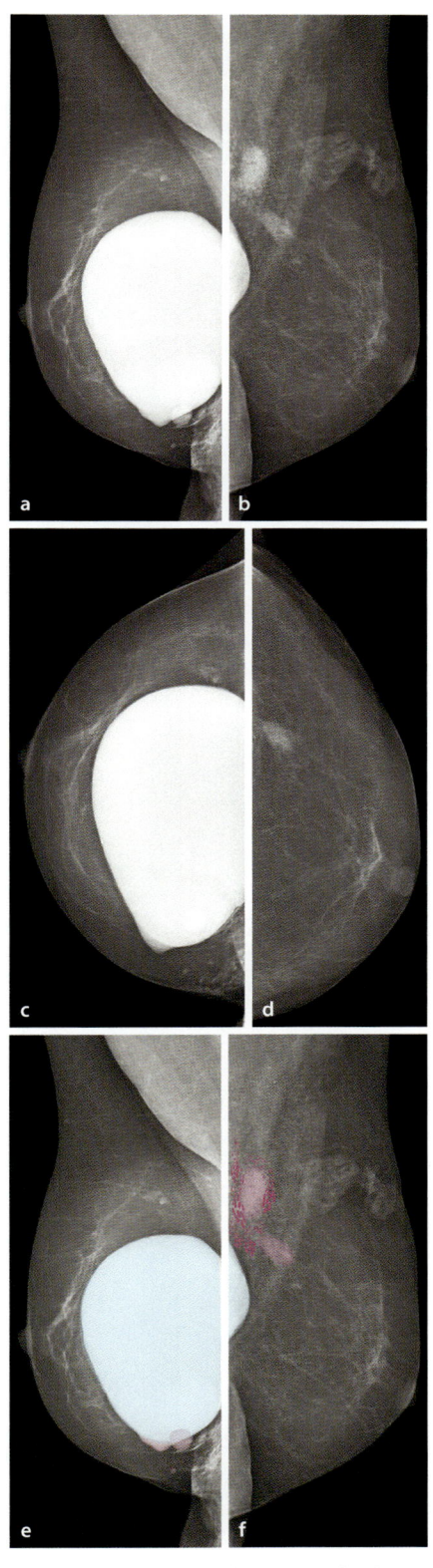

Abb. 7.11a–f Extrakapsuläre Implantatruptur beidseits mit polypenartigem Austritt von Silikon (lilafarben) durch die Kapsel rechts am Unterrand der Prothese (blau). Links eher diffuse Verteilung kleinster Silikontröpfchen (lilafarben) oberhalb der Prothese

7.1.3 Alternative Methoden der Brustaugmentation

Weniger bekannt sind alternative Methoden zur Brustaugmentation wie z. B. Eigenfettinjektionen (Lipofilling) oder neuerdings auch Injektion von Kochsalzlösungen.

Komplikationen

Bei einer Eigenfettinjektion können neben Entzündungen auch Nekrosen des implantierten Fettes entstehen (◘ Abb. 7.13).

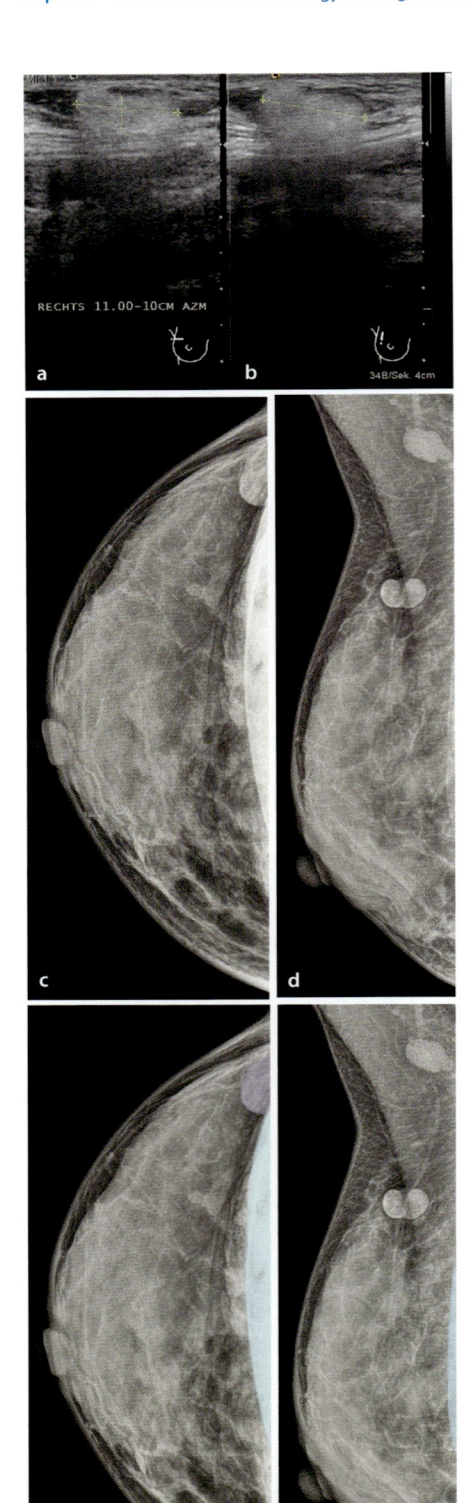

◘ **Abb. 7.12a–f** Silikongranulom nach extrakapsulärer Ruptur eines Mammaimplantates rechts

7.1 · Brustaugmentation

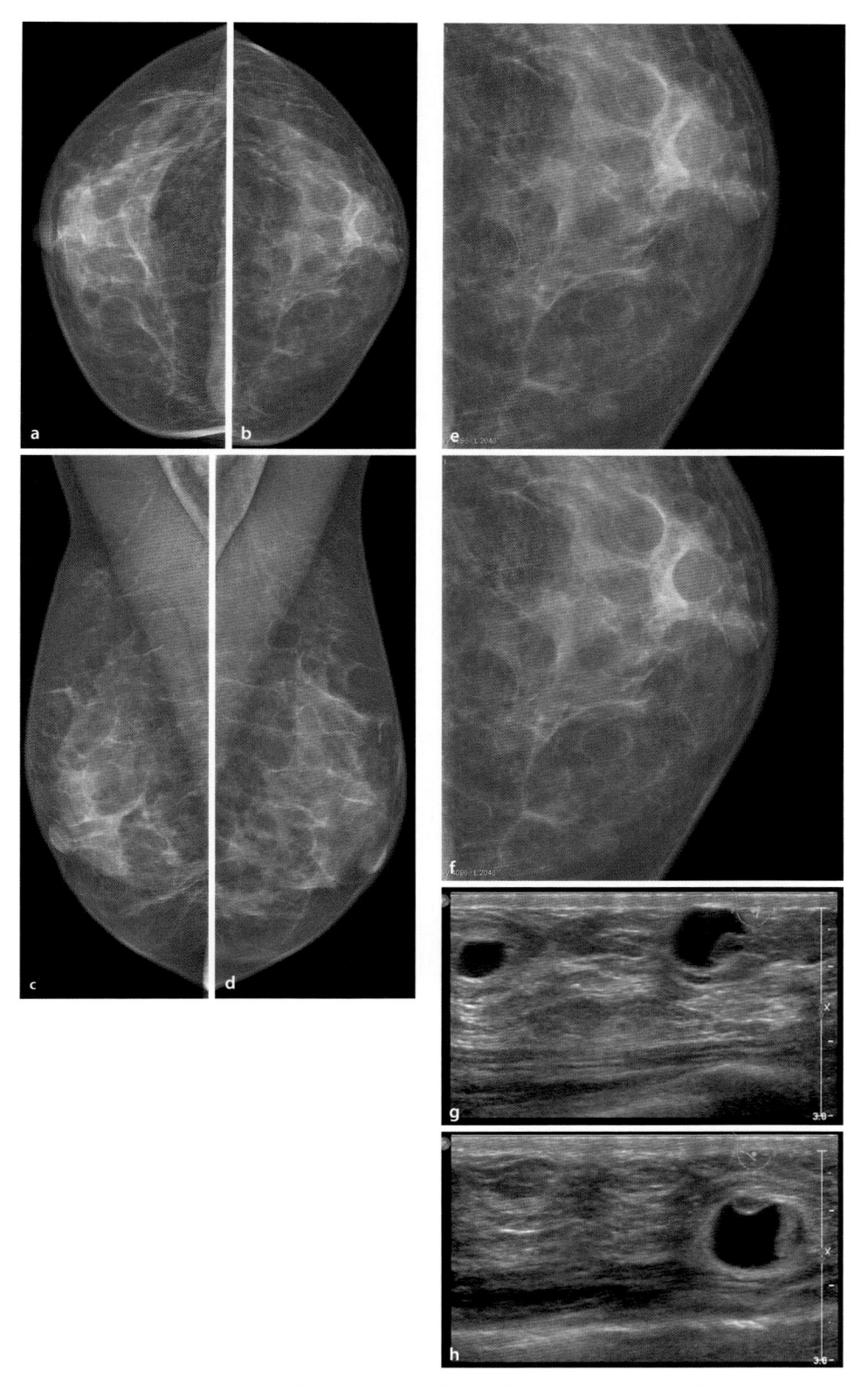

Abb. 7.13a–h Anamnestisch Zustand nach Eigenfettinjektion (Lipofilling). **a–d** Multiple ringförmige Aufhellungen im Drüsengewebe beidseits. **e, f** In der Vergrößerung sind die Ringstrukturen noch etwas besser abzugrenzen. **g, h** Auch sonographisch sind ringförmige subkutane Läsionen abzugrenzen, im Zentrum echoarm mit teils breitem, teils inhomogenem Randwall

7.2 Pessar

Pessare werden bei einer pathologischen Absenkung des Beckenbodens und der Beckenorgane eingesetzt. Risikogruppen für eine Beckenbodensenkung sind
- adipöse Patientinnen über 50 Jahre,
- Multipara oder
- Patientinnen nach Hysterektomie.

Eine Beckenbodeninsuffizienz entsteht durch eine Lockerung der Beckenbodenmuskulatur sowie des Band- und Halteapparats und führt in der Folge zu einem Absinken des Uterus und der Vagina. In fortgeschrittenen Fällen können sich Vesikozelen bzw. Rektozelen ausbilden.

■ **Typische Symptome**
- Druckgefühl am Beckenboden,
- Obstipation,
- Stuhlinkontinenz,
- Rektumprolaps,
- unvollständige Stuhlentleerung,
- Stressinkontinenz (Urin),
- Blutungen.

Therapeutisch wird in frühen Stadien Beckenbodengymnastik, teils mit Biofeedback und Physiotherapie empfohlen. Bei Harninkontinenz, insbesondere Stressinkontinenz, und Deszensus können verschiedene Pessare eingesetzt werden. Ein Pessar (lat. Pessarium – Gebärmutterstöpsel) ist ein meist silikonhaltiges medizinisches Hilfsmittel, das vaginal eingeführt wird.

Die Form der Pessare ist vielfältig.

> **In der Bildgebung sehen wir, meist als Zufallsbefund in Beckenübersichtsaufnahmen oder in der Computertomographie, ringförmige oder scheibenförmige Pessare mit einem Durchmesser von 55-100 mm Größe. Würfelpessare und Urethrapessare sind seltener.**

7.2.1 Würfelpessare

Würfelpessare sind – wie der Name es verrät – würfelförmig mit konkaven Flächen und mehreren Löchern. Diese werden v. a. bei Vaginaldeszensus und Descensus uteri, aber auch zur Behandlung von Vaginalstenosen eingesetzt. Sie werden i. Allg. von der Patientin selbst tagsüber eingesetzt und über einen Rückholfaden abends entfernt und sowie täglich gereinigt.

Würfelpessare haben für die Bildgebung daher nur eine deskriptive Bedeutung (◘ Abb. 7.14).

> Bei Intensivpatientinnen oder polytraumatisierten Patientinnen sollte das Würfelpessar im Befund vermerkt werden.

❗ **Cave**
Sollte ein Pessar unbemerkt intravaginal verbleiben, kann es ggf. Infektionen oder Druckulzera verursachen.

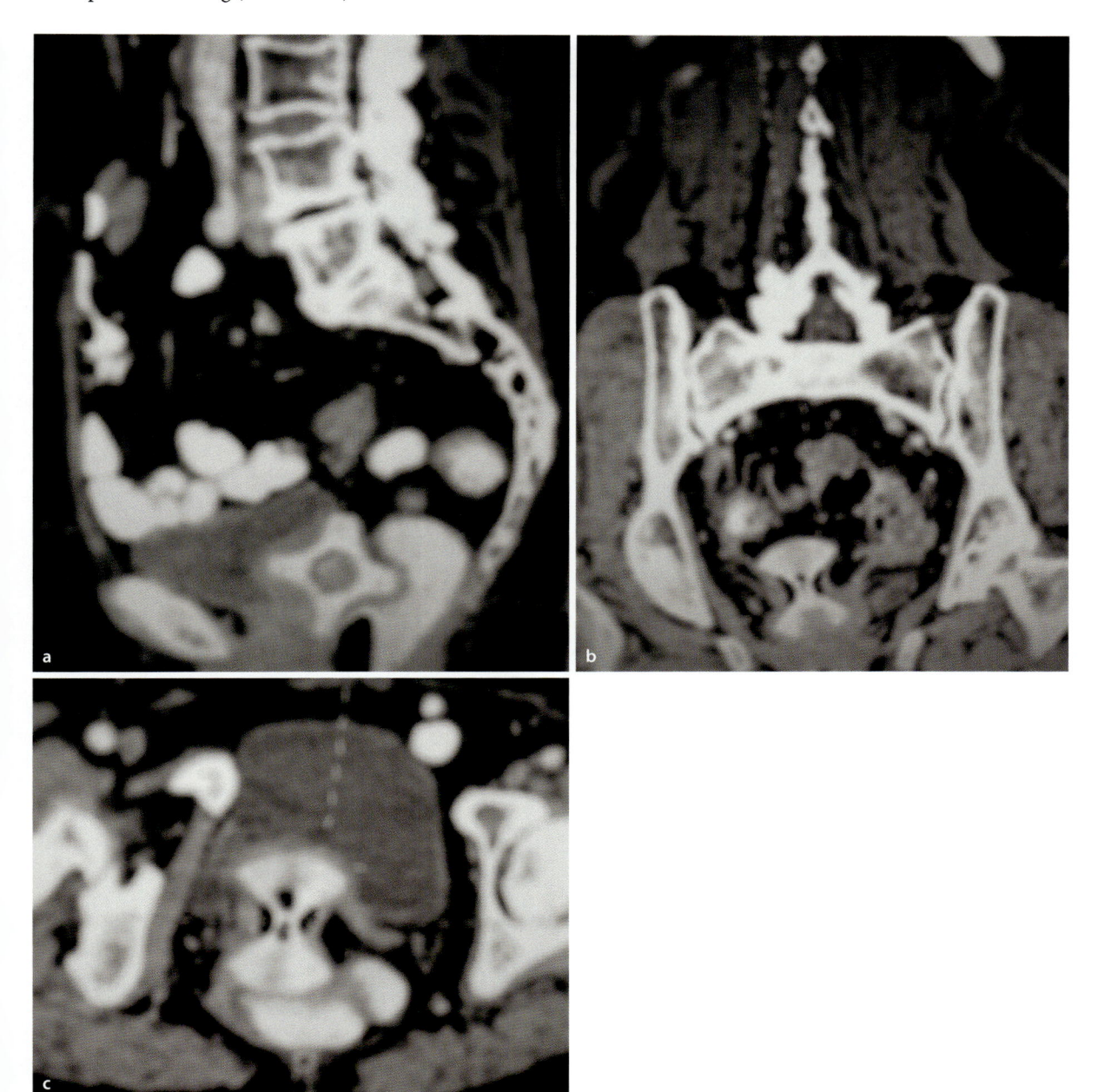

◘ **Abb. 7.14a–c** Intravaginaler würfelförmiger Fremdkörper, ein Würfelpessar

7.2.2 Ringpessare

Ringpessare werden bei leichten Senkungsbeschwerden oder geringer Inkontinenz erfolgreich eingesetzt.

Ringpessare sind in verschiedenen Größen und Ringstärken erhältlich (Abb. 7.15). Die Pessare werden anhand von Schablonen vom Arzt in Form und Größe angepasst und eingesetzt. Die Pessare sollen alle 6–8 Wochen gewechselt werden. Ringpessare sind mit einem einliegenden flexiblen Metallring verstärkt (Abb. 7.16). Abb. 7.17 zeigt ein breites Ringpessar in einem axialen Becken-CT.

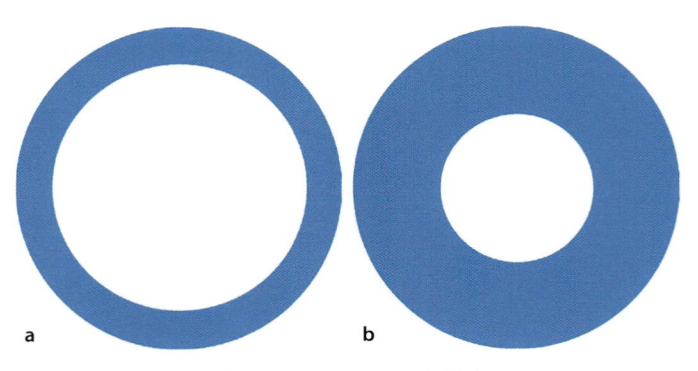

Abb. 7.15a, b Ringpessare sind in verschiedenen Größen und Ringstärken erhältlich

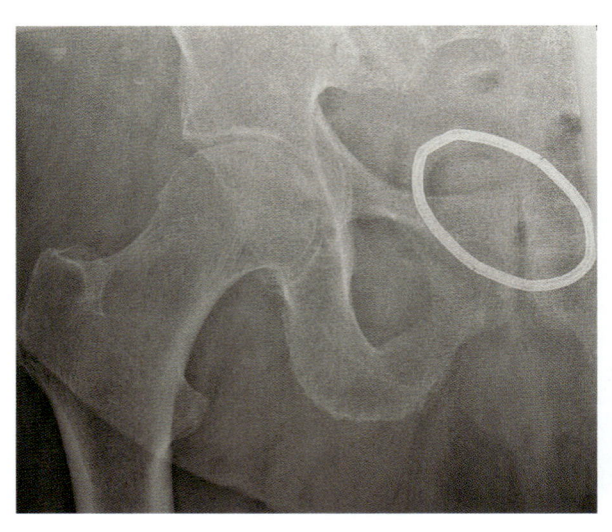

Abb. 7.16 Metallring eines Ringpessars

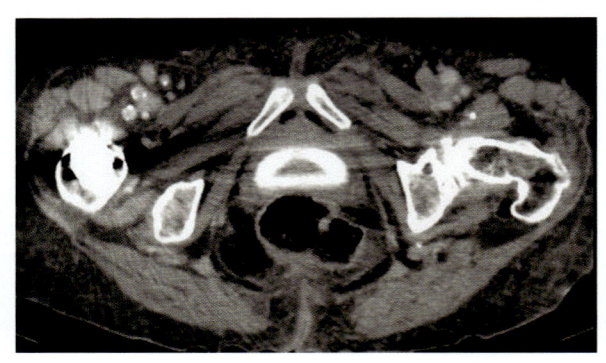

Abb. 7.17 Sehr breites Ringpessar in einem axialen CT des Beckens

7.2.3 Siebschalenpessare

Siebschalenpessare bestehen aus weichen und flexiblen silikonhaltigen Materialien. Sie haben durch die größere Auflagefläche eine verbesserte Haftung.

Die Anpassung des Pessars erfolgt ebenfalls durch einen Arzt. Durch die Flexibilität sind das tägliche Entfernen und das Einsetzen leichter und kann durch die Patientin selbst erfolgen.

In Abb. 7.18, Abb. 7.19, Abb. 7.20 und Abb. 7.21 sind Siebschalenpessare schematisch bzw. an Ort und Stelle dargestellt.

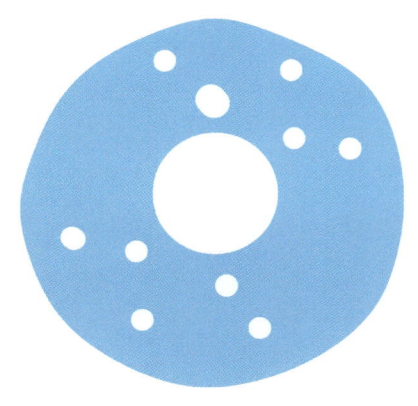

Abb. 7.18 Siebschalenpessar (Schema)

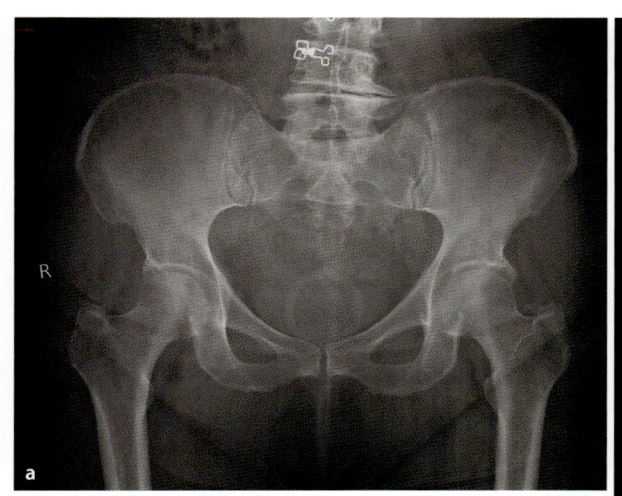

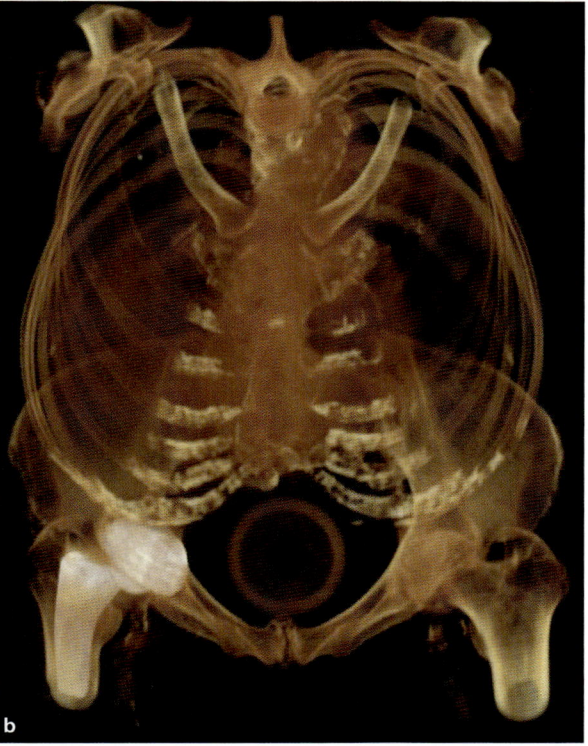

Abb. 7.19a, b Rundliche Transparenzminderung in Projektion auf das kleine Becken. Im CT in der 3D-Rekonstruktion derselben Patientin (b) ist das Siebschalenpessar sehr gut zu erkennen

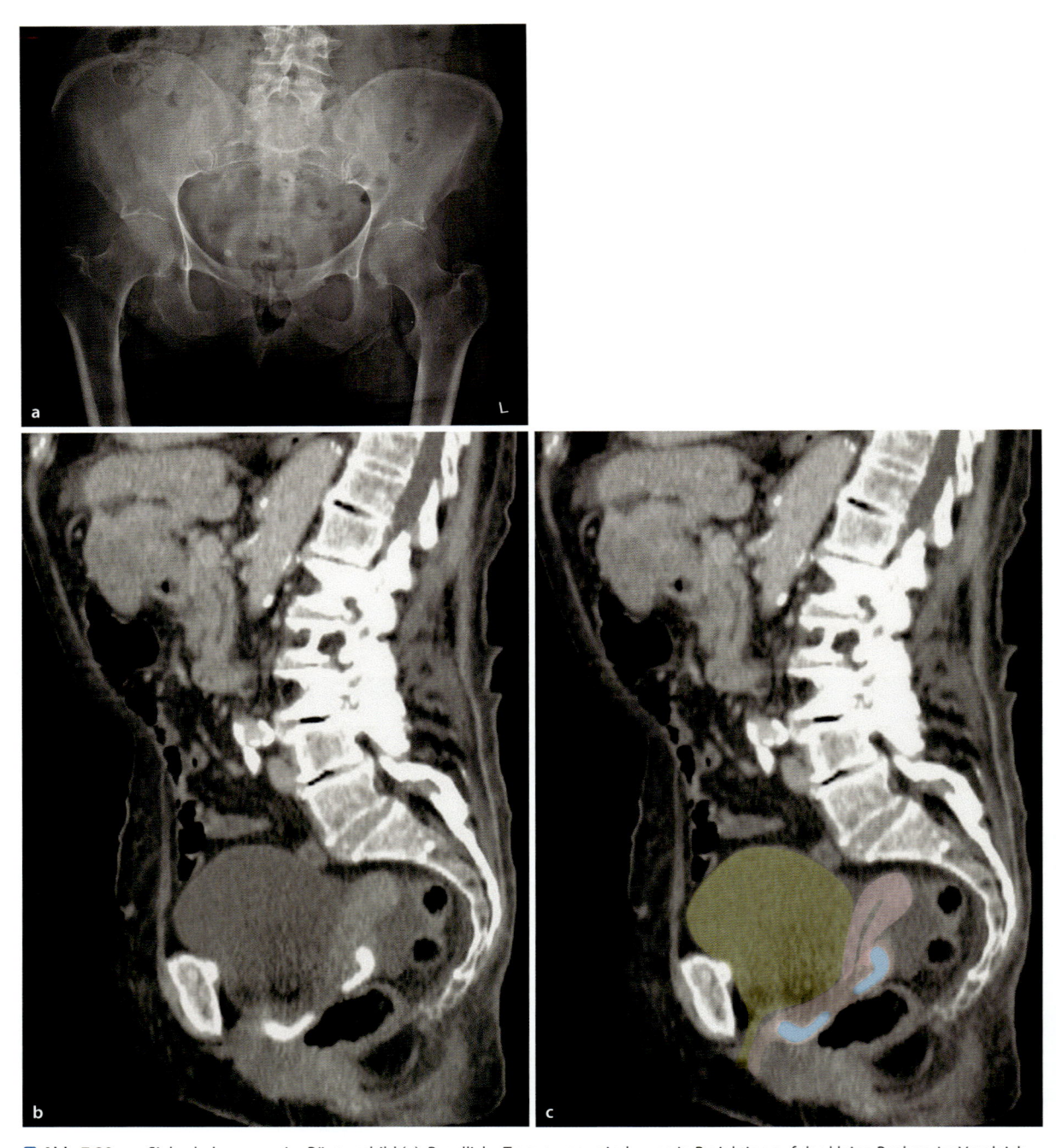

Abb. 7.20a–c Siebschalenpessar im Röntgenbild (**a**): Rundliche Transparenzminderung in Projektion auf das kleine Becken. Im Vergleich zum Ringpessar kann man den breiten inneren Rand des Pessars gut abgrenzen. In Vergrößerung sind meist sogar die Perforationen zu sehen die dem Ablauf von Sekreten dienen. **b, c** Siebschalenpessar im CT-Sagittalschnitt: Hier erkennt man deutlich die intravaginale Lage. Auch die Anhebung von Uterus und Harnblase werden deutlich

- Siebschalenpessar im Röntgenbild: Rundliche Transparenzminderung in Projektion auf das kleine Becken. Im Vergleich zum Ringpessar kann man den breiten inneren Rand des Pessars gut abgrenzen. In Vergrößerung sind meist sogar die Perforationen zu sehen die dem Ablauf von Sekreten dienen.

- Siebschalenpessar im CT-Sagittalschnitt: Hier erkennt man deutlich die intravaginale Lage. Auch die Anhebung von Uterus und Harnblase werden deutlich.

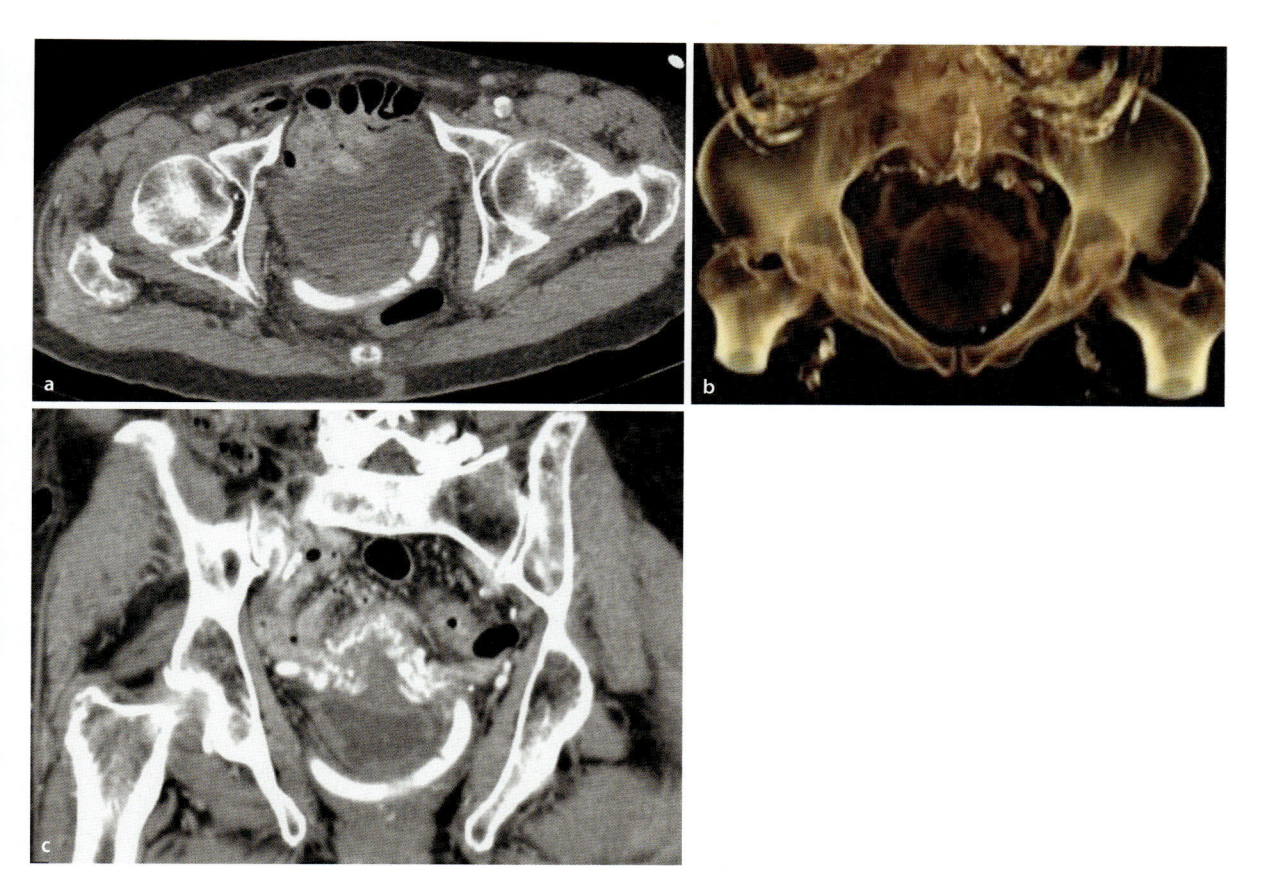

Abb. 7.21a–c Auch bei dieser Patientin ist das Siebschalenpessar im CT und in der 3D-Rekonstruktion sehr gut zu erkennen

7.2.4 Ringpessar nach Arabin

Dieser Ring besteht ebenfalls aus Kunststoff oder aus Silikon. Im Gegensatz zu den normalen Ringpessaren weist das Arabin-Pessar eine Verdickung – »Pelotte« – auf, die im kleinen Becken nach ventral gerichtet kaudal und dorsal der Harnblase liegen soll und dadurch den Blasenhals unterstützt (Abb. 7.22). Bei einer Fehllage kann eine Inkontinenz unzureichend therapiert und ggf. sogar verstärkt werden. Auch das Arabin-Pessar kann von der Patientin selbst gereinigt und verwendet werden.

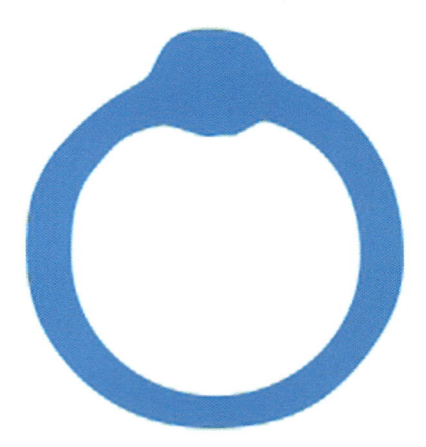

Abb. 7.22 Arabin-Pessar oder auch Urethralpessar. Die Pelotte (die Verdickung) soll nach ventral eingelegt werden und somit unter den Blasenhals zum Liegen kommen

7.3 Intrauterinpessar

Abkürzung: IUP, engl. IUD (»intrauterine device«).

Dr. Ernst Gräfenberg, ein Berliner Gynäkologe, berichtete bereits 1928 über erfolgreich zur Kontrazeption verwendete intrauterine Pessare in einer Serie von 500 Frauen. Er verwendete einen ringförmig aufgewickelten Silberfaden, der einen hohen Kupferanteil aufwies.

Das Intrauterinpessar ist auch unter dem Namen »Spirale« bekannt. Diese Bezeichnung wurde gewählt, da die ersten IUP noch spiralförmig waren. Die IUP wurden in der Folgezeit vielfältig weiterentwickelt.

Die »Spirale« ist heute ein meist T-förmiges Kunststoffstäbchen, das im Cavum uteri liegt. In Abb. 7.23 sind verschiedene häufig verwendeter IUP-Formen dargestellt. Am Ende des Kunststoffstäbchens ist ein Rückholfädchen befestigt, über das der Arzt das IUP entfernen kann. Eine schematische Darstellung eines intrauterin einliegenden IUP zeigt Abb. 7.24.

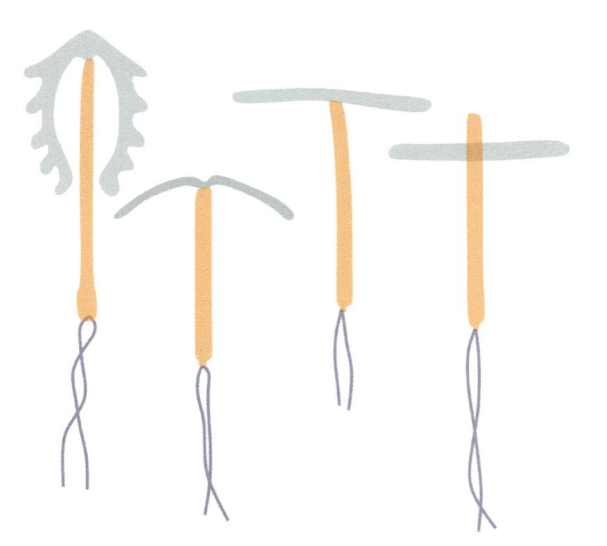

Abb. 7.23 Verschiedene häufig verwendete IUP-Formen. Orangefarben ist jeweils der wirkstofftragende Anteil des Pessars dargestellt

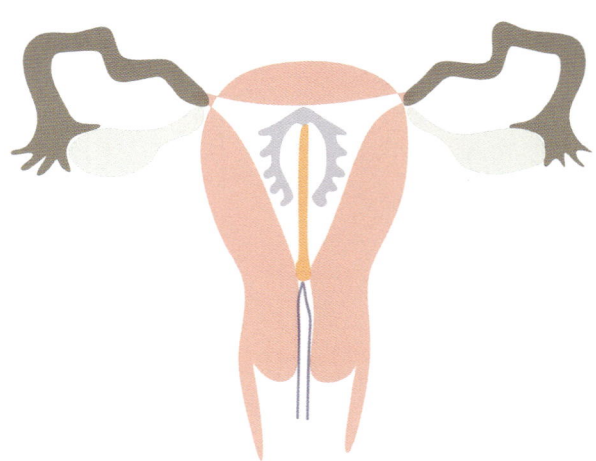

Abb. 7.24 Schematische Darstellung eines intrauterin einliegenden Intrauterinpessars (IUP)

7.3 · Intrauterinpessar

Das IUP ist ein sicheres Verhütungsmittel (Pearl-Index 0,1–0,7), das in den Uterus eingesetzt und für 3–5 Jahre belassen werden kann. Intrauterinpessare enthalten oft einen Kupferanteil (Kupferspirale) oder einen Kupfer-Gold-Anteil (Goldspirale) bzw. ein Depot mit einem langwirksamen Hormonpräparat (Hormonspirale) (Beispiele in ◘ Abb. 7.25, ◘ Abb. 7.26, ◘ Abb. 7.27, ◘ Abb. 7.28 sind Beispiele dargestellt.

> Bei Lageanomalien des Uterus verändert sich die Projektion der IUP entsprechend. Wichtig ist in diesen Fällen, dass der überweisende Gynäkologe dies auch vermerkt (◘ Abb. 7.29, ◘ Abb. 7.30).

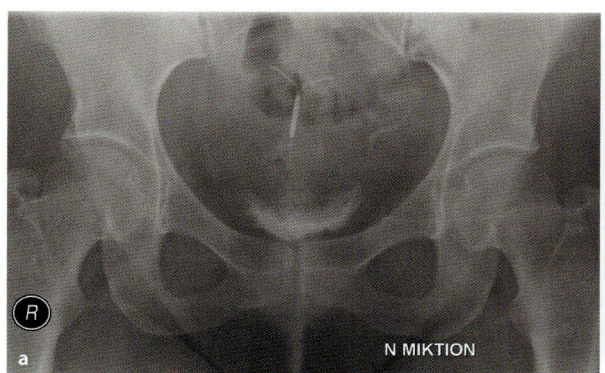

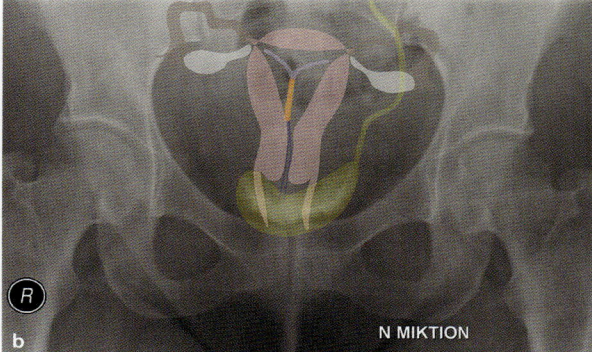

◘ **Abb. 7.25a, b** Regelrechte Projektion eines IUP auf das kleine Becken. Die Harnblase ist nur gering mit Kontrastmittel gefüllt

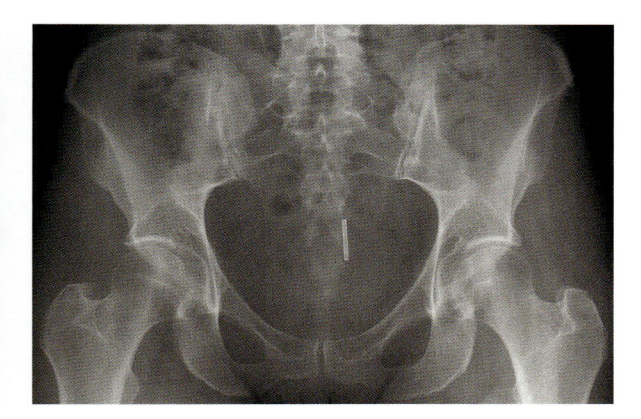

◘ **Abb. 7.26** Regelrechte Projektion eines IUP auf das kleine Becken. Bei diesem Modell sehen wir nur den Wirkstoffträger. Die Kunststoffbügel sind in diesem Fall nicht röntgendicht

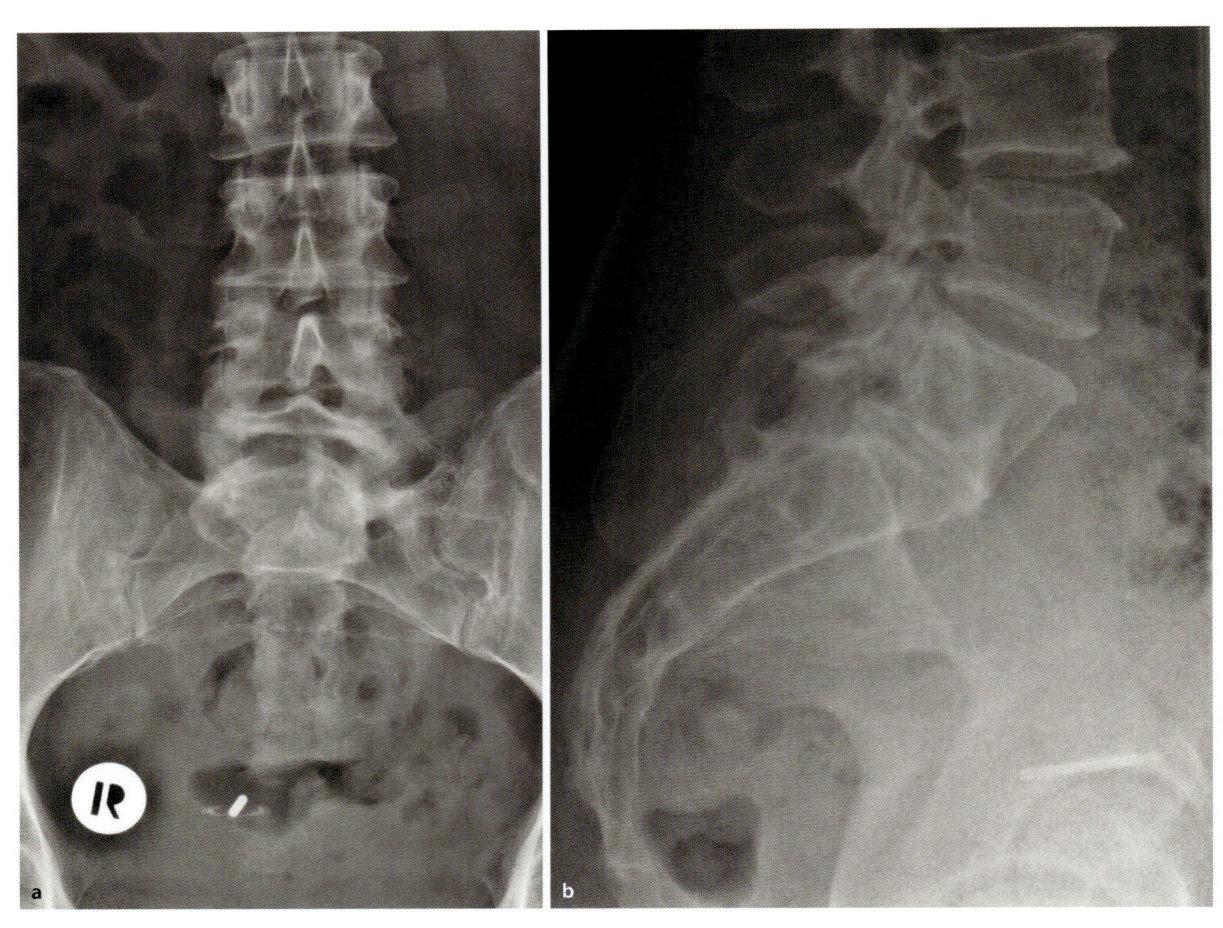

Abb. 7.27a, b Eigenwillige Projektion eines IUP in der a.-p. Aufnahme, erst in der seitlichen Projektion ist die typische Form klar abzugrenzen. Ursächlich ist hier der bei leerer Blase annähernd horizontal nach ventral flektierte Uterus

7.3 · Intrauterinpessar

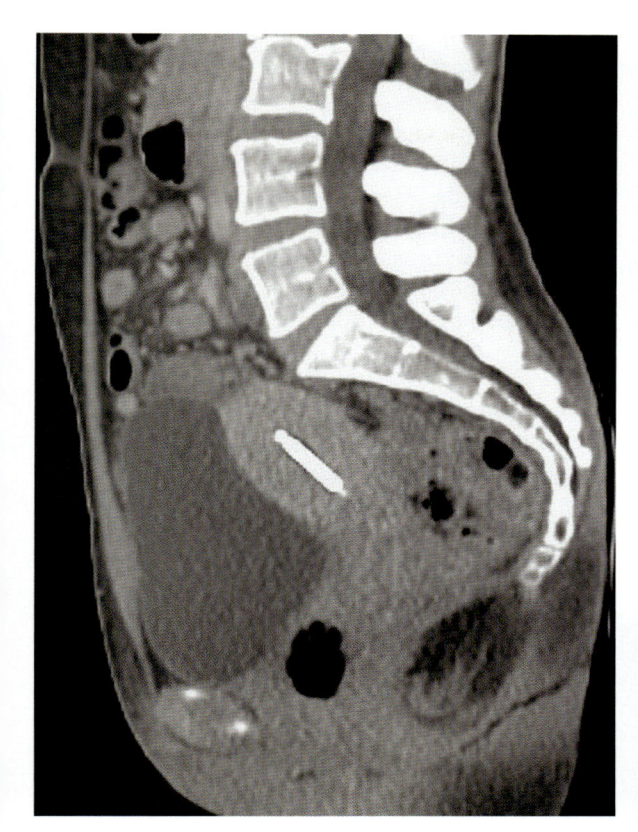

Abb. 7.28 Der CT-»Beweis«. Das IUP aus Abb. 7.27 liegt korrekt im Cavum uteri. Im CT ist die Harnblase etwas besser gefüllt, der Uterus richtet sich dadurch etwas auf (Elevationsstellung).

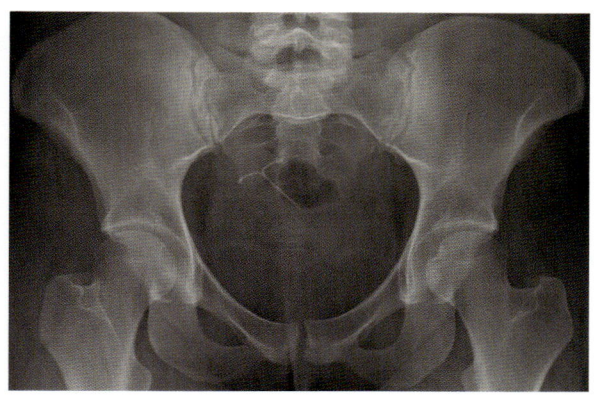

Abb. 7.29 In diesem Fall war eine »Dextropositio uteri« bekannt, was bedeutet, dass der Uterus durch Bänderzug oder druckbedingt mehr rechtsseitig im Becken liegt. Entsprechend projizierte sich das IUP rechts in das kleine Becken.

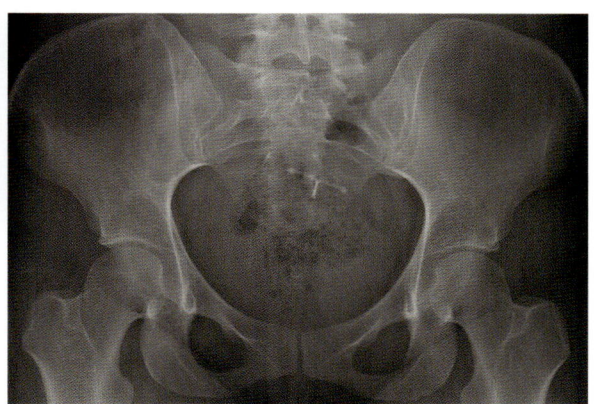

Abb. 7.30 In diesem Fall war eine »Sinistropositio uteri« bekannt, was bedeutet, dass der Uterus durch Bänderzug oder druckbedingt im Becken nach links gekippt liegt. Entsprechend projizierte sich das IUP leicht links in das kleine Becken.

7.3.1 Dislokation und sekundäre Perforation

- **Komplikationen**
- Perforation des Uterus beim Einlegen des IUP,
- verstärkte Menstruationsbeschwerden,
- Extrauteringravidität,
- Infektionen,
- Dislokation,
- sekundäre Perforation des Uterus bzw. Durchwandern der Eileiter.

Von den oben genannten Komplikationen sind für die radiologische Bildgebung v. a. die Dislokation und sekundäre Perforation relevant. Patientinnen mit disloziertem IUP – insbesondere, wenn der Gynäkologe das IUP sonographisch nicht mehr darstellen kann – werden für eine Beckenübersichtsaufnahme oder Abdomenübersichtsaufnahme in die Radiologie überwiesen (Stichwort »lost IUP«), um das IUP zu lokalisieren. Meist dislozieren die IUP während der Menstruation und werden teils unbemerkt ausgeschieden. Seltener ist eine sekundäre Perforation des Uterus, meist über eine Schwachstelle durch vorangegangene Operationen, oder die Durchwanderung der Eileiter durch das IUP über einen Zeitraum von Monaten.

> Meist verbleiben die IUP im kleinen Becken, selten kommt es zu einer Perforation von Nachbarorganen wie Harnblase oder Kolon (◘ Abb. 7.31, ◘ Abb. 7.32, ◘ Abb. 7.33, ◘ Abb. 7.34).

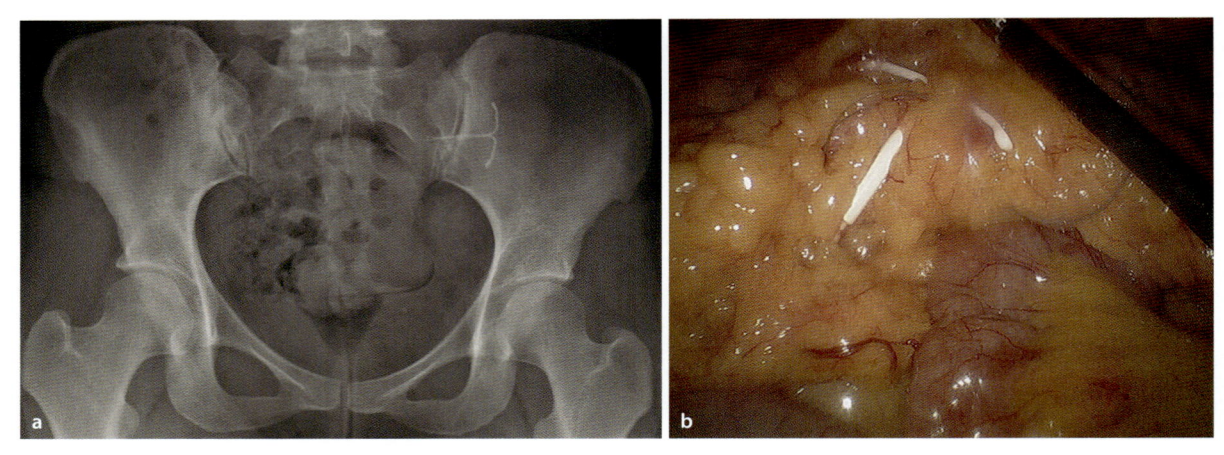

◘ **Abb. 7.31a, b** »Lost IUP«. In diesem Beispiel ist die Fehllage eindeutig und wäre auch ohne die klinischen Angaben so gestellt worden. **b** Intraoperatives Bild: Das IUP liegt frei auf dem peritonealen Fettgewebe. (◘ Abb. 7.31b freundlicherweise überlassen von Dr. V. Heilmann – herzlichen Dank!)

7.3 · Intrauterinpessar

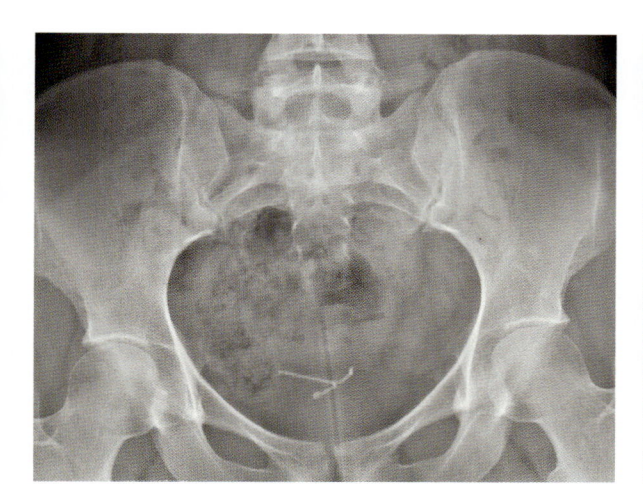

◘ **Abb. 7.32** Einweisungsgrund war »lost IUP«. In der angefertigten Beckenübersichtsaufnahme projiziert sich das IUP auffällig weit distal auf die Harnblase und zusätzlich deutlich nach links gekippt. Eine Fehllage war daher anzunehmen. Wichtig ist in diesem Fall der Nachweis des IUP. Sonographisch oder im MRT könnte die exakte Lage bestimmt werden. Den meisten Gynäkologen allerdings reicht der Nachweis der IUP im kleinen Becken (die intrauterine Lage wurde ja bereits ausgeschlossen), um die operative Entfernung einzuleiten.

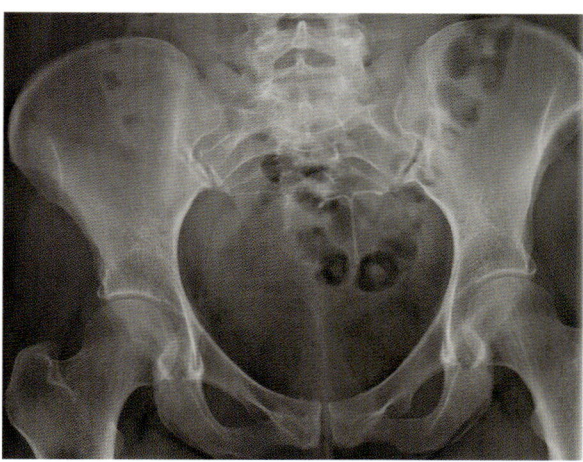

◘ **Abb. 7.33** In diesem Fall war das IUP weder bei der gynäkologischen Untersuchung noch im Ultraschall intrauterin abzugrenzen. Im Röntgenbild projiziert sich das IUP auf das kleine Becken. Mit weiterführenden Untersuchungen wie zz. B. MRT kann nun eine exaktere Lokalisation erfolgen

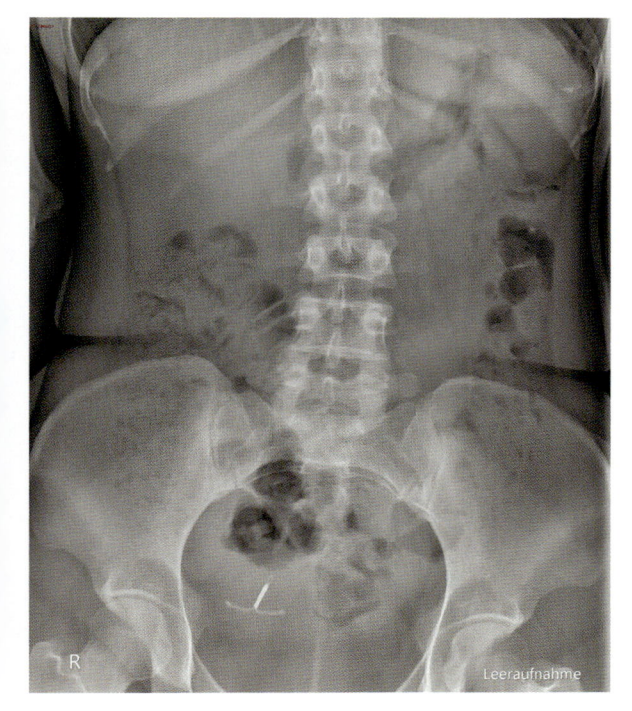

◘ **Abb. 7.34** Klinische Angaben »lost IUP«. Das IUP projiziert sich auf den Unterbauch rechts. Auch in diesem Fall ist durch die klinischen Angaben zu vermuten, dass das IUP nicht in einem dextropositioniertem Uterus einliegt, sondern frei im kleinen Becken. Der Befund wurde laparoskopisch bestätigt

7.4 Sonstige Fremdkörper

7.4.1 Verhütungsring (Nuvaring)

Verhütungsringe sind auch unter den folgenden Bezeichnungen bekannt:
- Vaginalring,
- Verhütungsring oder
- Monatsring.

Es handelt sich dabei um ein relativ sicheres Verhütungsmittel (Pearl-Index ca. 0,25–1,2). Die zwei in Deutschland derzeit zugelassenen Ringe sind der »Nuvaring« und der »Circlet«, die jeweils aus einem flexiblen Kunststoff bestehen, der mit langzeitwirksamem Östrogen und Gestagen versetzt ist und diese Hormone über einen Zeitraum von ca. 21 Tagen kontinuierlich abgibt (Abb. 7.35).

Die Komplikationen sind vergleichbar mit der Einnahme der Pille, allerdings ergeben sich einige zusätzliche Risiken:

- **Komplikationen**
- Dislokation,
- erhöhtes Risiko für Thrombosen und Thromboembolien,
- Infektion.

Tatsächlich ist das Risiko für Thrombosen und Thromboembolien bei der Verwendung der Verhütungsringe im Vergleich zur Einnahme der Pille erhöht. Eine besondere Risikogruppe sind Patientinnen mit Übergewicht und Raucherinnen. Die übrigen Risiken werden in den seltensten Fällen zu einer radiologischen Untersuchung führen. Damit ist die Diagnose eines einliegenden Verhütungsrings nur als Nebenbefund zu betrachten (Abb. 7.36, Abb. 7.37).

Sollte die Diagnose bei einer Patientin mit Lungenembolie oder Thrombose gestellt werden, ist der Ring zu entfernen. Auch bei Patientinnen mit einem Tumorleiden (Mamma-, Ovarial- oder Zervixkarzinom) sowie in der Stillzeit sollte der Ring nicht verwendet werden.

Abb. 7.35 Schematische Darstellung eines Verhütungsrings aus flexiblem durchsichtigem Kunststoff

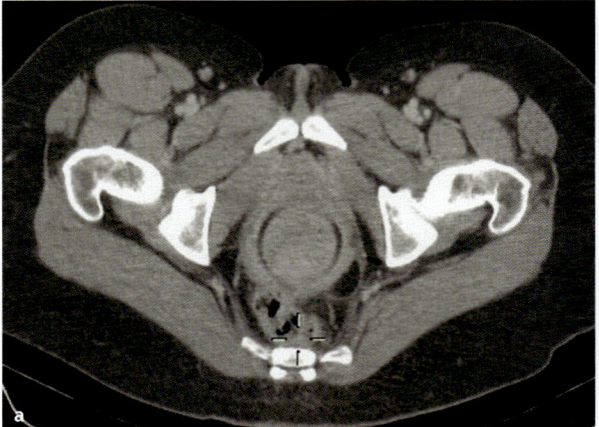

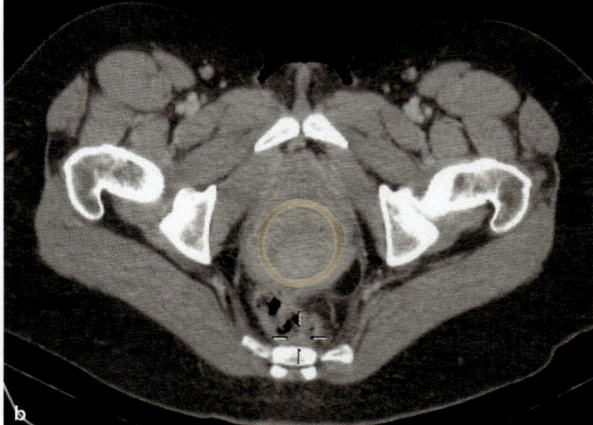

Abb. 7.36a, b Axiales CT des kleinen Beckens bei einer jungen Patientin. Intravaginal einliegende schmale Ringstruktur. Im Vergleich zu den schon gezeigten Ringpessaren fehlt die röntgendichte Markierung. Der Ring ist insgesamt schmaler und weist einen geringeren Durchmesser auf. Auch das Alter der Patientin und ggf. die Anamnese (war in diesem Fall wegen Bewusstlosigkeit erst nach dem CT möglich) lassen auf einen Verhütungsring schließen.

7.4 · Sonstige Fremdkörper

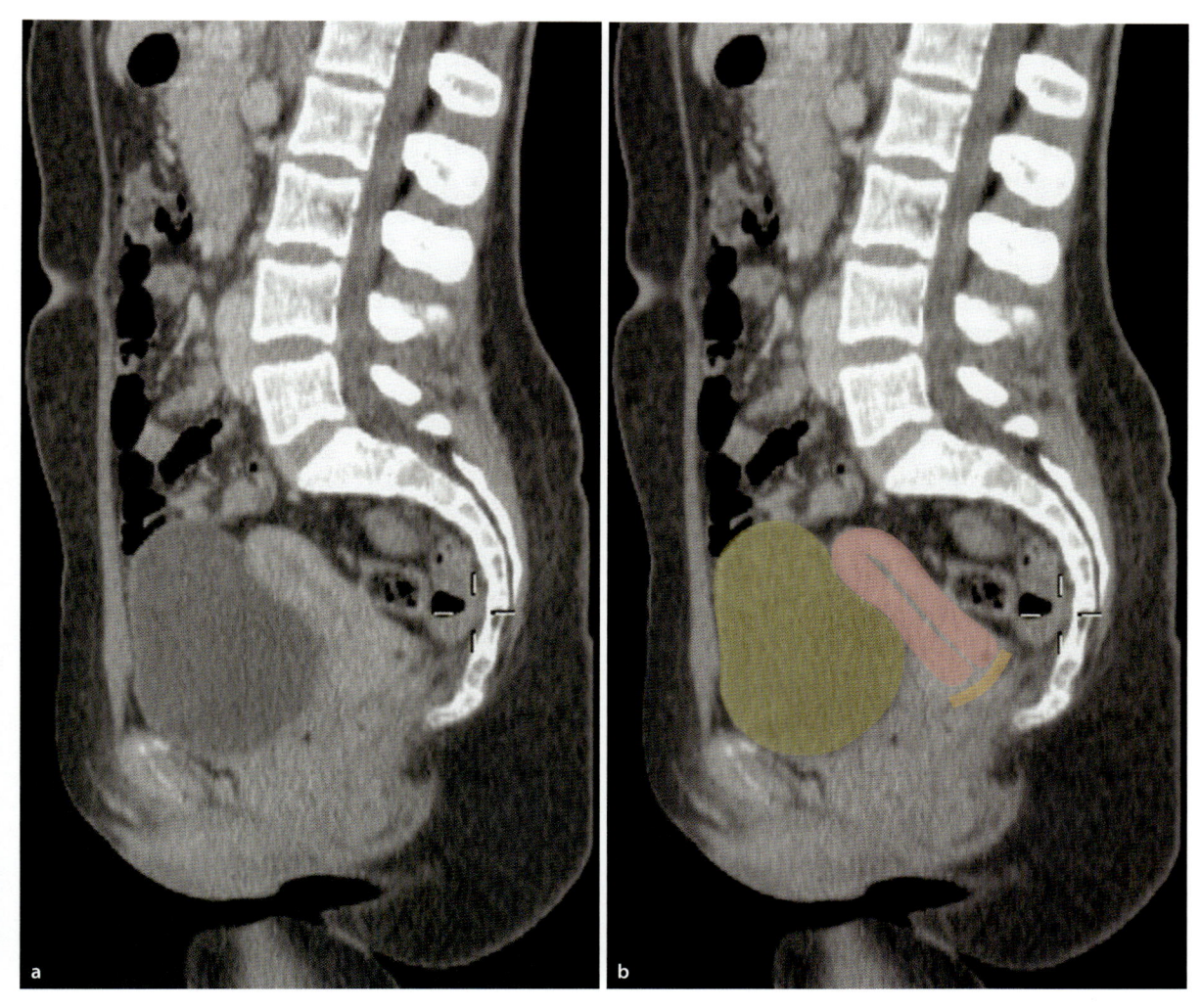

Abb. 7.37a, b Sagittale Rekonstruktion des CT der jungen Patientin aus **Abb. 7.36**. Hier projiziert sich der Verhütungsring als schmale Aufhellungslinie intravaginal vor der Portio

7.4.2 Piercing

Es gibt eine Vielzahl von Piercings. Bei Frauen sind v. a. Mamillenpiercing, Nabelpiercing und Intim- oder Genitalpiercings in der gynäkologischen Bildgebung zu finden.

- **Mamillenpiercing:** Auch Brustpiercing oder Brustwarzenpiercing genannt, werden diese Piercings durch die Mamille in horizontaler (◘ Abb. 7.39) oder seltener auch senkrechter Stichrichtung gestochen.
- **Nabelpiercing:** Das Nabelpiercing ist das häufigste Piercing überhaupt (◘ Abb. 7.39).
- **Intimpiercing:** Es gibt mindestens 18 verschiedene Intimpiercings bei Frauen, weswegen von einer einzelnen Aufzählung abgesehen wird (◘ Abb. 7.40, ◘ Abb. 7.41).

Wichtig sind in diesem Zusammenhang nur
- die lange Abheilungsdauer von 3–9 Monaten und
- die Infektionsgefahr.

Warum ist die Abheilungsdauer wichtig? Den Patientinnen wird häufig empfohlen, die Piercings während der Abheilungsphase nicht zu entfernen, während wir für die

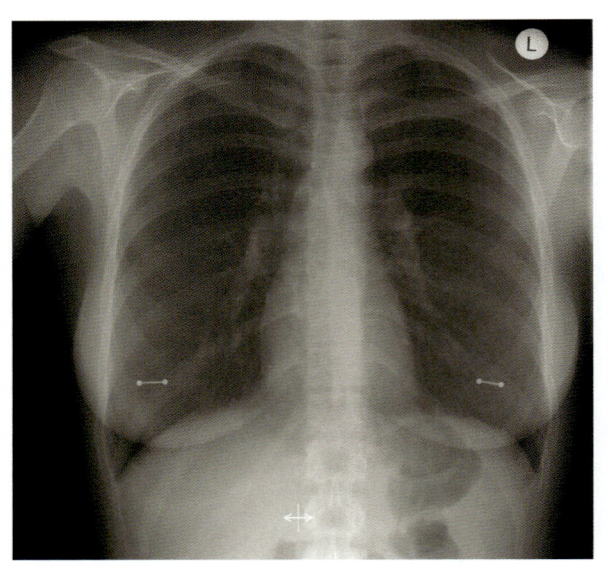

◘ **Abb. 7.38** Horizontale Mamillenpiercing beidseits

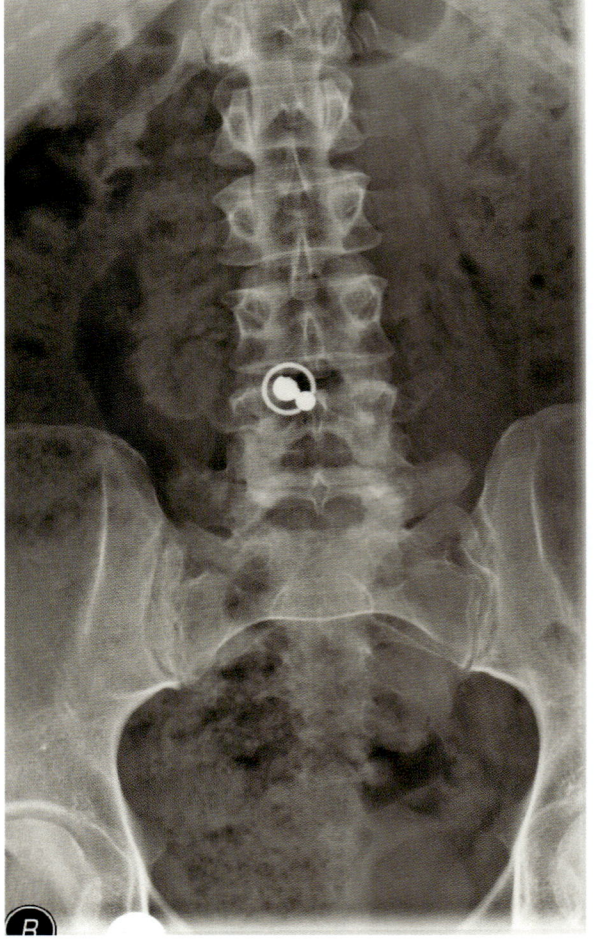

◘ **Abb. 7.39** Typische Darstellung eines Bauchnabelpiercings

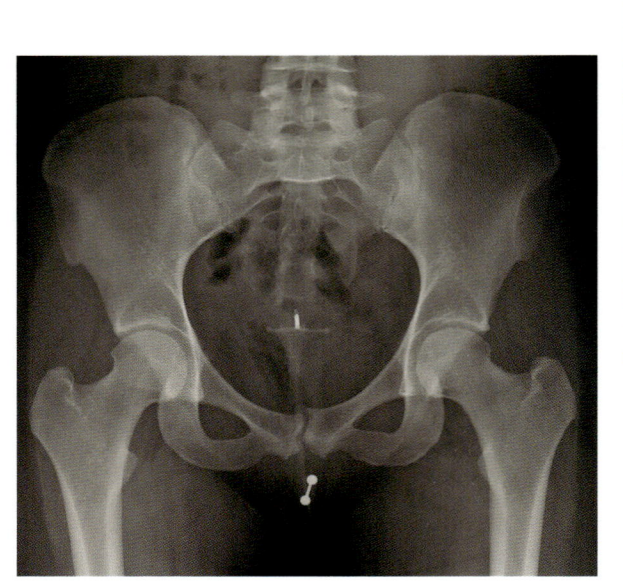

◘ **Abb. 7.40** Typische Darstellung eines Intimpiercings und korrekt auf das kleine Becken projiziertes IUP

7.4 · Sonstige Fremdkörper

Bildgebung, insbesondere für MRT-Untersuchungen, unbedingt wollen, dass die Schmuckstücke entfernt werden. Dies führt in der Praxis oft zu langwierigen Diskussionen.

Man kann das Piercing jedoch auch durch den Plastikkatheter eines peripheren Venenkatheters ersetzen:

- Plastikkatheter vom Rest des Venenkatheters abschneiden,
- Auffädeln des Piercings,
- Durchschieben, bis der Katheter an der zweiten Einstichstelle zu sehen ist,
- Metallpiercing entfernen.

Der Katheter verbleibt für die Dauer der Untersuchung. Abschließend wird das Piercing in den Katheter eingefädelt und das Piercing durch den Stichkanal geschoben, der Plastikkatheter kann wieder entfernt werden. Das ist oft ein gangbarer Kompromiss. Einige Patient(innen) verweigern aber auch das. Diese kann man bei einem elektiven MRT ggf. darum bitten, das Piercing von einem Piercer gegen eine metallfreie Variante einwechseln zu lassen.

> Im Befund sollte man das Piercing zumindest erwähnen, da es auch für operative Eingriffe entfernt werden sollte, um Verbrennungen beim Veröden von Blutgefäßen vorzubeugen.
> (Achtung: Dabei ist es egal, wie weit das Piercing vom Operationsgebiet entfernt ist.)

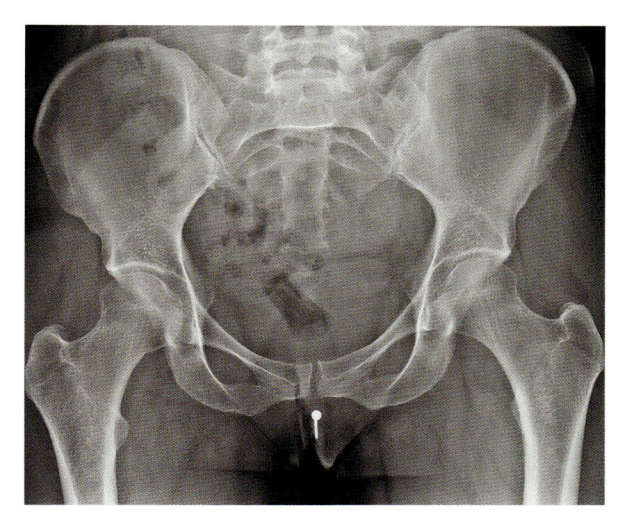

Abb. 7.41 Leider ebenfalls ein typisches Bild! Die Patientin wurde gebeten, alle Piercings zu entfernen. Sie entfernte vom Intimpiercing jedoch nur die ggf. von außen sichtbare Verschlusskugel in der Annahme, dass es so nicht auffallen würde. Das ist zwar immer wieder amüsant, zeigt aber in erster Linie, dass hier schlecht aufgeklärt wurde. In einer MRT-Untersuchung wäre das sicher weniger lustig ... Nebenbefundlich mitabgebildeter Tampon

7.4.3 Tampon

Tampons sind Nebenbefunde in der Übersichtsaufnahme von Abdomen und Becken sowie in der CT. Sie sollten im Befund erwähnt werden bei Patientinnen mit unklaren Unterbauchschmerzen sowie bei intubierten, septischen oder polytraumatisierten Patientinnen.

Warum? Vergessene Tampons kommen einerseits in der Praxis tatsächlich gelegentlich vor. In äußerst seltenen Fällen kann andererseits durch die Verwendung von Tampons ein Toxic-Shock-Syndrom (TSS) auftreten. Das Risiko für ein TSS steigt mit der Verweildauer.

Kriterien für ein Toxic-Shock-Syndrom (TSS)
- Fieber über 38,9°
- Hypotonie
- Zusätzlich Schäden an mindestens 3 Organsystemen
  - Gastrointestinaltrakt
  - Leber
  - Nieren
  - ZNS
  - Blut
  - Haut
  - Schleimhäute
  - Muskulatur

Das TSS ist ein sehr seltenes Krankheitsbild, welches durch Toxine von Staphylococcus aureus verursacht wird. Bis zu 10% der TSS verlaufen letal.

Beispiele für die radiologische Darstellung von Tampons zeigen ◘ Abb. 7.42, ◘ Abb. 7.43 und ◘ Abb. 7.44. Im CT präsentieren sich Tampons als hypodense, lufthaltige vaginale Fremdkörper, sie sind in der axialen Darstellung am einfachsten zu erkennen.

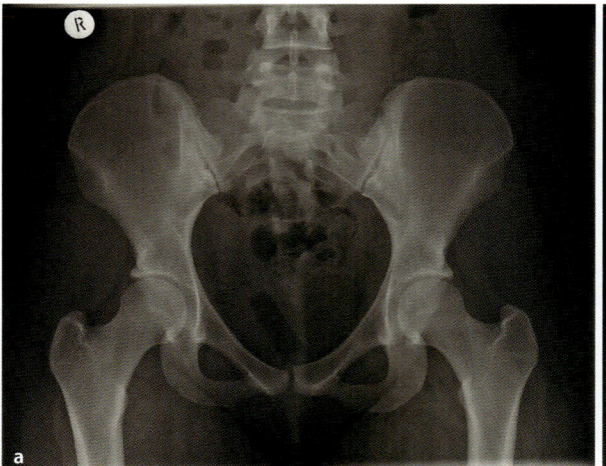

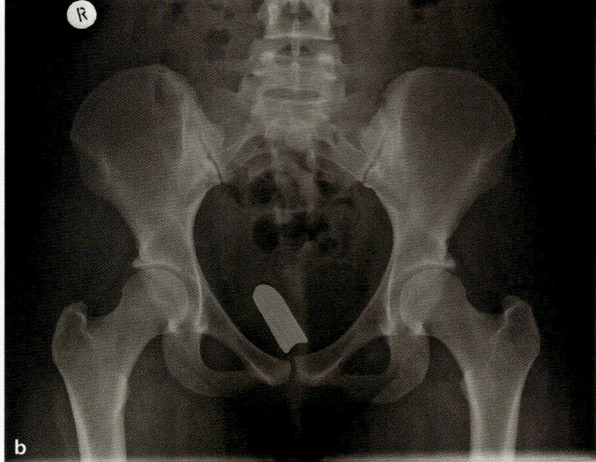

◘ **Abb. 7.42a, b** Bei dieser 18-jährigen Patientin bestanden starke Unterbauchschmerzen außerhalb der Periode. Im Röntgenbild zeigte sich die oväläre Transparenzminderung im kleinen Becken: Ein Tampon. Dieser war wohl bereits seit der letzten Periode vor 2 Wochen an Ort und Stelle und begann nun, sich zu infizieren

7.4 · Sonstige Fremdkörper

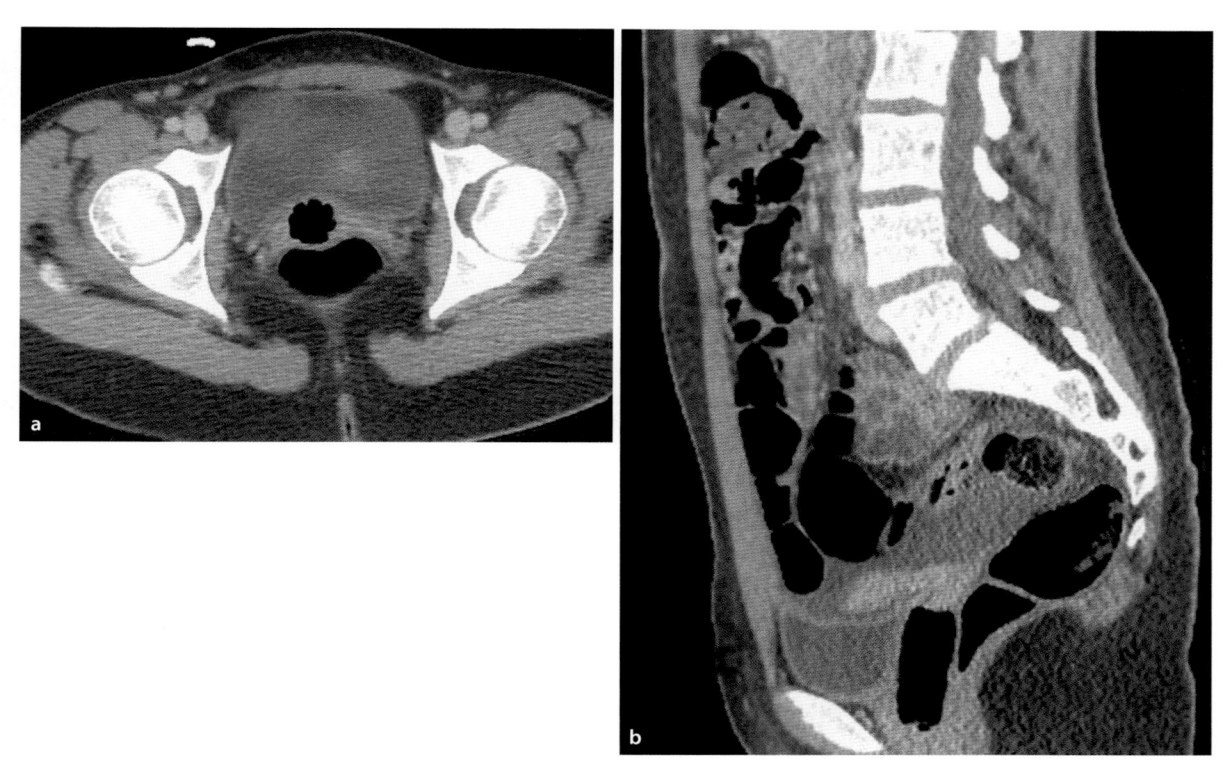

Abb. 7.43a, b Im CT präsentieren sich Tampons als hypodense, lufthaltige vaginale Fremdkörper, sie sind in der axialen Darstellung am einfachsten zu erkennen

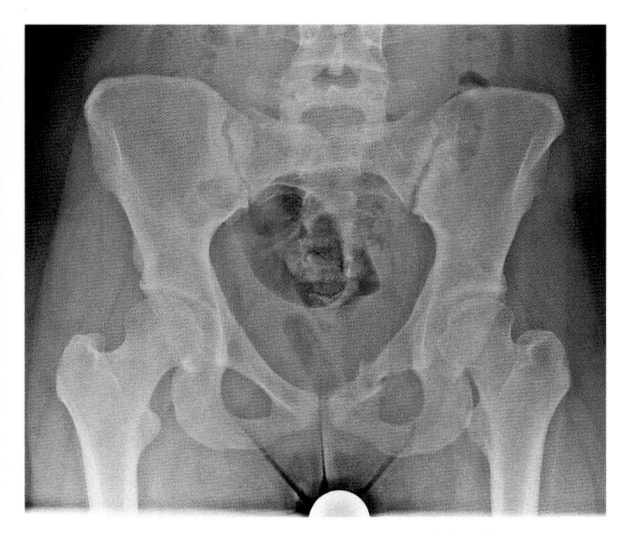

Abb. 7.44 Bei dieser Patientin handelte es sich bei dem Tampon um einen Zufallsbefund, der weit häufigere Anteil unserer Patientinnen. Indikation für das Röntgenbild war die Fraktur des Schambeins links

7.5 Schwangerschaft

7.5.1 Pitfalls

Eine Patientin wurde wegen stärkster Rücken und Abdominalschmerzen in der Notaufnahme vorstellig. Zur weiteren Abklärung der Rückenschmerzen wurde eine Röntgenuntersuchung der LWS in 2 Ebenen angefordert. Das Bild sehen wir in ◘ Abb. 7.45

Nach diesem ersten Bild brach die MTRA selbstständig die Untersuchung ab. Hier lag eine Schwangerschaft in weit fortgeschrittenem Stadium vor, und die Rückenschmerzen waren auf den Eintritt der Wehen zurückzuführen. Ein Phänomen, welches bei einer von etwa 4700 Geburten auftreten soll. Wohlgemerkt – 1 von 4700 Schwangerschaften wird erst bei der Geburt bemerkt!

Vermutet wird eine starke Verdrängung der Schwangerschaft durch die Patientinnen. Besonders betroffen sind sehr junge Patientinnen, Patientinnen über 40 Jahre und adipöse Patientinnen. Auch familiäre oder psychische Probleme, Stress oder das Vorliegen einer Erkrankung können die Verdrängung begünstigen.

Im oben geschilderten Fall war die Patientin bereits Mitte vierzig und hatte trotz zweier vorangegangener Schwangerschaften von dieser nichts bemerkt. Sie hatte das Ausbleiben der Periode sowie Gewichtszunahme und Übelkeit als Beginn der Menopause missdeutet.

Zusätzlich gibt es weitere Fälle, in denen Schwangerschaften erst im letzten Trimenon entdeckt werden.

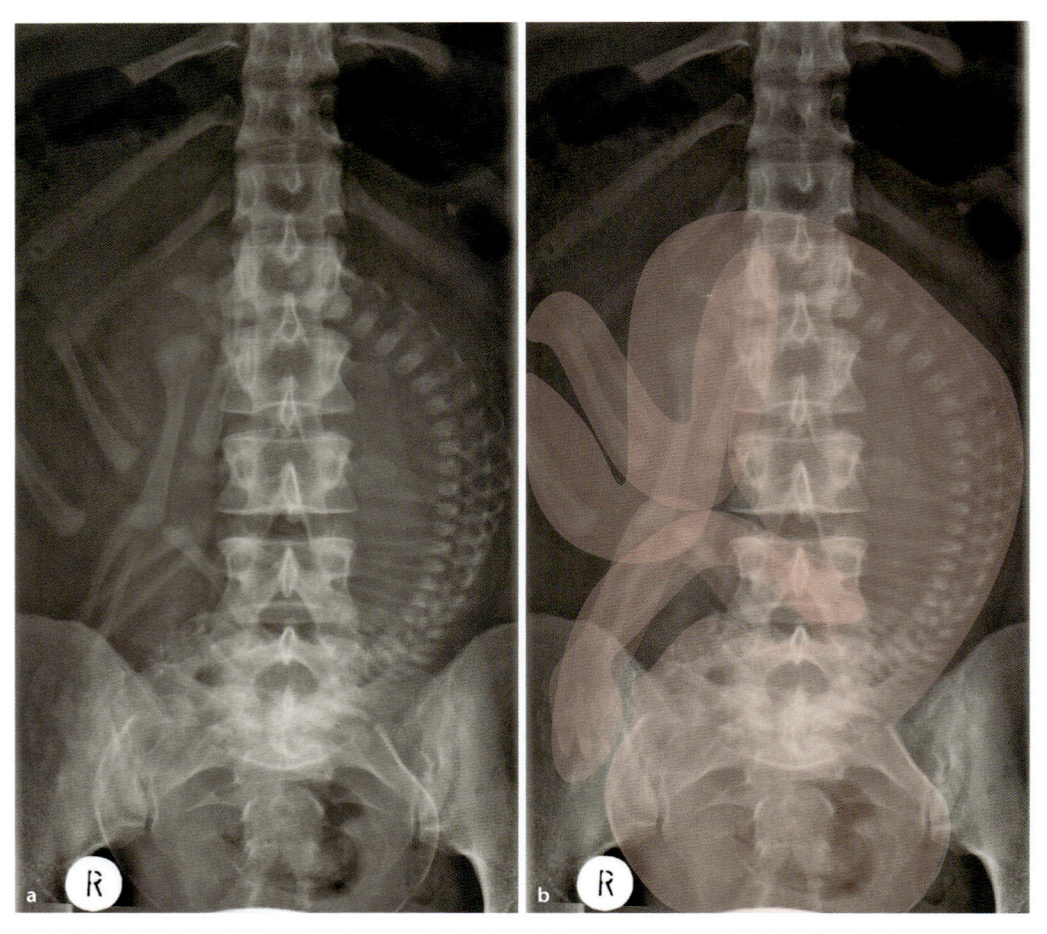

◘ **Abb. 7.45a, b** Patientin mit stärksten Rückenschmerzen. Indikationsstellung Röntgen-LWS durch den Notaufnahmearzt

> Es gilt, vor einer Röntgenuntersuchung oder einem CT immer abzuklären, ob eine Patientin schwanger sein könnte. Wenn sich ein Verdachtsmoment ergibt, die Patientin die Frage nicht sicher beantworten kann, sollte ein Schwangerschaftstest durchgeführt werden.

Im oben geschilderten Fall wäre ein Ultraschall vor der Röntgenuntersuchung empfehlenswert gewesen.

Bei der Patientin in ◘ Abb. 7.46 wurde ein CT des Abdomens bei akutem Abdomen durchgeführt. Sie war der 23. Woche schwanger. Die Patientin war leicht übergewichtig und hatte zudem in den letzten Monaten wegen einer Trennung sogar abgenommen, weswegen sie bei der Befragung durch die MTRA hinsichtlich einer Schwangerschaft entschieden verneinte, sie »hätte seit Monaten keinen Sex gehabt.« Kann durchaus sein.

Die Patientin aus dem nächsten Fall (◘ Abb. 7.47) wurde wegen einer Sepsis und ARDS im Rahmen einer Influenzainfektion untersucht.

Dabei Nebendiagnose einer bereits fortgeschrittenen Schwangerschaft. Auch diese Schwangerschaft war bis dahin unbekannt.

> Influenzaerkrankungen verlaufen in der Schwangerschaft schwerer und mit einem höheren Risiko für Komplikationen, weswegen zu einer Impfung vor der Schwangerschaft oder ab dem 4. Monat geraten wird.

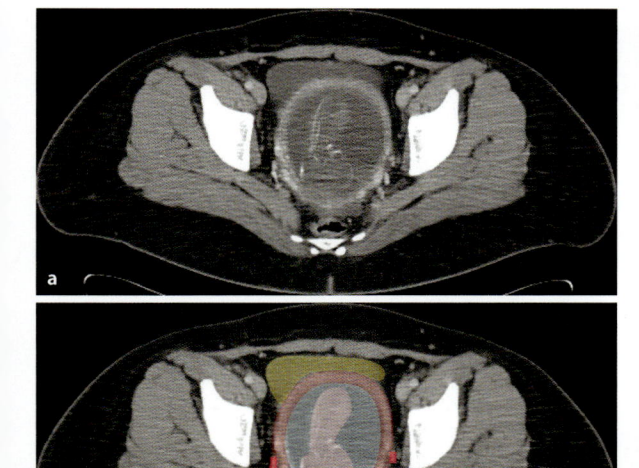

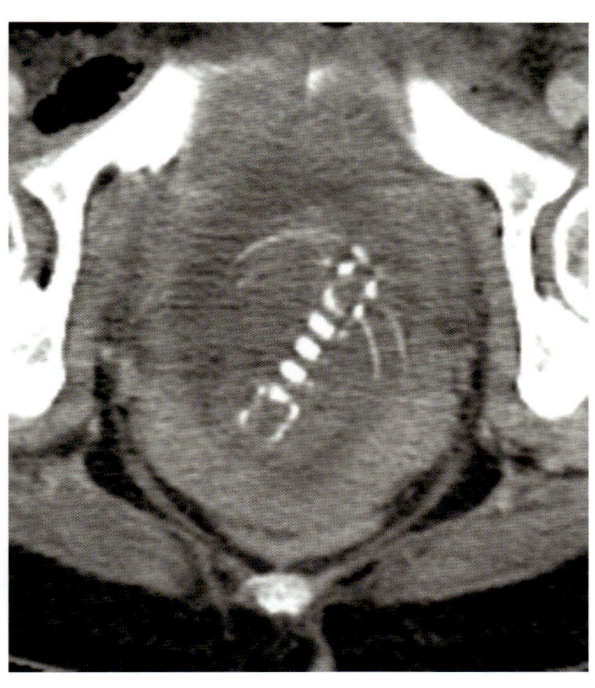

◘ **Abb. 7.46a, b** Axiales CT des kleinen Beckens. Stark vergrößerer Uterus bei Vorliegen einer Schwangerschaft

◘ **Abb. 7.47** Rückenansicht eines Fetus in der 28. Schwangerschaftswoche

7.5.2 Risiken der Strahlenbelastung bei Embryonen bzw. Feten

> **! Cave**
> Der Embryo bzw. Fetus ist während der gesamten pränatalen Entwicklung strahlenempfindlicher als Erwachsene.

Zu den Schäden, die durch eine pränatale Strahlenexposition ausgelöst werden können, zählen:
- Tod,
- Fehlbildungen,
- funktionelle Störungen,
- Fertilitätsstörungen,
- Wachstumsstörungen,
- maligne Erkrankungen.

Auftreten und Ausmaß der Schäden sind abhängig von Zeitpunkt und Dosis der Exposition. Eine Abtötung der Embryonen ist am wahrscheinlichsten bei einer Exposition mit einer Dosis über 0,05 Gy während der Präimplantationsphase (bis 10 Tage nach Konzeption). Danach beginnt die Organbildungsphase, in der durch Dosen über 0,05 Gy anatomische Fehlbildungen auftreten können. Bei Strahlenexposition im Zeitraum zwischen ca. der 8.–18. Woche mit einer Dosis oberhalb von 0,01 Gy besteht das Risiko einer geistigen Retardierung.

Eine Exposition im 2. und 3. Trimenon kann Fertilitätsstörungen verursachen. Maligne Erkrankungen treten nach Strahlenexposition in utero 2–3× häufiger auf als bei strahlenexponierten erwachsenen Individuen.

> **❯ Nach unbeabsichtigter Strahlenexposition eines Embryos oder Fetus müssen die Expositionsdaten festgehalten werden. Anhand dieser kann durch einen medizinischen Strahlenschutzexperten das Risiko abgeschätzt werden. Eine genauere Beurteilung des Risikos im Einzelfall kann durch eine Anfrage des Arztes beim Bundesamt für Strahlenschutz (BfS) erfolgen.**

Als grober Anhalt eine kleine Übersicht über Expositionsdosen bei der Mutter und entsprechende Uterusdosis (▶ Übersicht).

> **Expositionsdosen bei der Mutter und entsprechende Uterusdosis**
>
> **Expositionsdosis bei der Mutter:**
> Röntgen
> - Thorax: ca. 0,02 mSv
> - Hand/Fuß: ca. 0,05 mSv
> - LWS in 2 E: ca. 4 mSv
>
> CT
> - CCT: ca. 1,5–2,5 mSv
> - Thorax : ca. 5–8 mSv
> - Abdomen: ca. 5–10 mSv
> - Ganzkörper: ca. 12–20 mSv
>
> **Uterusdosis:**
> Röntgen
> - Thorax: <0,01 mSv
> - Hand/Fuß: ca. 0,05 mSv
> - LWS in 2 E: 1– 4 mSv
> - BÜS (= Beckenübersichtsaufnahme): 1–3 mSv
>
> CT
> - CCT: <0,1 mSv
> - Thorax <0,3 mSv
> - Oberbauch: **ca. 5–10 mSv**
> - Becken: **ca. 15–30 mSv**

Bei beruflich strahlenexponierten Müttern wurde die Dosis von der Mitteilung der Schwangerschaft bis zur Geburt auf 1 mSv begrenzt.

> **❯ Bei Patientinnen gelten in medizinisch begründbaren Fällen diese Werte auch in der Schwangerschaft nicht!**

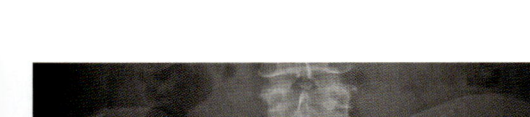

7.6 Quiz

> Die Lösungen sind im ▶ Anhang zu finden.

Fall 7.1
Eine Patientin nach Sturz. Ausschluss Fraktur und Ausschluss Fremdkörper. In diesem Fall liegt allerdings ein Fremdkörper vor (◘ Abb. 7.48).
Worum handelt es sich am ehesten? Ist an der Lage etwas auszusetzen?

Befund:

_____

_____

_____

Beurteilung:

_____

_____

◘ Abb. 7.48 Fall 7.1: Beckenübersichtsaufnahme

Fall 7.2
Eine Patientin nach Sturz. Ausschluss Fraktur. Auch in diesem Bild ist ein Fremdkörper zu sehen (◘ Abb. 7.49).
Worum handelt es sich? Ist beim anschließenden stationären Aufenthalt der wachen und ansprechbaren Patientin etwas zu beachten?

Befund:

_____

_____

_____

Ist beim anschließenden stationären Aufenthalt der wachen und ansprechbaren Patientin etwas zu beachten?

_____

_____

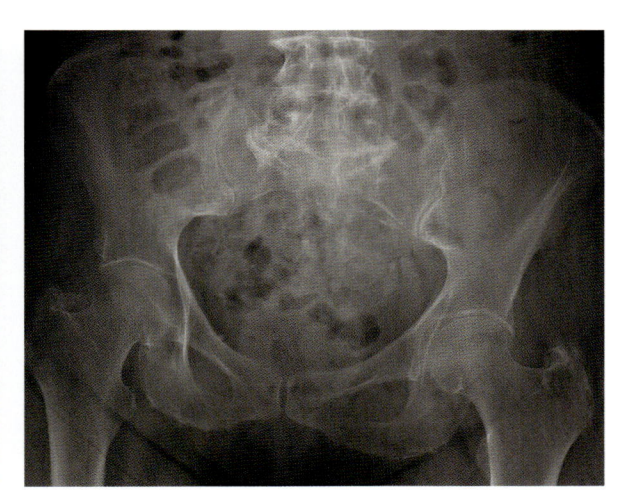

◘ Abb. 7.49 Fall. 7.2: Beckenübersichtsaufnahme

Literatur

Weiterführende Informationen und Quellenangaben

Fischer U (2010) Atlas der MR-Mammografie. Thieme, Stuttgart

Handschin A, Bund T, Breuing KH (2011) Mammareduktion und -augmentation. In: Vogt PM (Hrsg) Praxis der Plastischen Chirurgie, Kap 77. Springer, Berlin Heidelberg New York, S 736–747

Heywang-Köbrunner SH (2003) Bildgebende Mammadiagnostik. Veränderungen nach Rekonstruktion. Thieme, Stuttgart

Holzgreve W (2007) Gynäkologie und Geburtshilfe. Springer, Berlin Heidelberg New York

Sarenio O (2006) Strahlenschutz für das ungeborene Kind. Empfehlung der Strahlenschutzkommission und wissenschaftliche Begründung. Schnelle-Verlag, Kleinmachnow

Spear L, Baker JL Jr (1995) Classification of capsular contracture after prosthetic breast reconstruction. Plast Reconstr Surg 96 (5): 1119–1123 discussion 24

Weisser G, Steil V, Neff KW, Büsing KA (2012) Radiologie und Schwangerschaft. Radiologe · 52: 81–92

Internetquellen

http://www.ssk.de/SharedDocs/Publikationen/BerichtederSSK/Heft_48.html – Strahlenrisiko während der pränatalen Entwicklung des Menschen. Empfehlung der Strahlenschutzkommission

http://www.bfs.de/SharedDocs/Downloads/BfS/DE/broschueren/stth-schwangerschaft.pdf?__blob=publicationFile&v=3 – Schwangerschaft und Strahlenschutz

http://www.ssk.de/SharedDocs/Beratungsergebnisse_PDF/1984/1984_01.html

http://www.j-schoenen.de/abc-manual/a/Einheiten.html

Kinder

Kapitel 8 Fremdmaterialien in
der pädiatrischen Bildgebung – 375
D. Kildal, J. Wichmann

Fremdmaterialien in der pädiatrischen Bildgebung

D. Kildal, J. Wichmann

8.1 Besonderheiten der Anatomie – 376
8.1.1 Zwerchfellkuppeln – 376
8.1.2 Herzschatten – 377
8.1.3 Herz-Thorax-Quotient (HTQ) – 377
8.1.4 Mediastinum – 378
8.1.5 Trachea – 379
8.1.6 Rippen – 380

8.2 Endotrachealtubus (ETT) – 380

8.3 Zentraler Venenkatheter (ZVK) – 382

8.4 Nabelvenenkatheter (NVK) – 388

8.5 Nabelarterienkatheter (NAK) – 390

8.6 Sonstige iatrogene Fremdkörper – 395
8.6.1 Ductusverschluss – 395
8.6.2 Magensonden – 396
8.6.3 Thoraxdrainagen – 397

8.7 Akzidentielle Fremdkörper – 398
8.7.1 Ingestion – 398
8.7.2 Aspiration – 402
8.7.3 Andere Fremdkörper – 404

8.8 Quiz – 406

Literatur – 408

D. Kildal (Hrsg.), *Medizinische Fremdkörper in der Bildgebung*,
DOI 10.1007/978-3-662-47296-5_8, © Springer-Verlag Berlin Heidelberg 2016

8.1 Besonderheiten der Anatomie

Bei der Befundung kindlicher Röntgenbilder ist die im Vergleich zu Erwachsenen unterschiedliche Anatomie zu beachten. Röntgendichte Fremdkörper wie zentralvenöse Katheter oder Endotrachealtuben projizieren sich dementsprechend verschieden.

8.1.1 Zwerchfellkuppeln

In der Röntgenaufnahme des Thorax sind die Zwerchfellkuppeln beim Säugling und Kleinkind auch in guter Inspirationslage deutlich weiter kranial abzugrenzen als beim erwachsenen Patienten. Sie projizieren sich auf die dorsalen Anteile der 8.–9. Rippe und auf die ventralen Anteile der 5.–6. Rippe (Abb. 8.1, Abb. 8.2).

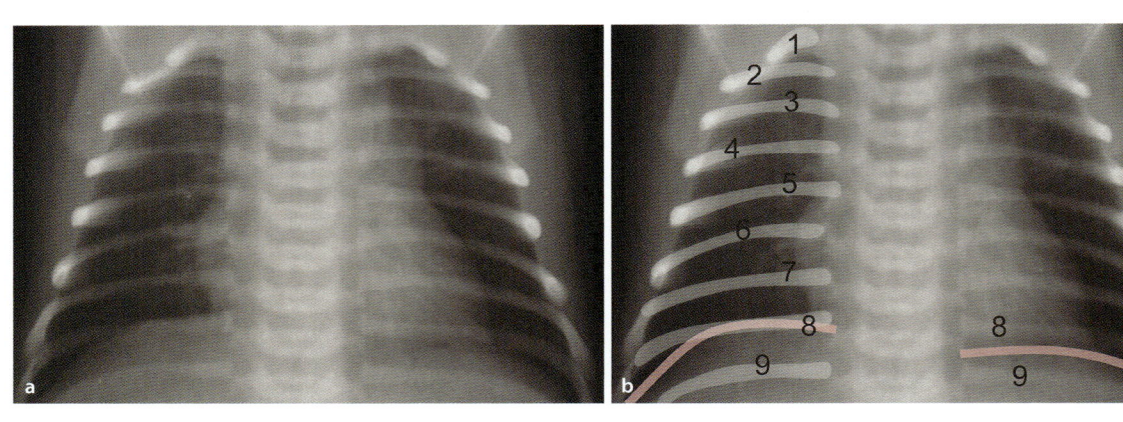

Abb. 8.1a, b Die Zwerchfellkuppeln sind beidseits glatt abgrenzbar in Höhe der dorsalen Anteile der 8.–9. Rippe

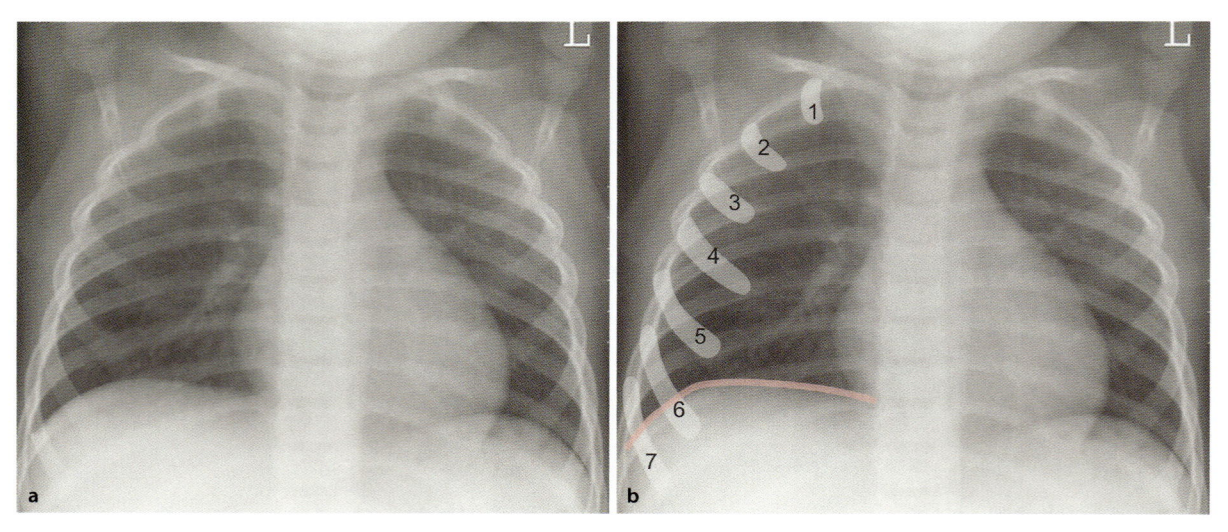

Abb. 8.2a, b Die Zwerchfellkuppel projiziert sich auf die ventralen Anteile der 5.–6. Rippe

8.1.2 Herzschatten

Der Herzschatten erscheint bei Neugeborenen und Kleinkindern prominenter als bei Erwachsenen.

8.1.3 Herz-Thorax-Quotient (HTQ)

Der Herz-Thorax-Quotient darf bei Neugeborenen und Kindern bis 2 Jahren maximal 65% (= 0,65) betragen (Abb. 8.3).

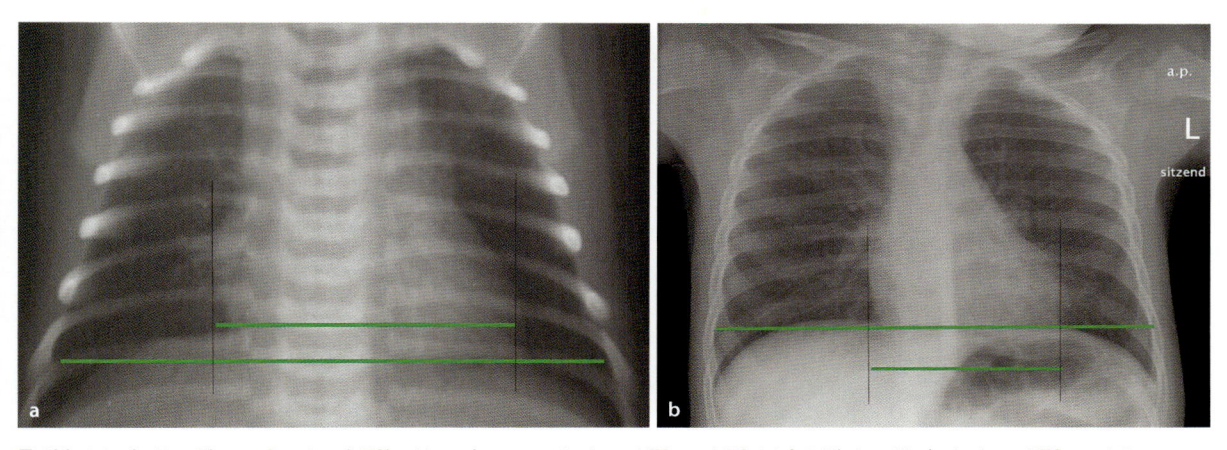

Abb. 8.3a, b Herz-Thorax-Quotient (HTQ): **a** Neugeborenes mit einem HTQ von HTQ 0,6. **b** 5-jähriges Kind mit einem HTQ von 0,5

8.1.4 Mediastinum

Das Mediastinum von Säuglingen und Kleinkindern ist aufgrund des Thymus im oberen Drittel breiter als beim erwachsenen Patienten. Der Thymus erscheint in den ersten Lebensmonaten am größten, da das Volumen in Relation zum Thoraxdurchmesser am größten ist (Abb. 8.4, Abb. 8.5).

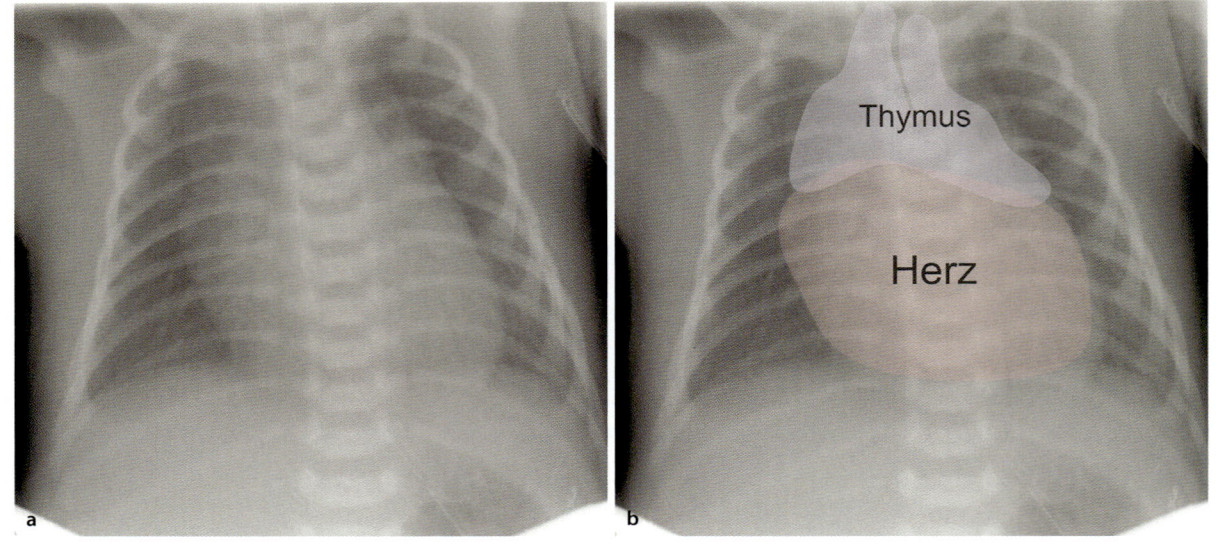

Abb. 8.4a, b Säugling mit ausgeprägtem Thymus

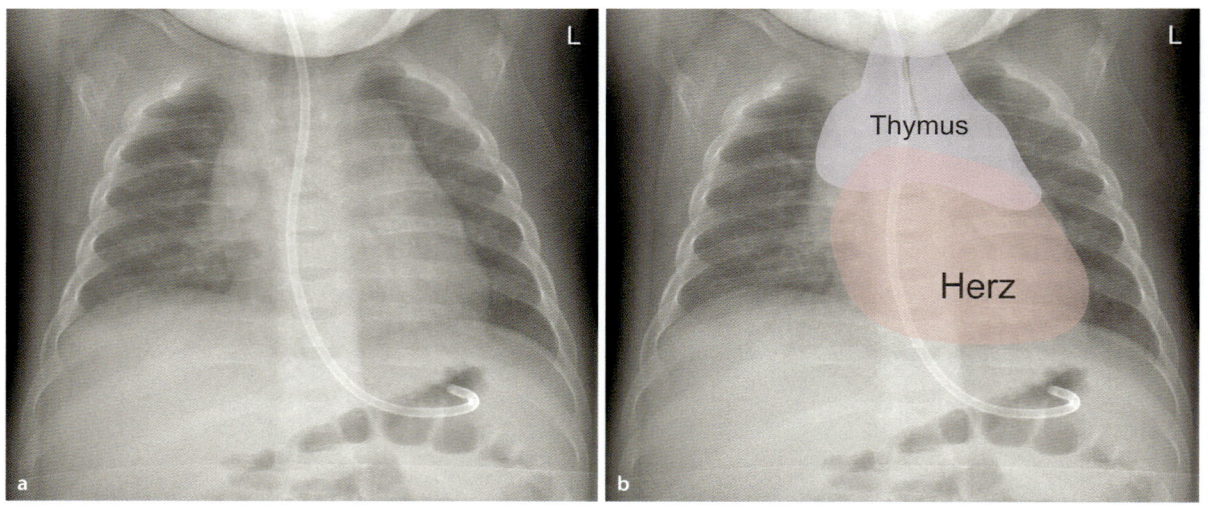

Abb. 8.5a, b Kleinkind mit ausgeprägtem Thymus

8.1.5 Trachea

Die Trachea ist bei Säuglingen und Kleinkindern noch sehr flexibel und kann in Abhängigkeit von der Inspirationslage deutliche Kaliberschwankungen aufweisen. Die Trachealbifurkation (Carina trachei) ist rechts von der Mittellinie in Höhe BWK 4 gut abgrenzbar (Abb. 8.6).

In Exspirationsaufnahmen von Kleinkindern ist die Trachea häufig bogenförmig nach rechts verformt. Dies kann auch als Hinweis auf eine Exspirationsaufnahme gewertet werden (Abb. 8.7).

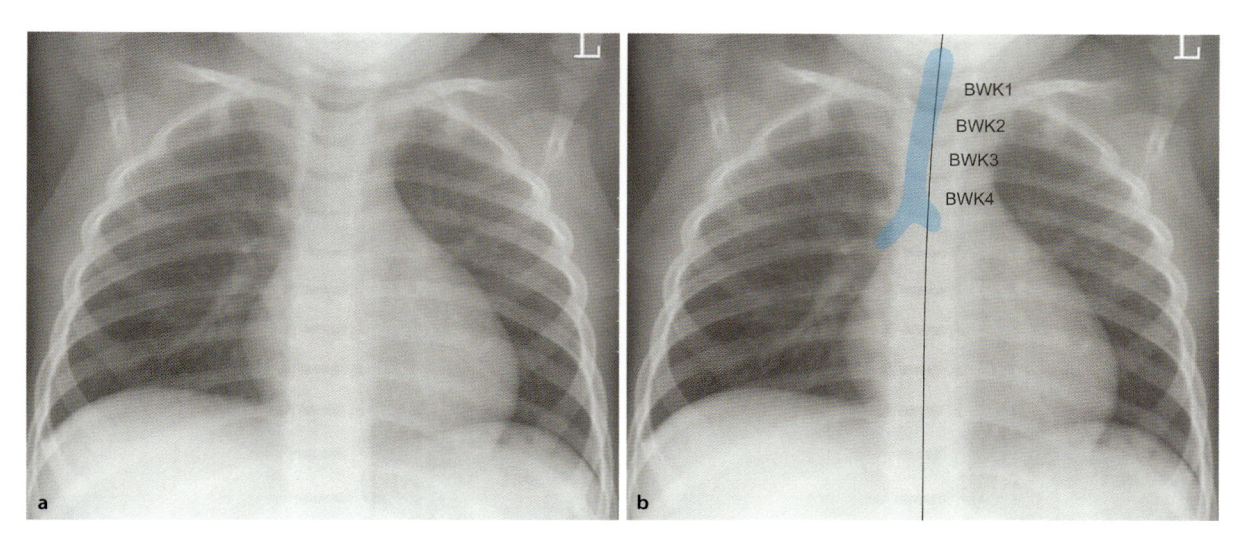

 Abb. 8.6a, b Trachea leicht rechts neben der Mittellinie in Inspirationslage

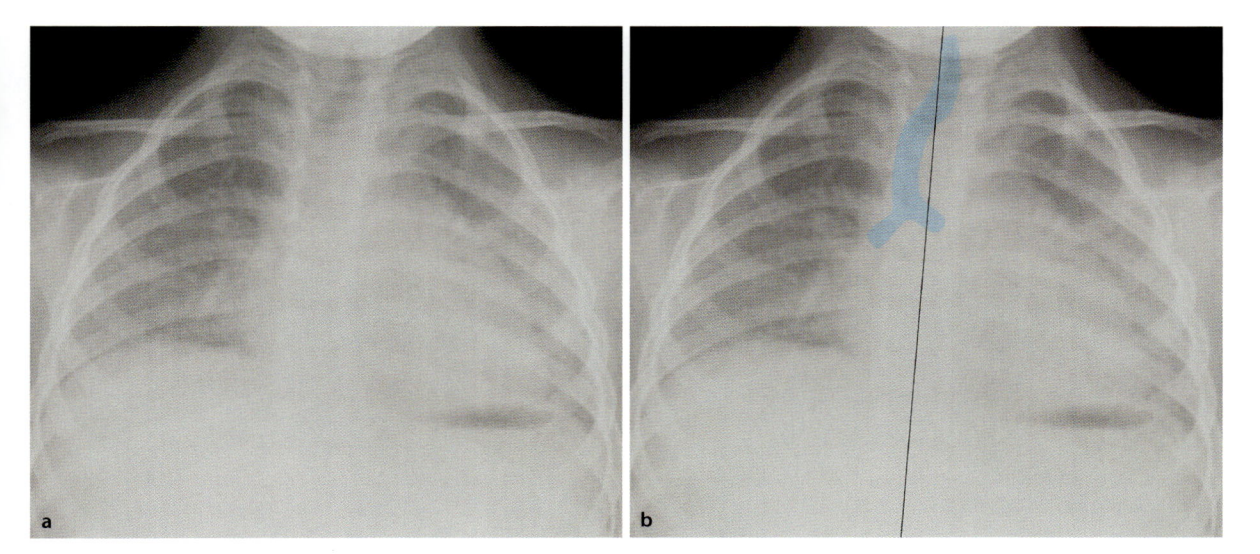

 Abb. 8.7a, b Trachea bogenförmig nach rechts verbogen, deutlich neben der Mittellinie in Exspirationslage. Minderbelüftungen beidseits

8.1.6 Rippen

Die Rippen des Säuglings oder Kleinkindes verlaufen im Vergleich zum Erwachsenen flacher, fast horizontal. In der seitlichen Aufnahme ist der Thoraxdurchmesser im Verhältnis zum a.-p.-Durchmesser etwa gleich groß. Seitliche Aufnahmen von Säuglingen und Kleinkindern werden allerdings höchst selten angefertigt.

8.2 Endotrachealtubus (ETT)

Bei Kleinkindern können in Abhängigkeit von spezifischen Indikationen und Risikofaktoren auch Tuben ohne Cuff verwendet werden (Abb. 8.8), zur Abdichtung des Tubus soll in diesem Fall hauptsächlich die Schleimhaut beitragen. Sollten Cuffs zum Einsatz kommen, wird hier die Messung des Cuffdrucks zur Vermeidung von Schleimhautschäden empfohlen.

Der Endotrachealtubus soll im Röntgenbild in Projektion auf die Trachea, oberhalb der Bifurkation liegen (Abb. 8.9).

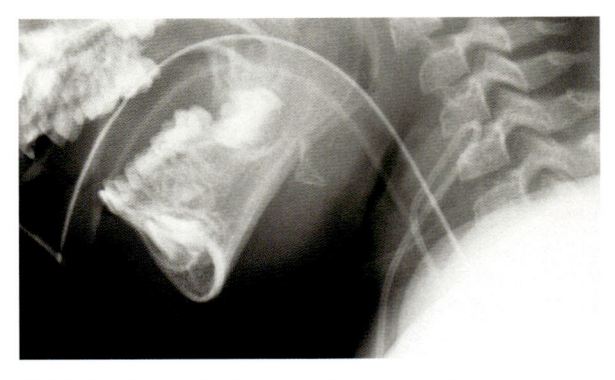

Abb. 8.8 Endotrachealtubus in seitlicher Projektion

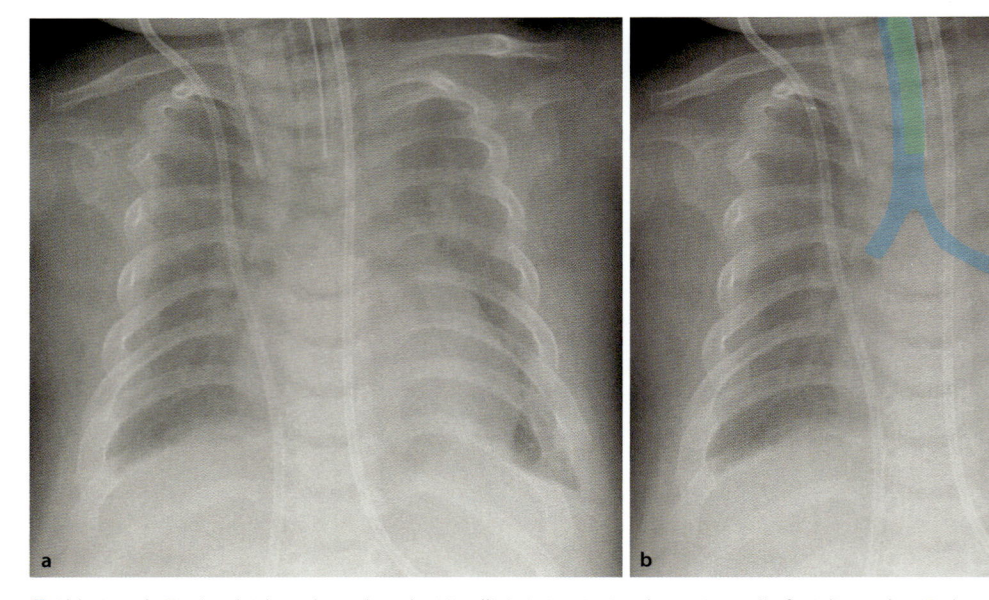

Abb. 8.9a, b Trachea leicht rechts neben der Mittellinie in Inspirationslage mit regelhaft einliegendem Endotrachealtubus oberhalb der Trachealbifurkation

8.2 · Endotrachealtubus (ETT)

■ Fehllage

Eine typische Fehllage ist die Lage des Endotrachealtubus im rechten Hauptbronchus (◘ Abb. 8.10). Seltener ist die Fehllage im linken Hauptbronchus.

Eine weitere mögliche Fehllage des Endotrachealtubus – der Bifurkation aufliegend – zeigt ◘ Abb. 8.11; im Gegensatz dazu sind in ◘ Abb. 8.12 der Endotrachealtubus und der zentrale Venenkatheter (ZVK) korrekt platziert.

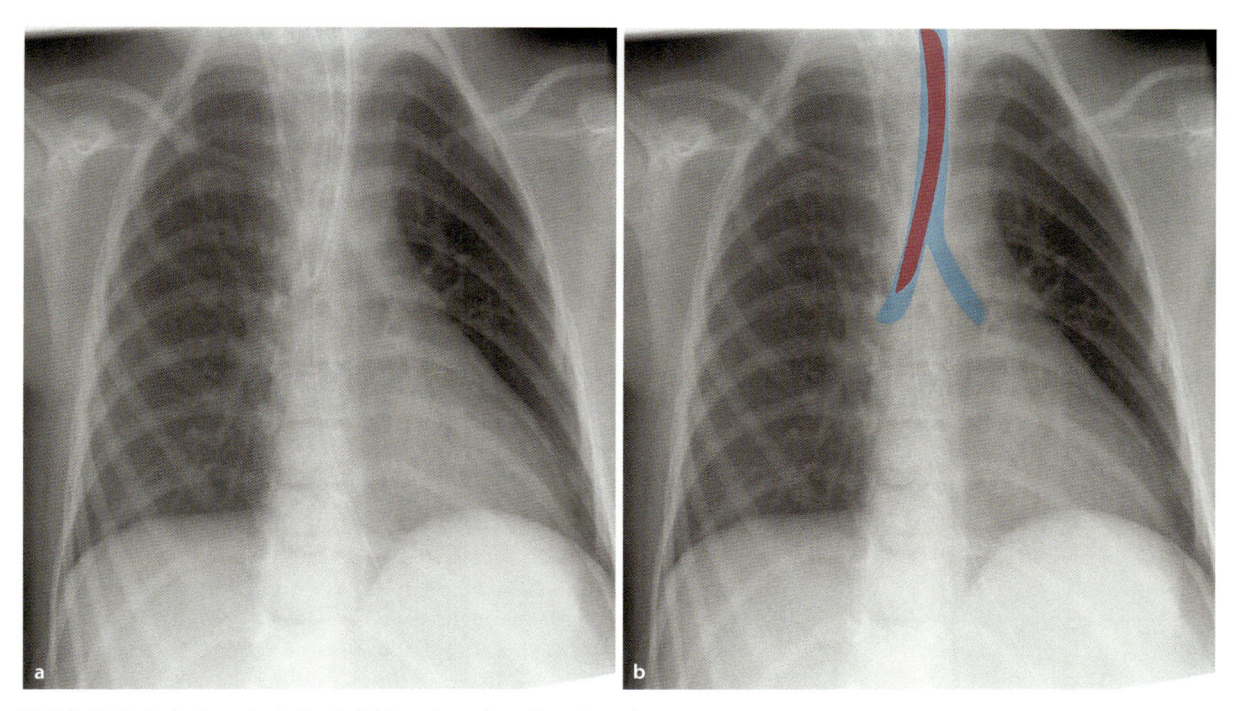

◘ **Abb. 8.10a, b** Endotrachealtubus in Fehllage im rechten Hauptbronchus

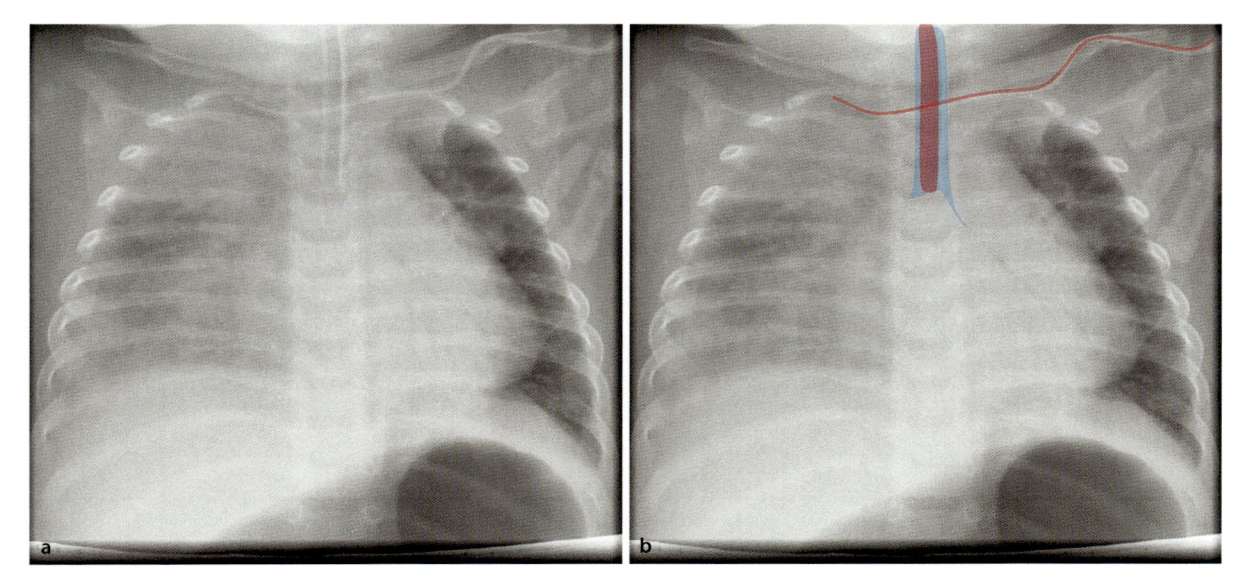

◘ **Abb. 8.11a, b** Endotrachealtubus (rot) in Fehllage, der Bifurkation aufliegend. Atelektase des Oberlappens rechts und ausgedehnte Minderbelüftungen rechts > links. Zusätzlich Fehllage eines ZVK, der von links eingebracht wurde und mit dem Ende in der kontralateralen V. subclavia liegt

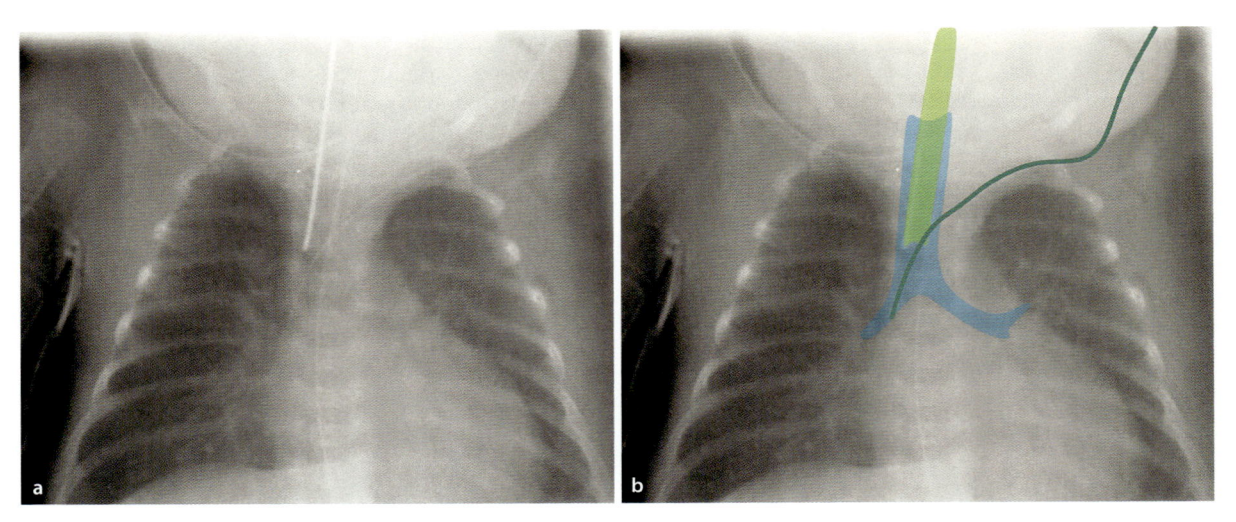

Abb. 8.12a, b zustand nach Lagekorrektur. Endotrachealtubus in regelrechter Projektion. ZVK über die V. subclavia links. Katheterspitze paramedial rechts in Höhe der Trachealbifurkation – in Projektion auf die V. cava superior

8.3 Zentraler Venenkatheter (ZVK)

Bei Säuglingen und Kleinkindern werden zentrale Venenkatheter häufig über die V. jugularis interna oder eine Armvene eingebracht.

- **Korrekte Lage**

Der Katheter soll sich auf den Übergang zwischen V. cava superior und rechten Vorhof projizieren. Wenn zentralvenöse Katheter über die femoralen Venen eingebracht werden, sollen sie in Projektion auf die V. cava inferior zu liegen kommen.

Abb. 8.13, Abb. 8.14 und Abb. 8.15 zeigen jeweils den ZVK in regelrechter Position.

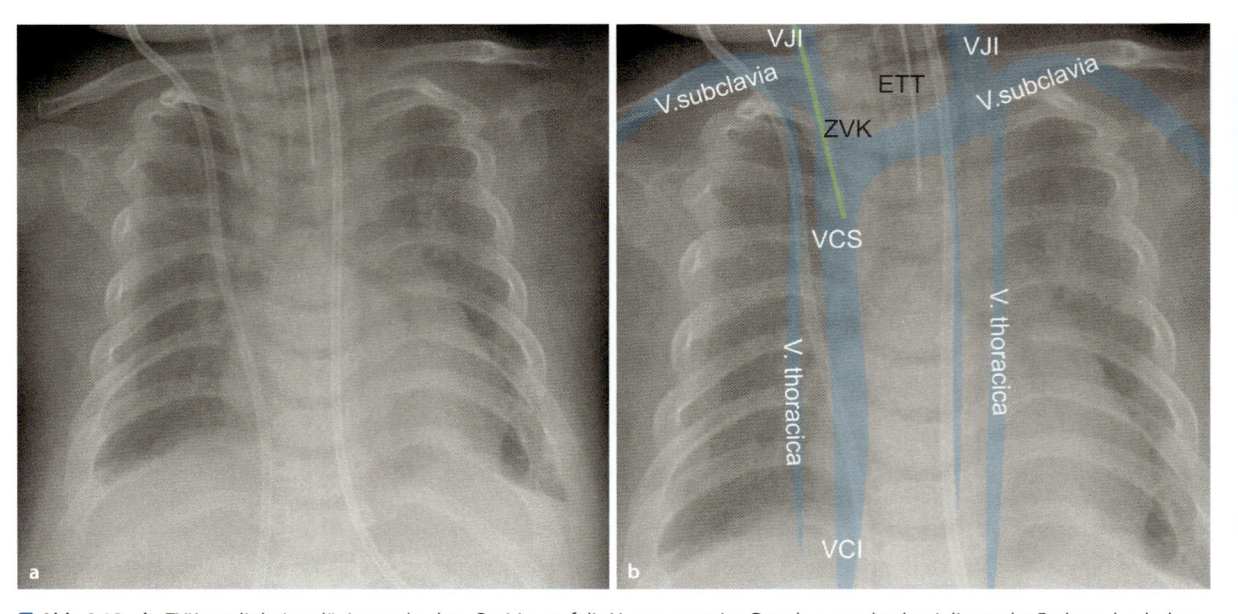

Abb. 8.13a, b ZVK von links jugulär in regelrechter Position auf die V. cava superior. Daneben regelrecht einliegender Endotrachealtubus. Zusätzlich zwei von außen aufliegende überlagernde Katheterstrukturen

8.3 · Zentraler Venenkatheter (ZVK)

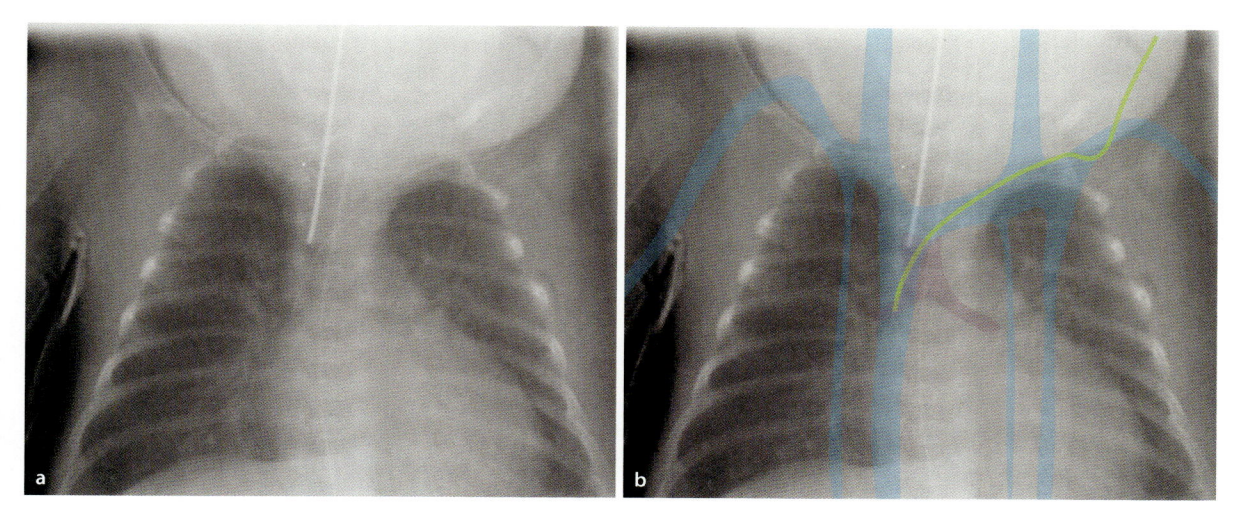

Abb. 8.14a, b ZVK von rechts über die V. subclavia jugulär in regelrechter Position auf die V. cava superior. Daneben regelrecht einliegender Endotrachealtubus und Magensonde

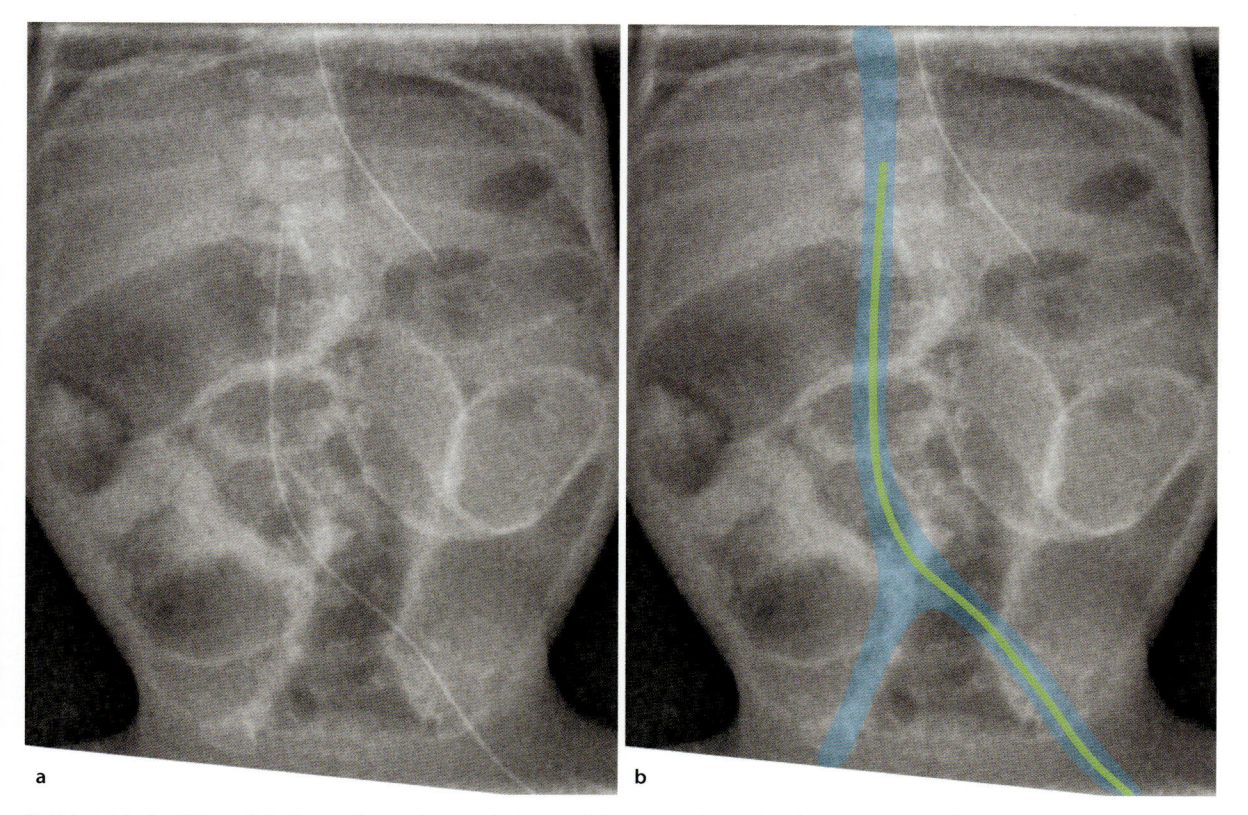

Abb. 8.15a, b ZVK von links femoral in regelrechter Position auf die V. cava inferior. Daneben regelrecht einliegende Magensonde

- **Komplikationen**

Typische Komplikationen sind
- Fehllagen (Abb. 8.16, Abb. 8.17, Abb. 8.18, Abb. 8.19, Abb. 8.20, Abb. 8.21, Abb. 8.22, Abb. 8.23, Abb. 8.24),
- Infektionen,
- Thrombosen,
- Perforationen mit Blutung.

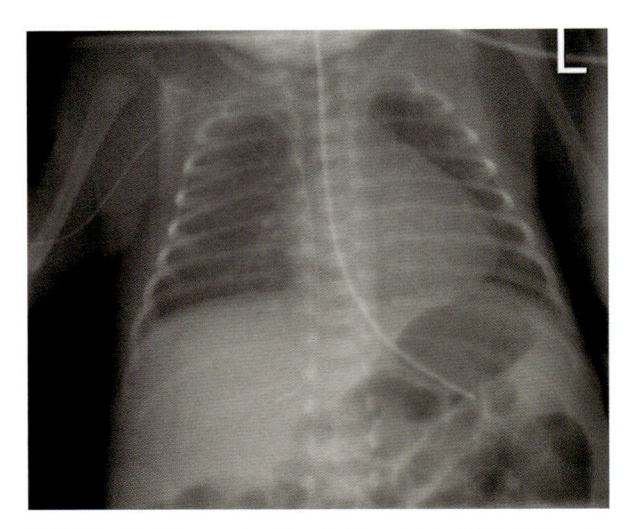

Abb. 8.16 ZVK von rechts über die V. brachialis. ZVK in Fehllage in Projektion auf Lebervenen. Daneben regelrecht einliegende Magensonde

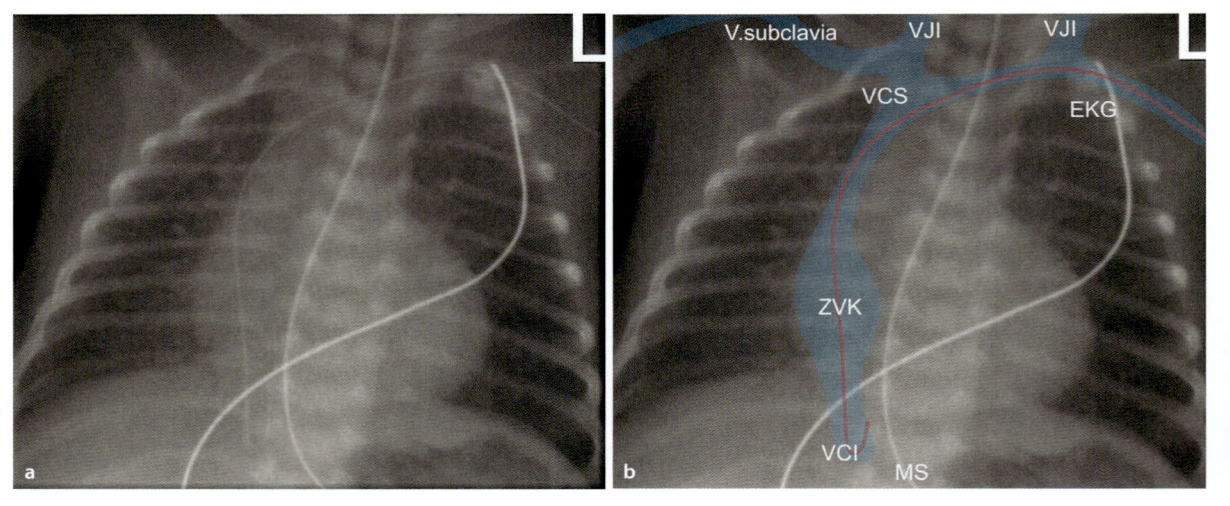

Abb. 8.17a, b ZVK von links über die V. subclavia. ZVK in Fehllage in Projektion auf V. cava inferior mit Umschlag des Katheters im Gefäß. Daneben regelrecht einliegende Magensonde

8.3 · Zentraler Venenkatheter (ZVK)

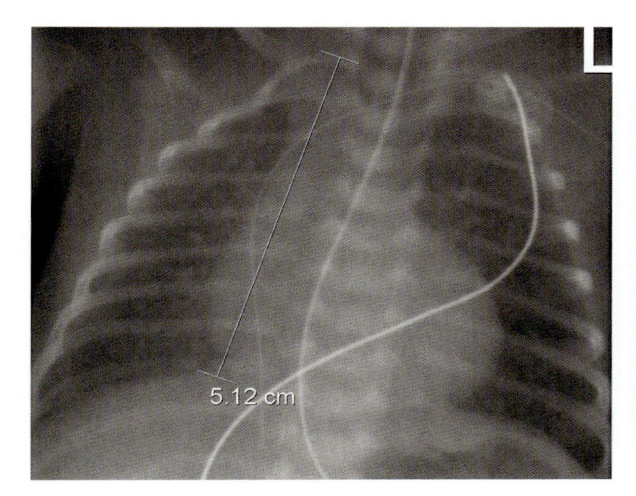

Abb. 8.18 Größenverhältnisse: Der Thorax ist maximal 52 mm groß. Dies ist auch die Erklärung für die häufigen Fehllagen der ZVK bei Neu- und Frühgeborenen

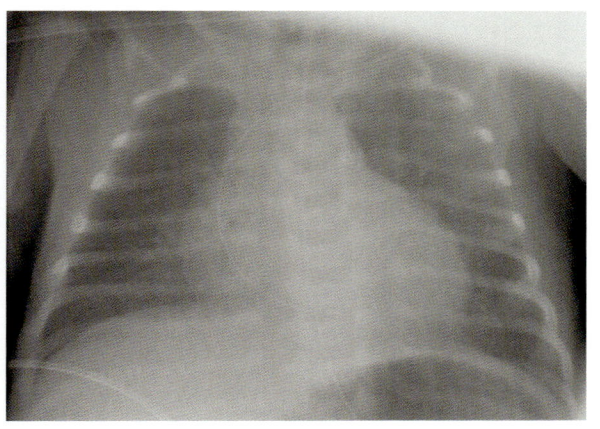

Abb. 8.19 ZVK von links über die V. subclavia. ZVK in Fehllage in Projektion auf den rechten Ventrikel

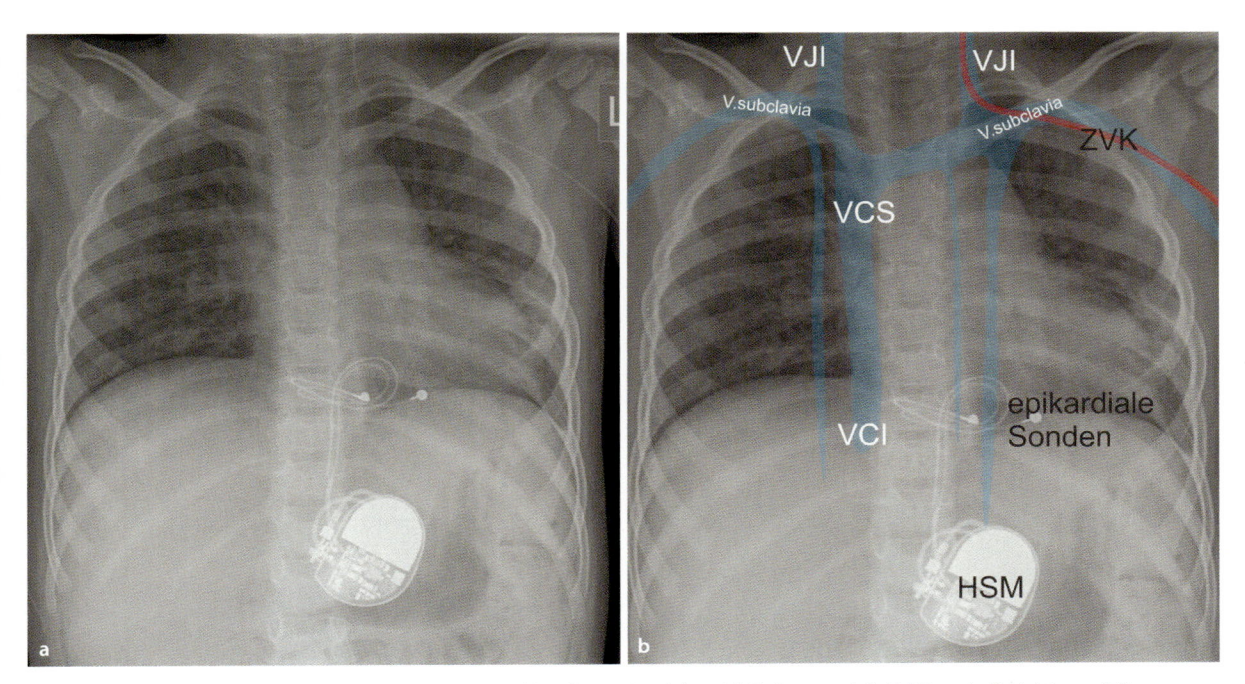

Abb. 8.20a, b ZVK von links über die V. brachialis. Umschlag des ZVK nach kranial. Katheterende in Fehllage, in Projektion auf die ipsilaterale V. jugularis interna

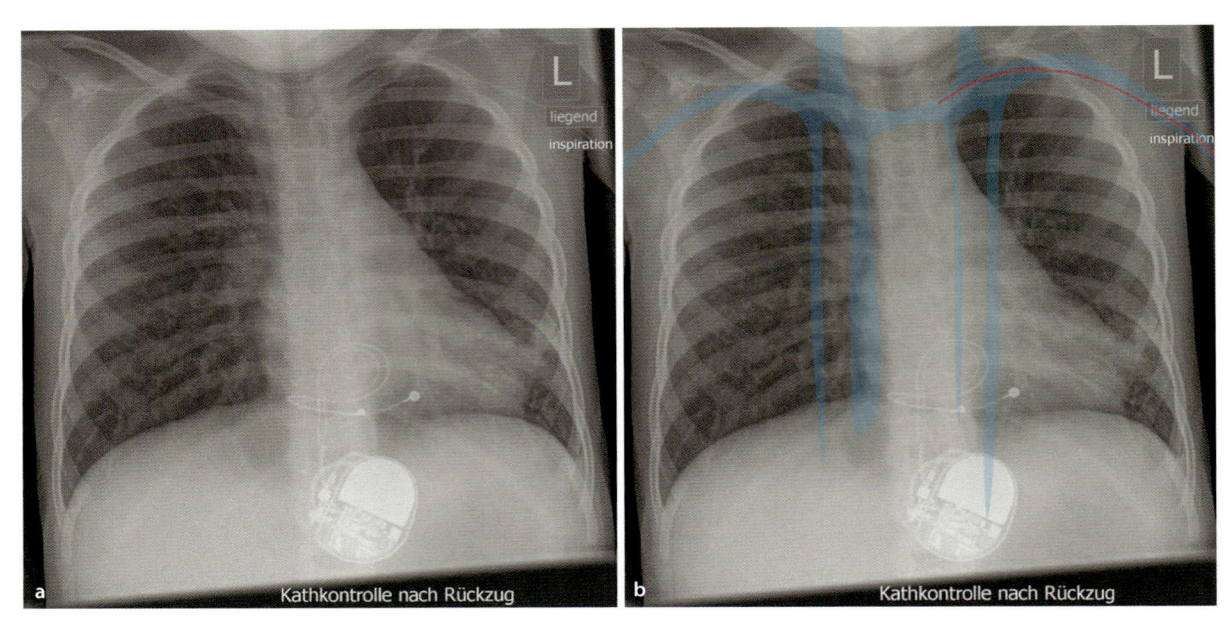

Abb. 8.21a, b ZVK von links über die V. subclavia. Zustand nach Umschlag des ZVK nach kranial und Lagekorrektur. Der Katheter endet nun in Projektion auf den Übergang zwischen V. subclavia und V. brachiocephalica und damit etwas zu hoch

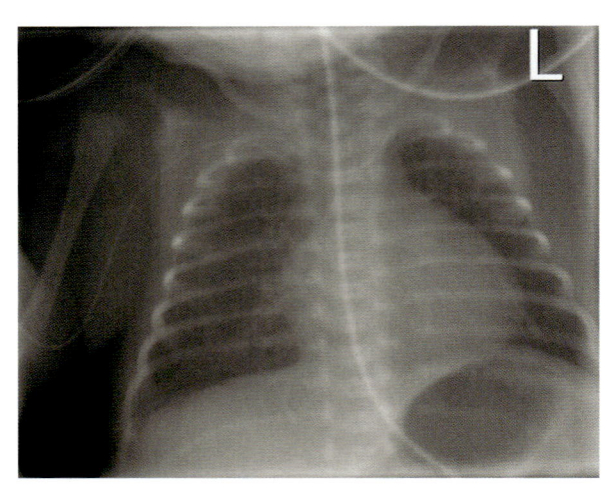

Abb. 8.22 ZVK von rechts über die V. brachiocephalica. Katheterende in Fehllage in Projektion auf die kontralaterale V. subclavia

8.3 · Zentraler Venenkatheter (ZVK)

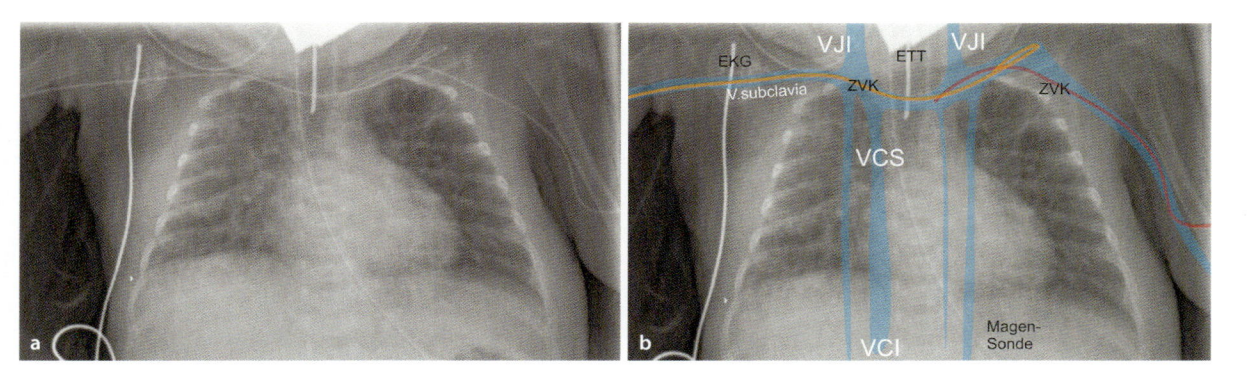

Abb. 8.23a, b Ein ZVK von rechts über die V. brachialis (Silastik-Katheter). Katheterende in Fehllage in Projektion auf die kontralaterale V. subclavia mit zusätzlichem Umschlagen des Katheters im Gefäß. ZVK von links über die V. brachialis (Silastik-Katheter), Katheterende in Fehllage in Projektion auf V. brachiocephalica

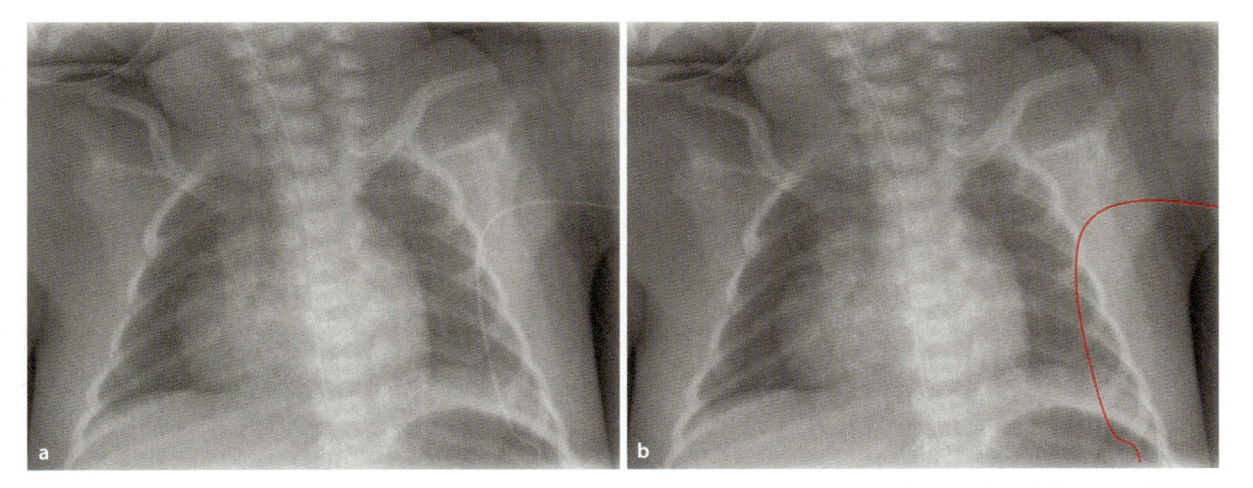

Abb. 8.24a, b ZVK von rechts über die V. brachiocephalica. Katheterende in Fehllage in Projektion auf eine ipsilaterale Thoraxwandvene

8.4 Nabelvenenkatheter (NVK)

Der Nabelvenenkatheter ist ein Katheter, der über die Nabelvene bis in die V. cava inferior vorgeschoben wird. NVK werden unmittelbar postpartal oder in den ersten Lebenstagen gelegt.

- **Mögliche Indikationen**
- (zentral)venöse Blutgasanalysen,
- Messung des zentralen Venendruckes (ZVD),
- Gabe von gefäßwandschädigenden Medikamenten.

- **Korrekte Lage**

Der Nabelvenenkatheter verläuft über die V. umbilicalis und den Ductus venosus zur V. cava inferior. Im Röntgenbild soll er sich auf die V. cava inferior am Übergang zum rechten Vorhof projizieren (Abb. 8.25).

- **Komplikationen**

Typische Komplikationen sind
- Infektion,
- Sondierung der Nabelarterie,
- Fehllage vor der Leberpforte (Gefahr von Nekrosen oder Pfortaderthrombose; Abb. 8.26),
- Blutung,
- Katheterabriss.

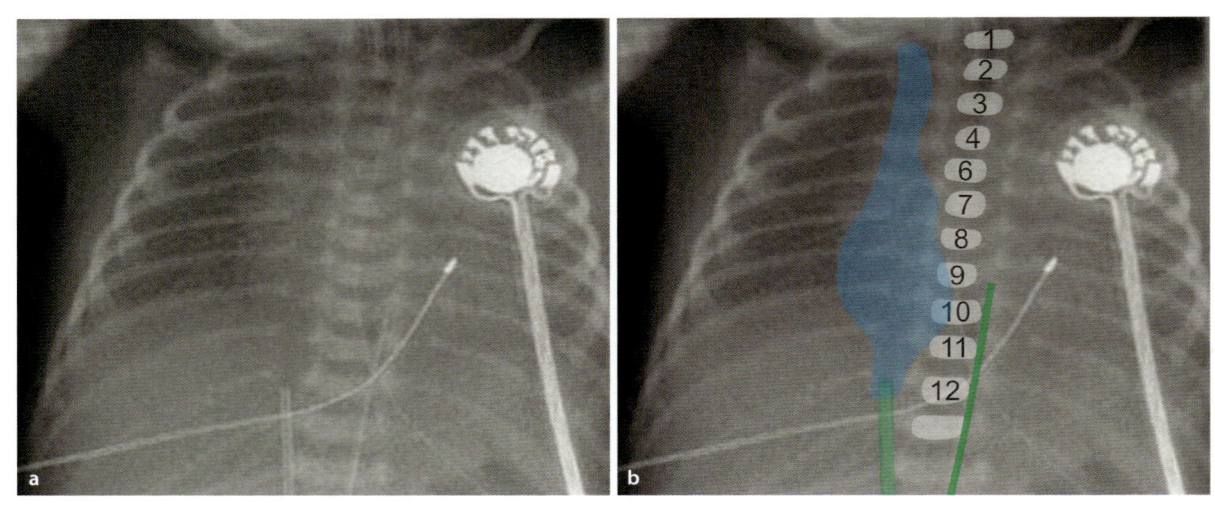

Abb. 8.25a, b Regelrechte Projektion des Nabelvenenkatheters in Projektion auf die V. cava inferior. Daneben Nabelarterienkatheter mit dem Ende in Projektion auf die Aorta links paravertebral in Höhe BWK 9/10, damit regelrecht in hoher Position

8.4 · Nabelvenenkatheter (NVK)

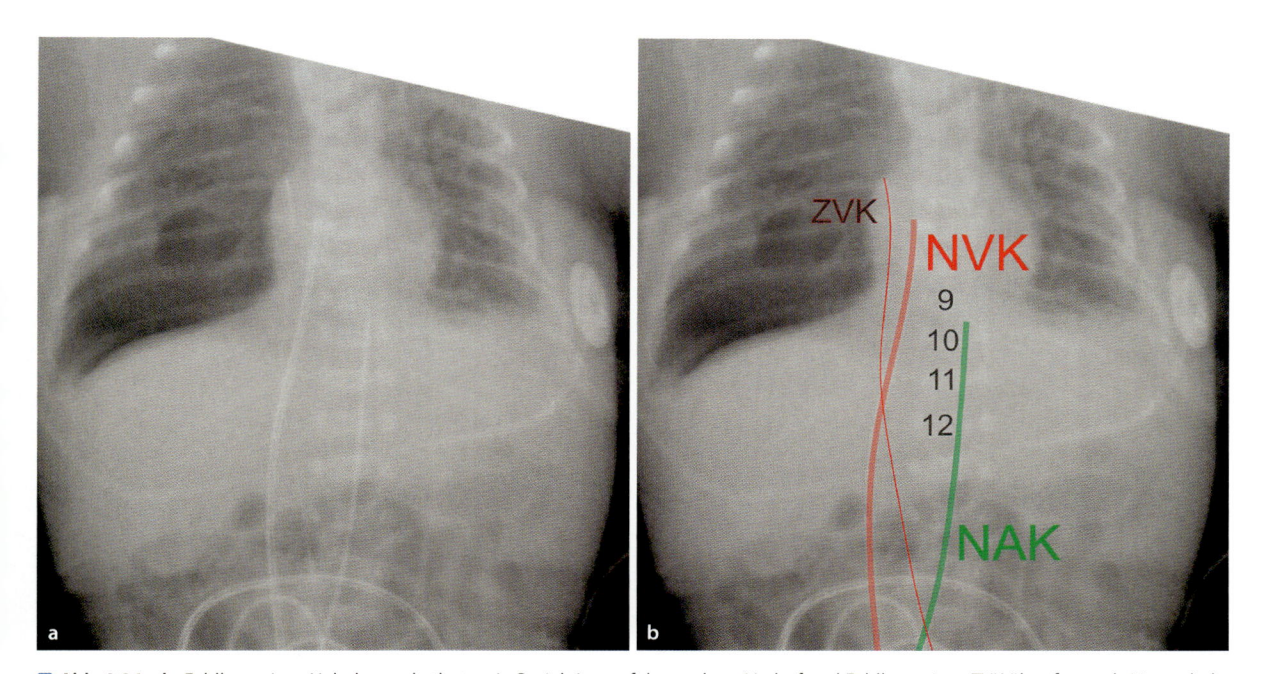

Abb. 8.26a, b Fehllage eines Nabelvenenkatheters in Projektion auf den rechten Vorhof und Fehllage eines ZVK über femorale Venen links ebenfalls in Projektion auf den rechten Vorhof. Dabei wurden beide Katheter über den rechten Ventrikel hinweg zu weit vorgeschoben. Daneben Nabelarterienkatheter mit dem Ende in Projektion auf die Aorta links paravertebral in Höhe BWK9/10, damit knapp regelrecht in hoher Position

8.5 Nabelarterienkatheter (NAK)

Nabelarterienkatheter werden über eine der beiden Nabelarterien, meist in den ersten Lebensstunden bis ca. zum 4. Lebenstag angelegt.

- **Mögliche Indikationen**
- arterielle Blutgasanalyse,
- arterielle Blutdruckmessung.

- **Korrekte Lage**

Der Nabelarterienkatheter soll in der Aorta liegen, dabei ist ein ausreichend großer Abstand zum Abgang der Nierenarterien sowie der der mesenterialen Gefäßabgänge zu gewährleisten. Man unterscheidet zwischen

- einer hohen Katheterlage oberhalb der Nierenarterien und mesenterialen Gefäßabgänge (◘ Abb. 8.27, ◘ Abb. 8.28) und
- einer tiefen Katheterlage unterhalb der Gefäßabgänge.

In hoher Lage projiziert sich der Katheter auf die Aorta, daher links von der Wirbelsäule, in Höhe des 6.–10. Wirbelkörpers.

- **Fehllage**

Als Fehllage gilt daher eine Lage zwischen BWK 10 und LWK 3, da in diesem Bereich die großen aortalen Gefäßabgänge liegen (◘ Abb. 8.29, ◘ Abb. 8.30). Ein Nabelarterienkatheter in hoher Fehllage kann in eine korrekte tiefe Katheterlage zurückgezogen werden. Ein Vorschieben des Katheters verbietet sich aus hygienischen Gründen.

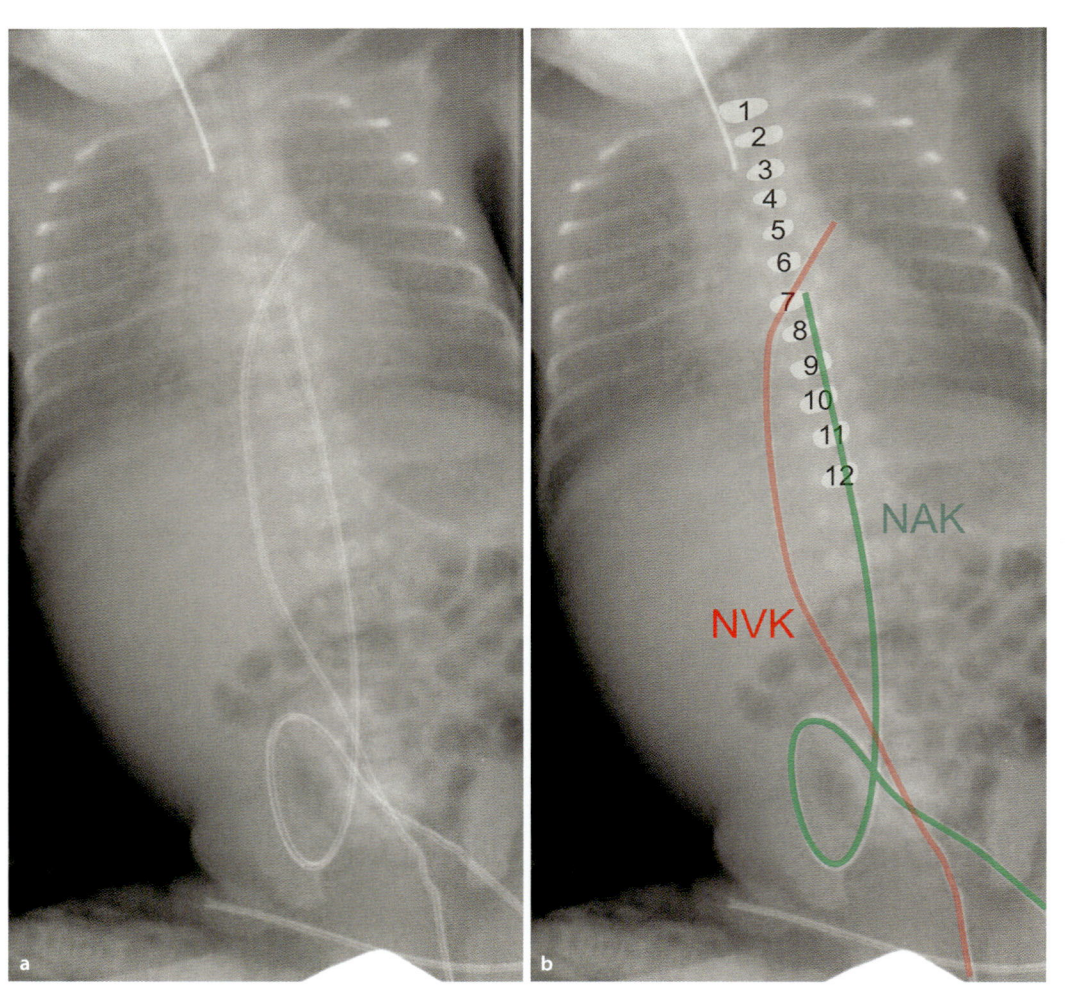

◘ **Abb. 8.27a, b** Nabelarterienkatheter mit dem Ende in Projektion auf die Aorta links paravertebral in Höhe BWK 7, damit in regelrechter hoher Position. Daneben Fehllage eines Nabelvenenkatheters in Projektion auf den linken Vorhof bei ASD

8.5 · Nabelarterienkatheter (NAK)

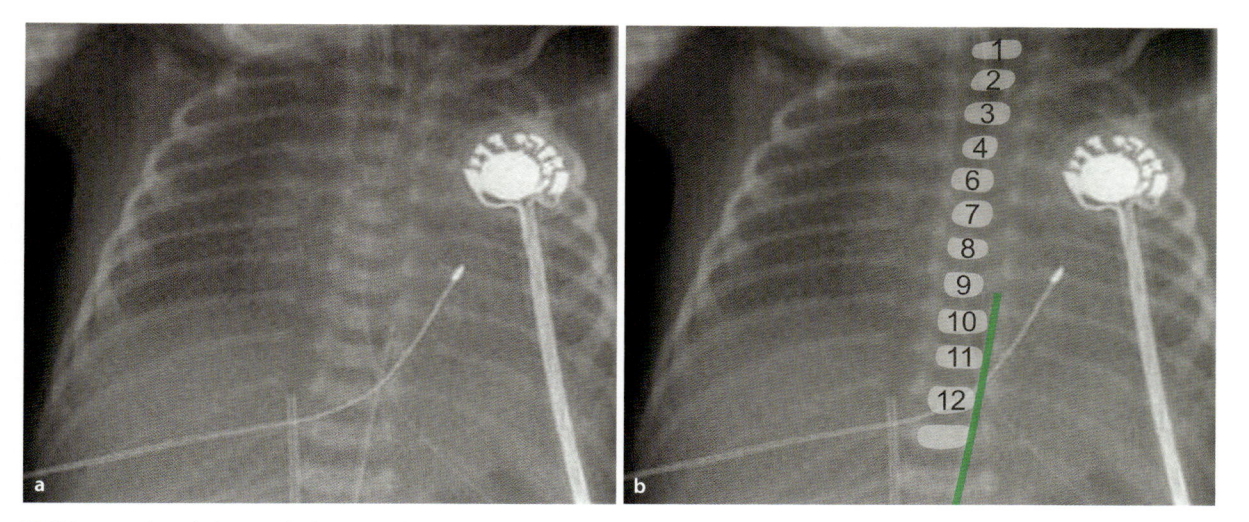

Abb. 8.28a, b Nabelarterienkatheter mit dem Ende in Projektion auf die Aorta links paravertebral in Höhe BWK 9/10, damit knapp regelrecht in hoher Position. Daneben regelrechte Projektion des Nabelvenenkatheters in Projektion auf die V. cava inferior. In tiefer Lage projiziert sich der Katheter auf die Aorta, links in Höhe des 3.–4. LWK. Als Fehllage gilt daher eine Lage zwischen BWK 11 und LWK 2, da in diesem Bereich die großen aortalen Gefäßabgänge liegen

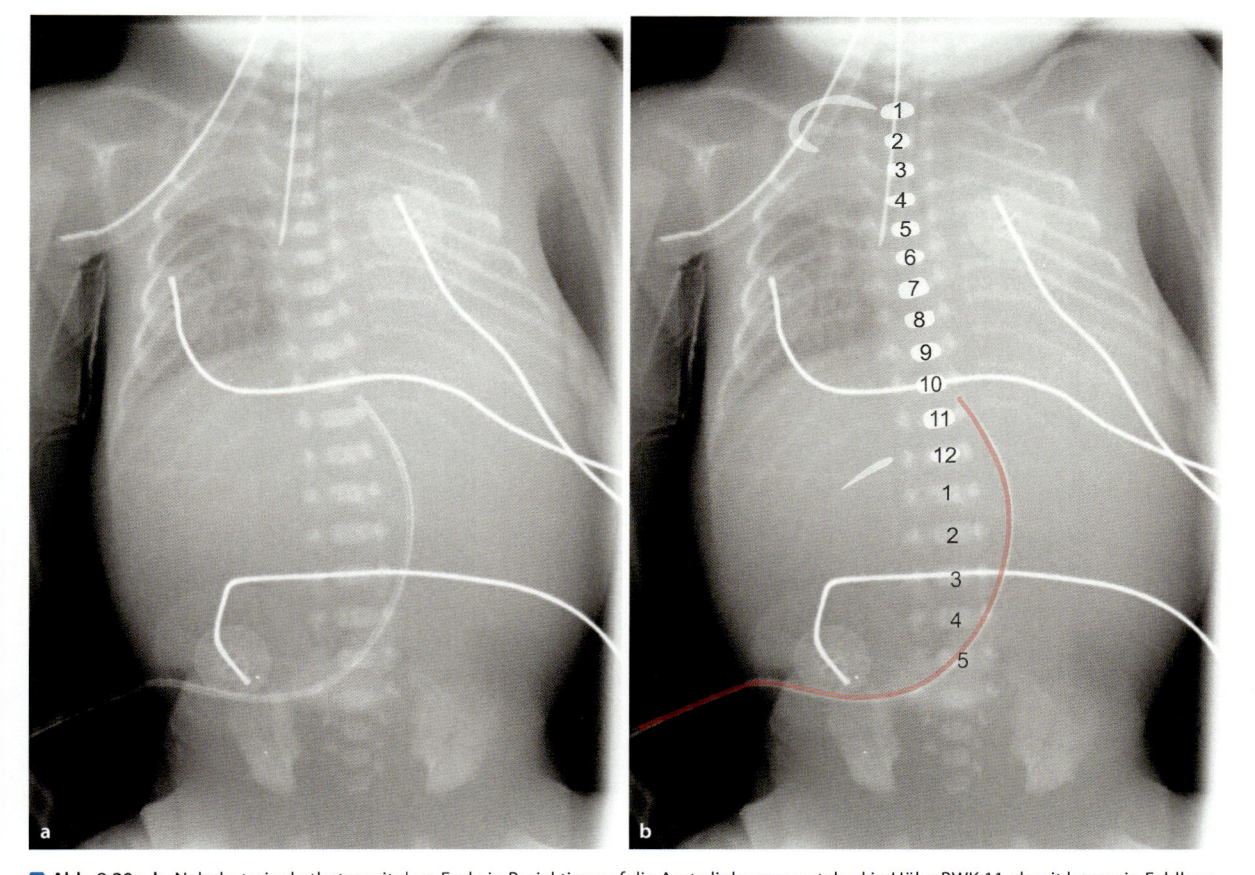

Abb. 8.29a, b Nabelarterienkatheter mit dem Ende in Projektion auf die Aorta links paravertebral in Höhe BWK 11, damit knapp in Fehllage

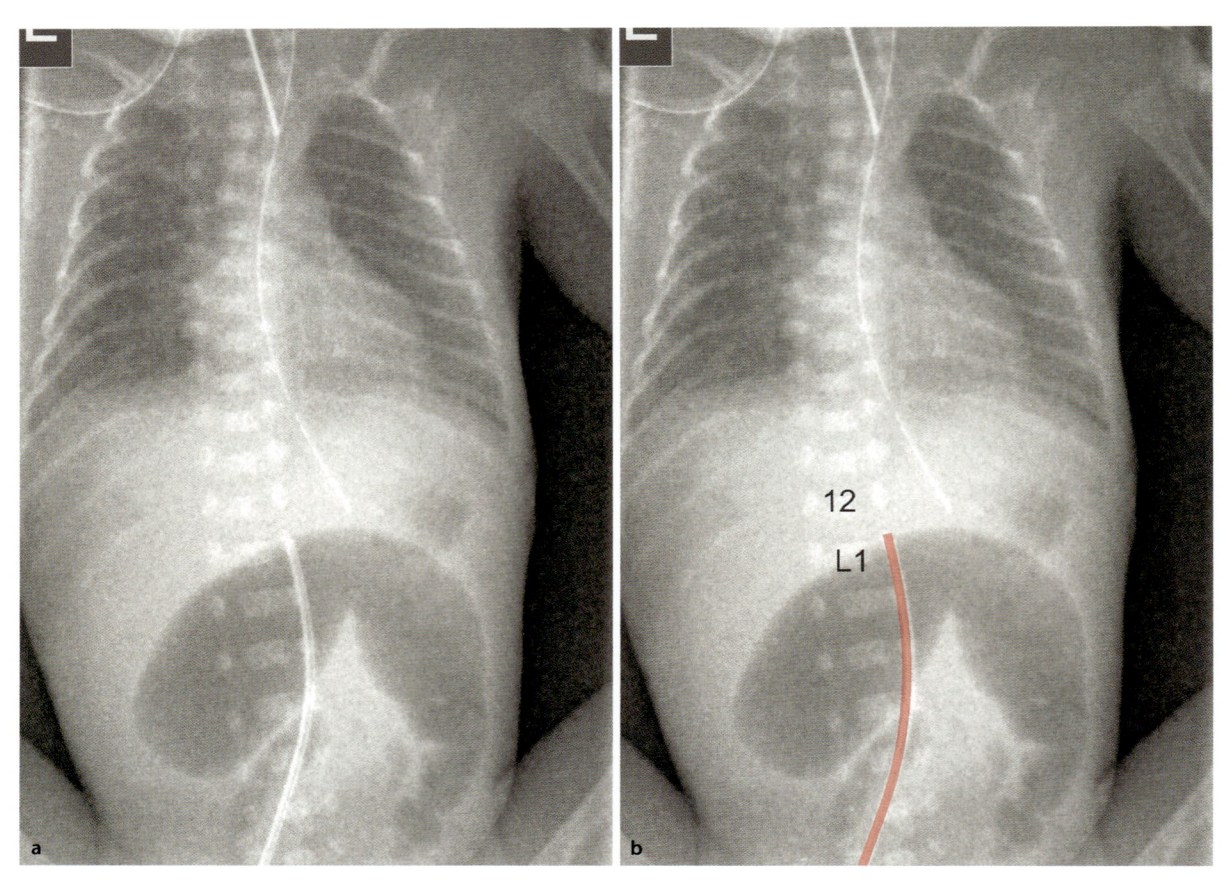

Abb. 8.30a, b Nabelarterienkatheter in Fehllage mit dem Ende in Projektion auf die Aorta links paravertebral in Höhe LWK 1

8.5 · Nabelarterienkatheter (NAK)

Komplikationen

Typische Komplikationen sind
- Fehlsondierung der Nabelvene,
- Gefäßperforation, Blutung,
- Katheterabriss,
- Thrombose,
- Luftembolie,
- Gefäßspasmus mit Durchblutungsstörungen,
- periphere Ischämie,
- renovaskuläre Hypertension durch Spasmus der Nierenarterien,
- nekrotisierende Enterokolitis (NEC; im Röntgenbild zu erkennen an perlschnurartigen intramuralen Luftbläschen, bei weit fortgeschrittenen Fällen auch durch Luft in der Pfortader).

Einige Beispiele zeigen ◘ Abb. 8.31, ◘ Abb. 8.32 und ◘ Abb. 8.33.

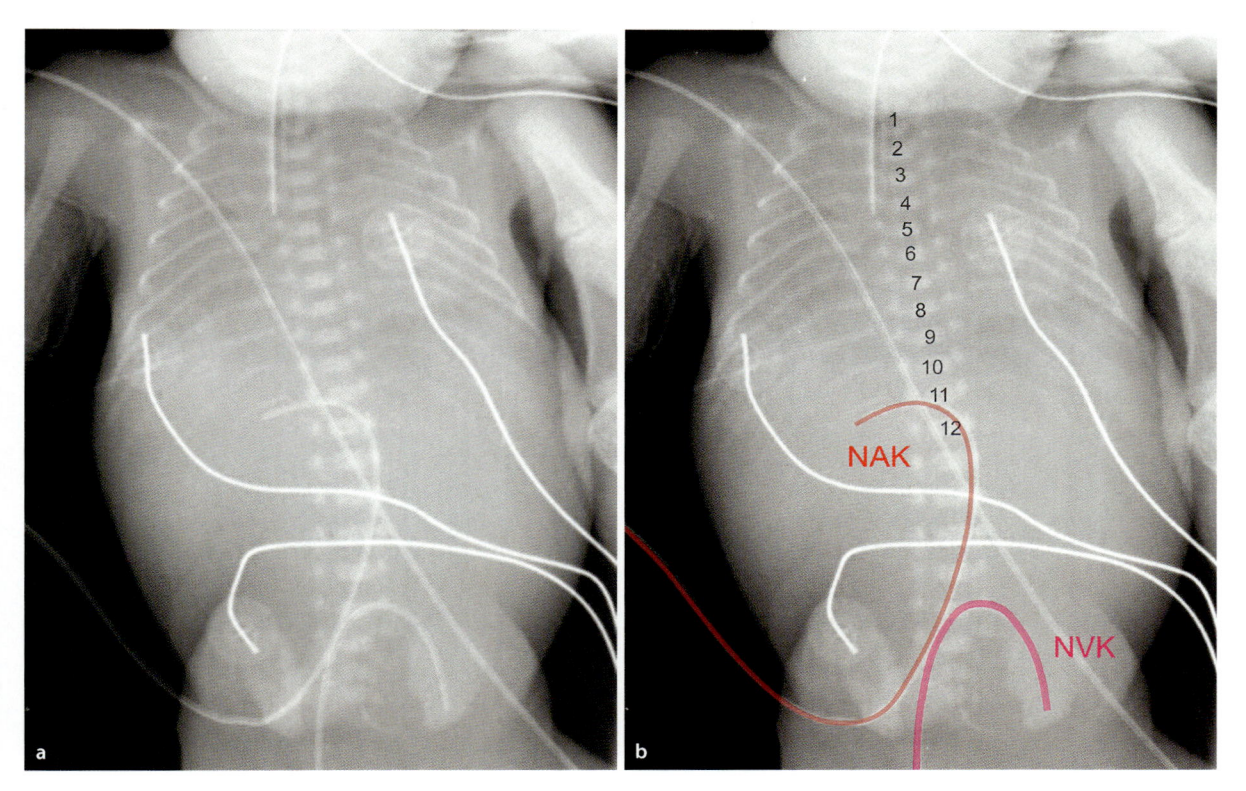

◘ **Abb. 8.31a, b** Nabelarterienkatheter in Fehllage. Der Katheter weicht in Höhe BWK 12 nach rechts ab. Wir haben keine zweite Ebene, dennoch besteht der Verdacht auf eine Fehllage des NAK, am wahrscheinlichsten über den Truncus coeliacus in der A. hepatica communis. Zusätzlich Fehllage des NVK, der nach kaudal umgeschlagen ist und in Projektion auf die Beckenvenen links zum Liegen kommt. Und last but not least ist der Endotrachealtubus zu tief positioniert

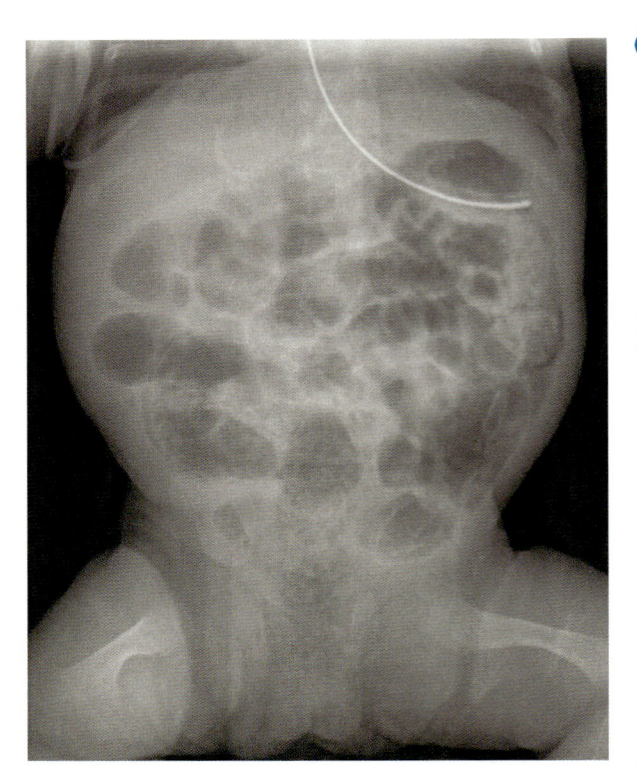

> **!** Cave
>
> Durch eine Minderperfusion mesenterialer Gefäße, z. B. bei versehentlicher Sondierung, kann ein Spasmus ausgelöst und eine Ischämie der Darmwände begünstigt werden. Die Ischämie wiederum begünstigt intestinale bakterielle Infektionen bis hin zur nekrotisierenden Enterokolitis.

Im Röntgenbild präsentiert sich die nekrotisierende Enterokolitis mit perlschnurartigen intramuralen Luftbläschen, bei weit fortgeschrittenen Fällen auch Luft in der Pfortader.

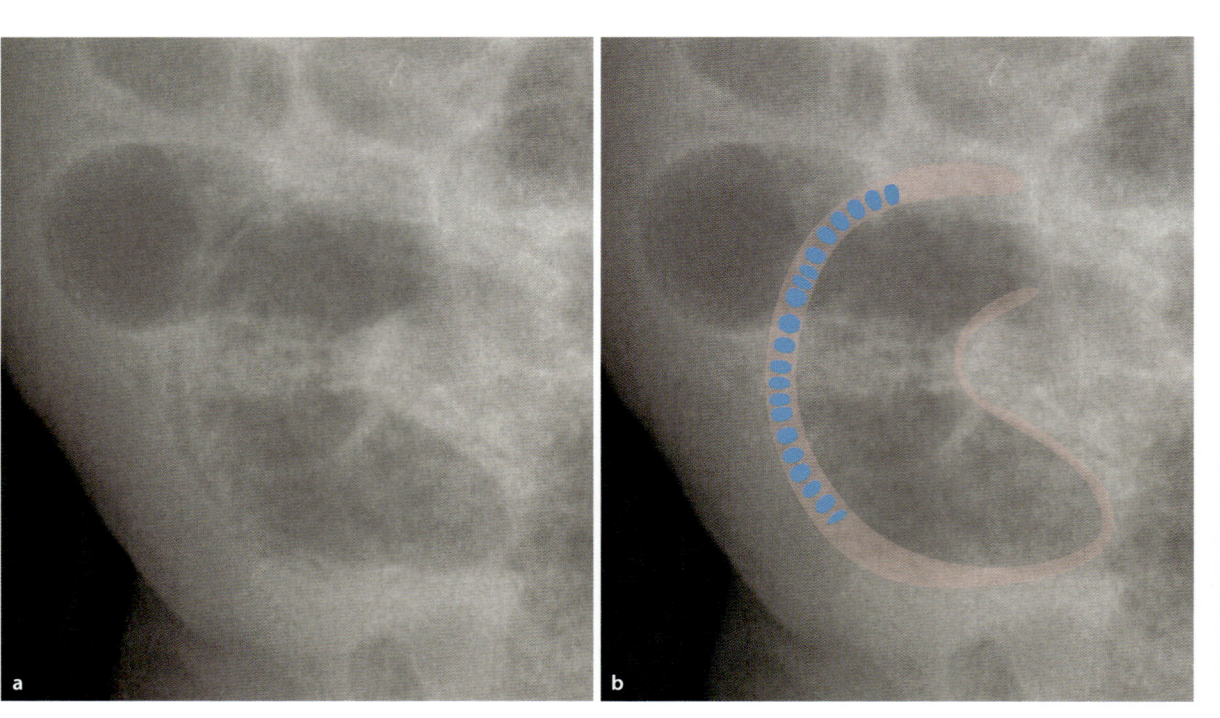

Abb. 8.32 Magensonde regelrecht in Projektion auf den epigastrischen Raum und die Magenblase. Die Darmschlingen sind überbläht und luftgefüllt. Im Unterbauch rechts verbreiterte Darmwände mit perlenschnurartigen intramuralen Lufteinschlüssen. Verdacht auf nekrotisierende Enterokolitis (NEC)

Abb. 8.33a, b Starke Vergrößerung einer Darmschlinge im Unterbauch rechts. Erheblich verbreiterte Darmwand mit perlenschnurartigen intramuralen Lufteinschlüssen. Verdacht auf nekrotisierende Enterokolitis (NEC)

8.6 Sonstige iatrogene Fremdkörper

8.6.1 Ductusverschluss

Der Ductus arteriosus Botalli ist eine fetale Verbindung zwischen dem Truncus pulmonalis und dem Aortenbogen. Im fetalen Kreislauf wird das Blut aus dem rechten Ventrikel unter Umgehung des Lungenkreislaufs in die Aorta gepumpt. Der Ductus arteriosus verschließt sich normalerweise spontan innerhalb weniger Stunden nach der Geburt. Bei Ausbleiben der spontanen Gefäßobliteration handelt es sich um einen persistierenden Ductus arteriosus (PDA), der mit 5–9% zu den häufigeren Fehlbildungen am Herzen zählt.

Nach der Geburt sinkt der Blutdruck in den Pulmonalarterien. Infolge der Druckdifferenz zwischen Aorta und Truncus pulmonalis fließt nun sauerstoffreiches Blut aus der Aorta in den Truncus pulmonalis, was zu einer erhöhten Volumenbelastung des linken Herzens mit Linksherzhypertrophie, und zur pulmonalarteriellen Hypertonie und Herzinsuffizienz führt.

Auch das Risiko einer Endokarditis steigt. Daher wird häufig der Verschluss des persistierenden Ductus arteriosus angestrebt. Der Verschluss kann operativ durch einen Clip erfolgen (◘ Abb. 8.34), aber auch interventionell mit Okkludern, z. B. Coils oder Schirmchen erfolgen.

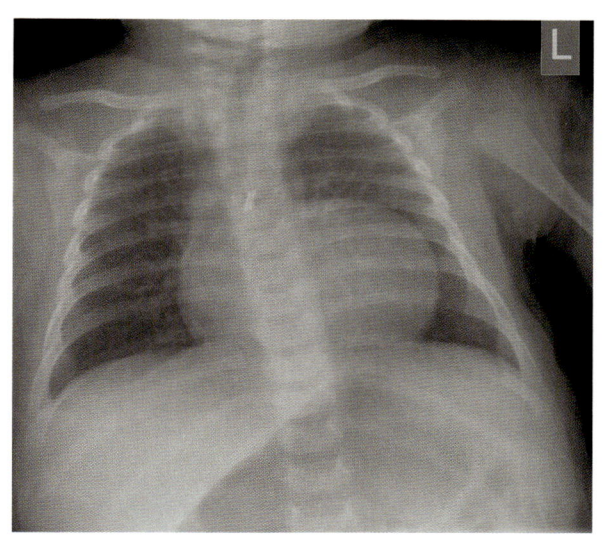

◘ **Abb. 8.34** Clip am oberen Rand des Herzschattens unter der Aorta nach Clipping eines persistierenden Ductus arteriosus

8.6.2 Magensonden

Magensonden bei Kindern sind analog zu den Magensonden erwachsener Patienten zu betrachten. Sie sollen sich auf den epigastrischen Raum, auf die Magenblase projizieren (Abb. 8.35).

Fehllagen sind häufig (Abb. 8.36, Abb. 8.37).

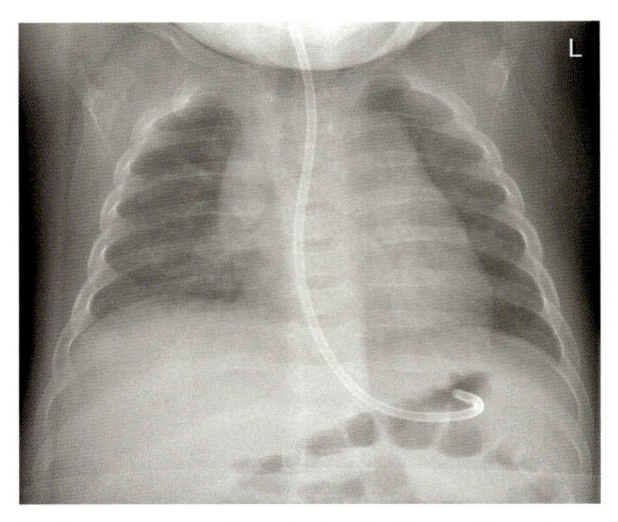

Abb. 8.35 Magensonde regelrecht in Projektion auf den epigastrischen Raum und die Magenblase

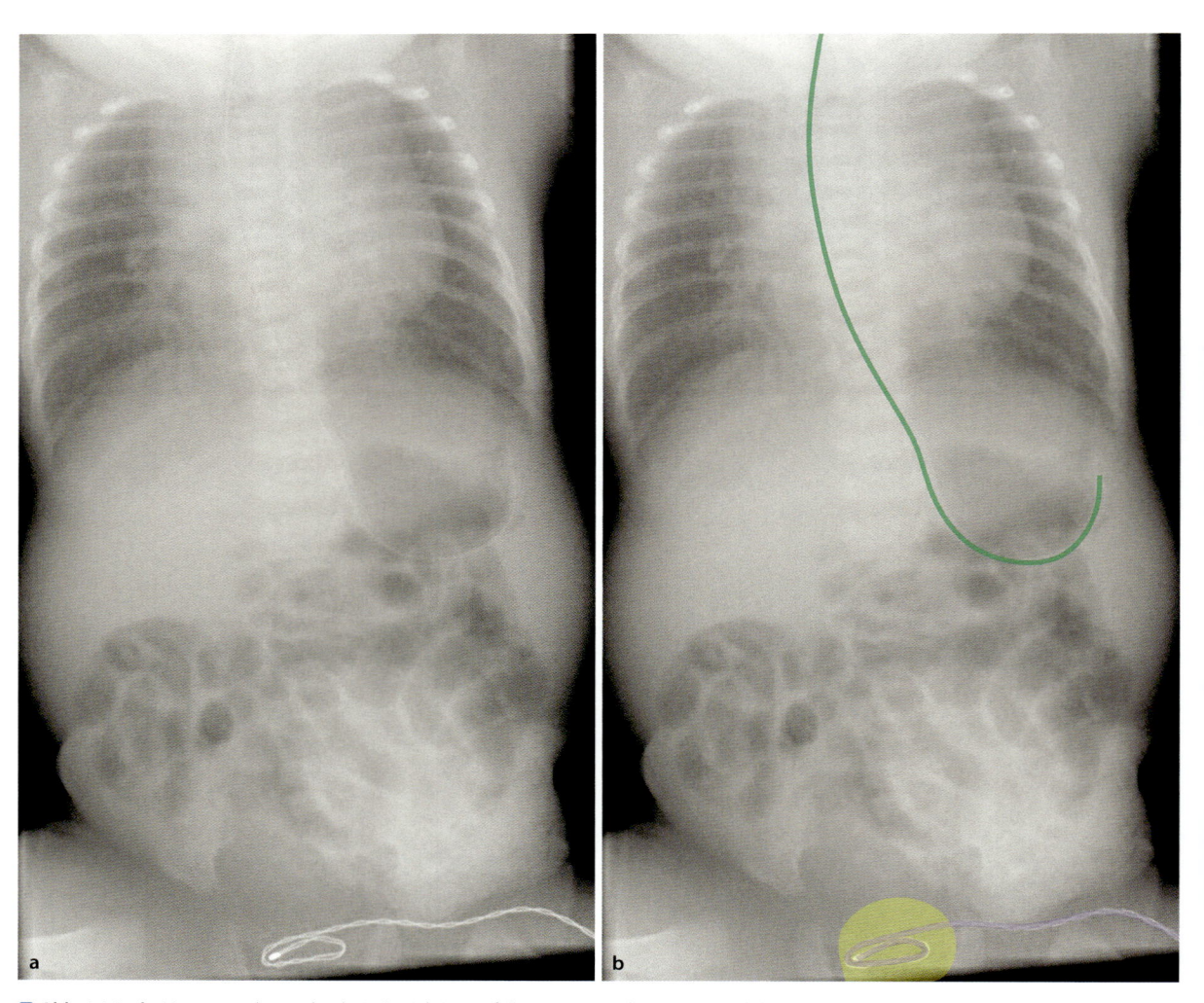

Abb. 8.36a, b Magensonde regelrecht in Projektion auf den epigastrischen Raum und die Magenblase. Der Katheter im kleinen Becken entspricht am ehesten einer intravesikalen Temperatursonde

8.6 · Sonstige iatrogene Fremdkörper

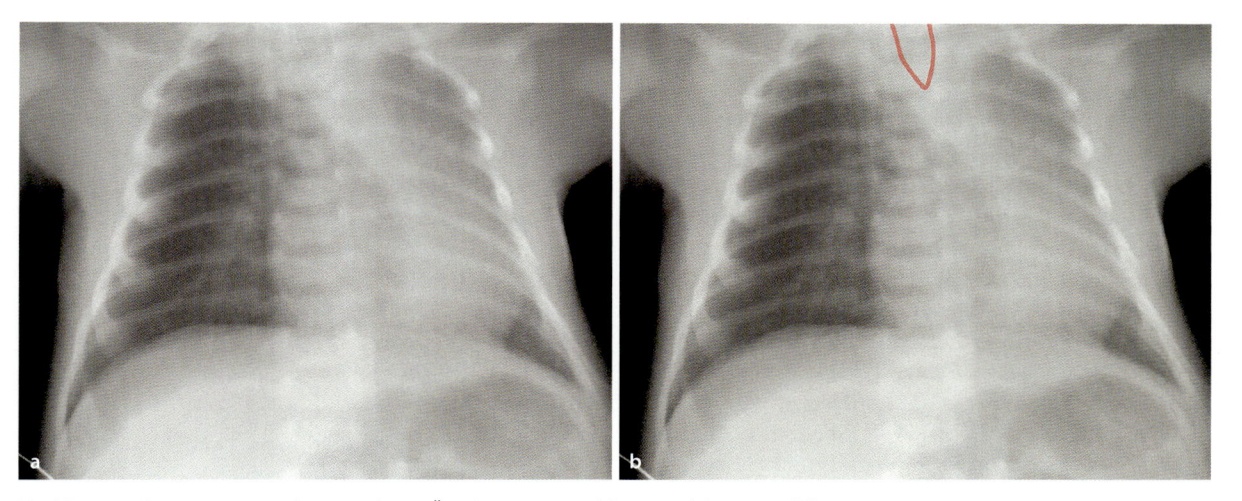

◘ **Abb. 8.37a, b** Die Magensonde ist im oberen Ösophagus umgeschlagen und damit in Fehllage

8.6.3 Thoraxdrainagen

Kindliche Thoraxdrainagen sind analog zu den Thoraxdrainagen erwachsener Patienten zu betrachten (◘ Abb. 8.38, ◘ Abb. 8.39).

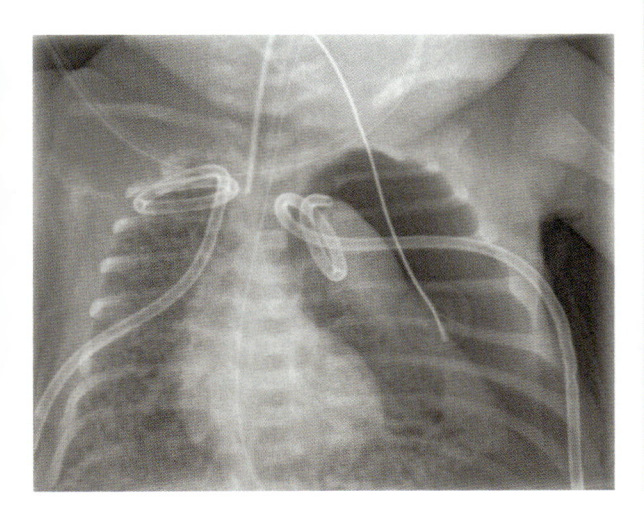

◘ **Abb. 8.38** Frühgeborenes der 27. Schwangerschaftswoche mit Langzeitbeatmung. Darunter haben sich beidseitige Pneumothoraces ausgebildet. Beidseits Zustand nach Thoraxdrainage. Rechts wieder vollständig entfaltete Lunge, links noch immer Bild eines Spannungspneumothorax. ETT und Magensonde regelrecht einliegend

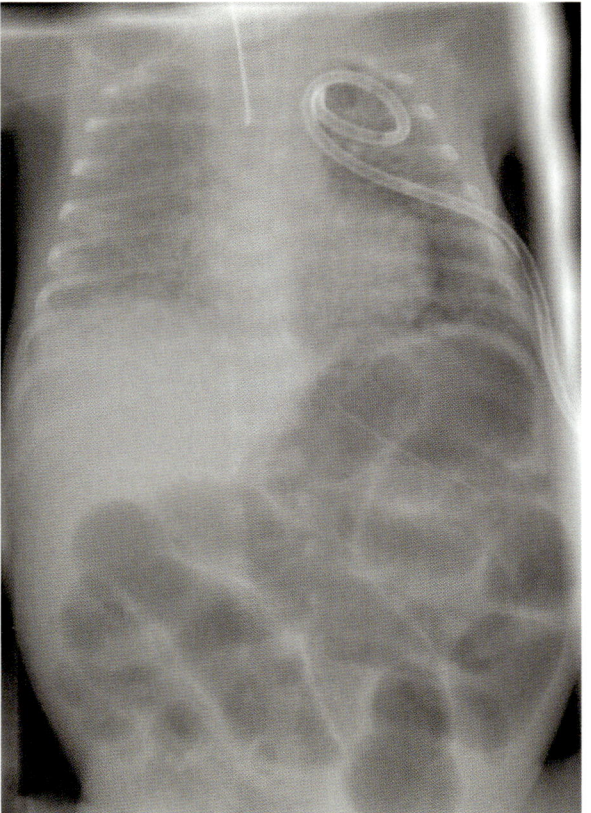

◘ **Abb. 8.39** Thoraxdrainage links nach Pneumothorax. Darunter wieder vollständig entfaltete Lunge. ETT und Magensonde regelrecht einliegend

8.7 Akzidentielle Fremdkörper

8.7.1 Ingestion

Relativ häufig werden Kleinkinder mit Verdacht auf Fremdkörperingestion vorgestellt. Bei Verdacht auf eine Fremdkörperingestion, also dem Verschlucken eines Fremdkörpers, ist eine rasche Diagnostik erforderlich. Besondere Gefahr besteht bei Fremdkörpern im Ösophagus sowie spitzen oder scharfkantigen Fremdkörpern.

Da fatale Ausgänge durch Aspiration mit Verlegung der oberen Atemwege, Schleimhautverletzung, Druckulzera oder Perforation gastrointestinaler Strukturen möglich sind, muss im Verdachtsfall die Fremdkörperingestion sicher ausgeschlossen bzw. eine ungefährliche Lokalisation des Fremdkörpers nachgewiesen werden.

Typische Fremdkörper die im Säuglings- bis Vorschulalter verschluckt werden, sind Murmeln und andere kleine Spielzeuge bzw. Spielzeugteile. Ältere Kinder verschlucken eher versehentlich Nadeln, Reißzwecken oder Heftklammern, die sie den Lippen festhalten wollten.

- **Symptome**
- Erbrechen,
- Unruhe,
- Hypersalivation,
- Dysphagie,
- Dyspnoe.

Röntgenaufnahmen zur Fremdkörpersuche werden möglichst in 2 Ebenen durchgeführt. Es erfolgt eine Röntgenaufnahme des Thorax mit Hals, welche die untere Zahnreihe mit abbilden muss, da ösophageale Fremdkörper sich häufig im oberen Ösophagusdrittel vor der oberen Ösophagusenge befinden. Ist in dieser Aufnahme kein röntgendichter Fremdkörper abzubilden, erfolgt die Röntgenaufnahme des Abdomens.

> Bei Verdacht auf Ingestion nicht röntgendichter Fremdkörper sollte eine Kontrastmitteluntersuchung (Ösophagusbreischluck) zum Ausschluss von ösophagealen Fremdkörpern durchgeführt werden.

- **Typische Fremdkörperlagen**
- Obere Ösophagusenge (Ösophaguseingang in Höhe des Ringknorpels; ◘ Abb. 8.40a),
- mittlere Ösophagusenge (Enge durch den Aortenbogen und den linken Hauptbronchus; ◘ Abb. 8.40b),
- untere Ösophagusenge (Hiatus oesophageus des Zwerchfells; ◘ Abb. 8.40c),
- präpylorisch im Magen (◘ Abb. 8.40d; ◘ Abb. 8.42).

- **Seltenere Fremdkörperlagen**
- Meckel-Divertikel,
- Bauhin-Klappe,
- Zökum (◘ Abb. 8.43).

> Kleinere runde Fremdkörper passieren den Gastrointestinaltrakt gewöhnlich problemlos.

Münzen ab einer Größe von 2 cm bleiben häufiger im Ösophagus stecken, kleinere Münzen können den GI-Trakt häufig unproblematisch passieren. Münzen mit einem Durchmesser über 2,3 cm werden hochwahrscheinlich den Pylorus nicht mehr spontan passieren können und müssen endoskopisch entfernt werden.

Alle Euromünzen ab 20 Cent und D-Mark-Münzen ab 10 Pfennig sind im Durchmesser größer als 20 mm. Die Größen der Geldstücke sind in ◘ Abb. 8.41 dargestellt.

Beispiele für das Verschlucken spitzer bzw. scharfkantiger Gegenstände sind in ◘ Abb. 8.42, ◘ Abb. 8.43 und ◘ Abb. 8.44 gezeigt (weitere Beispiele s. auch ▶ Kap. 5).

Verschluckte Nadeln und Reißzwecken werden interessanterweise meist problemlos ausgeschieden, wenn auch die Gefahr einer Perforation besteht (s. auch ▶ Kap. 5). Normalerweise stellen sich spitze Gegenstände jedoch mit der stumpfen Seite in »Fahrtrichtung« ein, und die Darmwand reagiert auf den Reiz durch einen spitzen Gegenstand mit Retraktion.

> **Cave**
> Als besonders gefährlich ist die Ingestion von Knopfbatterien zu betrachten, da Kurzschlüsse zu Verbrennungen führen können und zusätzlich die Gefahr des Austretens toxischer Inhaltsstoffe besteht. Auch kleine verschluckte Magnete können zu einer Gefahr werden, sobald zwei Magnete verschluckt wurden, da sie über Darmwände hinweg aneinander haften und so zu Drucknekrosen und Perforation führen können.

8.7 · Akzidentielle Fremdkörper

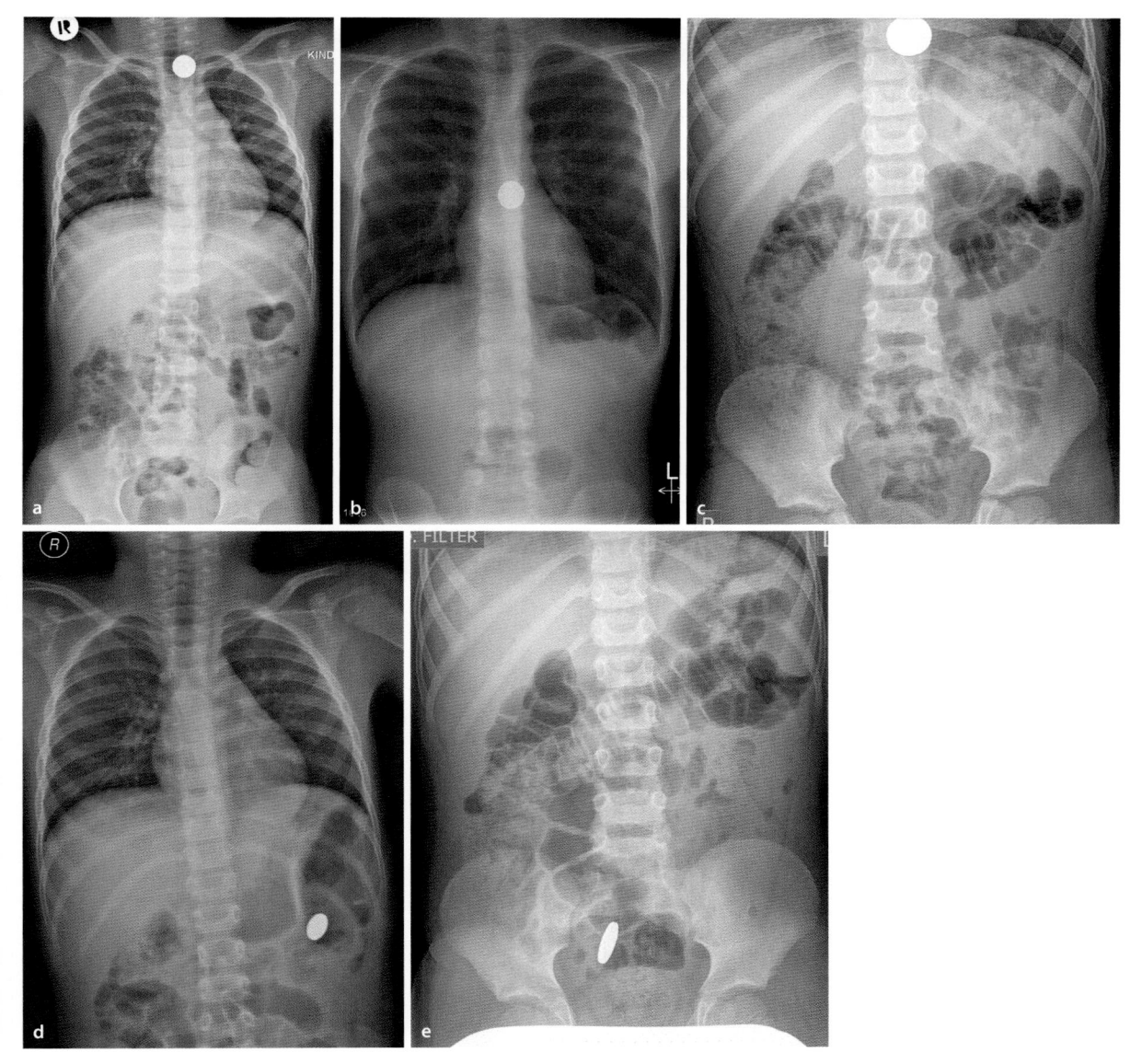

Abb. 8.40a–e Röntgenaufnahmen von Kindern nach Verschlucken von Münzen. **a** Vorschulkind mit Dyspnoe nach Verschlucken einer 50-Cent-Münze. Übersichtsaufnahme von Thorax und Abdomen. Abbildung der Münze knapp am oberen Bildrand vor der oberen Ösophagusenge. Besser wäre in diesem Fall die Aufnahme von Hals und Thorax gewesen, insbesondere, da das Kind eindeutig über Beschwerden klagte, die auf ein Steckenbleiben des Fremdkörpers im Ösophagus hinwiesen. **b** Vorschulkind mit Dyspnoe nach Verschlucken einer 5-Cent-Münze. Übersichtsaufnahme des Thorax. Die Münze liegt vor der mittleren Ösophagusenge am linken Hauptbronchus. **c** Vorschulkind mit Dyspnoe nach Verschlucken einer 20-Cent-Münze. Übersichtsaufnahme des Abdomens. Die Münze liegt vor der unteren Ösophagusenge, dem Hiatus oesophageus. **d** Vorschulkind nach Verschlucken einer 10-Cent-Münze. Übersichtsaufname des Thorax. Die Münze liegt im Magen. **e** Kleinkind nach Verschlucken einer 10-Cent-Münze. Übersichtsaufnahme des Abdomens. Abbildung der Münze in Projektion auf das kleine Becken und die Rektumampulle

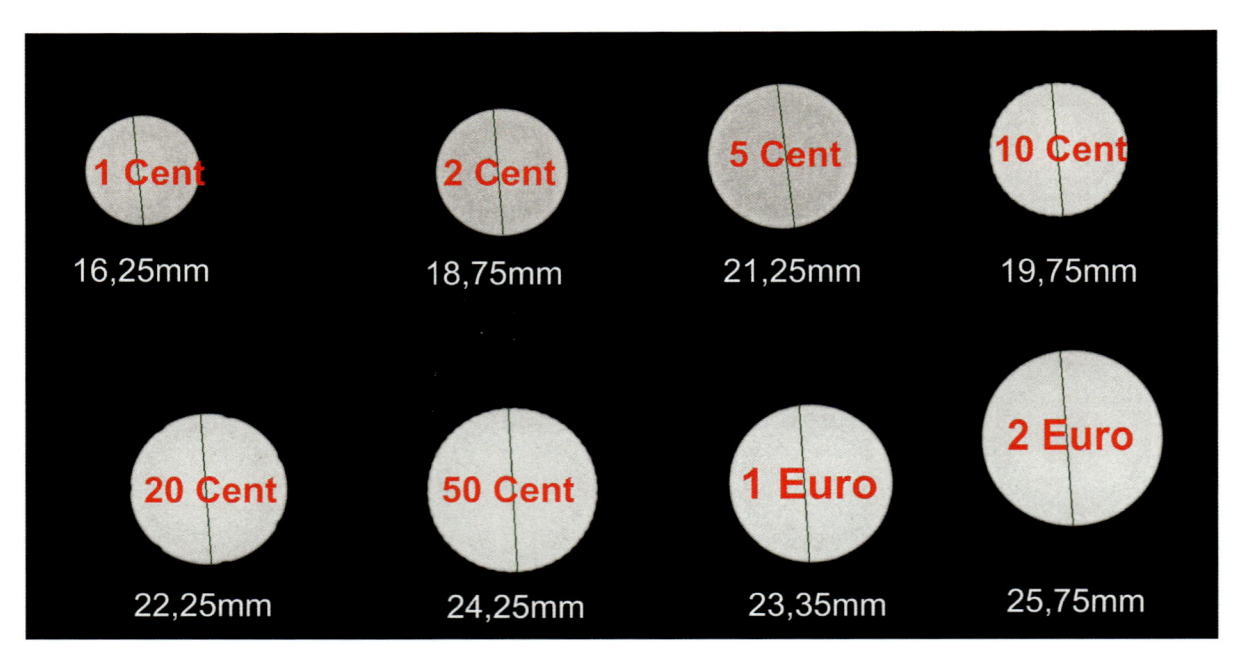

Abb. 8.41 Euromünzen im Röntgenbild. Neben den charakteristischen Randformen beim 20- und 50-Cent-Stück sind die Geldstücke über die Größe unterscheidbar

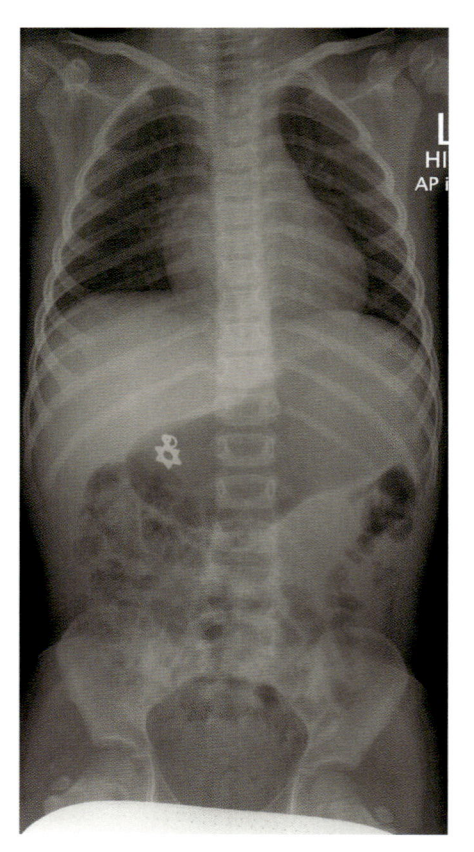

Abb. 8.42 Vorschulkind nach Verschlucken eines Kettenanhängers. Übersichtsaufnahme von Thorax und Abdomen. Abbildung des sternenförmigen Schmuckstücks in Projektion auf den Magenausgang

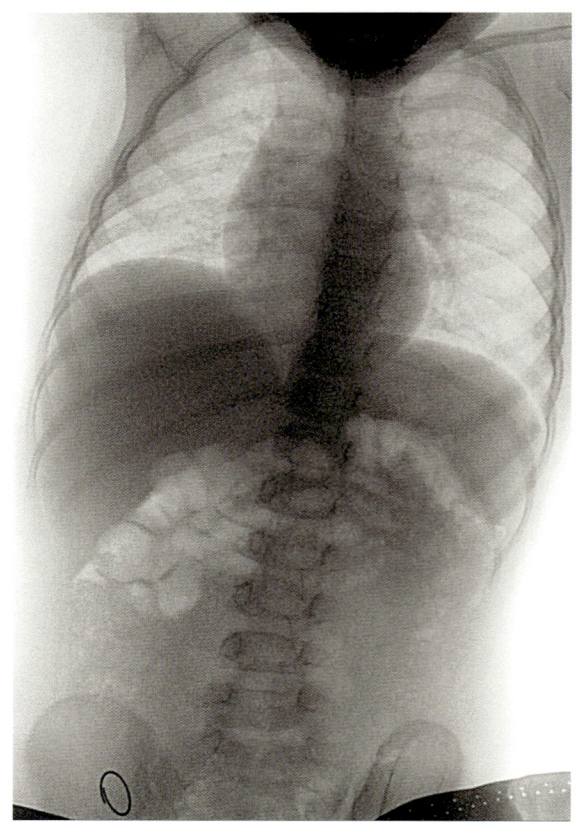

Abb. 8.43 Kleinkind nach Verschlucken eines Schlüsselrings. Durchleuchtungsaufnahme von Thorax und Abdomen. Abbildung des Fremdkörpers vor dem Zökum

8.7 · Akzidentielle Fremdkörper

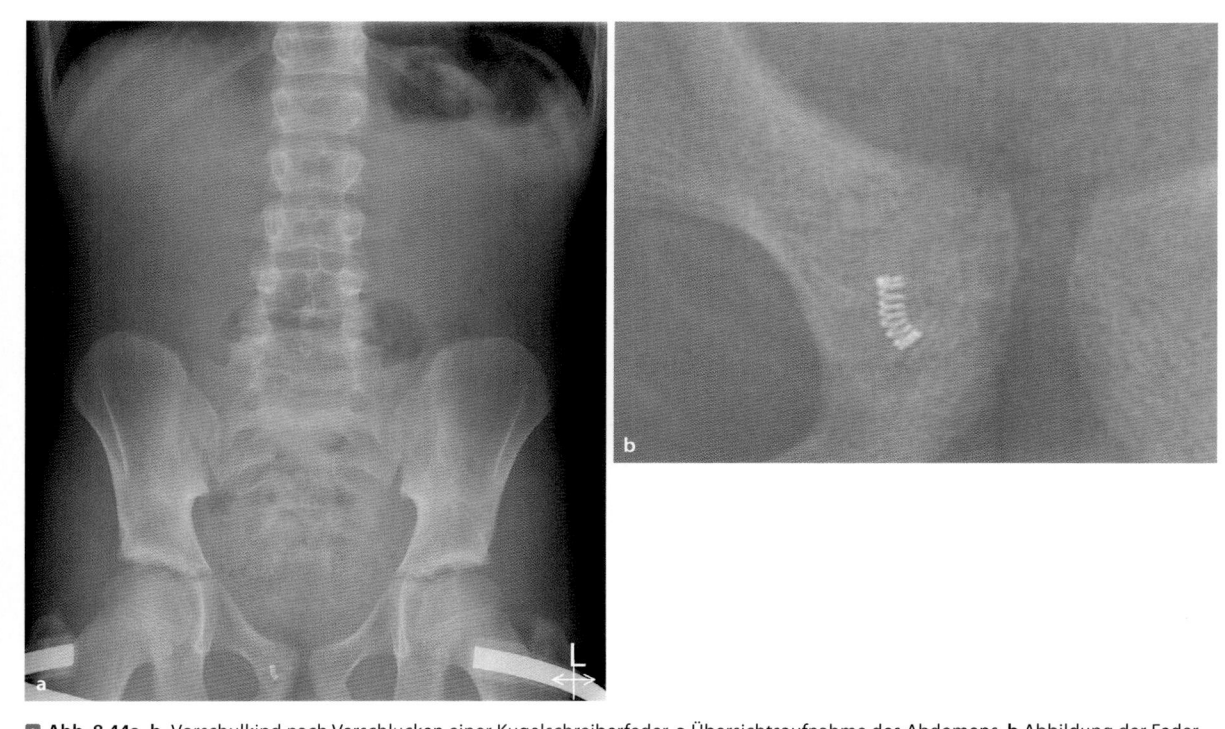

Abb. 8.44a, b Vorschulkind nach Verschlucken einer Kugelschreiberfeder. **a** Übersichtsaufnahme des Abdomens. **b** Abbildung der Feder in Projektion auf das kleine Becken und die Rektumampulle

8.7.2 Aspiration

Aspirierte Fremdkörper finden sich häufig im rechten Hauptbronchus wegen des steileren Verlaufs des rechten Bronchus (▪ Abb. 8.45).

Risiken der Aspiration sind

- Atelektasen (▪ Abb. 8.46),
- Überblähung (▪ Abb. 8.47, ▪ Abb. 8.48), aber auch
- Infektionen.

! Cave

Kleinkinder sollen möglichst keine Erdnüsse essen, da die Hauptbronchien der Kleinkinder im Durchmesser zu klein sind und die Nüsse im Hauptbronchus steckenbleiben können (▪ Abb. 8.47, ▪ Abb. 8.48).

8

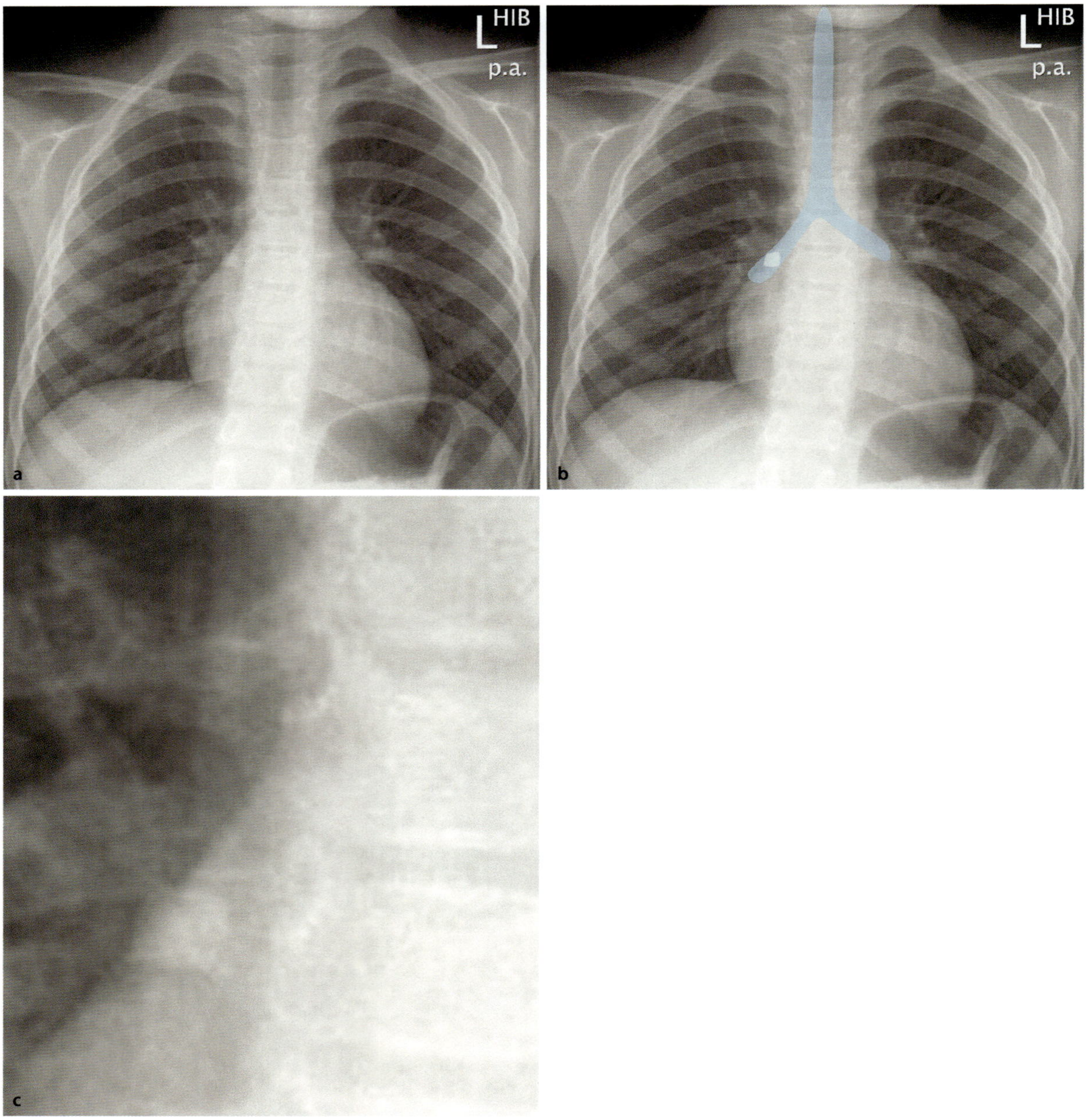

▪ **Abb. 8.45a–c** Abgebrochener Schneidezahn im rechten Hauptbronchus

8.7 · Akzidentielle Fremdkörper

Info to go

Rundliche Fremdkörper verursachen bei Aspiration eher Atelektasen. Andere Fremdkörper verursachen unter Umständen eine Art Ventilmechanismus, bei dem Luft in der Inspiration am Fremdkörper vorbei strömen, in Exspiration (wenn der Bronchusdurchmesser ohnehin kleiner wird) jedoch nicht wieder ausströmen kann (◘ Abb. 8.48).

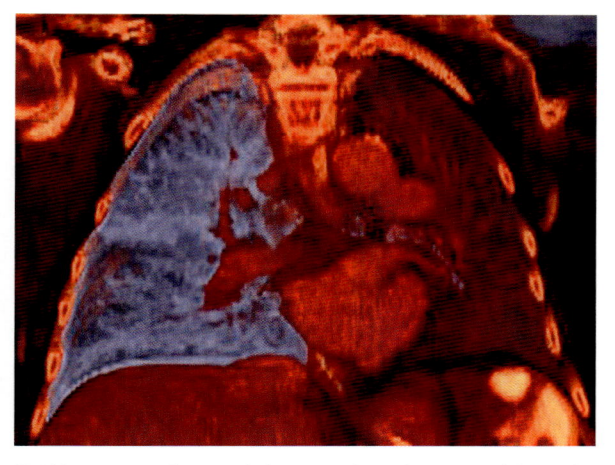

◘ **Abb. 8.46** Haselnuss im linken Hauptbronchus mit Atelektase des linken Lungenflügels

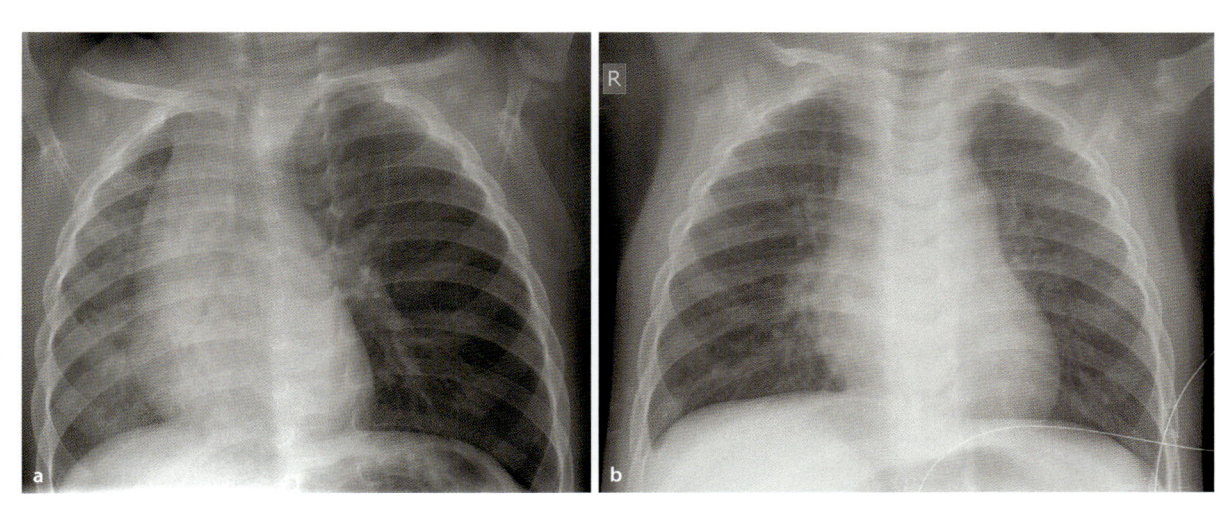

◘ **Abb. 8.47a, b** Erdnuss im linken Hauptbronchus mit Überblähung (**a**). Wichtig: Kleinkinder sollen möglichst keine Erdnüsse essen, da die Hauptbronchien der Kleinkinder im Durchmesser zu klein sind und die Nüsse im Hauptbronchus steckenbleiben können. **b** zeigt das Kind nach bronchoskopischer Entfernung der Erdnuss mit wieder regulärer Belüftung beider Lungenflügel

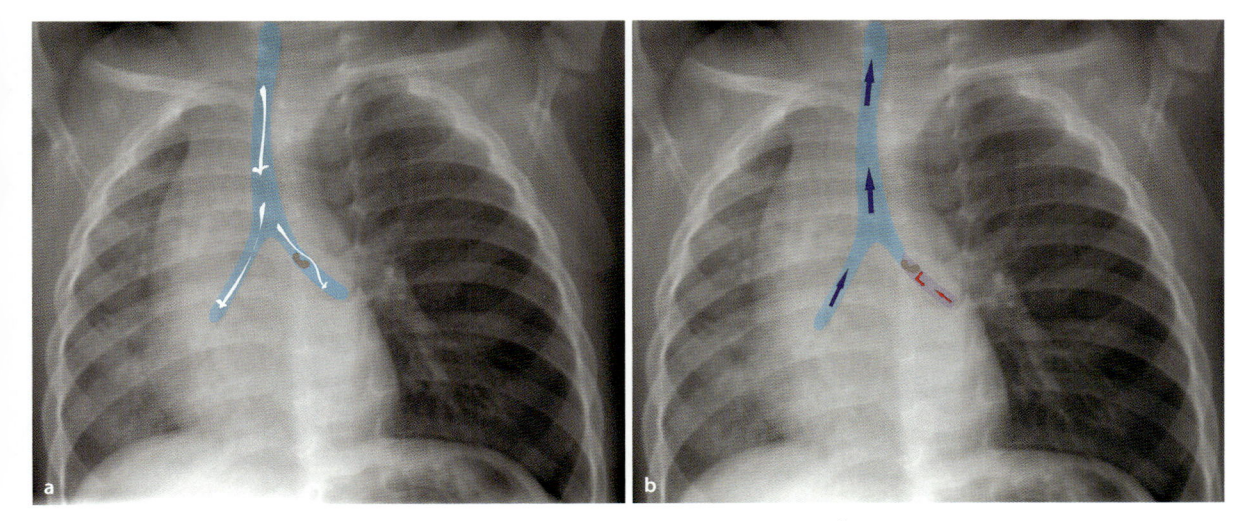

◘ **Abb. 8.48a, b** Erdnuss im linken Hauptbronchus mit Ventilmechanismus und resultierender Überblähung des linken Lungenflügels

8.7.3 Andere Fremdkörper

Bei anderen Fremdkörpern abseits von Ingestion oder Aspiration muss die Diagnostik entsprechend der Anamnese und der Klinik erfolgen. Bei Fremdkörpern in den Weichteilen, z. B. der Hände, erfolgt die Röntgenaufnahme in 2 Ebenen. Manchmal ist es allerdings schwieriger, wie im folgenden Fall:

Ein 3-jähriges Kind wurde wegen anhaltender Kopfschmerzen ohne Resultat in den klinischen Untersuchungen zum MRT des Schädels überwiesen, um einen tumorösen Prozess auszuschließen. Die Untersuchung musste bei sehr unruhigem Kind in Vollnarkose erfolgen. Bereits bei den ersten Aufnahmen zeigten sich ausgeprägte Metallartefakte (Abb. 8.49). Die Artefakte sehen typisch aus für die Metallartefakte von Zahnspangen, allerdings ist eine Zahnspange bei einem dreijährigen Kind auszuschließen.

Daher wurde das Kind aus dem MRT entfernt, und es erfolgte eine nochmalige Untersuchung durch einen HNO-Arzt, der allerdings wiederum keinen Fremdkörper finden konnte. Da die Narkose enorm zeit- und personalaufwendig war und wir dem Kind eine zweite Narkose nicht zumuten wollten, entschieden wir uns, eine Röntgenaufnahme des Schädels anzufertigen.

Die Röntgenaufnahme zeigte eine metallische Feder in Projektion auf die Nasenhaupthöhle (Abb. 8.50). Diese konnte dann endoskopisch geborgen werden (Abb. 8.51).

Das anschließend komplikationslos durchgeführte MRT zeigte keine weiteren pathologischen Befunde.

Später konnte der Zeitraum eingegrenzt werden, in dem der Fremdkörper in die Nase des Kindes gekommen war; er markierte auch den Anfang der Beschwerden des Kindes.

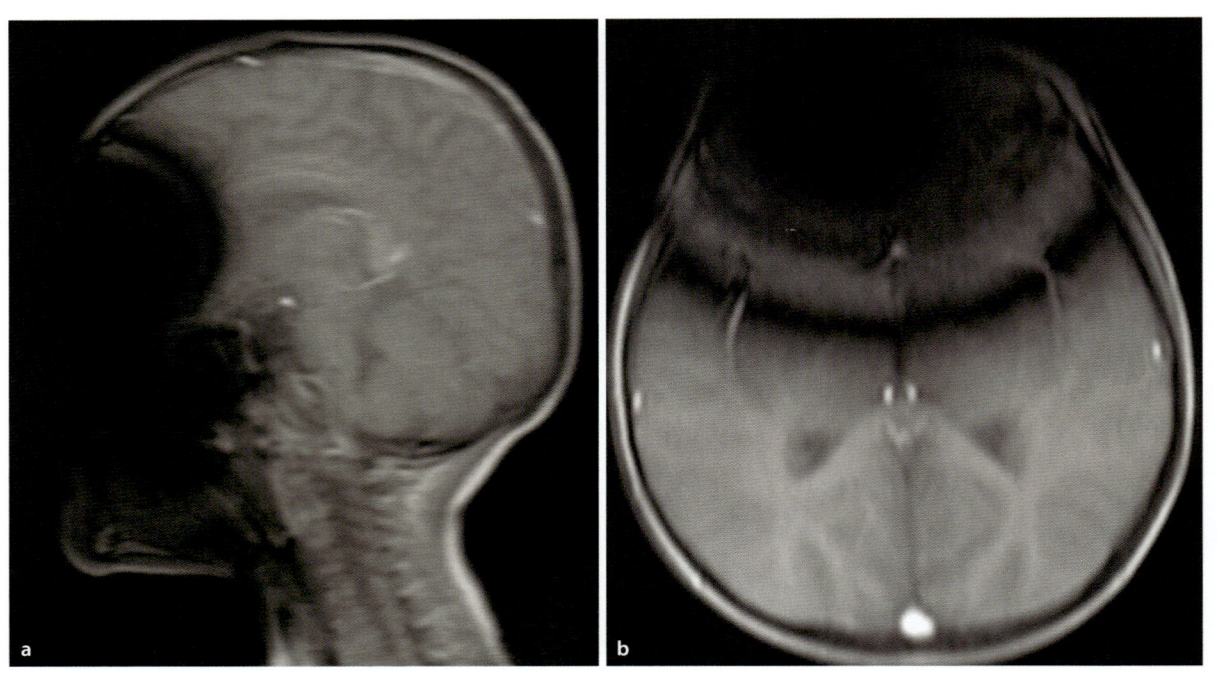

Abb. 8.49a, b Massive Metallartefakte über dem Gesichtsschädel im MRT

8.7 · Akzidentielle Fremdkörper

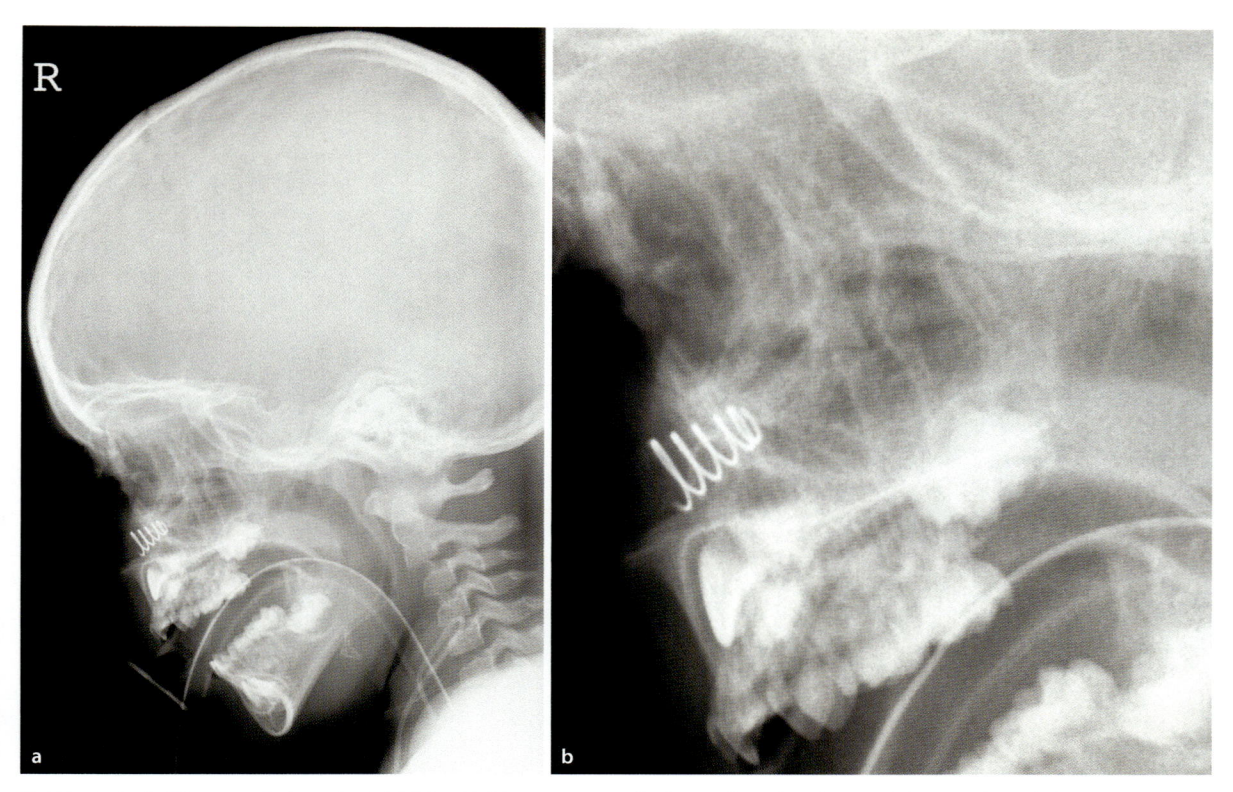

Abb. 8.50a, b Röntgenaufnahme des Schädels. Abbildung einer metallischen Feder in Projektion auf die Nasenhaupthöhlen

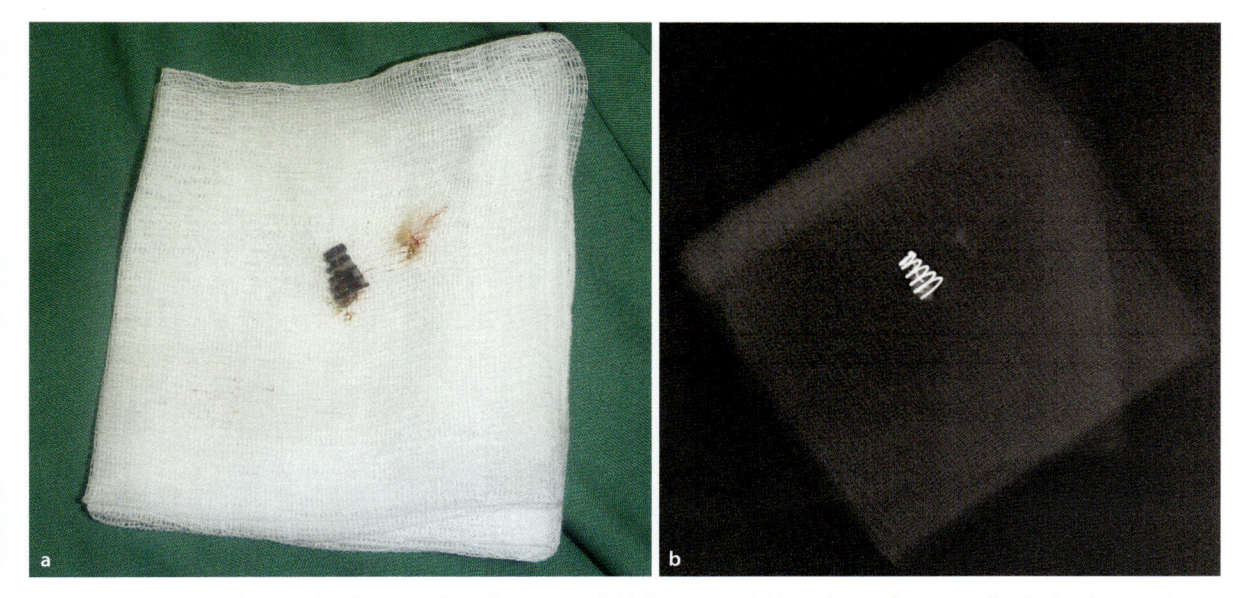

Abb. 8.51a, b Die entfernte Feder als Fotografie und im Röntgenbild. Das Röntgenbild wurde angefertigt, um den Nachweis zu erbringen, dass der Fremdkörper vollständig entfernt wurde

8.8 Quiz

> Die Lösungen sind im ▶ Anhang zu finden.

Auch bei Kindern hilft in komplexen Fällen die Befundung mit der »ABGD-Regel«.

Info to go

Um Ordnung in den Kabelsalat einiger Thoraxaufnahmen zu bekommen und nichts zu vergessen, empfiehlt sich ein schematisches Vorgehen wie die Befundung nach der **AB-G-D-Regel** (»**AB G**eht **D**ie Post!«).
- A – **A**temwege.
- B – **B**lut (Herz/Gefäße).
- G – **G**astrointestinale und die **g**anzen anderen Fremdkörper.
- D – **d**er Organbefund.

Fall 8.1

Kleinkind von der Intensivstation zur Beurteilung der Katheterlage nach ZVK (Abb. 8.52).

Befund:

Beurteilung:

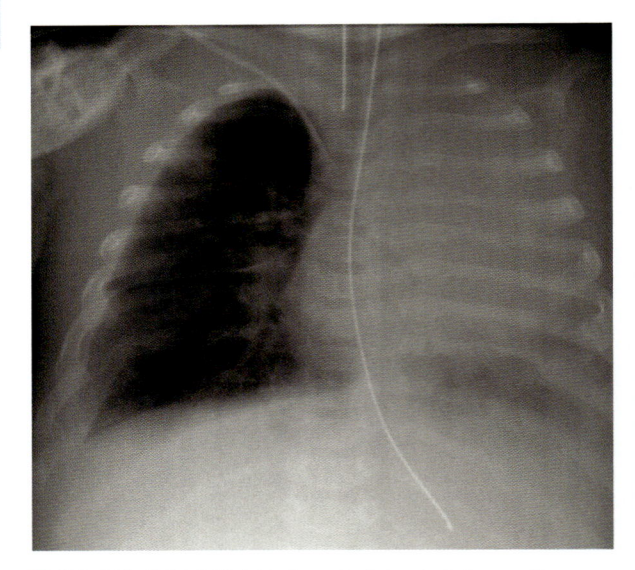

Abb. 8.52 Fall 8.1: Kleinkind von der Intensivstation zur Beurteilung der Katheterlage nach ZVK

8.8 · Quiz

Fall 8.2
Frühgeborenes von der Intensivstation zur Beurteilung der Katheterlage nach Nabelarterienkatheter (NAK) (Abb. 8.53).

Befund:

Beurteilung:

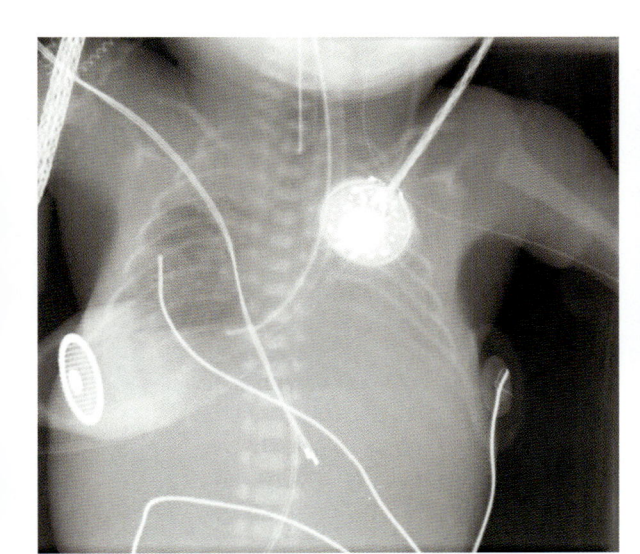

Abb. 8.53 Fall 8.2: Frühgeborenes von der Intensivstation zur Beurteilung der Katheterlage nach Nabelarterienkatheter (NAK)

Fall 8.3
Säugling von der Intensivstation zur Beurteilung der Katheterlage nach ZVK (Abb. 8.54).

Befund:

Beurteilung:

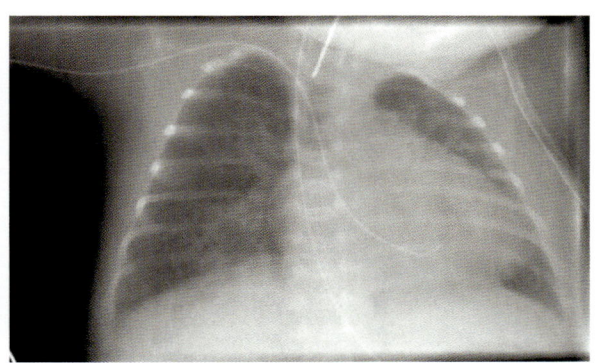

Abb. 8.54 Fall 8.3: Säugling von der Intensivstation zur Beurteilung der Katheterlage nach ZVK

Literatur

Weiterführende Informationen und Quellenangaben

Kerbl R, Kurz R, Roos R et al. (2011) Checkliste Pädiatrie. Thieme, Stuttgart

Koletzko B (2012) Kinderheilkunde und Jugendmedizin, 14. Aufl. Springer, Berlin Heidelberg New York

Schuster W (2012) Kinderradiologie. Springer, Berlin Heidelberg New York

Staatz G, Honnef D et al. (2006) Kinderradiologie. Thieme, Stuttgart

Teising D, Jipp H (2009) Neonatologische und pädiatrische Intensivpflege: Praxisleitfaden und Lernbuch. Springer, Berlin Heidelberg New York

Winkler U, Henker J, Rupprecht E (2000) Fremdkörperingestionen im Kindesalter. Dtsch Ärztebl 97 (6): A-316 / B-252 / C-240

Gefäße

Kapitel 9 Gefäßzugänge – 411
D. Kildal, J. Wichmann, J. Pociej

Kapitel 10 Fremdmaterialien
nach vaskulären Interventionen – 501
D. Kildal, T. Schlosser

Gefäßzugänge

D. Kildal, J. Wichmann, J. Pociej

9.1 Venöse Zugänge – 412
9.1.1 Periphervenöse Zugänge – 412
9.1.2 Zentralvenöse Zugänge – 421
9.1.3 Komplikationen – 441
9.1.4 Pitfalls – 483

9.2 Arterielle Zugänge – 486
9.2.1 Periphere arterielle Zugänge – 486
9.2.2 Intraaortale Ballonpumpe (IABP) – 486
9.2.3 Impella Device – 489

9.3 Quiz – 491

Literatur – 499

D. Kildal (Hrsg.), *Medizinische Fremdkörper in der Bildgebung*,
DOI 10.1007/978-3-662-47296-5_9, © Springer-Verlag Berlin Heidelberg 2016

9.1 Venöse Zugänge

Ein venöser Zugang wird definiert als ein Katheter, über den einem Patienten Infusionslösungen oder Medikamente intravenös zugeführt werden können.

In der Klinik unterscheidend man periphervenöse Zugänge von zentralvenösen Zugängen.
- Periphere Zugänge sind wenig aufwendig und kostengünstig. Die peripheren Verweilkatheter, umgangssprachlich meist nach dem präferierten Hersteller Braunüle, Flexüle, Viggo, selten auch Venflon genannt, werden für Infusionen, Transfusionen und Medikamenten- sowie Kontrastmittelapplikationen verwendet.
- Die zentralvenösen Zugänge sind deutlich aufwendiger und werden v. a. in der Intensivmedizin zur medikamentösen Therapie und zur Überwachung von Kreislaufparametern wie dem zentralvenösen Druck oder dem pulmonalarteriellen Druck verwendet.

Dauerhafte Zugänge sind zumeist ebenfalls zentralvenös und werden z. B. in der Dialyse und in der Onkologie verwendet.

9.1.1 Periphervenöse Zugänge

Definition, Historisches

Periphere Zugänge werden v. a. zur kontinuierlichen Verabreichung von Infusionslösungen oder Medikamenten verwendet. Zusätzlich werden periphere Zugänge oft prophylaktisch geschaffen bei Eingriffen mit einem hohen Risiko für allergische Reaktionen oder gesundheitliche Störungen, die eine rasche parenterale Medikamentengabe notwendig machen können, wie z. B.:
- Schock,
- Herzrhythmusstörungen,
- Angina pectoris,
- Krampfanfall und viele weitere.
  Vorteile der peripheren Zugänge sind
- die einfache Handhabung,
- geringe Materialkosten zwischen 60 und 75 Cent und
- die hohe Verfügbarkeit.

> Die Katheter können in sehr kurzer Zeit durch Ärzte oder autorisiertes Hilfspersonal angelegt werden. Die Komplikationsrate ist niedrig.

Die periphervenösen Katheter werden nach Hautdesinfektion angelegt. Es wird empfohlen, bei Rechtshändern eher links zu punktieren.

Daneben ist die Größe des gewählten Zugangs an die geplante intravenöse Therapie anzupassen. Periphere Katheter sind in verschiedenen Größen erhältlich. Diese sind meist durch eine einheitliche Farbgebung gekennzeichnet, sodass man anhand der Farbe des Zugangs erkennen kann, um welches Volumen es sich handelt. Üblich sind gelbe, blaue, rote, grüne, weiße, graue und orangefarbene Kanülen (◘ Abb. 9.1 und ◘ Tab. 9.1).

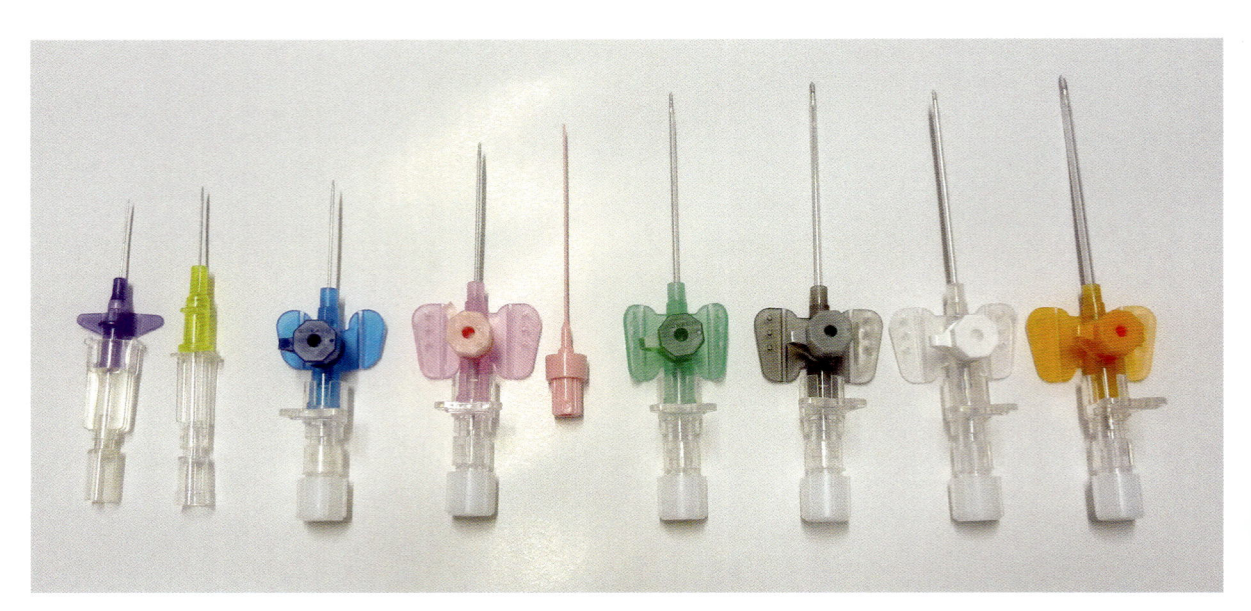

◘ **Abb. 9.1** Die gängigen Größen peripherer Gefäßzugänge in aufsteigender Größe von links nach rechts. Neben dem rosafarbenen Zugang liegt ein farblich passender Mandrin

Tab. 9.1 Kanülengrößen

Farbe	Gauge	Innendurchmesser (mm)	Außendurchmesser (mm)	Stichlänge (mm)	Maximale Durchflussrate (ml/min)
Gelb	24	0,4	0,7	19	13
Blau	22	0,6	0,9	25	36
Rosafarben	20	0,8	1,1	33	61
Grün	18	1	1,3	33	96
Weiß	17	1,1	1,5	45	103
Grau	16	1,3	1,7	50	196
Orangefarben	14	1,7	2,2	50	340

Info to go

Gauge

Der Außendurchmesser von Kanülen wird in Gauge (G) angegeben. Je größer G ist, desto kleiner ist der Durchmesser der Kanüle.

Gelbe oder blaue Zugänge werden v. a. für Kinder, nur in Einzelfällen auch bei Erwachsenen mit sehr dünnen Venen verwendet. Gelbe Zugänge werden mit 24 G, blaue Zugänge mit 22 G bezeichnet. Rosafarbene Zugänge werden bei erwachsenen Patienten mit sehr zarten Venen verwendet und haben 20 G.

Grüne Zugänge werden bei erwachsenen Patienten verwendet. Grüne Zugänge gelten als Standard zur Infusion wässriger Lösungen und auch Erythrozytenkonzentrate können über grüne Zugänge appliziert werden. Die Größe wird mit 18 G angegeben.

Weiße Zugänge zählen zu den großlumigen Zugängen und werden bei erwachsenen Patienten vorrangig in Notfallsituationen oder zur raschen Applikation großer Volumina gelegt. Die Größe ist mit 17 G angegeben.

Graue Zugänge sind ebenfalls für erwachsene Patienten vorgesehen zur raschen Applikation hoher Volumina. Die Größe wird mit 16 G angegeben.

Der größte verfügbare periphervenöse Zugang ist orangefarben kennzeichnet, seine Größe wird mit 14 G angegeben. Orangefarbener Zugänge sind erforderlich bei der Gabe von großen Volumina bis 340 ml/min.

Für Kontrastmittelgaben über periphere Venenzugänge gilt i. Allg., dass ab einem KM-Flow von 2–4 ml/s rosafarbene Zugänge (20 G) und ab 5 ml/s grüne Zugänge (18 G) verwendet werden müssen. Der Patient wird über die Möglichkeit eines Paravasates aufgeklärt und angewiesen, sich im Fall auftretender Schmerzen umgehend zu melden. Der Zugang muss nach KM-Applikation auf ein etwaiges Paravasat kontrolliert werden.

Lage periphervenöser Katheter

Die normale Lage eines peripheren Katheters ist eine oberflächliche, meist tast- oder sichtbare Hautvene an der Hand bzw. am Unterarm und der Ellenbeuge (◘ Abb. 9.2, ◘ Abb. 9.3, ◘ Abb. 9.4), v. a.

- V. cephalica (◘ Abb. 9.5),
- V. mediana cubiti,
- V. mediana antebrachii.

❗ Cave
Die Nähe zu einem Gelenk ist zu vermeiden, da Bewegungen zum Abknicken des im Gefäß verbleibenden Plastikkatheters führen können. Die Ellenbeuge mit der V. mediana cubiti ist somit als letzte Ausweichmöglichkeit zu sehen.

Insbesondere bei der Computertomographie ist Vorsicht geboten. Der venöse Zugang wird am nach unten ausgestreckten Arm gelegt. Für CT-Untersuchungen von Thorax und Abdomen werden die Arme üblicherweise über dem Kopf gelagert. Bei der Umlagerung der Arme beugen fast alle Patienten den Arm in der Ellenbeuge, was zum Abknicken, schlechterem Fluss über den Katheter oder sogar zum Paravasat führen kann (◘ Abb. 9.6, ◘ Abb. 9.7).

Zusätzlich ist bei der Punktion der V. mediana cubiti auch die Gefahr einer akzidentiellen arteriellen Punktion mit schweren Folgeschäden höher als bei den vorgenannten peripheren Venen des Unterarmes und der Hand.

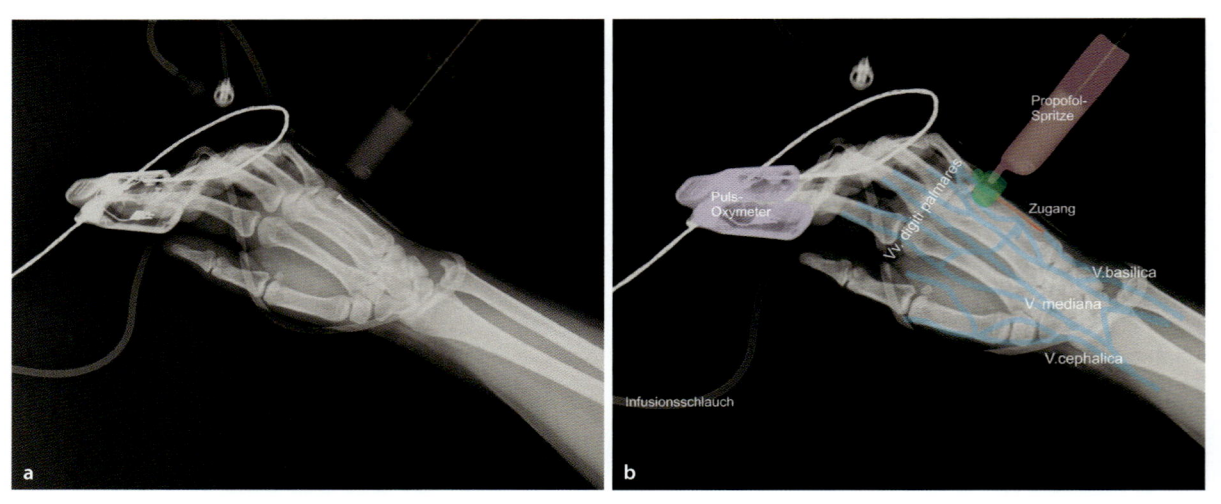

◘ **Abb. 9.2a, b** Ein Röntgenbild aus dem Schockraum. Indikation für dieses Röntgenbild war Frakturausschluss. Viel interessanter sind jedoch die multiplen Überlagerungen, die durchaus vermeidbar gewesen sind. An D2 ein Pulsoxymeter, über D5 eine Kanüle mit Propofolspritze und einem Infusionsschlauch

9.1 · Venöse Zugänge

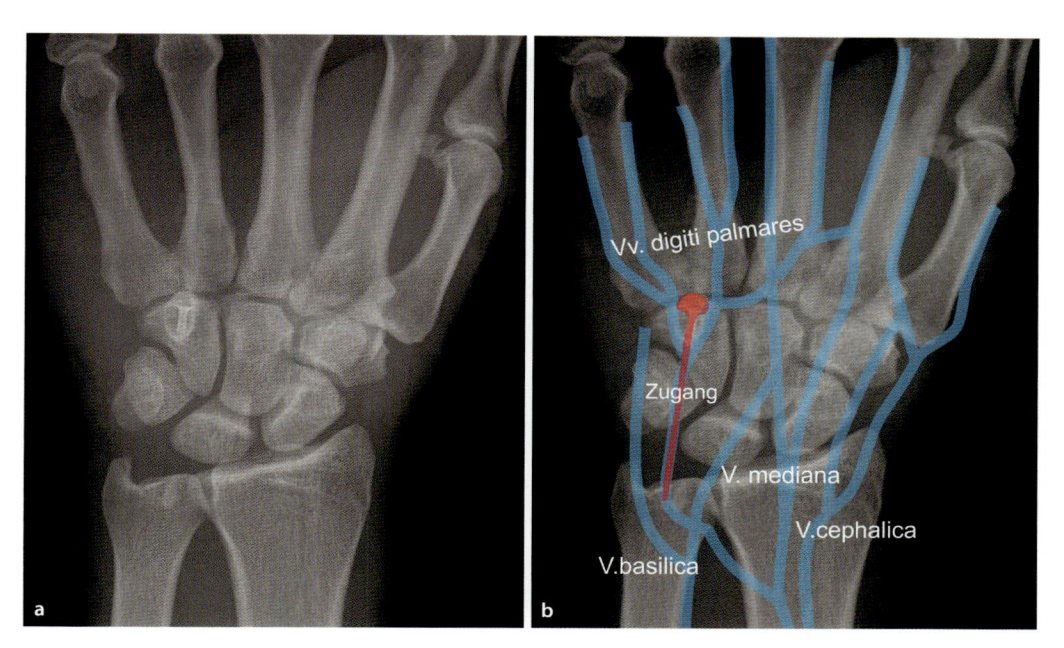

Abb. 9.3a, b Ebenfalls ein Bild aus der Traumatologie. Frage auch hier nach Fraktur. Zusätzlich Ausschluss röntgendichter Fremdkörper. Über dem Os hamatum ist ein Fremdkörper abgebildet, der sich leicht mit einer Schraube verwechseln lässt. Das darf natürlich nicht passieren (… ist es in diesem speziellen Beispiel aber …)

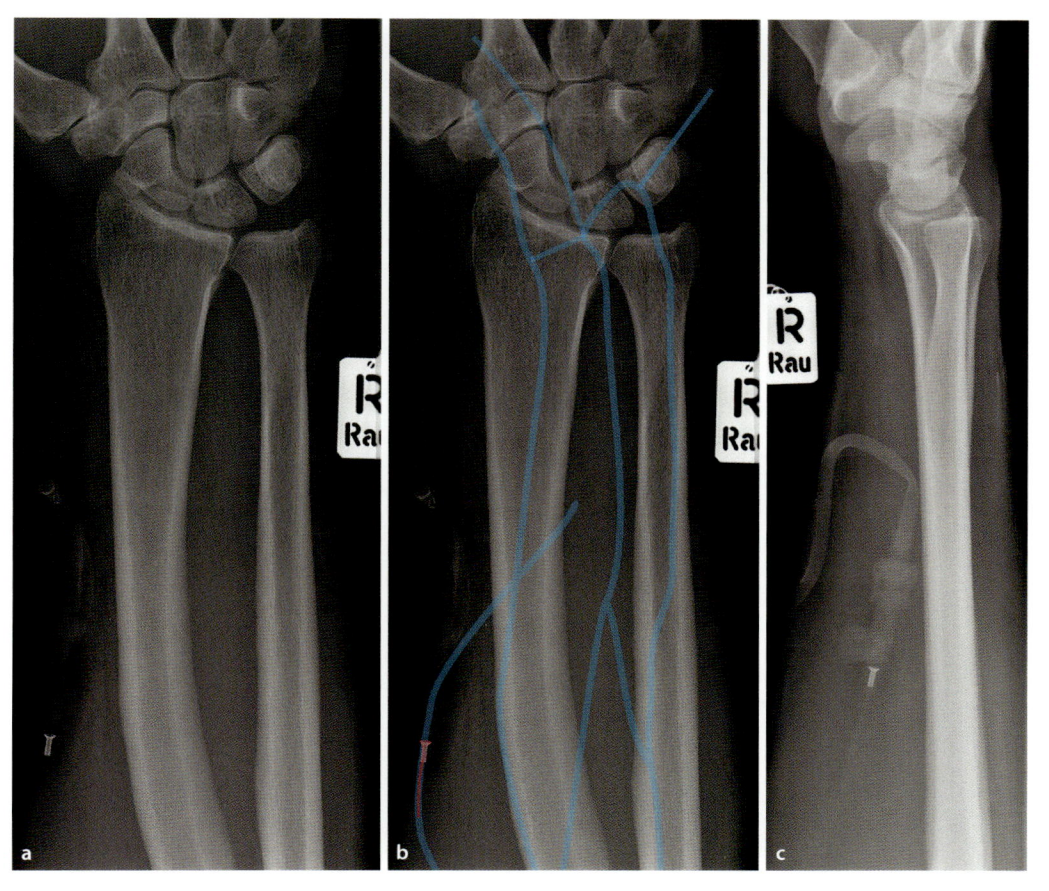

Abb. 9.4a–c Peripherer Zugang am Unterarm

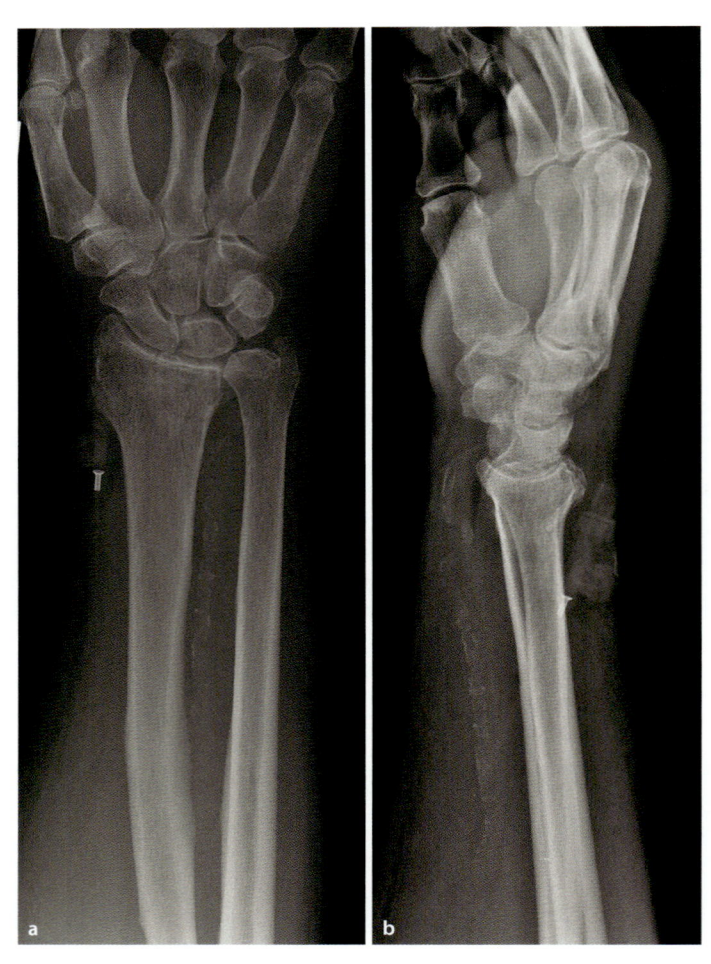

Abb. 9.5a, b Zugang in der typischen »Anästhesistenvene«, der V. cephalica

9.1 · Venöse Zugänge

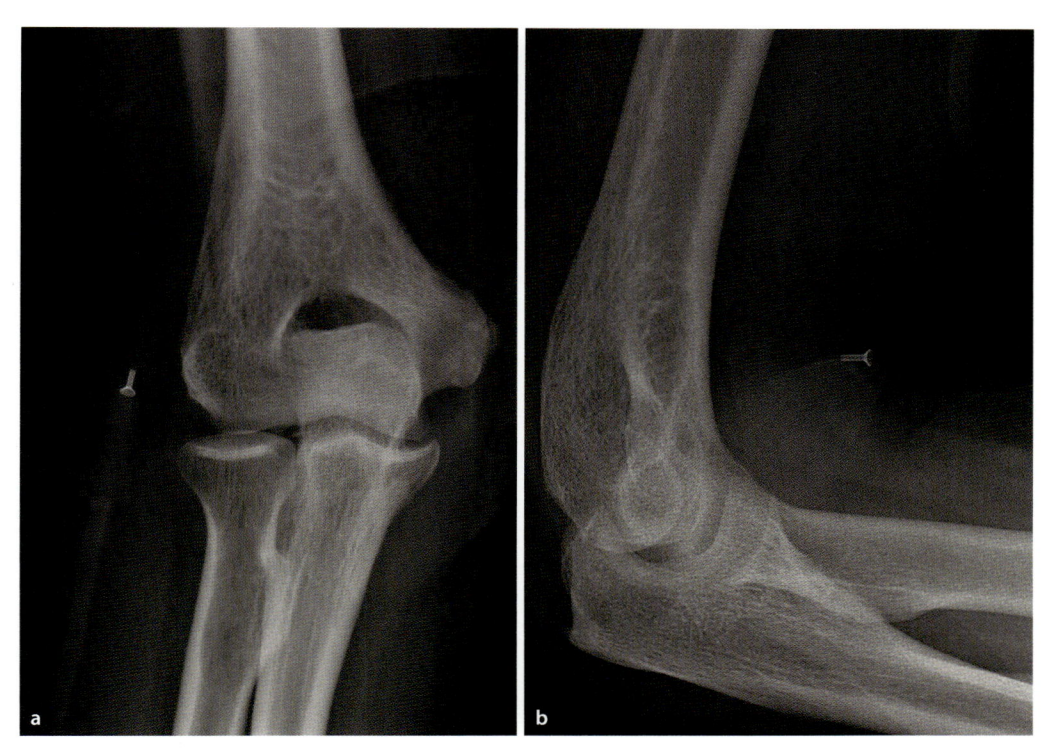

Abb. 9.6a, b Peripherer Venenzugang in typischer Position bei Punktion der Ellenbeuge und der V. intermedia cubiti

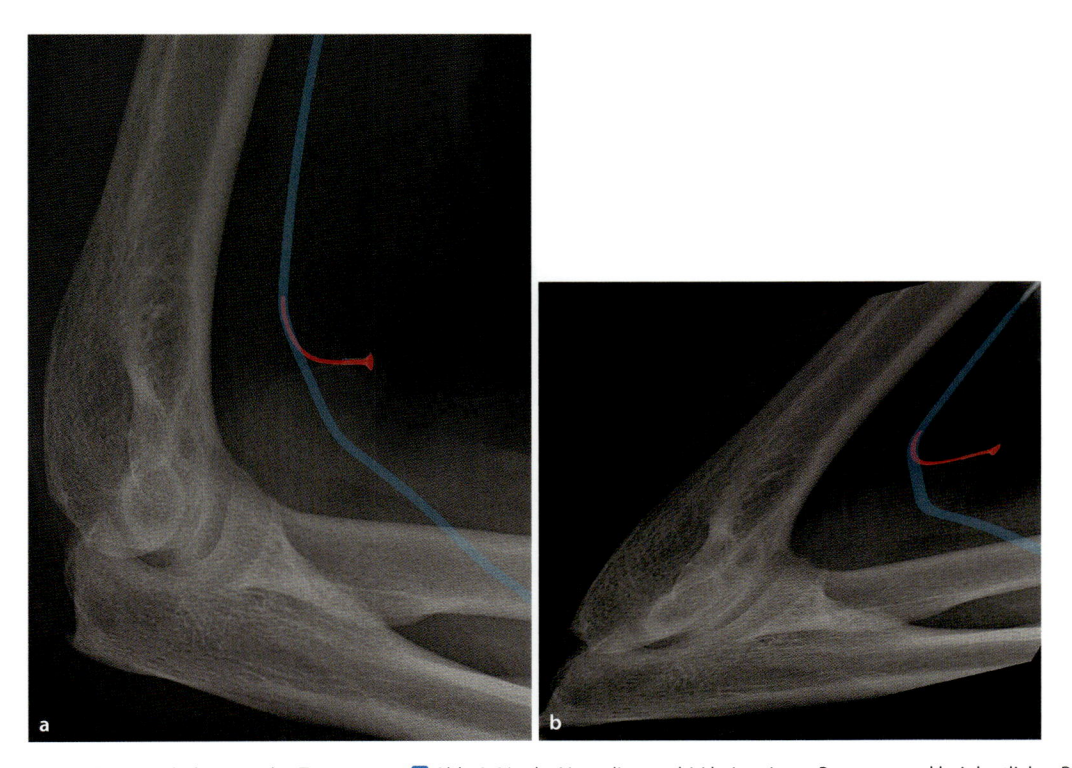

Abb. 9.7a, b Schematisch die Lage des Zugangs aus Abb. 9.6 in der V. mediana cubiti bei geringer Beugung und bei deutlicher Beugestellung im Ellenbogengelenk. Es lässt sich deutlich die drohende Abknickung des Plastikkatheters sehen. Daneben noch ein anderes Phänomen: Der Katheter wird quasi aus dem Gefäß herausgezogen. Bei einer knapp intravasalen Lage kann diese geringe Bewegung bereits zu einer paravasalen Lage des Zugangs führen

In Notfallsituationen und bei schwierigen Punktionsverhältnissen im Bereich der Arme, z. B. bei unterkühlten Patienten oder Patienten im Volumenmangelschock, besteht die Möglichkeit, auf die V. jugularis externa (VJE) auszuweichen (Abb. 9.8). Hier ist jedoch die Gefahr einer Fehlpunktion hoch. Bei der Anlage des Katheters ist die Fixierung der Vene sehr schwierig und auch die Gefahr der arteriellen Fehlpunktion hoch. Zusätzlich ist der bereits gelegte Zugang am Hals eines Notfallpatienten nur sehr schlecht zu fixieren. In der Klinik sehen wir daher häufiger sekundäre Katheterdislokationen.

Auch die Anlage eines ZVK, nachdem die VJE punktiert ist, wird durch die schlechtere Desinfektionsmöglichkeit und schwieriges Handling erschwert. Bei Traumapatienten ist zusätzlich zu beachten, dass möglicherweise die Notwendigkeit einer Stiff-Neck-Schienung der HWS besteht. In diesem Fall müsste der eben unter schwierigen Bedingungen gelegte Zugang wieder entfernt werden.

Eine Kontrastmittelapplikation über eine Kontrastmittelpumpe, z. B. im Rahmen des Schockraumprotokolls, ist nicht zulässig.

> Die KM-Applikation über die V. jugularis externa darf wirklich nur in absoluten Ausnahmefällen und unter besonderer Kontrolle durch den durchführenden Arzt und nur bei Fehlen von alternativen Zugängen durchgeführt werden.

■ **Komplikationen**

Komplikationen periphervenöse Zugänge sind meist nicht schwerwiegend. Die häufigste Komplikation ist die Fehlpunktion bzw. das »Platzen« der punktierten Vene.

> **Info to go**
>
> Das »Platzen« einer Vene gehört ebenso wie die »Rollvene« zu den Krankenhausmythen! Man stelle sich bildlich vor, wie eine Vene platzt oder sich zusammenrollt! Der korrekte Ausdruck für eine Fehlpunktion ist und bleibt »Fehlpunktion«.

Die arterielle Fehlpunktion ist relativ selten und leicht am pulsatilen Blutrückfluss erkennbar, außerdem durch die hellrote Farbe des Blutes.

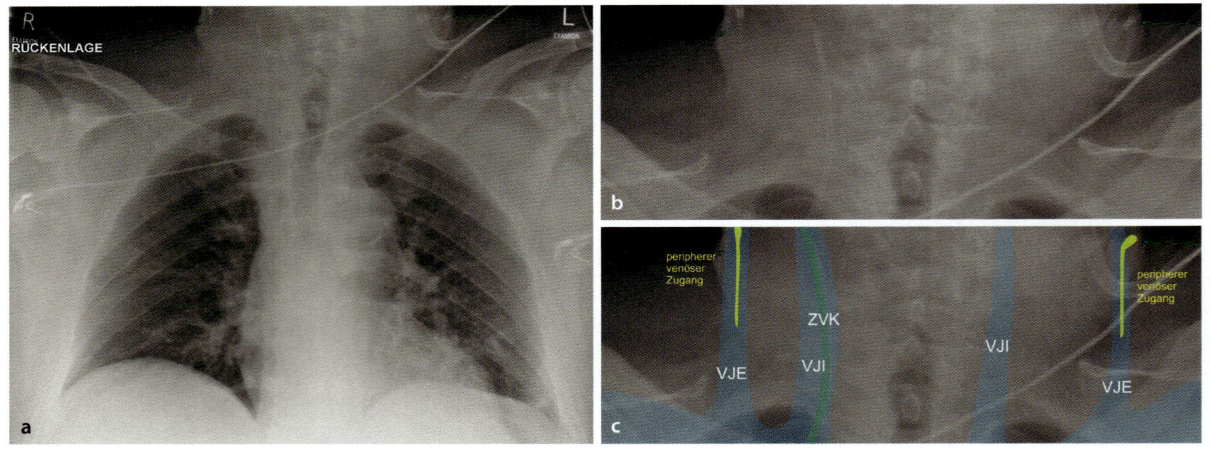

■ **Abb. 9.8a–c** Röntgen-Thorax: Zustand nach ZVK-Anlage. Katheterende in Projektion auf die V. cava superior. Daneben beidseits periphere Venenzugänge zervikal in Projektion auf die V. jugularis

> Sollte man sich unsicher sein, ist die Blutgasanalyse ein sicherer Nachweis einer arteriellen Fehllage.

Die Verweilkanüle sollte bei arterieller Punktion entfernt werden und eine sorgfältige Blutstillung durch ausreichend lange Kompression der Arterie erfolgen.

Für die Radiologen unter uns ist ein weiterer Aspekt dringend zu beachten.

> Nach einer Fehlpunktion müssen Sie bei der nächsten Punktion proximal der ersten Punktion stechen, anderenfalls kann das Kontrastmittel bei einer Druckinfusion über die verletzte Vene am Ort der Fehlpunktion austreten und ein Paravasat verursachen, obwohl der verwendete Zugang sicher intravenös liegt!

Paravasate treten bei etwa 0,7% der Kontrastmittelgaben auf und müssen dokumentiert werden. Bei einem Paravasat von Kontrastmittel muss die Menge des Kontrastmittels abgeschätzt werden, das subkutan appliziert wurde. Zur Dokumentation des Paravasates gibt es in den meisten Kliniken inzwischen vorgefertigte Protokollbögen.

Beispiele sind in Abb. 9.9, Abb. 9.10, Abb. 9.11, Abb. 9.12 und Abb. 9.13 dargestellt. Abb. 9.12 zeigt, was passieren kann, wenn man Kontrastmittel über eine KM-Pumpe und einen in der V. jugularis externa liegenden peripheren Venenkatheter appliziert.

Weitere Risiken bei der Anlage eines peripheren Venenkatheters sind Infektionen. Die Venenverweilkanülen müssen daher täglich inspiziert werden um eine beginnende Infektion an der Einstichstelle auszuschließen. Bei einer Phlebitis wird der Katheter umgehend entfernt. Thrombosen können einzeln oder in Kombination mit einer Entzündung auftreten.

Andere Risiken betreffen den Anwender, wie z. B. Nadelstichverletzungen. Dabei besteht eine geringe Infektionswahrscheinlichkeit.
- das Risiko einer HIV-Ansteckung wird mit 1:300.000 angegeben,
- die Wahrscheinlichkeit einer Hepatitis-C-Ansteckung mit 1:3000,
- für Hepatitis B 1:200.

> Bei Nadelstichverletzungen sollte beim betroffenen Mitarbeiter sowie beim Indexpatienten mit dessen Einverständnis eine Blutentnahme erfolgen und eine Hepatitisserologie und HIV-Serologie angestrebt werden. Der Durchgangsarzt (zumeist in der chirurgischen Ambulanz) dokumentiert den Zwischenfall.

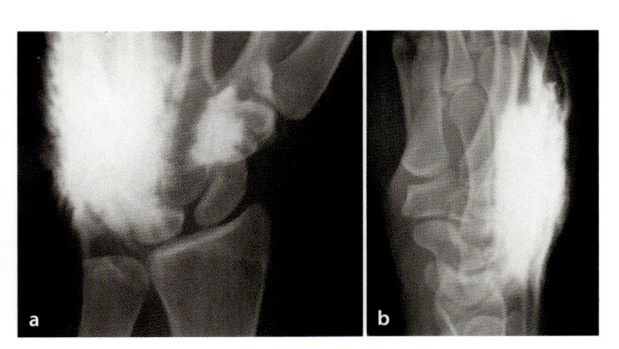

Abb. 9.9a, b Paravasat von Kontrastmittel nach Druckinfusion im Rahmen der CT-Untersuchung. Der Venenkatheter ist in Projektion auf Os metacarpale 4 noch abgrenzbar

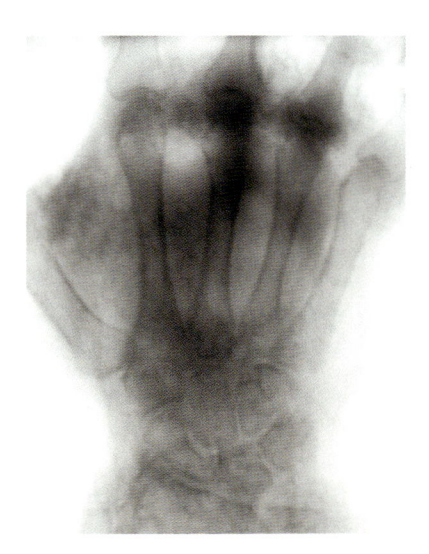

Abb. 9.10 Durchleuchtungsuntersuchung mit Paravasat am Handrücken nach KM-Applikation an der Hand. Der Zugang wurde zwischenzeitlich entfernt

420   Kapitel 9 · Gefäßzugänge

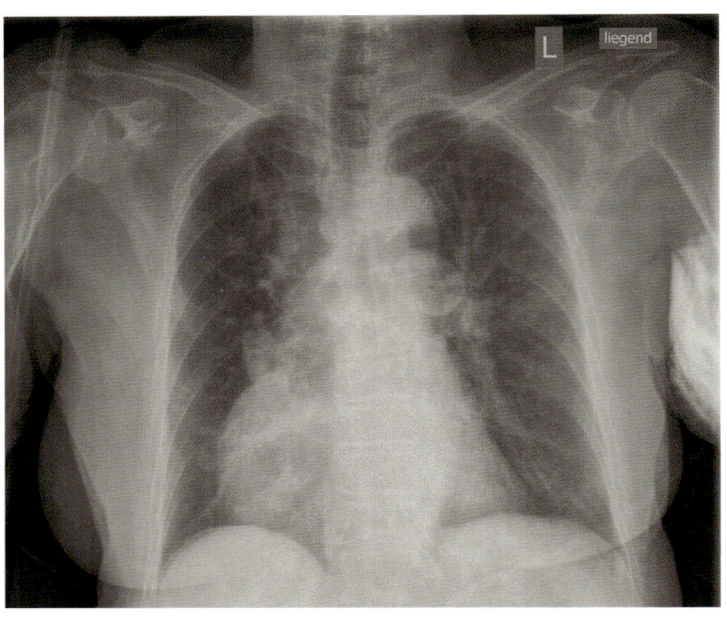

Abb. 9.11 Paravasat am linken Oberarm, eine große inhomogene Transparenzminderung. Das Bild wurde nach einer CT-Untersuchung angefertigt. Die Patientin hatte während der KM-Applikation keinerlei Beschwerden angegeben, sodass es sich hier um einen Zufallsbefund handelte

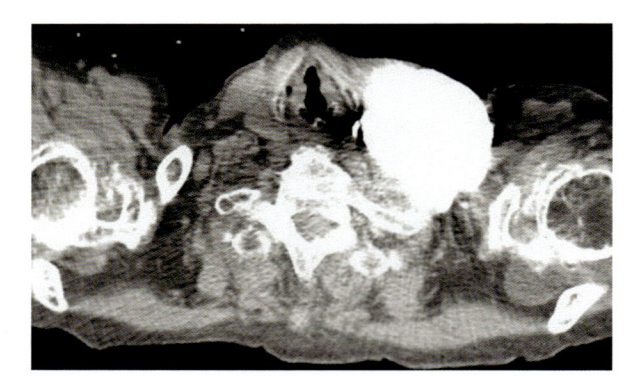

Abb. 9.12 Das Bild zeigt, was passieren kann, wenn man Kontrastmittel über eine KM-Pumpe und einen in der V. jugularis externa liegenden peripheren Venenkatheter appliziert. Ein sehr großes Paravasat links zervikal. Später im Verlauf kam es zu einer Ödembildung mit Einengung der Trachea und der V. jugularis interna

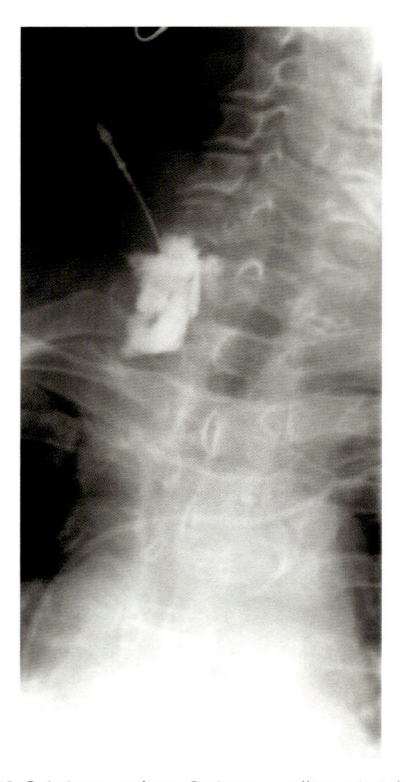

Abb. 9.13 Bei einem anderen Patienten wollten wir sichergehen, dass der periphere Zugang über die VJE einen ausreichenden KM-Abstrom gewährleistet. Das wolkige Verteilungsmuster des applizierten Kontrastmittels sprach dann allerdings sogar für eine komplett paravasale Lage des Zugangs, der dann entfernt wurde. Von links kommend sehen wir übrigens einen Portkatheter. Dieser war allerdings komplett thrombosiert

9.1.2 Zentralvenöse Zugänge

Bei einem zentralvenösen Katheter handelt es sich um einen perkutan eingebrachten intravenösen Kunststoffkatheter, der mit dem Ende in der oberen oder unteren Hohlvene vor dem rechten Vorhof liegt.

Die zentralvenösen Katheter werden zur Applikation von venenreizenden Lösungen und Medikamenten und zur Infusion kreislaufwirksamer Medikamente wie Katecholaminen sowie zur Applikation von hochkalorischer fetthaltiger parenteraler Nährlösungen benötigt. Über den ZVK kann außerdem der zentralvenöse Druck gemessen werden.

> **Info to go**
>
> **Zentraler Venendruck**
> Der zentrale Venendruck (ZVD) ist der Blutdruck in der V. cava superior. Er kann über den ZVK gemessen werden. Der Normalwert ist 3–9 mm Hg.

ZVK können einlumig oder mehrlumig sein. Die in der Klinik am häufigsten eingesetzten ZVK sind die zwei- und dreilumigen ZVK (Abb. 9.14). Vorteil der mehrlumigen Katheter ist, dass mehrere Medikamente/Lösungen gleichzeitig appliziert werden können, ohne dass ein weiterer Zugang geschaffen werden muss.

Historisches

Zentralvenöse Medikamentengaben wurden erstmals im Jahr 1912 über eine direkte Punktion der V. cava inferior durchgeführt. 1929 legt sich ein junger Assistenzarzt in einem kleinen Krankenhaus in Eberswalde bei Berlin – Dr. Forßmann – in dem inzwischen berühmt gewordenen Selbstversuch einen Katheter über den rechten Arm in den rechten Vorhof und eröffnete damit die Ära der ZVKs und der damit durchführbar gewordenen diagnostischen und therapeutischen Möglichkeiten.

Ziel des Experiments war es, zu beweisen dass die Katheterisierung des Herzen gefahrlos möglich war. Bei der Durchführung setzte Forßmann sich tatsächlich gewissen Gefahren aus, da derartige Experimente in seiner Klinik streng untersagt waren. Nach erfolgreicher Katheterisierung erntete Forßmann daher zunächst nur Unverständnis und Spott von seinen älteren Kollegen.

Ebenso berühmt geworden war der vernichtende Ausspruch von Dr. Ferdinand Sauerbruch, der zu den Versuchen von Werner Forßmann urteilte: »Damit kann man in der Chirurgie überhaupt nichts anfangen.« Nun, vielleicht nicht in der Chirurgie …

1946 erhielt Forßmann, 27 Jahre verspätet, den Nobelpreis für Medizin gemeinsam mit den beiden Kollegen Dr. Cournand und Dr. Richards, die seine Idee der Herzkatheterisierung weiterentwickelten.

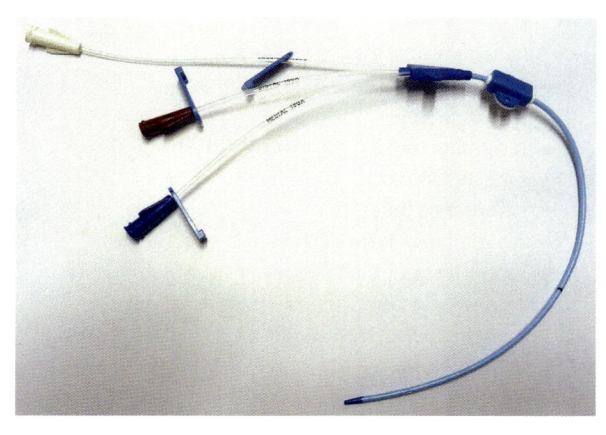

Abb. 9.14 ZVK mit 3 Lumen

> **Info to go**
>
> **Entdeckungen**
> Entdeckungen und neue Methoden wurden in der Geschichte der Medizin oft von den sogenannten berühmten Ärzten und/oder Koryphäen abgelehnt und/oder verlacht, so auch die Entdeckung der »X-Strahlen« durch Wilhelm Conrad Röntgen.

Heute ist der ZVK nicht aus dem klinischen Alltag wegzudenken. Allein 5 Mio. ZVKs werden schätzungsweise in den USA pro Jahr verwendet.

Katheter

Bei den zentralvenösen Zugängen unterscheidet man nicht getunnelte Katheter für die Kurzzeitanwendung von getunnelten Kathetern. Letztere weisen bei längerer Verwendung und Verweildauer eine geringere Infektionsrate auf als die nicht getunnelten Katheter. Zusätzlich gibt es auch noch die dauerhaften, komplett implantierten zentralvenösen Katheter wie die Portkatheter bzw. Hämodialyse-Portkatheter.

Nicht getunnelte zentralvenöse Katheter

Zu den nicht getunnelten zentralvenösen Kathetern werden der klassische ZVK, der Shaldon-Katheter, der PICC-Line-Katheter und auch der Pulmonalarterienkatheter (PAK oder Swan-Ganz Katheter) gezählt.

▪ Zentralvenöser Katheter (ZVK)

Der klassische ZVK wird meist über einen perkutanen Zugangsweg über die V. jugularis interna oder die V. subclavia in die V. cava superior vorgeschoben. Andere Zugangswege sind die V. brachialis oder V. femoralis. Die Katheter werden einlumig und mehrlumig angeboten.

Indikationen für ZVK
- Infusion venenreizender Lösungen und Medikamente
- Intensivtherapie
- Katecholamine
- Parenterale Ernährung
- Messung des zentralen Venendrucks
- Präventiv bei Operationen mit Gefahr einer Luftembolie, um die Luft im Falle einer Embolie im rechten Vorhof abzusaugen
- Schlechter peripherer Venenstatus

Die korrekte ZVK-Lage wird während der Katheteranlage in vielen Kliniken mittels »Alpha-Cart«, also EKG-Ableitungen über einen mit dem Katheter vorgeschobenen Draht geprüft. Nach erfolgreicher Katheteranlage wird die ZVK-Lage in der Regel durch ein Röntgenbild des Thorax in 2 Ebenen kontrolliert. Bei Intensivpatienten ist eine 2. Ebene meistens nicht möglich, hier muss die p.-a. Aufnahme des Thorax ausreichen. In schwierigen, uneindeutigen Fällen kann auch eine Durchleuchtungsuntersuchung mit Kontrastmittelapplikation notwendig werden.

> Bei korrekter Lage verläuft der Katheter im Röntgenbild parallel zur Gefäßwand, und das Ende projiziert sich außerhalb der Herzsilhouette auf das untere Drittel der V. cava superior, grob orientierend rechts in Höhe der Carina trachei bzw. auf den sternalen Ansatz der 1.–3. Rippe rechts (Abb. 9.15).

In Abb. 9.16, Abb. 9.17, Abb. 9.18 und Abb. 9.19 sind Beispiele für regelrechte, aber auch ungünstige Katheterlagen gezeigt.

9.1 · Venöse Zugänge

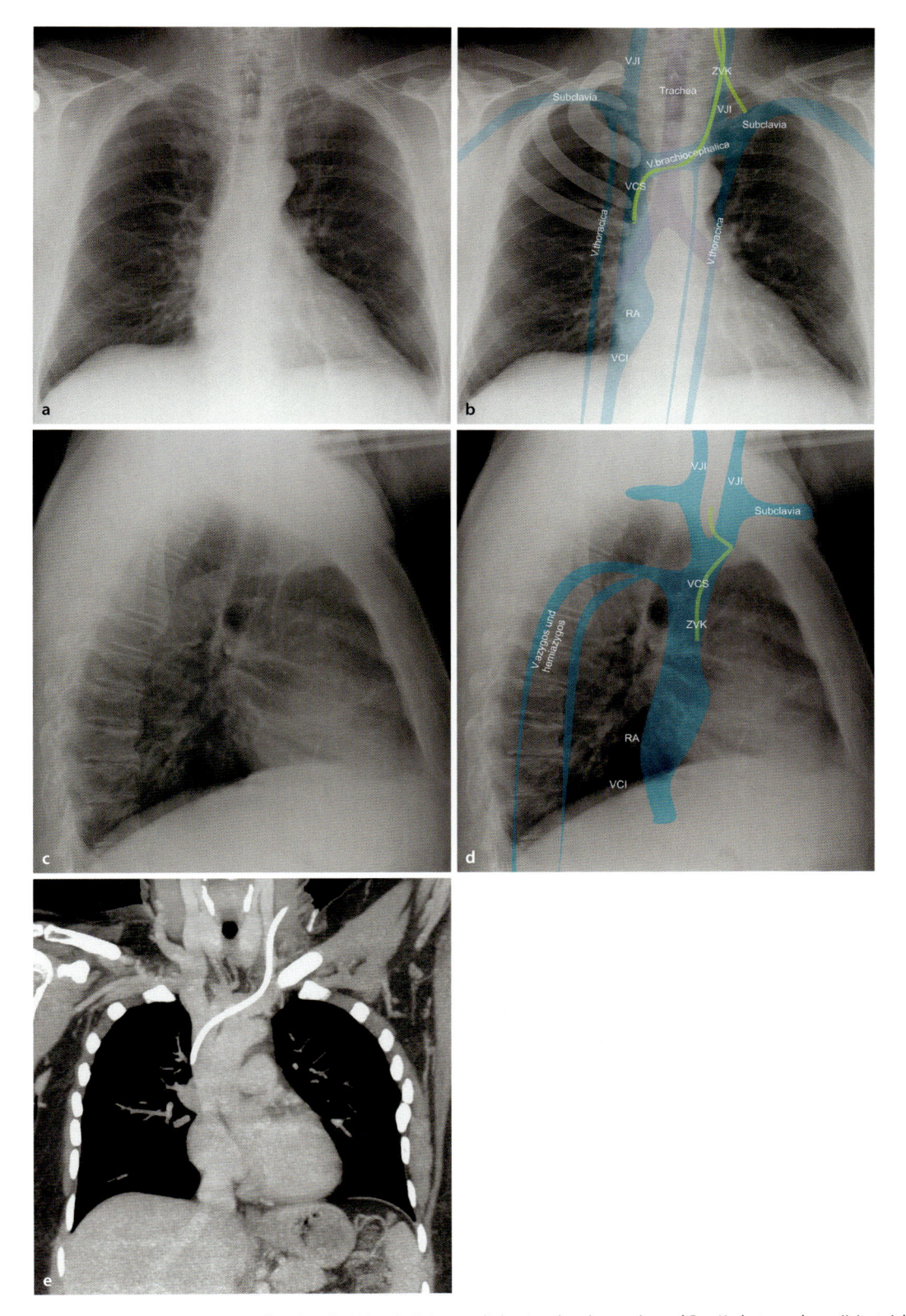

Abb. 9.15a–e Korrekte Lage eines ZVK, der über die V. jugularis interna links eingebracht wurde. **a–d** Das Katheterende projiziert sich regelhaft in paralleler Ausrichtung zur Venenwand auf die V. Cava superior in Höhe der Trachealbifurkation. **e** Der CT-Beweis. Regelrechte Lage eines ZVK in der V. cava superior

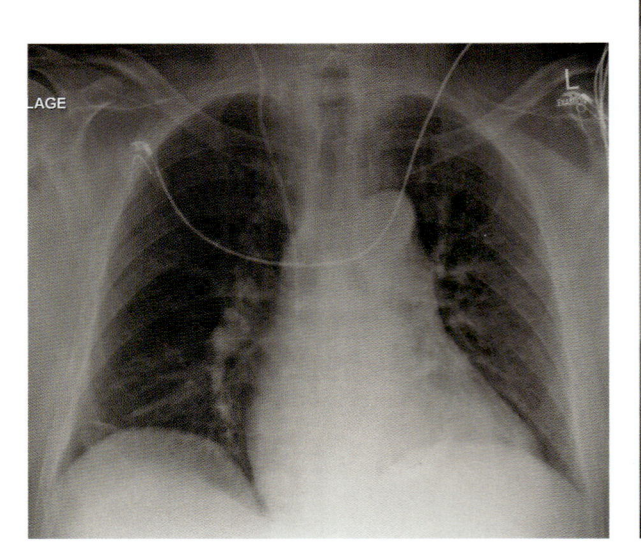

Abb. 9.16 Regelrechte Lage eines ZVK, der über die V. jugularis interna rechts eingebracht wurde. Das Katheterende projiziert sich regelhaft in paralleler Ausrichtung zur Venenwand auf die V. cava superior knapp unterhalb der Trachealbifurkation oberhalb der Vorhofebene

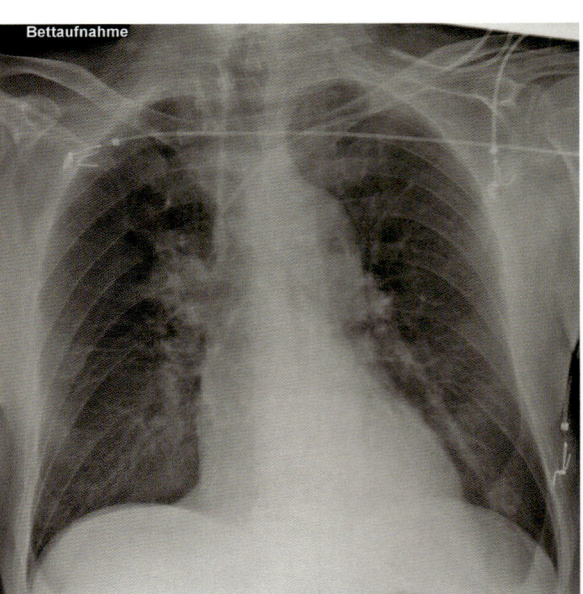

Abb. 9.17 Über die V. subclavia links eingebrachter ZVK mit Katheterende in Projektion auf die V. cava superior. In diesem Beispiel ist die Ausrichtung des Katheters nicht parallel zur Venenwand. Der ZVK liegt etwas zu hoch, dadurch kommt er in einem ungünstigen Winkel von etwa 45° an der Gefäßwand zu liegen. Der ZVK liegt zentral, aber eine Messung des ZVD ist bei einer Lage von 30–60° zur Gefäßwand häufig fehlerhaft zu hoch. Bei einem ITS-Patienten sollte dieser Befund daher erwähnt werden

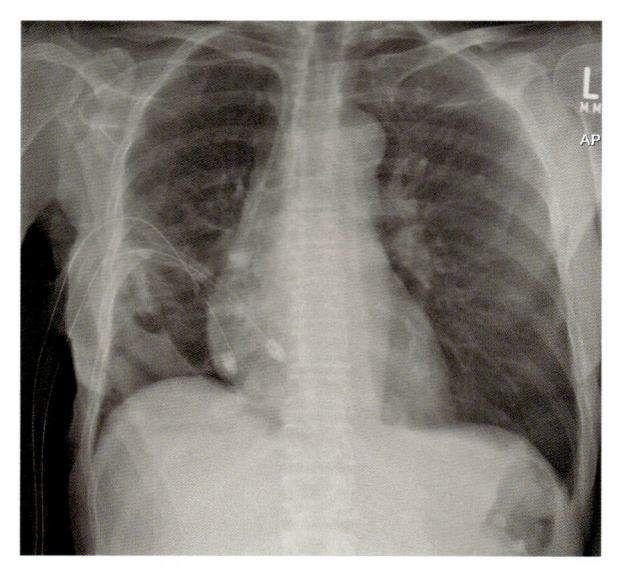

Abb. 9.18 ZVK über die V. subclavia rechts eingebracht. Die Katheterspitze projiziert sich knapp vor der Vorhofeingang. Basal rechts 2 Thoraxdrainagen

9.1 · Venöse Zugänge

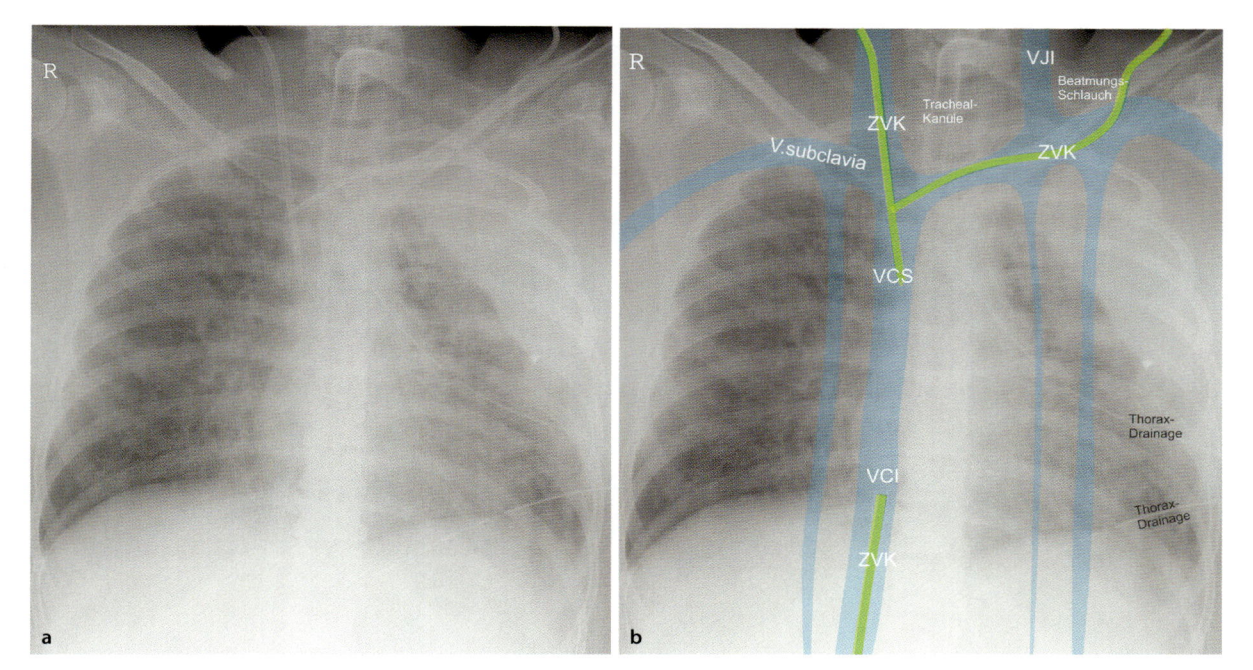

Abb. 9.19a, b Ein ZVK über die V. jugularis interna rechts in regelrechter Position. Ein weiterer ZVK über die V. jugularis interna links mit der Katheterspitze in Projektion auf den Übergang von V. brachiocephalica zur V. cava superior. Der Winkel der Katheterspitze zum Gefäß ist mit 40° in einer ungünstigen Position für die ZVD-Messung. Der 3. ZVK in diesem Bild wurde über die femoralen Venen eingebracht und endet in Projektion auf die V. cava inferior

■ Shaldon-Katheter

Der Shaldon-Katheter ist ein zweilumiger zentralvenöser Katheter zur Akutdialyse mit halbstarrem Schaft (Abb. 9.20). Er liegt mit seinem Ende im distalen Drittel der V. cava superior (VCS) vor dem Vorhofeingang.

Es handelt sich um einen typischen Dialysekatheter, der passager verwendet wird, z. B. bei Patienten mit akutem Nierenversagen oder bei dialysepflichtigen Patienten, bei denen noch kein Dialyseshunt angelegt ist oder deren Shunt verschlossen ist. Über seinen »roten Schenkel« fließt das Blut in das Dialysegerät, über den »blauen Schenkel« fließt es in die VCS zurück.

Der Katheter ist für eine kurzzeitige Dialyse geeignet. Er wird in der Regel nach 14 Tagen, spätestens nach 3 Wochen wieder entfernt.

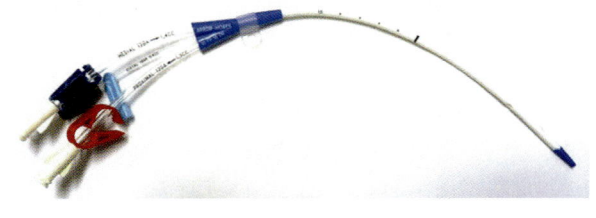

Abb. 9.20 Shaldon-Katheter

Indikationen für Shaldon-Katheter
- Notfallmäßige Dialyse
- Fehlende Möglichkeit zur Anlage eines AV-Shunts
- Limitierte Lebenserwartung

Info to go

Shaldon
Der Shaldon-Katheter wurde 1961 durch den schottischen Nephrologen Dr. Stanley Shaldon erstmalig beschrieben. Shaldon mit a – Dr. Sheldon Cooper hatte damit nicht zu tun. Dennoch wird der Katheter im klinischen Alltag gerne als Sheldon-Katheter verunglimpft.

Einige Beispiele, die liegende Shaldon-Katheter zeigen, geben ◘ Abb. 9.21, ◘ Abb. 9.22, ◘ Abb. 9.23, ◘ Abb. 9.24, ◘ Abb. 9.25, ◘ Abb. 9.26.

Bei polytraumatisierten Patienten oder Patienten im Schockzustand mit schlechtem peripherem Gefäßstatus können zentralvenöse Zugänge auch über die femoralen Venen gelegt werden (◘ Abb. 9.25).

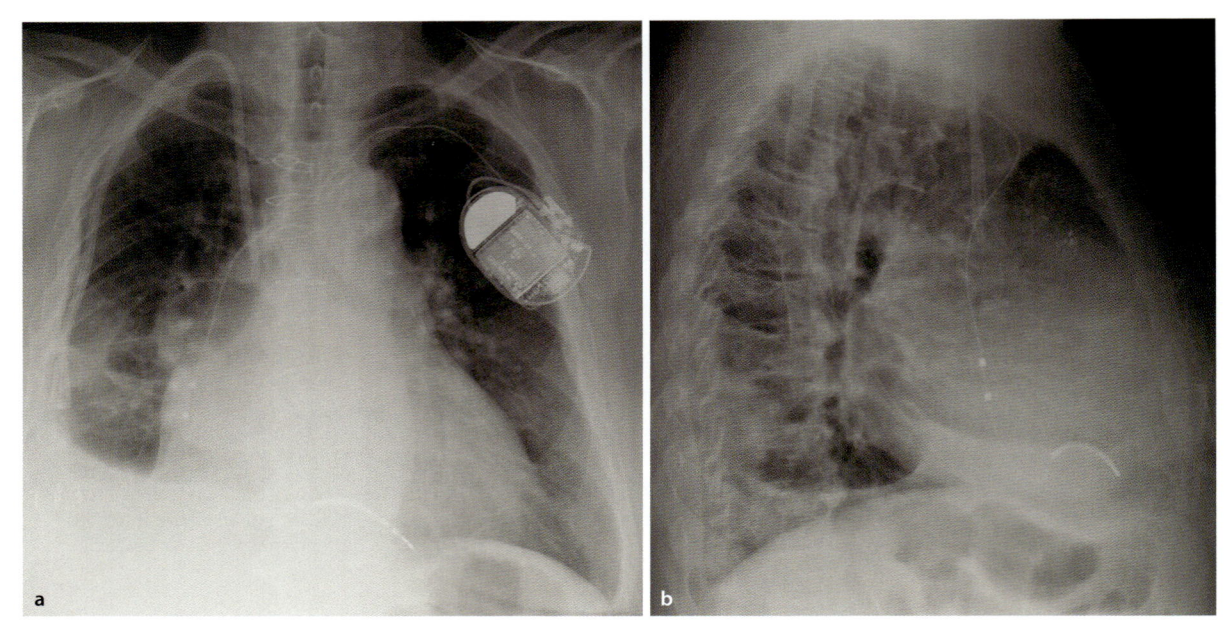

◘ **Abb. 9.21a, b** Neu eingebrachter Shaldon-Katheter über die V. jugularis rechts. Katheterende in Projektion auf das distale Drittel der V. cava superior. Kein Hinweis auf einen Pneumothorax. Bekannter, vorbestehender Pleuraerguss rechts. VDD-Schrittmachersystem. Aggregat links pektoral, Sonde mit Elektrodenringen in Projektion auf den rechten Vorhof und Sondenspitze in Projektion auf den Boden des rechten Ventrikels

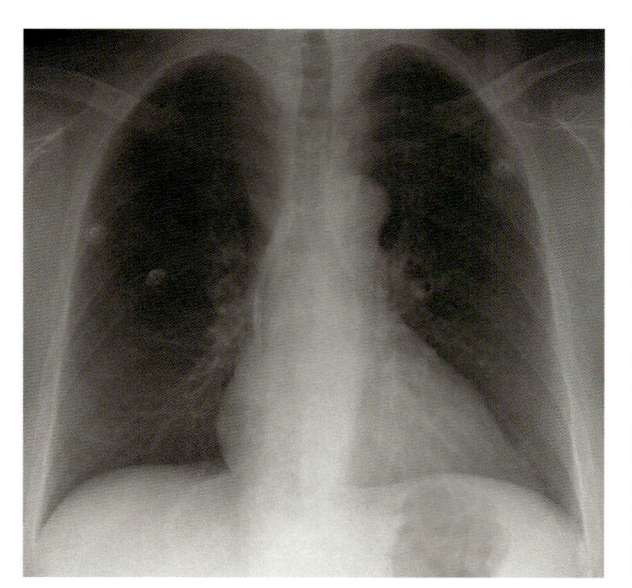

◘ **Abb. 9.22** Shaldon-Katheter über die V. jugularis links. Katheterende regelhaft in Projektion auf das untere Drittel der V. cava superior knapp vor dem Vorhof Eingang. Keine postinterventionellen Komplikationen abgrenzbar. Kein Anhalt für einen Pneumothorax. Keine Mediastinalverbreiterung. Keine Pleuraergüsse

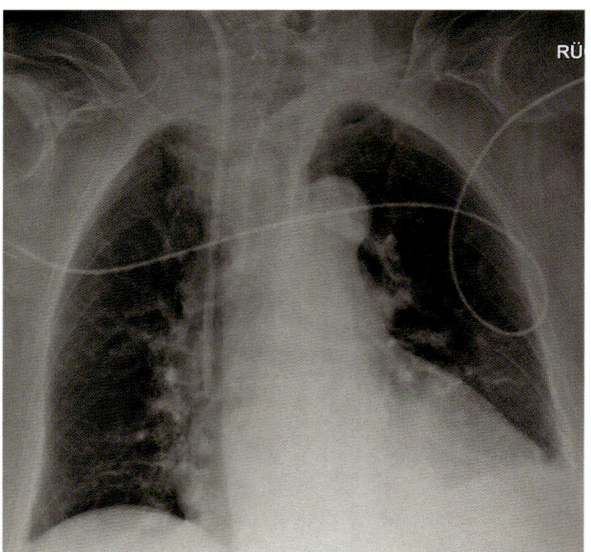

◘ **Abb. 9.23** Shaldon-Katheter über die V. jugularis rechts mit Projektion der Katheterspitze auf den Vorhofeingang rechts. Postinterventionell kein Anhalt für einen Pneumothorax. Keine Mediastinalverbreiterung. Kein Pleuraerguss

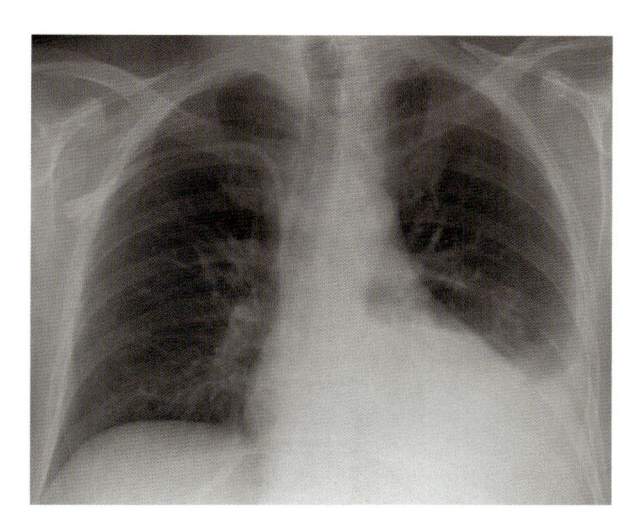

Abb. 9.24 Shaldon-Katheter rechts über die V. subclavia. Katheterende in Projektion auf den rechten Vorhof. Kein Anhalt für einen Pneumothorax. Vorbestehender Pleuraerguss links. Rechts kein Pleuraerguss

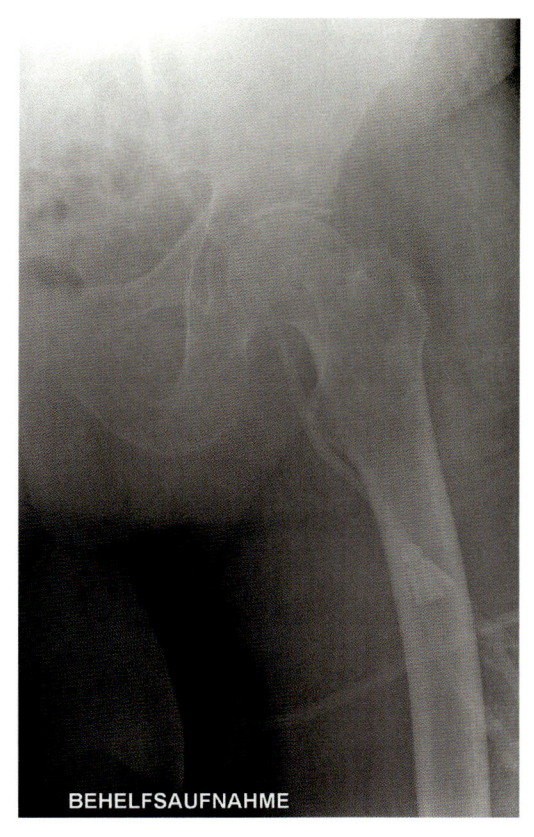

Abb. 9.25 Ein seltenes Bild. Bei polytraumatisierten Patienten oder Patienten im Schockzustand mit schlechtem peripherem Gefäßstatus können Zugänge auch über die femoralen Venen gelegt werden. Hier ein Shaldon-Katheter über die V. femoralis auf der linken Seite. Die Katheterspitze ist in der vorliegenden Aufnahme nicht vollständig abgebildet, sollte jedoch in der V. cava inferior zu liegen kommen

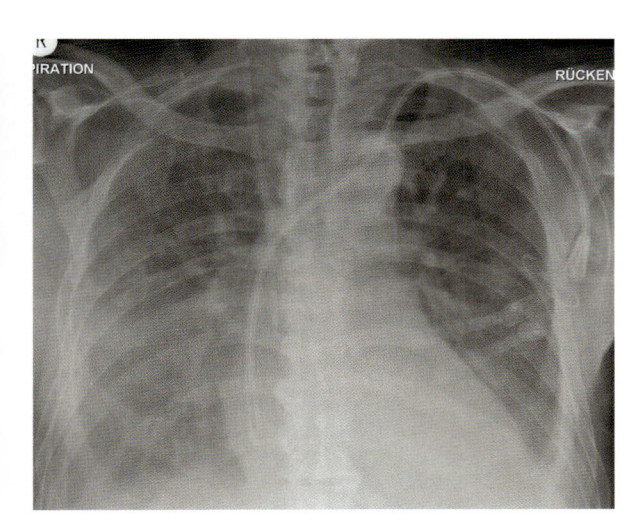

Abb. 9.26 Shaldon-Katheter rechts jugulär. Katheterspitze in Projektion auf den distalen Anteil der V. cava superior knapp vor dem Vorhofeingang. Demers-Katheter links über die V. jugularis mit Katheterende in Projektion auf den rechten Vorhof. Pleuraergüsse beidseits. Stauungszeichen

- **PICC-Line**

Der PICC-Line-Katheter (»peripher inserted central catheter«) ist ein zentralvenöser Katheter, der unter örtlicher Betäubung und mit Ultraschallkontrolle über die V. cephalica eingebracht wird. Anschließend wird der Katheter unter Röntgenkontrolle in die V. cava superior vorgeschoben (◘ Abb. 9.27).

Neben der wenig hinderlichen, unauffälligen und daher wenig stigmatisierenden Lage des Katheters am Oberarm und darüber hinaus aufgrund der Liegedauer von bis zu 4 Monaten ist der PICC-Line-Katheter eine Alternative zu den ZVK und für einige Patienten auch eine Alternative zum Port. Mit einem PICC-Line-Katheter ist es dem Patienten möglich, am alltäglichen Leben teilzunehmen. Der Katheter kann dabei durch Kleidung bedeckt werden. Auch Duschen ist mit speziellen Pflastern möglich. Auch die ambulante Patientenbehandlung wird, im Gegensatz zum klassischen ZVK, bei dem ein stationärer Aufenthalt unbedingt notwendig ist, möglich.

Indikationen für den PICC-Line-Katheter
- Chemotherapie
- Parenterale Ernährung
- Wiederholte Verabreichung venentoxischer Medikamente

Die Vorteile eines klassischen zentralvenösen Katheters wie die Möglichkeit der Blutentnahme und die Messung des zentralvenösen Drucks sowie die Applikation venenreizender Medikamente bleiben dabei erhalten. Ganz beiläufig erwähnt ist der PICC-Line-Katheter auch aus Kostengründen und wegen der geringen Komplikationen bei seiner Anlage eine echte Alternative zu einer langdauernden Lage eines ZVK oder in einigen Fällen auch zur Anlage eines Ports.

Der PICC-Line-Katheter kann von rechts oder von links eingebracht werden (◘ Abb. 9.28, ◘ Abb. 9.29, ◘ Abb. 9.30).

9.1 · Venöse Zugänge

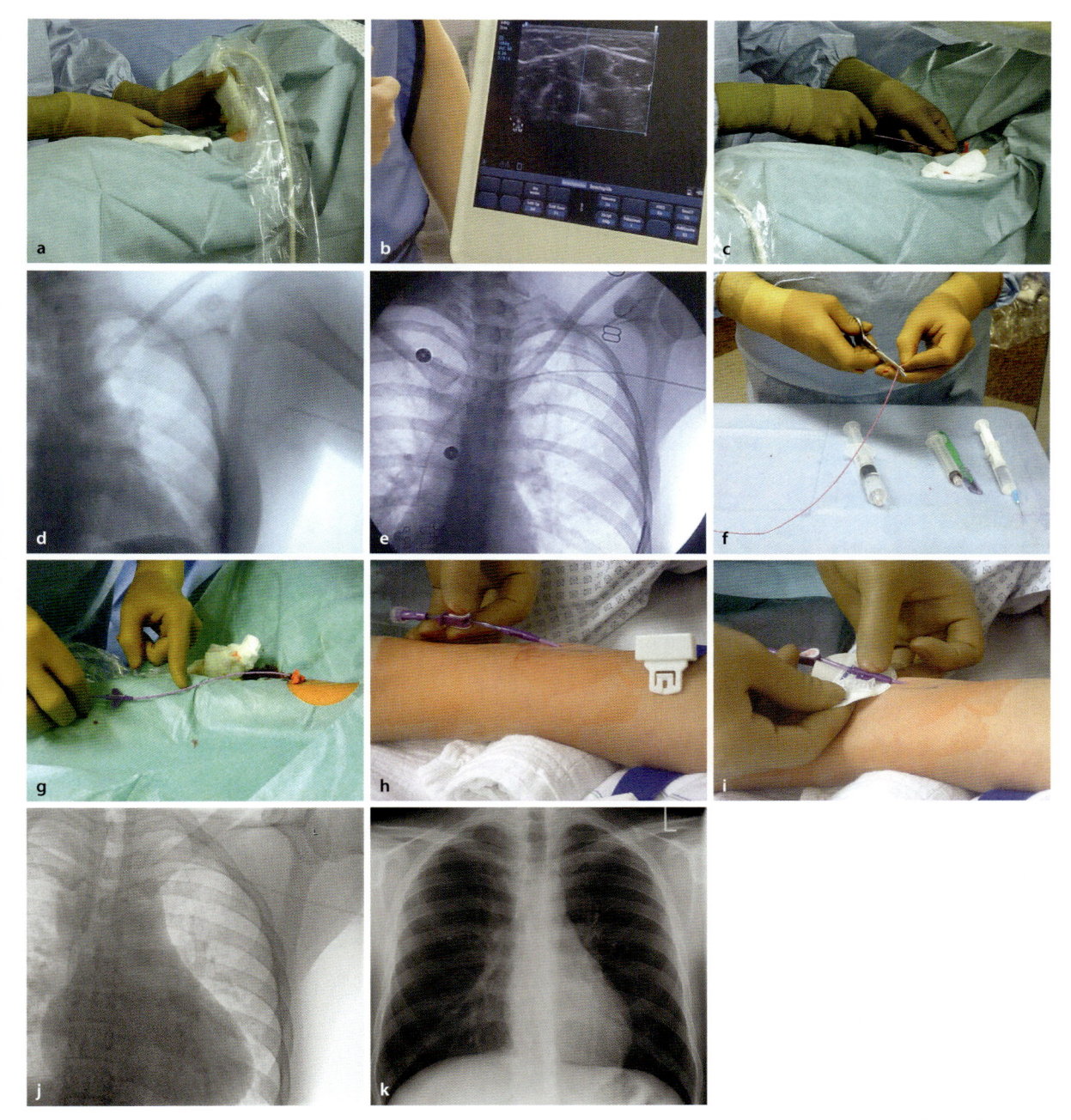

Abb. 9.27a–k Die V. brachialis wird unter sterilen Bedingungen mit Ultraschall sicher dargestellt (**b**) und unter Ultraschallkontrolle punktiert (**a**). **c** Nach erfolgreicher Punktion wird über den Plastikkatheter der Punktionskanüle ein Führungsdraht in die Vene nach proximal vorgeschoben. **d, e** Der Führungsdraht wird durchleuchtungsgesteuert bis zum rechten Vorhof vorgeschoben, Anschließend wieder entfernt. Die Länge des eingebrachten Anteils des Katheters kann nun ausgemessen werden. **f** Der bereitliegende PICC-Line-Katheter wird auf die eben ausgemessene Länge zurechtgeschnitten. **g** Der Draht und der PICC-Line-Katheter werden nun wieder in das Gefäß vorgeschoben und unter Durchleuchtung bis zur VCS vor dem rechten Vorhof vorgeschoben. **h, i** Nach Entfernung der sterilen Tücher und Säuberung der Einstichstelle wird der Katheter nun mit einem speziellen Pflaster verklebt. Anschließend wird ein lockerer Verband angelegt. **j** Letzte abschließende Durchleuchtungsuntersuchung. Das Katheterende scheint in der vorliegenden Aufnahme relativ tief, nämlich in Projektion auf den Vorhof zu liegen. **k** In der durchgeführten Röntgenkontrolle regelrechte Abbildung des Katheters mit Projektion der Katheterspitze auf den distalen Anteil der V. cava superior

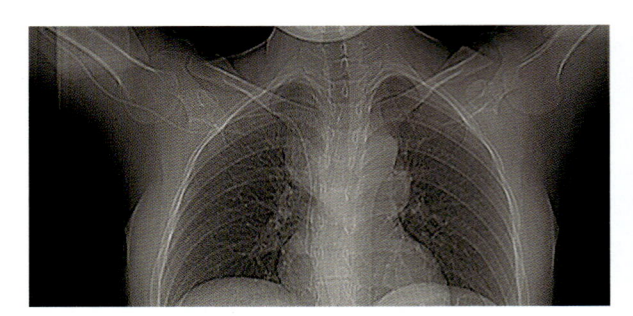

Abb. 9.28 PICC-Line-Katheter von rechts mit Katheterende in Projektion auf den rechten Vorhof in einem Topogramm in der Computertomographie

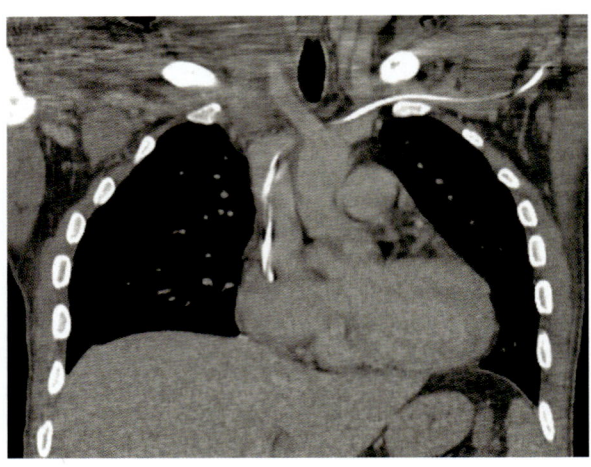

Abb. 9.29 PICC-Line-Katheter von links, ebenfalls eine Computertomographie, die Katheterspitze liegt im Vorhofeingang

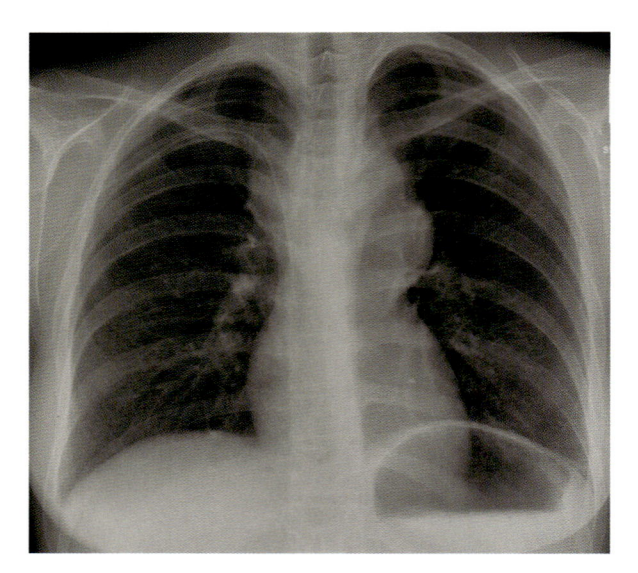

Abb. 9.30 Neu eingebrachter PICC-Line-Katheter von rechts. Katheterspitze regelhaft in Projektion auf den distalen Anteil der V. cava superior. Nebenbefundlich asymmetrische Mediastinalverbreiterung bei einem jungen Patienten mit Lymphomerkrankung

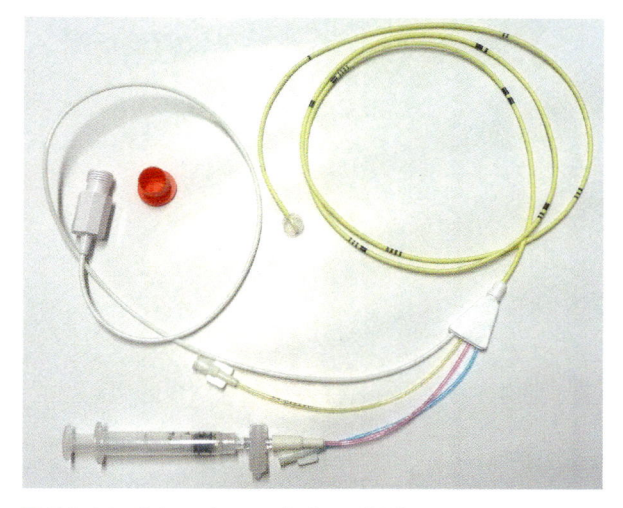

Pulmonalarterienkatheter (PAK)

PAK oder auch Swan-Ganz-Katheter (◘ Abb. 9.31) wurden in den 1970-er Jahren von den Kardiologen Harold Swan und William Ganz entwickelt. Pulmonalarterienkatheter werden bei Intensivpatienten zur Überwachung der Herz-Kreislauf-Funktion angewendet. Der PAK kann zu Messung verschiedener Parameter verwendet werden:
- Druck im rechten Herzen,
- Pulmonalarterienverschlussdruck,
- Herzzeitvolumen.

Der Pulmonalarterienkatheter liegt im Ruhezustand mit seiner Spitze im Ausflusstrakt des rechten Herzens, daher im Truncus pulmonalis oder im Abgang der A. pulmonalis dexter oder sinistra. Zur Messung des Pulmonalarterienverschlussdrucks (Wedge-Druck) wird ein am Katheter befestigter Ballon insuffliert und durch den Blutfluss in die A. pulmonalis geschwemmt (◘ Abb. 9.32, ◘ Abb. 9.33, ◘ Abb. 9.34).

◘ **Abb. 9.31** Pulmonalarterienkatheter (PAK)

Getunnelte zentralvenöse Katheter

Zu den getunnelten zentralvenösen Kathetern werden die folgenden Katheter gezählt:
- Hickman-Katheter,
- Broviak-Katheter,
- Demers-Katheter und
- weitere Dialysekatheter.

Die Katheteranlage erfolgt in der Regel in Lokalanästhesie, kann aber auch in Narkose durchgeführt werden. Die Katheter werden über die V. jugularis oder V. subclavia perkutan eingebracht. Das distale Katheterende wird in den rechten Vorhof geschoben. Das proximale Katheterende wird subkutan mehrere Zentimeter nach distal gezogen, und die ursprüngliche Punktionsstelle am Hals wird verschlossen. Das proximale Katheterende wird in der neuen Position wieder nach außen geleitet und dort angenäht. Knapp 1 cm vor dem Hautaustritt wird eine subkutane antimikrobiell wirksame Dacronmuffe platziert.

> Vorteile der aufwendigen Prozedur sind
> - die geringere Infektionsrate der Katheter im Vergleich zu den nicht getunnelt verlaufenden Kathetern und
> - die längere Liegedauer.

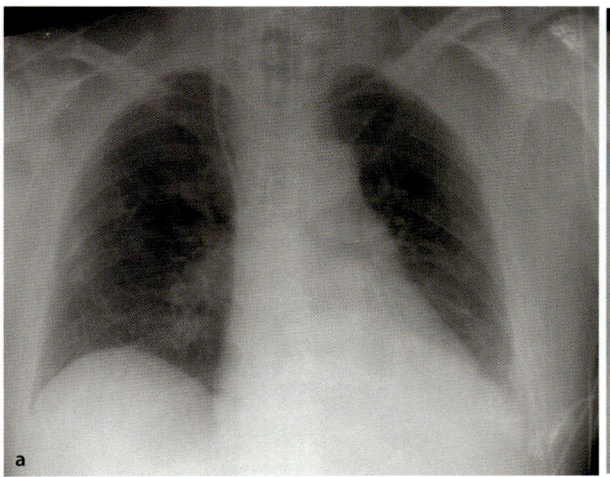

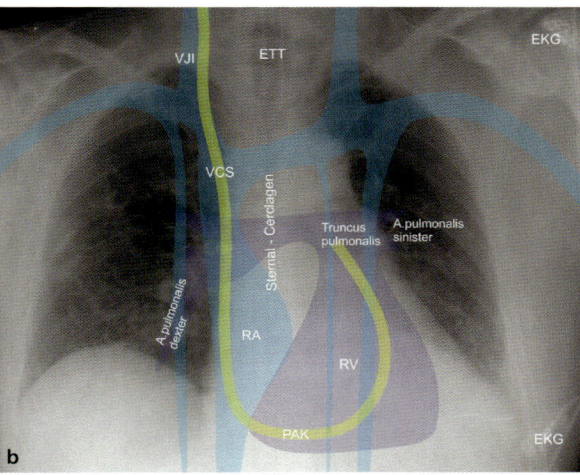

◘ **Abb. 9.32a, b** Von rechts jugulär eingebrachter Pulmonalarterienkatheter. Die Katheterspitze liegt im rechtsventrikulären Ausflusstrakt vor der V. pulmonalis sinistra. Nebenbefundlich Trachealkanüle, regelrecht in Projektion auf die Trachea oberhalb der Trachealbifurkation. Zustand nach ACVB und Sternotomie mit entsprechenden Drahtcerclagen. Kein Pneumothorax. Keine Mediastinalverbreiterung. Kein Pleuraerguss

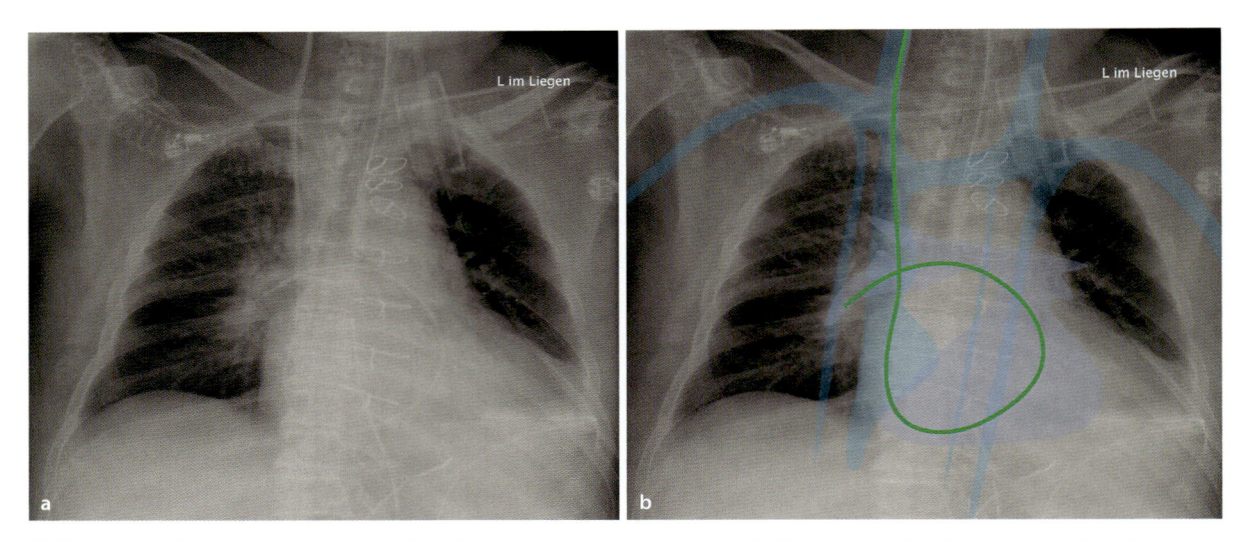

Abb. 9.33a, b Pulmonalarterienkatheter, über die V. jugularis rechts eingebracht. Die Katheterspitze liegt in der rechtsventrikulären Ausflussbahn, knapp in der V. pulmonalis dexter

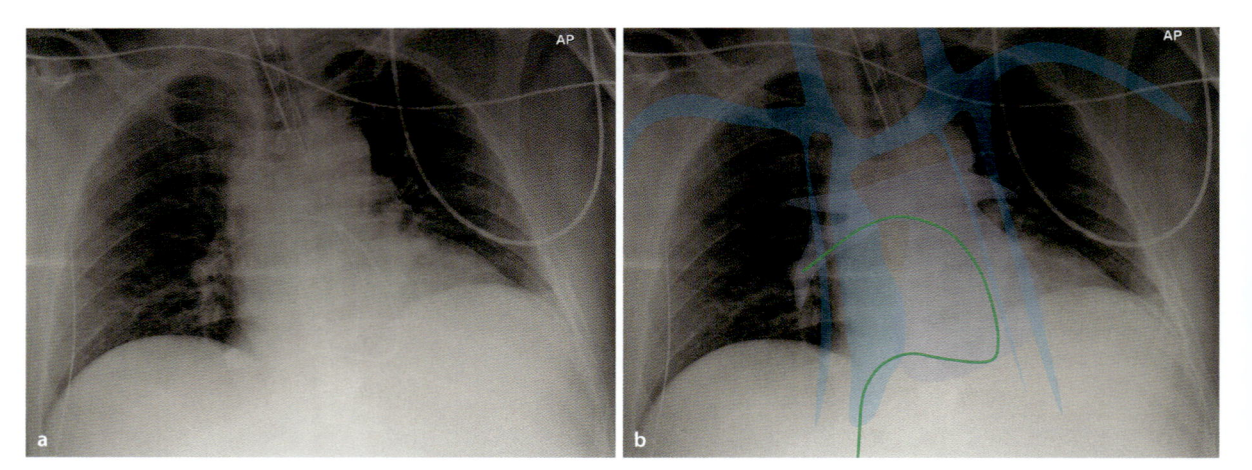

Abb. 9.34a, b Von femoral eingebrachter Pulmonalarterienkatheter. Die Katheterspitze liegt regelrecht in der rechtsventrikulären Ausflussbahn knapp in der V. pulmonalis dexter. Nebenbefundlich Magensonde, Endotrachealtubus, auf den rechten Thorax projizierte EKG-Kabel

Demers-Katheter

Der Demers-Katheter ist ein Vorhofkatheter, der getunnelt verläuft und zur Dialyse verwendet wird. Beim Demers-Katheter wird häufig die V. subclavia punktiert. Das Ende des Katheters projiziert sich im Röntgenbild auf den rechten Vorhof (Abb. 9.35, Abb. 9.36).

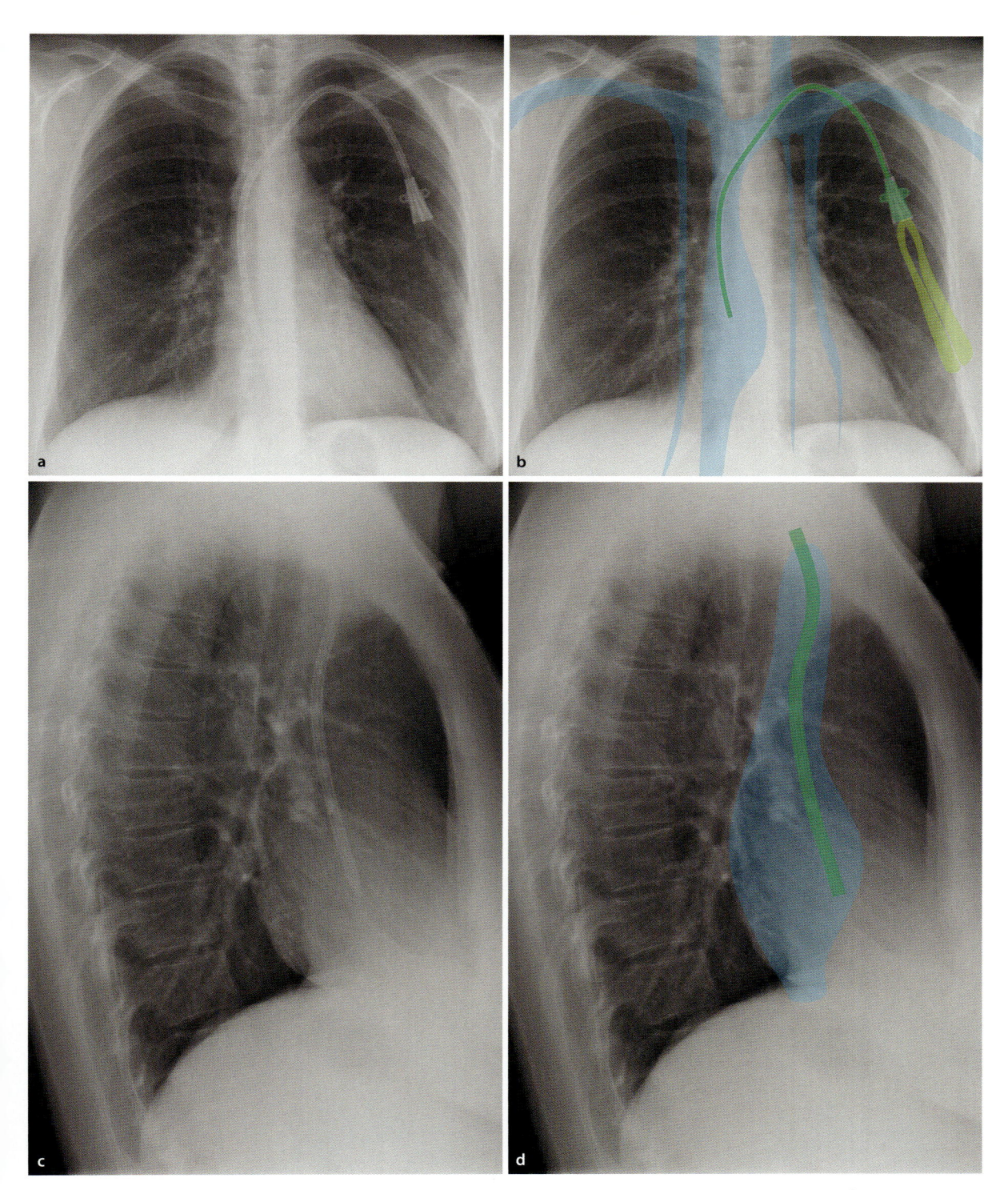

Abb. 9.35a–d Demers-Katheter über die V. subclavia links. Katheterende regelhaft in Projektion auf den rechten Vorhof. Keine postinterventionellen Komplikationen

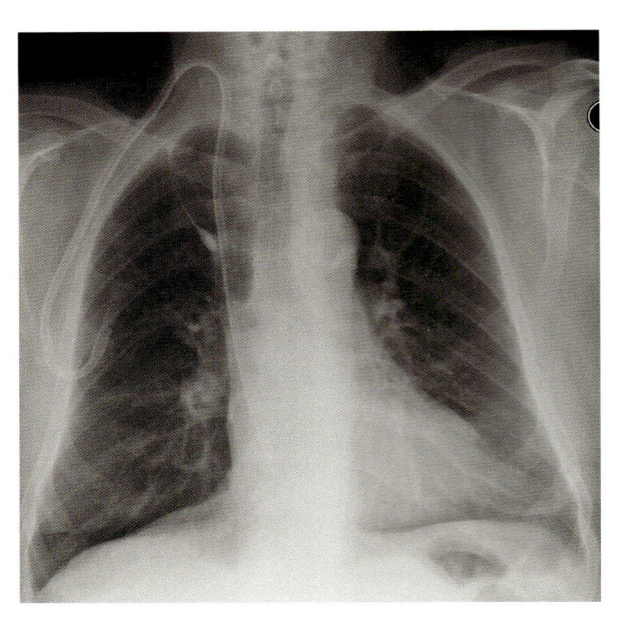

Abb. 9.36 Demers-Katheter über die V. jugularis rechts. Katheterende regelhaft in Projektion auf den rechten Vorhof. Keine postinterventionellen Komplikationen

■ **Hickman-/Broviac-Katheter**

Hickman- und Broviac-Katheter sind im Vergleich zum Demers-Katheter aus einem weicheren, flexibleren Silikon gefertigt. Es handelt sich um getunnelt verlaufende ZVKs. Broviac-Katheter (Abb. 9.37) haben einen Außendurchmesser bis 5 Ch, Hickman-Katheter (Abb. 9.38) sind größer als 5 Ch. Broviac-/Hickman-Katheter sind doppel- und mehrlumig. Der Hickman-Katheter hat im Vergleich zum Broviac-Katheter neben den größeren Volumina 2 Dacronmuffen im Gegensatz zu nur einer beim Broviac-Katheter.

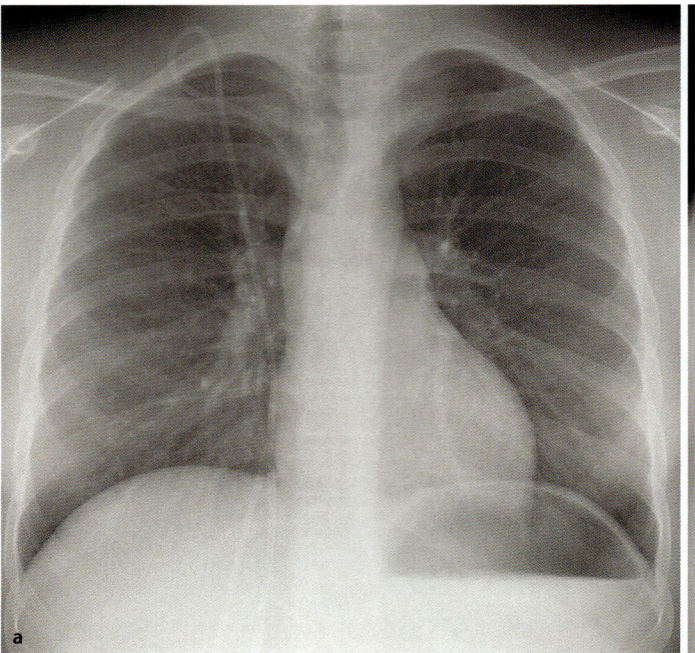

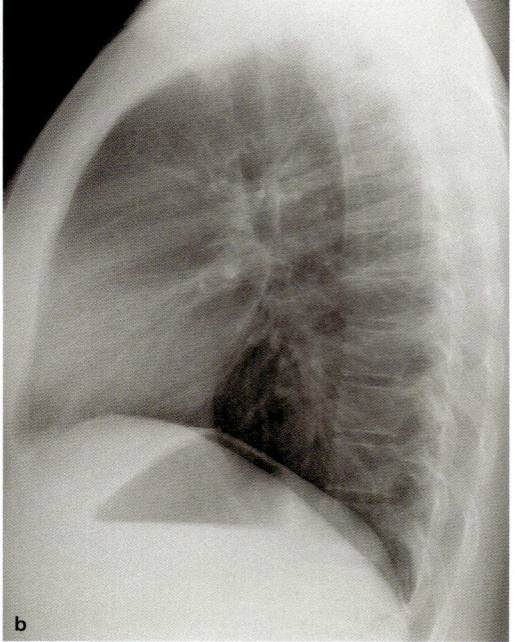

Abb. 9.37a, b Broviac-Katheter rechts mit Katheterende in der V. cava superior

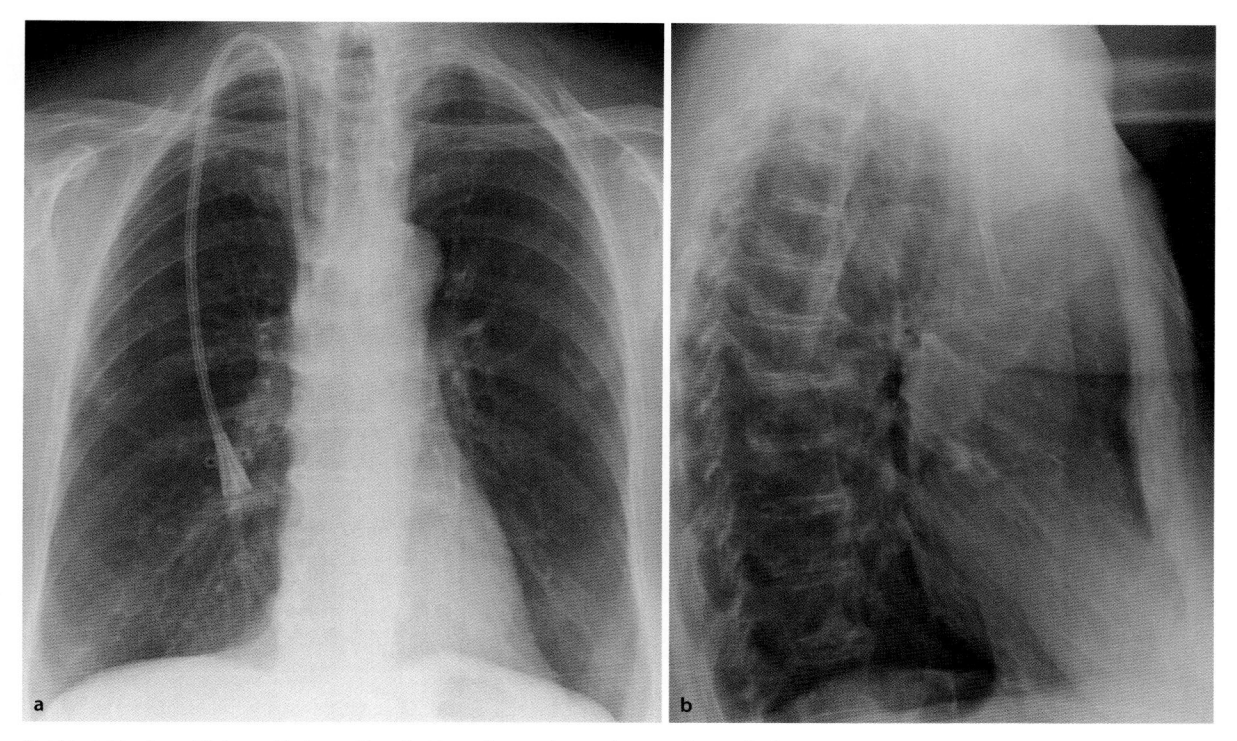

Abb. 9.38a, b 77 Hickman-Katheter über die V. jugularis rechts. Katheterende regelhaft in Projektion auf die V. cava superior. Keine postinterventionellen Komplikationen abgrenzbar. Kein Anhalt für einen Pneumothorax. Keine Mediastinalverbreiterung. Kein Pleuraergus

Komplett implantierte zentralvenöse Katheter

Dazu werden die klassischen Portsysteme, auch bekannt als Chemotherapieports, sowie Hämodialyseportkatheter gezählt. Die ersten komplett implantierbaren Portkatheter wurden 1982 von der Gruppe um Niederhuber in den USA entwickelt.

Vorteile

Der größte Vorteil der Portkathetersysteme ist die im Vergleich zu anderen zentralvenösen Kathetern deutlich niedrigere Infektionsrate. Diese Katheter können daher dauerhaft für einige Jahre im Patienten verbleiben. Außerdem werden die patienteneigenen peripheren Venen geschont, da Blutentnahmen und bei neueren Modellen auch Kontrastmittelgaben über den Port erfolgen können. Nicht zuletzt ist dem Patienten mit dem Port ein annähernd normales Leben möglich, da die Ports von außen nicht ohne weiteres zu erkennen sind. Duschen, Baden und Sport sind ohne Einschränkungen möglich.

Indikationen
- Systemische Chemotherapie,
- wiederholte Blutentnahmen oder Medikamentengabe bei schlechtem Venenstatus,
- langfristige parenterale Ernährung (z. B. bei Kurzdarmsyndrom).

Aufbau eines Ports

Ein Portsystem besteht aus dem in einer Hauttasche am Thorax implantierten Portkörper, der aus einer Portkammer und der Portmembran besteht. Daran angeschlossen ist ein ebenfalls vollständig subkutan implantierter zentralvenöser Katheter, der subkutan getunnelt bis zum Eintritt in ein Gefäß – gewöhnlich V. subclavia oder V. jugularis interna – verläuft und mit der Spitze im unteren Drittel der V. cava superior endet (◘ Abb. 9.39, ◘ Abb. 9.40, ◘ Abb. 9.41).

Zu einem Portsystem zählt auch die Portnadel, die einen speziellen Schliff hat (»Huber-Schliff«), um die Silikonmembran nicht zu beschädigen. Mit der entsprechenden Nadel kann ein Port 1000- bis 2000-mal angestochen werden. Bei Verwendung einer nicht geeigneten Nadel kann jedoch rasch die Portmembran zerstört werden, da kleine Silikonanteile ausgestanzt und verschleppt werden.

9.1 · Venöse Zugänge

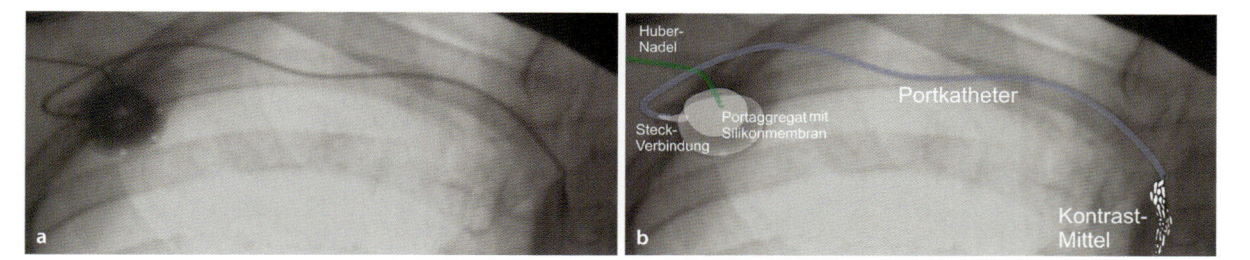

Abb. 9.39a, b Portsystem. Der Portkörper projiziert sich rechts pektoral. Die Huber-Nadel liegt regelrecht in Projektion auf das Silikonkissen des Portkörpers. Regelhaft konnektierter Portkatheter, dieser verläuft über die V. subclavia zum Eingang der V. cava superior. In diesem Beispiel könnte man diskutieren, ob der Katheter nicht etwas flach zur Wand der V. cava superior eingebracht wurde. Nach Kontrastmittelapplikation zeigt sich jedoch ein sehr guter Kontrastmittelabstrom über die V. cava superior

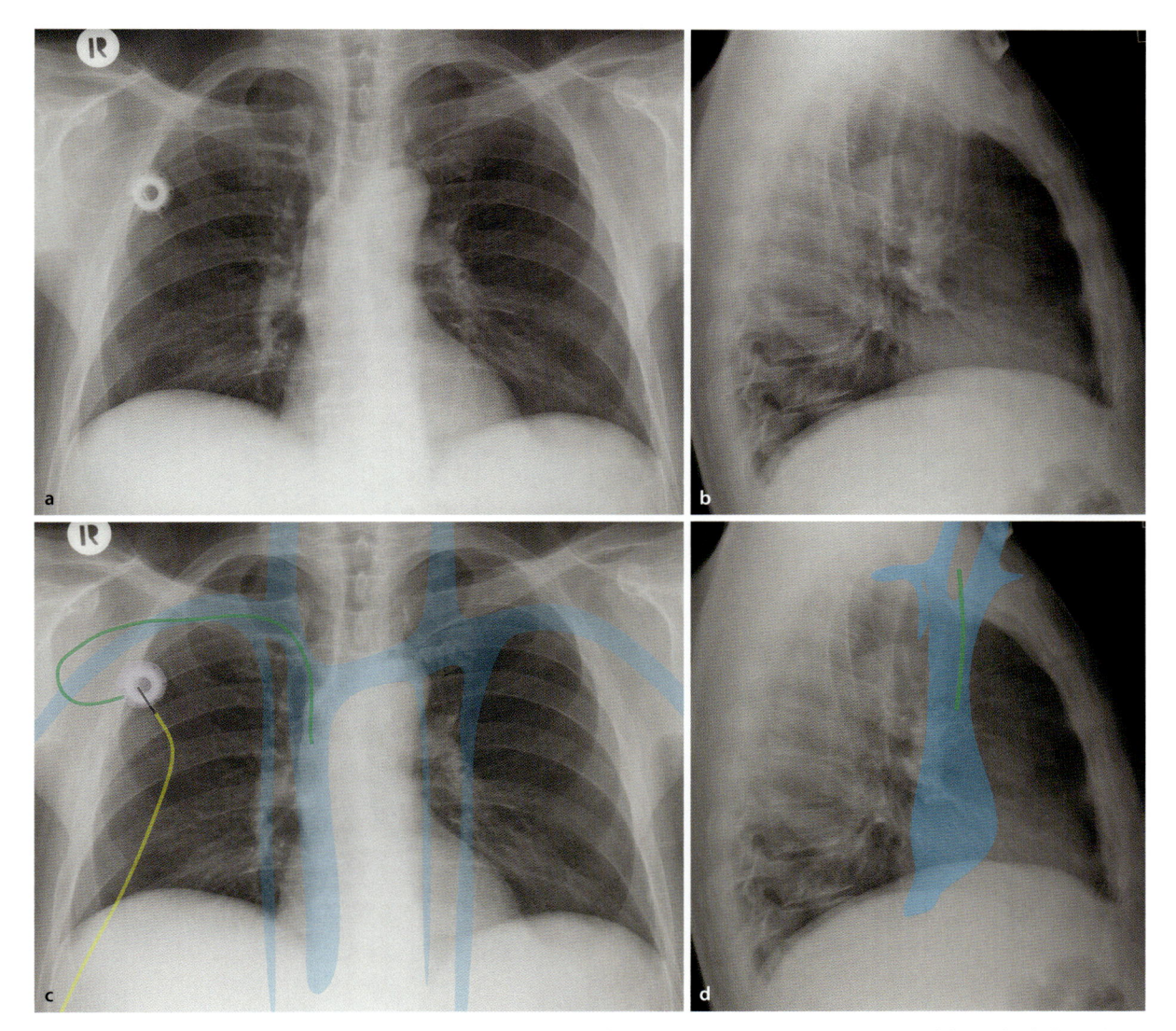

Abb. 9.40a–d Portkörper rechts pektoral. Regelrecht in Projektion auf die Silikonmembran platzierte Huber-Nadel. Regelrecht konnektierter Katheter, der über die V. subclavia eingebracht wurde. Katheterende in Projektion auf die VCS

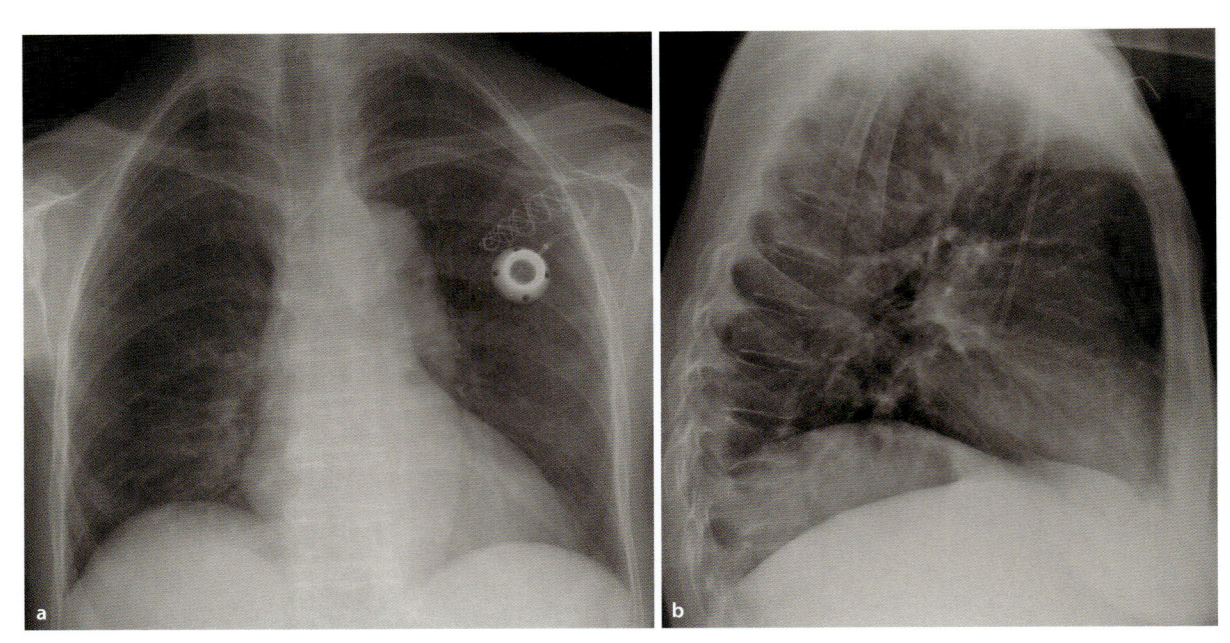

Abb. 9.41a, b Portkörper links pektoral. Darüberliegender röntgendicht markierter Verband. Regelrecht konnektierter Katheter, der über die V. subclavia links eingebracht wurde. Katheterende in Projektion auf die VCS

9.1 · Venöse Zugänge

Neben den oben genannten Indikationen werden die Ports gern auch zur Kontrastmittelapplikation verwendet.

> Vor der Verwendung sollte man sich unbedingt den Port-Pass zeigen lassen.

Im Port-Pass kann man nachsehen, ob das Portsystem »CT-fähig« ist, also ob das Portkammer-Katheter-System für höhere Drücke zugelassen ist. Nur dann kann man Kontrastmittel über die KM-Pumpe in der Computertomographie geben.

Einige Hersteller kennzeichnen die Ports als CT-fähig, indem die Buchstaben »CT« in den metallhaltigen Boden der Portkammer gestanzt werden. Diese Markierung ist in den Röntgenbildern gut zu sehen (Abb. 9.42). Der dreieckförmige Portkörper in Abb. 9.43 weist auf einen »Powerport« – einen ebenfalls CT-fähigen Port – hin.

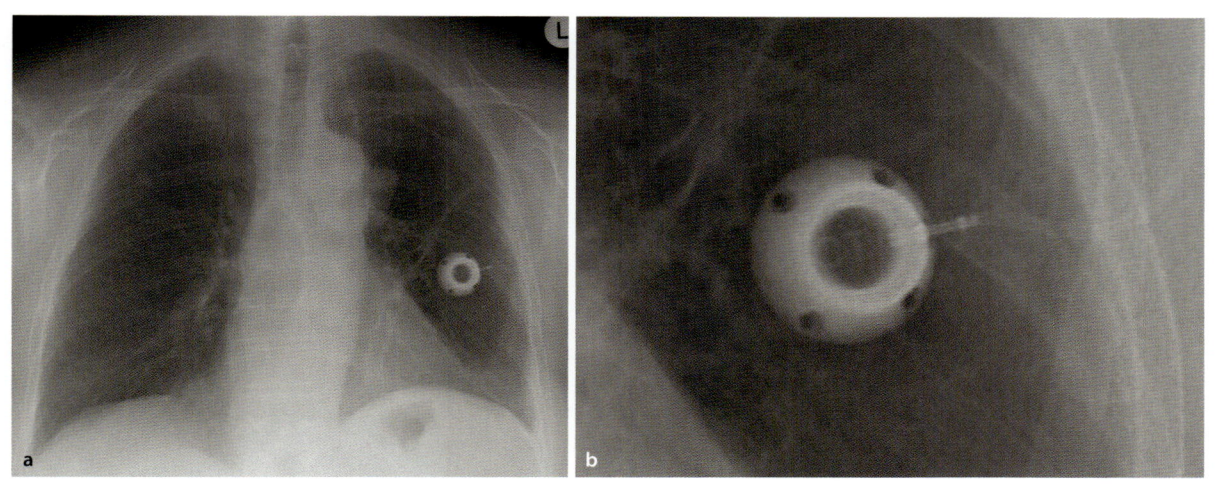

Abb. 9.42a, b Portkörper rechts pektoral. Buchstaben »CT« in Projektion auf die Silikonmembran, damit wird in diesem Beispiel ein CT-fähiger Port gekennzeichnet. Regelrecht konnektierter Katheter, der über die V. subclavia eingebracht wurde. In der Vergrößerungsaufnahme (b) sieht man den Ausgang aus dem Portkörper besonders gut. Auf diesen wird der Portkatheter bei der Implantation aufgesteckt. Katheterende in Projektion auf die VCS

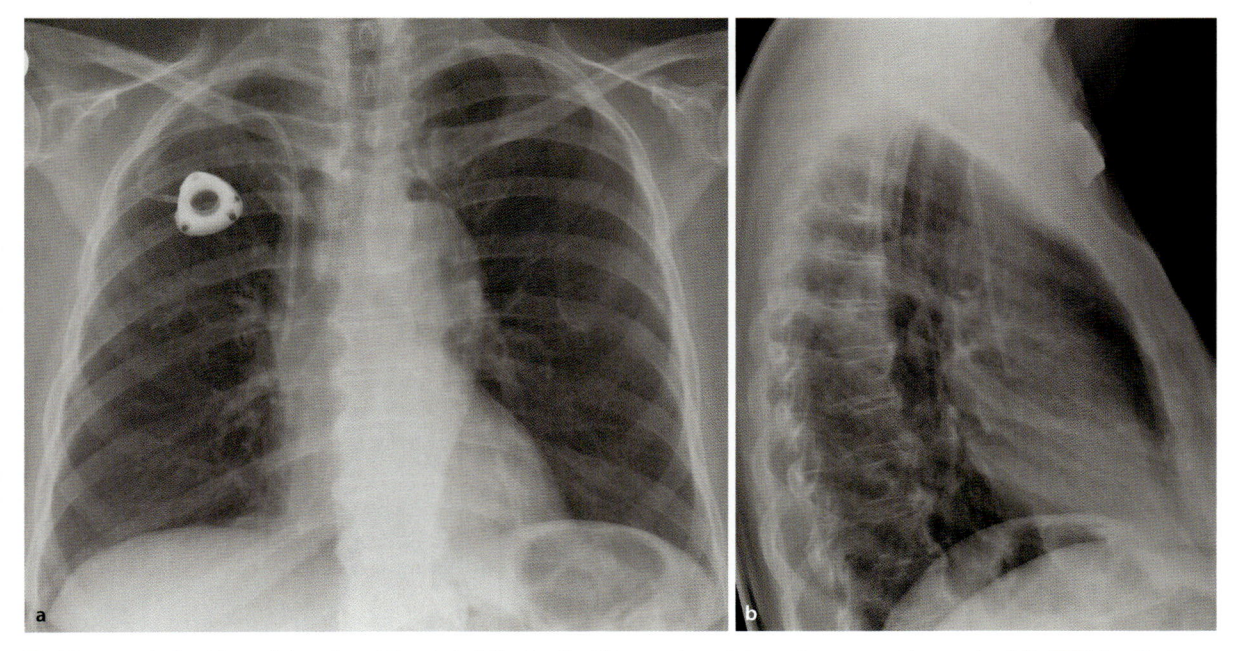

Abb. 9.43a, b Portkörper links pektoral. Der dreieckförmige Portkörper weist auf einen »Powerport« hin, ein ebenfalls CT-fähiger Port

Die Ports bestehen aus verschiedenen Materialien. Neben metallhaltigen Portkörpern kommen auch Modelle aus Keramik oder Kunststoffen vor.

> **Die Kunststoffports sind im Röntgenbild deutlich schlechter, teilweise gar nicht mehr abgrenzbar. Im CT oder MRT treten bei Kunststoffports weniger Artefakte auf.**

Zur Veranschaulichung eine kleine Auswahl verschieden dichter Portkörper im Röntgenbild (Abb. 9.44).

Neben den klassischen Chemotherapieports gibt es eine Vielzahl weiterer Portsysteme wie doppellumige Ports (Abb. 9.45), die auch zur Dialyse genutzt werden können.

Außerdem gibt es noch arterielle oder intrathekale Ports und viele weitere, die den Umfang dieses Kapitels sprengen würden und daher hier nicht abgehandelt werden können.

> **Wichtig ist es, vor jeder Nutzung eines Ports in Erfahrung zu bringen, um was für einen Port es sich handelt, ob er funktionsfähig ist und korrekt liegt.**

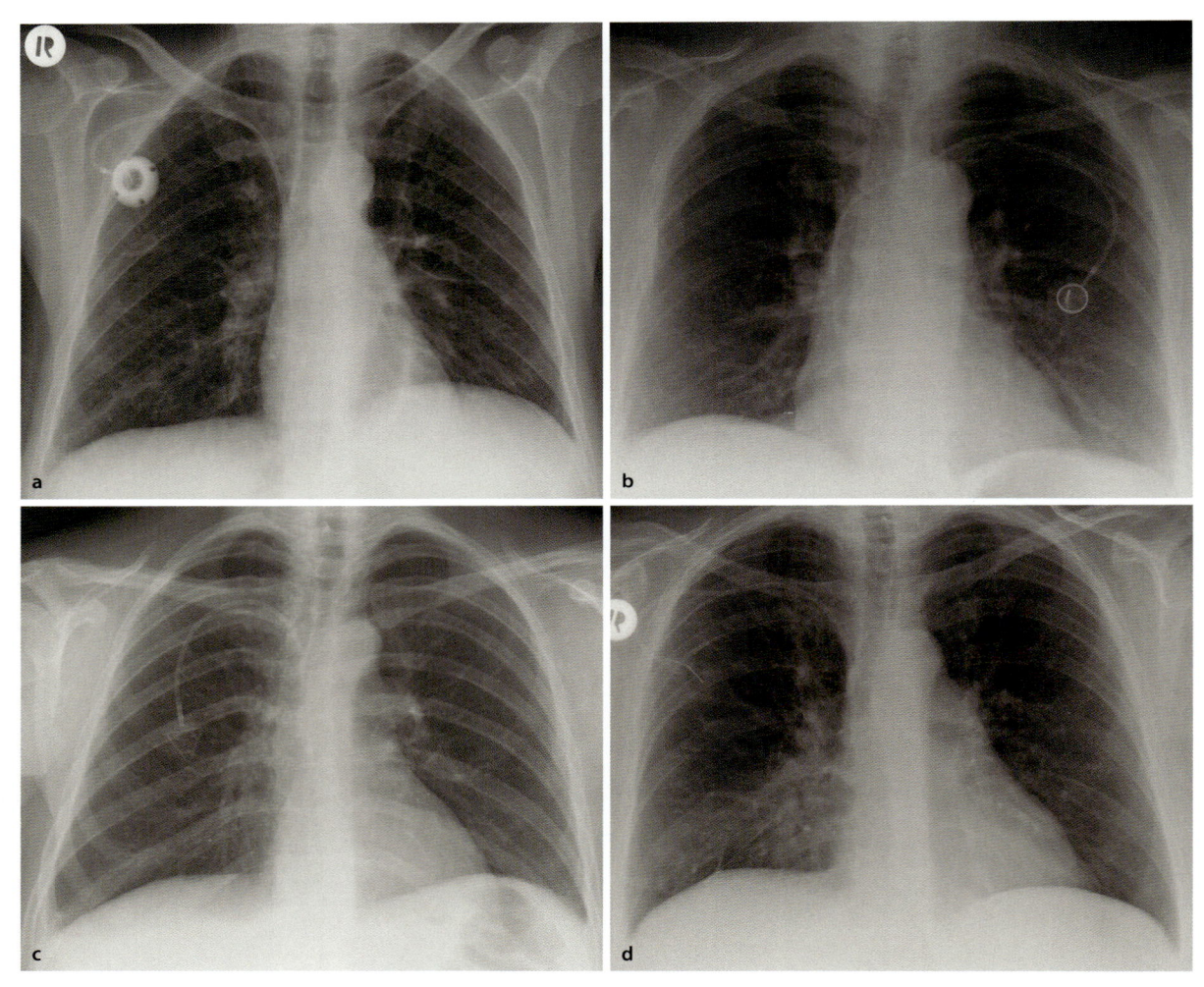

Abb. 9.44a–d a Portkörper rechts pektoral. Der Portkörper hat metallische Anteile und ist im Röntgenbild sehr gut sichtbar. b Portkörper links pektoral. Der Port hat nur noch randständig geringe metallische Anteile und ist überwiegend transparent. c Powerport links pektoral. Der Port in diesem Beispiel ist aus Kunststoff, aber noch röntgendicht markiert und so schemenhaft abzugrenzen. d Portkörper links pektoral. Der Port ist vollständig aus Kunststoff und nur durch die Lage der Huber-Nadel und des Katheters zu erahnen

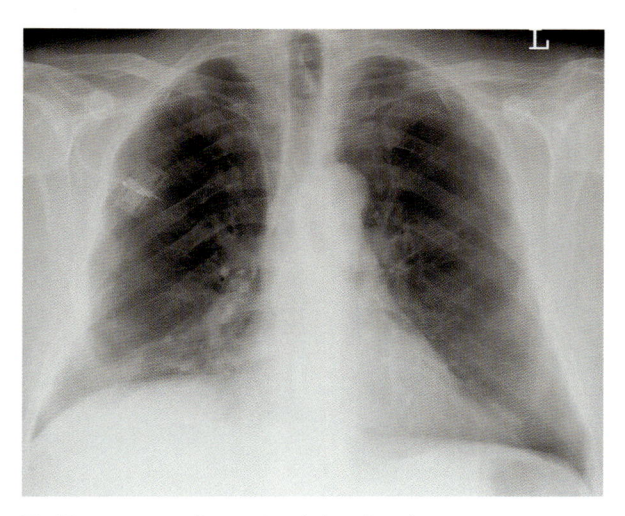

Abb. 9.45 Doppellumen-Port links pektoral

9.1.3 Komplikationen

Zentralvenöse Katheter werden nach der Anlage im Röntgenbild dargestellt, um die korrekte Lage zu dokumentieren und um Komplikationen auszuschließen.

> Der Katheter muss dabei unbedingt vollständig abgebildet werden.

Bei unklaren Befunden kann eine ergänzende Durchleuchtungsuntersuchung mit Kontrastmittelgabe oder eine Computertomographie notwendig werden.

Auch nach frustraner Punktion müssen Komplikationen im Röntgenbild ausgeschlossen werden.

Die Komplikationsrate bei Anlage eines zentralvenösen oder eines Vorhofkatheters wird auf 5–10% geschätzt. Bei weniger erfahrenen Ärzten ist die Komplikationsrate höher.

Die Komplikationen können grob unterteilt werden in
- periinterventionelle Komplikationen,
- Frühkomplikationen und
- Spätkomplikationen.

Zu den **perinterventionellen Komplikationen** (allen Komplikationen, die binnen 24 h nach Katheteranlage auftreten) zählen:
- Fehllage,
- Fehlpunktion, arterielle Punktion,
- Blutung,
- Hämatome im Zugangsweg,
- Pneumothorax;
- selten:
  - Verletzungen des Plexus brachialis,
  - arteriovenöse Fisteln,
  - Verletzungen des N. vagus oder phrenicus,
  - Horner-Syndrom,
  - Punktion der Trachea,
  - Perikardtamponade,
  - Luftembolie,
  - Materialbruch, intravenös verbleibende Drahtreste.

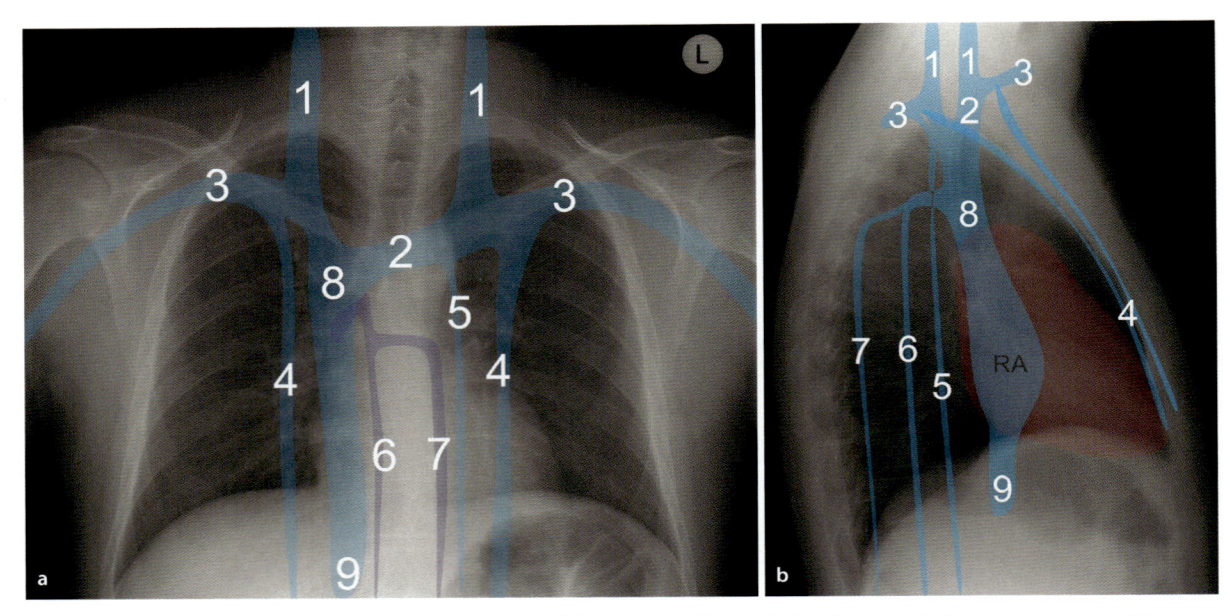

Abb. 9.46a, b Schematische Einzeichnung der großen thorakalen Venen im Röntgenbild in der p.-a. Aufnahme und seitlich: 1 = V. jugularis interna, 2 = V. brachiocephalica, 3 = V. subclavia, 4 = V. thoracica, 5 = V. pericardiophrenica, 6 = V. azygos, 7 = V. hemiazygos, 8 = V. cava superior, 9 = V. cava inferior

■ **Katheterfehllagen**

Katheterfehllagen sind gesondert zu betrachten. Sie können als primäre Fehllage periinterventionell auftreten, aber auch sekundär durch Kathetermigration als Früh- oder Spätkomplikation gelten.

Bis zu 30% der ZVK sind im postinterventionellen Röntgenbild fehlpositioniert.

Fehllagen kommen am häufigsten bei einem Zugangsweg über die V. subclavia oder V. basilica vor. Die Fehllagen treten außerdem häufiger auf, wenn der Zugang von rechts erfolgt ist. Dabei ist die zu tiefe Position der Katheterspitze im Vorhof die häufigste Fehllage des ZVK. Eine Vorhoflage des Katheters kann zu Herzarrhythmien führen, wobei diese meist vorübergehend sind und nur in Ausnahmefällen hämodynamische Probleme verursachen.

Die Schemata in ■ Abb. 9.46 zeigen die großen intrathorakalen Venen.

> **Cave**
> Wie man vielleicht nicht auf den ersten Blick erkennen kann, gibt es ein »Bermuda-Dreieck« am linken oberen Mediastinalrand (■ Abb. 9.47).

Innerhalb dieses Dreiecks liegende Katheterspitzen liegen meistens nicht zentralvenös. Eine seltene Ausnahme ist die links deszendierende V. cava inferior, die bei etwa 0,3% der Bevölkerung vorkommt. Ansonsten liegt der Katheter im »Bermuda-Dreieck« häufig in folgenden Gefäßen:

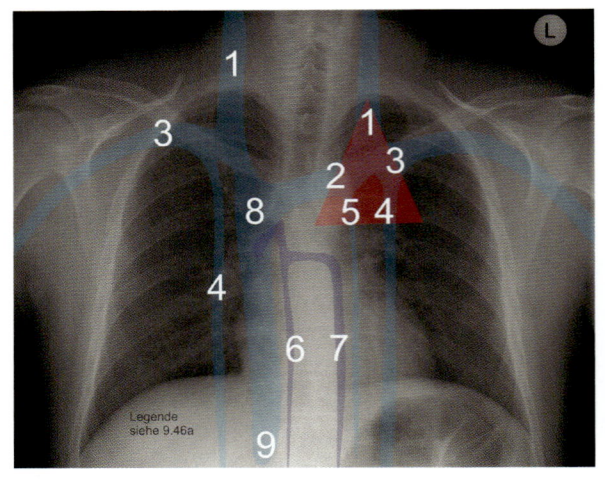

Abb. 9.47 Schematische Einzeichnung der großen thorakalen Venen im p.-a. Röntgenbild mit besonderer Vorhebung des »Bermuda-Dreiecks«: Hier liegen mehrere thorakale Venen in einem relativ kleinen Raum. Bei Lage einer Katheterspitze in diesem Bereich ist die sichere Lokalisierung nur mit Hilfe der seitlichen Aufnahme und auch dann teilweise gar nicht möglich. Sicher gilt nur, dass eine Lage in diesem Bereich meist auch einer Fehllage entspricht

- V. subclavia,
- V. jugularis interna,
- V. brachiocephalica,
- V. pericardiophrenica,
- V. thoracica,
- Aorta.

9.1 · Venöse Zugänge

Zur genaueren Lagebestimmung ist in diesen Fällen eine seitliche Aufnahme hinzuzuziehen (Abb. 9.47).

> Sollte auch die seitliche Aufnahme nicht zur Klärung der Lage führen, kann man ggf. eine Durchleuchtungsuntersuchung anschließen oder eine Computertomographie.

Neben der Tatsache, dass eine nicht zentralvenöse Katheterlage die Gabe venenreizender Medikamente oder Chemotherapeutika verbietet, können noch weitere Komplikationen auftreten. Zu kurze Katheter wie in Abb. 9.48, die mit der Spitze in der V. brachiocephalica enden, induzieren häufiger Gefäßthrombosen.

! Cave
Bei Fehlplatzierung der Katheter in zu kleinen Venen steigt das Risiko für Thrombosen, aber auch für eine Gefäßlazeration.

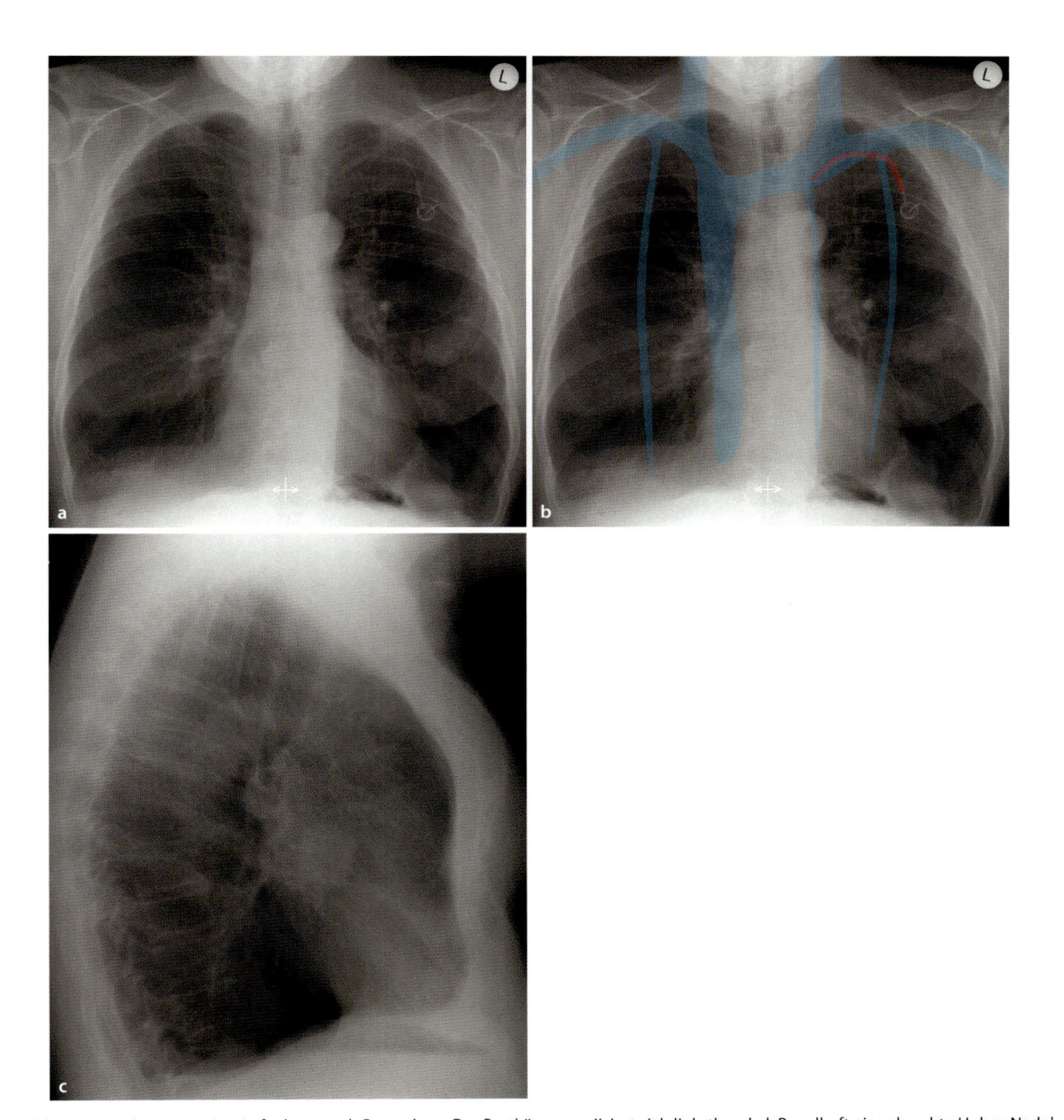

Abb. 9.48a–c Postoperative Aufnahme nach Portanlage. Der Portkörper projiziert sich linksthorakal. Regelhaft eingebrachte Huber-Nadel. Keine Diskonnektion des Portkatheters. Allerdings ist der Portkatheter auffällig kurz (zu kurz!) und liegt mit dem Ende noch in der V. subclavia links, allenfalls am Anfang der V. brachiocephalica. Dieser Portkatheter wurde nach Anfertigung des Röntgenbildes tatsächlich entfernt, ein neuer Port wurde links angelegt

Umschlagen des Katheters im Gefäß Ein Umschlagen des Katheters im Gefäß kann ebenfalls zur Ausbildung von Thromben und zur Gefäßlazeration führen. In ◘ Abb. 9.49, ◘ Abb. 9.50, ◘ Abb. 9.51 und ◘ Abb. 9.52 sind einige Beispiele dargestellt.

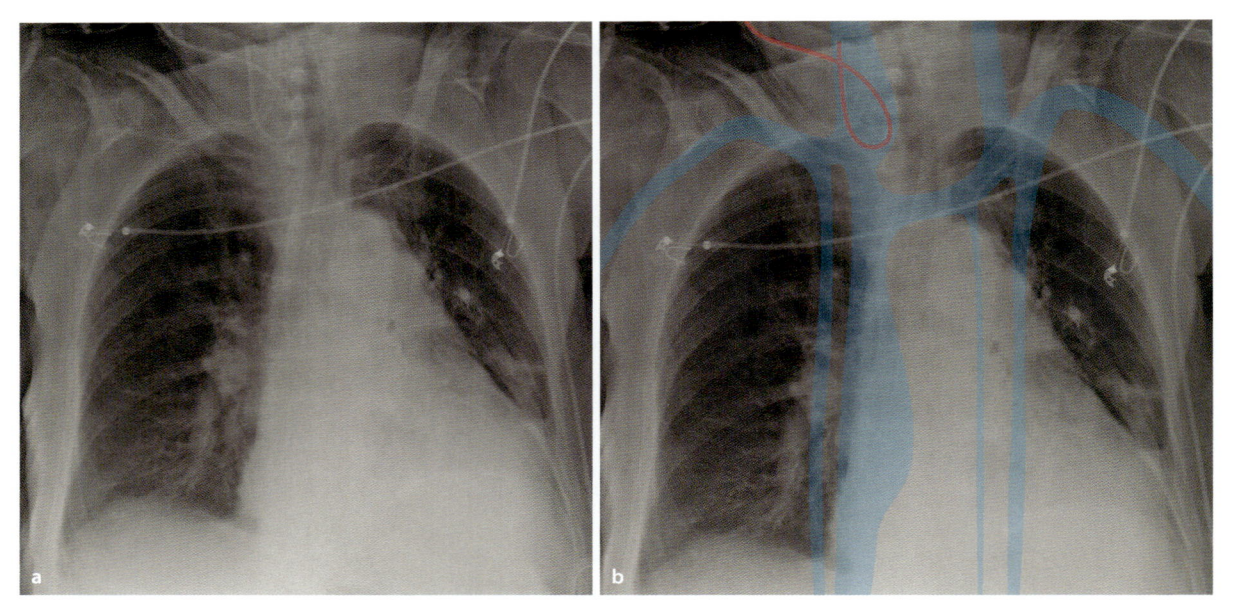

◘ **Abb. 9.49a, b** Zustand nach ZVK-Anlage. Der ZVK wurde über die V. jugularis rechts eingebracht. Der Katheter schlägt im Gefäß um und liegt mit der Spitze nach kranial gerichtet in der V. jugularis. Damit liegt keine zentralvenöse Lage vor. Zusätzlich kann der Katheter das Gefäß dilatieren, und das Umschlagen des Katheters führt zu einer höheren Rate von Thrombosen

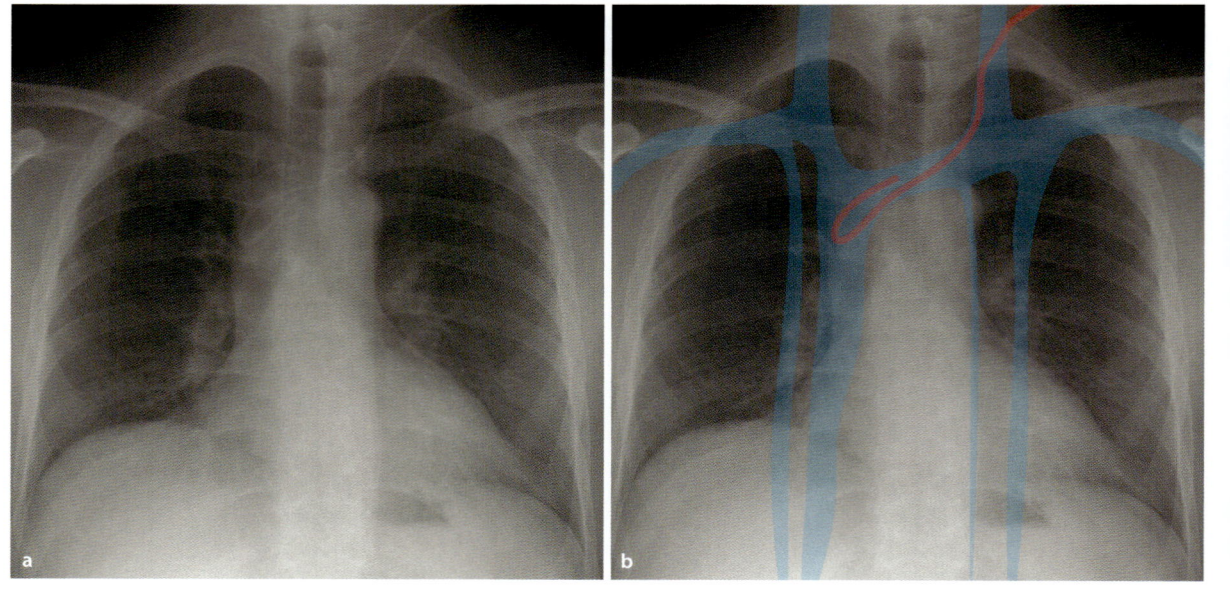

◘ **Abb. 9.50a, b** ZVK über die V. jugularis links. Der Katheter schlägt in der V. brachiocephalica um und kommt mit der Katheterspitze auf die V. brachiocephalica zu liegen. Dieser Katheter wurde in Seldinger-Technik lagekorrigiert

9.1 · Venöse Zugänge

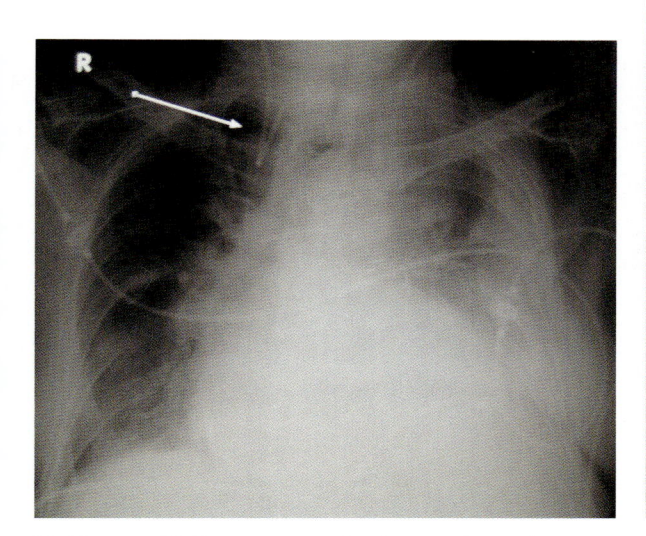

Abb. 9.51 Abbildung eines ZVK über die V. jugularis rechts. Der Katheter schlägt im Gefäß um und kommt mit der Spitze nach kranial gerichtet in der V. jugularis interna rechts zum Liegen. Ein zweiter ZVK über die V. jugularis links liegt mit der Katheterspitze knapp am Übergang von V. brachiocephalica zur V. cava superior. Großer, allerdings vorbestehender Pleuraerguss links. Geringer Pleuraerguss auch rechts. Vorbestehende Kardiomegalie. Beidseits kein Anhalt für einen Pneumothorax

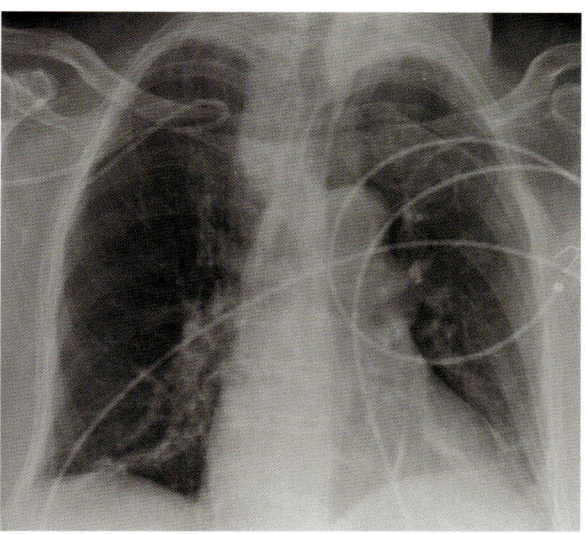

Abb. 9.52 ZVK über die V. subclavia rechts. Der Katheter schlägt im Gefäß um und kommt mit der Spitze nach kaudal gerichtet in Projektion auf die V. axillaris zum Liegen

Zu tief positionierter Katheter Zu tief positionierte Katheter können Herzrhythmusstörungen verursachen, die allerdings selten hämodynamisch relevant werden. Daneben sind Fälle von Vorhof-, seltener Ventrikelperforationen beschrieben. Beispiele sind in ◘ Abb. 9.53, ◘ Abb. 9.54, ◘ Abb. 9.55, ◘ Abb. 9.56, ◘ Abb. 9.57, ◘ Abb. 9.58, ◘ Abb. 9.59, ◘ Abb. 9.60 dargestellt.

❗ Cave
Gerade bei den neonatologischen Patienten kommen zu tief positionierte Katheter häufiger vor, da die Gefäße sehr klein sind und die korrekte Positionierung so erheblich erschwert ist (◘ Abb. 9.56).

Aber auch bei Erwachsenen kann eine solche tiefe Lage eines ZVK vorkommen, wenngleich deutlich seltener (◘ Abb. 9.57).

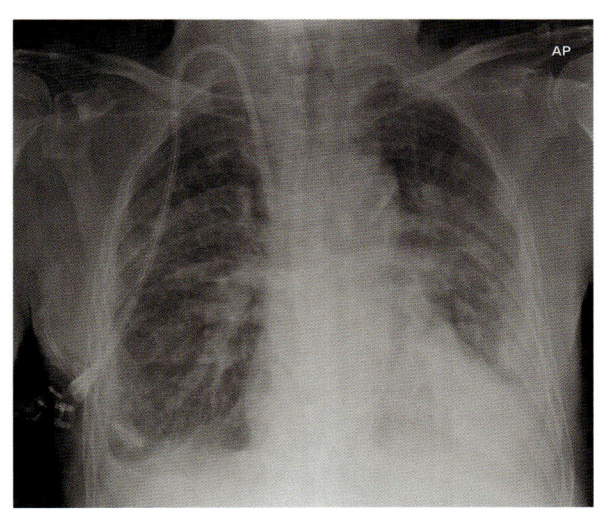

Abb. 9.53 Shaldon-Katheter (der Katheter ist uns bereits bekannt) links mit der Katheterspitze in Projektion auf den distalen Anteil der V. cava superior und somit in korrekter Lage

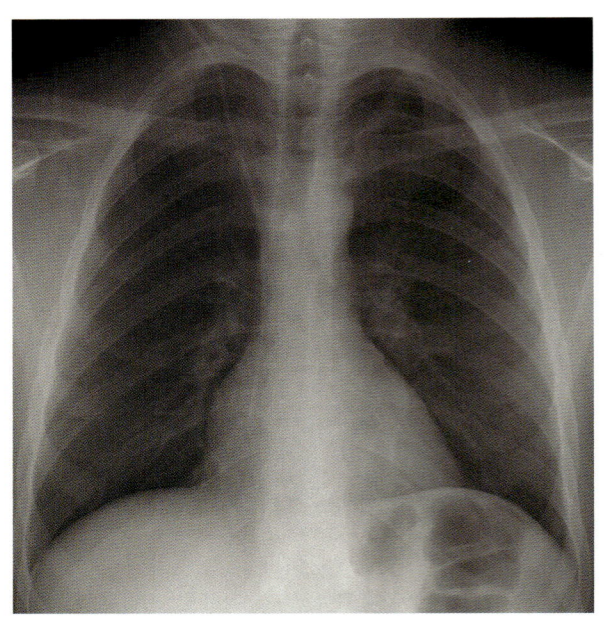

Abb. 9.54 Von rechts jugulär eingebrachter ZVK. Tieflage des Katheters mit Projektion der Katheterspitze auf den rechten Vorhof

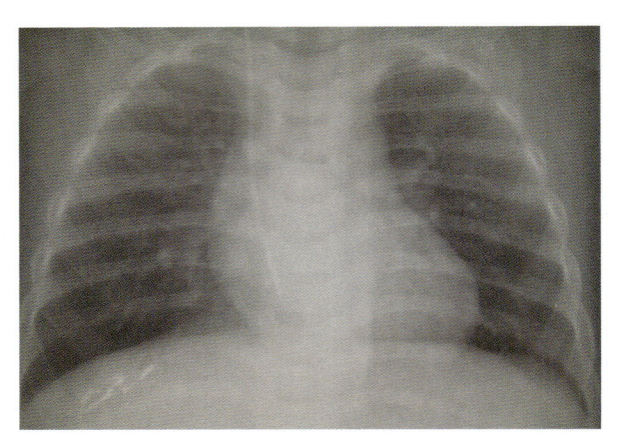

Abb. 9.55 Von rechts jugulär eingebrachter ZVK. Tieflage des Katheters mit Projektion der Katheterspitze auf den rechten Vorhof

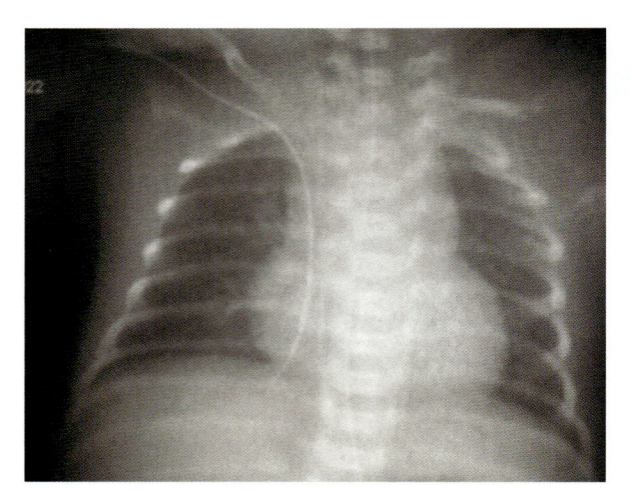

Abb. 9.56 ZVK über die V. subclavia rechts. Tiefe Position der Katheterspitze in Projektion auf die V. cava inferior. Gerade bei den neonatologischen Patienten kommen zu tief positionierte Katheter häufiger vor, da die Gefäße sehr klein sind und die korrekte Positionierung so erheblich erschwert wird

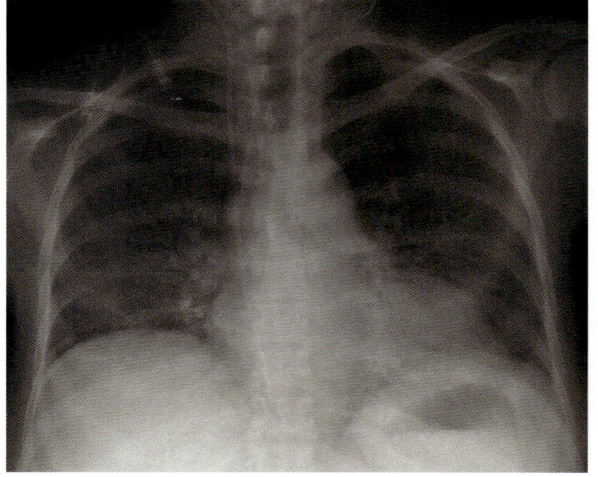

Abb. 9.57 Auch bei Erwachsenen kann eine solche tiefe Lage eines ZVK vorkommen, wenngleich deutlich seltener. In diesem Fall ein von rechts jugulär eingebrachter ZVK mit Projektion der Katheterspitze auf den Boden des rechten Vorhofs, mutmaßlich schon am Übergang zur V. cava inferior

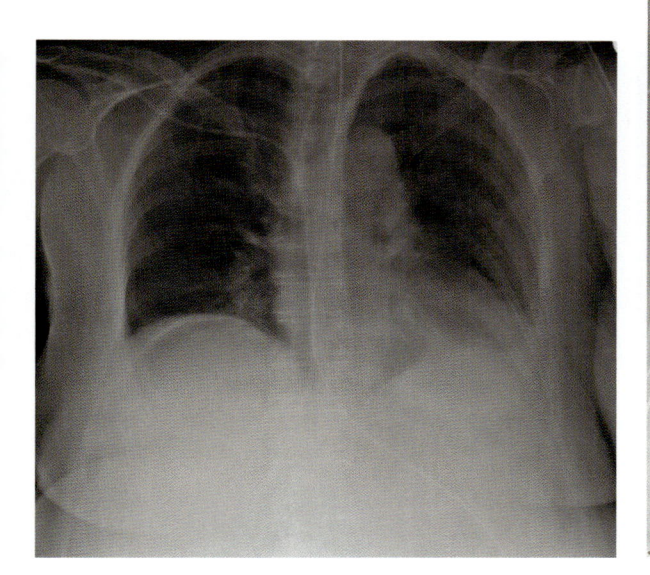

Abb. 9.58 ZVK über die V. subclavia rechts. Das Katheterende projiziert sich auf den Leberschatten, mutmaßlich bereits in einer Lebervene

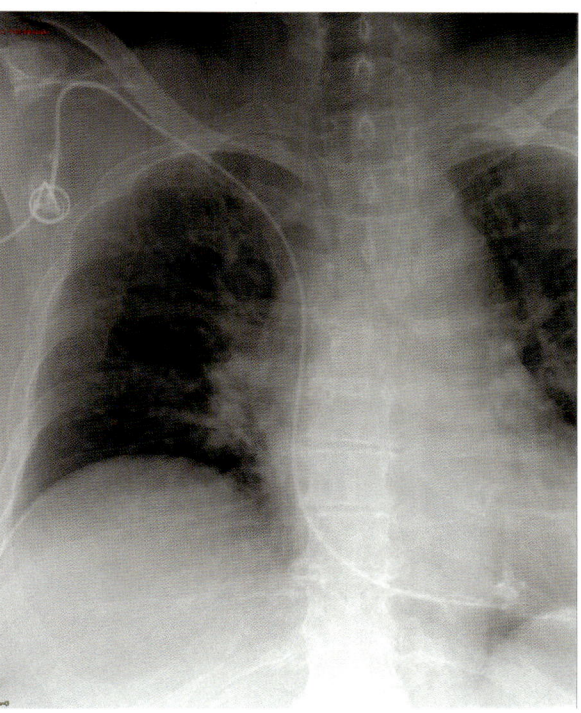

Abb. 9.59 Ebenfalls eine erheblich zu tiefe Position eines zentralen Katheters. Portsystem mit Portkörper rechts. Regelrechte Lage der Huber-Nadel in Projektion auf das Silikonkissen des Portkörpers. Regelrecht konnektierter Katheter. Dieser wurde über die V. subclavia rechts bis in den rechten Ventrikel vorgeschoben. In dieser Aufnahme nach Kontrastmittelgabe Kontrastmittel in Projektion auf den rechten Ventrikel. Der Katheter musste revidiert werden

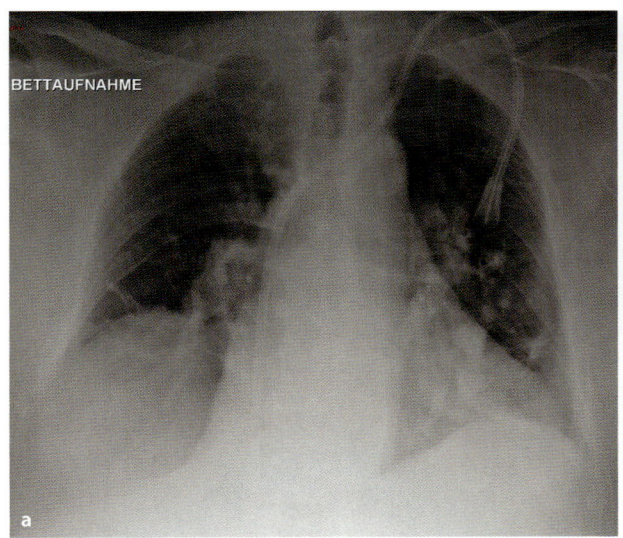

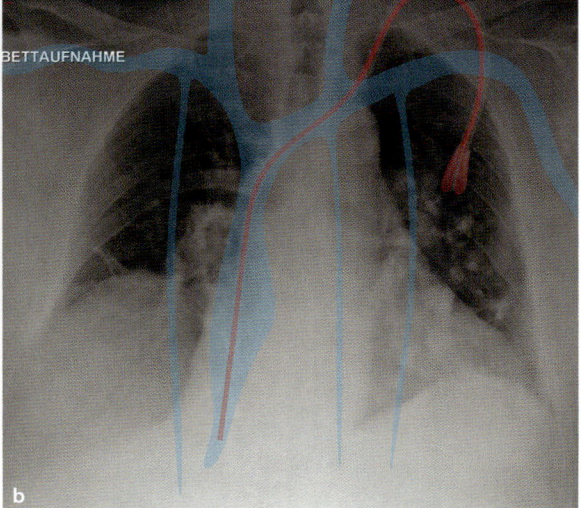

Abb. 9.60a, b Auch Vorhofkatheter können zu tief liegen. Hier ein Shaldon-Katheter mit der Katheterspitze in Projektion auf die V. cava inferior

Umschlagen des Katheters in ein anderes Gefäß Das Umschlagen in ein anderes Gefäß, z. B. nach kranial die V. jugularis interna, gehört zu den häufigeren Fehllagen. Beispiele zeigen ◘ Abb. 9.61 und ◘ Abb. 9.62.

❗ Cave
Medikamentengaben über nach kranial fehlpositionierte Katheter können zu toxischen und neurologischen Schäden führen.

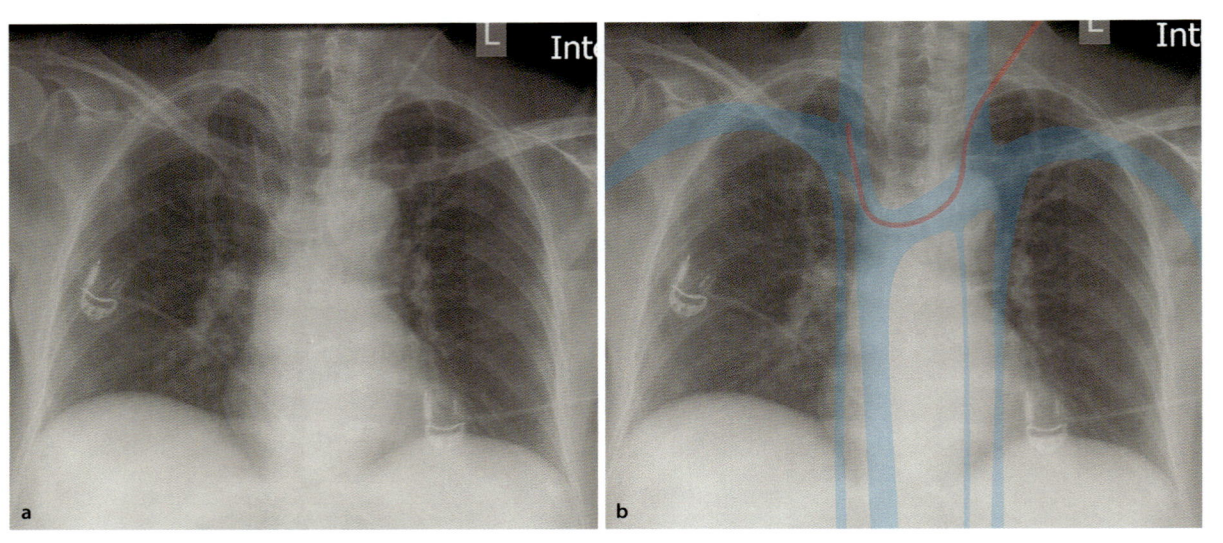

◘ **Abb. 9.61a, b** Von links jugulär eingebrachter ZVK. Der Katheter schlägt auf die kontralaterale Seite um und kommt mit der Spitze nach kranial gerichtet in Projektion auf die V. jugularis interna rechts zum Liegen

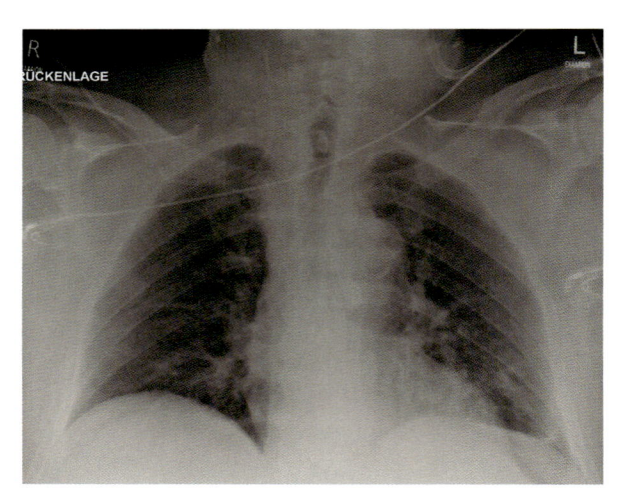

◘ **Abb. 9.62** Über die V. subclavia rechts eingebrachter ZVK. Der Katheter schlägt nach kranial um und kommt mit der Katheterspitze nach kranial gerichtet in Projektion auf die ipsilaterale V. jugularis rechts zum Liegen

9.1 · Venöse Zugänge

Abweichen des Katheters auf die Gegenseite Fehllagen mit Abweichen des Katheters auf die Gegenseite in die kontralaterale oder ipsilaterale V. subclavia oder sogar V. axillaris (◘ Abb. 9.63, ◘ Abb. 9.64, ◘ Abb. 9.65, ◘ Abb. 9.66, ◘ Abb. 9.67) sind auch häufiger anzutreffen und können durch Fehlplatzierung in kleinen Gefäßen zu Thrombosen oder zu Gefäßperforation führen. Auch sekundäre Dislokationen können vorkommen (◘ Abb. 9.67).

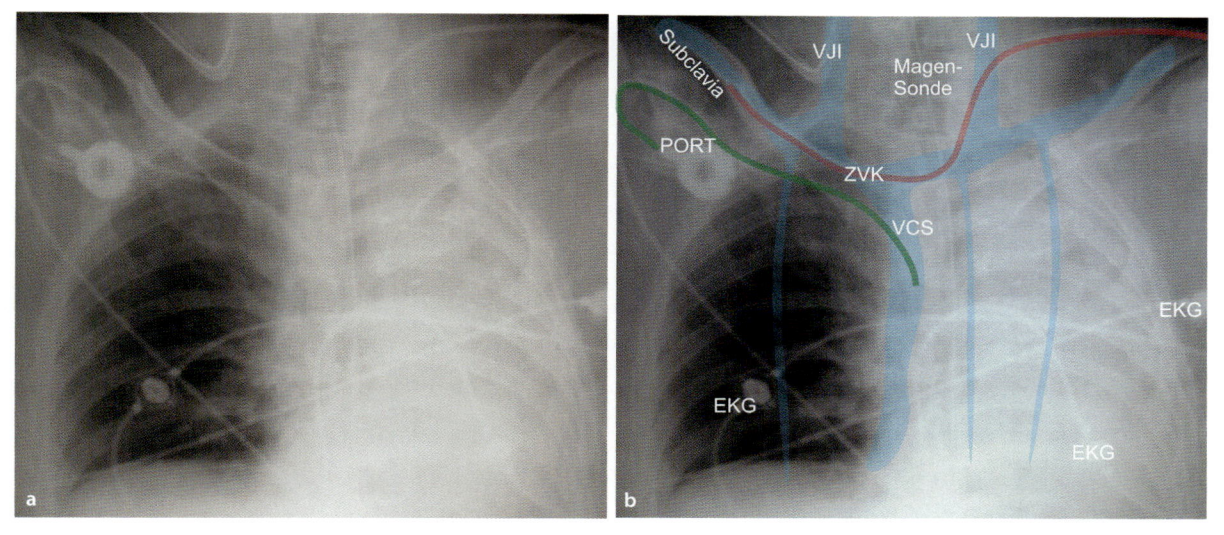

◘ **Abb. 9.63a, b** Portsystem mit Projektion des Portkörpers rechts pektoral. Regelhaft konnektierter Katheter. Katheterende in Projektion auf die V. cava superior. ZVK über die V. jugularis links. Der Katheter verläuft über die V. brachiocephalica in die kontralaterale V. subclavia

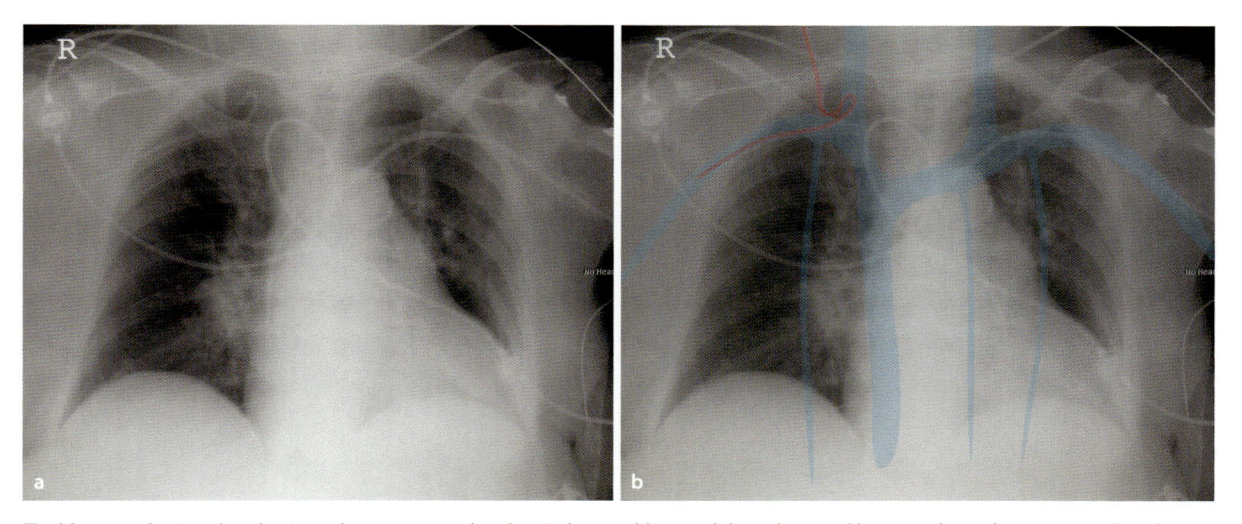

◘ **Abb. 9.64a, b** ZVK über die V. jugularis interna rechts. Der Katheter schlägt nach lateral um und liegt mit der Katheterspitze in Projektion auf die V. axillaris

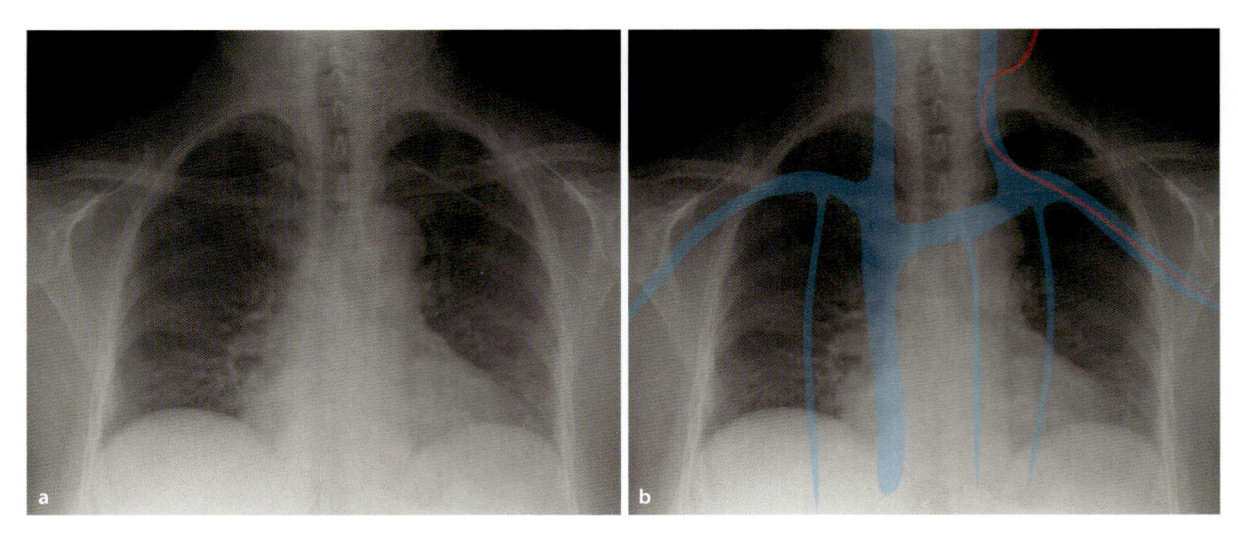

Abb. 9.65 ZVK über die V. jugularis links. Der Katheter schlägt nach lateral um und endet in Projektion auf die V. axillaris links

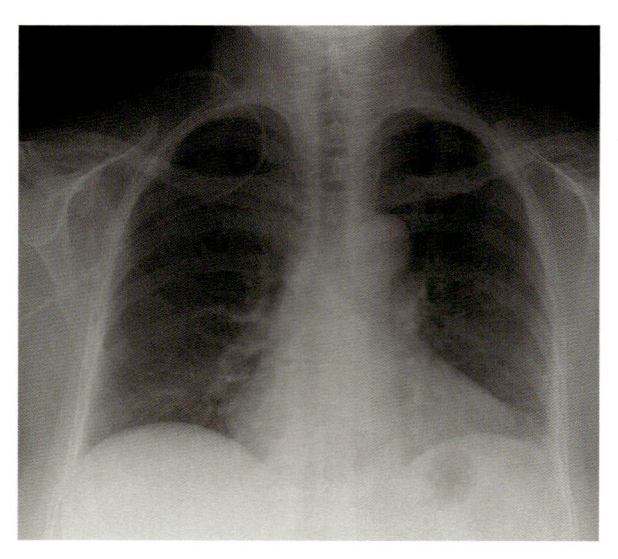

Abb. 9.66 ZVK über die V. jugularis rechts, die Katheterspitze ist auf dem Bild nicht vollständig abgebildet. Lage am ehesten in der V. axillaris

9.1 · Venöse Zugänge

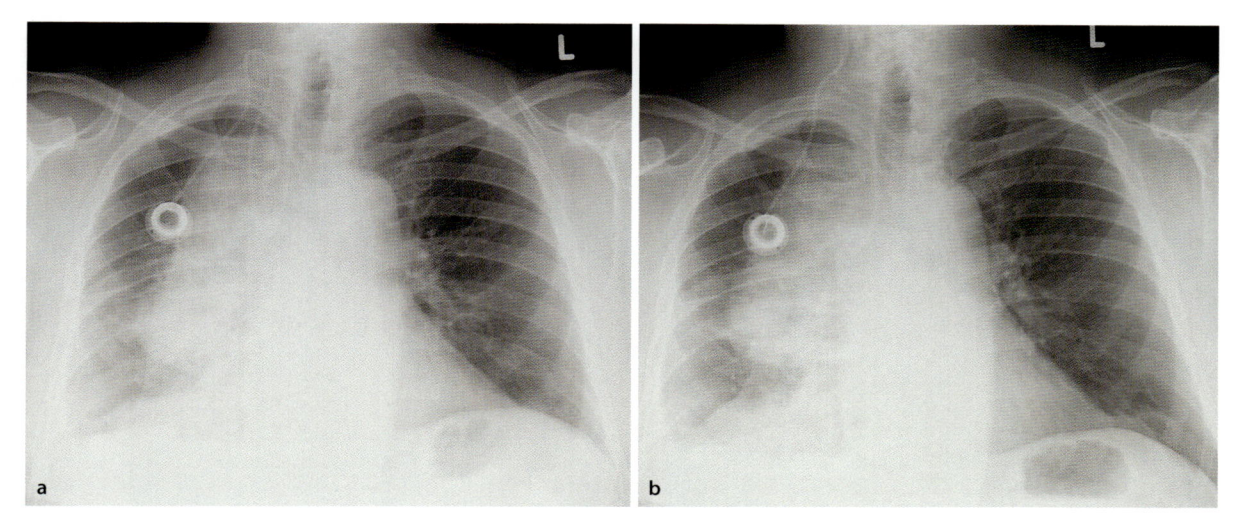

Abb. 9.67a, b Sekundäre Dislokation. Patientin nach Anlage eines Portsystems (**a**). Der Portkörper projiziert sich rechts pektoral. Regelrechte Konnektion des Katheters, dieser wurde über die V. jugularis rechts eingebracht. Insgesamt fällt bereits in **a** der sehr steile Verlauf des Katheters mit der Schlaufenbildung rechts zervikal auf. Die Katheterspitze projiziert sich regelhaft parallel zum Gefäßverlauf der V. cava superior im oberen Drittel. Somit zunächst regelrechte Lage des Portkatheters (**a**). In der zweiten Aufnahme einige Wochen nach Portimplantation (**b**) ist – von der Patientin unbemerkt – der Katheter nach kranial umgeschlagen. Ebenfalls neu sehen wir eine Huber-Nadel in regelrechter Projektion auf die Silikonmembran des Portkörpers. Über diese wurde eine Chemotherapie appliziert!

Fehllage in der V. azygos und hemiazygos Auch eine Fehllage in der V. azygos und hemiazygos gilt als Fehllage in kleinen, nicht zentralen Venen (Abb. 9.68, Abb. 9.69, Abb. 9.70, Abb. 9.71).

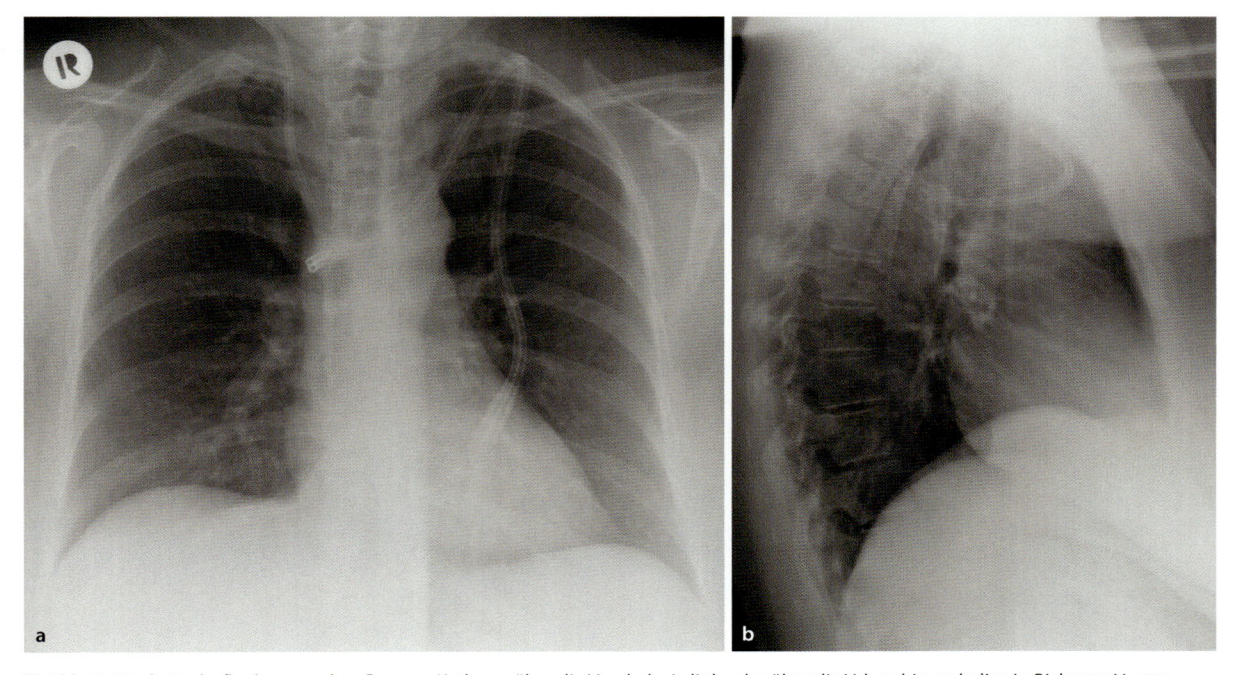

Abb. 9.68a, b Vorhofkatheter rechts. Demers-Katheter über die V. subclavia links, der über die V. brachiocephalica in Richtung V. cava superior verläuft. Auf Höhe der Trachealbifurkation schlägt der Katheters jedoch nach dorsal um. Beide Katheterspitzen kommen in Projektion auf die V. azygos zum Liegen

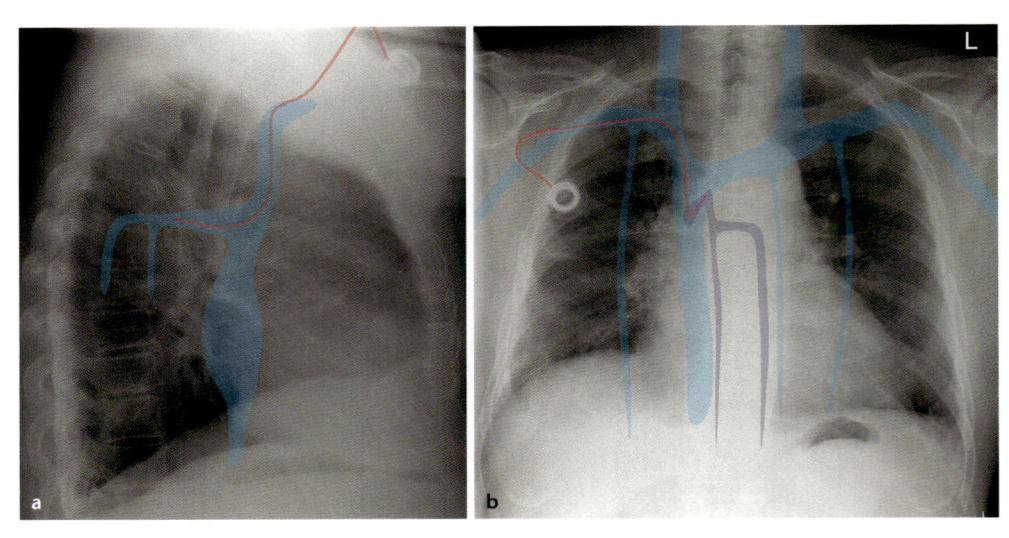

Abb. 9.69a, b Neu eingebrachtes Portsystem. Portkörper rechts pektoral. Der Katheter wurde über die V. subclavia rechts eingebracht und verläuft zunächst in Projektion auf die V. cava superior, schlägt dann jedoch auf Höhe der Trachealbifurkation nach dorsal um und endet mit der Katheterspitze letztlich in Projektion auf die V. azygos

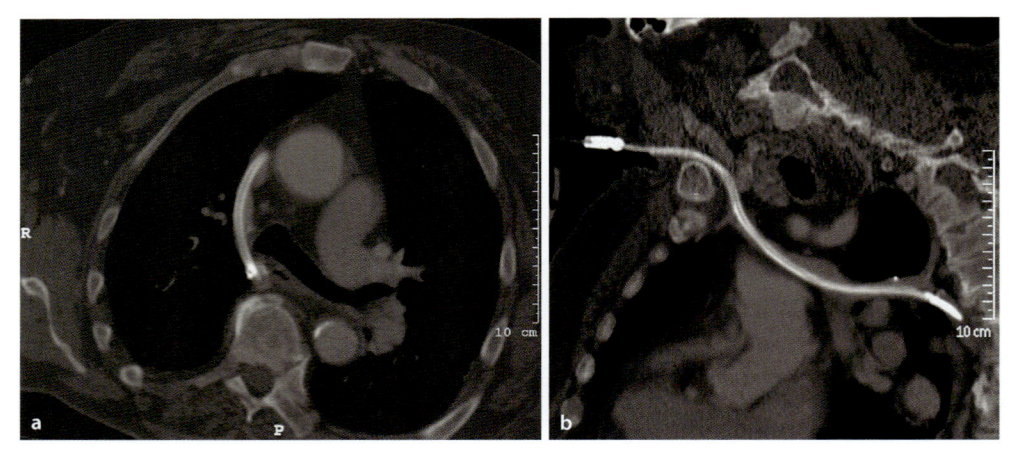

Abb. 9.70a, b CT einer ZVK-Fehllage (axiale und seitliche Rekonstruktion). Der Katheter endet tatsächlich in der V. azygos. Der Port musste revidiert werden

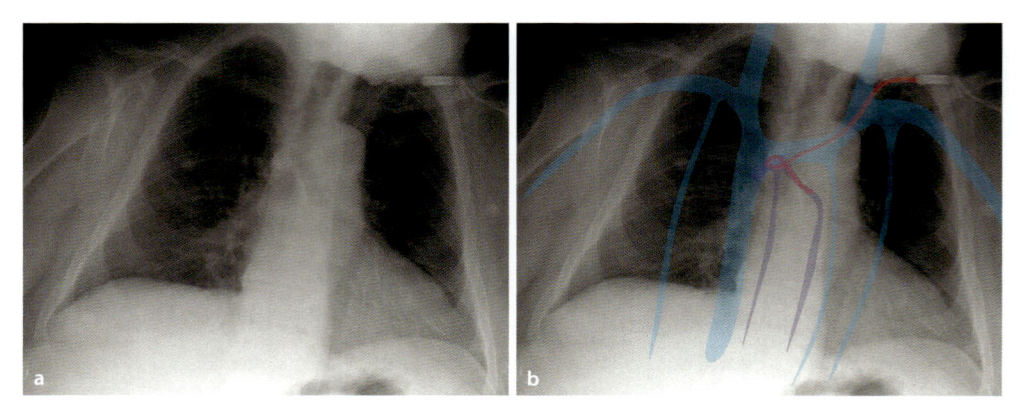

Abb. 9.71a, b Ein seltenes Bild. Ein ZVK, eingebracht über die V. subclavia links, schlägt auf Höhe der Trachealbifurkation vor der V. cava superior nach dorsal und nach links um und kommt mit der Katheterspitze in Projektion auf die V. hemiazygos zum Liegen

9.1 · Venöse Zugänge

Via falsa Seltener ist die Fehllagen in kleinen peripheren thorakalen Venen (»Via falsa«; ◘ Abb. 9.72, ◘ Abb. 9.73).

> **Info to go**
>
> »Via falsa«, der falsche Weg (bitte nicht »Vena falsa« …): Bezeichnung für das unvorhergesehene Verlassen des korrekten Zugangsweges bzw. der eigentlich vorgesehenen anatomischen Struktur durch ein medizinisches Instrument oder eben einen Katheter durch Fehllage oder Perforation.

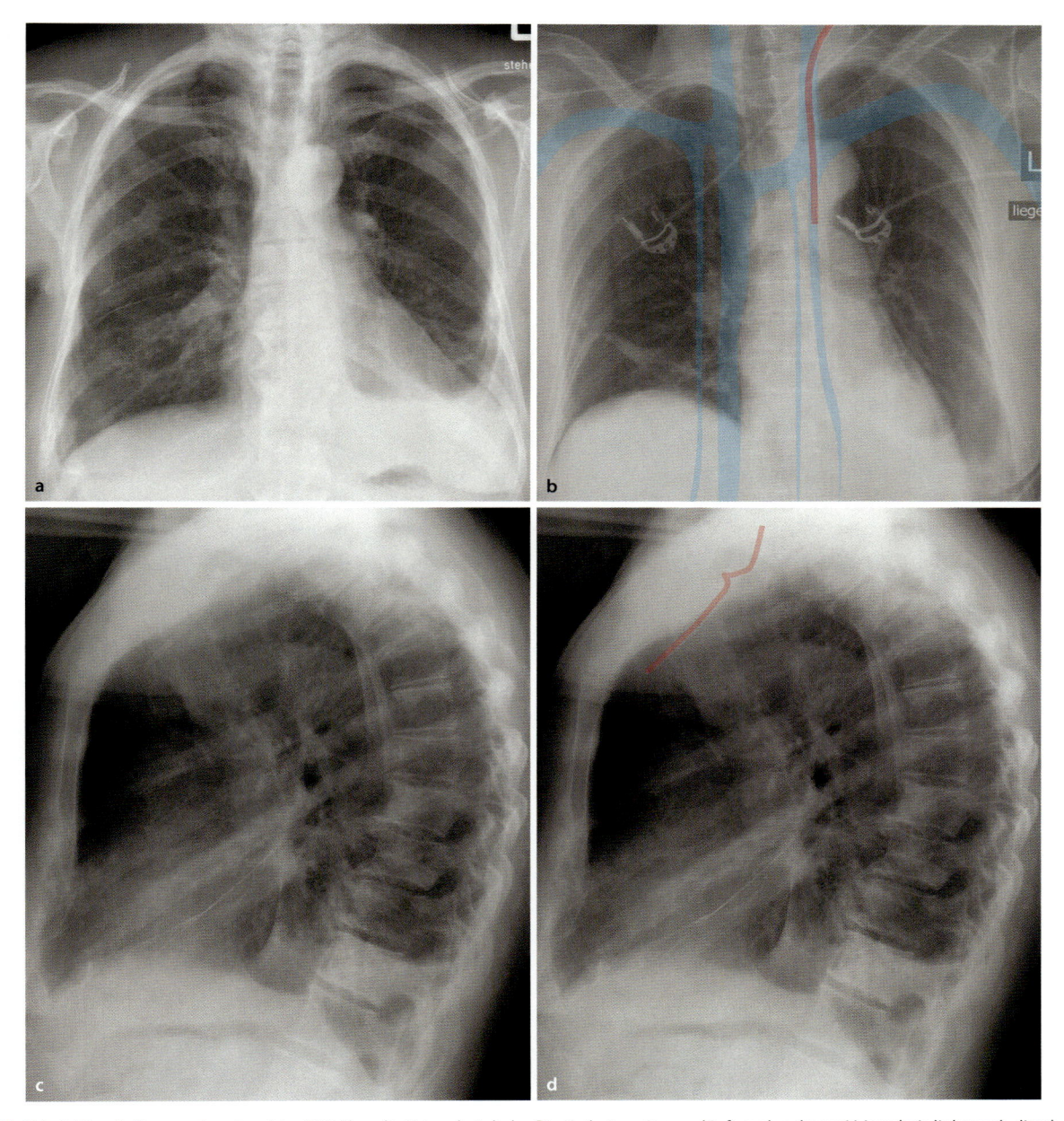

◘ **Abb. 9.72a–d** Ein neu eingebrachter ZVK über die V. jugularis links. Die Katheterspitze verläuft senkrecht zur V. jugularis links nach distal und liegt mit der Spitze in Projektion auf das obere Mediastinum knapp unterhalb des Aortenknopfes. Eine aortale Lage wurde jedoch bereits klinisch ausgeschlossen. In der angefertigten Seitaufnahme sehen wir den Katheterverlauf nach ventral, somit liegt der Katheter in Projektion auf die V. thoracica links. Ein Katheterverlauf nach dorsal würde die Katheterisierung der V. pericardiophrenica zeigen

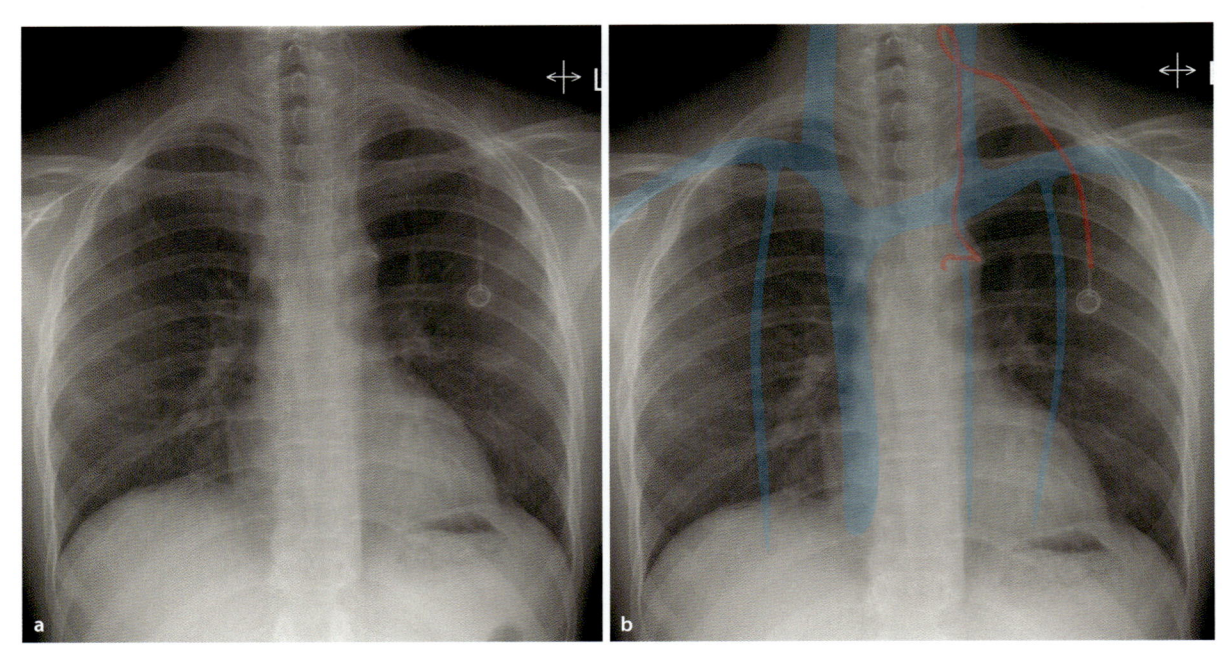

Abb. 9.73a, b Neu eingebrachtes Portsystem. Portkörper links pektoral. Katheter eingebracht über die V. jugularis links mit sehr steilem Verlauf und Schlaufenbildung im zervikalen Übergang. Die Katheterspitze liegt in Projektion auf den Aortenknopf, jedoch mit Ausbildung eines spitzen Winkels nach rechts gerichtet. Dieser Port war nicht rückläufig und wurde entfernt. Wo der Port letztlich gelegen hat, ist daher nicht mehr abschließend zu klären. Als sicher gilt nur, dass dieser Port nicht zentralvenös lag

Management von Katheterfehllagen Beispiele sind in Abb. 9.74, Abb. 9.75, Abb. 9.76, Abb. 9.77, Abb. 9.78 dargestellt.

Cave
Zentrale Venenkatheter, deren Lage nicht sicher bestimmt werden kann, dürfen nicht verwendet werden. In der Radiologie ist wichtig, dass keinesfalls Kontrastmittel mittels Druckpumpensystem gegeben werden darf.

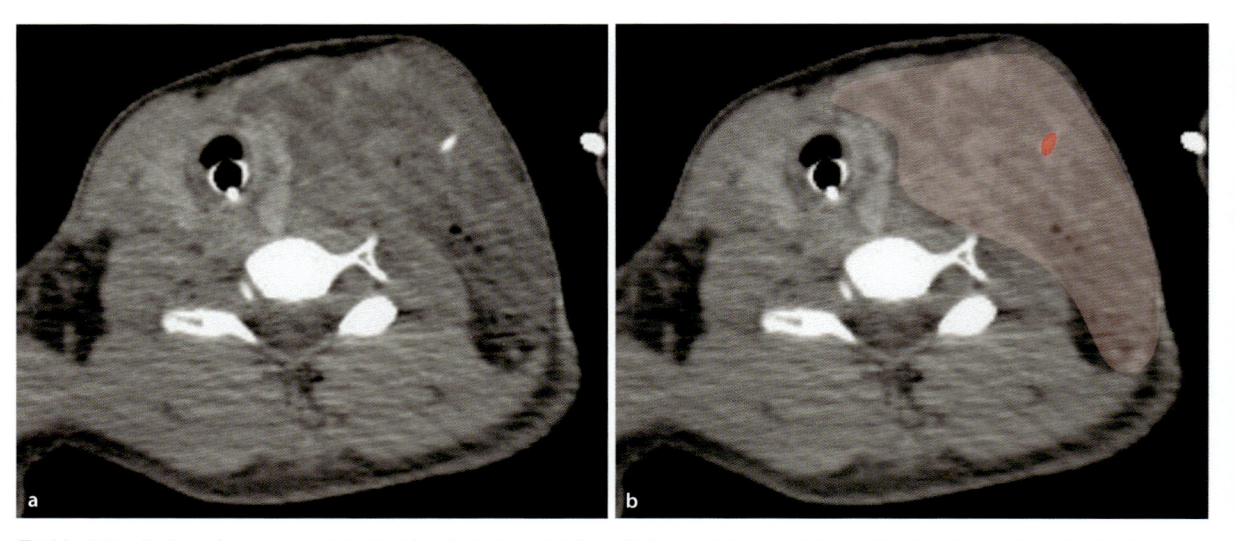

Abb. 9.74a, b Rot gekennzeichnet der Shaldon-Katheter in Fehllage. Links zervikal ausgedehntes Hämatom (rosafarben). Trachealverlagerung nach rechts

9.1 · Venöse Zugänge

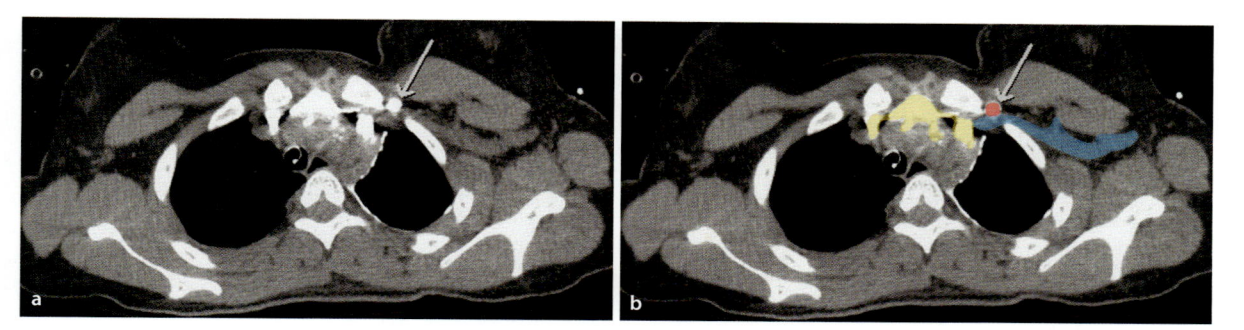

Abb. 9.75a, b Rot gekennzeichnet der Shaldon-Katheter in Fehllage. Dorsal des Katheters liegend die V. subclavia (blau). Das Kontrastmittel (gelb) fließt im vorderen Mediastinum nach kaudal und lateral

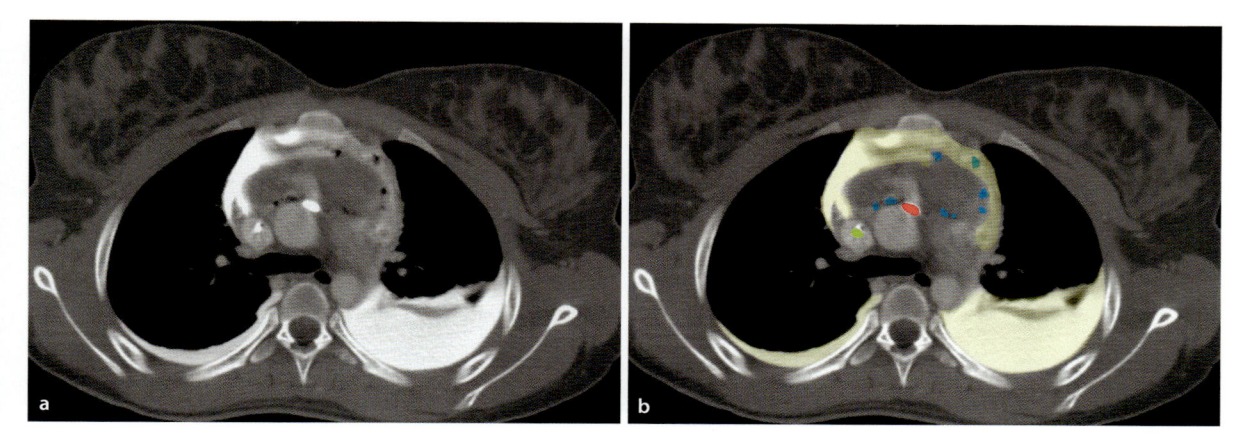

Abb. 9.76a, b Rot gekennzeichnet der Shaldon-Katheter in Fehllage im Mediastinum vor der Aorta ascendens. Das Kontrastmittel (gelb) fließt nun auch in den Pleuraraum. Mediastinal nach Fehlpunktion Lufteinschlüsse (blau)

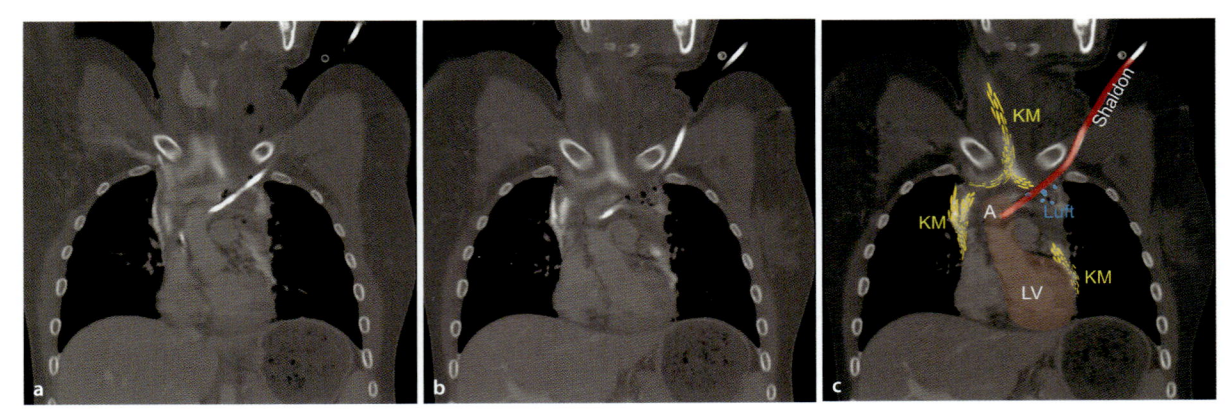

Abb. 9.77a–c Rot gekennzeichnet der Shaldon-Katheter in Fehllage im Mediastinum vor der Aorta ascendens. Das Kontrastmittel (gelb) verteilt sich im Mediastinum

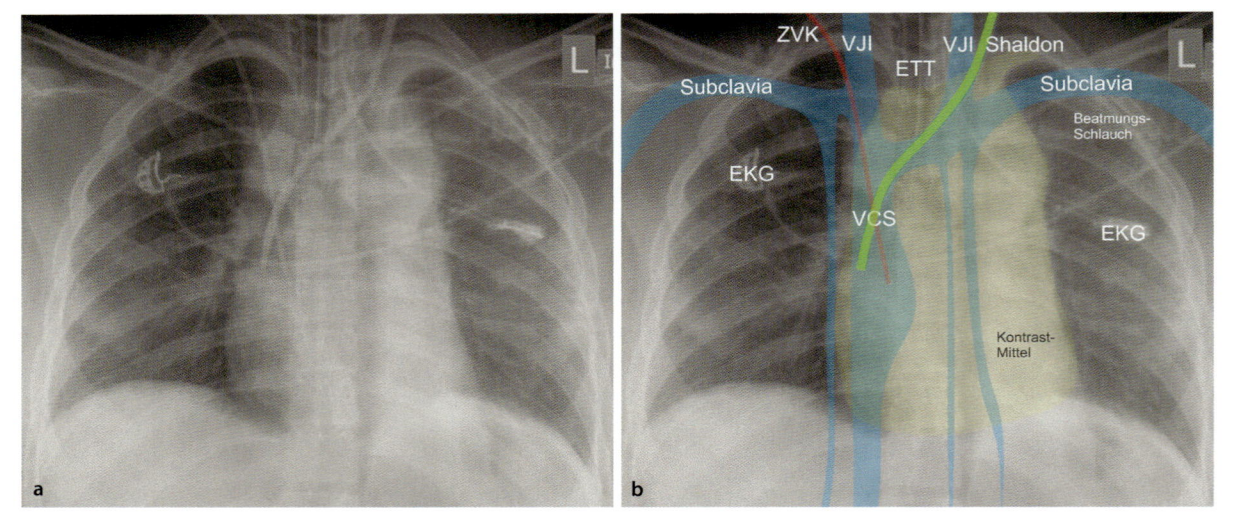

Abb. 9.78a, b Der Shaldon-Katheter ist zwischenzeitlich korrigiert worden. Der neue Shaldon-Katheter (grün) von links über die Subclavia endet in Projektion auf den rechten Vorhof, der neu eingebrachte ZVK rechts sogar noch distal des Shaldon-Katheters und damit zu tief. Das Kontrastmittelparavasat (gelb) ist auch 24 h nach dem Ereignis im Röntgenbild als mediastinale Verschattung zu erkennen

Nicht getunnelte Katheter Nicht getunnelte Katheter können bei einer venösen Fehllage einfach korrigiert werden.
- Insbesondere bei einer zu tiefen Lage kann am Röntgenbild ausgemessen werden, wie viel Zentimeter der Katheter zurückgezogen werden sollte.
- Zu hohe Katheterlagen sind nur durch Wechsel des Katheters zu beheben, da ein Vorschieben des außerhalb des Patienten befindlichen Katheteranteils sich aus hygienischen Gründen verbietet. Über die Seldinger-Technik kann der Katheter ausgewechselt werden, und bei den meisten venösen Fehllagen kann die Korrektur ebenfalls in Seldinger-Technik erfolgen.

Getunnelte Katheter Getunnelte Katheter oder Ports können bei einer Fehllage interventionell korrigiert werden, daher durch eine Schlinge gefasst werden und in das gewünschte Gefäß umplatziert werden. Sollte dies nicht gelingen, ist eine Neuanlage erforderlich.

Arterielle Fehllage Eine arterielle Fehllage kann vorkommen, wenn eine arterielle Fehlpunktion, z. B. der A. carotis communis oder der A. subclavia, unbemerkt bleibt und der Katheter in das arterielle Gefäß vorgeschoben wird. Da ein Katheter nicht nach der Anlage von einer Vene in eine Arterie »wechseln« kann, handelt es sich bei der arteriellen Fehllage immer um eine primäre Katheterfehlanlage.

Abb. 9.79a, b zeigt einen über die V. jugularis links neu eingebrachten Shaldon-Katheter. Die Katheterspitze projiziert sich auf die Aorta. Aufgrund der erheblich fehlrotierten Aufnahme (Abb. 9.79a, b) bestand die Hoffnung, dass es sich um eine Fehlprojektion handelt und der Katheter möglicherweise doch in Projektion auf die V. cava superior zu liegen kam. In der durchgeführten Angio-CT bestätigte sich jedoch der Verdacht einer aortalen Fehllage des Sheldon-Katheters, die Katheterspitze liegt in der Aorta ascendens (Abb. 9.79c, d).

Bei der Entfernung großlumiger Katheter und insbesondere bei Patienten mit schlechter Gerinnungssituation muss eine interdisziplinäre Entscheidung angestrebt werden. Bei kleineren Lumina und Patienten mit guter Gerinnung kann bei Fehlpunktion der A. carotis eine manuelle Kompression nach Entfernung des Katheters erwogen werden. Anders bei großlumigen Kathetern, die akzidentiell in der A. subclavia liegen – hier kann im Einzelfall eine operative Entfernung mit Gefäßnaht notwendig werden. Auch radiologische interventionelle Verschlusssysteme können zum Einsatz kommen, genau wie Stent-Grafts, die während der Katheterentfernung von femoral aus implantiert werden.

Abb. 9.80 zeigt das Fallbeispiel eines über die V. subclavia links eingebrachten Shaldon-Katheters in arterieller Fehllage, bei dem am Ende die Entscheidung zugunsten eines interventionell radiologischen Vorgehens fiel. Der Shaldon-Katheter wurde gleichzeitig mit der Stentexpansion gezogen. Zum Glück ist das Manöver gelungen. Der Patient erlitt keine weiteren Komplikationen. Alternativ wäre auch die Entfernung des Katheters mit Verschluss des Gefäßes mit einem arteriellen Verschlusssystem (z. B. Angio-Seal) möglich gewesen. Interdisziplinär wurde das weitere Vorgehen (Operation vs. radiologische Intervention) abgewogen.

Verschiedene Gefäßstents sind in Abb. 9.81 dargestellt.

> **Extravaskuläre Fehllagen sind meist primäre Fehllagen und müssen grundsätzlich durch eine Neuanlage behandelt werden.**

In Abb. 9.82, Abb. 9.83, Abb. 9.84, Abb. 9.85, Abb. 9.86 und Abb. 9.87 sind weitere Beispiele für extravasale Fehllagen dargestellt.

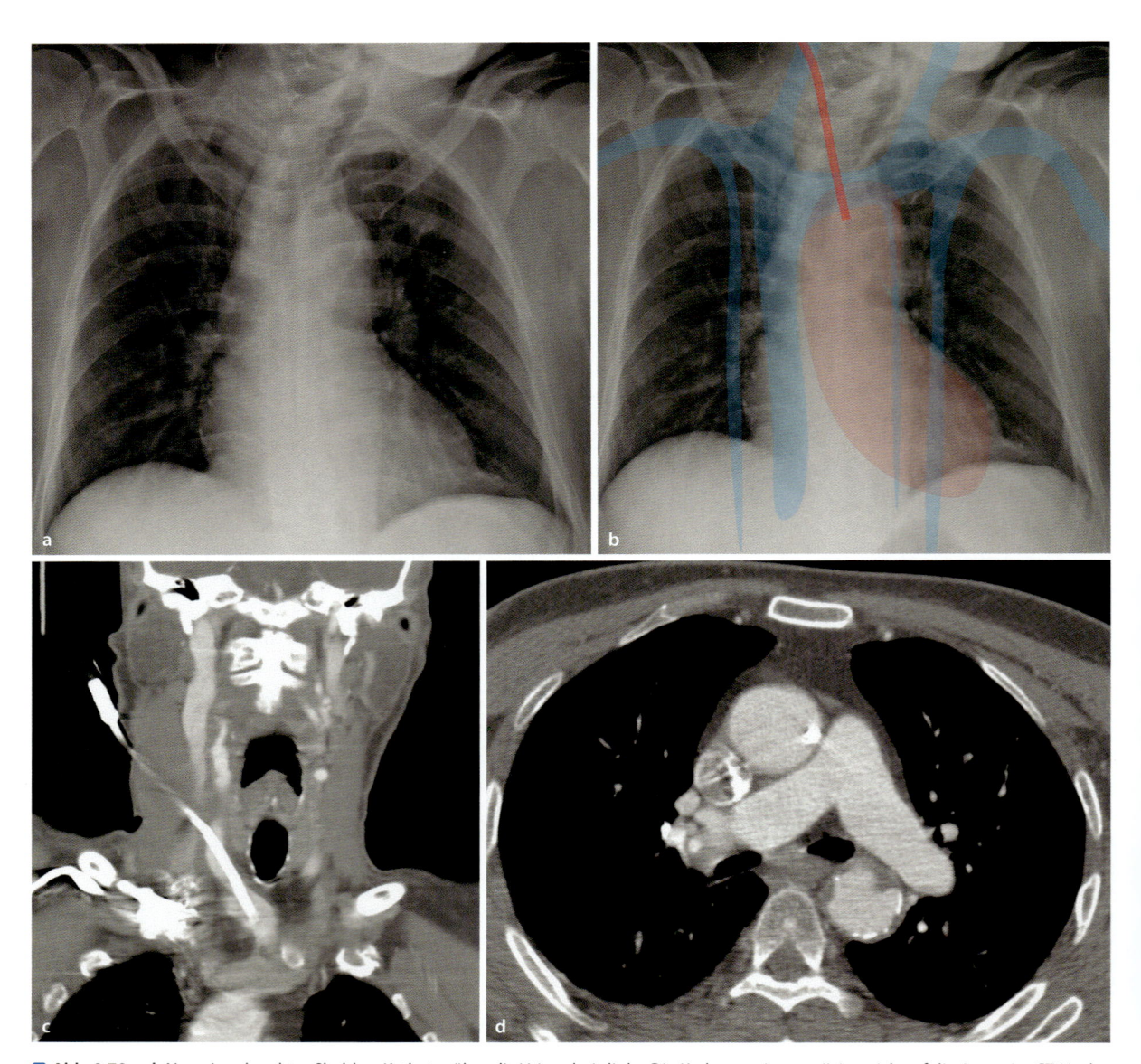

Abb. 9.79a–d Neu eingebrachter Shaldon-Katheter über die V. jugularis links. Die Katheterspitze projiziert sich auf die Aorta. Im CT-Nachweis der aortalen Fehllage

9.1 · Venöse Zugänge

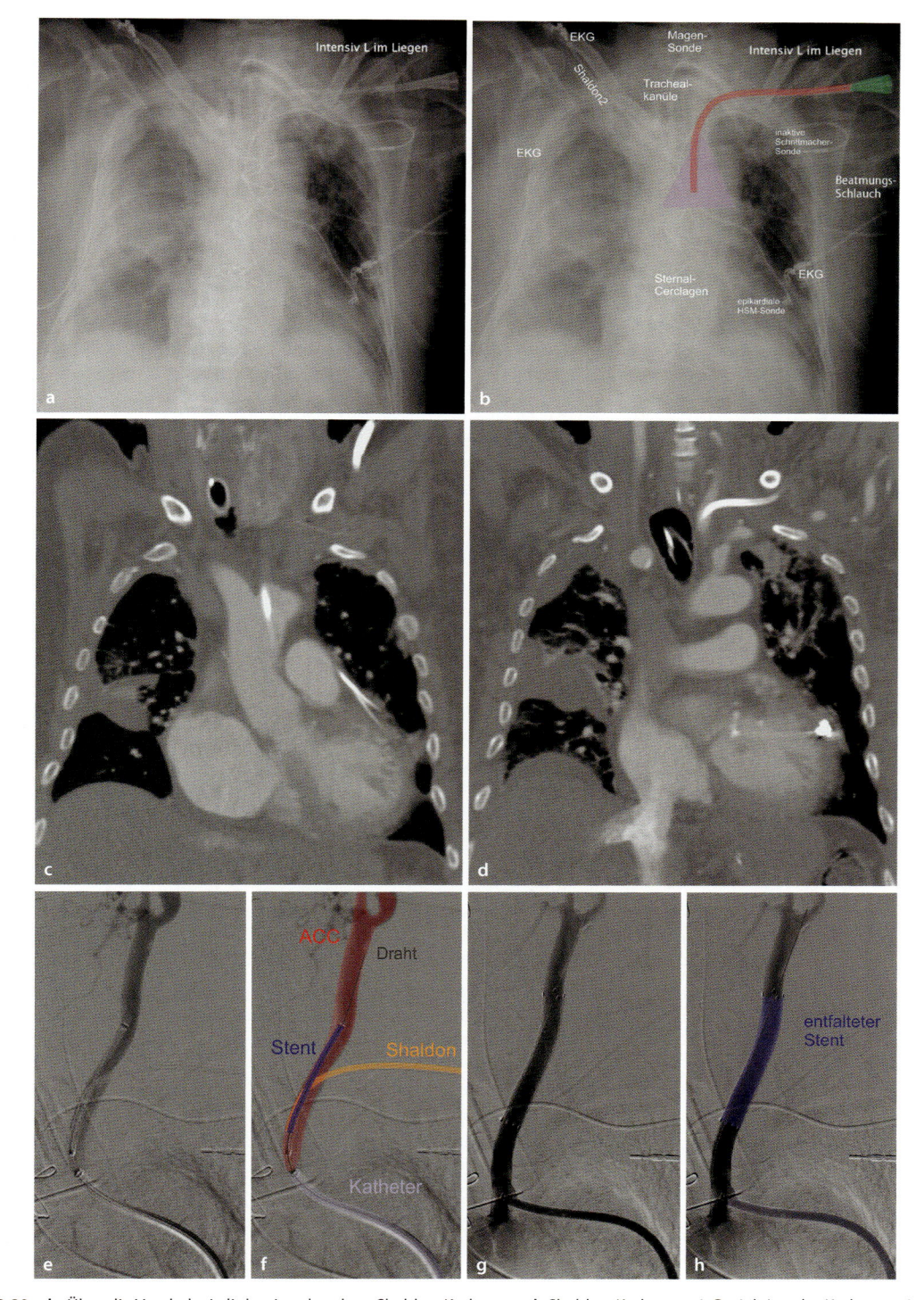

Abb. 9.80a–h Über die V. subclavia links eingebrachter Shaldon-Katheter. **a, b** Shaldon-Katheter mit Projektion der Katheterspitze auf den Aortenbogen. Auch hier war der exakte Verlauf des Katheters zunächst nicht eindeutig. Es wurde ein CT empfohlen. **c, d** In der CT-Angiographie Nachweis der arteriellen Fehllage des Shaldon-Katheters über die A. carotis communis mit dem Katheterende in der Aorta ascendens. Da es sich um einen sehr großlumigen Katheter handelt und der Patient schlechte Gerinnungswerte aufwies. **e–h** Letztlich fiel die Entscheidung zugunsten eines interventionell radiologischen Vorgehens. In der digitalen Subtraktionsangiographie (DSA; **e, f**) sehen wir den über einen Katheter eingebrachten Draht in der A. carotis communis mit einem noch nicht entfalteten Stent. In gleicher Höhe liegt der bereits deutlich zurückgezogene, noch knapp intraarteriell liegende Shaldon-Katheter. In **g, h** sehen wir den bereits vollständig entfalteten Stent. Der Shaldon-Katheter wurde gleichzeitig mit der Stentexpansion gezogen. Zum Glück ist das Manöver gelungen

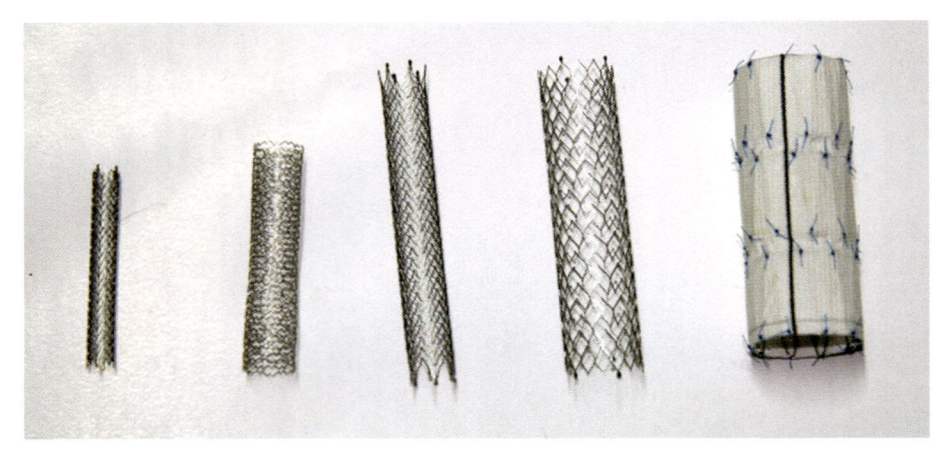

Abb. 9.81 Verschiedene Gefäßstents. Die 4 linksliegenden Stents sind nicht gecovert, diese werden bei Gefäßengen eingesetzt. Der Stent rechts außen ist gecovert, daher mit einer Hülle aus Kunststoffen umgeben. Gecoverte Stents werden zum Abdichten eines Gefäßes beispielsweise bei Blutungen verwendet

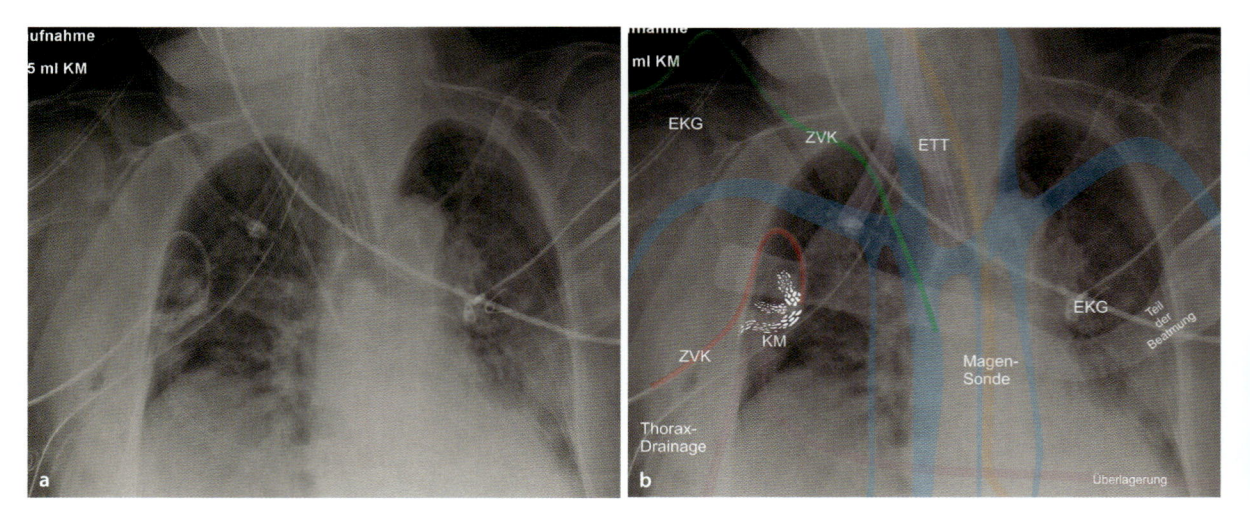

Abb. 9.82a, b ZVK rechts, wohl über die V. subclavia eingebracht. Katheterspitze regelhaft in Projektion auf die V. cava superior. Der Patient wurde zur Durchleuchtung überwiesen, da ein zweiter Subklaviakatheter rechts gelegt worden sei, der nicht rückläufig war. In den bisher durchgeführten Röntgenbildern hatten wir eine Thoraxdrainage rechts angenommen, welche zugegebenermaßen ebenfalls in einer recht eigenwilligen Position zu liegen kam. Nach Kontrastmittelapplikation über den angeschuldigten ZVK-Katheter kam es zu einem subkutanen Paravasat rechts pektoral. Somit extravasale Lage eines ursprünglich als ZVK geplanten Katheters rechts

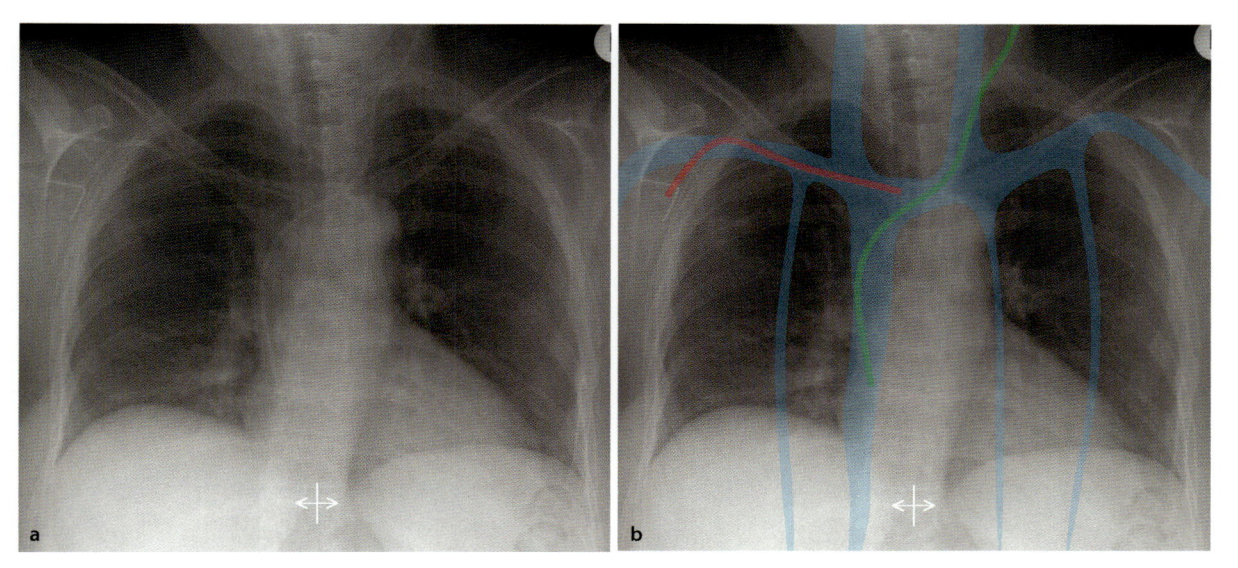

Abb. 9.83a, b Regelrecht über die V. jugularis links eingebrachter ZVK links. Relativ tief liegende Katheterspitze in Projektion auf den Vorhofeingang. Neu eingebrachtes Portsystem rechts über die V. subclavia. Regelrecht liegende Huber-Nadel in Projektion auf die Silikonmembran. Katheterverlauf über die V. subclavia rechts nach medial, die Katheterspitze kommt oberhalb der Klavikula und mutmaßlich außerhalb des zentralen Venensystems zum Liegen

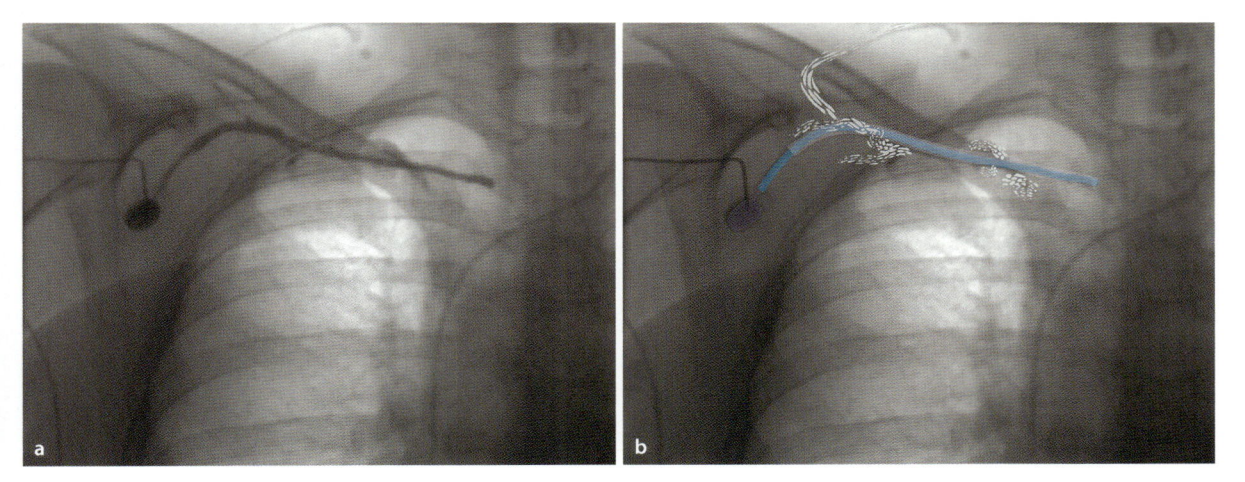

Abb. 9.84a, b Durchleuchtungsuntersuchung des in Abb. 9.83 gesehenen Portsystems. Der Port war nicht rückläufig. Nach Anspritzen mit Kontrastmittel unter erhöhtem Druck Füllung der Portkammer und des Portkatheters. An der Katheterspitze Austritt des Kontrastmittels, welches dann retrograd entlang des Katheters nach lateral fließt. Damit Verdacht auf eine extravasale Lage

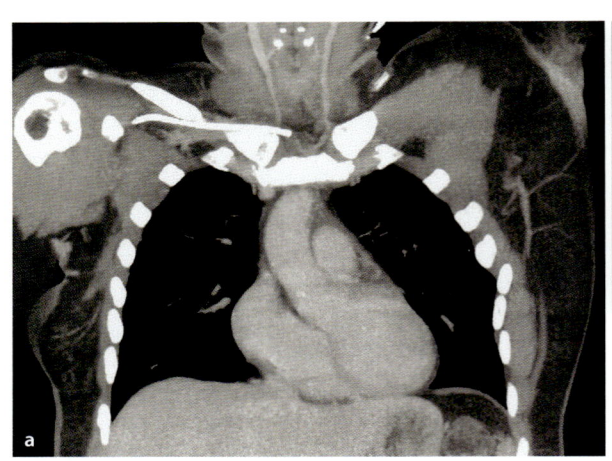

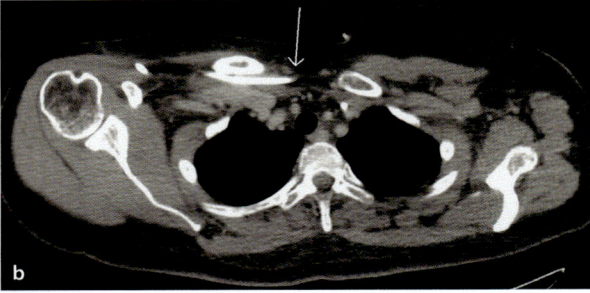

Abb. 9.85a, b In der zusätzlich angefertigten CT vor Explantation des Katheters beweist sich die extravasale Lage der Portkatheterspitze

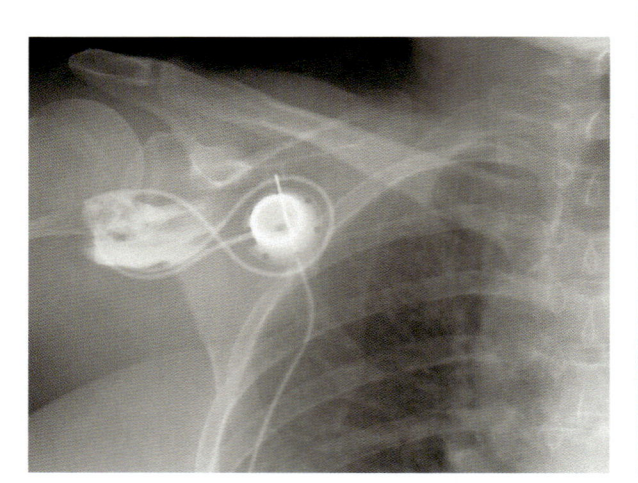

Abb. 9.86 Seltene sekundär paravasale Lage eines Ports. Der Port lag bei Anlage, wenige Tage vor dieser Aufnahme, nachgewiesenermaßen korrekt in der V. cava superior. Die Patientin hatte bereits am 2. Tag postoperativ über Schmerzen in der rechten Schulter geklagt. Bei der 1. Probeinjektion über den Port war eine Weichteilschwellung aufgefallen. Anschließend wurde der Port unter Durchleuchtung untersucht. Die Fehllage war offensichtlich. Die KM-Gabe erfolgte, um die extravasale Lage zu beweisen. Wäre der Katheter noch intravasal gelegen gewesen, hätte man eine Repositionierung versuchen können, so musste der Port operativ gewechselt werden. Wie es in so kurzer Zeit zu dieser Fehllage kommen konnte, wurde nicht abschließend geklärt. Eventuell ist es im Rahmen der Physiotherapie mit Armpendeln und Armkreisen zu einer schrittweisen Dislokation gekommen?

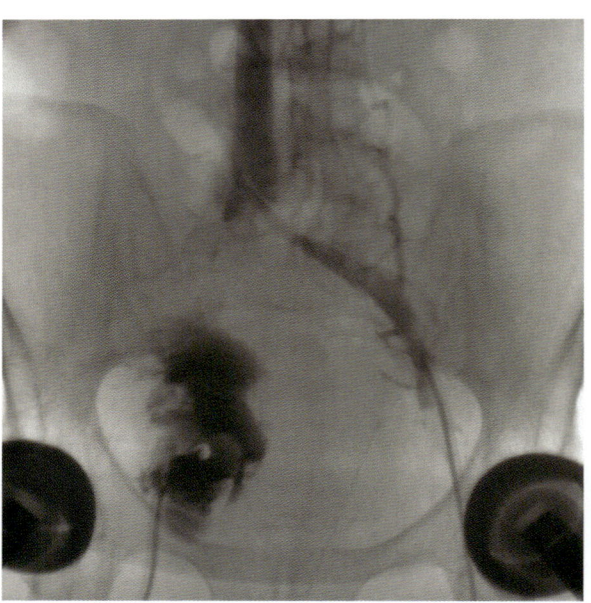

Abb. 9.87 2 von femoral eingebrachte Shaldon-Katheter, links nach Kontrastmittelapplikation Kontrastierung pelviner Venen und der V. cava inferior. Rechts bildet sich eine inhomogen begrenzte Kontrastmittelwolke in Projektion auf das kleine Becken, daher extravasale Lage des rechts eingebrachten Katheters

Fehlpunktion, arterielle Punktion

Fehlpunktionen sind häufig. Oft braucht es mehr als einen Punktionsversuch, um die Zielvene zu treffen. Versehentliche Punktionen der A. carotis communis bei zervikalem Zugang oder der A. subclavia gehören zu den häufigeren Komplikationen. Das Spektrum der Folgen reicht von Hämatomen bis zu starken arteriellen Blutungen mit potenziell letalem Ausgang. Die arterielle Fehlpunktion kann durch sonographisch kontrollierte Gefäßpunktionen minimiert werden.

> Auch nach frustraner, also erfolgloser Punktion sollte eine postinterventionelle Röntgenkontrolle durchgeführt werden, um Komplikationen wie Pneumothorax, Hämatothorax usw. auszuschließen.

Hämatome in Zugangsweg

Insbesondere bei schwierigen Punktionen mit mehreren Punktionsversuchen bilden sich häufig Hämatome aus (Abb. 9.88, Abb. 9.89). Da diese als ein Risikofaktor für eine Infektion gelten, sollten sie im Verlauf beobachtet werden.

Größere Hämatome mit Kompression angrenzender Gefäße bedürfen ggf. einer Intervention.

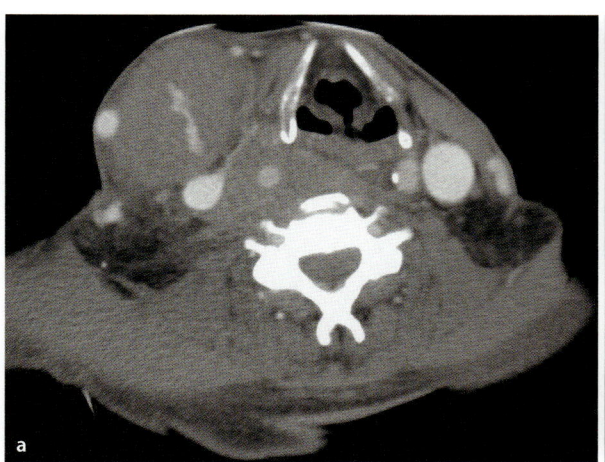

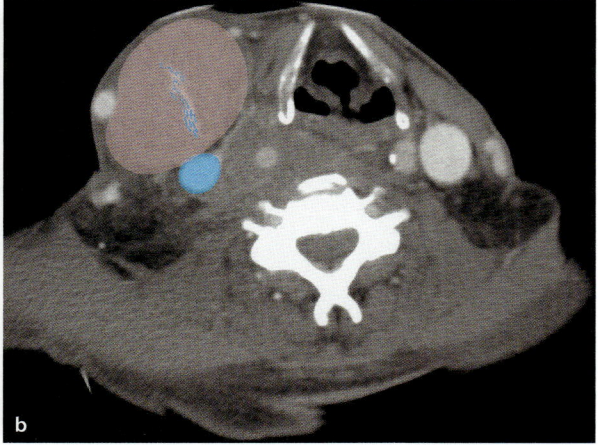

Abb. 9.88a, b Nach frustraner Punktion zur ZVK-Anlage neu aufgetretene und schnell wachsende Schwellung zervikal rechts. Der Patient klagt über Dyspnoe. In der durchgeführten Angio-CT sehen wir eine aktive Blutung in den M. sternocleidomastoideus. Verlagerung der V. jugularis externa nach lateral. Verlagerung und Komprimierung der V. jugularis interna rechts nach lateral sowie Verlagerung der zervikalen Luftwege nach links

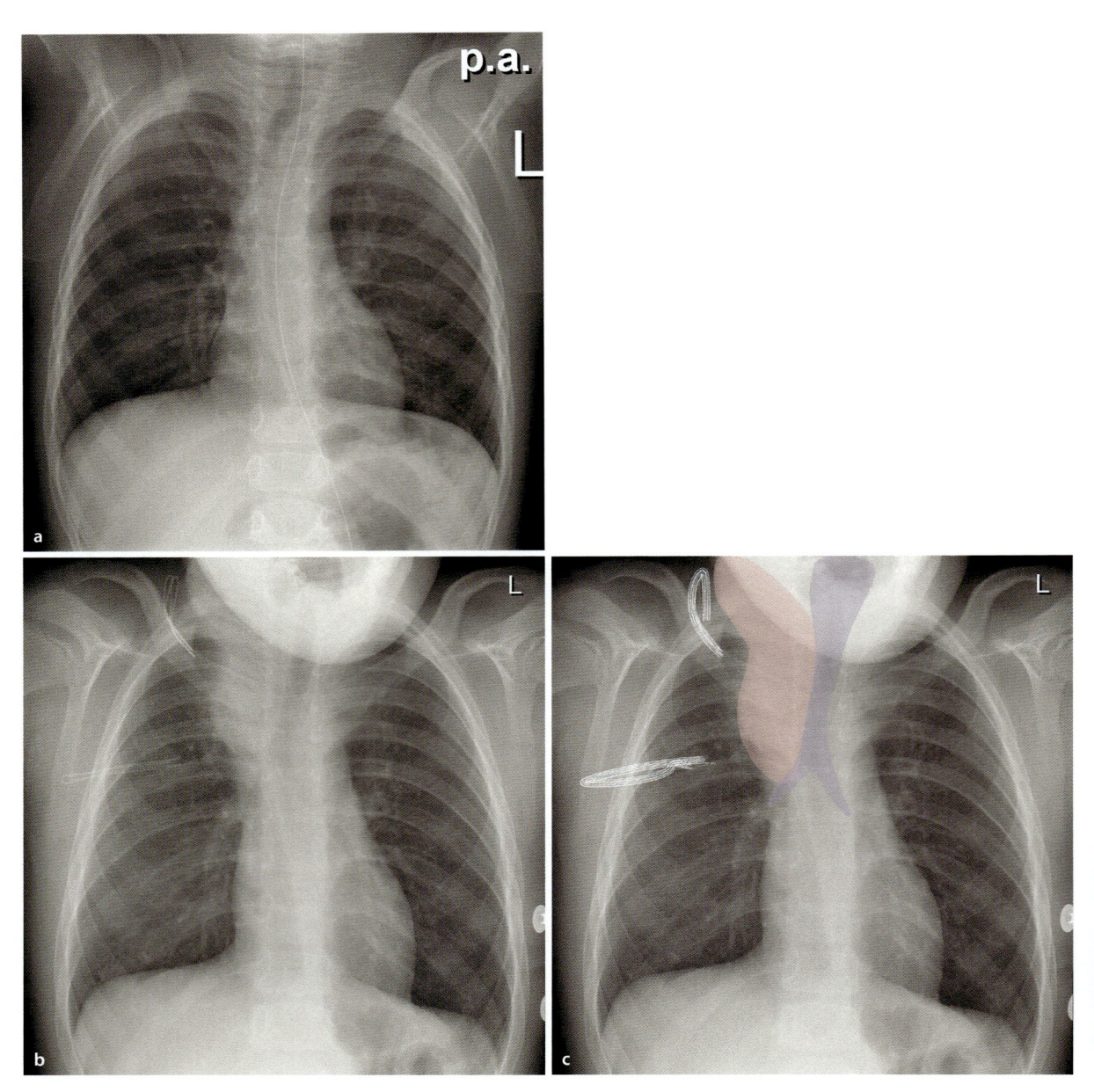

Abb. 9.89a–c a Präinterventioneller Thorax mit einliegender Magensonde. **b, c** Nach frustraner (daher nicht erfolgreicher) ZVK-Anlage rechts neu aufgetretenes, großes zervikothorakales Hämatom rechts. Im Röntgenbild Verbreiterung des oberen Mediastinums sowie der zervikalen Weichteile rechts. Es zeigt sich eine diskrete Verlagerung der Trachea nach links ohne höhergradige Einengung

9.1 · Venöse Zugänge

■ **Hämatothorax und Hämatoperikard**

Intrathorakale Hämatome oder ein Hämatothorax bei Blutung in den pleuralen Raum werden meist im Röntgenbild und sonographisch verlaufskontrolliert, sehr große intrathorakale Blutungen/Hämatome können wiederum weitere Interventionen oder gar Operationen notwendig machen.

Beispiele sind in ◘ Abb. 9.90, ◘ Abb. 9.91, ◘ Abb. 9.92, ◘ Abb. 9.93, ◘ Abb. 9.94 dargestellt.

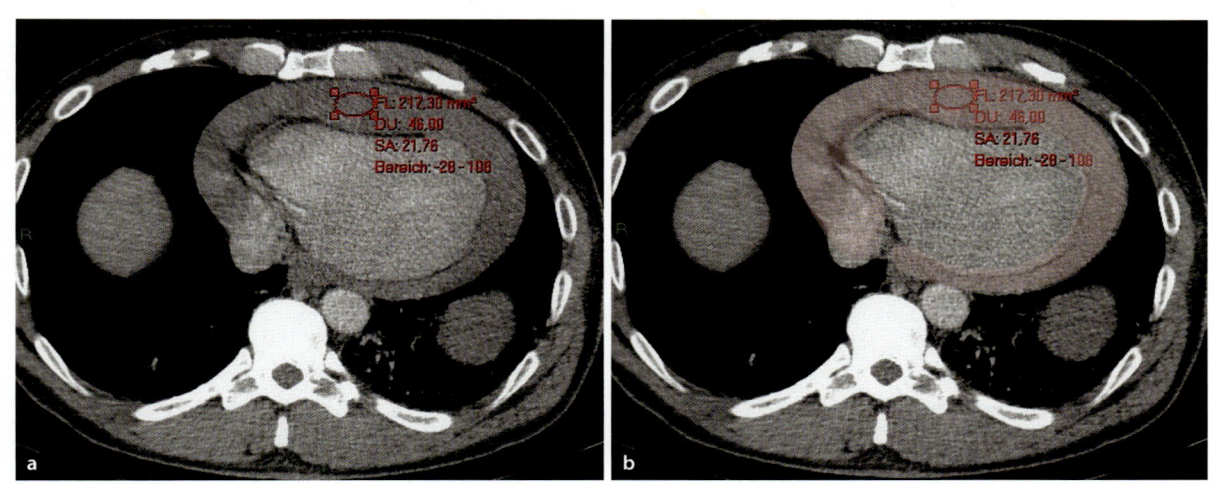

◘ **Abb. 9.90a, b** Flüssigkeitssaum um das Herz, innerhalb des Perikardbeutels. Dieser Flüssigkeitssaum (rosafarben) weist eine relativ hohe Dichte von 48 HU auf und ist daher nicht serös, sondern blutig. Bei Zustand nach frustraner und sehr schwieriger ZVK-Anlage musste man in diesem Fall von einem postinterventionellem Hämatoperikard ausgehen

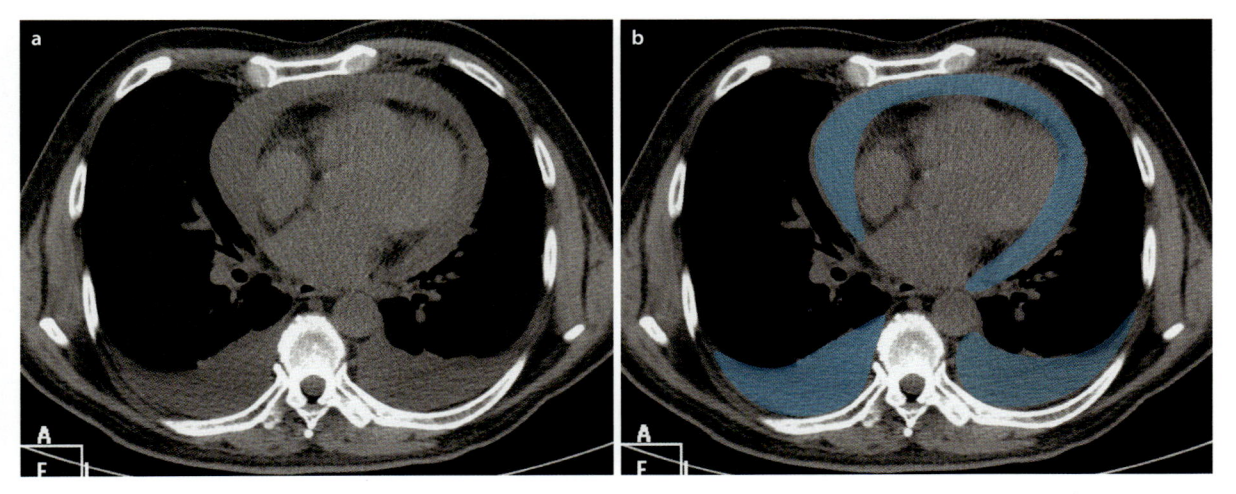

◘ **Abb. 9.91a, b** Zum Vergleich ein Patient mit einem gleich großen, jedoch rein serösen Perikarderguss im Rahmen einer Infektion. Der Perikarderguss (blau) weist wasseräquivalente Dichtewerte (0–20 HU) auf und ist ebenso dicht wie die dorsobasalen Pleuraergüsse (ebenfalls in blau gekennzeichnet)

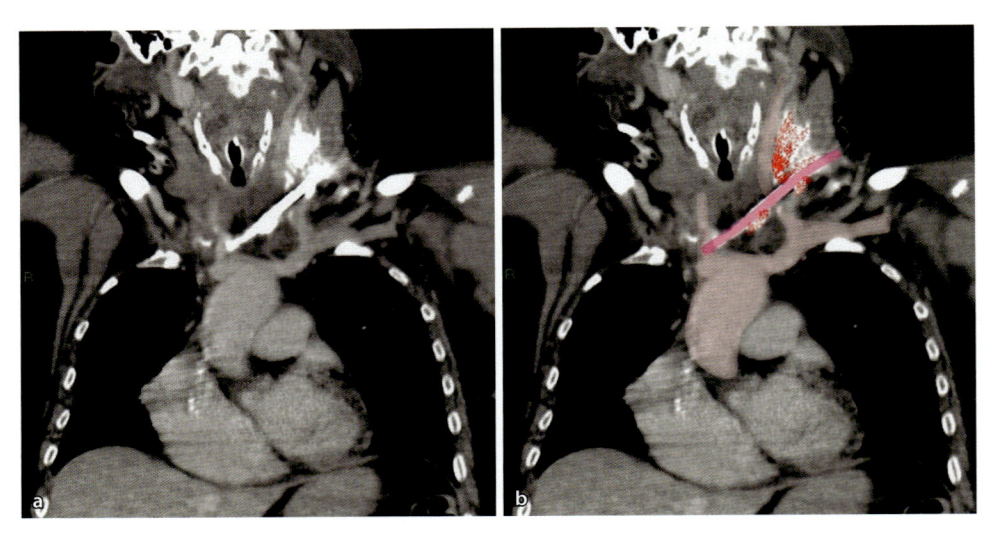

Abb. 9.92a, b Extravasale Fehllage eines ZVK. Bei der Anlage wurden im Zugangsweg sowohl die V. jugularis interna als auch die A. carotis verletzt, wodurch es zu einer kräftigen zervikalen Einblutung kam

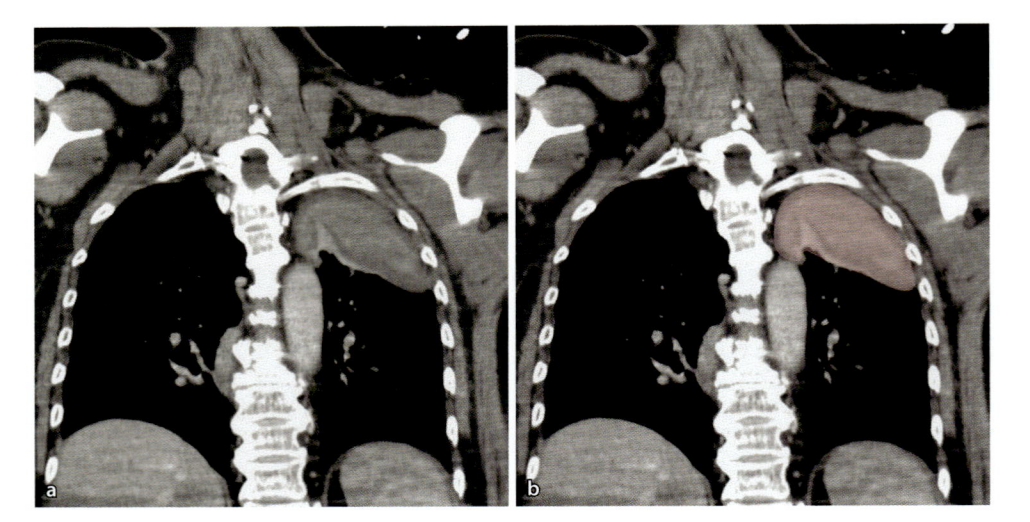

Abb. 9.93a, b Nach frustranem Versuch einer ZVK-Anlage war im Röntgenbild eine Verschattung der Lungenspitze links aufgefallen. Zum Ausschuss einer Blutung erfolgte die vorliegende CT. Wir sehen links apikal eine scharf begrenzte Verdichtung mit inhomogener Dichte. Die Dichtewerte lagen um 40–60 HU. Damit eindeutig kein seröser Erguss, sondern eine postinterventionelle pleurale Blutung

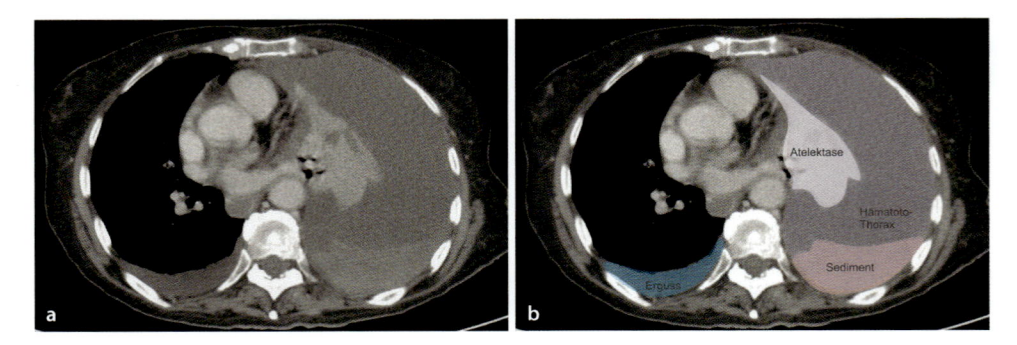

Abb. 9.94a, b Auch in diesem Fall lag eine komplizierte Punktion vor, und in der Röntgenkontrolle zeigte sich eine rasch progrediente Verschattung der linken Thoraxhälfte. Daraufhin Indikation zur CT. Wir sehen einen Pleuraerguss rechts (blau) mit niedrigen, wasseräquivalenten Dichtewerten. Links dichteangehobener Erguss mit Sedimentation (rosafarben) von Blut nach dorsobasal. Beim Maximalbild eines Hämatothorax mit vollständig flüssig gefülltem linken Thorax Totalatelektase der linken Lunge (weiß)

Perikardtamponade

Die Inzidenz des Hämatoperikards nach Katheteranlage ist mit weniger als 1% niedrig. Es sind auch Perforationen des rechten Vorhofes beschrieben worden, die zu den sehr seltenen Komplikationen gezählt werden. Dennoch handelt es sich gleichzeitig um die häufigsten Ursachen letaler Verläufe.

Pneumothorax

Die Inzidenz eines Pneumothorax ist bei einer Katheteranlage über die V. jugularis interna geringer als bei der Anlage über die V. subclavia und wird mit 0,2–2% angegeben.

Die Zeichen eines Pneumothorax im Röntgenbild sind in der Übersicht und ◘ Abb. 9.95 dargestellt.

> **Zeichen eines Pneumothorax im Röntgenbild**
> - Verdichtungslinie (Pleuralinie) verläuft von der Thoraxwand distanziert
> - Hypertransparenz und fehlende Lungengefäßzeichnung lateral der Verdichtungslinie
> - Betonung der Herzgrenze und der Zwerchfellgrenze
> - Ipsilateraler Zwerchfellhochstand möglich
> - Verlagerung des Mediastinums nach ipsilateral möglich
>
> **Bei Spannungspneumothorax**
> - Abgeflachte Zwerchfellkuppel
> - Mediastinalverlagerung nach kontralateral

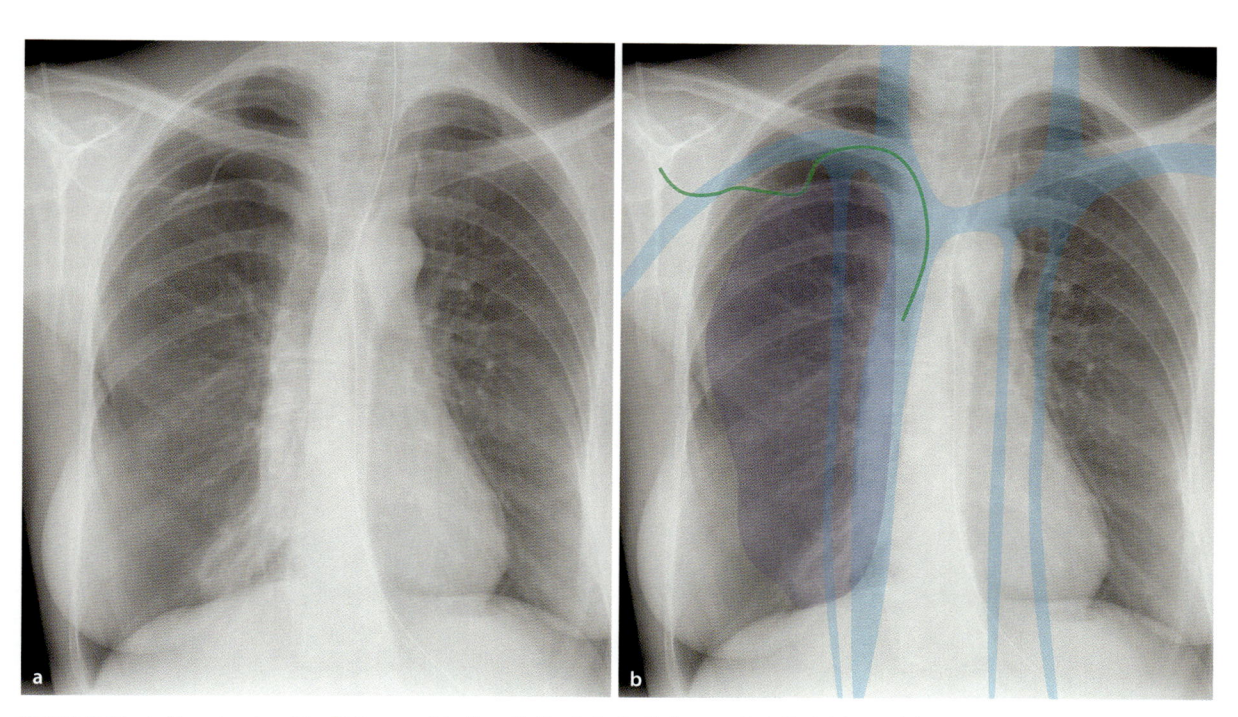

◘ **Abb. 9.95a, b** Neu eingebrachter ZVK von rechts über die V. subclavia. Katheterende in Projektion auf die V. cava superior. Magensonde links basal ausgeblendet. Postinterventionell aufgetretener Pneumothorax rechts mit breitem mantelförmig luftgefülltem Pleuraraum und Komprimierung der rechten Lunge. Beginnende Mediastinalverlagerung nach kontralateral links

Kleinere Pneumothoraces resorbieren sich rasch und werden bis zur vollständigen Rückbildung im Verlauf beobachtet (◘ Abb. 9.96, ◘ Abb. 9.97).

> Symptomatische Pneumothoraces oder gar Spannungspneumothoraces müssen umgehend mit einer Thoraxdrainage versorgt werden (◘ Abb. 9.98, ◘ Abb. 9.99).

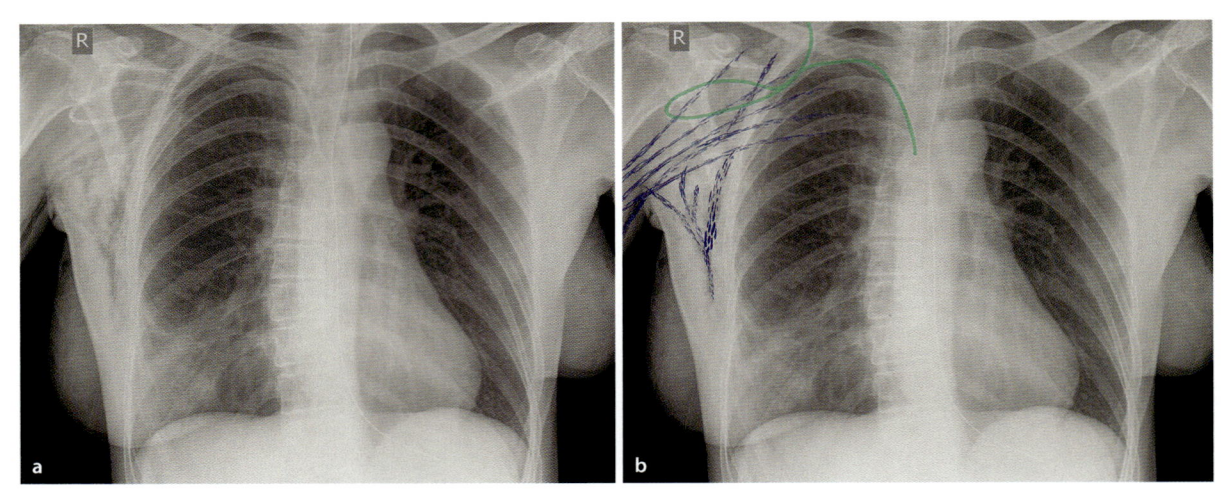

◘ **Abb. 9.96a, b** Kontrolle nach ZVK-Anlage rechts. ZVK über die V. subclavia rechts mit der Katheterspitze in Projektion auf die V. cava superior. Magensonde links basal ausgeblendet. In der Liegendaufnahme etwas tief ausgezogener lateraler Zwerchfellrippenwinkel. Auffallend scharf abgrenzbares rechtes Zwerchfell. Zusätzlich rechts pektorales Hautemphysem mit »Pectoralisfiederung«, einem typischen indirekten Zeichen eines Pneumothorax. Die sensitivste Nachweismethode für einen Pneumothorax ist im Übrigen die Sonographie. Die Sonographie ergab in diesem Fall dann tatsächlich einen kleinen Pneumothorax. Eine Spannungskomponente lag nicht vor. Der Pneumothorax resorbierte sich im Verlauf folgenlos

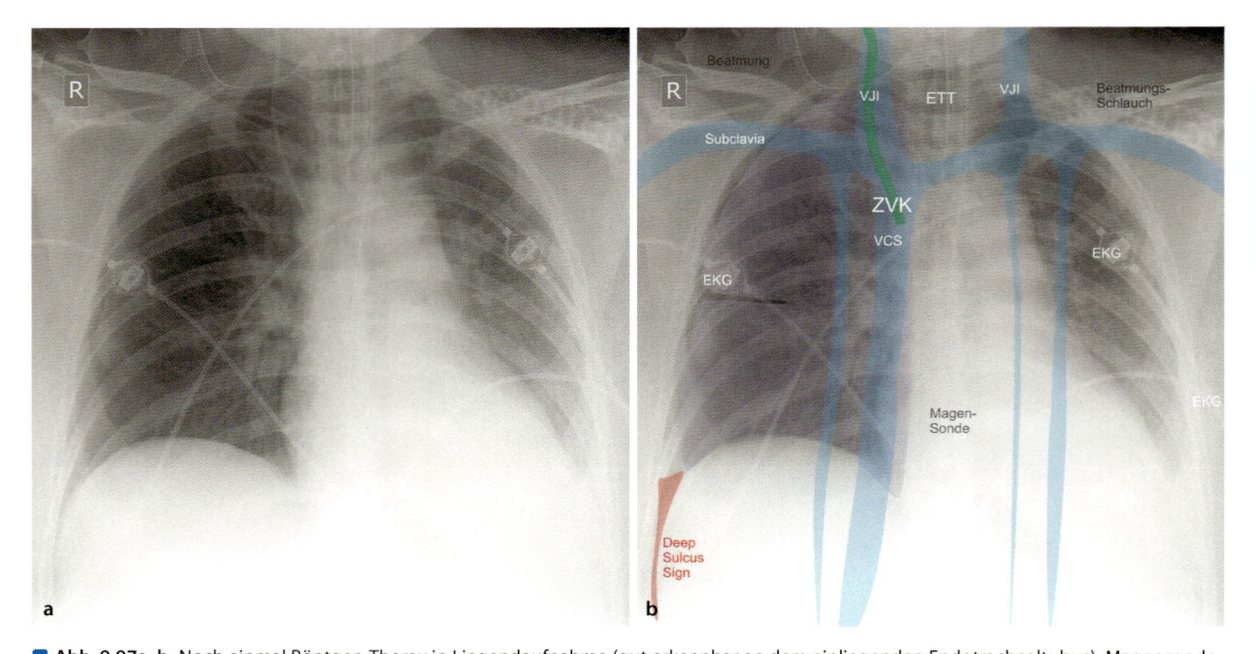

◘ **Abb. 9.97a, b** Noch einmal Röntgen-Thorax in Liegendaufnahme (gut erkennbar an dem einliegenden Endotrachealtubus). Magensonde (links basal ausgeblendet). Neu eingebrachter ZVK über die V. jugularis rechts. Katheterende in Projektion auf die V. cava superior. Schmal abgrenzbarer Pneumothoraxspalt rechts lateral und sehr weit nach distal ausgezogener lateraler Zwerchfellrippenwinkel, das sog. »deep sulcus sign«, als indirekter Hinweis auf den Pneumothorax. Auch hier keine Mediastinalverlagerung

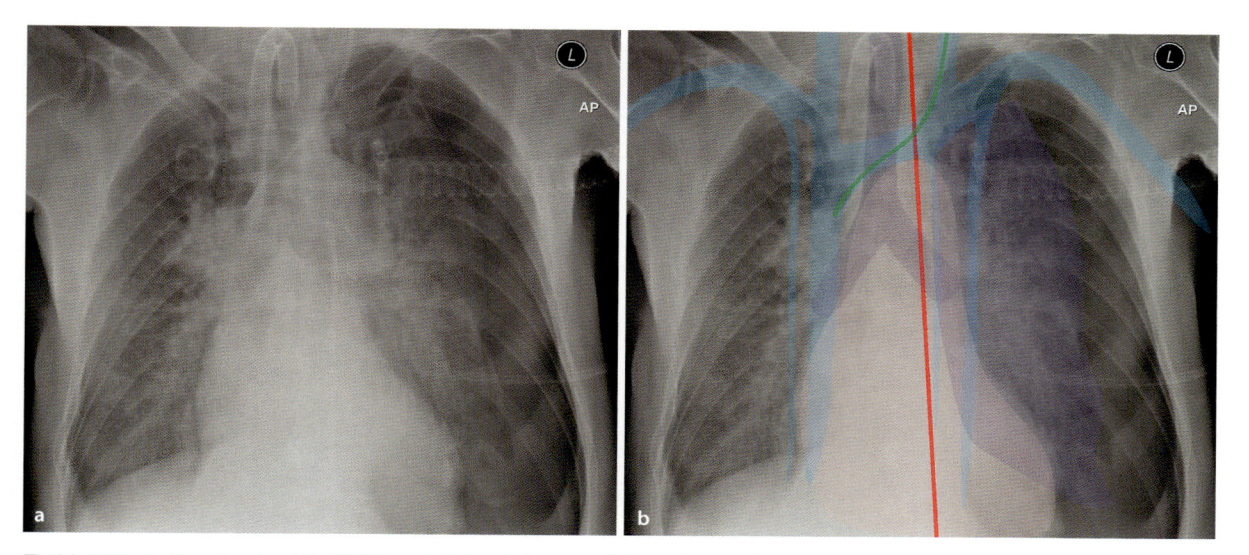

Abb. 9.98a, b Neu eingebrachter ZVK über die V. jugularis interna links. Katheterende in Projektion auf die V. cava superior. Daneben einliegende Trachealkanüle. Postinterventionell großer mantelförmiger Pneumothorax links mit nach kaudal verlagertem, im Bild nicht mehr abgrenzbarem Zwerchfell und deutlicher Mediastinalverlagerung nach rechts. Auch die Trachea mit einliegender Trachealkanüle ist nach rechts verlagert. Die Mittellinie ist im Schema rot eingezeichnet und orientiert sich am Verlauf der Processus spinosi (soweit keine Skoliose vorliegt). Hier handelt es sich um einen ausgeprägten Spannungspneumothorax, der sofort entlastet werden musste

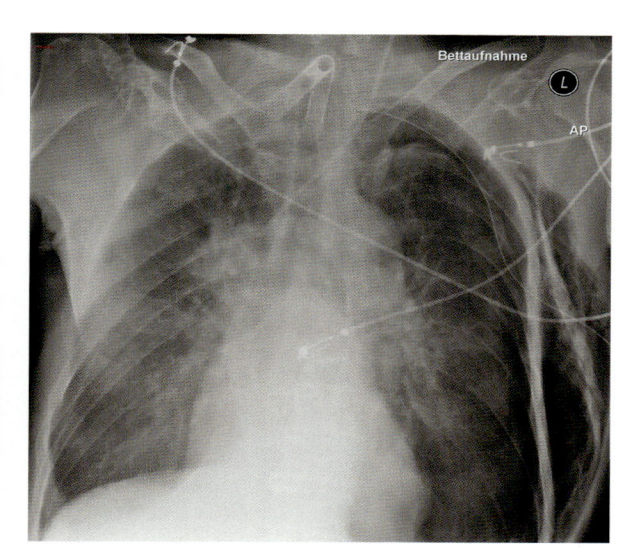

Abb. 9.99 Gleicher Patient wie in Abb. 9.98, nun mit Thoraxdrainage. Die Lunge ist deutlich besser entfaltet, es liegt jedoch weiterhin ein großer Pneumothorax vor. Die mediastinale Silhouette ist weiterhin leicht nach rechts verlagert. Postinterventionell ist nun ein ausgedehntes thorakales Weichteilemphysem aufgetreten

- **Nervenverletzungen**

Verletzungen des Plexus brachialis und Verletzungen des N. vagus oder N. phrenicus sind selten. Bildgebend kann man den Plexus brachialis im MRT darstellen.

Das Horner-Syndrom mit der bekannten Trias Miosis, Ptosis, Enophthalmus entsteht durch eine Verletzung des Ganglion stellatum. Dieses liegt auf dem Caput costae der 1. Rippe und kann durch eine Fehlpunktion direkt oder ein größeres Hämatom indirekt geschädigt werden.

- **Luftembolie**

Der zentrale Venendruck liegt in der Regel um 3–9 mm Hg. Bei deutlich zu niedrigem Druck ist die Aspiration von Luft über die Punktionsnadel oder einen offenen Katheter möglich. Kleinere Luftmengen im venösen System sind dabei meist kein Problem, sie werden resorbiert. Größere Luftmengen von 50–100 ml können jedoch bereits letal sein. Über den rechten Ventrikel kann Luft in die Lungenarterien gelangen, wo sie zu einer Luftembolie führt (Abb. 9.100).

> **Cave**
>
> **Gefahren einer Luftembolie sind z. B. Schlaganfälle oder pulmonale Luftembolie oder bei sehr ausgeprägten Fällen das »Trockenlaufen« des Herzens mit letalem Ausgang.**

9.1 · Venöse Zugänge

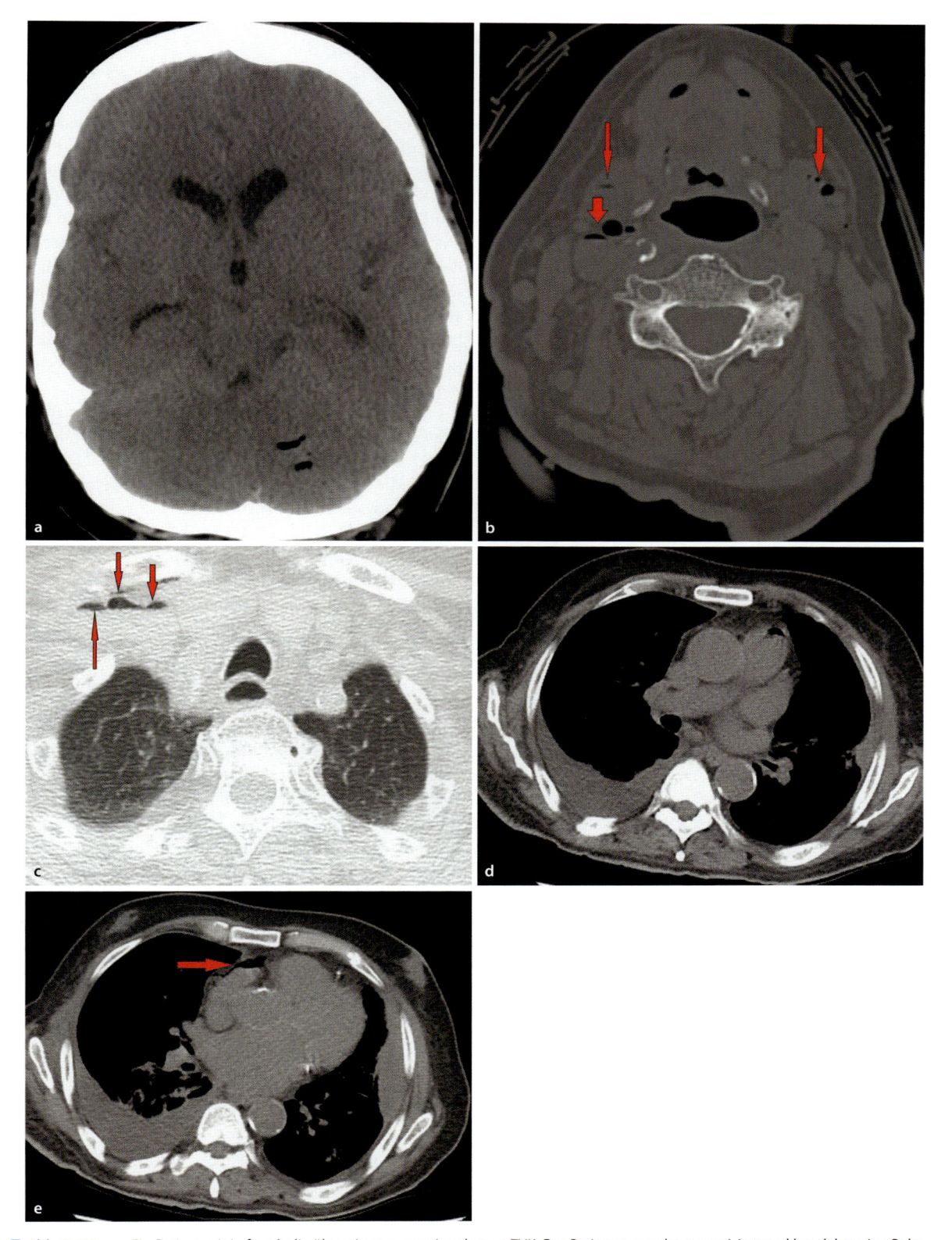

Abb. 9.100a–e Ein Patient mit Luftembolie über einen zuvor eingelegten ZVK. Der Patient war polytraumatisiert und hat daher eine Polytrauma-CT erhalten. Bereits zerebellär links Lufteinschlüsse. Zervikal Lufteinschlüsse in den großen venösen Blutleitern. Dies setzt sich thorakal fort, hier sehen wir größerer Luftmengen in der V. subclavia rechts. Luft in Projektion auf den rechten Vorhof und auf den Truncus pulmonalis

- **Frühkomplikationen**

Frühkomplikationen, daher Komplikationen, die in den ersten 30 Tagen nach der Katheteranlage auftreten, sind in der Übersicht zusammengefasst.

> **Frühkomplikationen (≤30 Tage nach Katheteranlage)**
> – Kathetermigration
> – Katheterthrombose bzw. venöse Thrombose
> – Diskonnektion
> – Infektion
> – Katheterfraktur/Pinch off

Diese Komplikationen können auch als Spätkomplikationen auftreten und werden daher im Einzelnen bei den Spätkomplikationen genauer betrachtet.

- **Spätkomplikationen**

Von der Katheteranlage unabhängig kommen v. a. die in einer weiteren Übersicht dargestellten Komplikationen vor.

> **Spätkomplikationen**
> – Infektion
> – Materialermüdung/Materialbruch
> – Diskonnektion
> – Thrombose
> – Backtracking
> – Pinch-off-Syndrom

Infektion Die Infektion iatrogener Fremdkörper wie v. a. perkutan eingebrachte Katheter gehört nach Harnwegsinfekten und pulmonalen Infekten zu den häufigsten nosokomialen Infektionen. Dabei kommt es zu einer meist aszendierenden Kolonisation des Katheters durch Bakterien. Am häufigsten treten Infektionen mit koagulasenegativen Staphylokokken auf, gefolgt von gramnegativen Stäbchen und Staphylococcus aureus. Candidainfektionen sind die häufigste Pilzinfektion.

Das Risiko einer Infektion steigt mit der Liegedauer des Katheters von etwa 3% bei 3 Tagen Liegedauer bis 10% bei einer Liegedauer von mehr als 1 Woche. Als Risikofaktoren gelten notfallmäßig gelegte Katheter, speziell Katheter, die im Rahmen einer Erstversorgung von Patienten am Unfallort gelegt werden mussten. Die Ursache ist naheliegend. Wie desinfizieren Sie einen Kuhstall oder ein Feld? Die strengen Hygienemaßstäbe der Klinik sind außerhalb der Klinik fast unerreichbar. Zudem muss es auf dem besagten Feld schnell gehen – es sind viele Faktoren, die in einigen Kliniken dazu geführt haben, dass prinzipiell alle bei der Erstversorgung gelegten Katheter in der Klinik innerhalb der ersten 24 h nach Einlieferung ausgewechselt werden.

Ein weiterer Risikofaktor für eine Infektion ist der häufige Gebrauch des Katheters, speziell dann, wenn der Gebrauch durch verschiedene Personen stattfindet. Dem versuchen die Kliniken mit wiederkehrenden Hygieneschulungen entgegenzuwirken.

Materialermüdung, Materialbruch Materialbruch wird durch Katheterkompression oder durch Knickbildung in einem Katheter begünstigt (Abb. 9.101).

> Bei Bruch des Katheters darf dieser nicht mehr verwendet werden und sollte zügig entfernt werden, bevor das distale Katheterfragment nach kardial verschleppt wird.

Bei Bruch des Katheters tritt oft eine Extravasation auf (Flüssigkeit kann durch den Katheter außerhalb des Gefäßlumens in das umgebende Gewebe übertreten) (Abb. 9.102, Abb. 9.103).

Außerdem kann bei einem Katheterbruch das distale Katheterfragment in das rechte Herz oder in Pulmonalarterien verschleppt werden (Abb. 9.104). Bei einem offenen Foramen ovale ist auch die Verschleppung in das arterielle Gefäßsystem möglich.

9.1 · Venöse Zugänge

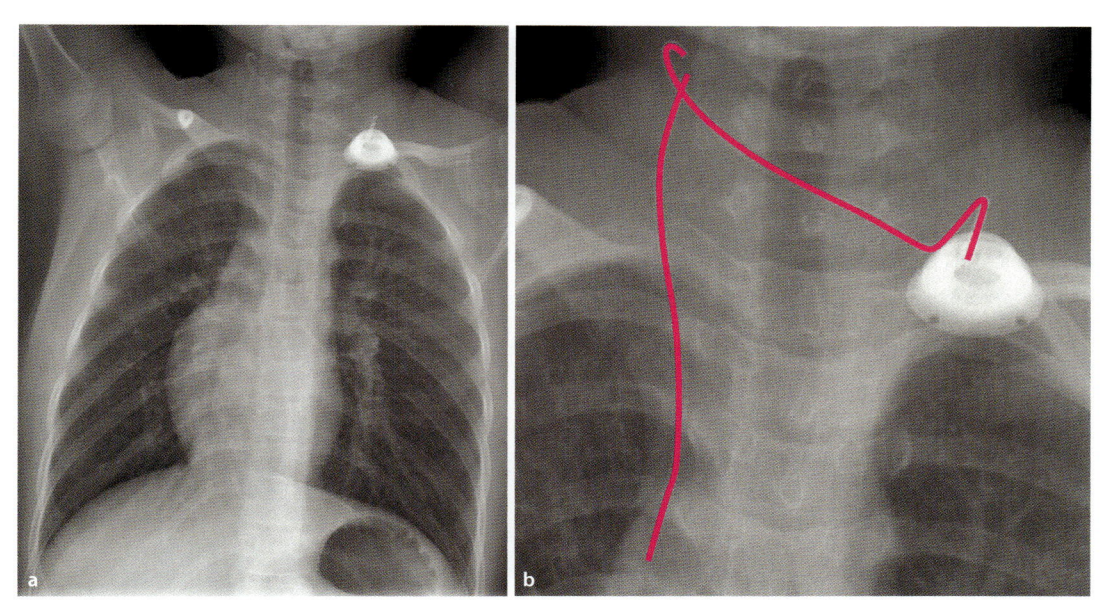

Abb. 9.101a, b Nach klinischen Angaben schlecht laufendes Portsystem. Der Portkörper projiziert sich links thorakal. Regelrecht konnektierter Katheter. Nach kontralateral zur V. jugularis interna (VJI) rechts geführter Katheter. Hier Schlaufenbildung vor Eintritt des Katheters in die V. jugularis interna. Im Bereich der Schlaufenbildung Katheterbruch mit wenige Millimeter dehiszentem distalem Katheterfragment. Dieser Katheter darf nicht mehr verwendet werden und sollte zügig operativ entfernt werden, möglichst, bevor das distale Katheterfragment nach kardial verschleppt wird

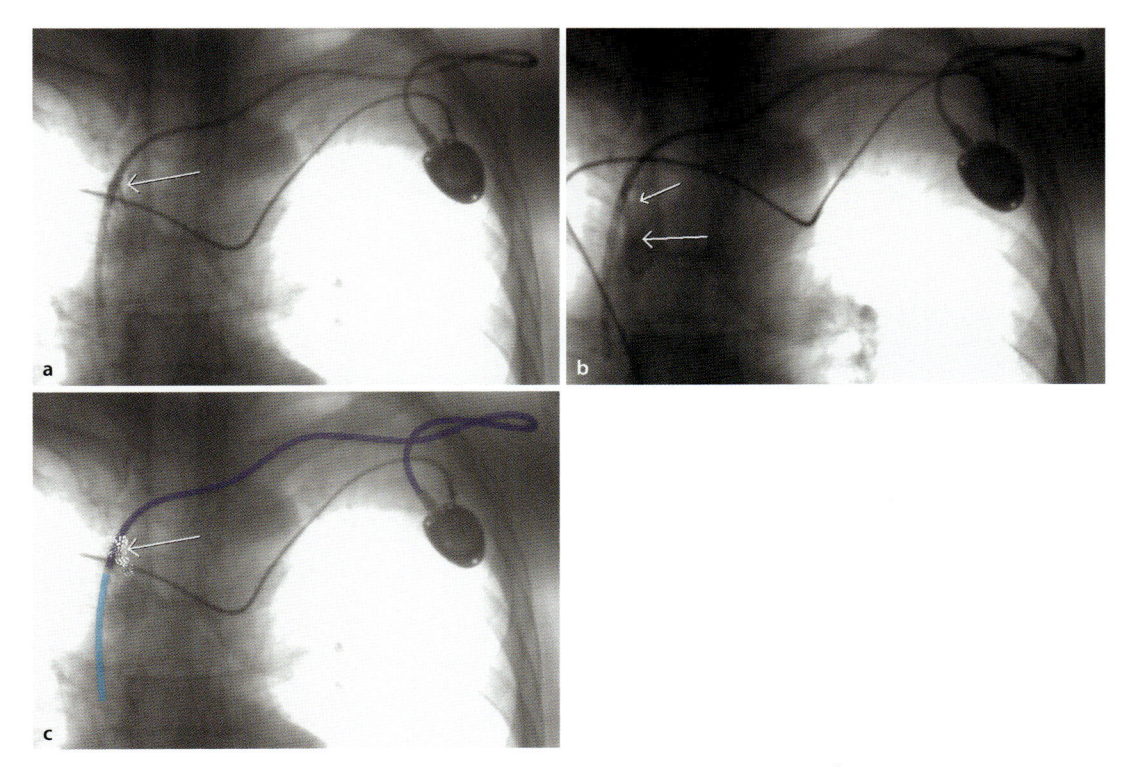

Abb. 9.102a–c Nach klinischen Angaben schlecht laufender Port. Durchleuchtungsuntersuchung. Über eine Huber-Nadel werden die Portkammer und der Portkatheter mit Kontrastmittel gefüllt. Kontrastmittelaustritt aus dem mittleren Anteil des Portkatheters, der distale Anteil des Portkatheters ist vollständig kontrastmittelfrei. Hier lag ein intraluminaler Thrombus vor, dem Thrombus vorgeschaltet war eine inkomplette Katheterruptur mit Austritt von Kontrastmittel

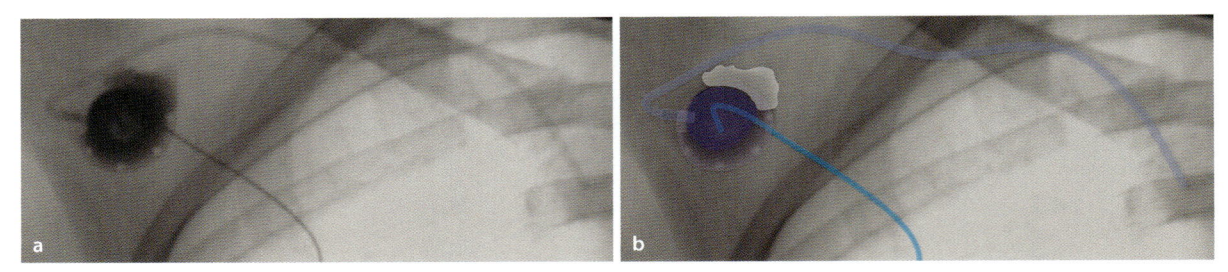

Abb. 9.103a, b Ein seltenes Bild. Der Patient klagte über Schmerzen in der rechten Schulter bei Applikation von Medikamenten über das Portsystem. In der Durchleuchtungsuntersuchung sehen wir die regelrecht platzierte Huber-Nadel. Nach Kontrastmittelapplikation kontrastiert sich die Portkammer. Der Katheter wird nicht kontrastiert, stattdessen tritt Kontrastmittel nach lateral kranial über die Portkammer aus. Damit Beweis eines Defekts der Portkammer

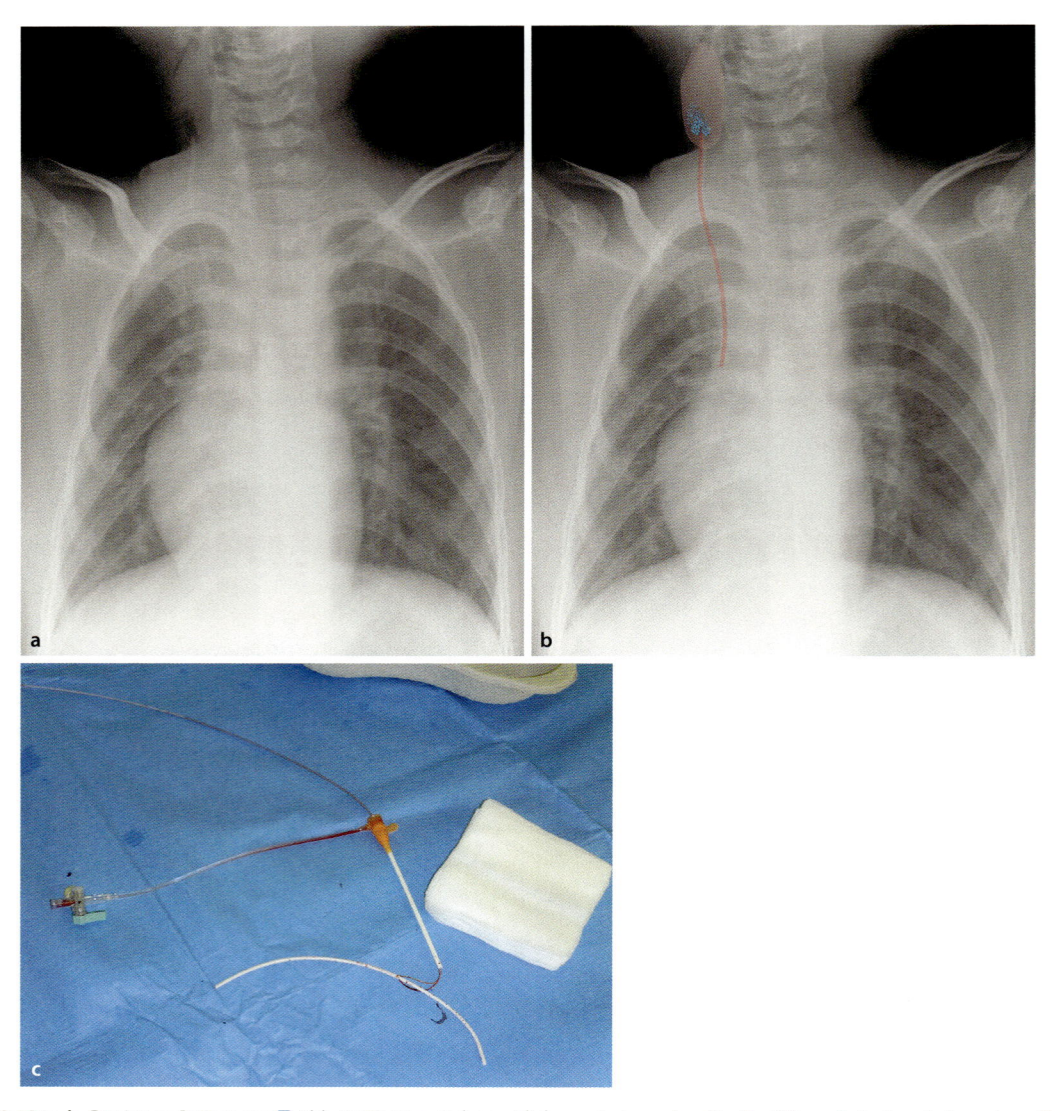

Abb. 9.104a, b Der junge Patient aus **Abb. 9.101** ist zwischenzeitlich operiert worden. Der Portkörper links thorakal wurde entfernt. Auch der proximale Anteil des Portkatheters ist entfernt. Im ersten postinterventionell durchgeführten Röntgenbild Lufteinschlüsse rechts zervikal. Hier hatte der Operateur versucht, auch den distalen Portkatheter zu entfernen, dies war jedoch nicht gelungen. Der distale Anteil des Portkatheters projiziert sich weiterhin rechts thorakal mit der Katheterspitze auf die V. cava superior. Der Katheter musste interventionell radiologisch geborgen werden. Dies gelang mit einer Schlinge. In **c** die Schleuse mit dem Schlingenkatheter und dem entfernten Portkatheterfragment

Diskonnektion Dabei löst sich der Portkatheter vom Portreservoir. Beide sind normalerweise über eine Steckverbindung verbunden, die erst während der Portanlage geschlossen wird. Diese Steckverbindung ist bis maximal 12 bar belastbar. Beim Anspülen eines Ports mit kleinen Spritzen können jedoch hohe Drücke bis 30 bar erzeugt werden, wodurch es zu einem Katheterbruch oder zu einem Abriss des Portkatheters vom Portreservoir kommen kann (Abb. 9.105). Die dann auftretende Extravasation ist unter kontrastmittelgestützter Durchleuchtung einfach darzustellen.

Schlimmstenfalls tritt die Diskonnektion während der Applikation von Medikamenten, Chemotherapie oder Kontrastmittel auf.

Speziell die KM-Applikation über Druckpumpen ist bei Nicht-CT-fähigen Ports wenn möglich zu vermeiden. Schwer oder nicht anspülbare Ports sollten keinesfalls für die KM-Applikation verwendet werden, da die Gefahr einer Diskonnektion zu hoch ist (Abb. 9.106).

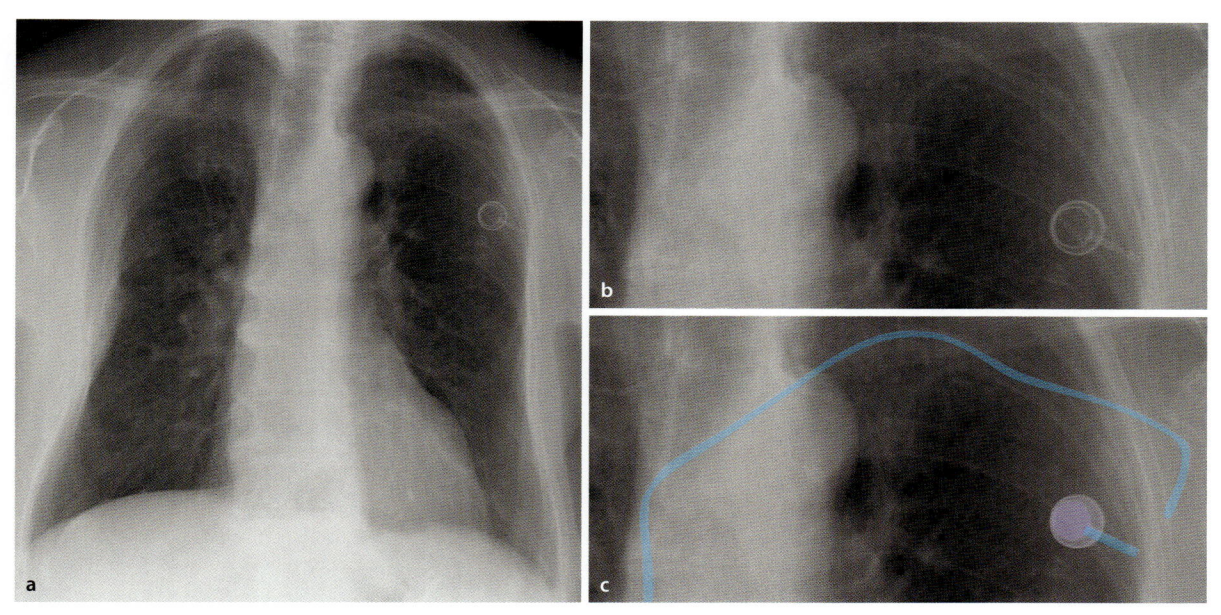

Abb. 9.105a–c Ein Portkatheter, der mit großem Enthusiasmus und noch größerem Druck angespült wurde. Seither klagte der Patient über linksthorakale Schmerzen bei der nun wieder möglichen Applikation von Flüssigkeiten über den Port. Rückläufig war der Katheter weiterhin nicht. Die Röntgenaufnahme zeigt den diskonnektierten und ca. 1 cm nach kranial dislozierten Portkatheter. Der Portkörper liegt links thorakal. Über die Portkammer applizierte Flüssigkeiten liefen in das subkutane Gewebe

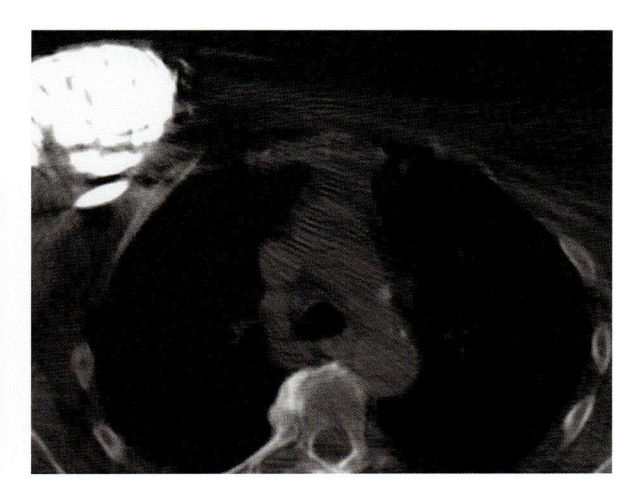

Abb. 9.106 Kontrastmittelparavasat rechts pektoral bei Diskonnektion eines Portkatheters während der Kontrastmittelapplikation

Auch eine Dislokation der Nadel aus dem Portkörper ist möglich. In dem in ◘ Abb. 9.107 geschilderten Fall wurde Kontrastmittel mittels KM-Pumpe über einen Port appliziert der nicht rückläufig war. Während der KM-Gabe klagte die Patientin über Schmerzen und es trat eine Weichteilschwellung auf. Die KM-Applikation wurde sofort unterbrochen. In dem partiell angefertigten CT sieht man ein größeres Paravasat um den links thorakal einliegenden Portkörper. In den Rekonstruktionen konnte gezeigt werden dass der Portkörper mit dem Portkatheter weiterhin verbunden war, also keine Diskonnektion an dieser Stelle vorlag. Es konnte auch der Portkörper mit der Portmembran rekonstruiert werden. Darin fand sich allerdings keine Nadel. Diese war durch den hohen Druck der KM-Pumpe aus der Silikonmembran herausgedrückt worden. Bei späteren Kontrollen des Ports zeigte sich dieser intakt und frei durchgängig. Port und Portnadel waren nicht für die CT-KM-Applikation geeignet. Daher sollte man bei einem nicht rückläufigen Port immer die Fehllage der Nadel ausschließen.

9.1 · Venöse Zugänge

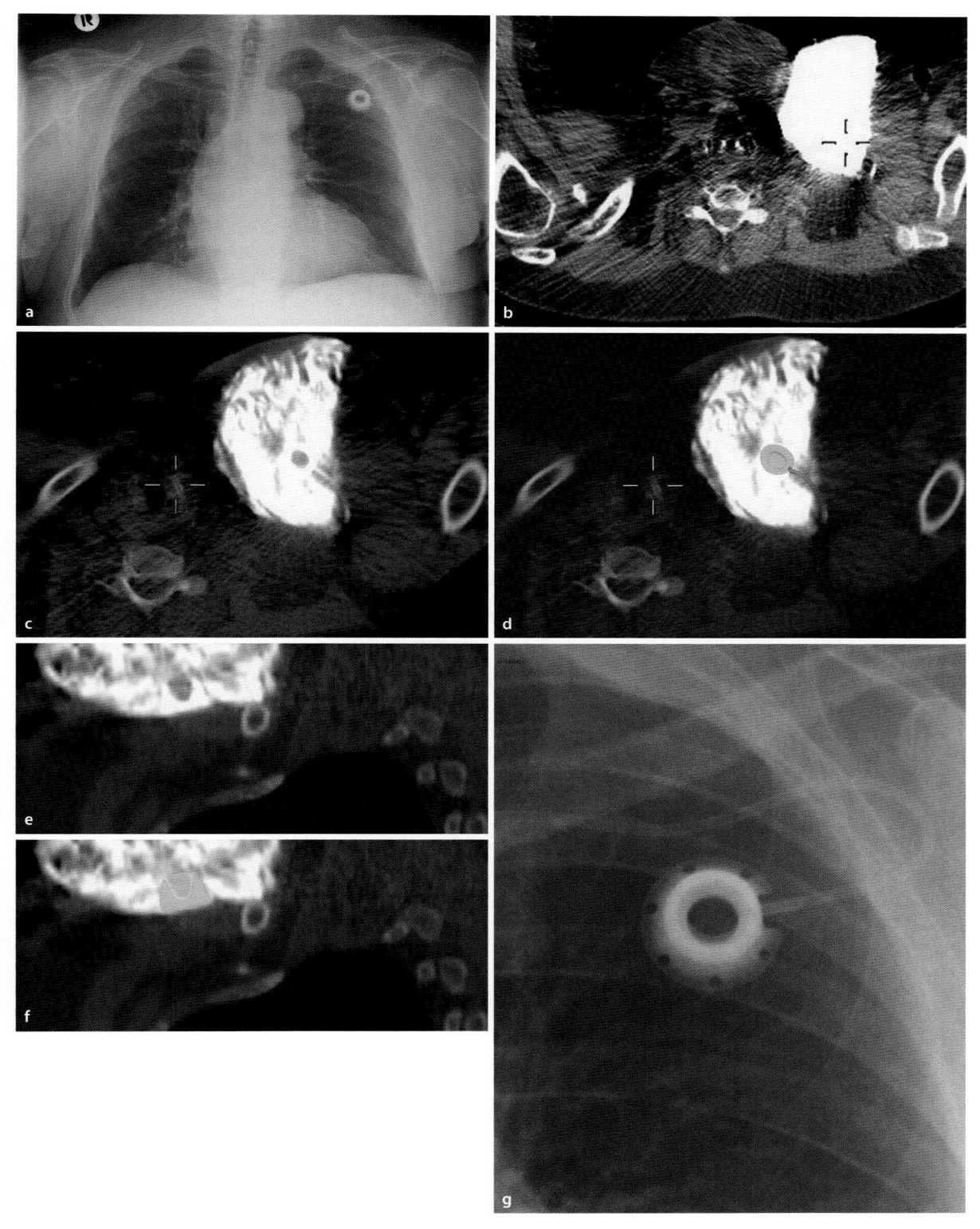

Abb. 9.107a–g **a** Der Port in einer früheren Röntgenaufnahme. Korrekte Lage des Katheters, kein Hinweis auf eine Dislokation oder Diskonnektion. **b** Großes hyperdenses KM-Paravasat links zervikothorakal nach KM-Applikation für eine Staging-Untersuchung. **c, d** Der Port in einer koronaren Rekonstruktion. Portkörper und Portkatheter sind noch konnektiert. Die Silikonmembran (hell, in der Mitte) ist ohne Nadel abgebildet. **e, f** Und auch in der sagittalen Rekonstruktion des Portkörpers ist keine Nadel im Bereich der Silikonmembran abzugrenzen. Um den Port herum das ausgedehnte Paravasat. **h** In der später durchgeführten Kontrolle ist das Paravasat resorbiert. Der Portkörper mit Membran scheint intakt. Der Katheter ist regelrecht konnektiert

Thrombose Die Inzidenz katheterinduzierter Thromben ist je nach Liegedauer mit 33–66% recht hoch. Dabei werden Thrombosen der Vene von Thrombosen des Katheters unterschieden. Zusätzlich kann thrombotisches Material sich von außen an dem Katheter anlegen und diesen mit einer Fibrinschicht überziehen. Dieser Sonderfall wird »Fibrin-Sheat« genannt und gesondert unter dem Stichwort »Backtracking« behandelt.

Die Inzidenz von Thromben bei Ports ist niedriger und liegt um 3–5%. Ist die Ursache ein Blutkoagel in der Portkammer, handelt es sich um einen »zentralen Verschluss«. Ursache hierfür sind Blutentnahmen über Portsysteme mit unzureichender Spülung, aber auch Stanz- und Kratzpartikel aus Portmembranen, die beim Durchstechen, insbesondere bei Verwendung ungeeigneter Punktionsnadeln, entstehen können.

Die etwas seltener auftretenden »peripheren Katheterverschlüsse« werden durch Verstopfen des Portkatheters, beispielsweise beim Herausziehen der Portnadel aus der Kammer, verursacht. Dabei entsteht ein Unterdruck, und das Blut strömt an der Katheterspitze nach kranial in den Portkatheter.

> **Info to go**
>
> Bitte nicht die Punktionsstelle nach Entfernen einer Portnadel »abdrücken«. Das ist nicht notwendig, da es sich bei dem Portreservoir nicht um ein Gefäß handelt. Stattdessen führt der Druck auf die Portmembran zu einem Unterdruck beim Loslassen und damit zum Ansaugen von Blut in den Katheterschlauch.

Einige Beispiele für thrombolische Komplikationen sind in ◘ Abb. 9.108, ◘ Abb. 9.109, ◘ Abb. 9.110, ◘ Abb. 9.111, ◘ Abb. 9.112 dargestellt.

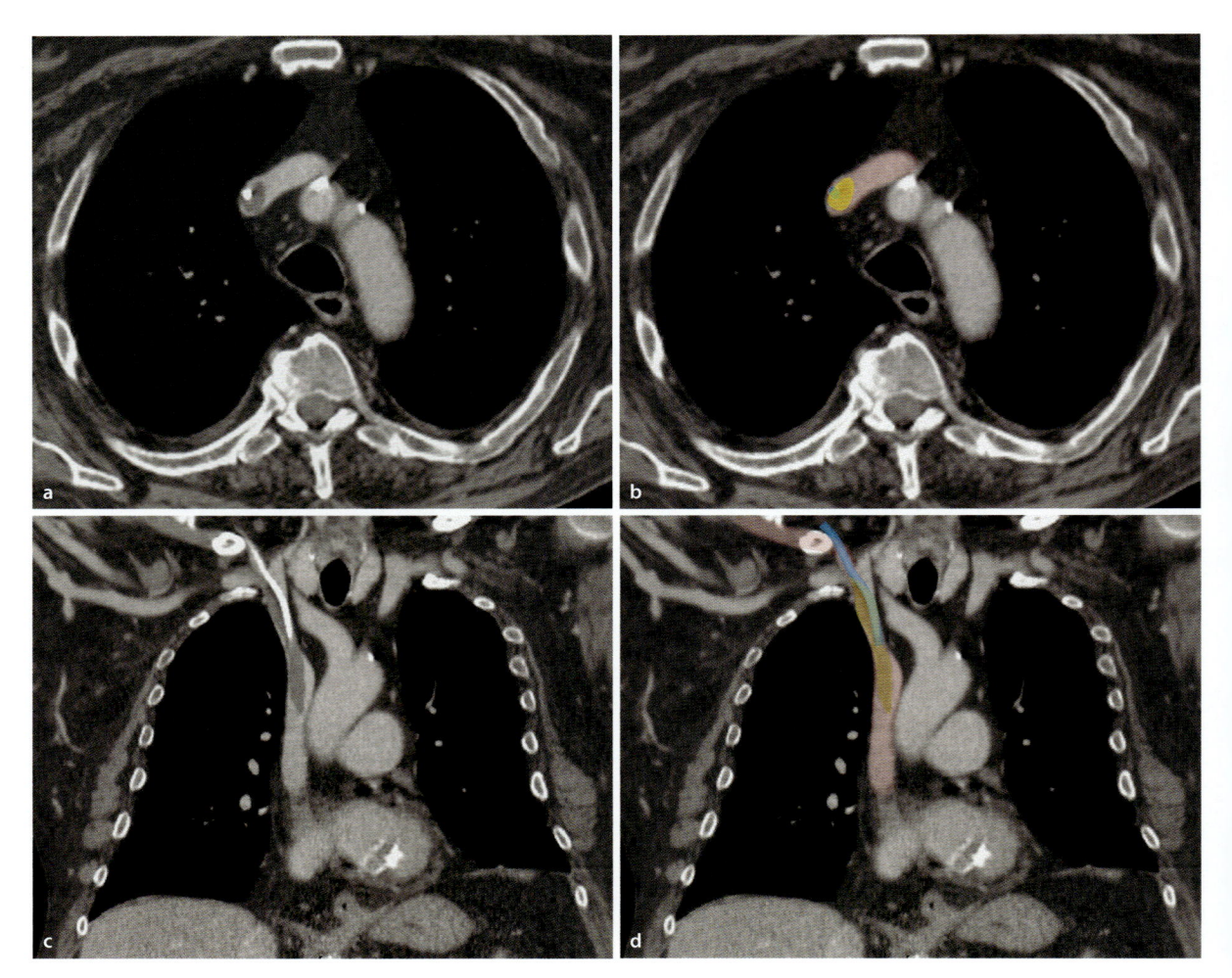

◘ **Abb. 9.108a–d** Sehr großer Thrombus um die Spitze eines ZVK, der in der V. cava superior endet. Das Gefäß ist langstreckig subtotal von dem Thrombus verlegt

9.1 · Venöse Zugänge

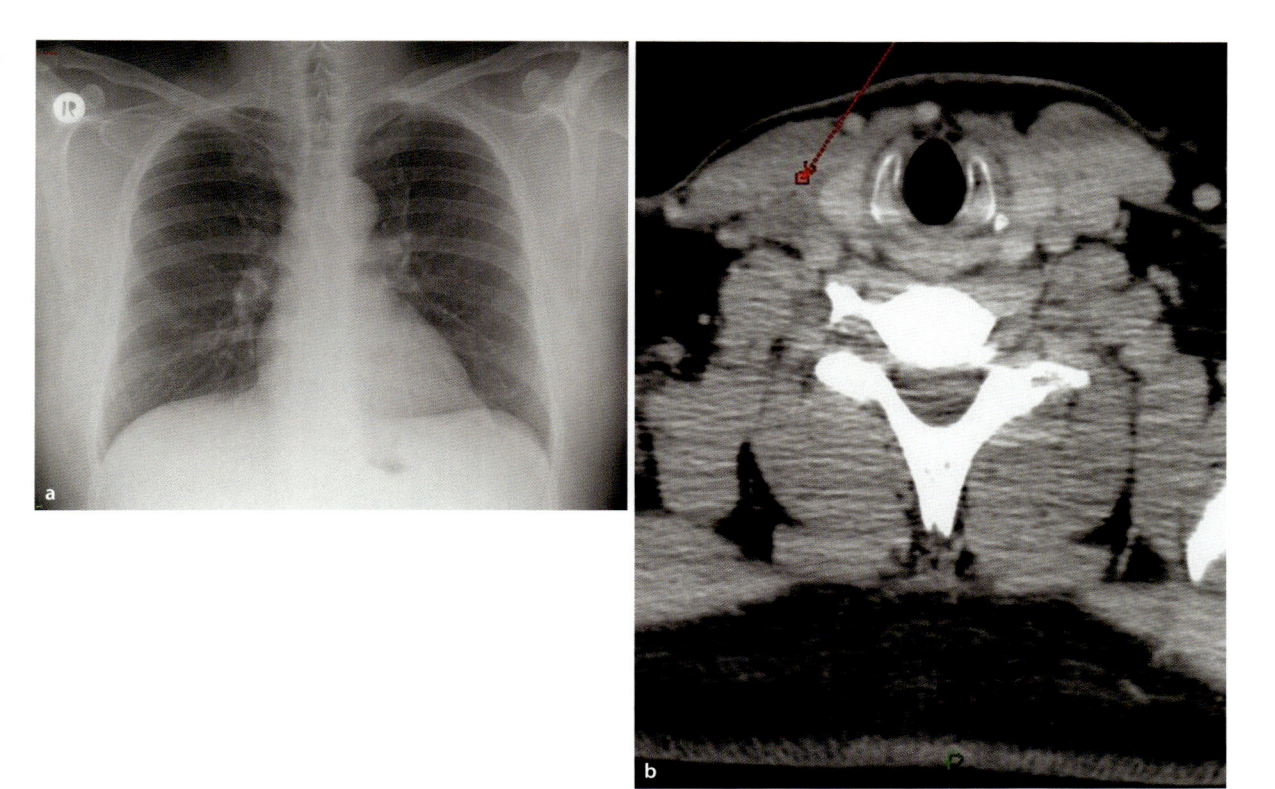

Abb. 9.109a, b Ein über die V. subclavia rechts eingebrachter Portkatheter. Der Katheter schlägt nach kranial um und kommt in der ipsilateralen V. jugularis interna rechts zum Liegen. In der CT-Untersuchung Thrombose der V. jugularis rechts, eine typische Komplikation bei Fehllage von Kathetern in kleinen zervikalen oder thorakalen Gefäßen

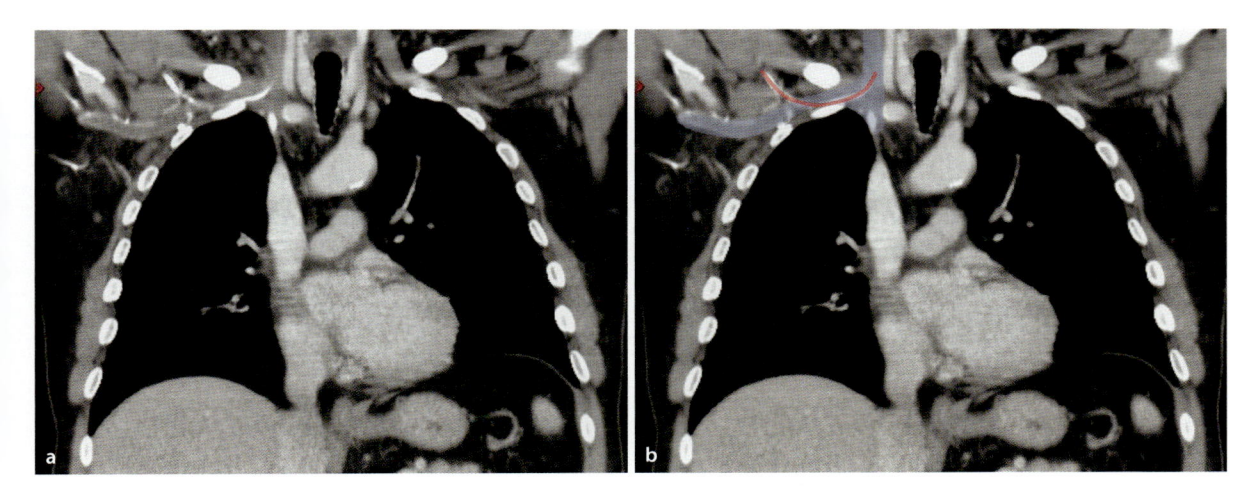

Abb. 9.110a, b Fehllage eines Portkatheters, der über die V. subclavia rechts eingebracht wurde. Die Katheterspitze reicht in die V. jugularis rechts. In der Kontrastmittelaufnahme KM-Aussparung und daher vollständige Thrombosierung der V. subclavia sowie der V. jugularis rechts

480   Kapitel 9 · Gefäßzugänge

> **! Cave**
> Die Thromben können bakteriell besiedelt werden und eine Thrombophlebitis verursachen. Kleine Anteile des besiedelten Thrombus können über das Gefäßsystem verschleppt werden und zu einer Sepsis führen.

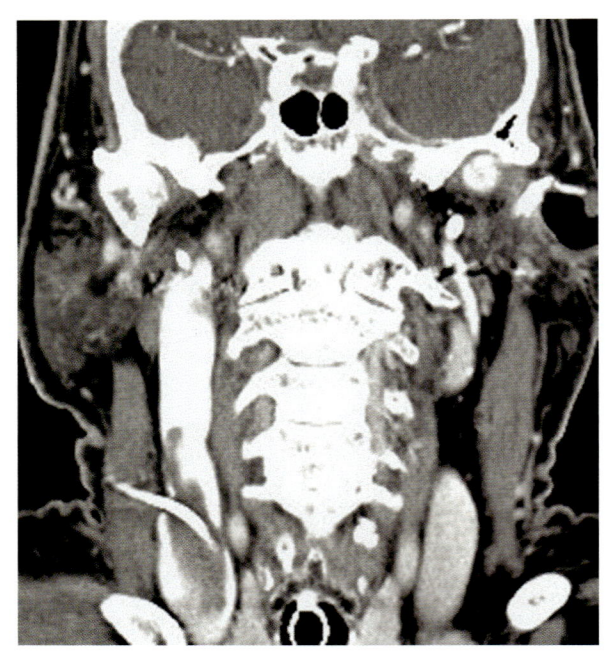

Abb. 9.111 Großer Appositionsthrombus an einem jugulär rechts eingebrachten ZVK

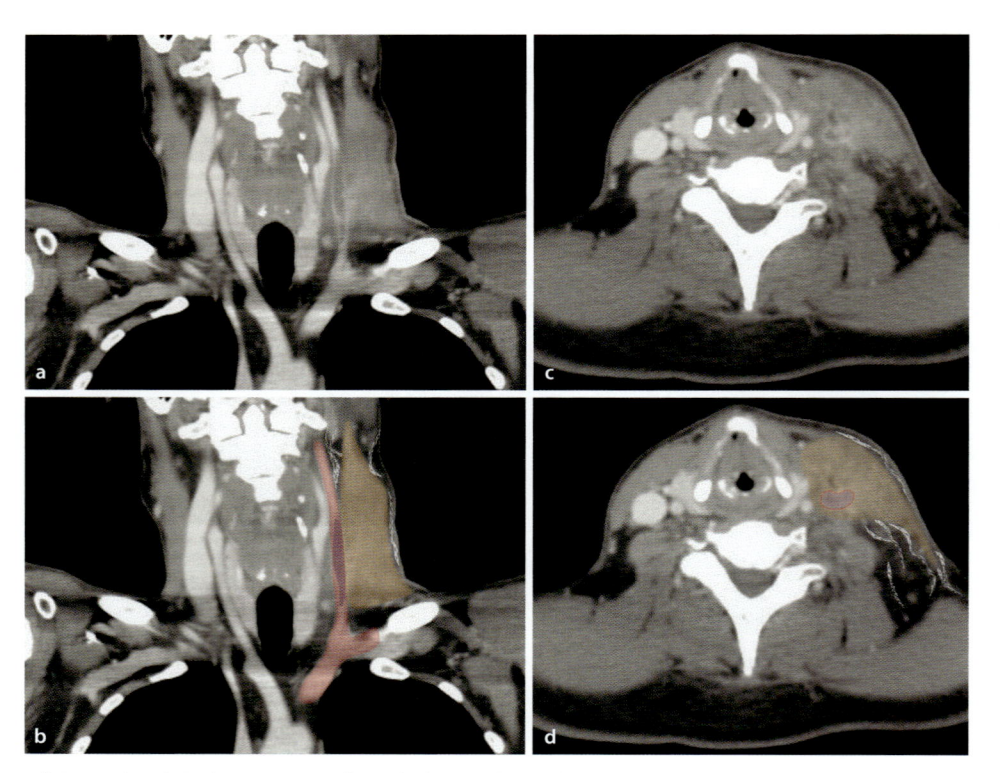

Abb. 9.112a–d Zustand nach Entfernung eines schmerzhaften ZVK links. Allerdings waren die Schmerzen nach Entfernung des ZVK progredient, zusätzlich trat eine rötlich überwärmte Schwellung links zervikal auf. In der durchgeführten CT-Untersuchung langstreckige Thrombose der V. jugularis interna auf der linken Seite, inhomogene Auftreibung des M. sternocleidomastoideus links und zusätzlich diffuse Imbibierung des umgebenen Subkutangewebes. Insgesamt bei steigenden Infektparametern Bild einer Thrombophlebitis der V. jugularis links mit Beteiligung des M. sternocleidomastoideus links

»Backtracking« Der Katheter ist von einem Fibrinmantel umgeben, die Infusion läuft unter dem Fibrinmantel retrograd am Katheter entlang und tritt außerhalb des Gefäßes in das Gewebe über (Abb. 9.113).

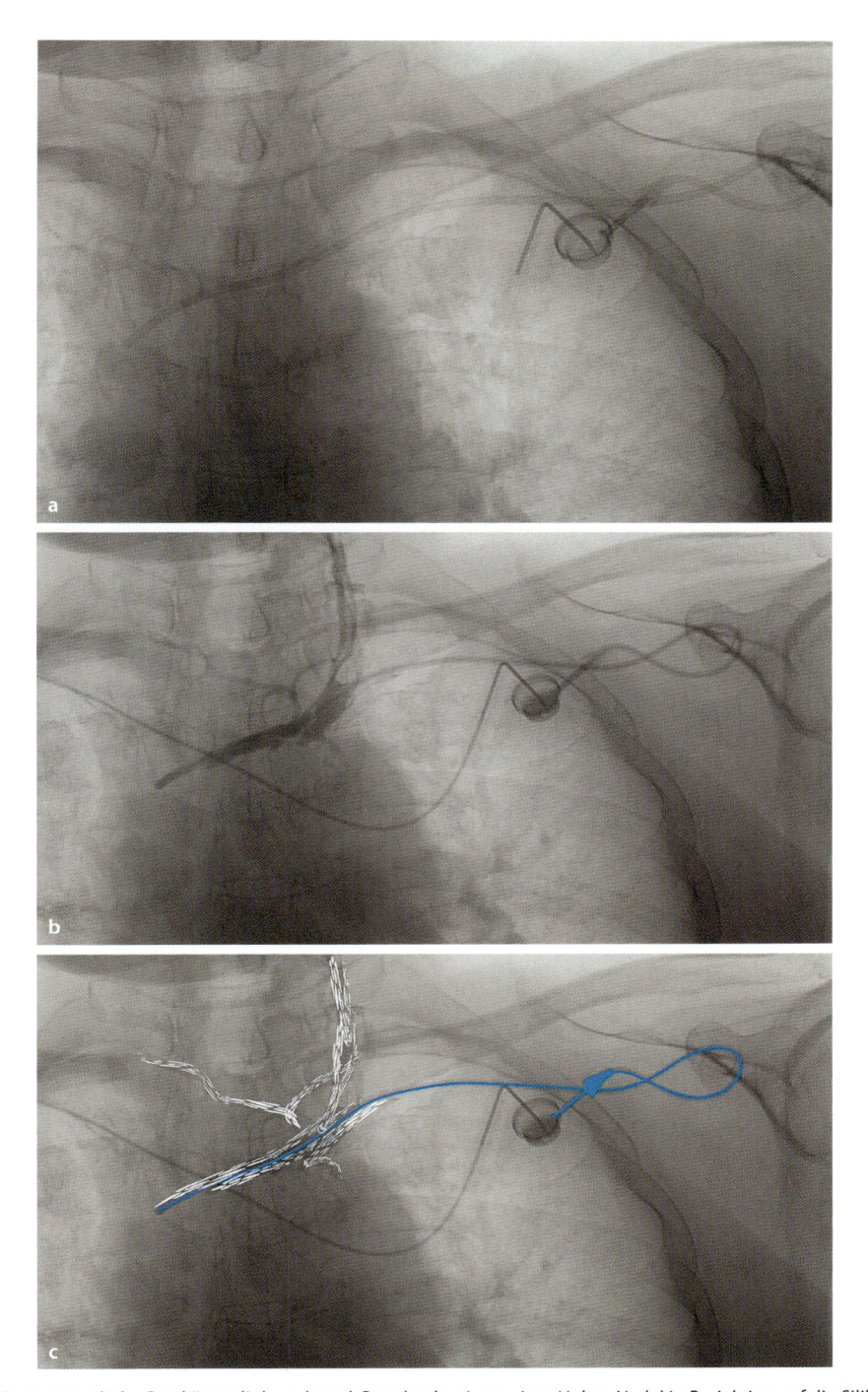

Abb. 9.113a–c Portsystem links. Portkörper links pektoral. Regelrechte Lage einer Huber-Nadel in Projektion auf die Silikonmembran. Regelrechte Konnektion des Portkatheters. Nach Anspritzen mit Kontrastmittel Kontrastierung der Portkammer und des Portkatheters. Austritt des Kontrastmittels an der Katheterspitze, dann allerdings Ummantelung des Katheters mit Kontrastmittel, das retrograd am Katheter abfließt und schließlich teilweise über kleine Venen abtransportiert wird. Somit Verdacht auf Backtracking bei fibrinummanteltem Portkatheter. Diese Fibrinschicht könnte interventionell radiologisch mittels Schlingenkatheter entfernt werden. Dabei besteht jedoch die Gefahr einer Verschleppung des Fibrins und z. B. einer pulmonalarteriellen Embolie

Pinch-off-Syndrom Kompression des Katheters zwischen 1. Rippe und der Klavikula. Ursächlich ist häufig eine zu weit mediale Punktion der V. subclavia. Dabei kann der Katheter zwischen V. subclavia und der 1. Rippe komprimiert werden. Durch das Pinch-off-Syndrom wird zunächst die Infusion über das Portsystem erschwert. Im weiteren Verlauf kann durch die andauernde inadäquate mechanische Belastung des Katheters auch ein Materialbruch mit Extravasation von applizierten Substanzen auftreten (◘ Abb. 9.114).

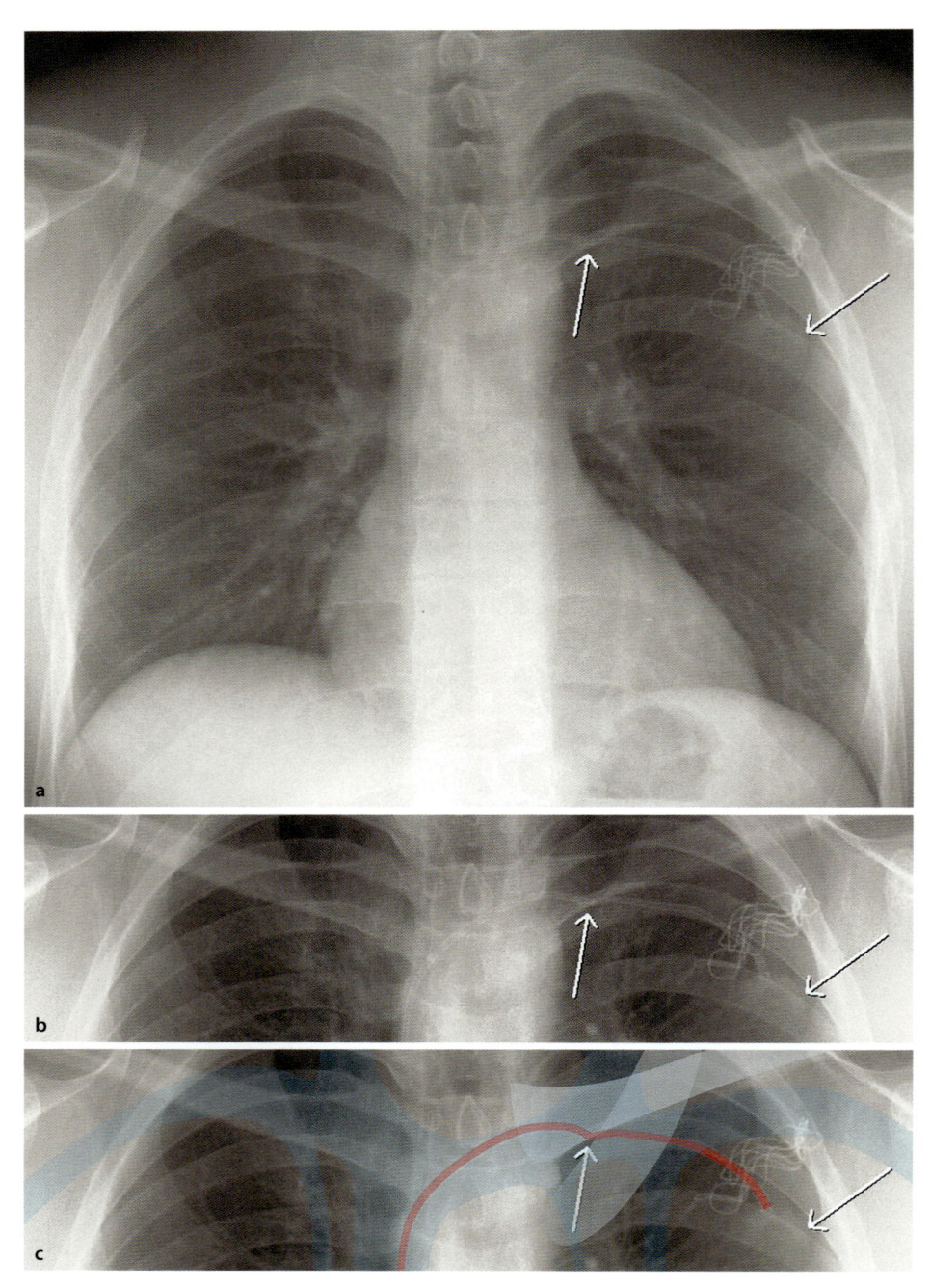

◘ **Abb. 9.114a–c** Portsystem links. Der Portkatheter verläuft über die V. subclavia und V. brachiocephalica regelrecht zur V. cava superior und liegt mit der Spitze am Vorhofeingang. Bereits in der ersten postinterventionellen Aufnahme (**a**) fällt die leichte Knickbildung an der Kreuzung der 1. Rippe mit der Klavikula links auf, im weiteren Verlauf kam es zu einem deutlichen Abknicken und zu einer Dysfunktion des Portkatheters (**b, c**), was ein Auswechseln notwendig machte

9.1.4 Pitfalls

Zum Schluss möchte ich noch ein paar Pitfalls aufzeigen. Die hier dargestellten Patienten wurden wegen Verdacht auf Komplikationen bei ZVK bzw. Portanlage überwiesen.

Der erste Patient klagte über erhebliche Schmerzen im Bereich des Ports. Die Nadel war laut Stationsarzt korrekt platziert und der Port war rückläufig. Bereits im Thoraxübersichtsbild (Abb. 9.115a) fiel die Fehllage der Huber-Nadel neben dem Portreservoir auf. Falls die Nadel tatsächlich rückläufig war, lag sie in der V. subclavia. Nach dem ersten Röntgenbild wurde die Nadel jedoch sofort entfernt, sodass ich den Beweis schuldig bleiben muss.

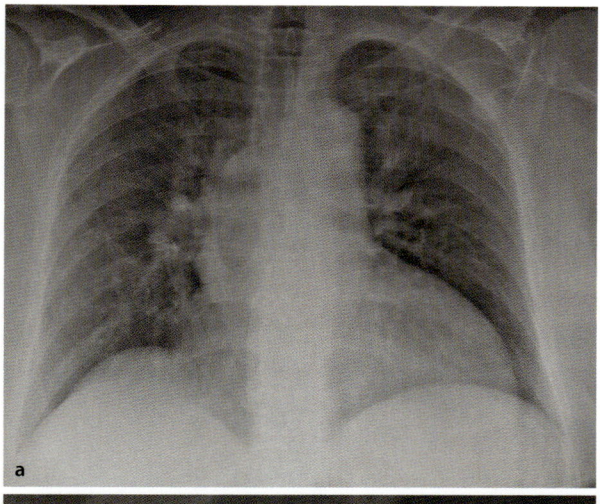

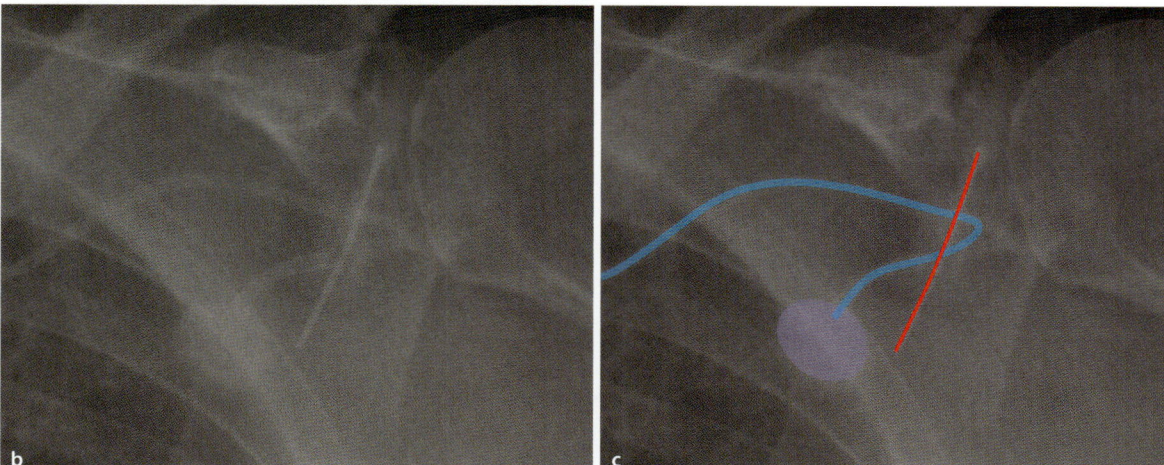

Abb. 9.115a–c Portsystem mit Portaggregat links pektoral (a). Huber-Nadel knapp neben dem Portkörper einliegend. Regelrechte Konnektion des Katheters, Katheterverlauf über die V. subclavia bis zur V. cava superior, regelrechte Katheterlage am Vorhofeingang. **b, c** Portsystem mit Portaggregat links pektoral. Hubernadel knapp neben dem Portkörper einliegend. Regelrechte Konnektion des Katheters, Katheterverlauf über die V. subclavia bis zur V. cava superior, regelrechte Katheterlage am Vorhofeingang

Der nächste Patient (◘ Abb. 9.116) wurde zur Durchleuchtung überwiesen, da der neu implantierte Port nicht »lief«, man also eine Fehlfunktion des Ports vermutete. Das Punktieren des Ports war schmerzhaft und schwierig, und der Port war nicht rückläufig. Bei Applikation von Medikamenten klagte der Patient über brennende Schmerzen. Uns gelang es in der Durchleuchtung nicht, den Port zu punktieren. Des Rätsels Lösung steckte letztlich in der seitlichen Thoraxaufnahme. Das Portreservoir war in der Hauttasche verkippt, die Silikonmembran war zur Seite und leicht nach kaudal gerichtet, eine Punktion war so nicht möglich.

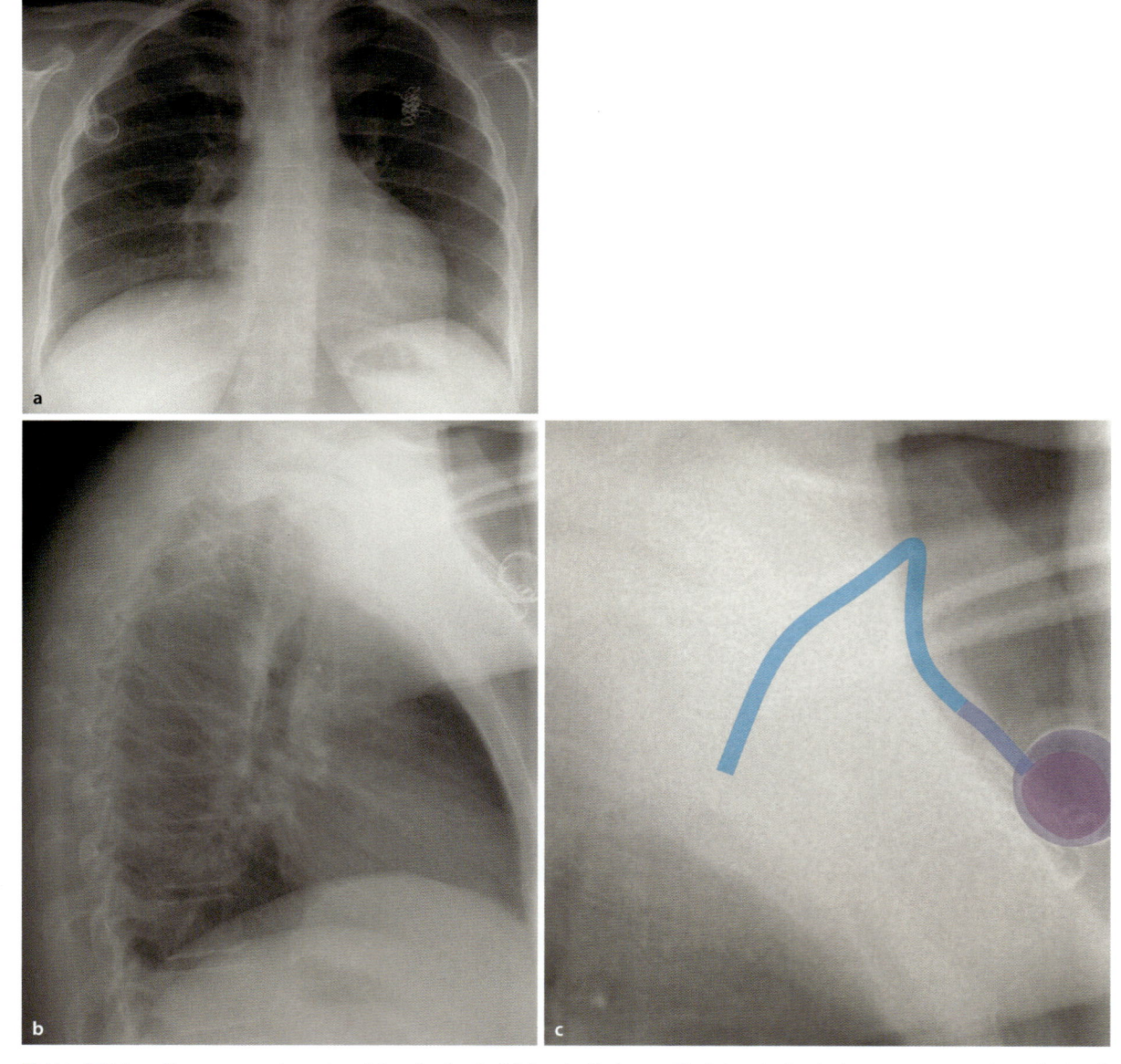

◘ **Abb. 9.116a–c** Portsystem rechts pektoral. Regelrechte Projektion des Katheters. Die Spitze des Portkatheters projiziert sich regelhaft auf die V. cava superior. Erst in der seitlichen Aufnahme fällt die Fehlrotation des Portkörpers richtig auf

9.1 · Venöse Zugänge

Der 3. Fall ist mir lange im Gedächtnis geblieben. Es handelt sich um einen Patienten nach schwieriger ZVK-Anlage und postinterventioneller Dyspnoe. Ein Röntgen-Thorax-Bild (Abb. 9.117) wurde angefertigt, um einen Pneumothorax oder ein größeres Hämatom auszuschließen. Dabei fiel eine Drahtstruktur auf, welche sich von der V. subclavia rechts über die V. brachiocephalica zur V. subclavia links projizierte. Bei der ZVK-Anlage in Seldinger-Technik könnte es zu einem Drahtverlust gekommen sein. Die klinischen Kollegen konnten das nicht ausschließen, sodass wir eine CT-Angiographie durchführen, um die exakte Drahtlage zu bestimmen. Daneben gab es bereits interdisziplinäre Beratungen, ob der Draht interventionell radiologisch geborgen werden könnte, oder ob ein chirurgisches Vorgehen notwendig würde. Im CT des Thorax fanden wir den Draht nicht mehr. Da der Patient soweit beschwerdefrei war, einigte man sich auf eine abwartende Haltung. Am nächsten Tag wurde ein Röntgenbild des Thorax angefertigt. Der Draht war wieder in der gleichen Position abgebildet.

Des Rätsels Lösung war dann folgende: Der infektiöse Patient wurde für die Röntgenaufnahmen mit Mundschutz transportiert. Der Mundschutz war dem Patienten jedoch unangenehm, sodass er ihn abnahm und locker um den Hals trug, sobald er nicht von der betreuenden Krankenschwester beobachtet wurde ;-) Der Draht des Mundschutzes war es, der sich auf die Gefäße projiziert hatte.

Aber Vorsicht. Im nächsten Fall war es tatsächlich ein verlorener Draht, der interventionell geborgen werden musste (Abb. 9.118).

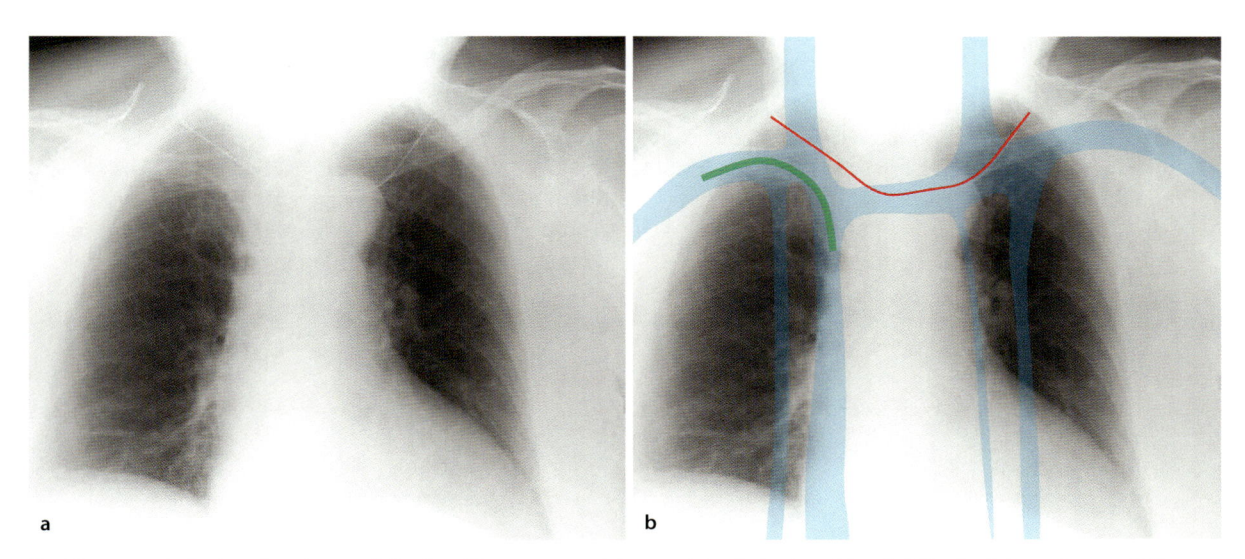

Abb. 9.117a, b Draht in Projektion auf die obere Thoraxapertur. Achtung: nicht eindeutig auf den Gefäßverlauf, der rechts vom ZVK markiert wird

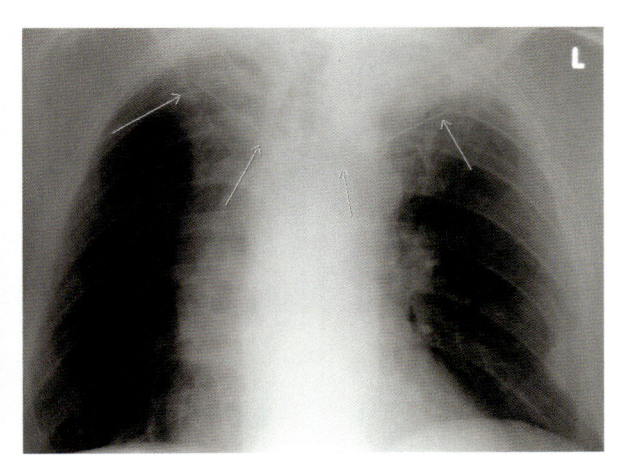

Abb. 9.118 Drahtrest nach ZVK-Anlage

9.2 Arterielle Zugänge

9.2.1 Periphere arterielle Zugänge

Arterielle Zugänge werden zur intravasalen Blutdruckmessung und zur Blutentnahme für Blutgasanalysen verwendet. Periphere arterielle Katheter sind wie die periphervenösen Katheter aufgebaut und gewöhnlich schmallumig. Sie sind mit einer roten Verschlusskappe gekennzeichnet.

- **Lokalisation**

Typische Lokalisationen sind
- die A. radialis und
- die A. femoralis.

- **Komplikationen**
- Blutungen,
- Hämatome
- Schädigung angrenzender Gewebe,
- versehentliche Applikation intravenöser Medikamente, was im schlimmsten Fall zu großflächigen Nekrosen führen kann.

9.2.2 Intraaortale Ballonpumpe (IABP)

Eine intraaortale Ballonpumpe (IABP) ist ein mechanisches kardiales Unterstützungssystem.

> **Indikation**
> Indikationen für eine IABP sind u. a.
> - Kardiogener Schock
> - Linksherzversagen
> - Myokardiale Dysfunktion nach herzchirurgischen Eingriffen
> - Komplikationen bei Myokardinfarkt
> - Schwierigkeiten bei der Entwöhnung von einer Herz-Lungen-Maschine
>
> Der Einsatz bei kardiogenem Schock nach Myokardinfarkt ist durch neuere Studien inzwischen strittig, da keine Reduktion der Mortalität nachgewiesen werden konnte.

Die IABP besteht aus einem Ballonkatheter. Dieser wird durch ein externes Pumpaggregat EKG-getriggert während der Diastole mit Gas befüllt (Inflation) und in der Systole wieder entleert (Deflation) (◘ Abb. 9.119).

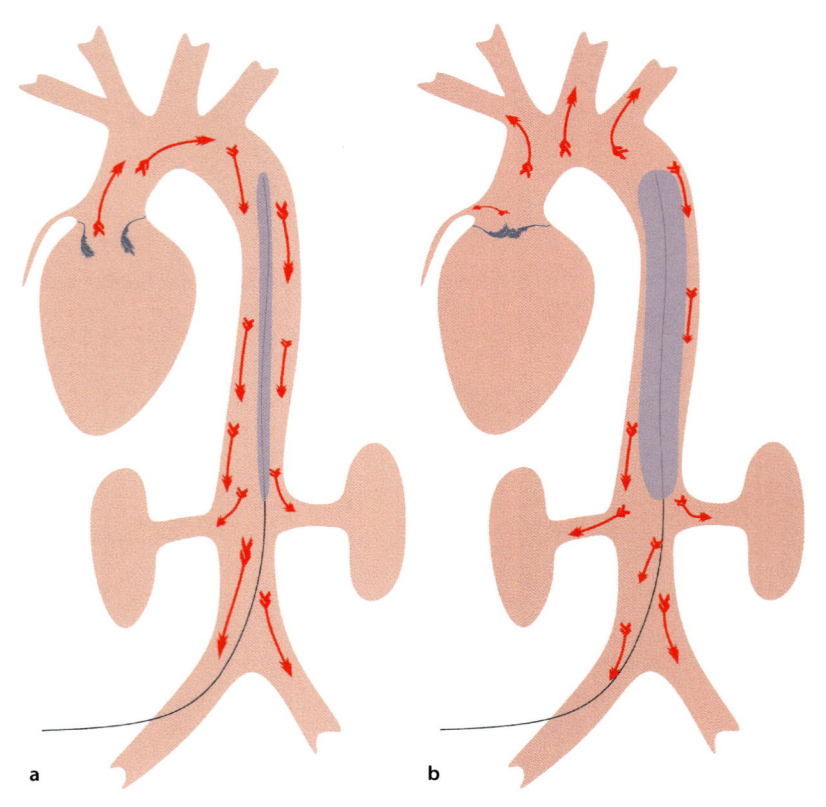

◘ **Abb. 9.119a, b** Intraaortale Ballonpumpe (IABP) in Deflation (a) und Inflation (b). Der Blutstrom wird bei Inflation in Richtung der Koronargefäße und der supraaortalen Gefäße begünstigt

9.2 · Arterielle Zugänge

Durch die Dilatation der IABP während der Diastole erhöht sich der diastolische Druck in der Aorta und damit auch der Koronarperfusionsdruck. Die Entleerung der IABP in der Systole senkt linksventrikulär den endsystolischen Druck und führt zu einer verringerten linksventrikulären Nachlast.

> **Insgesamt erreicht man durch den Einsatz der IABP:**
> – Erhöhung der Koronarperfusion
> – Senkung des myokardialen Sauerstoffbedarfs
> – Steigerung des Herzzeitvolumens

Die intraorale Ballonpumpe wird unter DSA-Kontrolle über einen femoralen Zugang in Seldinger-Technik in die Aorta descendens vorgeschoben, sodass das obere Ende mit einer röntgendichten Markierung unmittelbar kaudal der Abgangsstelle der A. subclavia sinistra und das kaudale Ende oberhalb der Nierenarterien abgebildet werden. Die IABP wird der entsprechenden Patientenkörpergröße angepasst. Im Röntgenbild liegt die proximale Markierung in Projektion auf den distalen Aortenbogen (◘ Abb. 9.120).

Die distale Markierung ist bei der Röntgen-Thorax-Aufnahme zumeist nicht abgebildet. In der Diastole ist der gasgefüllte Ballon als längliche ovale Transparenzminderung gut zu sehen. In der Systole sieht man nur den Draht und die Markierungen (◘ Abb. 9.121, ◘ Abb. 9.122, ◘ Abb. 9.123).

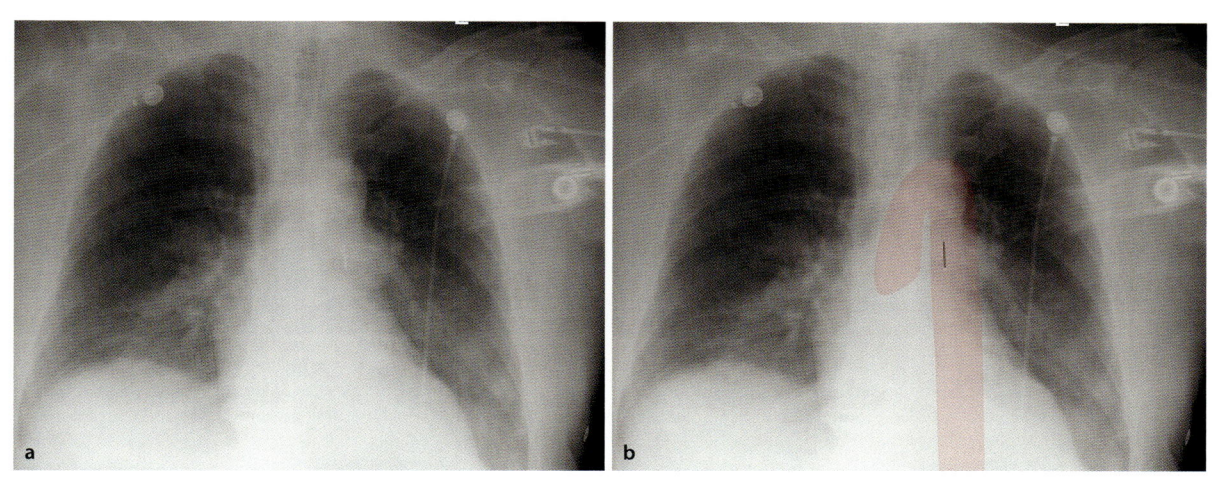

◘ **Abb. 9.120a, b** Intraaortale Ballonpumpe (IABP) mit der proximalen Markierung knapp 1 cm unterhalb des Aortenknopfes

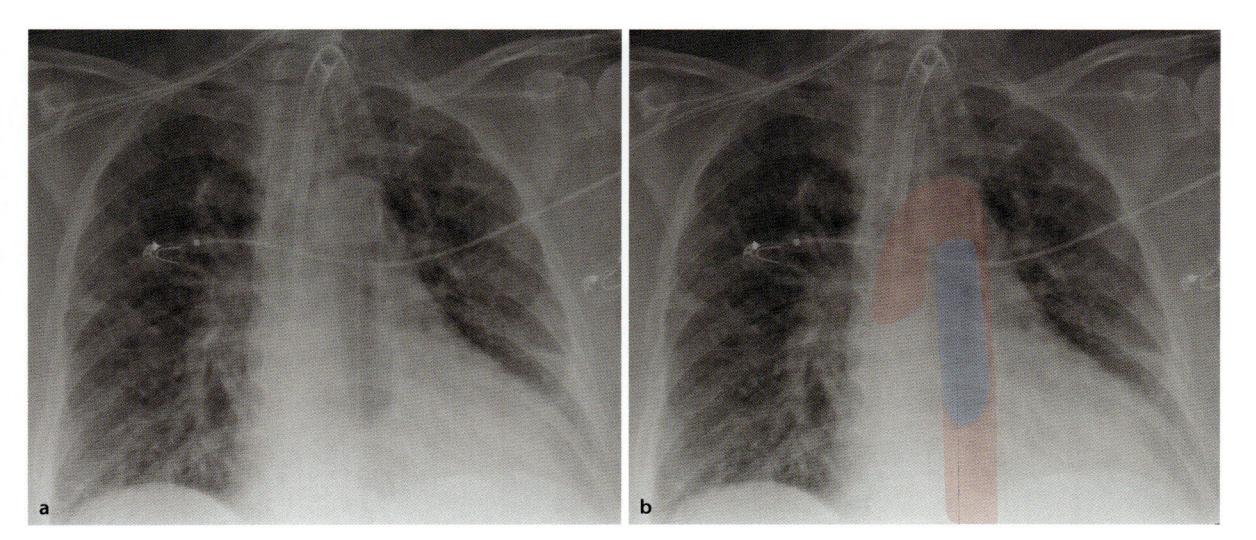

◘ **Abb. 9.121a, b** Intraaortale Ballonpumpe (IABP) mit luftgefülltem Ballon in Projektion auf die Aorta thoracalis. Die röntgendichte Markierung ist in der vorliegenden Aufnahme nicht sicher abzugrenzen, das Bild soll auch nur der Veranschaulichung dienen

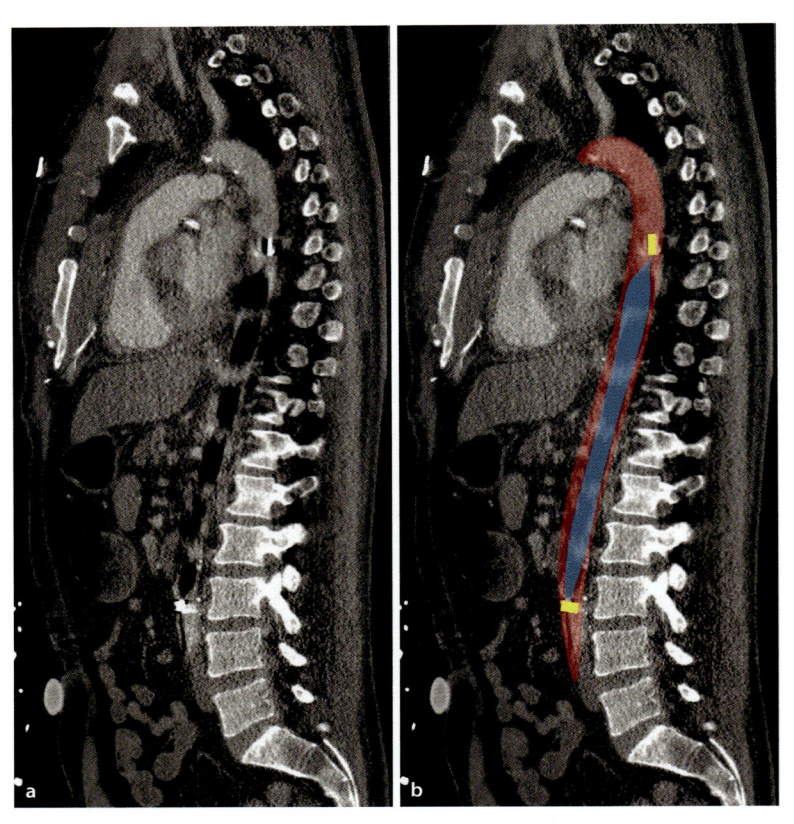

Abb. 9.122a, b Hier sehen wir das wahre Ausmaß der intraaortalen Ballonpumpe (IABP). Die proximale Markierung liegt in der Aorta thoracalis, knapp unterhalb des Aortenbogens, dann folgt in diesem Beispiel der sehr lange, aktuell luftgefüllte Ballon. Die distale Markierung projiziert sich auf Höhe von LWK 3 und somit mutmaßlich unterhalb der Nierenarterien. Die gesamte IABP scheint etwas zu tief positioniert

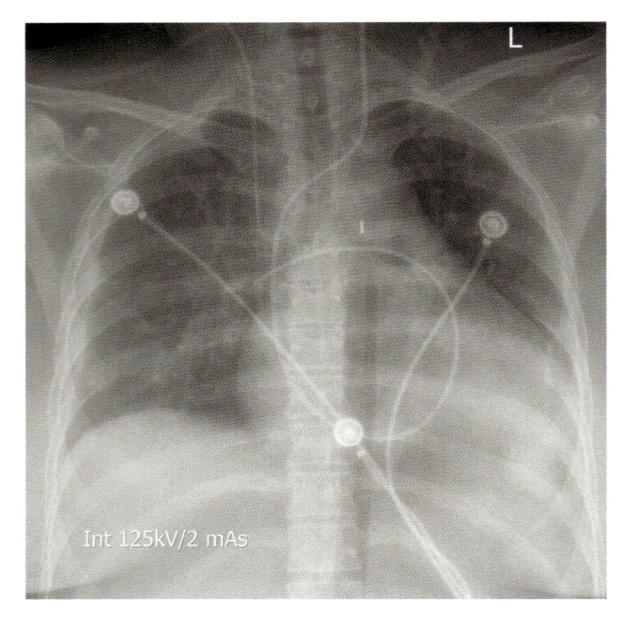

Abb. 9.123 Die intraaortale Ballonpumpe (IABP) mit gefülltem Ballon. Die proximale Markierung projiziert sich knapp auf den Aortenknopf in regelrechter Position, die kaudale Markierung ist aufnahmebedingt nicht abgebildet. Daneben regelrecht eingebrachter ZVK rechts jugulär und regelhaft eingebrachter Pulmonalarterienkatheter von links jugulär mit der Katheterspitze im rechtsventrikulären Ausflusstrakt knapp in Projektion auf die V. pulmonalis dexter

9.2 · Arterielle Zugänge

■ **Komplikationen**

Liegt die intraaortale Ballonpumpe zu weit distal in der Aorta, ist die Funktion eingeschränkt, und es besteht die Gefahr einen Verschlusses viszeraler Gefäßabgänge (◘ Abb. 9.124). Bei einer zu hohen Lage kann es zu einem Verschluss supraaortaler Gefäße kommen.

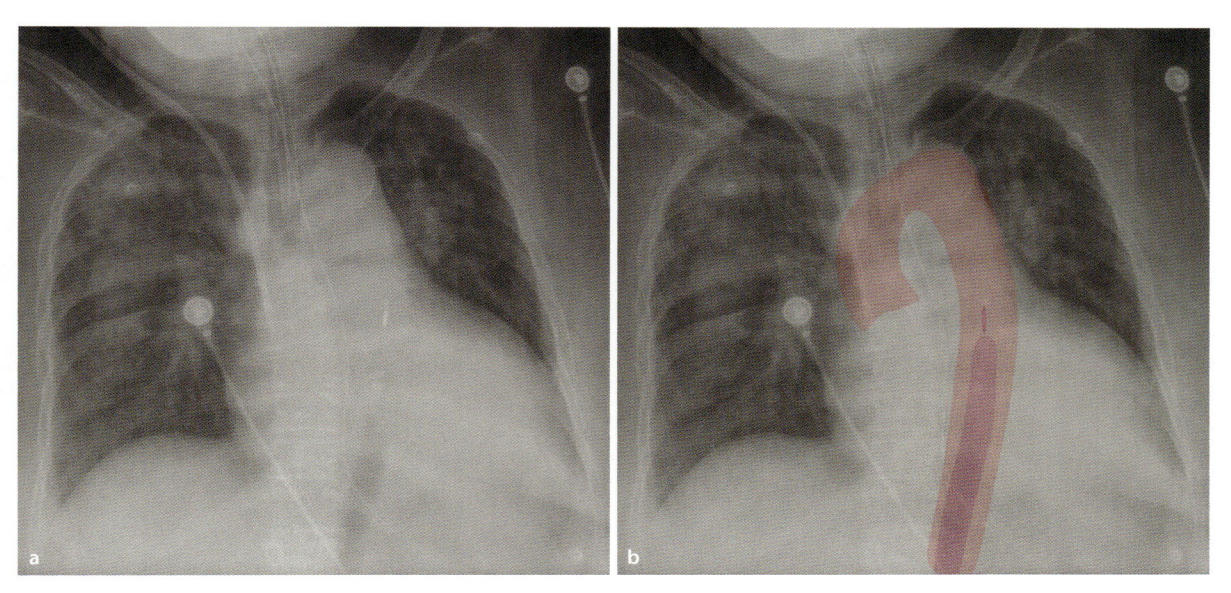

◘ **Abb. 9.124a, b** Fehllage der intraaortalen Ballonpumpe (IABP). Tieflage mit Markierung weit unterhalb des Aortenbogens

9.2.3 Impella Device

Ein anderes mechanisches kardiales Unterstützungssystem, bei dem sich eine Pumpe am Ende eines Katheters befindet (◘ Abb. 9.125). Die Pumpe kann mit einer Auswurfleistung bis 2,5 l/min die Auswurfleistung des Herzens erheblich steigern. Die korrekte Lage wird mittels TEE kontrolliert. Im Röntgenbild liegt die proximale Röntgenmarkierung der Impella proximal der Aortenklappe, die distale Markierung im linken Ventrikel (◘ Abb. 9.126, ◘ Abb. 9.127, ◘ Abb. 9.128, ◘ Abb. 9.129).

■ **Komplikationen**

Bei einer Fehllage besteht die Gefahr der Herzwandverletzung oder -perforation.

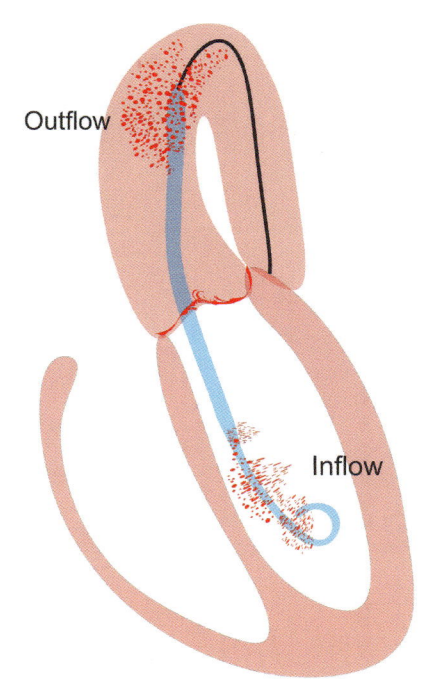

◘ **Abb. 9.125** Impella Device mit dem proximalen Anteil oberhalb der Aortenklappe und dem distalen Anteil im linken Ventrikel. Im linken Ventrikel wird das Blut angesaugt und rasch zum proximalen Auswurf transportiert. Die Aortenklappenfunktion wird durch den Katheter nicht vollständig behindert

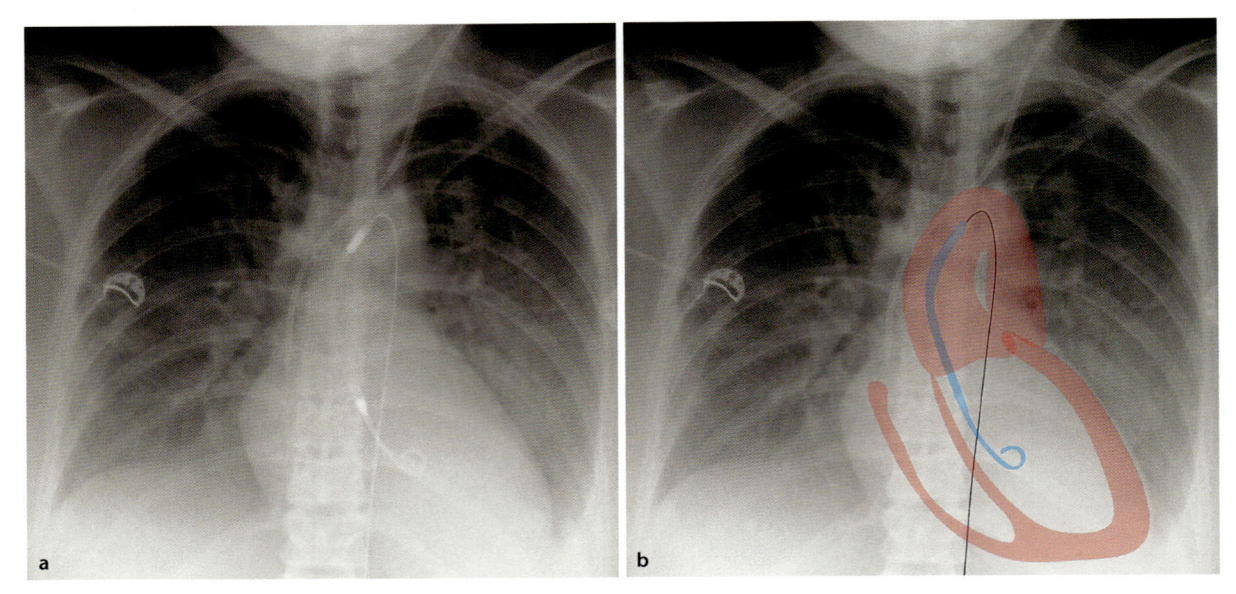

Abb. 9.126a, b Röntgenbild eines Patienten mit links jugulärem ZVK in regelrechter Position. Von femoral eingebrachte Impella in regelrechter Position, der proximale Anteil projiziert sich auf die Aorta ascendens, der distale Anteil projiziert sich unterhalb der Aortenklappe auf den linken Ventrikel

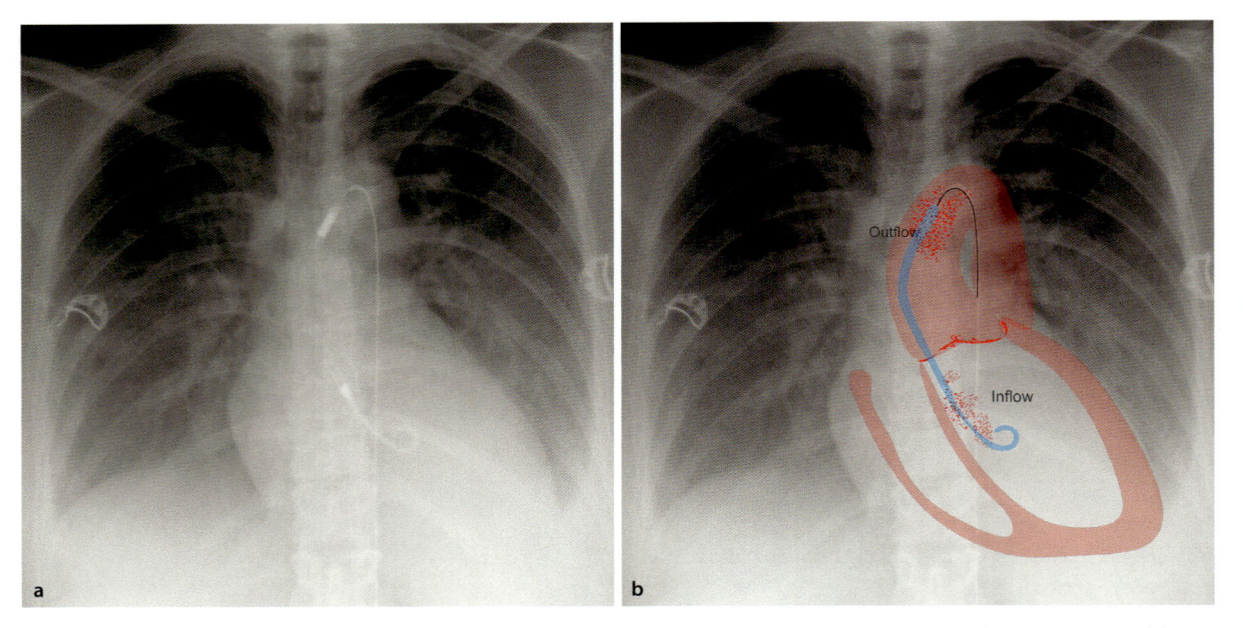

Abb. 9.127a, b Ein weiteres Bild mit einliegendem Impella Device, von femoral eingebracht. Das proximale Ende projiziert sich auf die Aorta ascendens, das distale Ende auf den linken Ventrikel

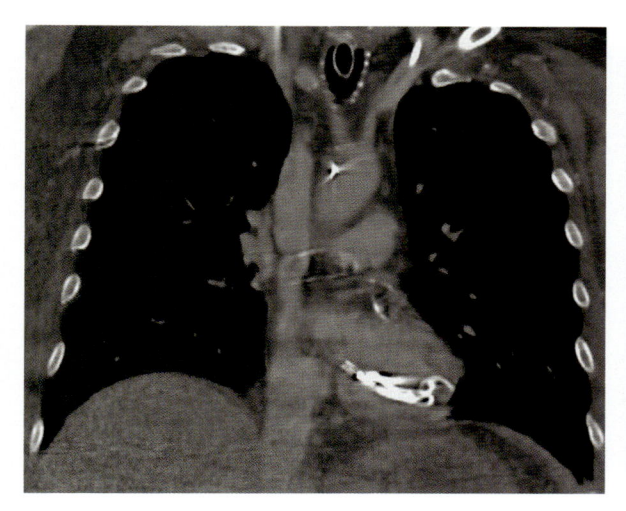

Abb. 9.128 Koronare CT-Rekonstruktion einer Impellapumpe im linken Ventrikel. Aufgrund von Bewegungsartefakten ist der Impella Device nur erschwert abgrenzbar

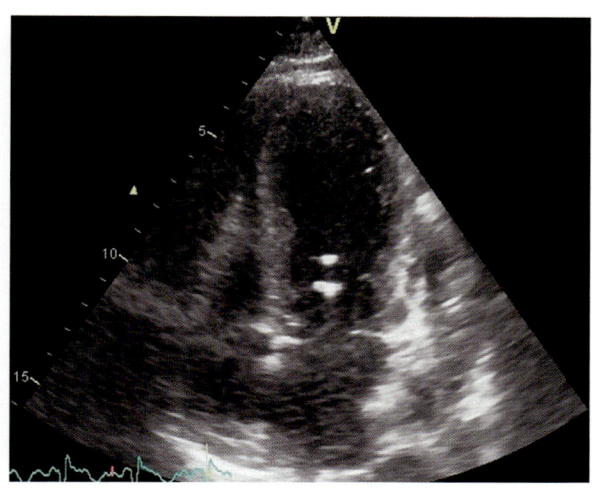

Abb. 9.129 Sonographische Darstellung eines Impella Device im linken Ventrikel

9.3 Quiz

> Die Lösungen sind im ▶ Anhang zu finden.

Fall 9.1
Ein Patient nach ZVK-Anlage (Abb. 9.130).
Liegt der ZVK regelhaft? Liegen Komplikationen vor?

Befund:

___

___

Beurteilung:

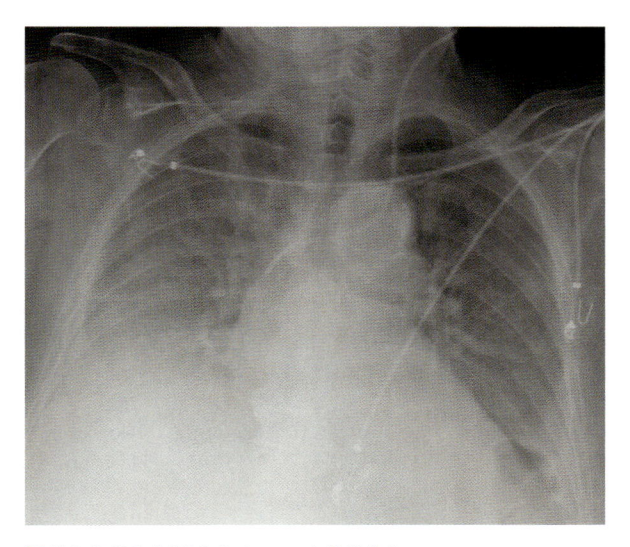

___

___

Abb. 9.130 Fall 9.1: Patient nach ZVK-Anlage

Fall 9.2

Ein Patient nach Anlage von Dialysekathetern
(◘ Abb. 9.131).
Liegen diese regelhaft? Welche Katheter liegen wohl vor?
Liegen Komplikationen vor?

Befund:

_____

_____

_____

Beurteilung:

_____

_____

Fall 9.3

Ein Patient nach Anlage einer intraaortalen Ballonpumpe
(IABP) (◘ Abb. 9.132).
Liegt die Ballonpumpe regelhaft? In welchem Funktionszustand befindet sich die IABP? Liegen Komplikationen vor? Gibt es andere Fremdkörper im Bild, und liegen diese korrekt?

Befund:

_____

_____

_____

Beurteilung:

_____

_____

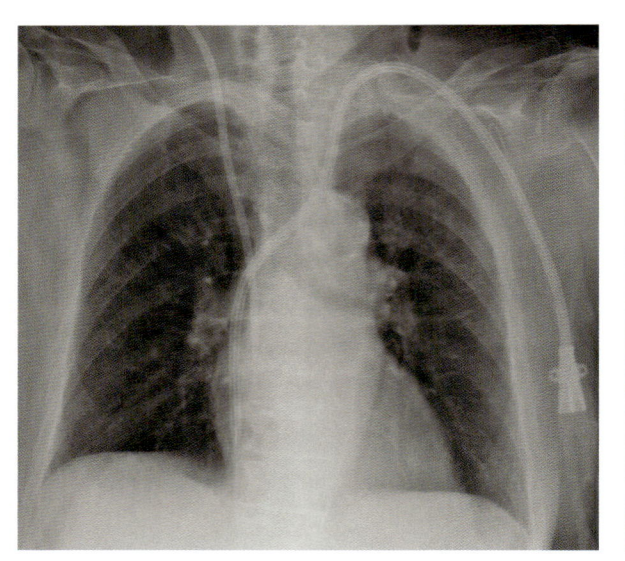

◘ **Abb. 9.131** Fall 9.2: Patient mit 2 Dialysekathetern, einer davon neu eingebracht. Postoperative Kontrolle. Welche Katheter wurden eingebracht? Ist die Lage korrekt? Liegen postinterventionelle Komplikationen vor?

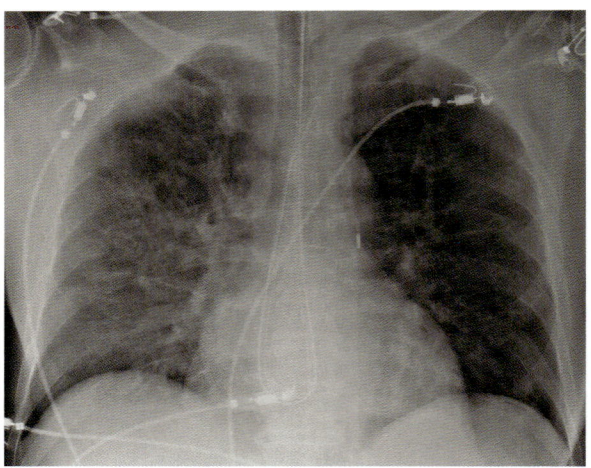

◘ **Abb. 9.132** Fall 9.3: Patient mit intraaortalen Ballonpumpe (IABP). Lagekontrolle

9.3 · Quiz

Fall 9.4
Ein Patient von der Intensivstation zur Kontrolle
(Abb. 9.133).
Welche Ihnen bekannten medizinischen Materialien wurden eingebracht, und liegen diese korrekt?

Befund:

_____

_____

_____

Beurteilung:

_____

_____

Fall 9.5
Zustand nach Implantation eines Dialysekatheters
(Abb. 9.134), Lagekontrolle.
Was fällt in diesem Bild noch auf?

Befund:

_____

_____

_____

Beurteilung:

_____

_____

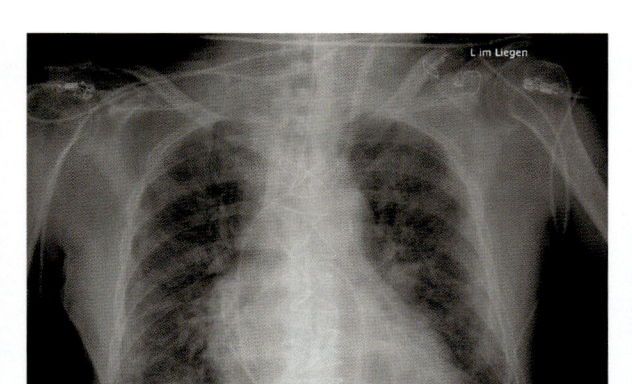

Abb. 9.133 Fall 9.4: Patient von Intensivstation zur Kontrolle

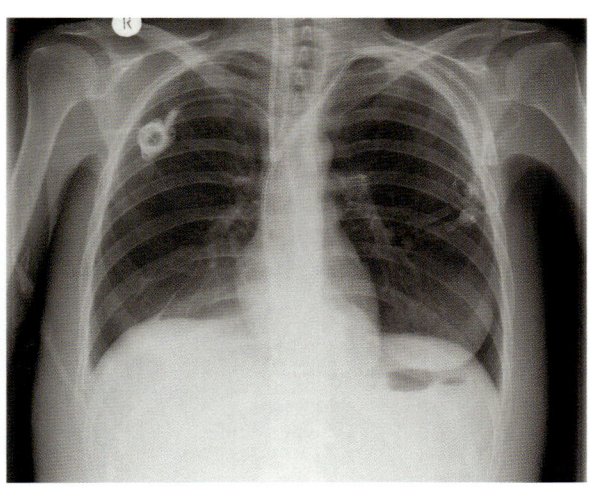

Abb. 9.134 Fall 9.5: Zustand nach Implantation eines Dialysekatheters

Fall 9.6

Ein Patient der Intensivstation zur Kontrolle (◐ Abb. 9.135). Welche Ihnen bekannten medizinischen Materialien wurden eingebracht, und liegen diese korrekt?

Befund:

Beurteilung:

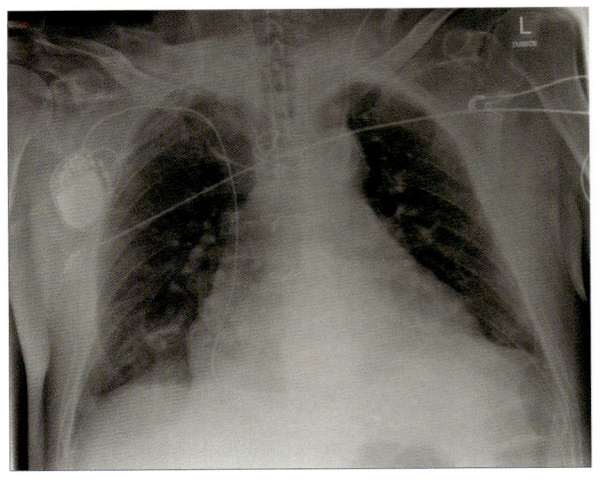

◐ **Abb. 9.135** Fall 9.6: Zustand nach ZVK-Anlage. Lagekontrolle

Fall 9.7

Ein Patient nach Anlage von Dialysekathetern zur Kontrolle (◘ Abb. 9.136).
Welche Ihnen bekannten medizinischen Materialien wurden eingebracht, und liegen diese korrekt?

Befund:

_____

_____

_____

Beurteilung:

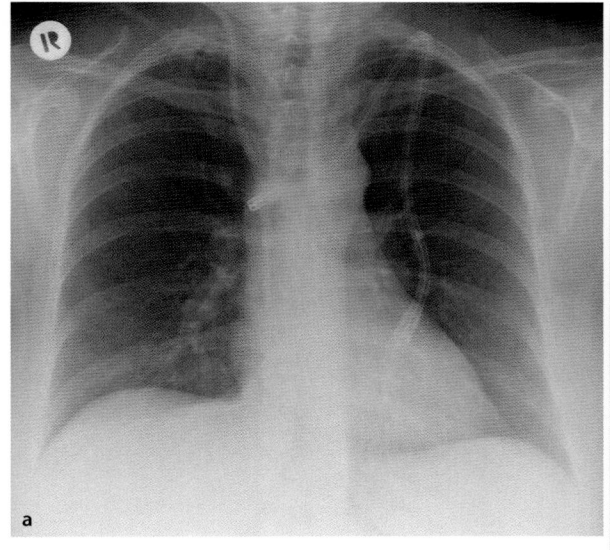

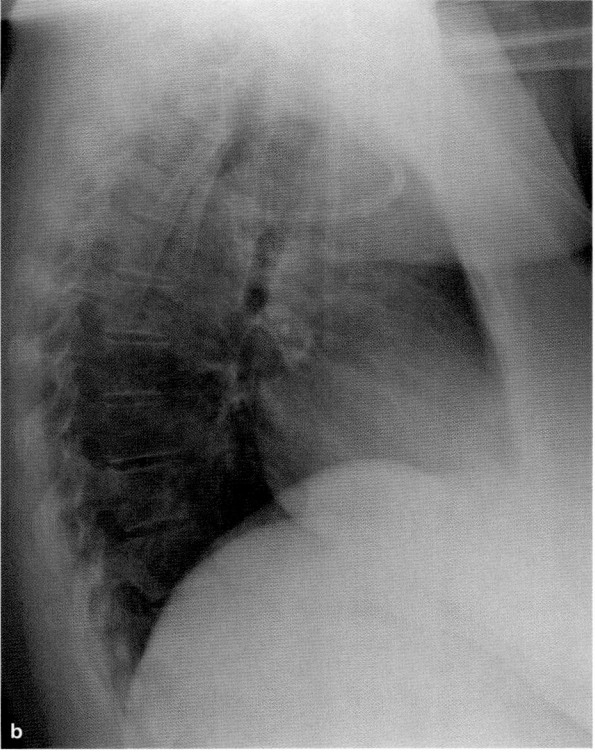

_____

_____

◘ **Abb. 9.136a, b** Fall 9.7: Patient nach Anlage von Dialysekathetern zur Kontrolle

Fall 9.8

Ein Patient nach Implantation eines ZVK, Lagekontrolle (◘ Abb. 9.137).

Befund:

Beurteilung:

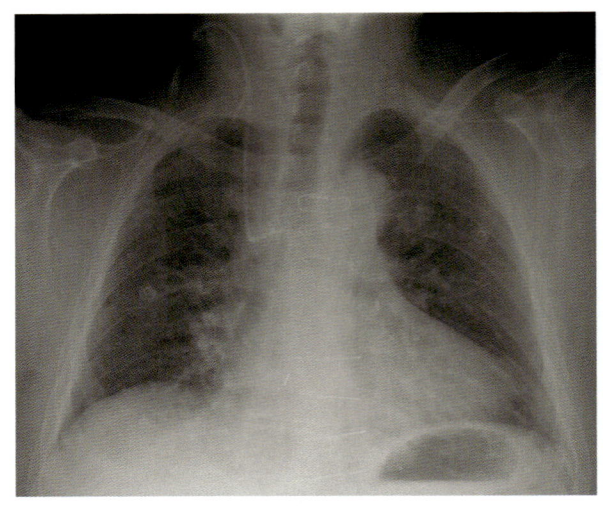

◘ **Abb. 9.137** Fall 9.8: Zustand nach ZVK-Anlage. Lagekontrolle

Fall 9.9

Zustand nach Implantation eines Dialysekatheters, Lagekontrolle (Abb. 9.138).

Befund:

_____

_____

_____

Beurteilung:

_____

_____

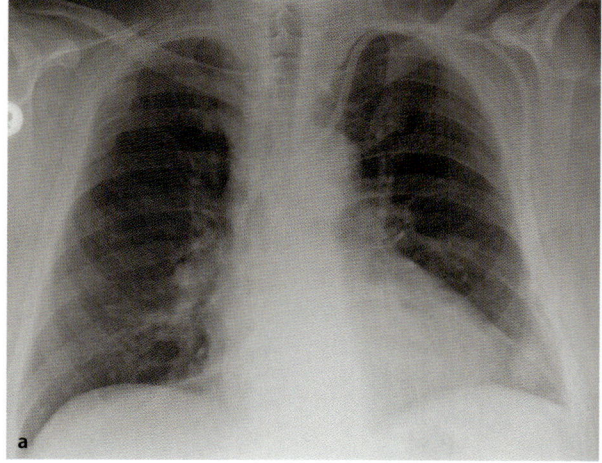

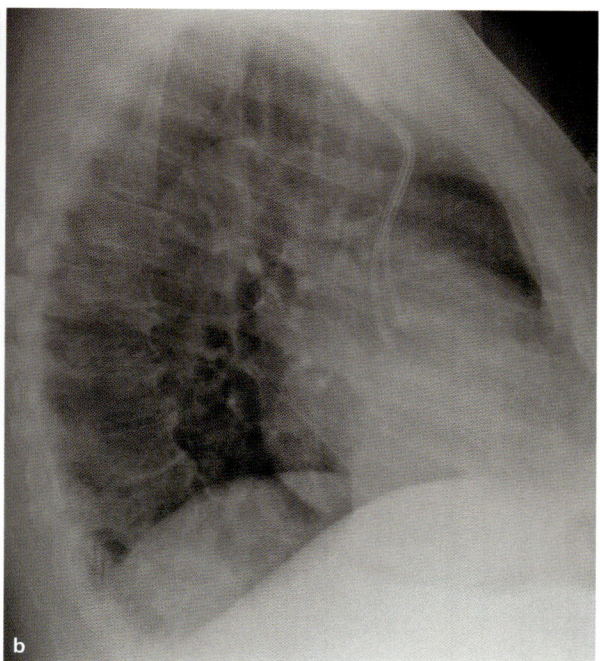

 Abb. 9.138a, b Fall 9.9: Patient nach Anlage eines Dialysekatheters zur Kontrolle

498 Kapitel 9 · Gefäßzugänge

Fall 9.10
Zustand nach Implantation eines Impella Device, Lagekontrolle (Abb. 9.139).

Befund:

Beurteilung:

Fall 9.11
Last but not least – ein typischer Patient von der kardiologischen Intensivstation. Zustand nach OP (Abb. 9.140). Welche medizinischen Fremdköper können Sie identifizieren? Liegen diese korrekt?

Befund:

Beurteilung:

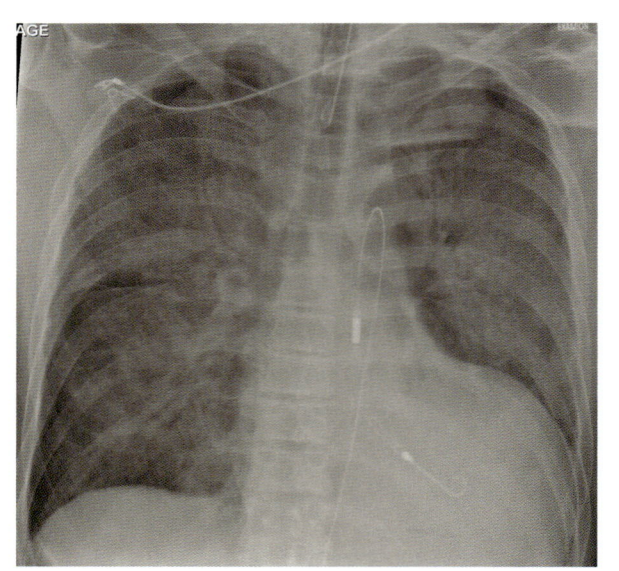

Abb. 9.139 Fall 9.10: Zustand nach Impella. Lagekontrolle

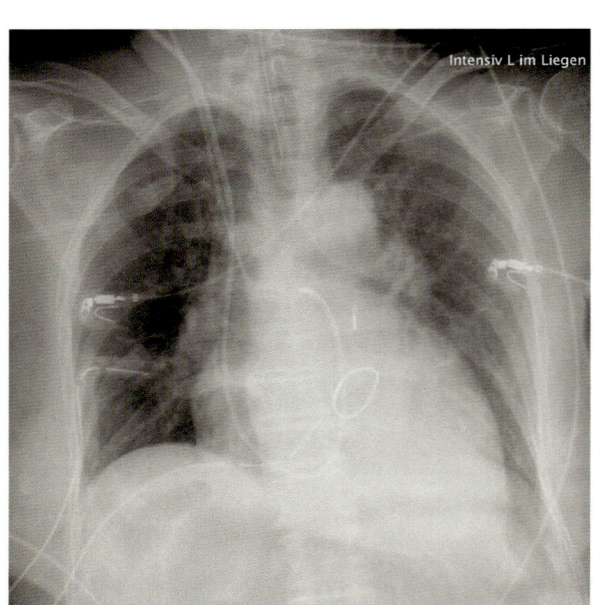

Abb. 9.140 Fall 9.11: Röntgen-Thorax a.-p., Intensivpatient

Literatur

> **Info to go**
>
> Mein alter Chef nannte die Beurteilung von Intensivthoraces mit ihren Kathetern »die hohe Schule der Thoraxradiologie«, und das ist tatsächlich so. Daran sollte man immer denken und sich nicht verunsichern lassen. Die Lektionen der hohen Schule werden auch schrittweise aufgebaut.

Literatur

Weiterführende Informationen und Quellenangaben

Chew FS (2010) Extravasation of iodinated contrast medium during CT: self-assessment module. AJR 195 (6 Suppl): S80-5

Forssmann Die Entlassung. Der Spiegel 08.07.1959

Gebauer B, Beck A, Wagner H (2008) Zentralvenöse Katheter: Diagnostik von Komplikationen und therapeutische Optionen. Radiologie up2date 8(2): 135–154 [DOI: 10.1055/s-2007-995703]

Gebauer B, Teichgraber U, Podrabsky P, Beck A, Wagner H (2004/2012) Ultraschall- und durchleuchtungsgesteuerte Implantation peripher inserierter zentral-venöser Katheter (PICC) Fortschr Röntgenstr 2004; 176: 391 Lege artis 2012; 2(3): 182-187 [DOI: 10.1055/s-0032-1316496]

Ginat D, Todd Massey H, Bhatt S, Dogra VS (2011) Imaging of mechanical cardiac assist devices. J Clin Imaging Sci 1:21

Hansch A, Mügge L, Neumann R (2010) Spontane Perforation eines Portkatheters in das Mediastinum. Fortschr Röntgenstr 182: 533–534 [DOI http://dx.doi.org/10.1055/s-0029-1245229]

Pistor R (2012) Periphere Venenkatheter. Radiopraxis 5: 201–206 [DOI http://dx.doi.org/10.1055/s-0032-1325908]

Schaefer-Prokop C (2009) Radiologische Diagnostik in der Intensivmedizin. Katheter und Monitormaterialien. Thieme, Stuttgart

Schlüter A, Stock K, von Poblozki A, Behrmann C, Jassoy A, Spielmann RP (1999) Radiologische Dokumentation von Komplikationen implantierbarer venöser Portsysteme. Röfo 177: 324–328

Teichgräber U, Gebauer B, Benter T, Wagner H (2004) Langfristige zentralvenöse Zugänge und deren Komplikationsmanagement. Röfo 176 (7): 944–952 [DOI: 10.1055/s-2004-813258]

Thiele H, Zeymer U, Neumann FJ (2013) Intra-aortic balloon counterpulsation in acute myocardial infarction complicated by cardiogenic shock (IABP-SHOCK II): final 12 month results of a randomised, open-label trial. Lancet 382 (9905): 1638–1645 [DOI: 10.1016/S0140-6736(13)61783-3]

Internetquellen

http://www.tiflis.diplo.de/Vertretung/tiflis/de/03/Wissenschaft__und__Forschung__in__DEU/Forssmann.html

http://dx.doi.org/10.1055/s-0032-1316496 (Hanna Lang Zentralvenöse Zugänge – So bringen Sie den Katheter zum Herzen. Thieme Verlag)

http://radiologie.charite.de/pflegeleitfaden/leitfaden_picc_pflege.pdf

http://gefaesszentrum-bremen.de/lexikon/#v

Fremdmaterialien nach vaskulären Interventionen

D. Kildal, T. Schlosser

10.1 Angioplastie – 502
10.1.1 Ballonangioplastie – 502
10.1.2 Stentangioplastie – 504
10.1.3 Stentprothesen – 505
10.1.4 Anatomische Zuordnung – 509
10.1.5 Komplikationen – 524

10.2 Cava-Filter – 542

10.3 Gefäßverschließende Verfahren – 543

10.4 Pitfall – 546

10.5 Quiz – 548

Literatur – 550

D. Kildal (Hrsg.), *Medizinische Fremdkörper in der Bildgebung*,
DOI 10.1007/978-3-662-47296-5_10, © Springer-Verlag Berlin Heidelberg 2016

Zu den häufigsten vaskulären Interventionen gehören:
- Angioplastie,
- Aortenstent,
- Cava-Filter,
- Embolisation,
- wiedereröffnende Verfahren.

10.1 Angioplastie

Bei der Angioplastie, auch perkutane transluminale Angioplastie (PTA) genannt, wird ein durch Plaques, Verkalkungen oder Thromben verengtes Blutgefäß interventionell mittels eingebrachter Ballonkatheter und Stents wieder erweitert.

Ja nach betroffenem Gefäß werden diese Interventionen von interventionellen Kardiologen (Koronarangiographie), Neuroradiologen (intrakranielle PTA) oder Radiologen und Gefäßchirurgen (periphere Gefäße, Aorta) durchgeführt. Auf die Besonderheiten der einzelnen interventionellen Verfahren kann im Rahmen dieses Kapitels aus Kapazitätsgründen nicht ausführlich eingegangen werden. Für tiefergehende Informationen verweisen wir daher auf die vielfältig bestehende Fachliteratur.

10.1.1 Ballonangioplastie

Bei der Ballonangioplastie wird ein auf einem Katheter aufgebrachter Ballon in eine Gefäßstenose vorgebracht. ◘ Abb. 10.1 zeigt eine digitale Subtraktionsangiographie (DSA) der Becken- und Beingefäße.

Der Ballon wird auf Höhe der Stenose mit einem Kontrastmittel-NaCl-Gemisch gefüllt und so für eine kurze Zeit entfaltet/geblockt (◘ Abb. 10.2a). Im Anschluss wird der Ballon wieder entblockt, d. h. die Flüssigkeit wird wieder abgelassen, und der Erfolg der Intervention wird überprüft (◘ Abb. 10.2b).

> Die Prozedur kann ggf. wiederholt werden, bis das gewünschte Ergebnis erreicht wurde.

Es fiel die Entscheidung zur nochmaligen PTA zur Optimierung des Ergebnisses. In ◘ Abb. 10.3a sieht man den aufgefüllten Ballon in Höhe der Stenose. Der Druck im Ballon sowie die Verweildauer in gefülltem Zustand wurden diesmal erhöht. Die Kontrolluntersuchung (◘ Abb. 10.3b) zeigt, dass die Stenose fast vollständig aufgehoben ist.

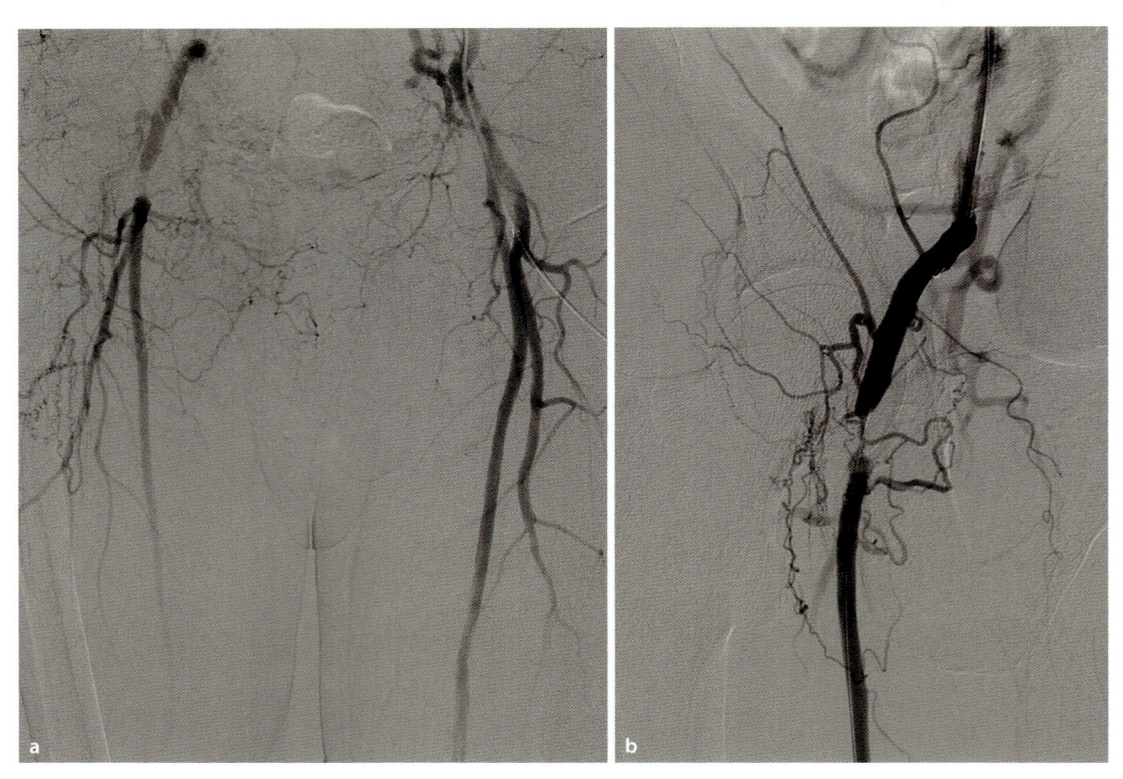

◘ **Abb. 10.1a, b** Digitale Subtraktionsangiographie der Becken- und Beingefäße. Rechts kurzstreckiger Verschluss der A. femoralis communis. Wiederauffüllung über kräftige Kollateralen, danach gute Kontrastierung der A. femoralis superficialis und der A. femoralis profunda. In der Zielaufnahme sieht man bereits den über die Stenose geführten Draht

10.1 · Angioplastie

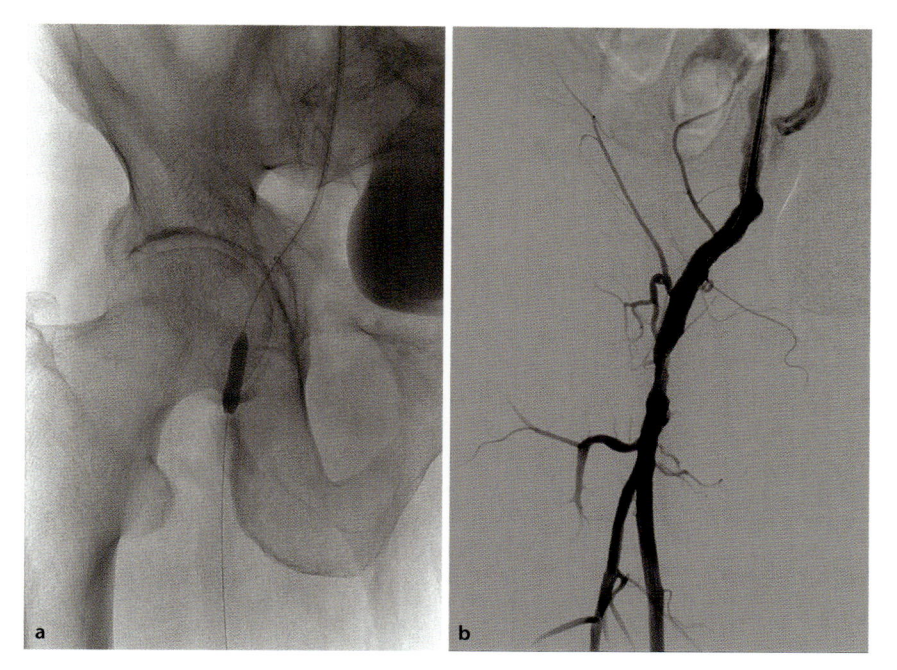

Abb. 10.2a, b Mit einem NaCl-Kontrastmittel-Gemisch gefüllter PTA-Ballon (**a**) in Höhe der bereits in Abb. 10.1 dargestellten Stenose. **b** In der Kontrolle nach PTA deutliche Befundverbesserung mit regredienter Stenose und nur noch geringer verbleibender Einengung der A. femoralis communis in diesem Bereich

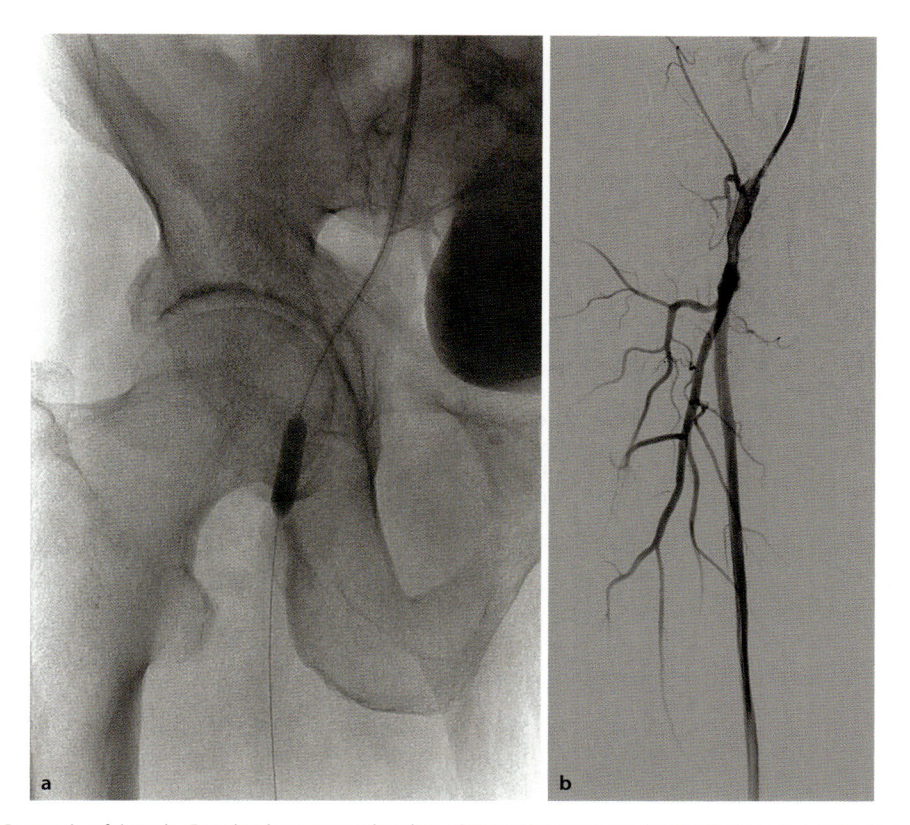

Abb. 10.3a, b Dennoch erfolgte die Entscheidung zur nochmaligen PTA zur Optimierung des Ergebnisses. In **a** sieht man wiederum den aufgefüllten Ballon in Höhe der Stenose. Der Druck im Ballon sowie die Verweildauer in gefülltem Zustand wurden diesmal erhöht. **b** In der darauf durchgeführten Kontrolluntersuchung ist die Stenose fast vollständig aufgehoben

Im Anschluss wird der Ballonkatheter vollständig entfernt, sodass im Gefäß keine Fremdkörper verbleiben. In ◘ Abb. 10.4 sehen wir den mit luftgefüllten Ballon auf dem Ballonkatheter außerhalb des Körpers.

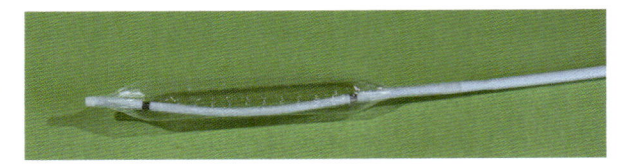

◘ **Abb. 10.4** Hier sehen wir den mit luftgefüllten Ballon auf dem Ballonkatheter außerhalb des Körpers

10.1.2 Stentangioplastie

Bei der Stentangioplastie wird ein Stent in das verengte Gefäß implantiert. Diese Methode wird angewendet, wenn eine Ballonangioplastie nicht zum gewünschten Erfolg führt oder eine rasche Restenose zu erwarten ist.

◘ Abb. 10.5 zeigt 4 nicht gecoverte Stents und einen gecoverten Stent. In ◘ Abb. 10.6 ist die Stentimplantation in der A. femoralis superficialis dargestellt.

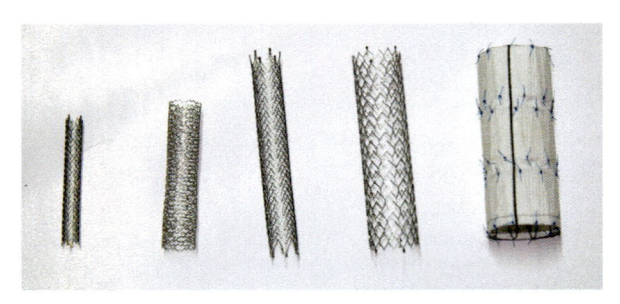

◘ **Abb. 10.5** 4 nicht gecoverte Stents in unterschiedlichen Größen. Der von rechts gesehenen 2. Stent ist nicht flexibel, die übrigen 3 nicht gecoverten Stents sind flexibel bis hochflexibel, was man im Foto oder Röntgenbild naturgemäß nicht sehen kann. Daneben links ein gecoverter Stent, der ursprünglich für die Implantation in der distalen Aorta abdominalis vorgesehen war

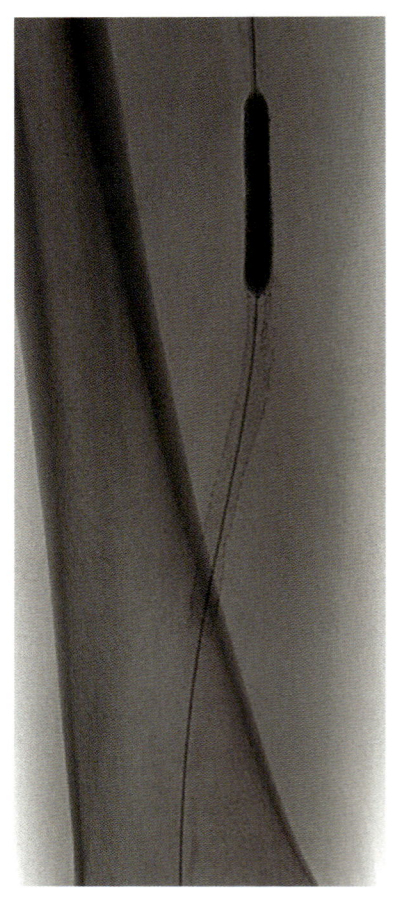

◘ **Abb. 10.6** Stentimplantation in der A. femoralis superficialis. Im proximalen Drittel ein mit Kontrastmittel gefüllter Ballon in einem Stent, welcher nun durch den Ballon zusätzlich dilatiert wird. Weiter distal sind 2 weitere Stents miterfasst

10.1.3 Stentprothesen

Stentprothesen (Stentgrafts) werden häufig mit »Stent« abgekürzt und umgangssprachlich auch als »Gefäßstütze« bezeichnet. Diese röhrenförmigen medizinischen Implantate bestehen meist aus einem Gittergerüst aus biokompatiblen Metallen, Metallgemischen oder Kunstoffen. Sie werden interventionell in ein verengtes Gefäß eingebracht.

Nach der Zusammensetzung werden die in der Übersicht genannten Stents unterschieden.

> **Zusammensetzung von Stentprothesen**
> - Metallstent (»bare metal stent«; BMS)
> - Bioresorbierbarer Stent
> - Medikamentenbeschichteter Stent (»drug eluting stent«; DES)
> - Antikörperbeschichteter Stent

> Die Zusammensetzung des Stents ist in der Bildgebung jedoch nicht sicher zu unterscheiden. Hier ist man zur Befundung auf die klinischen Angaben angewiesen.

Nach dem Mechanismus der Expansion eines Stents unterscheiden wir
- selbstexpandierende Stens von
- ballonexpandierendern Stents.

Durch die ständige Weiterentwicklung ist die Anzahl der Stents mit ihren unterschiedlichen Eigenschaften heute schier unüberblickbar. Welcher Stent genau vorliegt und welche Eigenschaften dieser aufweist, ist allein am Röntgenbild leider nicht zu erkennen. Ausführliche Besprechungen der verschiedener Stenttypen finden sich in der weiterführenden Literatur, beispielsweise im »Praxishandbuch Angiographie« (Goldyn 2014).

Selbstexpandierende Stents

Die selbstexpandierenden Stents liegen in nicht entfaltetem Zustand auf einem Katheter und sind von einer Hülle umgeben (Abb. 10.7). Wird diese Hülle zurückgezogen, entfaltet sich der Stent und dehnt sich auf einen vordefinierten Durchmesser aus.

Die Stents sind durch ihre Flexibilität gut an beanspruchten Gefäßen, insbesondere gekrümmten Gefäßen, einzusetzen. Nachteil ist die schwierige Positionierung, da sich der Stent bei der Entfaltung verkürzt (Abb. 10.8 zeigt eine entsprechende Fotoserie). Nach Entfernen des Katheters bleibt der Stent in unveränderter Konfiguration liegen.

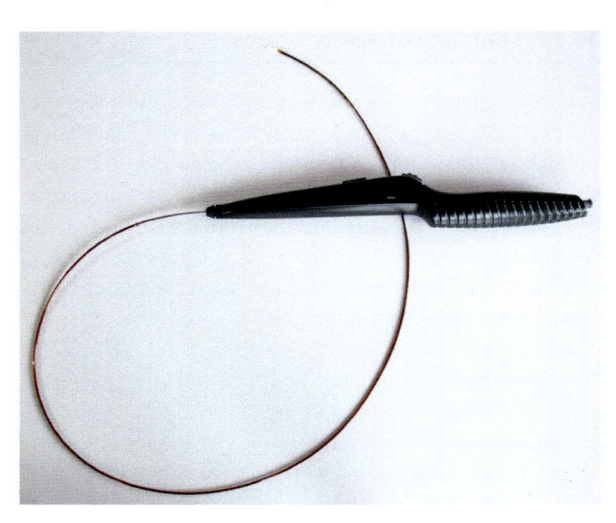

Abb. 10.7 Selbstexpandierendes Stentsystem. Der Stent ist ohne Vergrößerung nur durch die leichte Verdunklung am Ende des Katheters abzugrenzen. In dem Plastikgriff befindet sich ein Auslösemechanismus, in diesem Fall ein Drehrad, mit dem die Hülle über dem Stent entfernt werden kann

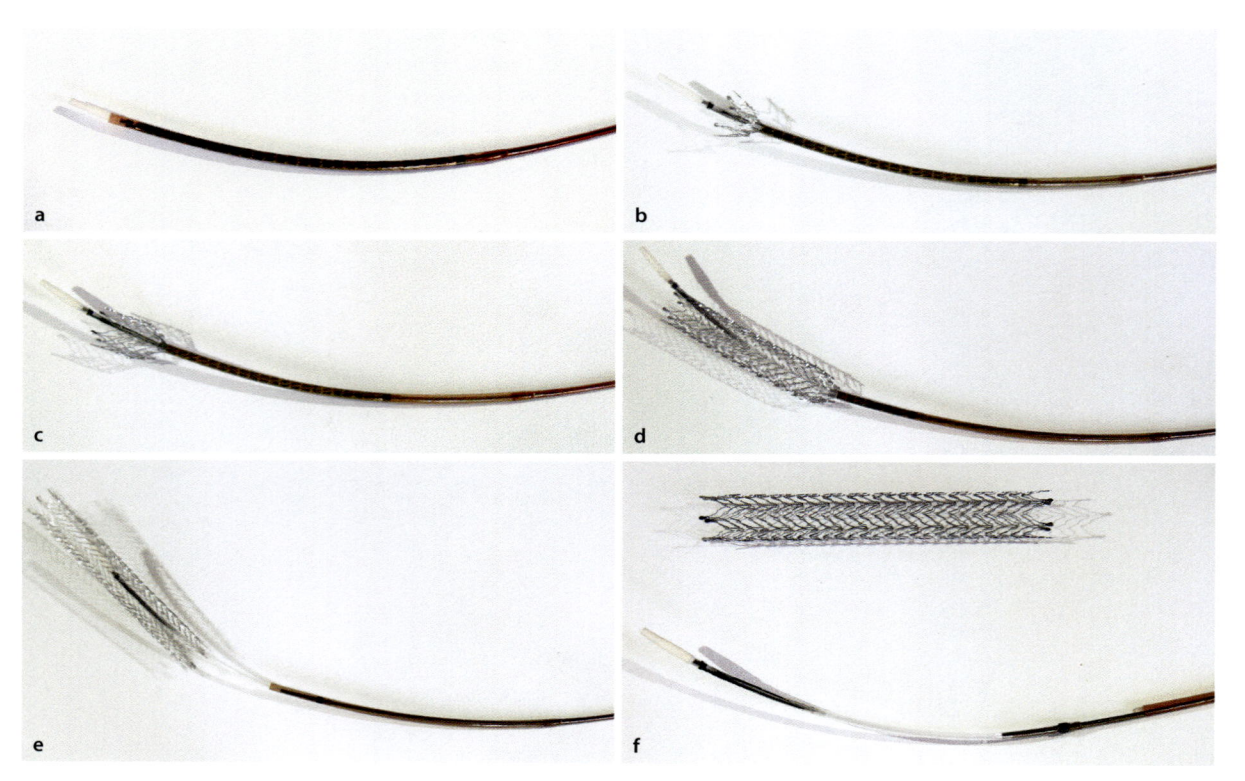

Abb. 10.8a–f Stentexpansion: Man sieht deutlich, wie der Stent durch Zurückziehen der Hülle mehr und mehr entfaltet wird. Am Abschluss der Prozedur springt der Stent durch die ihm eigene Flexibilität vom Katheter. Dieses Phänomen sieht man – in deutlich geringerem Umfang natürlich – auch bei der Implantation im Gefäß, was die exakte Platzierung manchmal erschwert. Nach Entfernen des Katheters bleibt der Stent in unveränderter Konfiguration liegen

Ballonexpandierbare Stents

Ballonexpandierbare Stents liegen in nicht entfaltetem Zustand auf einem Ballonkatheter (◘ Abb. 10.9). Sie werden nach korrekter Platzierung in Höhe einer Stenose durch Entfaltung des Ballons aufgedehnt.

Vorteil des ballonexpandierbaren Stents ist die exakte Positionierung. Nachteilig ist die geringe Flexibilität.

> Die Stents sollten nur an gerade verlaufenden Gefäßen ohne Gefahr der Knickbildung oder Kompression eingesetzt werden.

◘ Abb. 10.10 zeigt die Entfaltung eines ballonexpandierenden Stents. Durch Dilatation des Ballons wird auch der Stent dilatiert. Der Ballon kann anschließend wieder desuffliert und mit dem Katheter zusammen entfernt werden. Der Stent verbleibt im Gefäß.

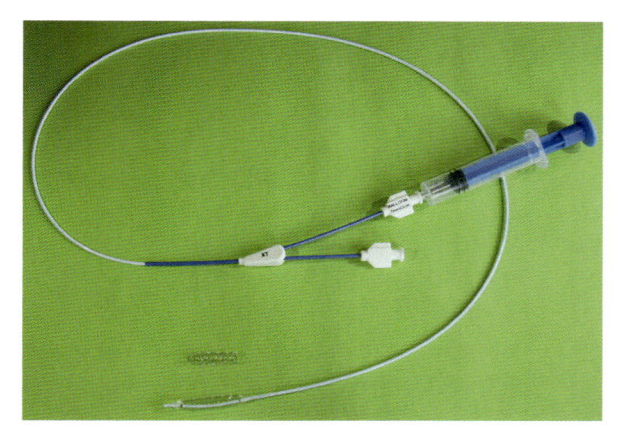

◘ **Abb. 10.9** Stentsystem bei einem ballonexpandierbaren Stent. Dieser liegt zunächst ebenfalls gefaltet auf den Katheter, im Gegensatz zu den selbstexpandierenden Stents jedoch nicht unter einer Hülle, sondern auf einem ebenfalls gefalteten Ballon. Hier sehen wir den Katheter mit dem entfalteten Ballon, der Stent liegt bereits entfaltet neben dem Katheter. Interessant ist am Katheter selbst noch das wir 2 Lumen vorfinden, das erste Lumen ist für den Führungsdraht bzw. für Kontrastmittelgabe, das zweite- seitliche Lumen für die Füllung des Ballons gedacht. Diese beiden dürfen keineswegs verwechselt werden

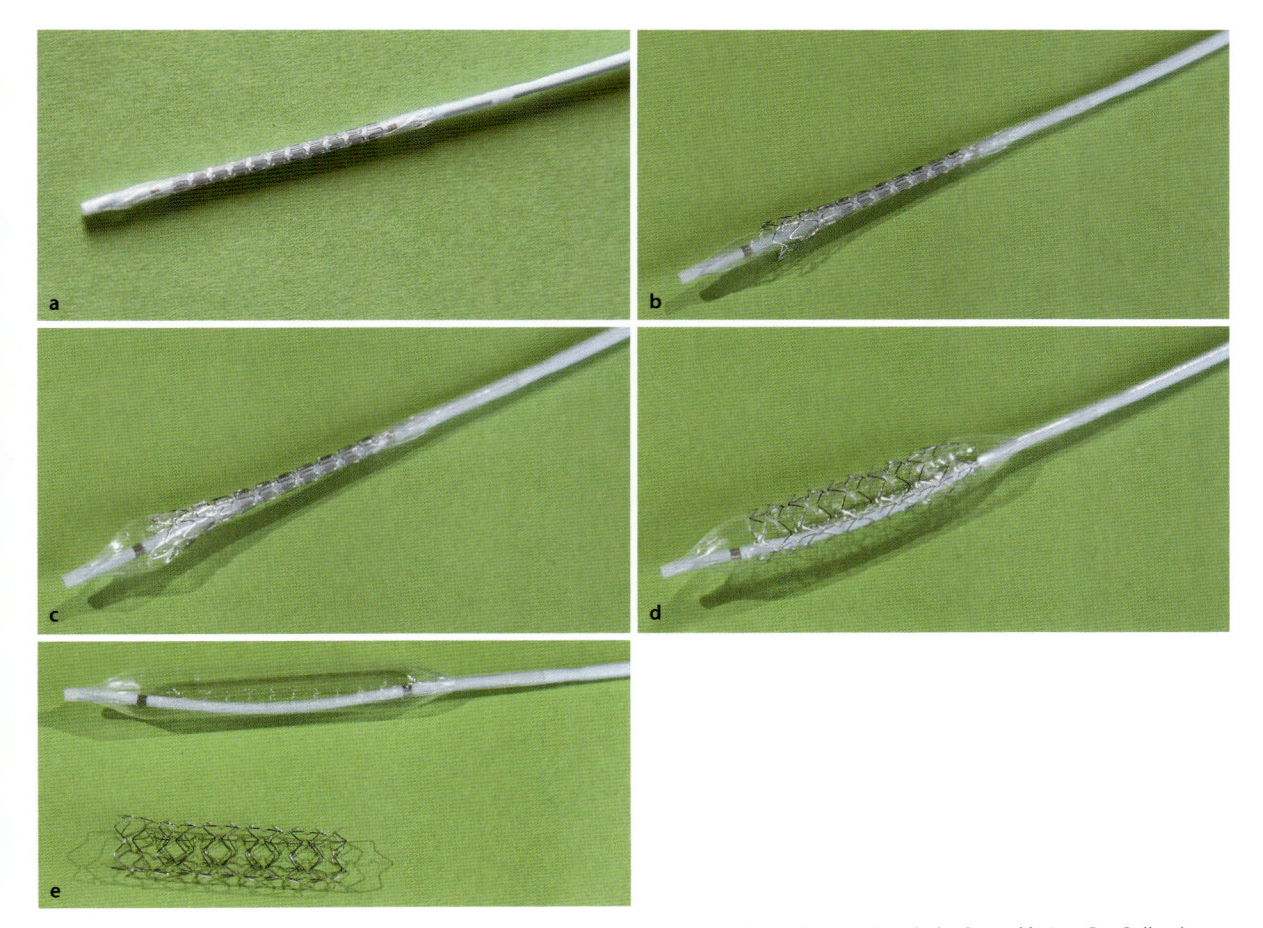

◘ **Abb. 10.10a–e** Entfaltung eines ballonexpandierenden Stents. Durch Dilatation des Ballons wird auch der Stent dilatiert. Der Ballon kann anschließend wieder desuffliert und mit dem Katheter zusammen entfernt werden, der Stent verbleibt im Gefäß

Gecoverte und nicht gecoverte Stents

Des Weiteren kann man nach dem Aufbau der Stents gecoverte (Abb. 10.11) und nicht gecoverte Stents (Abb. 10.12) unterscheiden.

Bei gecoverten Stents ist das Metallgerüst des »einfachen Stents« mit einer Ummantelung aus Dacron (Polyesterkunstfaser) oder PTFE (Teflonfasern) umgeben und wird hierdurch nach außen abgedichtet. Die gecoverten Stents werden v. a. zum Abdichten von Gefäßverletzungen oder von Aneurysmata verwendet.

> In der Bildgebung lassen sich die gecoverten Stents leider in den meisten Fällen nicht von einem nicht gecoverten Stent unterscheiden.

Wenn wir einen Stent in einer Röntgenaufnahme finden, ist also zumeist nur die anatomische Zuordnung des vorhandenen Stents möglich. Zusätzlich können Größe und Durchmesser des Stents abgeschätzt werden.

> Die weitere Diagnostik hinsichtlich der Durchgängigkeit des Stents kann in der Kontrastmittel-Computertomographie oder in der Angiographie erfolgen. In MRT-Aufnahmen sind Aussagen hierzu meist wegen der auftretenden Artefakte zu ungenau.

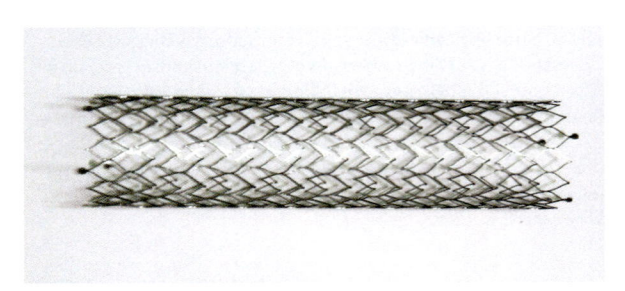

Abb. 10.11 Nicht gecoverter Metallstent

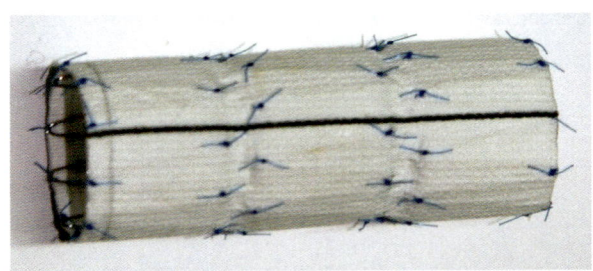

Abb. 10.12 Gecoverter Stent. Am rechten Stentrand kann man einen Blick in das Innere werfen: Der Stent besteht aus denselben metallischen Gittern, nur sind diese mit einer dünnen Kunststoffhülle ummantelt

10.1.4 Anatomische Zuordnung

Koronarstents

Koronare Stents werden im Rahmen einer Herzkatheteruntersuchung bei koronaren Gefäßengen eingesetzt. Koronarstents können in Projektion auf die Herzkranzgefäße häufig bereits in einem Röntgenbild abgegrenzt werden, insbesondere bei einer bradykarden Herzrhythmusaktion.

Im CT sind diese Stents meist sehr gut abzugrenzen. Die CT-Diagnostik hinsichtlich der Durchgängigkeit eines Koronarstents kann jedoch nur im Rahmen spezieller kardialer Untersuchungsprotokolle erfolgen (Abb. 10.13).

- **Herzkranzgefäße**

Die Koronararterien entspringen mit 2 Hauptästen aus dem knapp hinter der Aortenklappe in der Aorta ascendens gelegenen Sinus aortae. Dabei unterscheidet man die
- rechte Koronararterie – RCA (»right coronary artery«) oder ACD (A. coronaria dexter) von der
- linken Koronararterie – LCA (»left coronary artery«) oder ACS (A. coronaria sinistra) (Abb. 10.14).

Rechte Koronararterie (RCA) Die (RCA) entspringt rechts im Sinus aortae und verläuft entlang des Sulcus coronarius nach rechts dorsal und kaudal bis zur Facies diaphragmatica, wo sie sich in 2 Äste aufteilt. Der kleinere Ast verläuft weiter im Sulcus coronarius, und der größere Ast zieht in Richtung der Herzspitze.

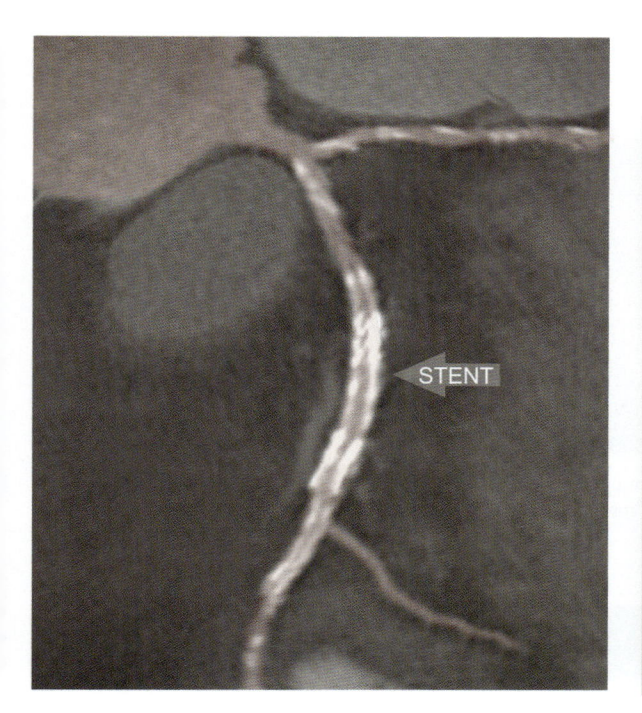

Abb. 10.13 Koronare CT mit Rekonstruktionen der LAD(»left anterior descending coronary artery«). Gut abgrenzbarer Stent in der LAD, der regulär mit Kontrastmittel gefüllt ist

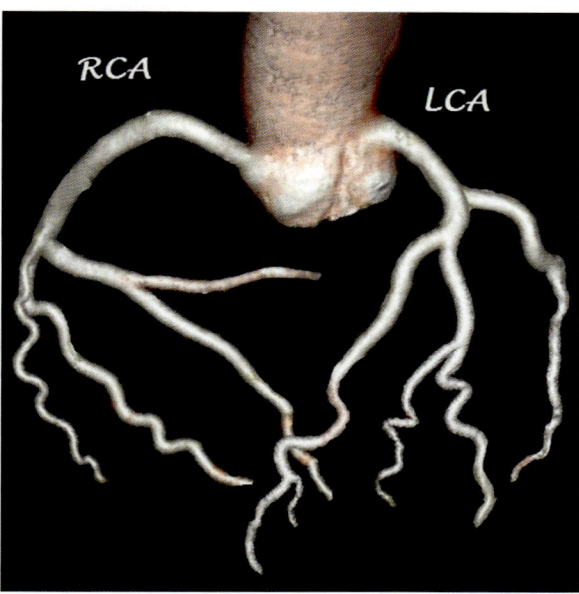

Abb. 10.14 CT-Rekonstruktionen zur Veranschaulichung der Anatomie der Koronargefäße. Abgebildet ist der Bulbus aortae und die daraus abgehenden Koronararterien in einer 3D-Rekonstruktion

Linke Koronararterie (LCA) Die LCA ist kräftiger als die RCA und entspringt links im Sinus coronarius. Sie teilt sich knapp nach dem Abgang in 2 Hauptäste:
- den Ramus circumflexus (RCX), der nach links dorsal entlang des Sulcus coronarius verläuft, und
- den Ramus interventricularis anterior (RIVA), der nach ventral und kaudal in Richtung der Herzspitze zieht.

Die anatomische Zuordnung zeigt ◘ Abb. 10.15. Beispiele für Stents in Koronargefäßen sind in ◘ Abb. 10.16, ◘ Abb. 10.17 und ◘ Abb. 10.18 dargestellt.

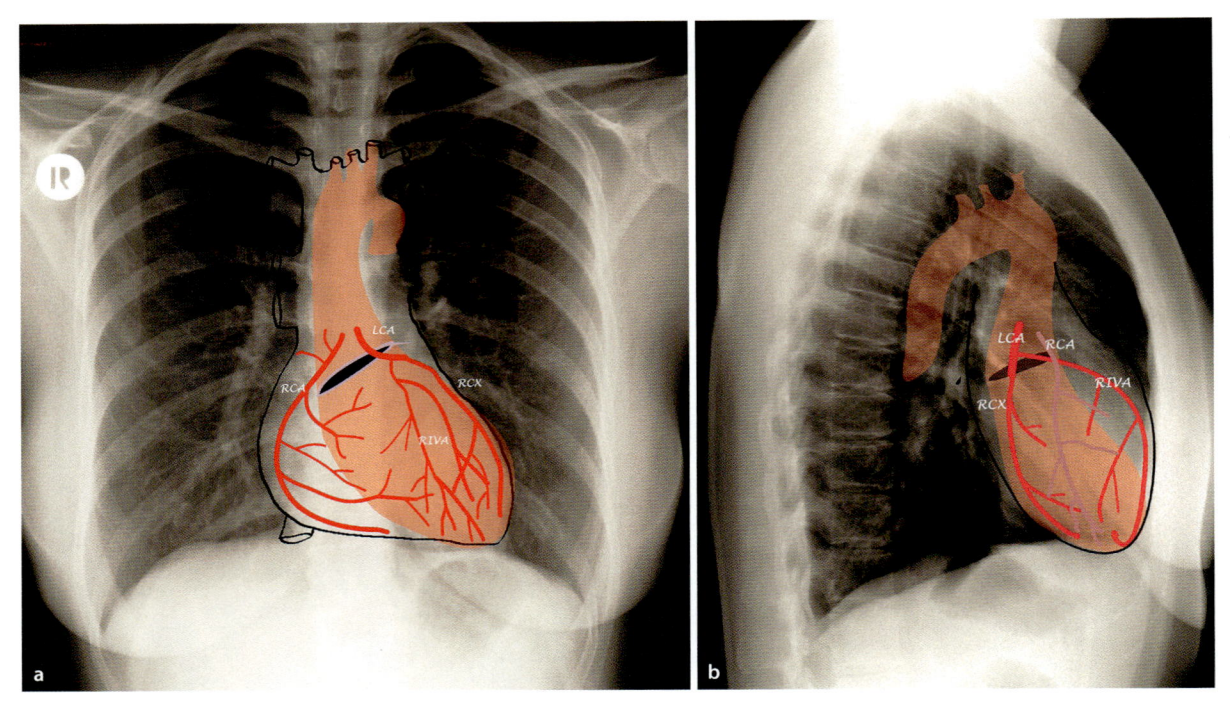

◘ **Abb. 10.15a, b** Normaler Herzschatten mit schematischer Einzeichnung des linken Ventrikels (rot). Die Koronararterien entspringen oberhalb der Aortenklappe (schwarz) rechts und links aus dem Sinus coronarius. Die RCA (rechte Koronararterie) verläuft nach rechts kaudal dorsal, die LCA (linke Koronararterie) nach links kaudal ventral

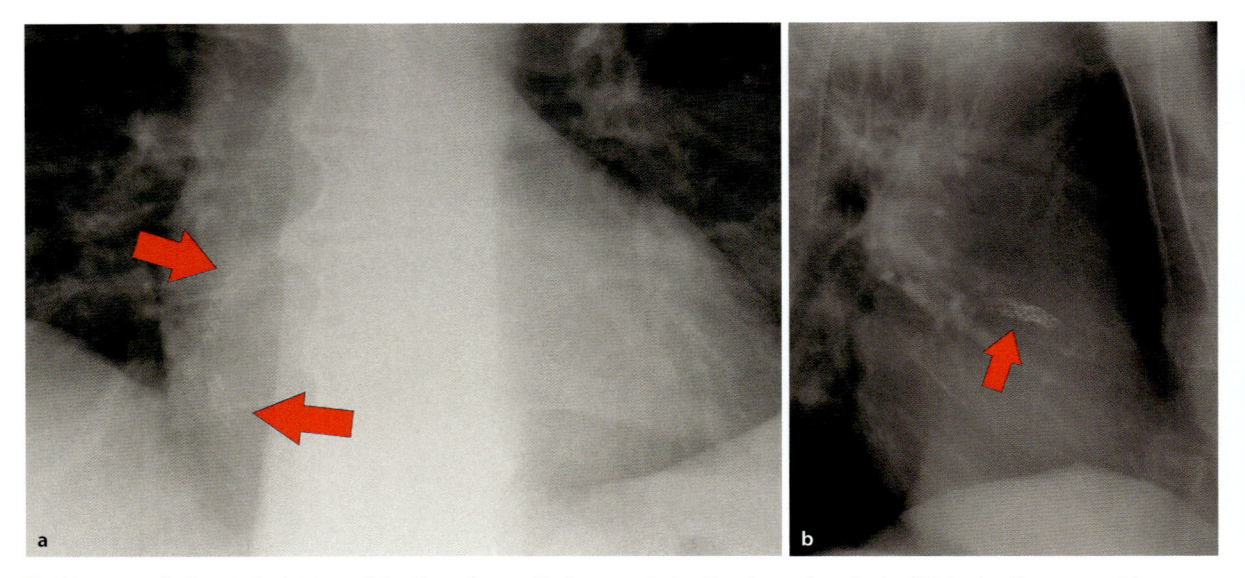

◘ **Abb. 10.16a, b** Stent in Projektion auf den Herzschatten. Nach anatomischer Zuordnung Stent in der RCA (rechte Koronararterie)

10.1 · Angioplastie

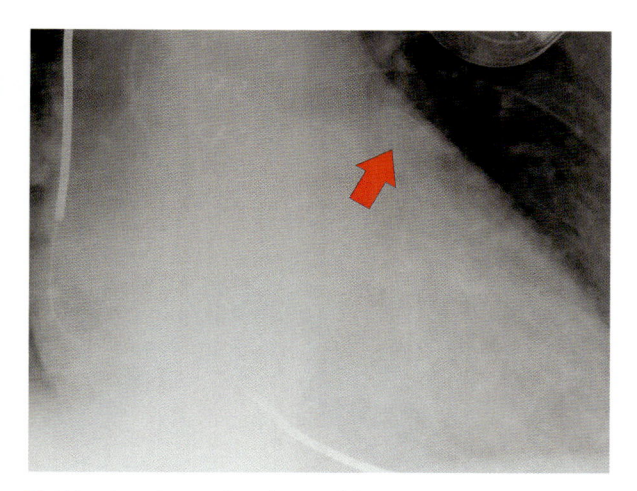

Abb. 10.17 Stent in Projektion auf den Herzschatten. Nach anatomischer Zuordnung Stent im RCX (Ramus circumflexus)

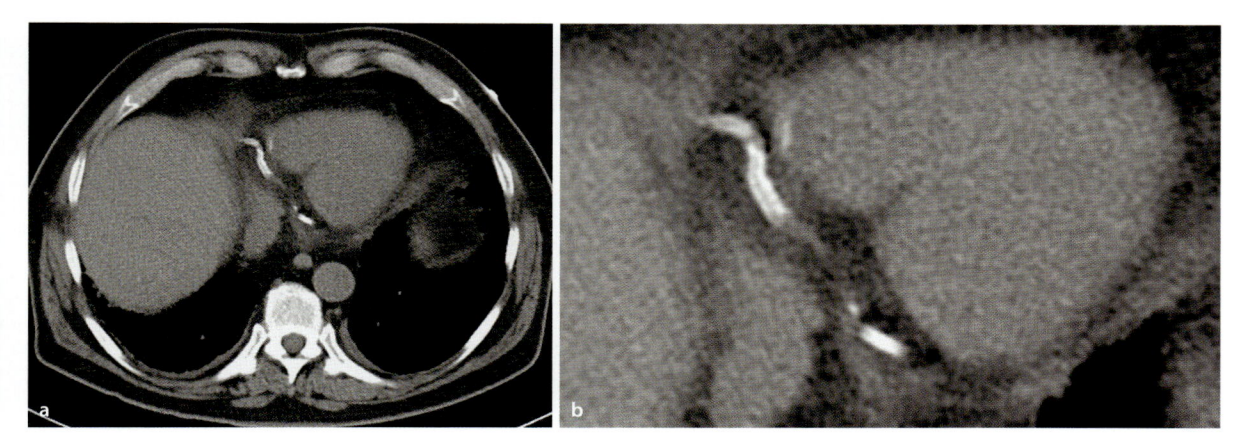

Abb. 10.18a, b Natives CT im axialen Schnitt auf Herzhöhe. Basal im Sulcus coronarius abgrenzbare Koronararterien. Diese wirken auf den ersten Blick stark hyperdens. In der Vergrößerung sieht man, dass es sich hierbei um Koronarstents handelt

Aortenstents

Aortenstents ermöglichen die Versorgung von Aortenaneurysmen und Aortendissektionen. Der Einsatz eines gecoverten Stents zur Ausschaltung eines Aotenaneurysmas wird auch als »EVAR« bezeichnet (endovaskuläre Aortenreparatur).

Die Stentgrafttherapie eines Aortenaneurysmas bedarf erheblicher Vorbereitungen. Die Aorta einschließlich der aortalen Abgänge sowie die Zugangswege (iliakale Gefäße) müssen CT-angiographisch dargestellt und vermessen werden. Wichtige Voraussetzungen für die Implantation sind in der Übersicht zusammengefasst.

> **Voraussetzungen für die Implantation von Aortenstents**
> - Ausreichend Platz für die Implantation
>   - ober- und unterhalb der Prothese ca. 1 cm freie Aortenwand, d. h. ohne Gefäßabgang
> - Sicherer Zugangsweg
>   - keine höhergradigen iliakalen Stenosen
>   - kein ausgeprägtes Kinking
> - Kein ausgeprägtes aortales Kinking (<60%)

Die Stents werden bei elektiven Eingriffen für den Patienten passend bestellt, sodass eine enorme Passgenauigkeit erreicht werden kann. Das ist wichtig, um eine komplette Abdichtung des Aneurysmas zu erreichen.

Beispiele sind in ◘ Abb. 10.19, ◘ Abb. 10.20, ◘ Abb. 10.21, ◘ Abb. 10.22 und ◘ Abb. 10.23 gezeigt. Dabei können – im Fall ausgedehnter Aortenaneurysmen – mehrere aneinander anschließende Stents (◘ Abb. 10.20) ebenso wie sog. Y-Stents gefunden werden (◘ Abb. 10.23, ◘ Abb. 10.24). Wichtig ist bei diesen Y-Stents für Beurteilung des CTs oder der Angiographie, dass der gecoverte Anteil keinesfalls über die Abgänge der Nierenarterie hinausreicht und distal in beiden Iliakalarterien abschließt.

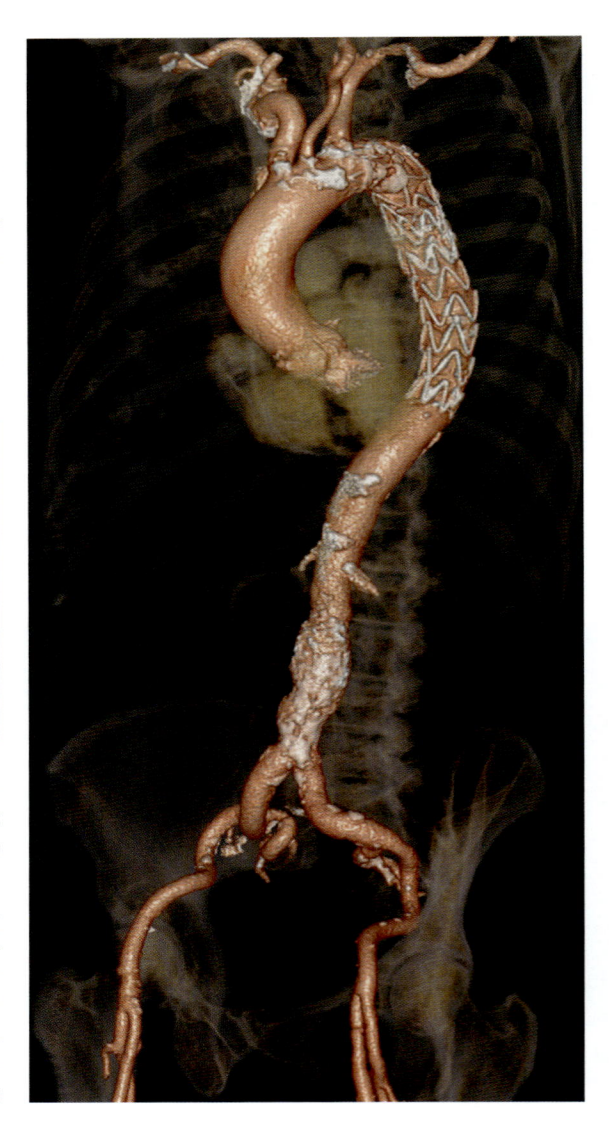

◘ **Abb. 10.19** 3D-Rekonstruktion einer aortalen CT zur Darstellung eines großen Stents in der Aorta thoracalis

10.1 · Angioplastie

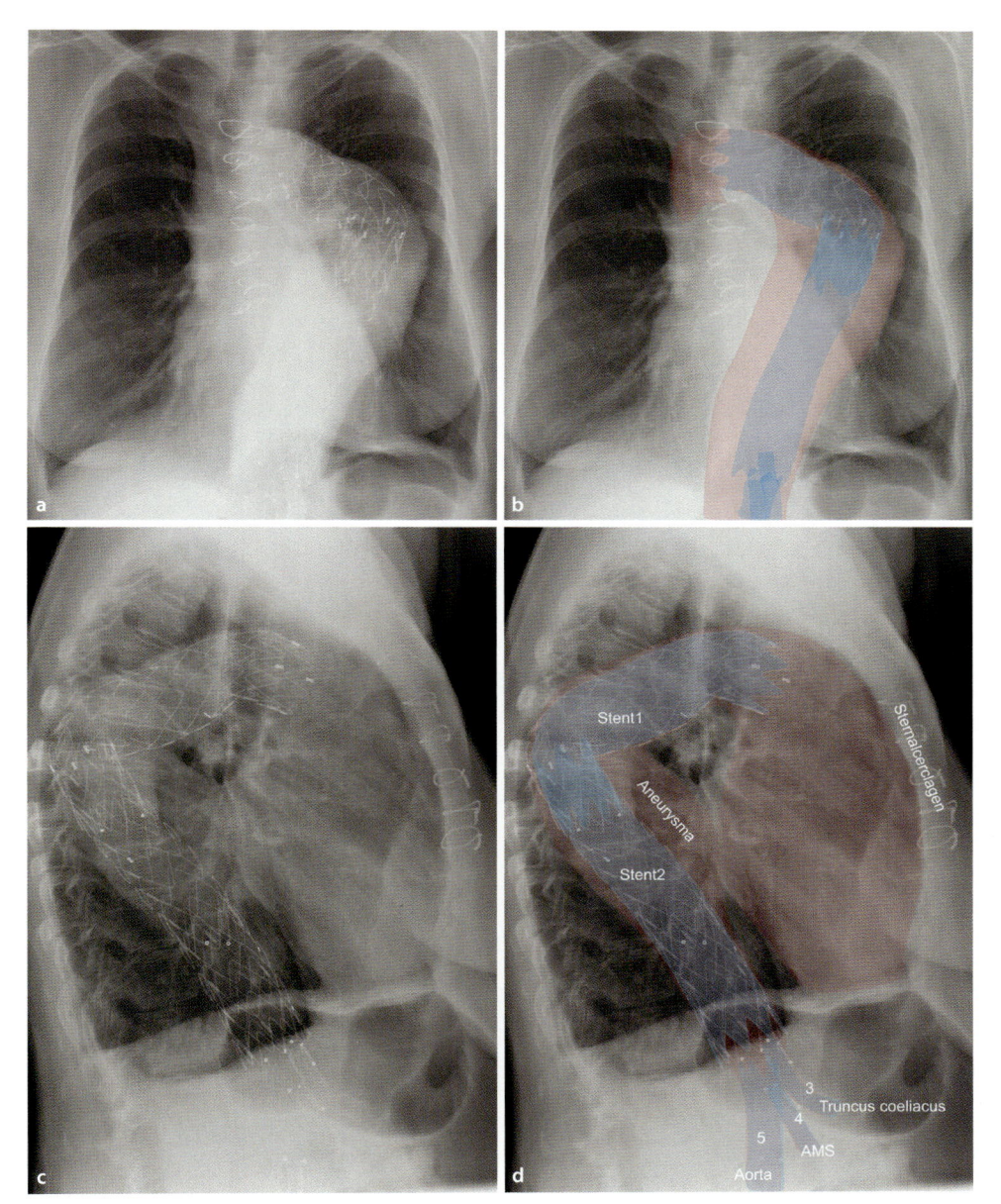

Abb. 10.20a–d Röntgenbilder einer Patientin mit einem ausgedehnten thorakalen Aortenaneurysma und Zustand nach Stentimplantation. In diesem Fall wurde nicht nur 1 Stent verwendet, es wurden mindestens 3 aneinander anschließende aortale Stents eingebracht, distal hiervon ein weiterer, nur teilweise miterfasster Stent in der Aorta abdominalis sowie nach ventral abgehende Stents in der A. mesenterica superior sowie im Abgang des Truncus coeliacus

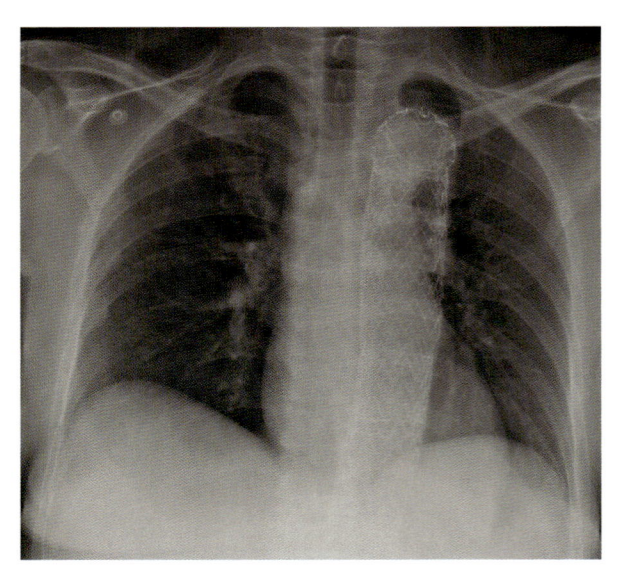

Abb. 10.21 Sehr breiter thorakaler Aortenstent

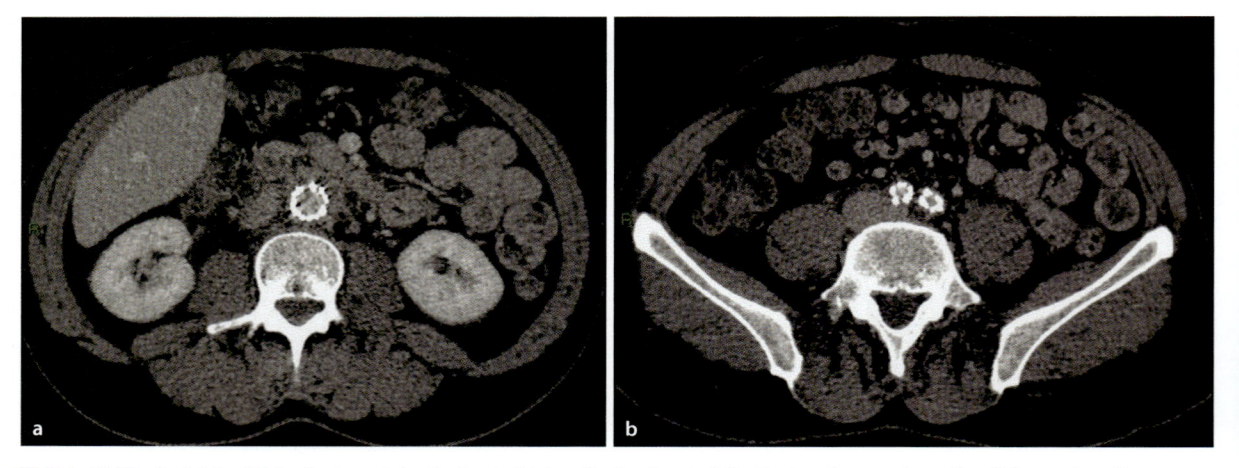

Abb. 10.22a, b Axiales CT der Aorta nach i.v. Kontrastmittelapplikation in arterieller Kontrastierungsphase. Deutlich zu sehen die kontrastmittelgefüllte Aorta mit den ringförmig angeordneten hyperdensen metallischen Stentgittern. In diesem Fall läuft der Stent auch in beide Iliakalarterien; damit handelt es sich am ehesten um einen sog. Y-Stent

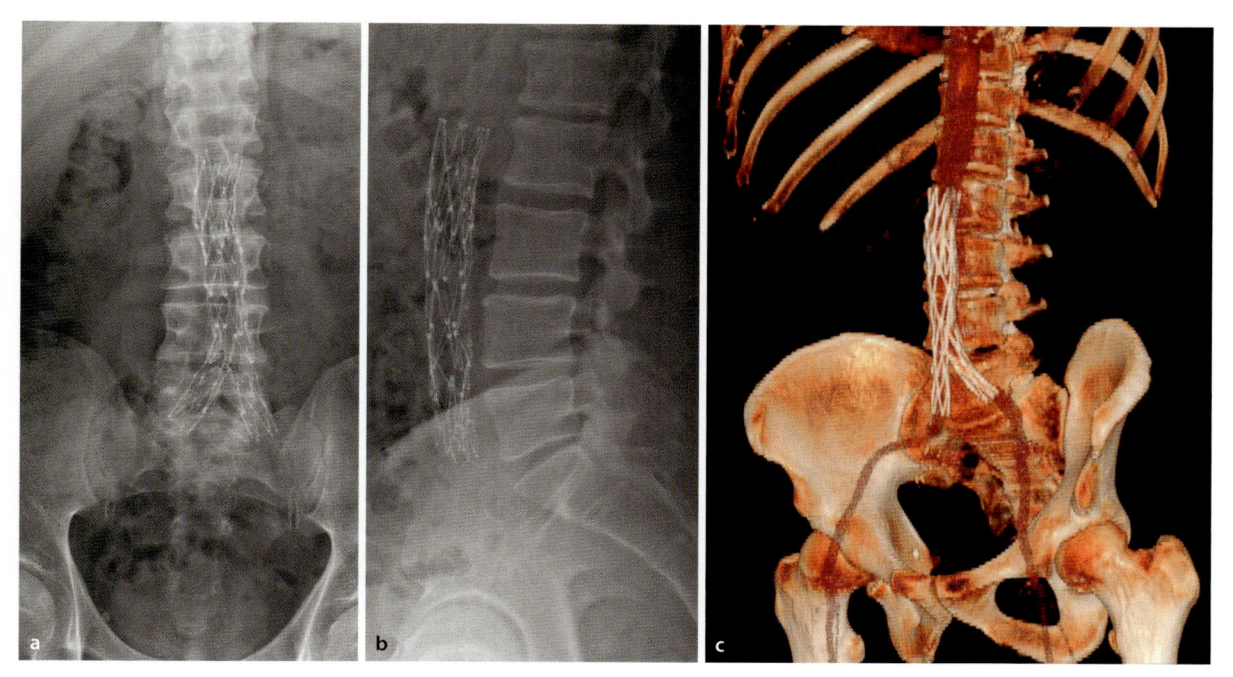

Abb. 10.23a–c Röntgenbild (**a, b**) und 3D-CT-Rekonstruktion (**c**) eines solchen Y-Stentgrafts, welcher den distalen Anteil der Aorta abdominalis einschließlich der Bifurkation sowie die Abgänge der Iliakalarterien umfasst

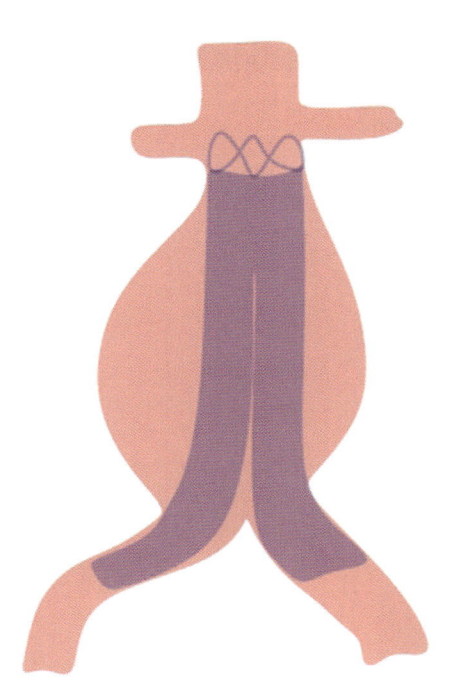

Abb. 10.24 Schematische Darstellung eines Y-Stents bei infrarenalem Aortenaneurysma, dabei handelt es sich um einen gecoverten Stent. Wichtig ist bei diesen Stents für Beurteilung des CTs oder der Angiographie, dass der gecoverte Anteil keinesfalls über die Abgänge der Nierenarterie hinausreicht und distal in beiden Iliakalarterien abschließt

Supraaortale Gefäße

Bei einer Arteriosklerose der supraaortalen Gefäße sind in absteigender Häufigkeit die folgenden Strukturen betroffen:
- Carotisgabel,
- Vertebralisstrombahn,
- Abgänge der supraaortalen Gefäße am Aortenbogen.

Ursachen für Gefäßverschlüsse können neben der Arteriosklerose auch Gefäßanomalien, Dissektionen oder postradiogene Stenosen, aber auch Arteriitis oder Infektionskrankheiten wie Lues sein.

Je nach betroffenem Gefäß können die Symptome zerebral, peripher oder allgemein imponieren.
- Zu den zerebralen Symptomen zählen v. a. Ischämien mit Symptomen entsprechend der Ausprägung des Infarktes und der betroffenen Region.
- Sind vertebrale Arterien betroffen, kann eine vertebrobasiläre Insuffizienz auftreten (Drehschwindel, Gangunsicherheit, Tinnitus, Schwerhörigkeit und Sehstörungen).
- Periphere Symptome können durch Verschluss oder Stenose der A. subclavia auftreten. Die Symptome sind vergleichbar mit der peripheren arteriellen Verschlusskrankheit (PAVK) der unteren Extremitäten.

Die Indikation zur PTA oder Stentimplantation wird bei symptomatischen Stenosen mit reproduzierbaren Beschwerden häufig sogar als primäre Therapie gestellt.

Abdominelle Gefäße

Auch abdominelle Gefäße können mittels PTA oder Stentimplantation behandelt werden. Indikationen können z. B. Stenosen oder Verschlüsse, aber auch Aneurysmen oder aktive Blutungen sein. ◘ Abb. 10.25 zeigt das Beispiel einer aktiven arteriellen Blutung, die mit einem gecoverten Stent versorgt wurde. In den Kontroll-CTs ist die Blutung zunächst noch residuell abgrenzbar, im weiteren Verlauf wurde die Blutung jedoch zunehmend hypodens und schließlich vollständig resorbiert.

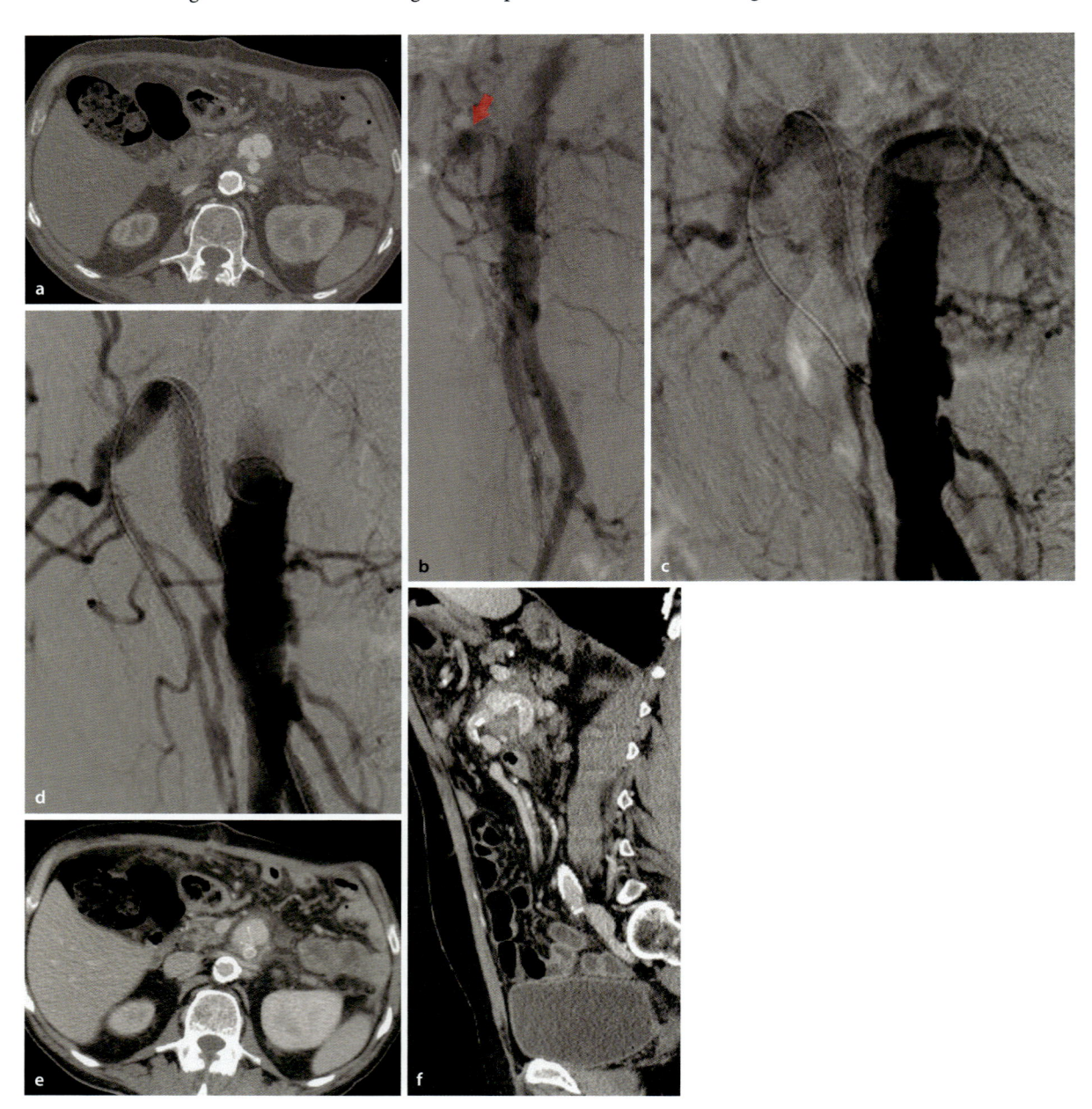

◘ **Abb. 10.25a–f** CT-Angiographie bei Verdacht auf abdominelle Blutung (**a**). Im axialen Oberbauchschnitt sehen wir ventral der Aorta abdominalis einen Anteil der A. mesenterica superior mit einem nach ventral gerichteten wolkigen Kontrastmittelaustritt im Sinne einer aktiven arteriellen Blutung. Der Patient wurde daher sofort einer Angiographie zugeführt (**b**), um einen interventionellen Verschluss der Blutung zu erreichen. Geplant war hierzu der Einsatz eines gecoverten Stents in der A. mesenterica superior. In **b** sehen wir die Aorta abdominalis in einer seitlichen Projektion, nach ventral die A. mesenterica superior mit dem wolkigen Kontrastmittelaustritt (Pfeile), der der aktiven Blutung entspricht. **c, d** In der A. mesenterica superior platzierter Führungsdraht, über den ein gecoverter Stent eingebracht wurde, der in **d** bereits expandiert ist. Die Blutung ist in **d** entsprechend nicht mehr abzugrenzen. **e, f** CT-Kontrolle in axialer Darstellung und sagittaler Rekonstruktion nach erfolgreicher Intervention. In der A. mesenterica superior ist nun scharf begrenzt, randständig der hyperdense Saum des gecoverten Stents abzugrenzen. Die nach ventral gerichtete Blutung ist in diesem CT noch residuell abgrenzbar, jedoch größenkonstant. In den weiteren durchgeführten Kontroll-CTs wurde die Blutung zunehmend hypodens und schließlich vollständig resorbiert

Nierenarterien

Die Nierenarterienstenose ist eine seltene Ursache eines behandlungsrefraktären arteriellen Hypertonus. Therapeutisch kann bei medikamentös nicht einstellbarer Hypertonie in diesen Fällen eine PTA der Nierenarterien durchgeführt werden. Auch die Implantation von Stents ist möglich (◘ Abb. 10.26, ◘ Abb. 10.27, ◘ Abb. 10.28). Ist auch dieses Verfahren nicht erfolgreich, bleibt nur die operative Therapie.

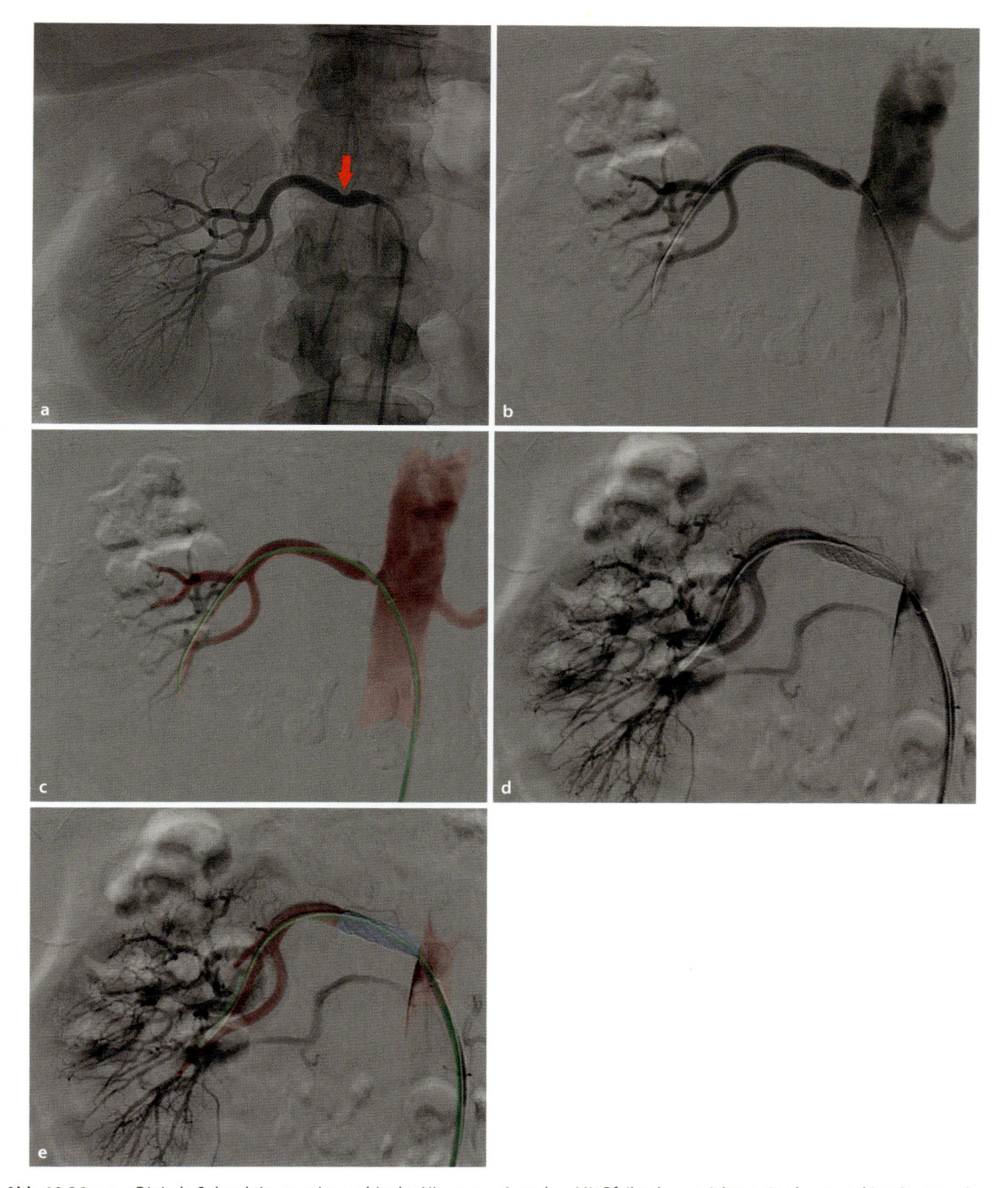

◘ **Abb. 10.26a–e** **a** Digitale Subtraktionsangiographie der Nierenarterie rechts. Mit Pfeil gekennzeichnet eine kurzstreckige Stenose der Nierenarterie knapp nach dem Abgang. **b, c** Der Führungsdraht und der darüber vorgeschobene Ballonkatheter sind unter Durchleuchtungskontrolle über die Stenose vorgeschoben. **d, e** Bereits entfalteter Stent im Bereich der ehemaligen Stenose der Nierenarterie rechts. Die Stenose ist in dieser Untersuchung (**d, e**) nicht mehr nachweisbar; daher erfolgreiche Intervention

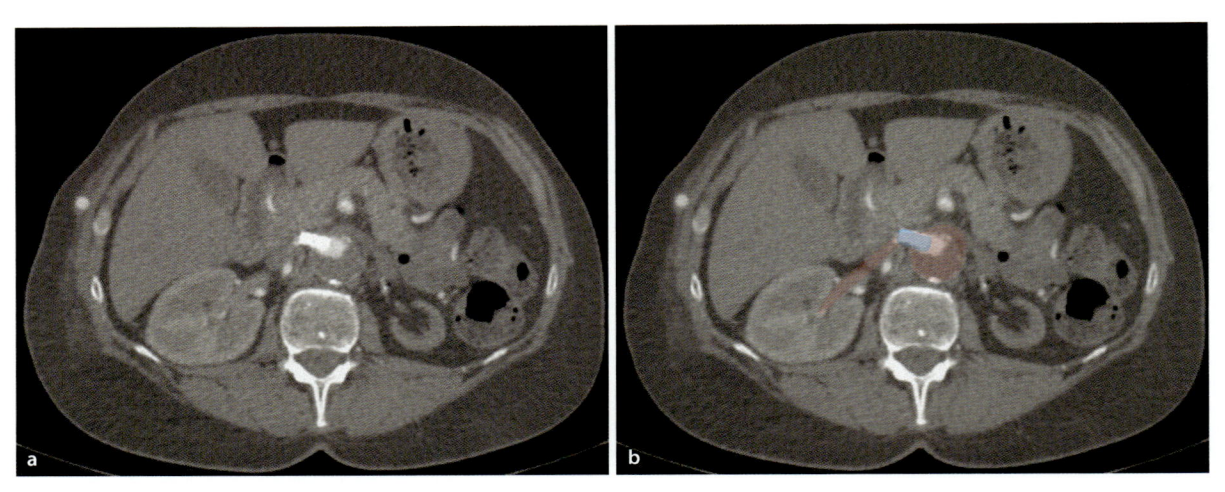

Abb. 10.27a, b Axialer CT-Schnitt vom Oberbauch eines Patienten nach erfolgreicher Implantation eines Nierenarterienstents. Dabei fällt auf, dass der Stent wenige Millimeter intraaortal liegt. Die Aorta selbst scheint hochgradig zirkulär eingeengt durch weiche Plaquebildung bzw. Thrombus. Nur das Zentrum ist gut kontrastiert, die Nierenarterie rechts ist ebenfalls gut kontrastiert. Nebenbefundlich Schrumpfniere links nach bekanntem Verschluss der linken Nierenarterie

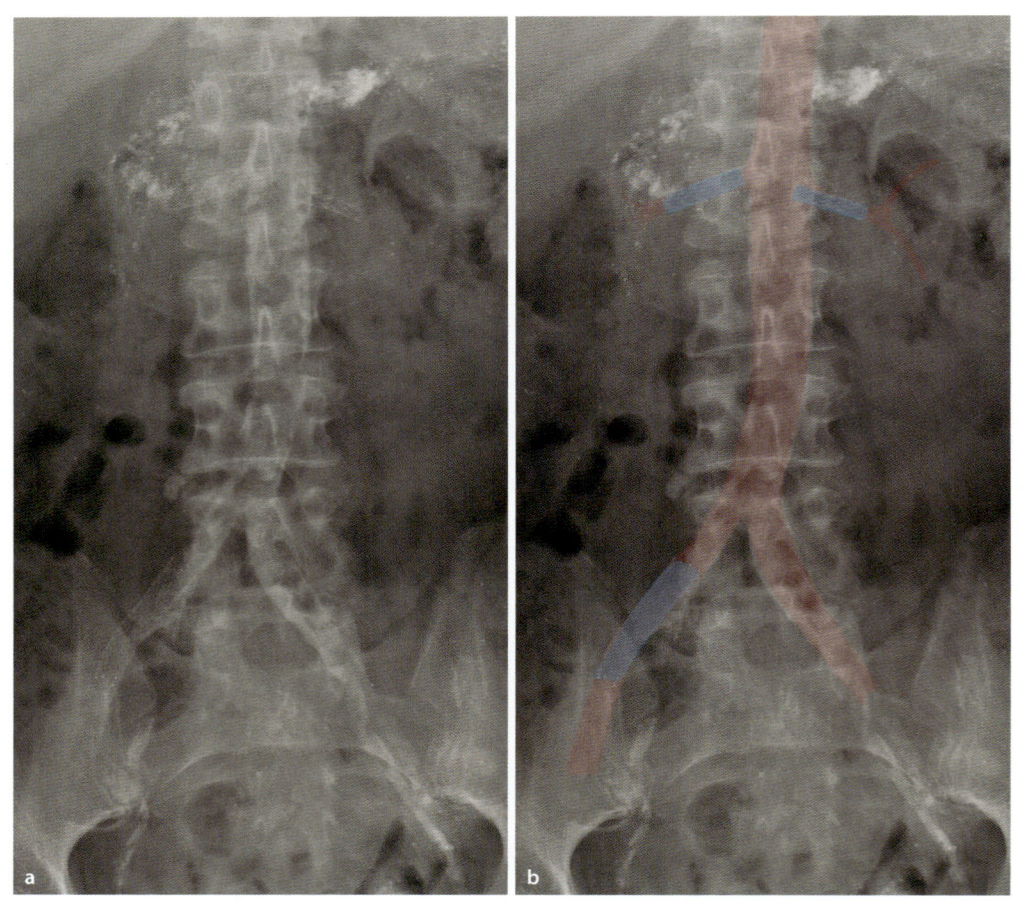

Abb. 10.28a, b Röntgenbild der LWS. In Projektion auf beide Nierenarterien Stents sowie ein Stent in Projektion auf die A. iliaca communis rechts. Nebenbefundlich Zeichen einer chronischen Pankreatitis mit fleckförmig verkalktem Pankreas in Höhe LWK 1 und 2

Periphere Gefäße

Die periphere arterielle Verschlusskrankheit (pAVK) ist eine Erkrankung, die durch Gefäßstenose oder -verschluss zu Einschränkungen der Durchblutung der Extremitäten führt. Weitere Ausführungen zu diesem Krankheitsbild würden den Umfang dieses Buches sprengen, zu vertiefenden Information empfehlen wir daher entsprechende Fachliteratur.

Die Einteilung in 4 Schweregrade erfolgt u. a. nach den Fontaine-Stadien (Fontaine et al. 1954) (Tab. 10.1).

Interventionen wie eine PTA oder Stentimplantationen werden zumeist in den klinischen Stadien III und IV (Tab. 10.1) durchgeführt. Ziel der Intervention ist ein amputationsfreies Überleben der Patienten über einen möglichst langen Zeitraum.

Insbesondere bei Patienten mit gleichzeitig vorliegenden kardialen Risiken kann die interventionelle Therapie mittels PTA der operativen Therapie hinsichtlich der kurzfristigen klinischen Ergebnisse gleichwertig sein. Im Langzeitverlauf zeigt sich eine niedrige Offenheitsrate der mit PTA behandelten Gefäße von 42–45% nach 5 Jahren. Häufig werden dann weitere Interventionen notwendig. Insgesamt sind jedoch die Rate des Extremitätenerhalts und des amputationsfreien Überlebens >3 Jahre hoch.

Im Vergleich zur Operation sind bei den radiologischen Interventionen die Kosten deutlich niedriger und weisen zudem eine niedrigere Morbidität auf, sodass beide Therapieoptionen bei jedem Patienten individuell abzuwägen sind.

Tab. 10.1 Einteilung der peripheren arteriellen Verschlusskrankheit (pAVK) nach Fontaine

Schweregrad nach Fontaine	Kennzeichen
I	Asymptomatisch
IIa	Gehstrecke >200 m
IIb	Gehstrecke <200 m
III	ischämischer Ruheschmerz
IV	Ulkus-/Gangränbildung

> **Die Stentimplantation wird gewählt bei Rest- oder Restenosen nach PTA oder zur Behandlung einer Dissektion.**

Zur Stentimplantation gibt es keine eindeutigen Leitlinien-Empfehlungen, sodass die Entscheidung beim Interventionalisten liegt.

Stents in beiden Aa. iliacae communes zeigt Abb. 10.29. Diese Konfiguration wird »kissing stent« genannt. Weitere Beispiele Gefäßstents sind in Abb. 10.30, Abb. 10.31, Abb. 10.32, Abb. 10.33 und Abb. 10.34 dargestellt. Abb. 10.35 zeigt die Ballondilatation der der A. femoralis superficialis.

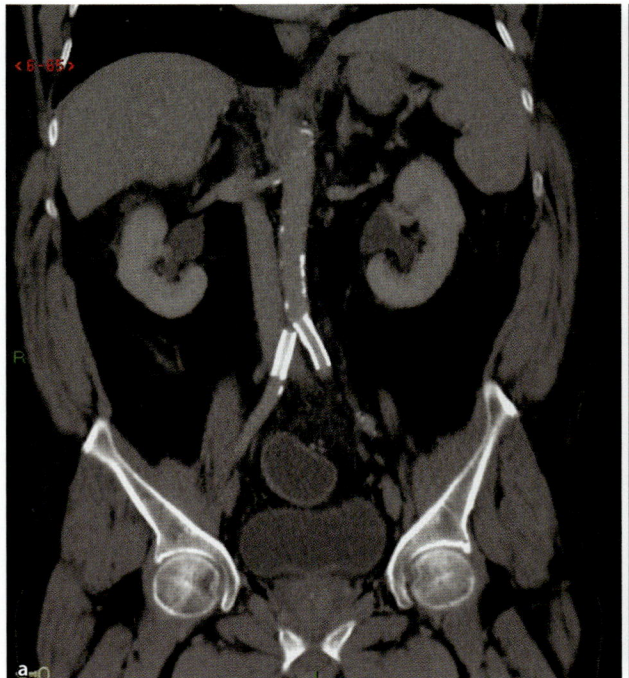

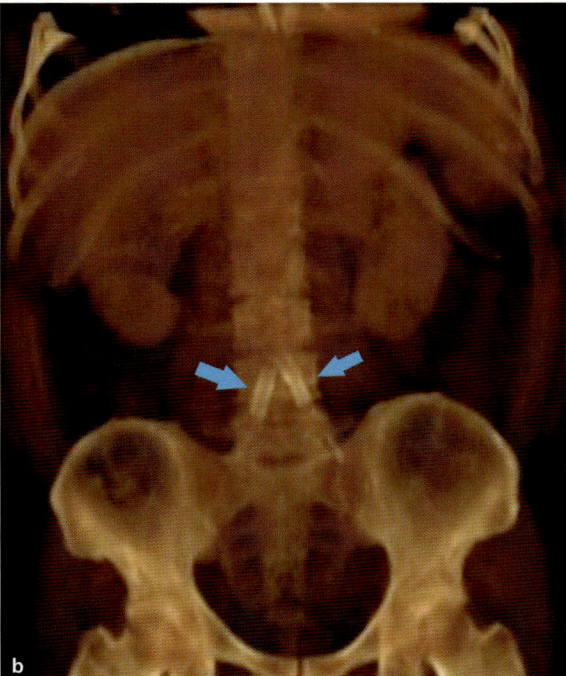

Abb. 10.29a, b Koronare Rekonstruktion einer CT nach Implantation von Stents in beiden Aa. iliacae communes (**a**). Diese Konfiguration wird auch »kissing stent« genannt. **b** 3D-Rekonstruktion der beiden Stents

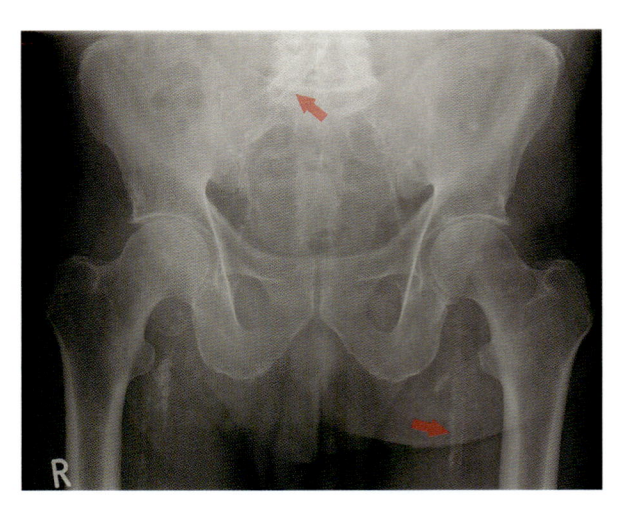

Abb. 10.30 Beckenübersichtsaufnahme eines Patienten zum Ausschluss einer Fraktur. Eine Fraktur fand sich nicht, jedoch 2 metallische Fremdkörper (Stents) in Projektion auf die A. iliaca externa rechts und in Projektion auf die A. femoralis superficialis links (rote Pfeile). Nebenbefundlich erhebliche Arteriosklerose

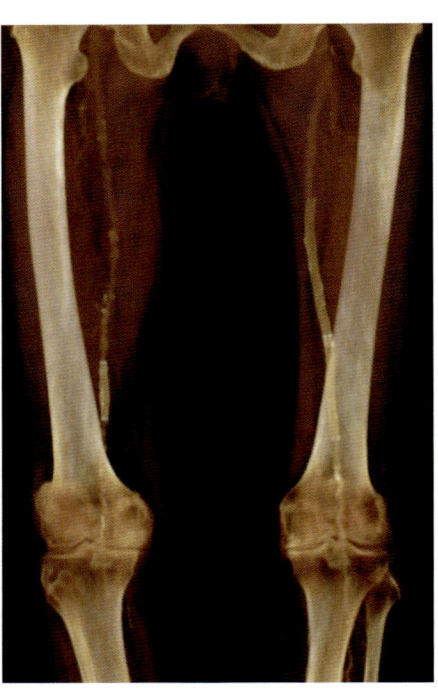

Abb. 10.31 3D-Rekonstruktion einer CT-Angiographie bei einem pAVK-Patienten. Wir sehen bereits mehrere eingebrachte Stents, einen kurzen Stent in der distalen A. femoralis superficialis rechts und eine Stentversorgung mit wenigstens 2 langen Stents in der A. femoralis superficialis links vom mittleren bis zum distalen Abschnitt. Beidseits deutlich atheriosklerotisch veränderte Gefäße

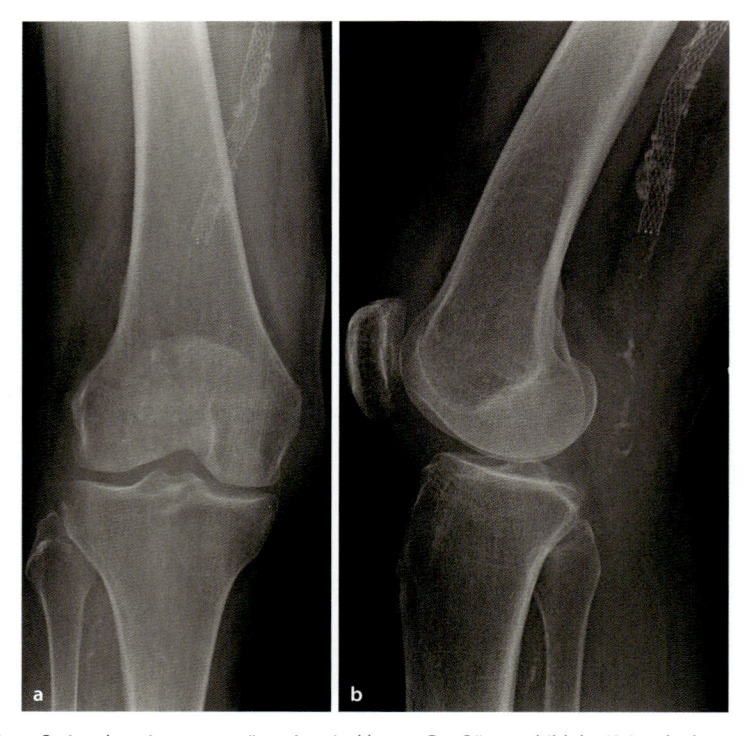

Abb. 10.32a, b Auch dieser Patient hat eine ausgeprägte Arteriosklerose. Das Röntgenbild des Kniegelenks wurde zum Ausschluss einer Fraktur durchgeführt. Dabei nebenbefundlich Stent distal in der A. femoralis superficialis, am Rand des Stents sehen wir die nach lateral verdrängten Kalkplaques. Distal des Stents Arteriosklerose

10.1 · Angioplastie

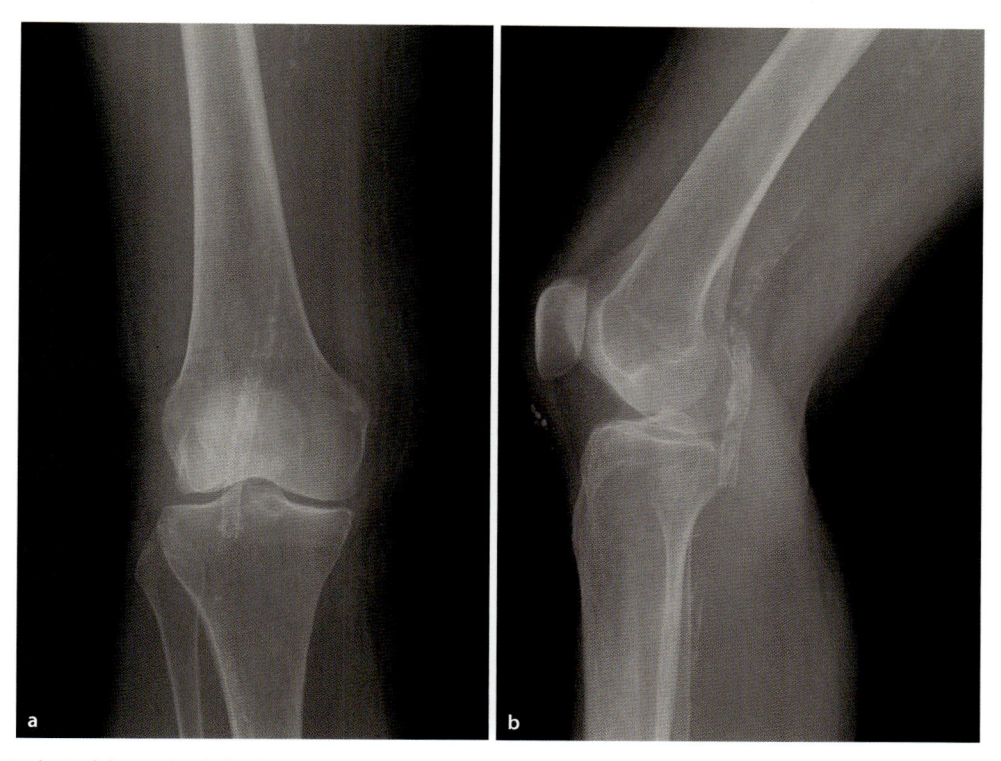

Abb. 10.33a, b Auch hier Nebenbefund im Röntgenbild des Kniegelenks. Dieser Patient hatte eine Stentimplantation im Bereich der A. poplitea

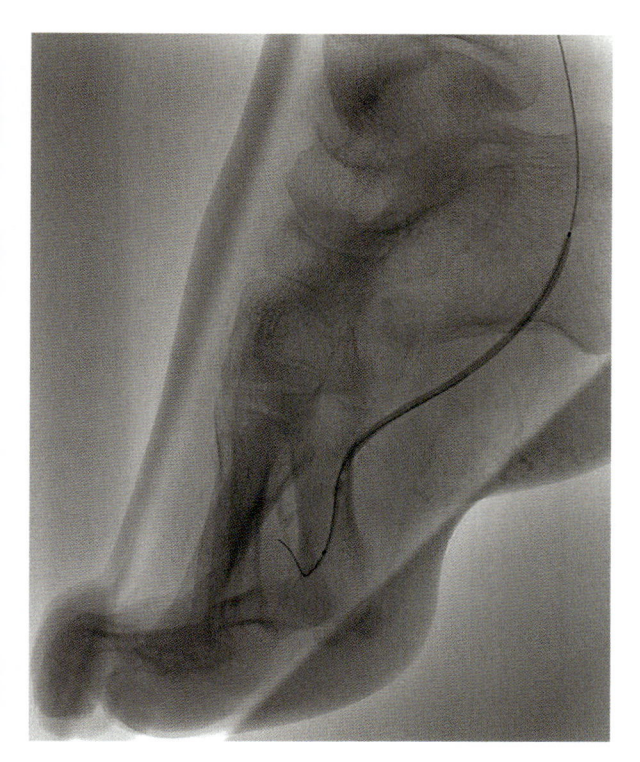

Abb. 10.34 Ein sehr seltenes Bild: Ballonangioplastie im Bereich des Fußgewölbes. Wir sehen den mit einem NaCl-Kontrastmittel-Gemisch gefüllten Ballon sowie den Führungsdraht. Das Gefäß ist nicht kontrastiert

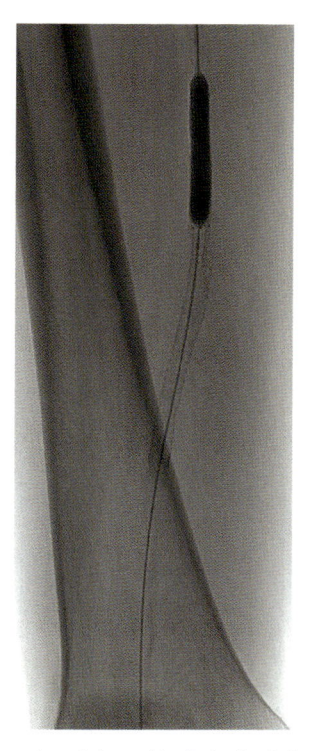

Abb. 10.35 Stent im mittleren Abschnitt der A. femoralis superficialis rechts mit mäßiger Restenose. In dieser PTA wird nun mittels Ballonkatheter diese Stenose aufdilatiert. Der Ballon ist wieder mit NaCl-Kontrastmittel-Gemisch gefüllt und daher gut abzugrenzen

Venen

Stents können auch in Venen eingesetzt werden, wenn diese z. B. durch eine Kompression von außen eingeengt werden. ◘ Abb. 10.36 stellt das Beispiel eines Patienten mit einem paramediastinalen Tumor rechts dar. Ein weiteres Beispiel für eine Stenose der v. cava superior bei einem Tumorpatienten ist in ◘ Abb. 10.37 gezeigt.

> Gecoverte Stents können ebenso wie in arterielle Gefäße eingesetzt werden, um eine Blutung zu verschließen (◘ Abb. 10.38).

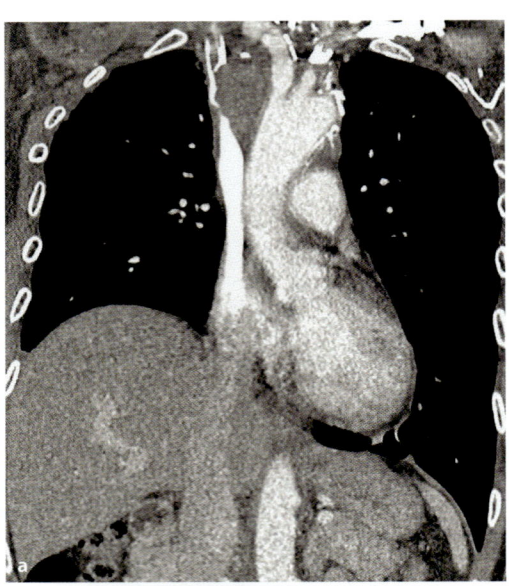

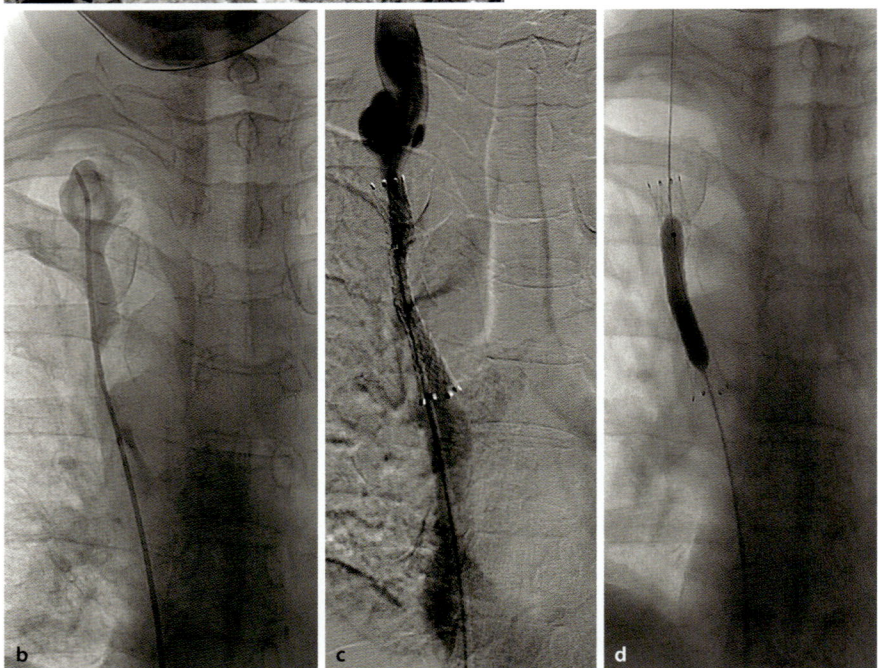

◘ **Abb. 10.36a–d** Koronare Rekonstruktion einer kontrastmittelgestützten CT (**a**) bei einem Patienten mit einem paramediastinalen Tumor rechts. Wir sehen die tumoröse Masse hypodens rechts neben dem Aortenbogen. Durch diesen Tumor wird die stark kontrastmittelgefüllte V. cava superior hochgradig eingeengt. **b** In diesem DSA-Bild sehen wir die Angiographie des Patienten. Ein Ballonkatheter liegt bereits auf Höhe der Stenose der V. cava superior. Über den Ballonkatheter wurde zunächst ein selbstexpandierender Stent auf Höhe der Stenose implantiert. In der Kontrolle (**c**) sehen wir eine verbleibende Taillierung des Stents in Tumorhöhe. Die Stenose ist im Vergleich zur Voraufnahme zwar deutlich geringer ausgeprägt, jedoch noch relativ hochgradig. **d** Anschließend wurde eine zusätzliche PTA durchgeführt, wodurch der Durchmesser der V. cava superior verbessert werden konnte

10.1 · Angioplastie

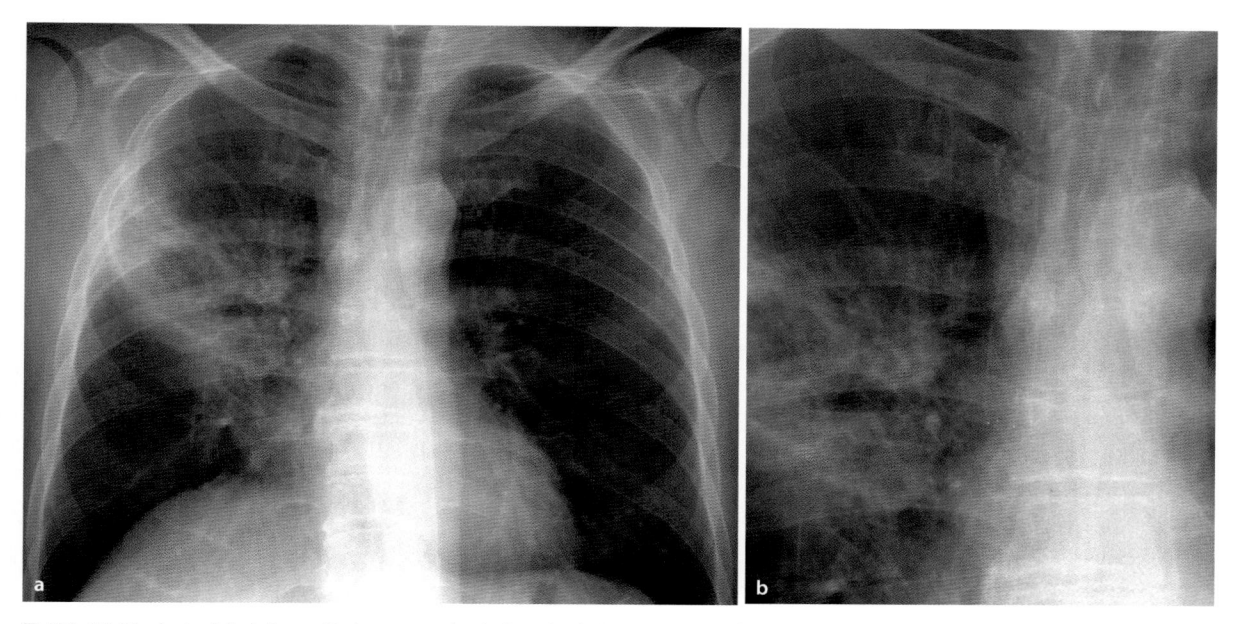

Abb. 10.37a, b Auch bei diesem Patienten wurde ein Stent in der V. cava superior bei Kompression durch einen Tumor im Oberlappen rechts eingesetzt. Der Stent lässt sich erst in Vergrößerung gut abgrenzen. Für den Röntgenbefund reicht es in diesem Fall, die Länge des Stents auszumessen und die diskrete Taillierung des Stents im mittleren Abschnitt anzusprechen.

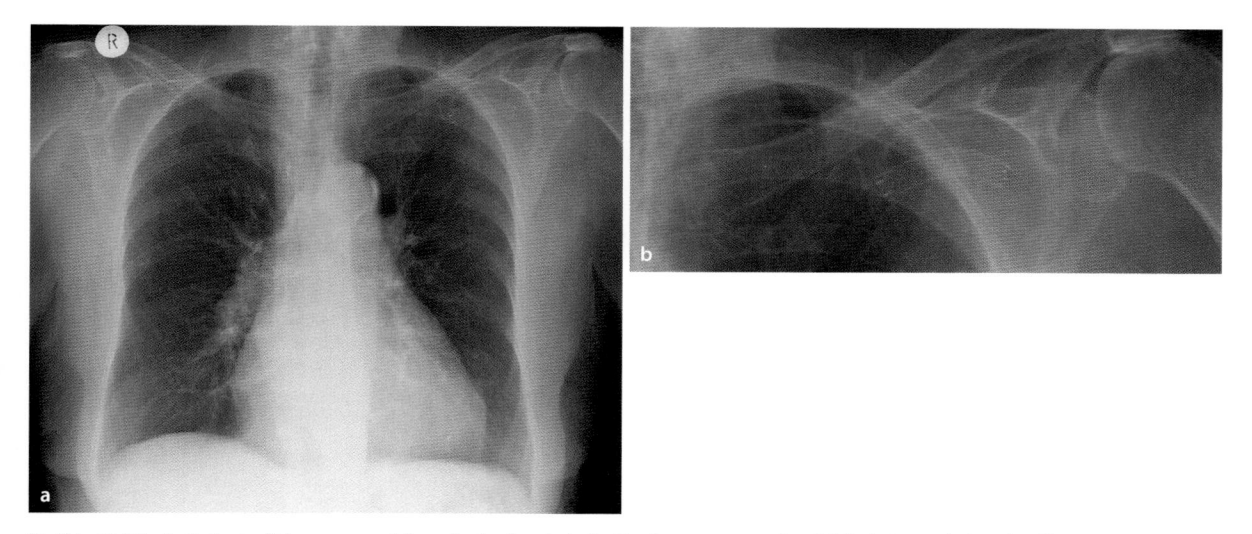

Abb. 10.38a, b Patient mit (gecovertem) Stent in der A. subclavia. Der Stent war ursprünglich bei einer anhaltenden Blutung notwendig geworden

10.1.5 Komplikationen

Komplikationen einer PTA oder Stentimplantation können unterteilt werden in
- Komplikationen bei oder durch die Intervention/Angiographie und
- stentspezifische Komplikationen.

> Schwerwiegende Komplikationen sind insgesamt selten (<1%).

Komplikationen
- Blutungen
- Aneurysma oder arteriovenöse Fistel an der Punktionsstelle
- Verschluss des punktierten Gefäßes
- Infektion
- Komplikation durch Kontrastmittel
- Dissektion eines Gefäßes
- Verlust iatrogener Materialien
- Verschleppung von Plaques
- Restenosen
- Stentverschluss
- Therapieversagen durch Endoleaks
- Dislokation
- Materialbruch

Blutungen

Blutungen können bereits während der Angiographie an der Punktionsstelle auftreten oder nach der Angiographie bei Versagen des Verschlusssystems (Abb. 10.39) oder Insuffizienz des Druckverbandes.

> Während der Intervention wird der Patient mit 5000 IE Heparin antikoaguliert. Nach Implantation eines Stents ist eine medikamentöse Langzeitantikoagulation notwendig. Diese erfolgt zumeist 1–12 Monate postinterventionell mit einer Kombination von Clopidogrel und ASS. Anschließend wird ASS 100 mg zeitlebens weiter empfohlen.

Daraus resultieren weitere Komplikationen, v. a. gastrointestinale (Abb. 10.40) oder zerebrale Blutungen.

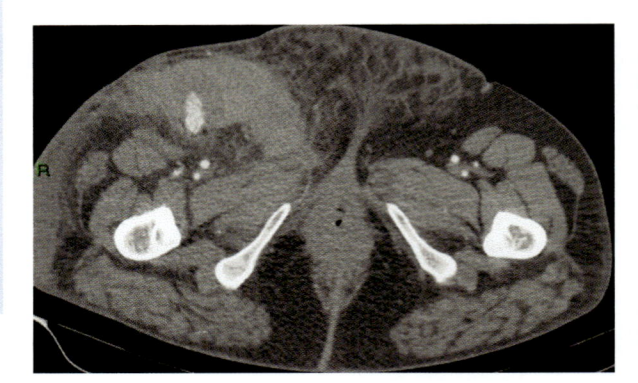

Abb. 10.39 Dieser Patient hatte nach Koronarangiographie über eine ausgeprägte Schwellung des Oberschenkels und erhebliche Schmerzen geklagt. Bei der Koronarangiographie wurde ein Verschlusssystem zum Verschluss der punktierten A. femoralis communis verwendet. In diesem Fall kam es zu einer Insuffizienz des besagten Verschlusssystems und zu einer im CT abgrenzbaren aktiven Blutung. In dieser Kontrastmittel-CT sieht man rechts die ausgeprägte Einblutung in den ventralen Oberschenkel mit der Kontrastmittelfahne (aktive Blutung) im Zentrum des Hämatoms

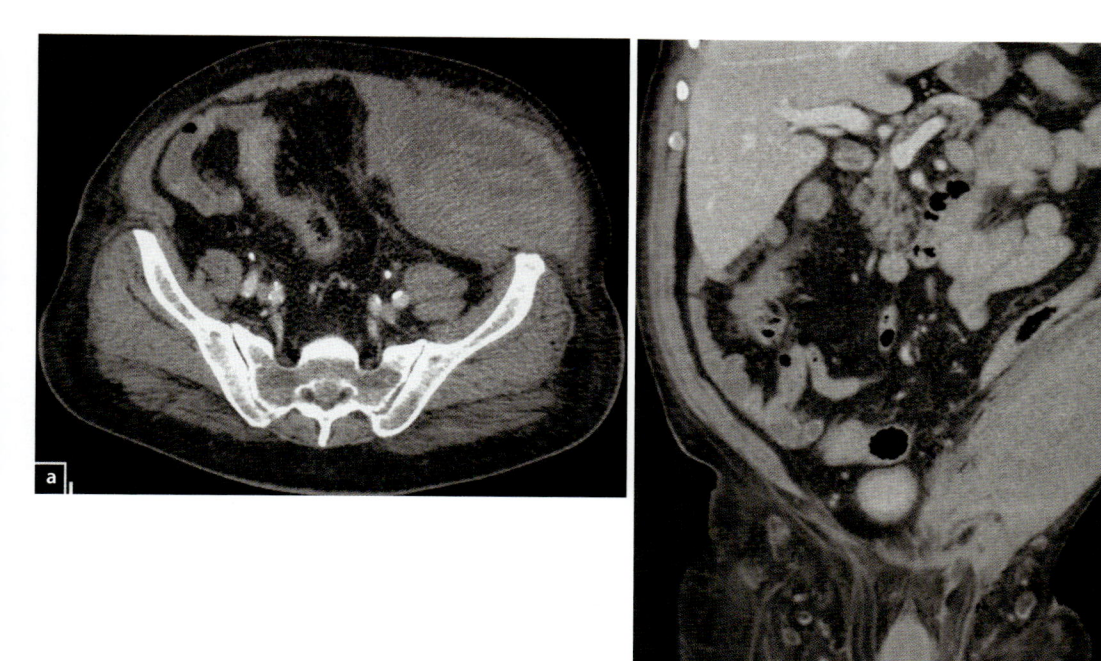

Abb. 10.40a, b Auch dieser Patient kam nach Koronarangiographie mit Koronarstentimplantation zu uns. Während der Koronarangiographie wurde der Patient heparinisiert; er hatte zusätzlich bereits vorher ASS 100 eingenommen. Nun klagte er bei über ausgeprägte Schmerzen und eine Schwellung im Unterbauch links. Das CT in axialer und koronarer Darstellung zeigt die massive Einblutung in die Bauchwandmuskulatur links. In beiden Aufnahmen lässt sich kein aktiver Kontrastmittelaustritt darstellen. Das Hämatom wurde anschließend operativ ausgeräumt. Ursächlich war eine Blutung aus einem epigastrischen Gefäßast

Aneurysma oder arteriovenöse Fistel

Ein Aneurysma spurium kann an dem punktierten Gefäß durch ein größeres Hämatom auftreten, welches zentral durchblutet wird und einen Hohlraum ausbildet, der schließlich zum »falschen Aneurysma« wird (Aneurysma falsa oder Aneurysma spurium).

> Ein Aneurysma spurium kann relativ einfach sonographisch gesteuert durch Injektion von Thrombin in das Aneurysma behandelt/verschlossen werden.

Bei einer arteriovenösen Fistel handelt es sich um eine Kurzschlussverbindung zwischen einer Arterie und einer Vene. Diese kann durch Gefäßwandtrauma im Rahmen einer Intervention, z. B. durch Fehlpunktion, auftreten. Die Fistel kann interventionell embolisiert werden.

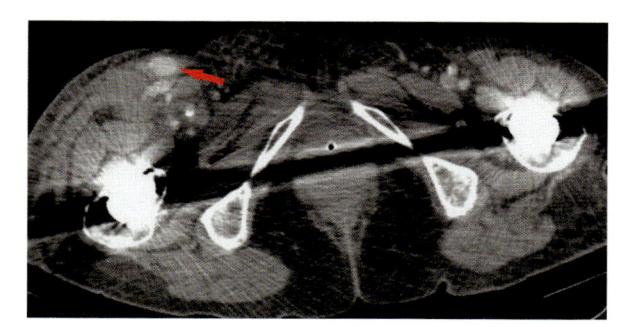

Abb. 10.41 Ein Patient nach diagnostischer Angiographie. Dabei kam es zur Ausbildung eines Aneurysma spurium (falsches Aneurysma). In der axialen Kontrastmittel-CT rundliche Kontrastmittelansammlung ventral der A. femoralis communis. Diese rundliche kontrastmittelgefüllte Aussackung entspricht dem Aneurysma bzw. dem noch kontrastierten, also durchbluteten Hämatom (Pfeil)

Verschluss des punktierten Gefäßes

Der Verschluss des punktierten Gefäßes kann durch ein Verschlusssystem oder durch die manuelle Kompression mit anschließendem Druckverband erreicht werden (◘ Abb. 10.42).

Bei Patienten mit nur gering arteriosklerotisch veränderten Gefäßen kann alternativ zum Druckverband auch ein sog. Verschlusssystem verwendet werden. Es gibt sehr viele verschiedene Systeme, auf die wir im Einzelnen aus Kapazitätsgründen in diesem Kapitel nicht näher eingehen können (s. Übersicht).

> **Häufig verwendete Systeme**
> - EXOSEAL
> - Angio-Seal Evolution
> - Perclose A-T
> - Perclose ProGlide
> - VASCADE

Der Patientenkomfort lässt sich durch den Einsatz dieser Verschlusssysteme teils erheblich verbessern, da die Dauer der Immobilisation im Vergleich zu einem Druckverband deutlich reduziert ist.

> Wichtig ist es, sich mit dem jeweils verwendeten Verschlusssystem der eigenen Klinik vertraut zu machen.

Auch bieten die Hersteller häufig Schulungen und weitere Informationen auf den jeweiligen Homepages an.

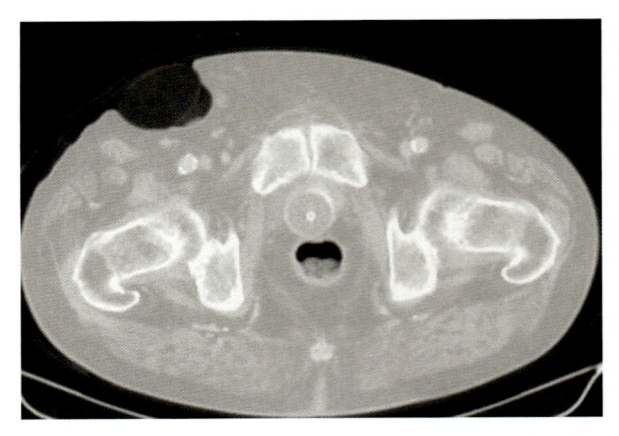

◘ **Abb. 10.42** CT-Untersuchung, während ein Druckverband nach interventioneller Angiographie noch anlag. In diesem CT-Bild, das absichtlich im Lungenfenster abgebildet wurde, sieht man deutlich die erhebliche Druckwirkung des Druckverbandes mit einer Kompresse auf den rechten Oberschenkel. Es liegen keine Anzeichen eines größeren Hämatoms oder einer aktiven Blutung vor

In ◘ Abb. 10.43 sehen wir, wie nach Einbringung eines Verschlusssystems auf der Gefäßwand der A. femoralis communis ein kleiner metallischen Ring mit großem Druck und einem innen liegenden Plättchen gemeinsam den ehemaligen Punktionskanal verschließen. Bei Verwendung eines Verschlusssystems können jedoch als Nebenwirkungen durch den eingebrachten Fremdkörper eine Thrombosierung im Gefäß (◘ Abb. 10.44) sowie eine Dissektion (◘ Abb. 10.45) auftreten.

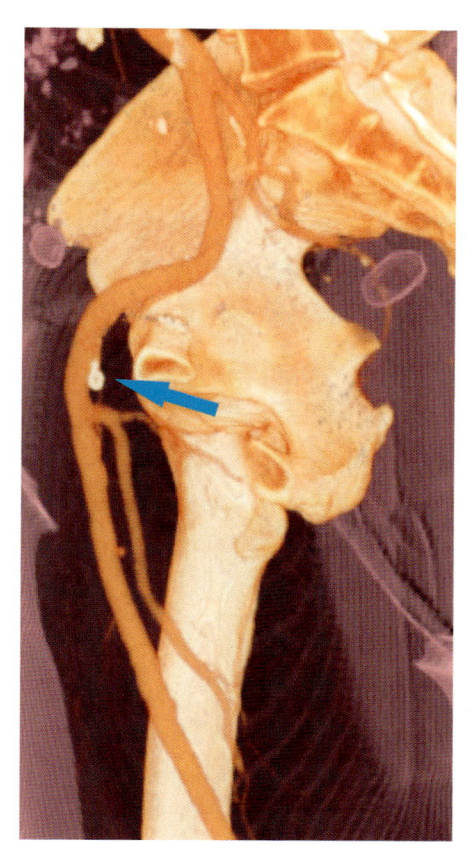

Abb. 10.43 Bei diesem Patienten sehen wir nach Einbringung eines Verschlusssystems auf der Gefäßwand der A. femoralis communis ein kleiner metallischer Ring der mit großem Druck und einem innen liegenden Plättchen gemeinsam den ehemaligen Punktionskanal verschließt. Auch hier keine Zeichen einer aktiven Blutung oder eines größeren umgebenden Hämatoms

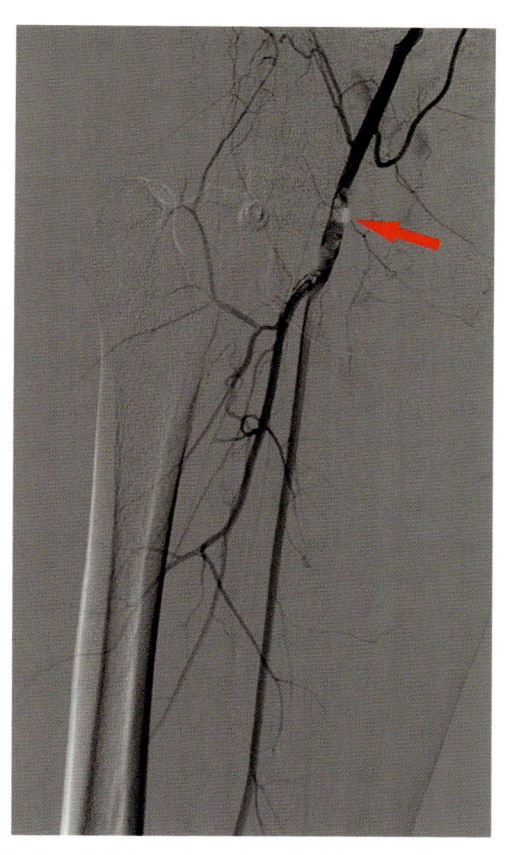

Abb. 10.44 Bei Verwendung eines Verschlusssystems kann jedoch als Nebenwirkung durch den eingebrachten Fremdkörper eine Thrombosierung im Gefäß auftreten. Dieser Patient wurde nach Intervention und Einbringen eines Verschlusssystems zunächst beschwerdefrei auf Station verlegt. Am Folgetag kam dieser Patient mit Verdacht auf akuten Gefäßverschluss zur Angiographie. Diese wurde von der kontralateralen Seite durchgeführt. Der Katheter liegt (in diesem Bildausschnitt nicht miterfasst) distal in der Aorta abdominalis. Nach Kontrastmittelapplikation sehen wir den umspülten Thrombus in der A. femoralis communis (Pfeile) und die nur flaue Kontrastierung der distalen Gefäße. Ganz flau angedeutet kann man auch die Metallmarkierung des Verschlusssytems auf dem Gefäß wieder erkennen

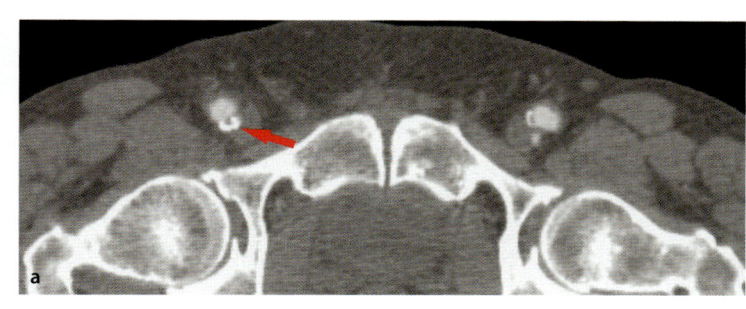

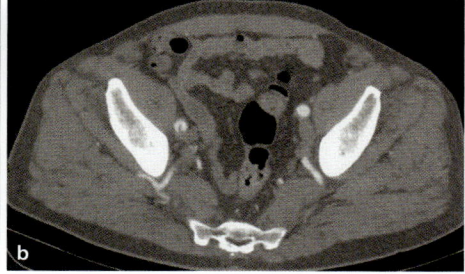

Abb. 10.45a, b Eine weitere Komplikation, die bei Verwendung eines Verschlusssystems auftreten kann, ist die Dissektion. Bei diesem Patienten sehen wir eine Metallmarkierung auf der A. femoralis communis auf der rechten Seite nach Verschlusssystem. Im ersten CT-Ausschnitt (a) sehen wir kein Hämatom, kein Anhalt für eine aktive Blutung und keine Thrombose des Gefäßes. In der zweiten Aufnahme (b) weiter kranial im kleinen Becken angeschnitten die A. iliaca externa rechts mit zentral im Gefäß verlaufender hypodenser Dissektionsmembran. Auch dieser Patient musste über die kontralaterale Seite revidiert werden

Dissektion

Eine Dissektion kann durch eine Verletzung der Tunica intima vasorum (der inneren Gefäßwandschicht) und anschließender Wühlblutung in der Tunica media vasorum (mittlere Gefäßwandschicht) verursacht werden (◘ Abb. 10.46).

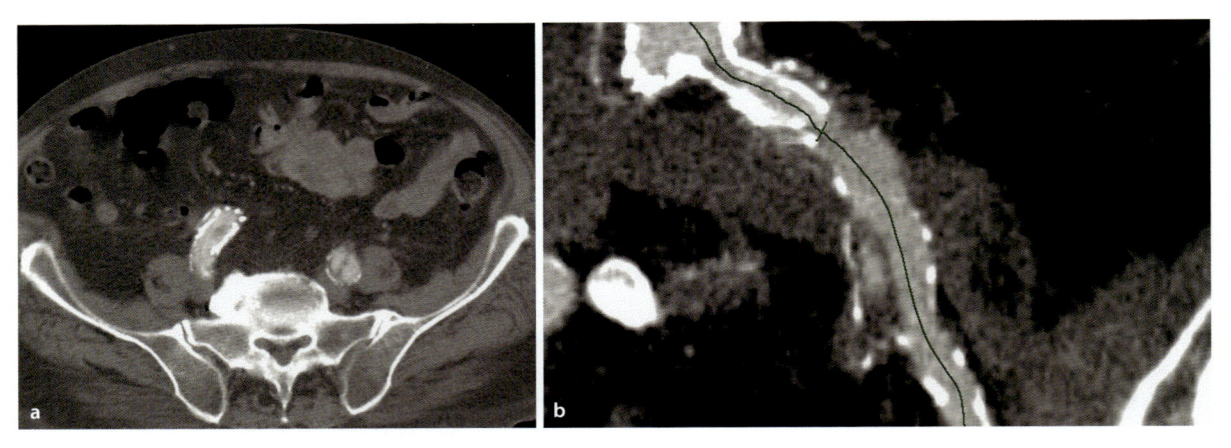

◘ **Abb. 10.46a, b** Bei diesem Patienten trat nach Implantation eines Stents in der A. iliaca externa eine Dissektion distal des Stents auf, welche in der CT-Rekonstruktionen durch die hypodens verlaufende Linie im Gefäßlumen gekennzeichnet ist

Verlust iatrogener Materialien

Der Materialverlust ist eine sicher sehr seltene Komplikation. Dennoch können sowohl Stents dislozieren oder versehentlich ausgelöst werden, aber auch ein Draht kann ggf. zu weit vorgeschoben werden und dislozieren. Katheter können sehr selten durch Abknicken oder Materialfehler teilweise abreißen, und die Fragmente können verschleppt werden.

Ein eindrucksvolles Beispiel eines endgültigen Materialverlustes ist in ◘ Abb. 10.47 dargestellt. Bei diesem Patienten wurde nach intrakranieller Blutung bei AV-Malformation ein interventioneller Verschluss der pathologischen Gefäße durchgeführt. Anschließend ließ sich jedoch leider der dafür verwendete Katheter nicht mehr entfernen. Mehrere Versuche, den Katheter zu entfernen, misslangen.

> Bei Katheterfragmenten oder Drähten kann der Versuch einer interventionellen Bergung mit Schlingenkatheter erfolgreich sein.

10.1 · Angioplastie

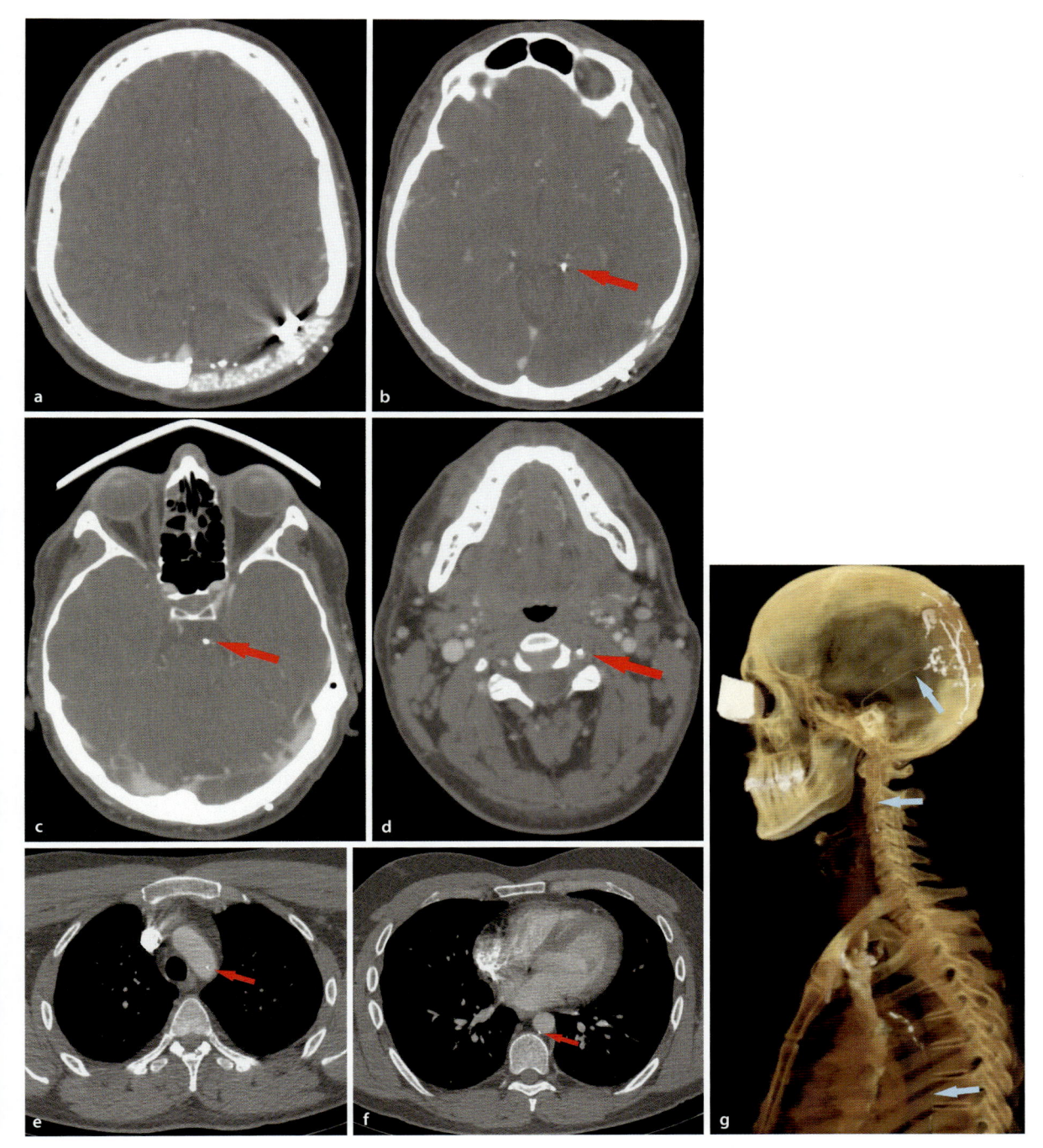

Abb. 10.47a–g Eine sehr seltene Komplikation, jedoch erwähnenswert. Bei diesem Patienten wurde nach intrakranieller Blutung bei AV-Malformation ein interventioneller Verschluss der pathologischen Gefäße durchgeführt. Anschließend ließ sich jedoch leider der dafür verwendete Katheter nicht mehr entfernen. **a–d** Im ersten CT-Bild sehen wir einen Metallartefakt durch noch intrakraniell liegende Anteile des Führungsdrahtes knapp unterhalb des Palacos-Deckels, der nach neurochirurgischer Ausräumung des Hämatoms eingebracht wurde. Im nächsten, etwas weiter distalen CT-Bild mit Pfeil markiert der metallische Anteil des verbleibenden Drahtes, der sich im weiteren Verlauf nach distal über die A. basilaris und die A. vertebralis links nach kaudal verfolgen lässt zur Aorta thoracalis. Mehrfache Versuche, den Katheter zu entfernen, misslangen. **g** In der 3D-Rekonstruktion ist der gesamte Verlauf des Katheters rekonstruiert. Man sieht unter dem Palacos-Deckel die mit hyperdensem Verschlussmaterial gefüllten pathologischen Gefäße der AV-Malformation. Mit Pfeilen markiert das scharf begrenzte metallische Drahtkathetersystem, das nach kaudal bis zur Aorta thoracalis abzugrenzen ist

Verschleppung von Plaques

Arteriosklerostische Plaques können durch die Manipulation mit Drähten und Kathetern im Gefäßinneren abreißen und mit dem Blutstrom in distalere Gefäßabschnitte fortgetragen werden, wo sie im schlimmsten Fall zu weiteren Stenosen oder Gefäßverschlüssen führen können (Abb. 10.48).

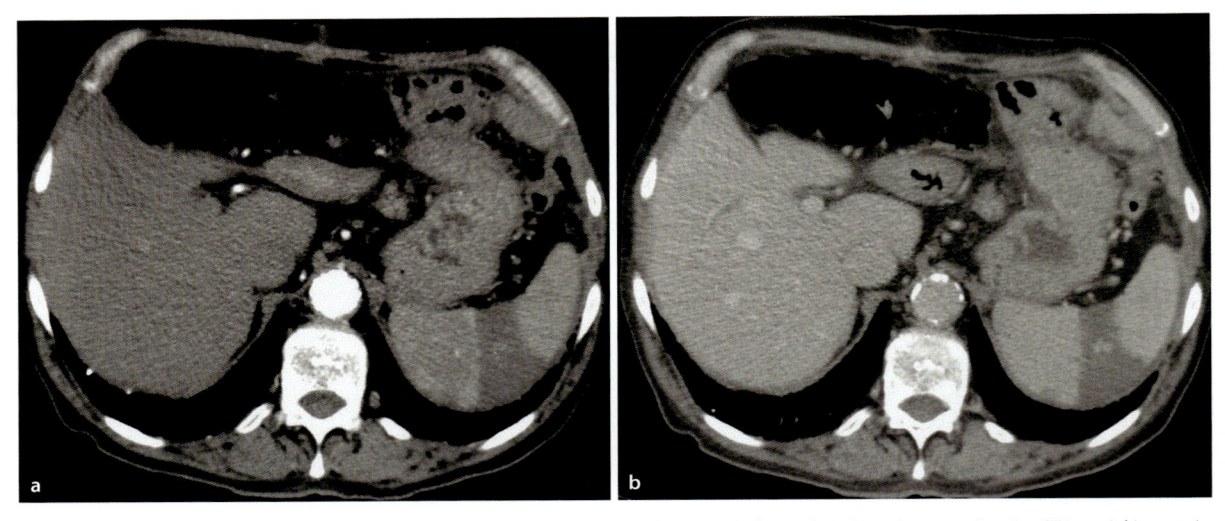

Abb. 10.48a, b Patientin mit akut aufgetretenen Rücken- bzw. Lendenschmerzen links nach Katheterintervention. Im CT ist axial in arterieller und venöser Kontrastierungsphase eine scharf begrenzte keilförmige Kontrastmittelaussparung im mittleren Anteil der Milz abgrenzbar. Dieses Areal entspricht einem akuten Milzinfarkt. Retrospektiv muss angenommen werden, dass während der interventionellen Angiographie durch Manipulation im Gefäßsystem einer der zahlreichen harten und weichen Plaques aus der Aorta abgelöst und über den Truncus coeliacus und die A. lienalis zur Milz verschleppt wurde und den Infarkt hier ausgelöst hatte

Restenosen und Stentverschluss

Bei einfachen BM-Stents (»bare metal stent«) wird die Restenoserate mit 15–30% der Patienten angegeben (Abb. 10.49, Abb. 10.50). Diese Rate ist bei DE-Stents niedriger. Patienten mit einer Restenose können mittels erneuter PTA behandelt werden (Abb. 10.51).

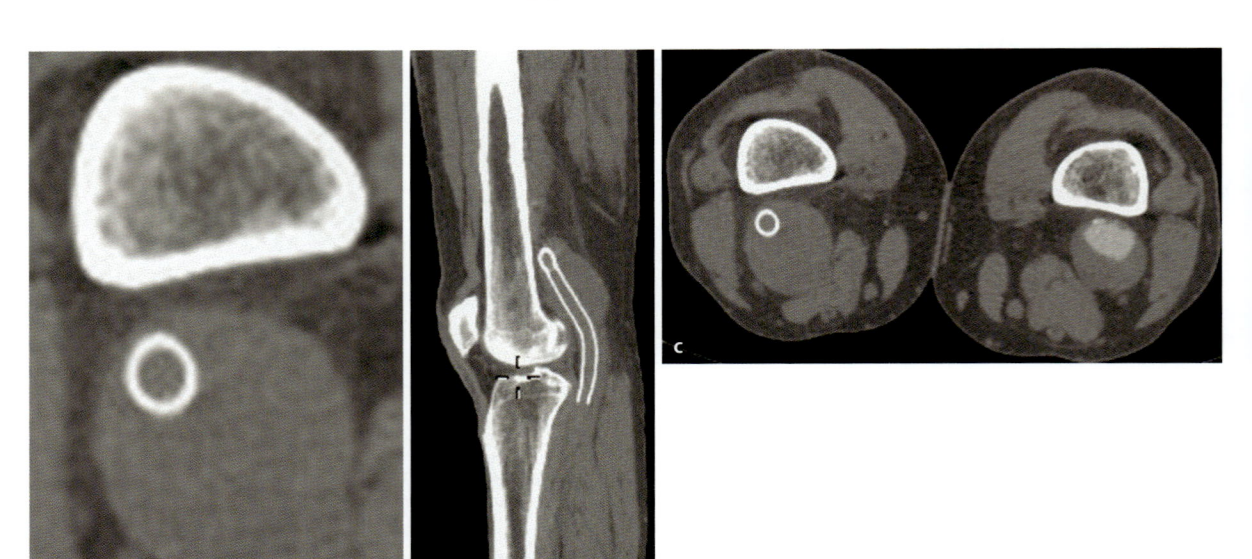

Abb. 10.49a–c CT-Rekonstruktion eines Stents in der A. poplitea. Man sieht durch die Kontrastierung der Gegenseite (Popliteaaneurysma), dass es sich um eine arterielle Phase handelt. Der Stentgraft im thrombosierten Popliteaaneurysma rechts ist jedoch nicht kontrastiert. Hier liegt ein vollständiger Verschluss des poplitealen Stents vor

10.1 · Angioplastie

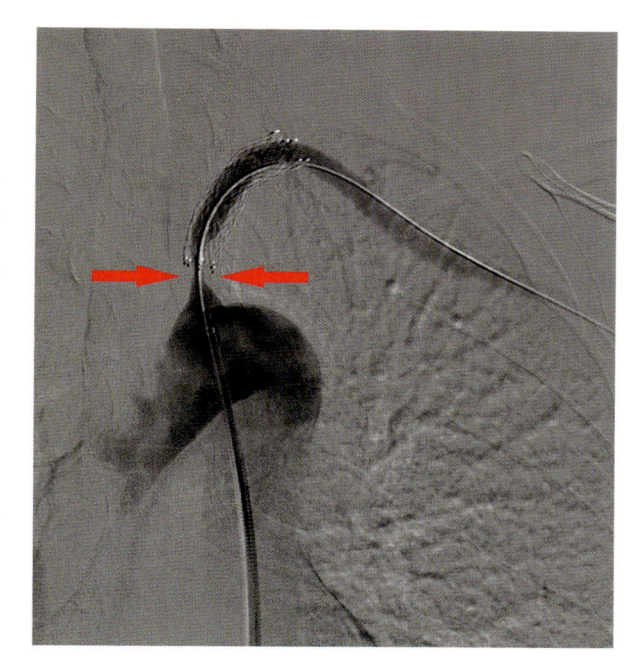

Abb. 10.50 Stent in der A. subclavia links. In der vorliegenden DSA-Untersuchung mit Pfeilen markiert eine hochgradige Stenosierung am proximalen Stentende, welche später mittels Ballonkatheter dilatiert werden konnte

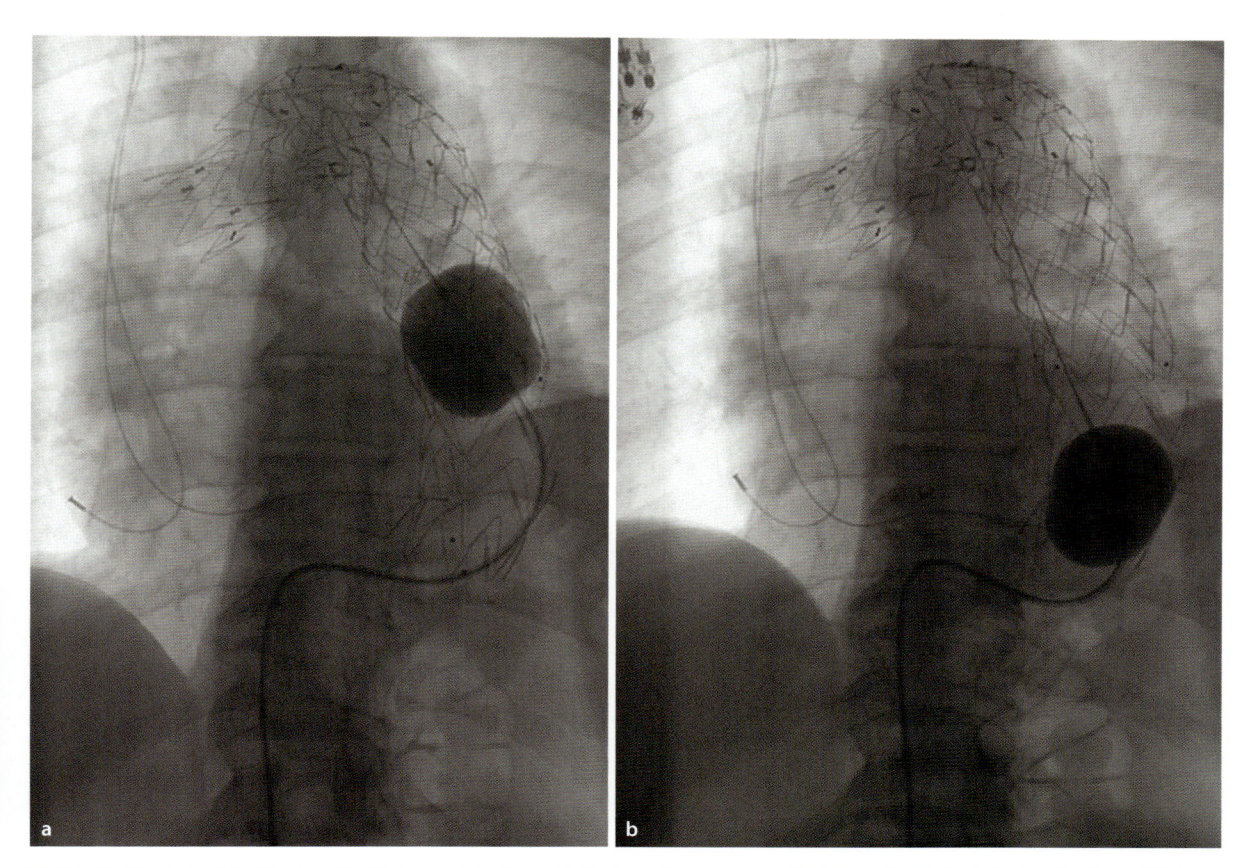

Abb. 10.51a, b Aortaler Stent mit Gefäßstenosen. In diesem Fall sehen wir einen ungewöhnlich großen Ballonkatheter, der für die Dilatation der Aorta vorgesehen ist. Dieser wurde von kranial nach distal mehrfach dilatatiert, um die vormals langstreckige Restenose zu beseitigen

Endoleak

Diese Leckagen können das Therapieergebnis deutlich verschlechtern. So kann ein Endoleak zu einer erneuten Größenzunahme eines Aneurysmas führen und damit einen Risikofaktor für eine Aneurysmaruptur darstellen.

Es werden 5 Endoleaktypen unterschieden:

- Typ I

Mangelnde Abdichtung des Stents an der proximalen oder distalen Gefäßwand, durch die Blut zwischen Stent und Aneurysmasack treten kann. Ein spontaner Verschluss ist selten.

> **Cave**
> Diese Form des Endoleaks geht mit einer hohen Rupturgefahr einher und stellt daher eine Behandlungsindikation dar.

In Abb. 10.52 und Abb. 10.53 sind schematisch die Typen IA und IB dargestellt, in Abb. 10.54 ein klinisches Beispiel für ein Endoleak vom Typ IB.

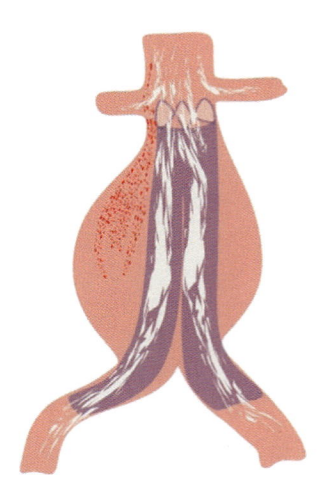

Abb. 10.52 Schematische Darstellung eines Endoleaks Typ IA, bei dem der Stent mit dem proximalen Ende nicht der Gefäßwand anliegt, wodurch eine Wiederauffüllung des Aneurysmasacks über die Undichtigkeiten von kranial erfolgt

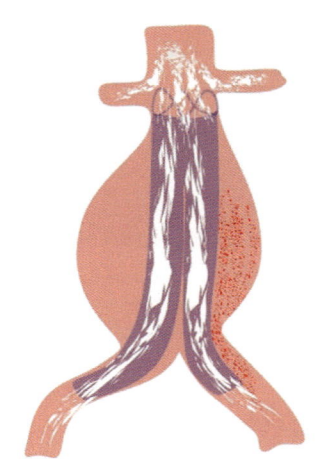

Abb. 10.53 Schematische Darstellung eines Endoleaks Typ IB, bei dem der Stent mit dem linken distalen Ende nicht der Gefäßwand anliegt, wodurch eine Wiederauffüllung des Aneurysmasacks über die Undichtigkeiten von kaudal erfolgt

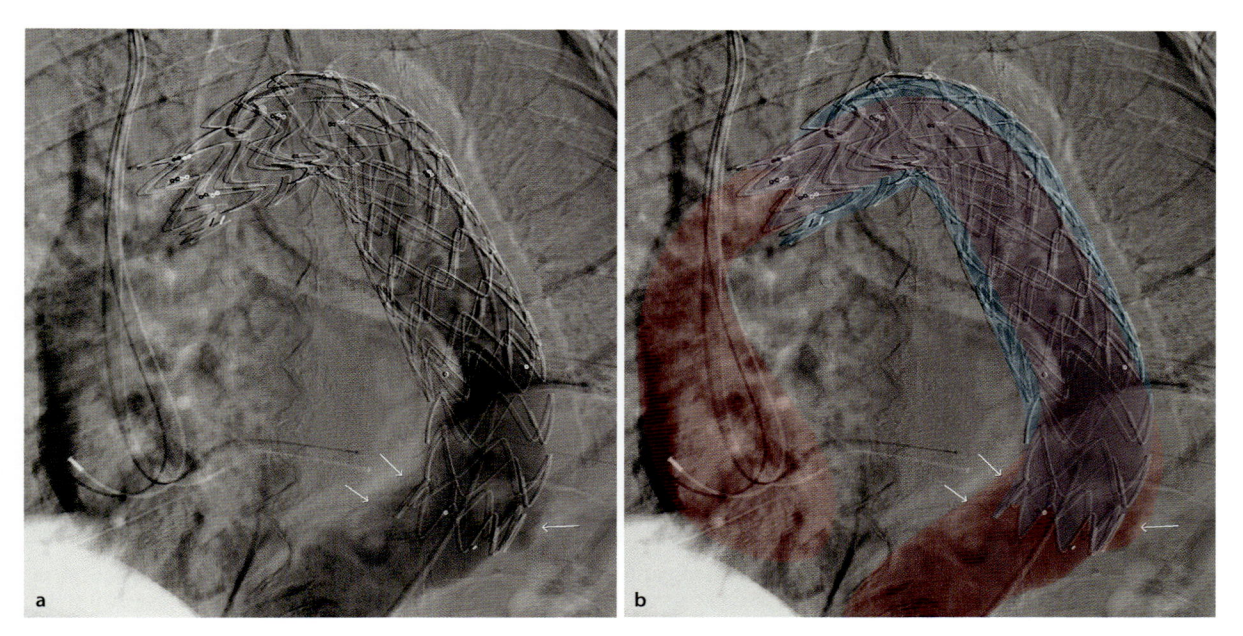

Abb. 10.54a, b Digitale Subtraktionsangiographie eines thorakalen Aortenstents mit distalem Endoleak (Typ IB)

- **Typ II**

Auffüllung des Aneurysmas durch Kollateralarterien.

> Typ II ist der häufigste Endoleaktyp.

Endoleaks vom Typ II werden bei Aortenaneurysma insbesondere durch Lumbalarterien oder durch die A. mesenterica inferior beobachtet. Man kann Typ-II-Endoleaks weiter unterteilen:
- Ist das Endoleak nur durch ein Gefäß verursacht, spricht man von einem Endoleak Typ IIA.
- Sind zwei oder mehr Gefäße beteiligt handelt es sich um Endoleak Typ IIB.

Diese Endoleaks weisen eine hohe Rate an Spontanverschlüssen auf, sodass bei Patienten, bei denen das Aneurysma nicht erheblich größenprogredient ist, auf eine weitere Therapie meist verzichtet werden kann.

Die schematische Darstellung dieses Endoleaktyps sowie klinische Beispiele sind in ◘ Abb. 10.55 und ◘ Abb. 10.56 (Typ IIA) bzw. ◘ Abb. 10.57 und ◘ Abb. 10.58 (Typ IIB) gezeigt.

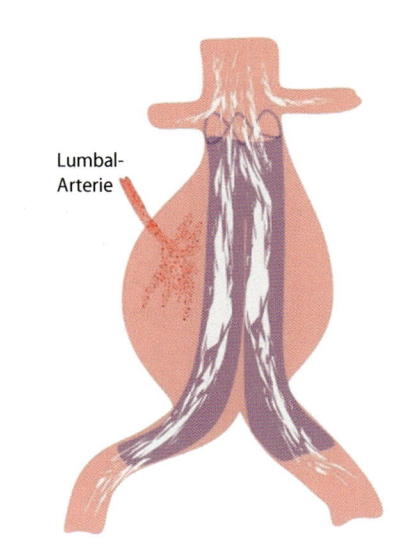

Abb. 10.55 Schematische Darstellung eines Endoleaks Typ IIA bei einem mit Y-Prothese versorgten infrarenalen Aortenaneurysma

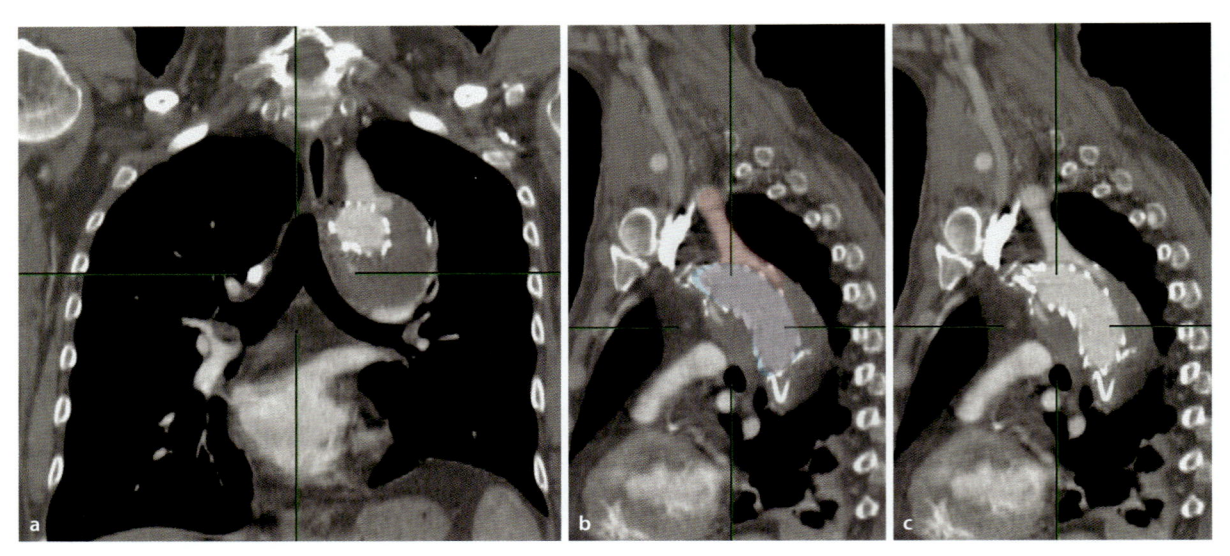

Abb. 10.56a–c CT in koronarer (**a**) und sagittaler Rekonstruktion (**b, c**) nach Kontrastmittelapplikation in arterieller Kontrastierungsphase. Die Aorta thoracalis mit Zustand nach Implantation eines gecoverten Stents zur Ausschaltung eines thorakalen Aortenaneurysmas. Dieses wird jedoch über ein Endoleak Typ IIA durch die A. subclavia reperfundiert (rot)

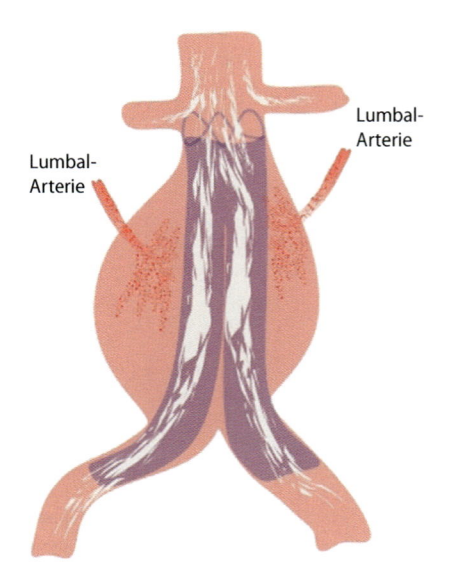

Abb. 10.57 Schematische Darstellung eines infrarenalem Aortenaneurysmas mit implantiertem gecovertem Stent. Weiß gekennzeichnet der reguläre Blutfluss. Beidseits von dorsal angedeutet Lumbalarterien, die den Aneurysmasack (rot) reperfundieren. Bei Reperfusion durch mehr als ein Gefäß Endoleak Typ IIB

10.1 · Angioplastie

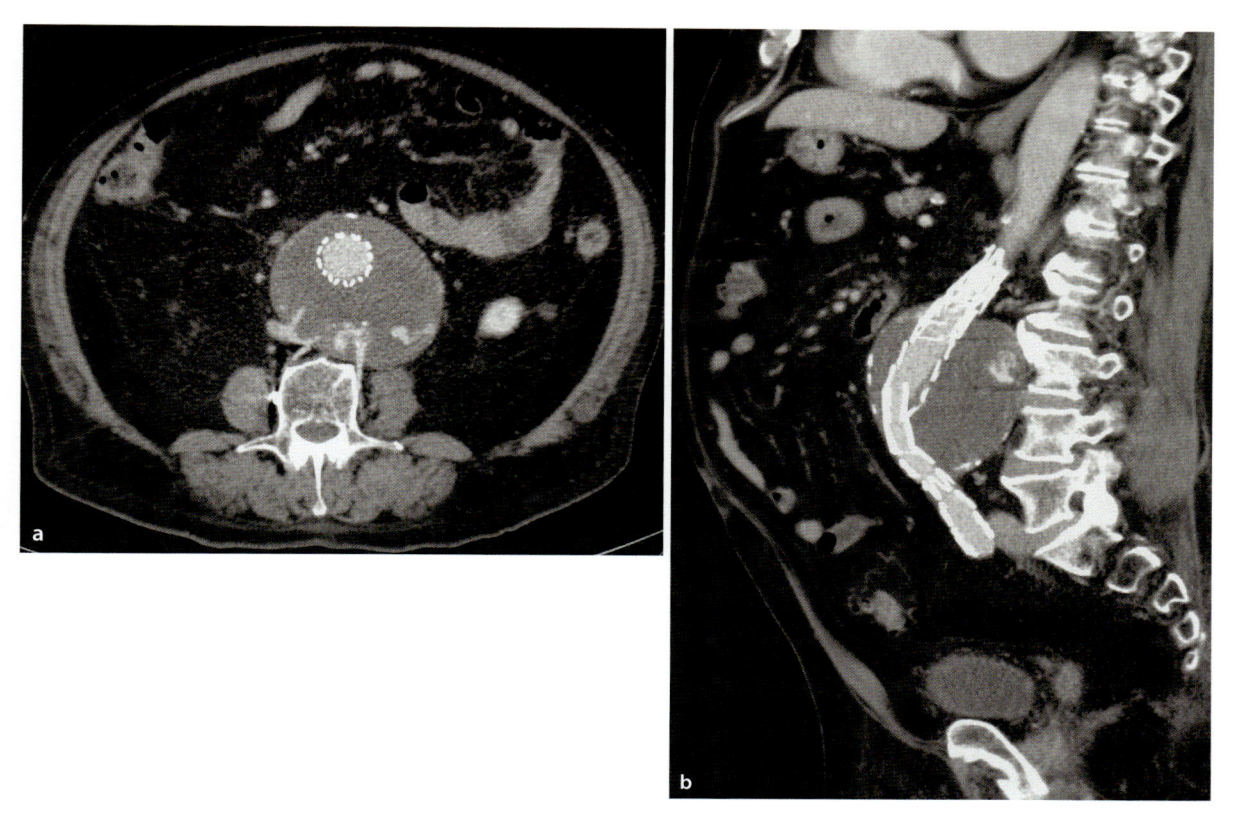

Abb. 10.58a, b CT-Angiographie der Aorta abdominalis in axialer und sagittaler Darstellung. Gecoverter Stent mit regulär kontrastiertem Lumen in der Aorta. Umgebend ein sehr breiter Thrombus. Dieser wird von dorsal durch wenigstens 2 lumbale Gefäßäste reperfundiert und kontrastiert. Daher Endoleak Typ IIB

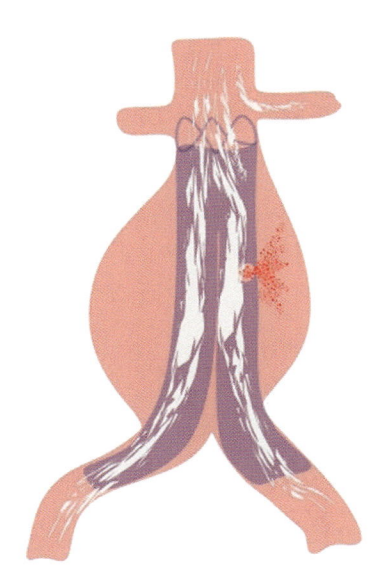

Abb. 10.59 Schematische Darstellung eines infrarenalen Aortenaneurysmas mit gecovertem Y-Stent. Stentdefekt linksseitig mit Austritt von Blut in den Aneurysmasack: Endoleak Typ IIIB

Typ III

Beim Typ III handelt es sich um ein Endoleak durch einen Defekt des Stents bzw. der Prothese.

Man kann Typ-III-Endoleaks weiter unterteilen:
- Ist das Endoleak durch eine Separation von Verbindungstellen (Y-Prothese) bedingt, spricht man von einem Endoleak Typ IIIA.
- Sind Löcher oder Brüche im Stent bzw. in der Prothese aufgetreten, spricht man von einem Endoleak Typ IIIB.

Die schematische Darstellung dieses Endoleaktyps sowie klinische Beispiele sind in ◘ Abb. 10.59, ◘ Abb. 10.60, ◘ Abb. 10.61, ◘ Abb. 10.62 und ◘ Abb. 10.63 gezeigt.

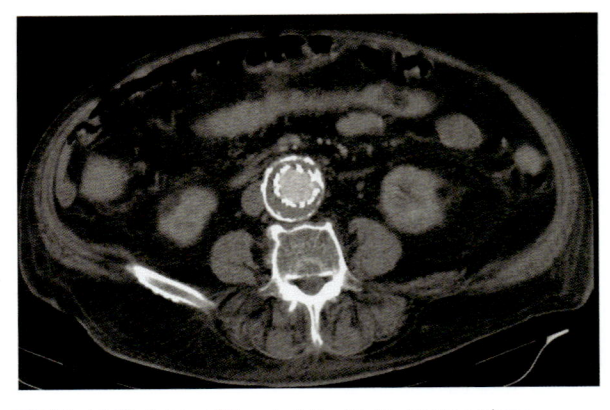

◘ **Abb. 10.60** Axiales CT in arterieller Kontrastierungsphase. Abdominelles Aortenaneurysma mit gecovertem Stent. Schmaler zirkulärer Thrombosesaum. Hierbei handelt es sich um einen Normalbefund ohne abgrenzbares Endoleak

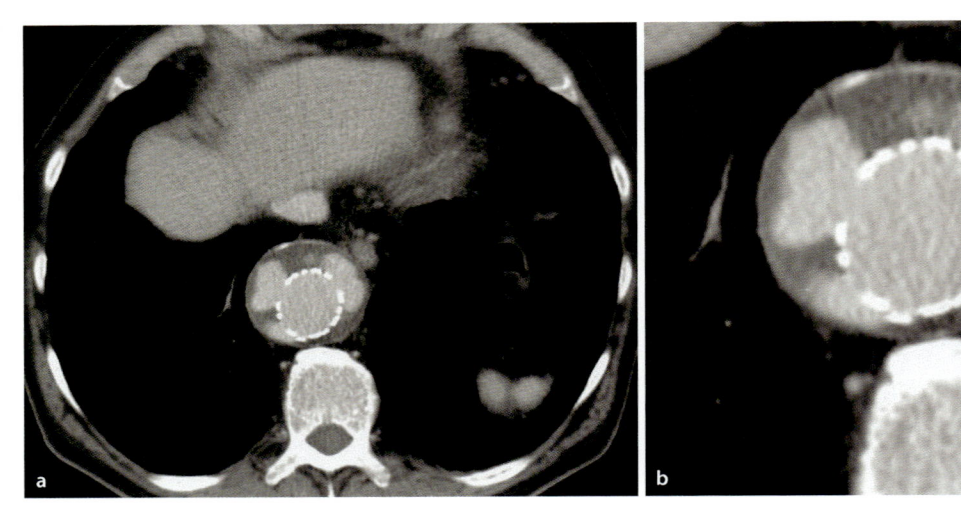

◘ **Abb. 10.61a, b** Im Vergleich zur Untersuchung in ◘ Abb. 10.60 zeigt sich hier ein thorakales Aortenaneurysma, welches ebenfalls mit einem gecoverten Stent versorgt wurde. Im Gegensatz zu ◘ Abb. 10.60 ist hier jedoch der zirkuläre thrombotische Saum an mehreren umschriebenen Stellen kontrastiert, daher perfundiert. Ursächlich hierfür Verdacht auf Defekte im Stentgitter (Endoleak Typ IIIB)

10.1 · Angioplastie

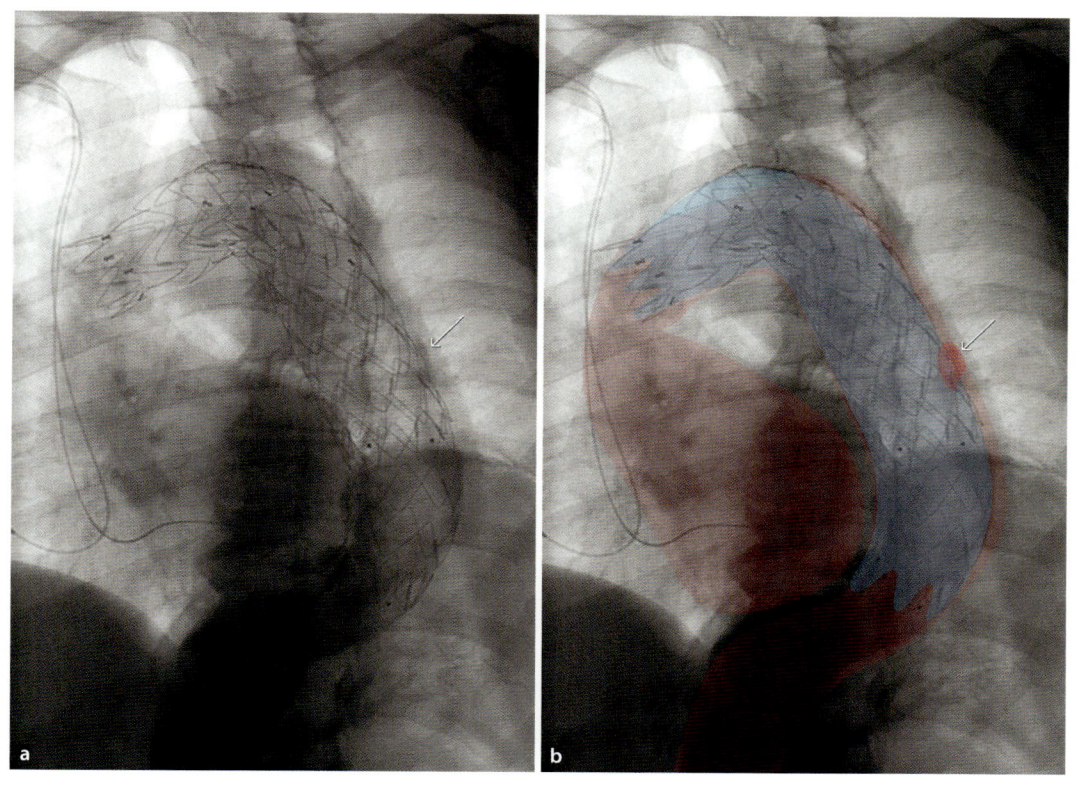

Abb. 10.62a, b In der Angiographie sehen wir einen kleinen Kontrastmittelaustritt (Pfeil) aus dem Gitter des Aortenstents. Dieses Kontrastmittelleck füllt den schmalen Saum nach kranial und kaudal (rot), der einer Perfusion des ausgeschalteten Aneurysmasackes entspricht. Auch in diesem Fall Endoleak Typ IIIB

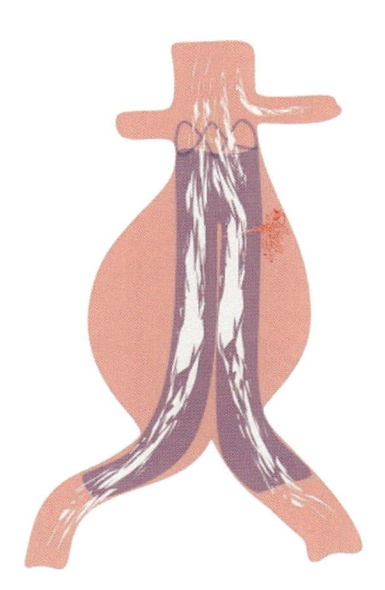

Abb. 10.63 Schematische Darstellung eines infrarenalen Aortenstents. In diesem Beispiel Defekt des Stents an der Anschlussstelle zwischen dem geraden aortalen Anteil und dem linken Schenkelhals bei Y-Stent: Endoleak Typ IIIB

- **Typ IV**

Beim Typ IV handelt es sich um ein Endoleak durch einen bereits initial bestehenden Defekt des Stents oder der Prothesenwand.

- **Typ V – Endotension**

Die Endotension beschreibt die Größenprogredienz des Aneurysmasacks ohne ein abgrenzbares Endoleak I–IV (◘ Abb. 10.64). Die Endotension ist daher nur über die messbare Größenzunahme des Aneurysmasacks zu detektieren. Hierzu vergleicht man die erste postoperative CT-Aufnahme mit den folgenden CT-Kontrollen.

Bei einer Vergrößerung des Aneurysmas um 0,5 cm oder 10% der Fläche und fehlendem Nachweis eines Endoleaks vom Typ I–IV ist die Diagnose zu stellen.

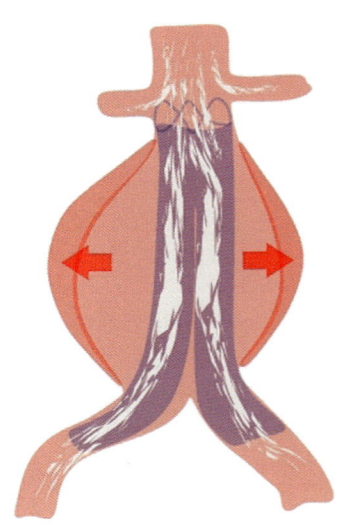

◘ **Abb. 10.64** Schematische Darstellung eines gecoverten Aortenstents bei infrarenalem Aortenaneurysma. Das Blut (weiß) strömt regulär durch den gecoverten Stent. Es zeigt sich kein Endoleak. Dennoch Größenzunahme des Aneurysmasacks (rot mit Pfeilen gekennzeichnet)

Dislokation

Eine weitere Komplikation nach Stentversorgung eines Aneurysmas ist die Dislokation bzw. das Verrutschen des eingebrachten Stents. Der Stent rutscht nach distal, dabei tritt ein Mismatch zwischen dem Stentdurchmesser und dem Durchmesser des Gefäßes an der Kontaktfläche auf, was zu einem Endoleak Typ I führen kann. Zudem kann eine Stentdislokation die Verlegung abgehender Gefäße zur Folge haben.

Zur Beurteilung einer Dislokation muss der Vergleich zur Voraufnahme anhand einer Messung des Abstandes zu anatomischen Bezugspunkten erfolgen. Beispiele wären der Abstand des Aortenstents zu den Nierenarterien (Abb. 10.65) oder zur Bifurkation (Abb. 10.66).

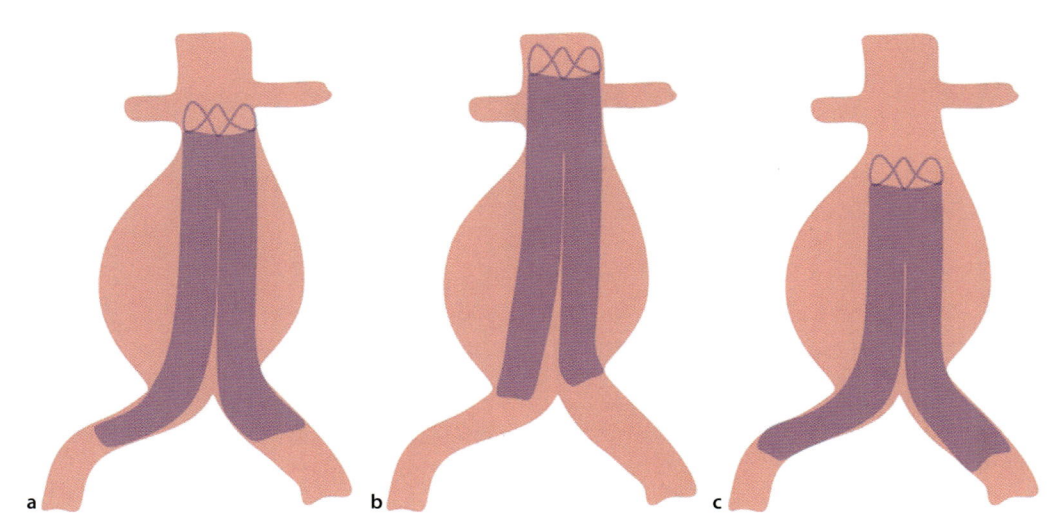

Abb. 10.65a–c Schematische Darstellung eines gecoverten Stents bei infrarenalem Aortenaneurysma. **a** Regelrechte Position unterhalb der Nierenarterien mit regelhaftem Abschluss des Stents proximal an der Wand der Aorta und distal an den Wänden der Iliakalarterien. **b** Dislokation eines Stents/einer Y-Prothese nach kranial mit Überdeckung der Nierenarterienabgänge, was zu Durchblutungsstörungen bis zum Verschluss der Nierenarterien führen kann. Distal Dehiszenz des Stents von der Wand der Iliakalarterien, hierdurch entsteht ein Endoleak Typ IB. **c** Dislokation eines Stents/einer Y-Prothese nach kaudal, hierdurch Verlust der Kontaktfläche von Stent und proximaler Wand der Aorta und Endoleak Typ IA

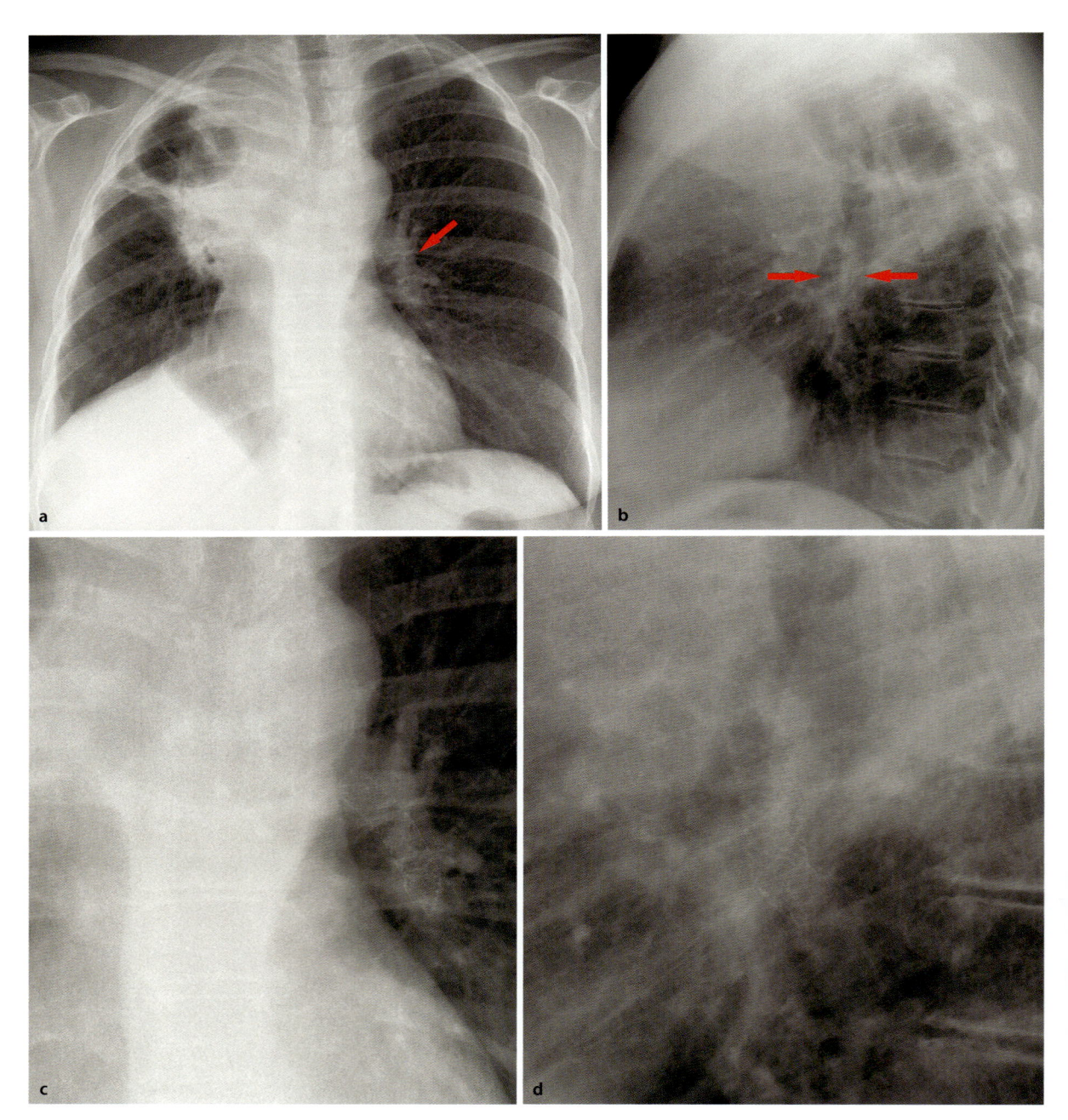

Abb. 10.66a–d Patient mit suprahilärem Bronchialkarzinom rechts. Das Bronchialkarzinom hatte zu einer erheblichen Enge der V. cava superior geführt. Diese Enge wurde interventionell dilatiert, und ein Stent wurde implantiert. **a, b** In der nun vorliegenden Aufnahme (Röntgen-Thorax in 2 Ebenen) kein Nachweis von Stentmaterial in Projektion auf die V. cava superior. Dafür zeigt sich ein Stent in Projektion auf die linke Pulmonalarterie (**b**; Pfeile). Es handelt sich um eine Dislokation des Stents, der über den rechten Vorhof in den rechten Ventrikel und schließlich bis in die linke Pulmonalarterie transportiert wurde. Es besteht ein hohes Risiko für Perfusionsstörungen und möglicherweise auch Thrombosierung des Stents. **c, d** Vergrößerung des Stents in der linken A. pulmonalis

Materialbruch

> ⓘ **Cave**
> Eine Implantation von Stents in Bewegungssegmenten wie der A. femoralis communis (AFC) oder der A. poplitea sollte vermieden werden. In Bewegungssegmenten ist die Rate der Stentbrüche durch die mechanische Beanspruchung höher.

Diese Komplikation kann wiederum zu einer erhöhten Rate von Stentverschlüssen führen.

Der Materialdefekt bei einem Patienten mit Stent in der V. subclavia und V. cava superior ist in ◘ Abb. 10.67 dargestellt. Ein solcher Defekt kann durch verändertes Strömungsverhalten des Blutes und die durch die Defekte resultierenden turbulenten Strömungen zu einem Verschluss des Stents führen.

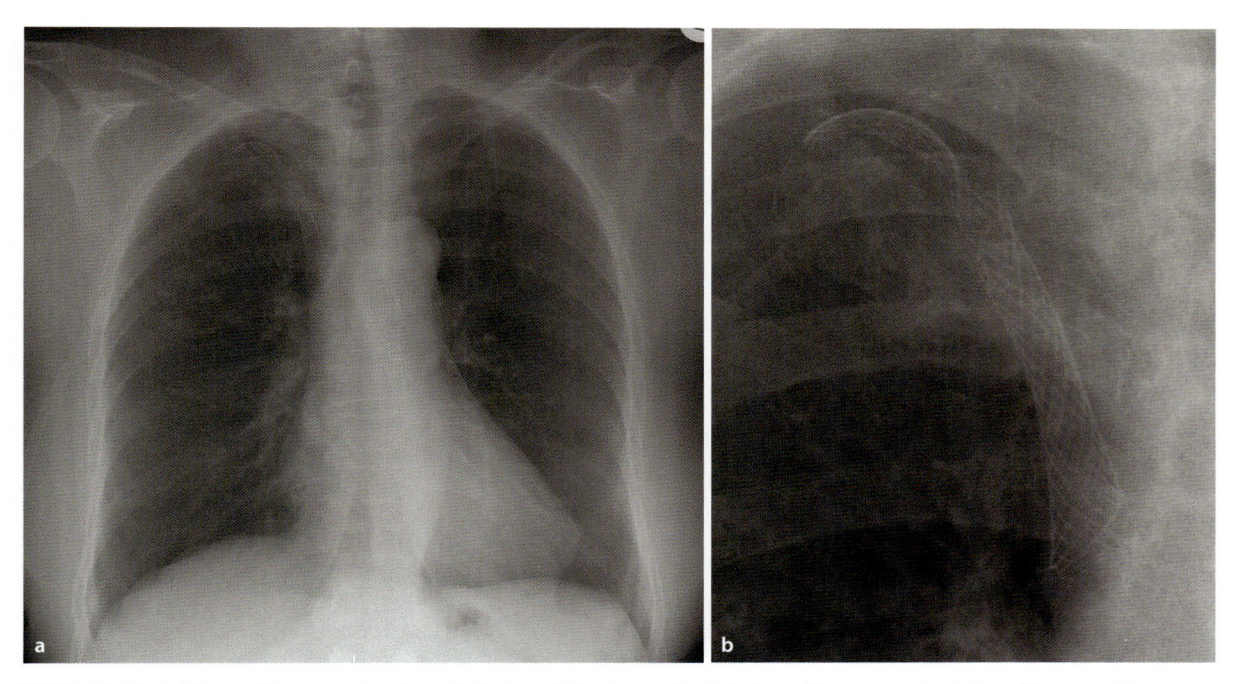

◘ **Abb. 10.67a, b** Röntgen-Thorax p.-a. bei einem Patienten mit Stent in der V. subclavia und V. cava superior. In Vergrößerung sieht man die Destruktion des Stents, der im proximalen Drittel gerissen erscheint. Ein solcher Defekt kann durch verändertes Strömungsverhalten des Blutes und die durch die Defekte resultierenden turbulenten Strömungen zu einem Verschluss des Stents führen

10.2 Cava-Filter

Die Implantation eines Cava-Filters wird bei Patienten mit dem Risiko einer Lungenarterienembolie bei Vorliegen von Kontraindikationen einer antikoagulatorischen Therapie vorgenommen (◘ Abb. 10.68), aber auch bei Patienten mit einem erhöhten Risiko rezidivierender Lungenembolien. Der Cava-Filter wird in der V. cava inferior, unterhalb der Nierenvenen platziert. Eine Implantation oberhalb der Nierenvenen könnte eine Thrombose verursachen, die zu Nierenfunktionsstörungen führen kann.

V.-cava-Filter können permanent oder temporär eingebracht werden. Permanente Filter werden mit kleinen Widerhaken in der Gefäßwand verankert und können nur noch operativ entfernt werden. Temporäre Cava-Filter können über ein spezielles Entfernungskathetersystem nach 2–3 Wochen wieder entfernt werden. Verbleiben temporäre Katheter zu lange im Gefäß, kann die Endothelialisierung bereits so weit fortgeschritten sein, dass eine Entfernung unmöglich wird.

> **Temporäre Cava-Filter sind meist an einem kleinen Haken erkennbar, der für das Entfernungssystem als Andockstelle dient.**

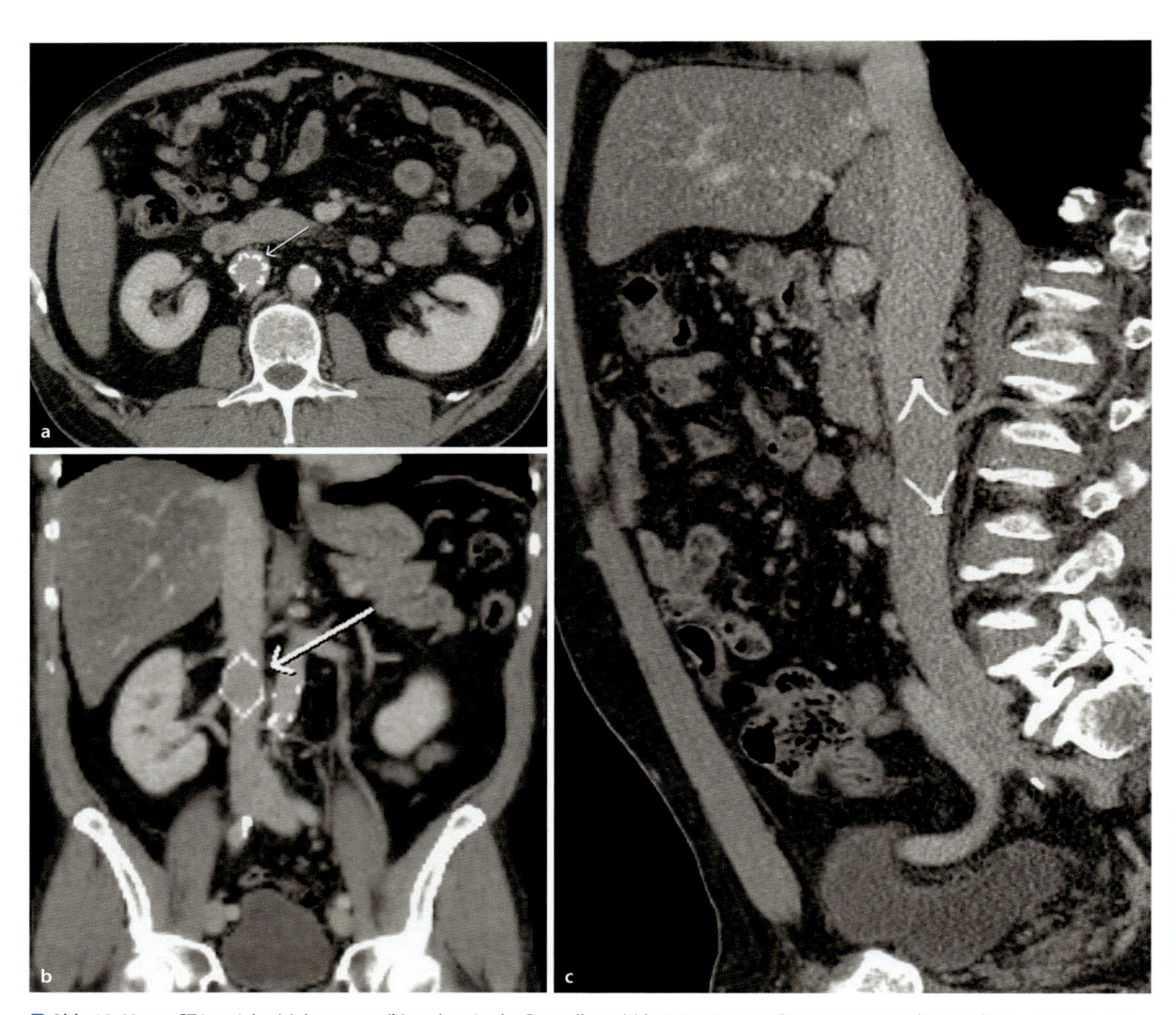

◘ **Abb. 10.68a–c** CT in axialer (**a**), koronarer (**b**) und sagittaler Darstellung (**c**) bei einer jungen Patientin mit rezidivierenden Lungenarterienembolien. Hier wurde temporär ein Filter in die V. cava inferior eingesetzt. Dieser liegt knapp unterhalb des Abgangs der rechten Nierenarterie. In den vorliegenden Untersuchungen zeigen sich keine Komplikationen

Komplikationen

Die Komplikationen, die bei Implantation eines Cava-Filters auftreten können, sind in der Übersicht zusammengefasst.

Komplikationen
- Thrombose des Filters
- Lungenembolie durch einen vom Filter ausgehenden Thrombus
- Filterdislokation
- Filterdefekte (Bruch)
- Endothelialisierung eines ursprünglich temporären Filters

10.3 Gefäßverschließende Verfahren

Zu den gefäßverschließenden Verfahren zählen:
- Ballonokklusion (temporär),
- Sklerosierung durch chemische Substanzen, die nach Injektion in ein Gefäß zu einer Gefäßwandschädigung mit nachfolgender Freisetzung von thromboseinduzierenden Faktoren führen, und
- Embolisation.

Eine **Embolisation** ist ein interventionell-radiologisches Verfahren mit dem Ziel eines Gefäßverschlusses durch Applikation von mechanischen oder flüssigen Embolisaten bzw. Gewebeklebern. Die Embolisation ist dabei häufig die minimalinvasive und damit schonendere Alternative zu einem operativen Verschluss. Zu den typischen Indikationen zählen v. a. Blutungen und Gefäßmalformationen, aber auch Tumoren. Je nach der entsprechenden Indikation bzw. Problematik wird sich der interventionelle Radiologe zwischen verschiedenen Embolisaten entscheiden.

Der mechanische Verschluss gelingt durch die in der Übersicht genannten Verfahren. Flüssige Embolisate, die in das Gefäß appliziert werden, zeigt eine weitere Übersicht.

Mechanische gefäßverschließende Verfahren
- Ballonkatheter
- Coils (Embolisationsspiralen)
- Coils mit thrombogenen Fäden
- Embolisationsschirme (z. B. »vascular plug«)
- Gecoverte Stentgrafts

Flüssige Embolisate, die in das Gefäß appliziert werden
- Ethanol
- Lipiodol
- Histoacryl
- Ethibloc
- Onyx
- Thrombin

> **Cave**
> Bei diesen flüssigen Embolisaten ist es wichtig, darauf zu achten, dass der Verschluss sehr schnell erfolgen kann, was in ungünstigen Fällen zum Verkleben des Katheters mit dem Embolisat und dem Gefäß führt.

Partikuläre Embolisate sind in der folgenden Übersicht zusammengefasst.

Partikuläre Embolisate
- Gelatineschwamm (Gelfoam)
- Sphärische PVA-Partikel (»beads«; PVA = Polyvinylalkohol)
- Acrylgelatinemikrosphären (»embospheres«)
- u. v. m.

Sphärische Mikropartikel können mit Medikamenten oder radioaktiven Substanzen versetzt werden. Sie sind als temporäre Lösung als Gelatinepartikel oder als permanente Lösung als Plastikpartikel verfügbar. Zudem können die Mikropartikel in verschiedenen Größen bestellt werden (von 40–900 μm).

Indikationen

Die Indikation eines gefäßverschließenden Verfahrens ist häufig multifaktoriell und wird interdisziplinär beschlossen. Vorgehen und Embolisat müssen im Vorfeld des Eingriffes genauestens geplant werden. Eine Hilfestellung bietet hierfür die entsprechende Fachliteratur.

Indikationen
- Aktive Blutungen
- Aneurysma (Blutung und präventiver Verschluss)
- Präoperativer Gefäßverschluss zur Verminderung operativer Blutungen
- Tumortherapie (zur Verkleinerung oder zur Unterstützung einer Chemotherapie)
- Vaskuläre Malformationen
- AV-Fisteln
- Komplikationen einer Stenttherapie (Endoleak Typ II)

Komplikationen

Die Komplikationen, die bei gefäßverschließenden Verfahren auftreten können, sind in der Übersicht zusammengefasst.

> **Komplikationen**
> - Angiographiebedingte Komplikationen
> - Fehlplatzierung des Embolisats mit akzidentiellem Verschluss anderer Gefäße
> - Unzureichende Thrombosierung
> - Reperfusion
> - Schmerzen bei der Intervention

■ Abb. 10.69 zeigt das Vorgehen bei einem 70-jährigen Patient mit einer aktiven arteriellen Blutung im rechten Leberlappen nach einer diagnostischen Punktion.

Die Bilderserie in ■ Abb. 10.70 zeigt einen Patienten mit multiplen Leberhämangiomen, deren Verschluss mittels partikulärer Embolisate erfolgte.

> **Embolisate sind meist nicht röntgendicht und daher in der digitalen Subtraktionsangiographie oder in Röntgenaufnahmen nicht abzugrenzen.**

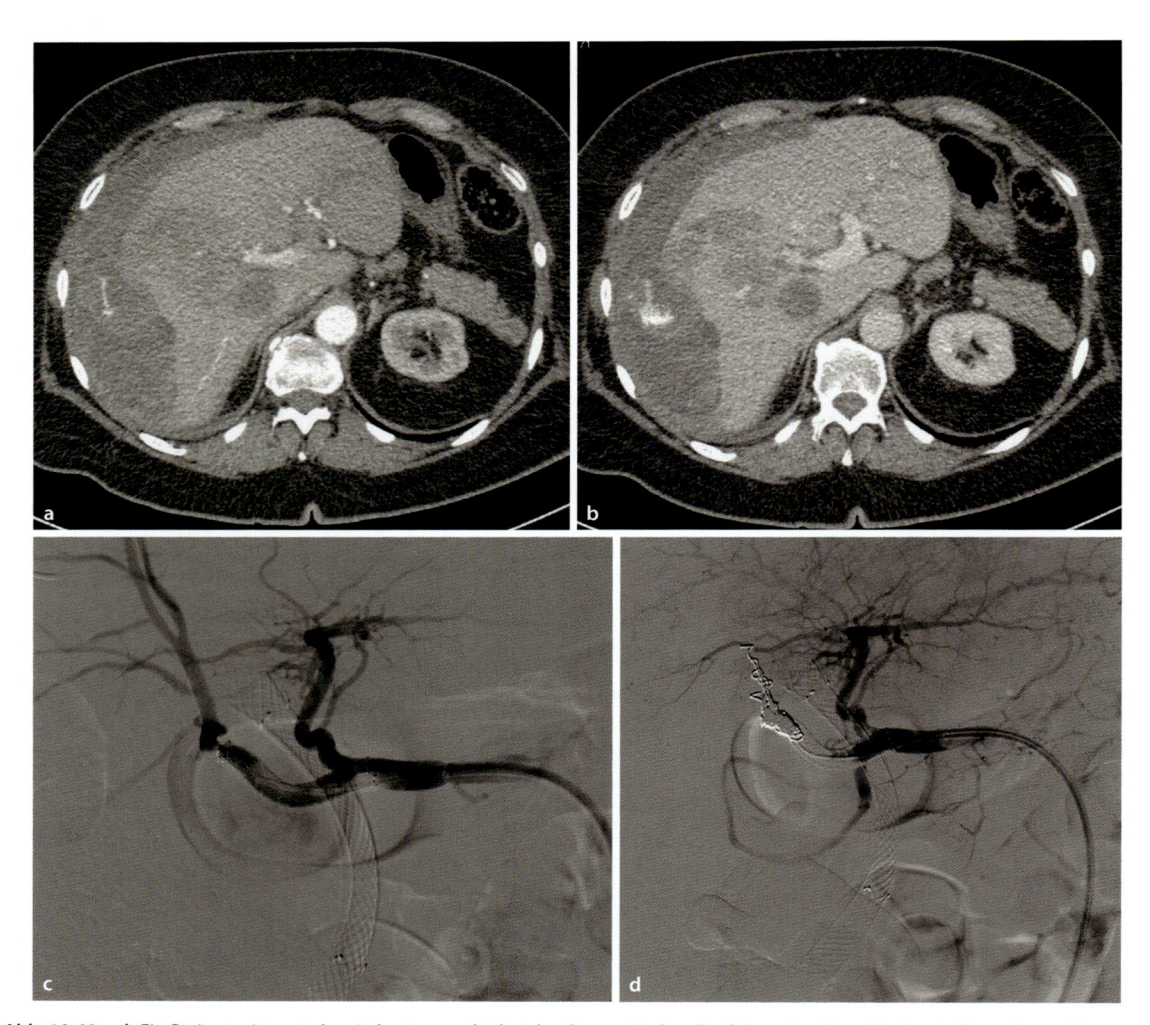

■ **Abb. 10.69a–d** Ein Patient mit zentralem Lebertumor, der bei der diagnostischen Punktion eine Komplikation in Form einer aktiven arteriellen Blutung erlitt. **a, b** CT des Abdomens in arterieller und venöser Kontrastierungsphase. Axiale Darstellung des Oberbauchs. Wir sehen den breiten Hämatomsaum subkapsulär um die Leber mit einer in der arteriellen Kontrastierungsphase zunächst kleinen, venös deutlich größer abgrenzbaren Kontrastmittelansammlung im Hämatom, die der aktiven Blutung und damit dem Kontrastmittelaustritt entsprachen. **c** Entscheidung zum interventionellen Verschluss der Blutung, welche aus der A. hepatica dexter hervorging. Zunächst wurde ein gecoverter Stent implantiert. In der Kontrolle nach Implantation zeigt sich jedoch noch immer ein wolkiger Kontrastmittelaustritt nach kaudal. **d** Da die Blutung nicht kontrollierbar war, schließlich Entscheidung zum Coiling der Arterie. In der Abschlusskontrolle vollständiges Sistieren der Blutung und partielle Thrombosierung des eingebrachten Stents

10.3 · Gefäßverschließende Verfahren

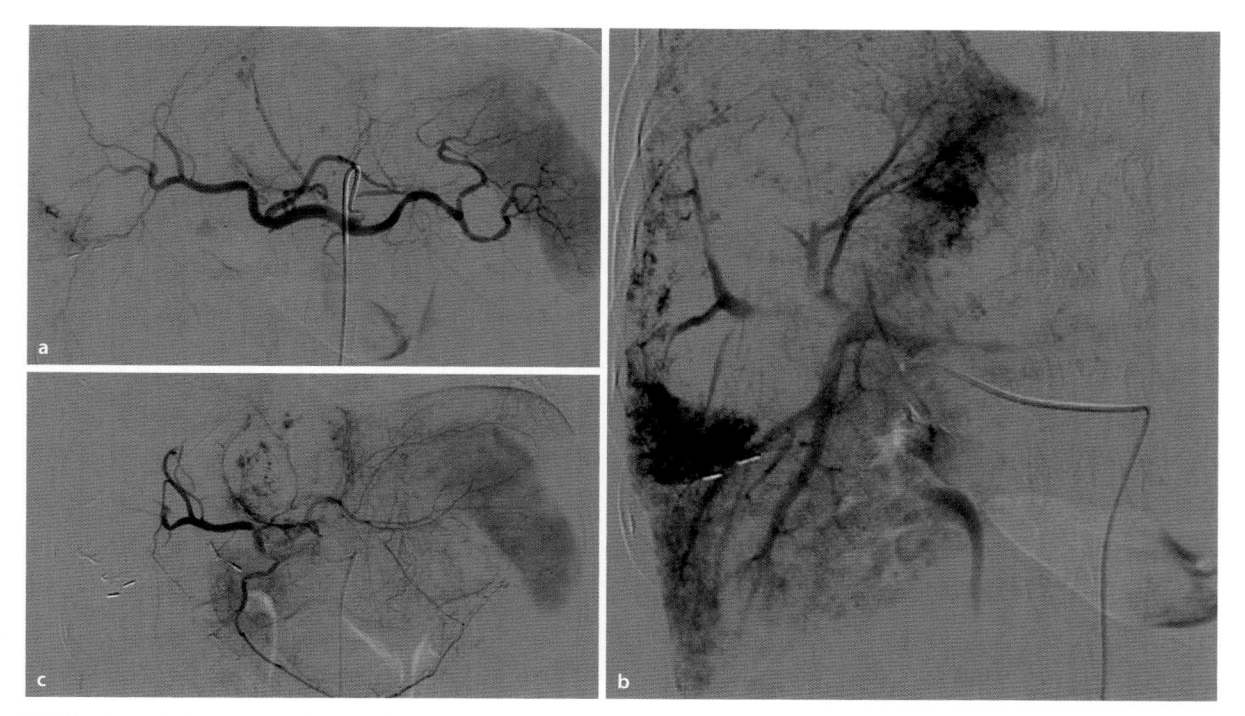

Abb. 10.70a, b Patient mit multiplen Leberhämangiomen. In der ersten Bildung (**a**) sehen wir die digitale Subtraktionsangiographie des Truncus coeliacus und beginnende Kontrastierung eines peripheren Leberhämangioms im Lebersegment VI mit kleinen nodulären Kontrastmittelanreicherungen. **b** In der nächsten Aufnahme sind die Leberhämangiome v. a. im Lebersegment VI und VII mit großflächiger ausgeprägter Kontrastmittelanreicherung besser abzugrenzen. **c** Zustand nach Verschluss der Leberhämangiome mittels partikulärer Embolisate (Microspheres in verschiedenen Größen). Diese sind nicht röntgendicht und daher in der vorliegenden Aufnahme nicht abzugrenzen

10.4 Pitfall

EVAR (endovaskuläre Aortenreparatur) mit Polyuretanschaum Ein Patient wurde wegen starker Rückenschmerzen in der Notaufnahme vorstellig. Hier erfolgten zunächst eine körperliche Untersuchung und schließlich die Überweisung in die Radiologie zum Ausschluss von Harnleiterkonkrementen (◘ Abb. 10.71).

Da in der körperlichen Untersuchung und auch im Ausscheidungsurogramm (AUG) keine pathologischen Befunde erhoben wurden, sollte nun im nächsten Schritt eine Komplikation des mittels Stent versorgten Aneurysmas erfolgen (◘ Abb. 10.72).

Bei der Dichtemessung finden sich Dichtewerte von 191 HU im Stent, Dichtewerte von 192 HU außerhalb des Stents im vermuteten Aneurysmasack und Dichtewerte von 187 HU in kleinen abdominellen Arterien, die zum Vergleich gemessen wurden (◘ Abb. 10.73).

Daher zunächst Verdacht auf Perfusion des Aortenaneurysmas.

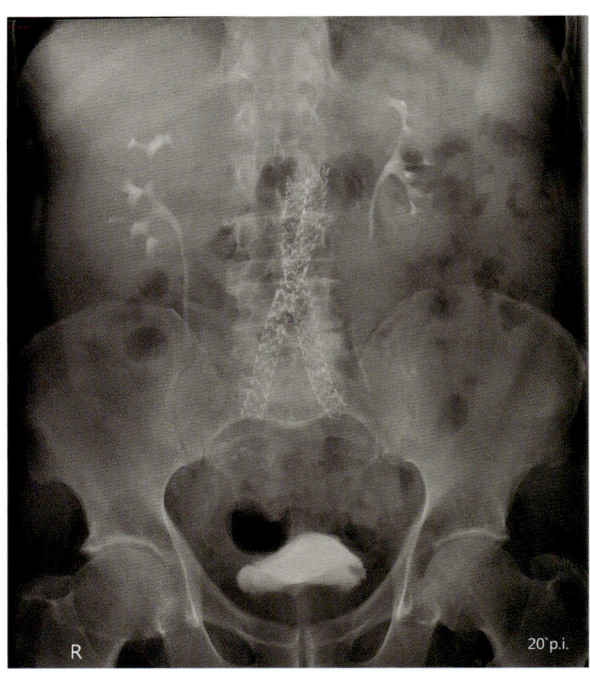

◘ **Abb. 10.71** Ausscheidungsurogramm (AUG) eines Patienten mit abdominellen Beschwerden. Regelhafte Kontrastierung der Nierenschatten, der Nierenkelche und Nierenbecken sowie der Ureteren beidseits. Beide Ureteren sind aufgrund von Kontraktionen nicht vollständig abgebildet. Die Harnblase ist nur mäßig gefüllt, reizlos. Nebenbefundlich fielen bei dem Patienten die beiden Stents auf, welche distal in der Aorta abdominalis liegen und über die Bifurkation beidseits die Iliakalarterien erreichen

10.4 · Pitfall

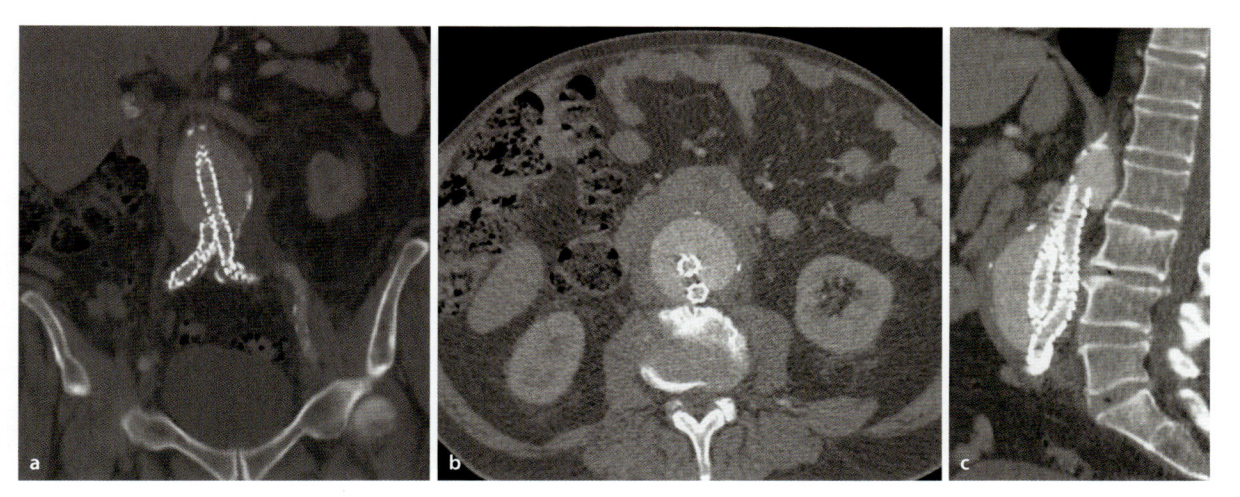

Abb. 10.72a–c In der CT-Kontrolle (**a**) sieht man bereits im Knochenfenster die beiden Stents innerhalb eines scheinbar kontrastierten Aneurysmasacks liegen. **b, c** Im Weichteilfenster deutlich erkennbare Kontrastierung des Stentlumens, aber auch Kontrastierung des Aneurysmas. Umgebend ein breiter zirkulärer Thrombosesaum

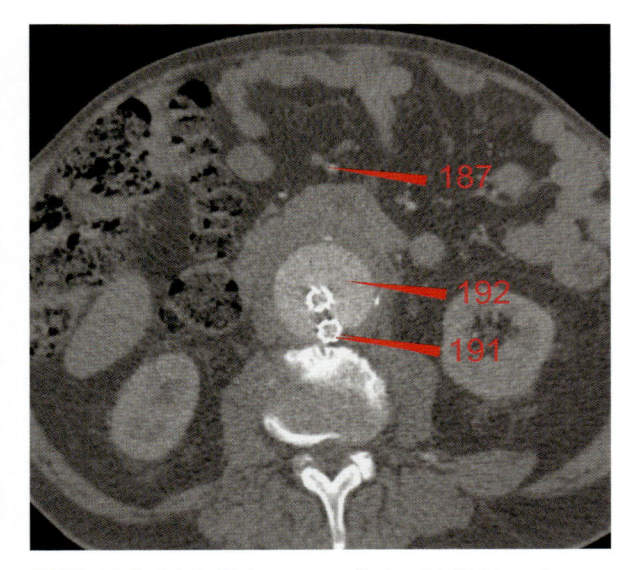

Abb. 10.73 Bei der Dichtemessung finden sich Dichtewerte von 191 HU im Stent, Dichtewerte von 192 HU außerhalb des Stents im vermuteten Aneurysmasack und Dichtewerte von 187 HU in kleinen abdominellen Arterien, die zum Vergleich gemessen wurden

Nach nochmaliger Rücksprache mit den Gefäßchirurgen die Auflösung: Es handelt sich um eine neuartige Versorgung von Aneurysmata, bei der der Aneurysmasack mit einem Kunststoff (Polyurethanschaum) gefüllt bzw. ausgeschäumt wird. Der Blutfluss innerhalb des Aneurysmas wird hierdurch unterbunden. Leider weist der Kunststoff in dieser CT-Aufnahme in etwa die gleichen Dichtewerte auf wie das kontrastierte Blut, sodass wir hier keine ausreichende Beurteilbarkeit hinsichtlich des Vorhandenseins von Endoleaks attestieren mussten.

Der Patient wurde mittels Kontrastmittelsonographie nachuntersucht.

10.5 Quiz

> Die Lösungen sind im ▶ Anhang zu finden.

Fall 10.1
Ein Patient mit bekanntem infrarenalem Bauchaortenaneurysma und Zustand nach Stentgrafttherapie (◘ Abb. 10.74). Dies ist eine Verlaufskontrolle. Der Patient ist beschwerdefrei.
Finden Sie Komplikationen?

Beurteilung:

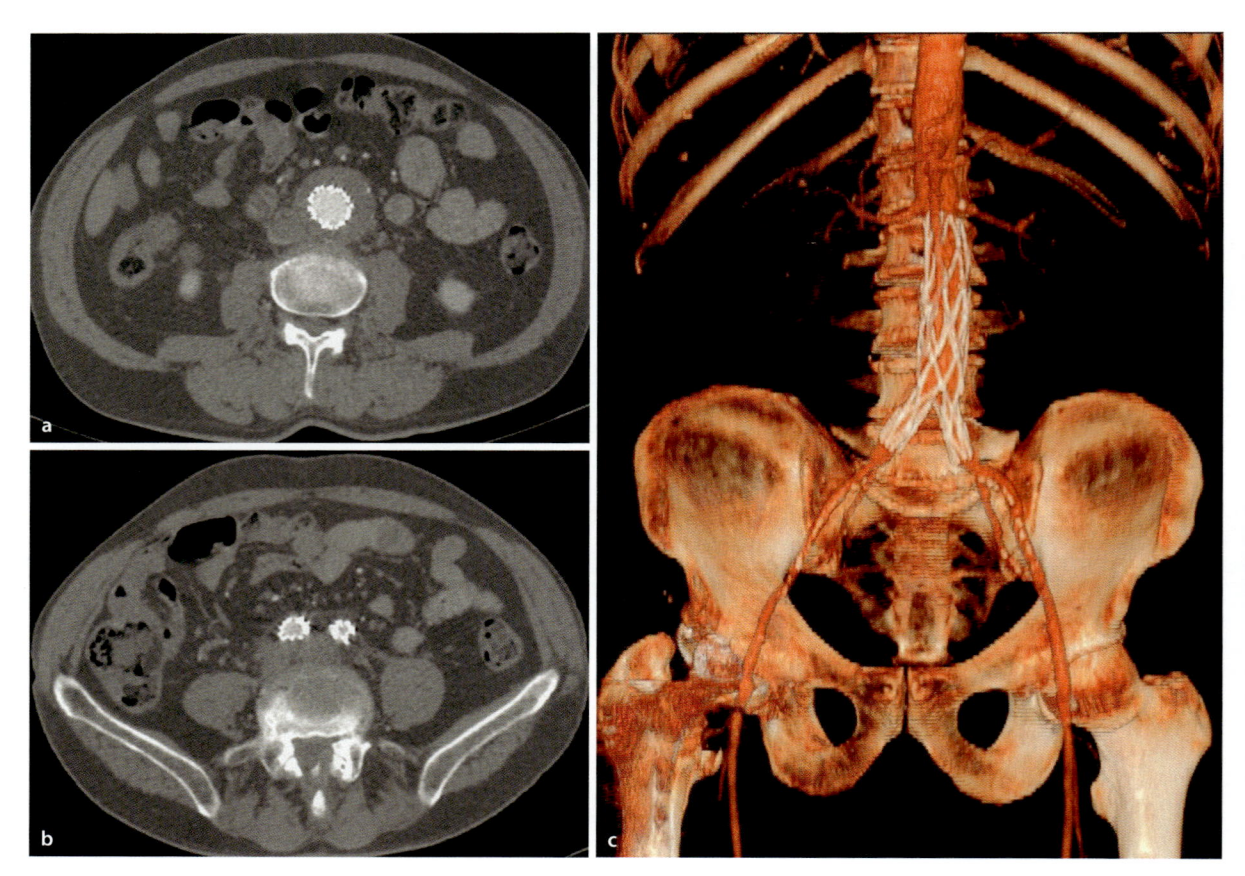

___

___

___

◘ Abb. 10.74a–c Fall 10.1: CT-Verlaufskontrolle bei Y-Stent der Aorta

10.5 · Quiz

Fall 10.2

Eine Patientin mit akut aufgetretener Dyspnoe und stechenden thorakalen Schmerzen. Die Patientin ist erstmals in Ihrer Klinik. Sie haben keinerlei Voraufnahmen oder Briefe zur weiteren Verfügung. Abgebildet ist die Röntgen-Thorax-Aufnahme in 2 Ebenen (Ausschluss Pneumothorax) (◘ Abb. 10.75).
Welcher Befund fällt Ihnen auf, und wie würden Sie weiter vorgehen?

Befund:

Beurteilung:

Weiteres (diagnostisches) Vorgehen):

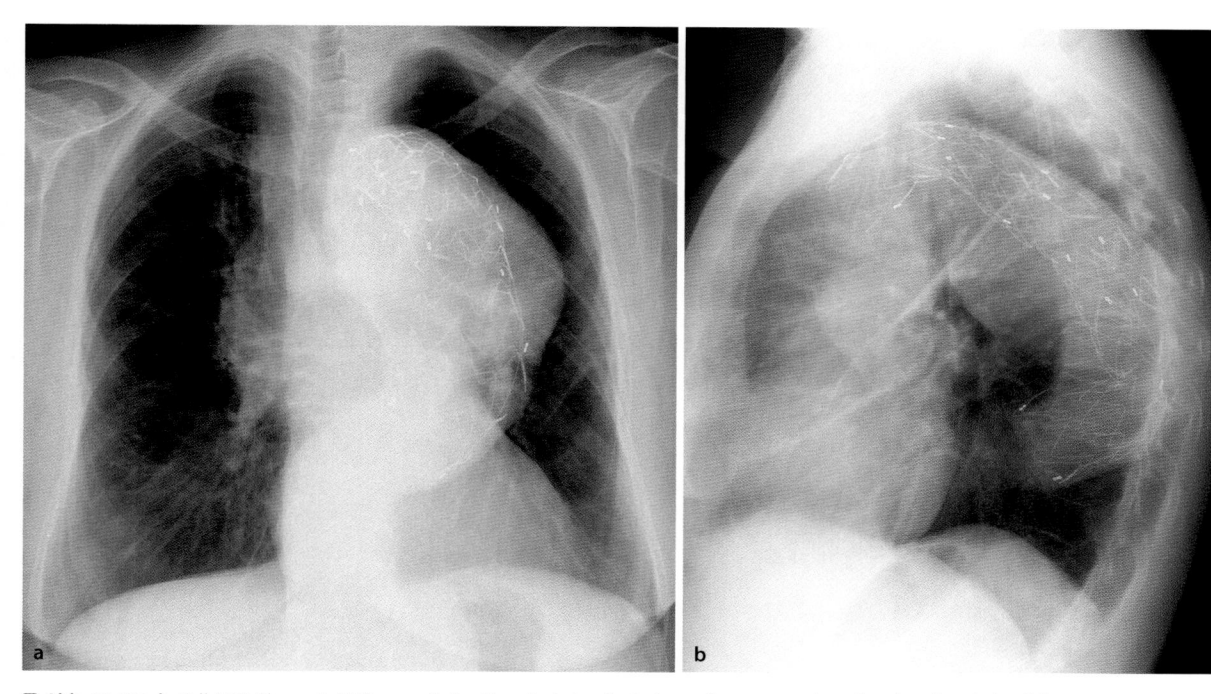

◘ Abb. 10.75a, b Fall 10.2: Thorax in 2 Ebenen. Patientin mit akut aufgetretener Dyspnoe und stechenden thorakalen Schmerzen

Literatur

Quellenangaben und weiterführende Informationen

Brassel F, Meila D, Papke K (2011) Vaskuläre Interventionen im Kopf-Hals-Bereich. Radiologe 51: 519–535

Deutsche Gesellschaft für Gefäßchirurgie (Hrsg) (2008/2010) Leitlinie zu Diagnostik und Behandlung der »zerbrovaskulären und der Armarterieninsuffizienz« bei abgangsnahen Stenose und Verschlüssen der Aortenbogenäste. Verabschiedung 10. Oktober 2008. Springer, Berlin Heidelberg New York

Dudeck O (2013) Endoleaks – wann behandeln? Radiologe· 53: 526–530

Faucheron N, Reimer P (2008) Koronare Herzcomputertomographie. Radiologe 48: 681–696

Fontaine R, Kim M, Kieny R (1954) Die chirurgische Behandlung der peripheren Durchblutungsstörungen. Helv Chir Acta 5: 499–533

Goldyn GL (2014) Praxishandbuch Angiographie. Spektrum der Diagnostik und Interventionen. Springer, Berlin Heidelberg New York

Helmberger T (2010) PAVK: Aktueller Stand der Therapie. Radiologe 50: 6

Huppert P, Tacke J, Lawall H, Faucheron N, Reimer P (2010) S3-Leitlinien zur Diagnostik und Therapie der peripheren arterielle Verschlusskrankheit. Radiologe 50: 7–15

Landwehr P, Arnold S, Voshage G, Reimer P (2008) Grundlagen der Embolisation und anderer verschließender Verfahren. Radiologe 48: 73–97

Radeleff BA (2013) Angiofibel: Interventionelle angiographische Diagnostik und Therapie. Springer, Berlin Heidelberg New York

Anhang

A Quizlösungen – 552

B Das letzte Wort – 565

Stichwortverzeichnis – 566

A Quizlösungen

Info to go

Um Ordnung in den Kabelsalat einiger Thoraxaufnahmen zu bekommen und nichts zu vergessen, empfiehlt sich ein schematisches Vorgehen wie die Befundung nach der **AB-G-D-Regel** (»**AB G**eht **D**ie Post!«).
- **A** – **A**temwege.
- **B** – **B**lut (Herz/Gefäße).
- **G** – **G**astrointestinale und die **g**anzen anderen Fremdkörper.
- **D** – **d**er Organbefund.

> In der zusammenfassenden Beurteilung sollte die Fragestellung der Kliniker (sofern vorhanden) zuerst beantwortet werden.

Bei unklaren Befunden bzw. unbekannten medizinischen Materialien empfiehlt es sich, besser die klinischen Kollegen zu kontaktieren und weitere Angaben zu erfragen.

Atemwege (▶ Kap. 3)

- **Fall 3.1**

Befund:
Den Befund zeigt ◘ Abb. 1:

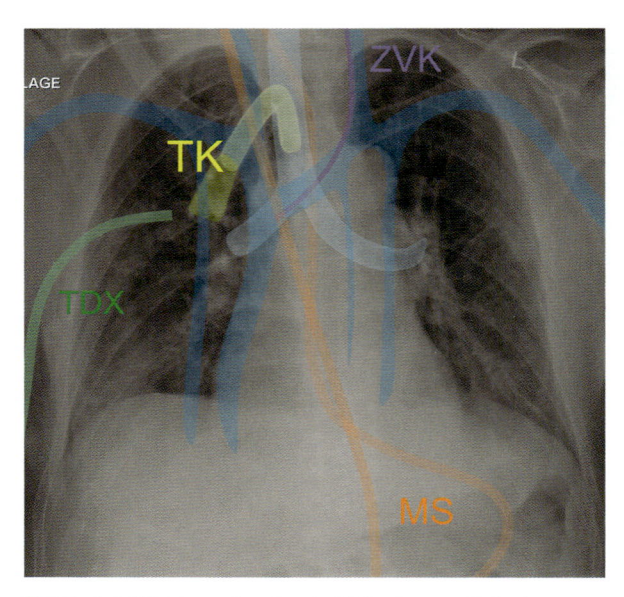

◘ **Abb. 1** Fall 3.1: Intensivpatient in Rückenlage zur Verlaufskontrolle bei Zustand nach schwerem Verkehrsunfall mit multiplen Frakturen der Extremitäten und prolongiertem Weaning

- **A** – Trachealkanüle (TK) in regelrechter Projektion auf die Trachea. Thoraxdrainage (TDX) rechts in der Fissura horizontalis.
- **B** – Zustand nach ZVK-Anlage über die V. jugularis interna links. Projektion der Katheterspitze knapp auf die V. cava superior.
- **G** – Magensonde (MS) in Projektion auf den Ösophagus und den epigastrischen Raum und zusätzlich als Überlagerung, die dem Patienten aufliegt.
- **D** – Frei belüftete Lungenstrukturen. Aktuell ist kein größerer Pneumothorax und kein größerer Erguss abzugrenzen.

Beurteilung:
- Frei belüftete Lungenstrukturen.
- Regelrechte Abbildung der eingebrachten medizinischen Materialien.

- **Fall 3.2**

Befund:
Den Befund zeigt ◘ Abb. 2:

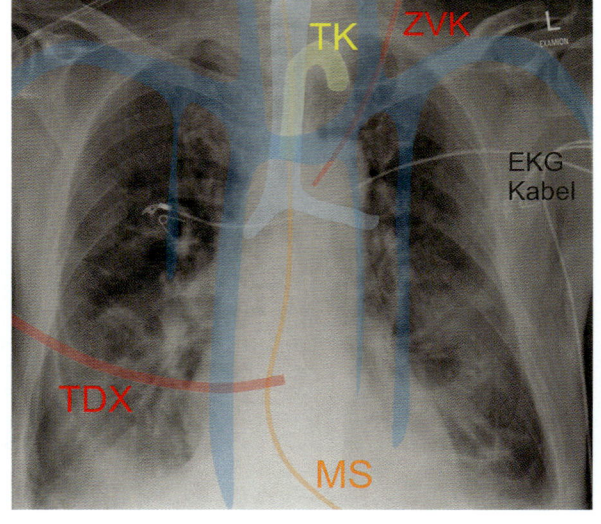

◘ **Abb. 2** Fall 3.2: Zustand nach großer Oberbauchoperation. Bei kompliziertem operativem Verlauf und zunehmender respiratorischer Insuffizienz wurde der Patient tracheotomiert. Der präoperativ gelegte ZVK wurde bei Verdacht auf Katheterinfekt ausgetauscht

- **A** – Trachealkanüle (TK) in regelrechter Projektion auf die Trachea. Toraxdrainage (TDX) rechts in Projektion auf das Mediastinum. Klinische Lagekontrolle (Sog/Förderung?), ggf. Rückzug empfohlen.

A Quizlösungen

- B – Zustand nach ZVK-Anlage über die V. jugularis interna links. Projektion der Katheterspitze auf den Aortenknopf. Eine regelrechte Lage des ZVK ist daher nicht sicher. (Mögliche Lage: V. brachiocephalica, via falsa, Aorta).
- G – Magensonde (MS) in Projektion auf den Ösophagus, das Ende ist ausgeblendet.
- D – Aktuell ist kein Pneumothorax abzugrenzen. Basale Minderbelüftungen.

Beurteilung:
- Verdacht auf Fehllage des neu eingebrachten ZVK links.
- Thoraxdrainage in Projektion auf das Mediastinum. Da keine zweite Ebene vorliegt, kann eine Fehllage im Bild nicht ausgeschlossen werden. In diesem Fall wird eine klinische Lagekontrolle (Sog/Förderung?) empfohlen.
- Regelrechte Abbildung der übrigen medizinischen Materialien.

Fall 3.3
Befund:
Den Befund zeigt ● Abb. 3:

- B – Zustand nach mechanischem Aortenklappenersatz (AKE). Sternalcerclagen nach Sternotomie. Clips am linken Mediastinalrand nach ACVB (»coronary artery bypass graft«). Rechts über die V. jugularis interna eingebrachter zentraler Venenkatheter (ZVK) und Pulmonalarterienkatheter (PAK) regelrecht mit dem Ende des ZVK in Projektion auf die V. cava superior (VCS) und dem Ende des PAK in Projektion auf den rechtsventrikulären Ausflusstrakt.
- G – Die Magensonde (MS) liegt regelrecht in Projektion auf den Verlauf des Ösophagus. Die Spitze ist ausgeblendet. Überlagerungen durch EKG-Kabel.
- D – Mediastinales Emphysem am linken Herzrand und links thorakales Weichteilemphysem nach offener Herzklappenoperation. Deutliche Minderbelüftungen links.

Beurteilung:
- Mediastinalemphysem und Weichteilemphysem links thorakal nach offenem Aortenklappenersatz.
- Minderbelüftungen der linken Lunge.
- Regelrechte Abbildung der eingebrachten medizinischen Materialien.

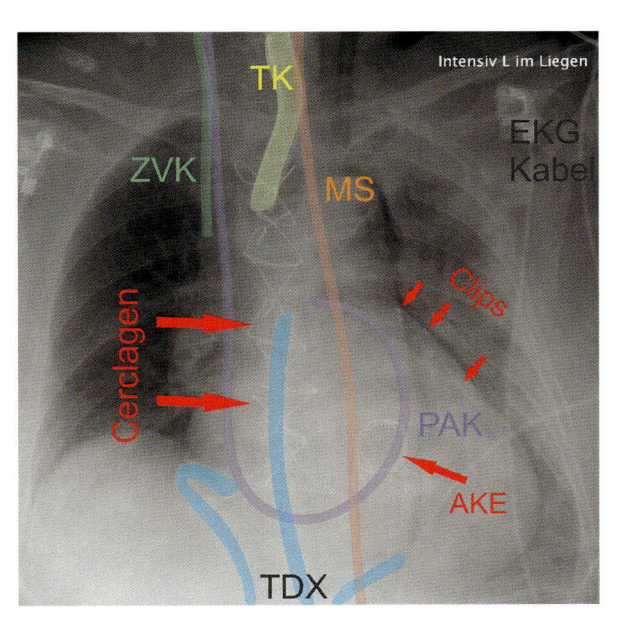

● **Abb. 3** Fall 3.3: Postoperative Liegendaufnahme eines Patienten nach Herzklappenoperation

- A – Trachealkanüle (TK) regelrecht. 3 basale Thoraxdrainagen (TDX). (Achtung: Eine oder mehrere dieser Drainagen können auch medizinische Drainagen im Sinne von Wunddrainagen sein.)

- **Fall 3.4**

Befund:
Den Befund zeigt ◨ Abb. 4:

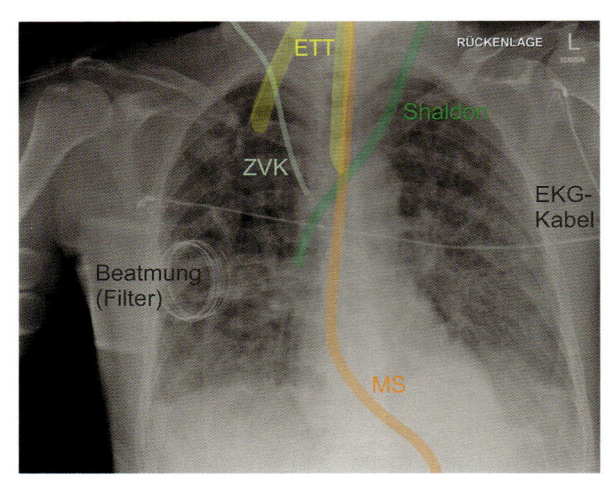

◨ **Abb. 4** Fall 3.4: Der Patient wurde in der Notaufnahme wegen respiratorischer Erschöpfung sofort intubiert und beatmet. Ohne weitere klinische Angaben zur Diagnostik angefertigte Thoraxröntgenaufnahme mit der Fragestellung: Infiltrate, Erguss, kardiopulmonaler Status?

- **A** – Regelrechte Abbildung eines Endotrachealtubus (ETT) in Projektion auf die Trachea oberhalb der Trachealbifurkation.
- **B** – Zustand nach ZVK-Anlage über die V. jugularis interna rechts. Projektion der Katheterspitze regelhaft auf die V. cava superior. Zustand nach Shaldon-Anlage über die V. jugularis interna links. Das Katheterende befindet sich im distalen Ende der V. cava superior.
- **G** – Überlagerungen durch den Beatmungsfilter und EKG-Kabel.
- **D** – Stauungszeichen. Basale Minderbelüftungen. Kein Anhalt für einen Pneumothorax.

Beurteilung:
- Stauungszeichen.
- Basale Minderbelüftungen.
- Regelrechte Abbildung der eingebrachten medizinischen Materialien.

Herz (▶ Kap. 4)

Herzklappen (▶ Abschn. 4.2)

- **Fall 4.1**

Aortenklappe »Sapiens« von Fa. Edwards, eine stentgetragene minimalinvasiv implantierbare Klappe.

- **Fall 4.2**

Es handelt sich um eine CE (= Carpentier Edwards) porcine Supra-Annular-Klappe, eine biologische Klappenprothese in Aortenklappenposition.

- **Fall 4.3**

In diesem Fall wurde ein MitraClip eingesetzt. Wir sehen den typischen Clip in Projektion auf den Herzschatten – genauer auf den unteren linken Quadranten des Herzschattens, das sollte uns an die Mitralklappe denken lassen.

Das Schrittmacherkabel projiziert sich am ehesten auf den Boden des rechten Ventrikels, ist allerdings nicht vollständig abgebildet. Diese Frage müsste in einer weiteren Untersuchung (2. Ebene) geklärt werden.

- **Fall 4.4**

Eine Bioklappe knapp im oberen ventralen Viertel des Herzschattens. Es handelt sich um eine Aortenklappenprothese. Ein weiterer Hinweis darauf sind die »Füßchen« der Bioklappe, die nach rechts oben zeigen, auch dies typisch für Aortenklappenprothesen.

Bei der zweiten Klappe handelt es sich ebenfalls um einen biologischen Klappenersatz, jedoch im hinteren unteren Quadranten des Herzschattens mit den »Füßchen« nach unten, eine typische Mitralklappenprojektion.

- **Fall 4.5**

Zustand nach Implantation einer mechanischen Aortenklappenprothese sowie einer mechanischen Mitralklappenprothese.

Beurteilung:
Vorbestehende Verbreiterung des Herzschattens, aktuell keine kardialen Dekompensationszeichen.

- **Fall 4.6**

Ein schwieriger Fall wegen der massiven Kardiomegalie. Dennoch handelt es sich am ehesten um eine Aortenklappe und eine Mitralklappe. (Das ist auch die häufigste Kombination bei 2 vorliegenden Klappenprothesen.)

- **Fall 4.7**

Beispiel für einen Anuloplastiering in Mitralklappenprojektion. Ein zweiter Anuloplastiering projiziert sich rechts daneben in Trikuspidalklappenprojektion.

A Quizlösungen

- **Fall 4.8**
- Abb. 5 verdeutlicht den Befund:

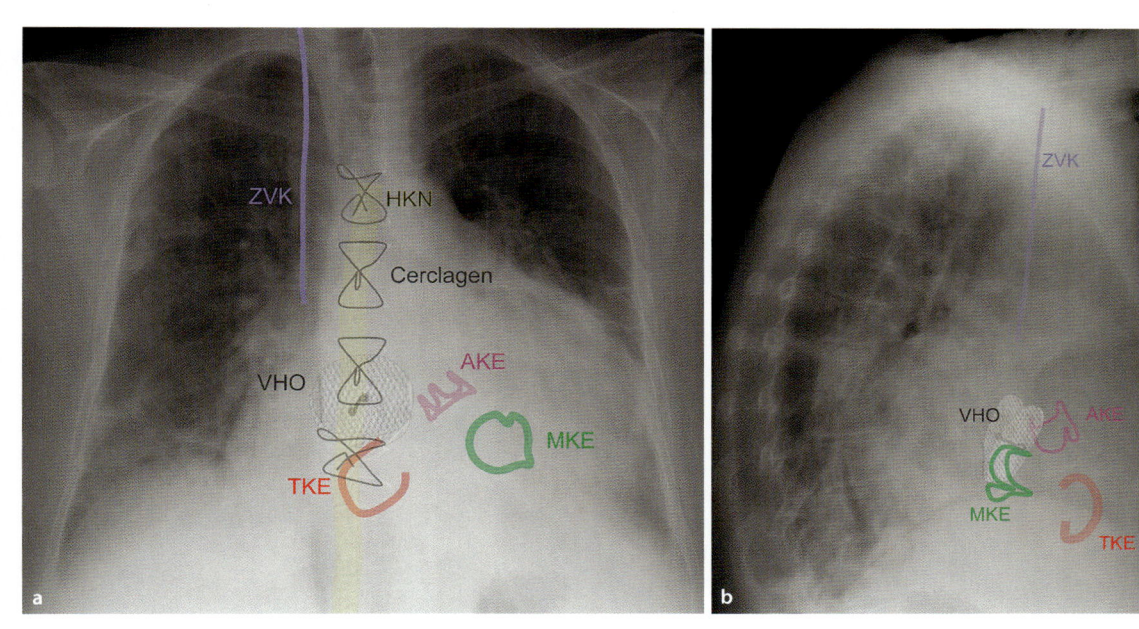

Abb. 5a, b Fall 4.8: Zustand nach offenem Herzklappenersatz – Aortenklappenersatz (AKE), Mitralklappenersatz (MKE) und Anuloplastie der Trikuspidalklappe (TKE) – mit Sternotomie und entsprechenden Sternalcerclagen. Zusätzlich tief liegender Vorhofseptumokkluder (VHO). ZVK rechts in regelrechter Projektion auf die V. cava superior. Hautklammernähte (HKN)

— Zustand nach offenem Herzklappenersatz mit Sternotomie und entsprechenden Sternalcerclagen.
— Zustand nach Aortenklappenersatz (AKE), Mitralklappenersatz (MKE) und Anuloplastie der Trikuspidalklappe (TKE). Zusätzlich tief liegender Vorhof-Septum-Okkluder (VHO).
— ZVK rechts in regelrechter Projektion auf die V. cava superior.
— Hautklammernähte (HKN).

- **Fall 4.9**

Zustand nach offenem Herzklappenersatz mit Sternotomie und entsprechenden Sternalcerclagen.

Zustand nach Mitralklappenersatz (MKE) und Anuloplastie der Trikuspidalklappe (TKE). Zusätzlich tief liegender Vorhofseptumokkluder (VHO).

Herzschrittmacher (▶ Abschn. 4.3)

- **Fall 4.10**

Befund:
Röntgen-Thorax p.-a.
   VDD-Schrittmacher mit Gehäuse rechts pektoral. Transvenöse, bipolare Schrittmachersonde mit Elektrodenringen in Projektion auf den rechten Vorhof und Ende der Sonde in Projektion auf den rechten Ventrikel.

Beurteilung:
Keine abgrenzbaren Komplikationen.

- **Fall 4.11**

Befund:
Röntgen-Thorax p.-a.
   ICD mit Gehäuse links pektoral. Transvenöse Defibrillatorsonde in Projektion auf den rechten Ventrikel.

Beurteilung:
Keine abgrenzbaren Komplikationen.

- **Fall 4.12**

Befund:
Röntgen-Thorax p.a.
   Vermutlich Zustand nach KD-Wechsel (KD = Kardioverter-Defibrillator).
   ICD mit neuem Gehäuse links pektoral. Eine unveränderte transvenöse Defibrillatorsonde in Projektion auf den rechten Ventrikel. Eine zweite, neu abgrenzbare Defibrillatorsonde in Projektion auf den rechten Ventrikel.

Beurteilung:
Beim ICD-Wechsel konnte die alte Defi-Sonde nicht entfernt werden. Sie wurde daher inaktiv belassen. Die neue Defi-Sonde ist mit dem neuen Aggregat verbunden.

- **Fall 4.13**

Zustand nach Schrittmacherimplantation. Eine Sonde mit Vorhofmesssonden in Projektion auf den rechten Ventrikel. Eine 2. Sonde in Projektion auf den rechten Vorhof. Letztere ist im 2. Bild in einer veränderten Projektion abzugrenzen, daher disloziert.

Retrospektiv handelte es sich bei der Vorhofsonde um einen Rest nach AAI. Nach Schrittmacherwechsel auf einen VDD-Schrittmacher ist die alte Vorhofsonde zunächst verblieben. Wegen der Lockerung musste sie im weiteren Verlauf entfernt werden.

- **Fall 4.14**

Zustand nach offenem Herzklappenersatz mit Sternotomie und entsprechenden Sternalcerclagen. Diese erscheinen in der p.-a.-Aufnahme intakt (Abb. 6). In der 2. Ebene sind die Cerclagen nicht ausreichend gut beurteilbar.

Zustand nach Aortenklappenersatz (AKE). 3-Kammer-Schrittmacher mit Sonde in Projektion auf den rechten Vorhof, Sonde in Projektion auf den Sinus coronarius und Sonde in Projektion auf den rechten Ventrikel. Überlagerung durch Verbandmaterial in der seitlichen Aufnahme. Überlagerung durch den unteren Arm.

- **Fall 4.15**

DDD-Schrittmacher mit Gehäuse links pektoral. Transvenöse, bipolare Schrittmachersonden in Projektion auf den rechten Vorhof und den rechten Ventrikel. Eine weitere (in Abb. 7 rot gekennzeichnete) inaktive Sonde in Projektion auf den rechten Ventrikel, z. B. nach Schrittmacherwechsel.

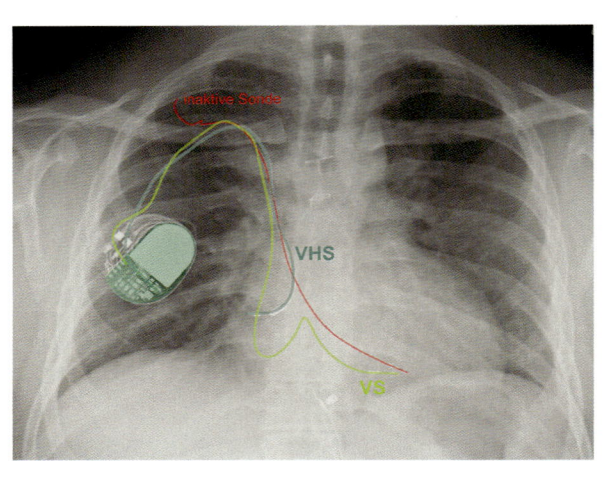

Abb. 7 Fall 4.15: DDD-Schrittmacher mit Gehäuse links pektoral. Transvenöse, bipolare Schrittmachersonden in Projektion auf den rechten Vorhof und den rechten Ventrikel (VHS). Weitere – inaktive – Sonde (rot) in Projektion auf den rechten Ventrikel (VS)

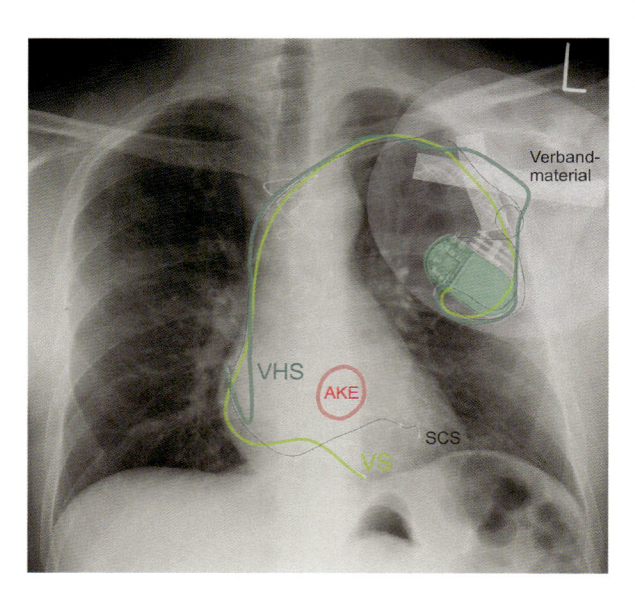

Abb. 6 Fall 4.14: Zustand nach offenem Herzklappenersatz mit Sternotomie und entsprechenden Sternalcerclagen. Diese erscheinen in der p.-a.-Aufnahme intakt. Zusätzlich Zustand nach Aortenklappenersatz (AKE). 3-Kammer-Schrittmacher mit Sonde in Projektion auf den rechten Vorhof (VHS), Sonde in Projektion auf den Sinus coronarius (SCS) und Sonde in Projektion auf den rechten Ventrikel (VS)

Abdomen, Gastrointestinaltrakt (▶ Kap. 5)

- **Fall 5.1**

Die Magensonde liegt korrekt in Projektion auf den epigastrischen Raum. Außerdem linksthorakal verlaufender Katheter, am ehesten handelt es sich um einen ventrikuloperitonealen Shunt (Abb. 8).

- **Fall 5.2**

Regelrechte Kontrastierung des Magens und rascher KM-Transport über Duodenum und proximales Jejunum nach KM-Applikation über die PEG. Kein Paravasat.
Mehrere Drainagen im Oberbauch (Abb. 9).

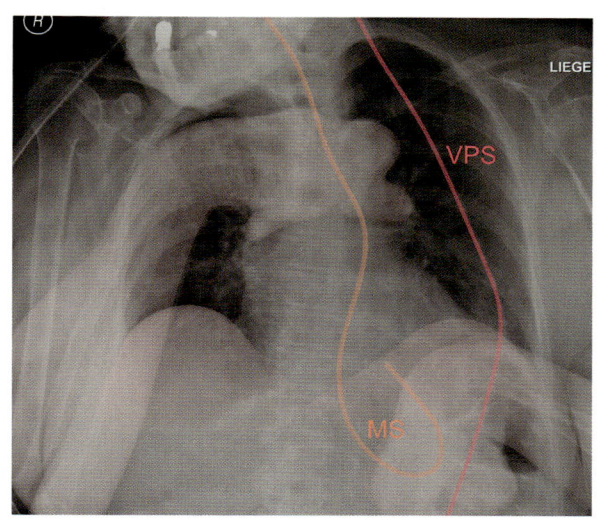

Abb. 8 Fall 5.1: Magensonde (MS) liegt korrekt in Projektion auf den epigastrischen Raum. Außerdem linksthorakal verlaufender Katheter, am ehesten ventrikuloperitonealer Shunt (VPS)

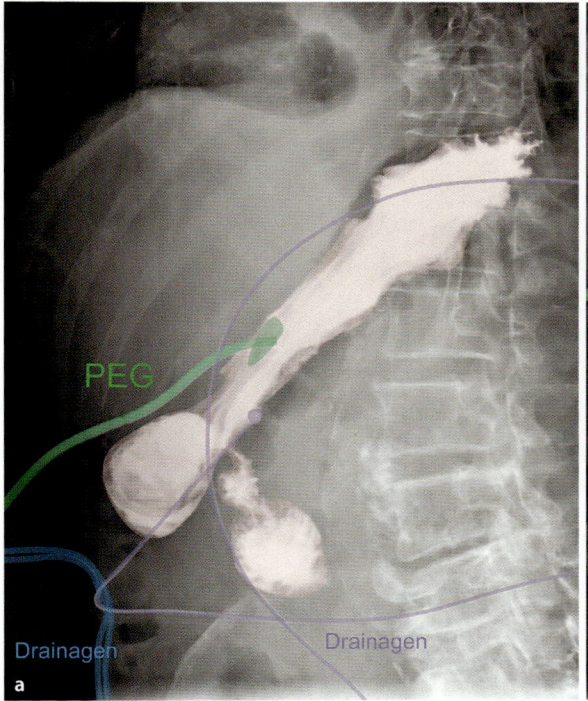

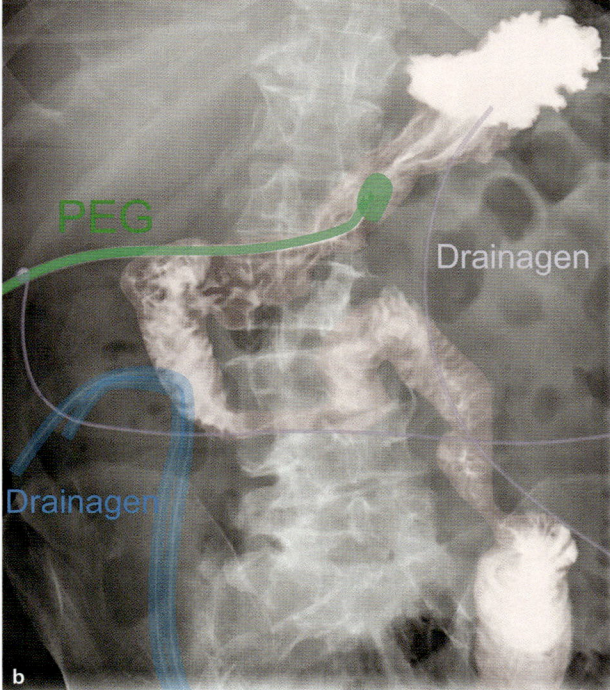

Abb. 9a, b Fall 5.2: PEG-Durchleuchtung.

Urologie (▶ Kap. 6)

Fall 6.1

Befund:
Es handelt sich um einen transurethralen Harnblasenkatheter (tDK) und um einen suprapubischen Harnblasenkatheter (sDK)

Beurteilung:
Die Harnblasenkatheter befinden sich jeweils in regelrechter Lage (◘ Abb. 10).

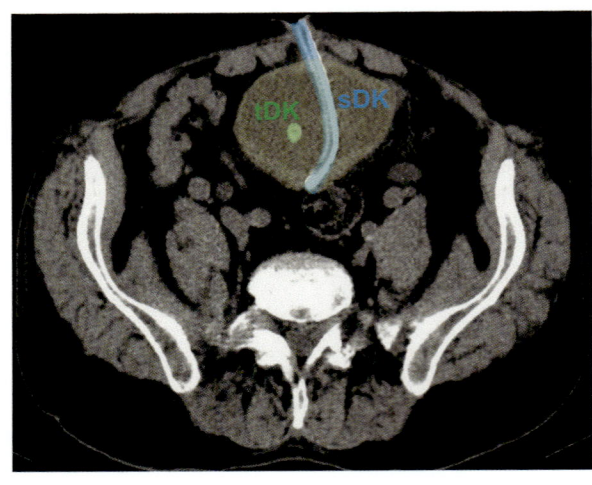

◘ **Abb. 10** Fall 6.1: Transurethraler Harnblasenkatheter (tDK) und suprapubischer Harnblasenkatheter (sDK), jeweils in regelrechter Lage

Fall 6.2

Befund:
◘ Abb. 11 zeigt multiple kleine metallische Clips links inguinal. Diese liegen in den Weichteilen abseits der Gefäße.

Beurteilung:
Somit handelt es sich am ehesten um Clips nach Netzimplantation.

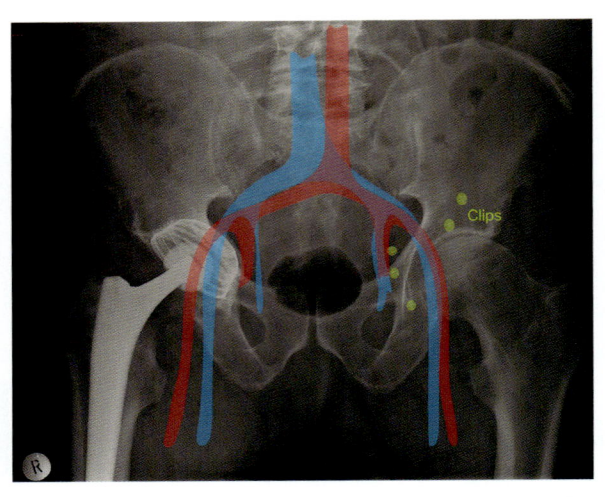

◘ **Abb. 11** Fall 6.2: Multiple kleine metallische Clips links inguinal, in den Weichteilen abseits der Gefäße liegend. Es handelt sich am ehesten um Clips nach Netzimplantation

A Quizlösungen

Fall 6.3

Bei den Fremdkörpern in Projektion auf das Abdomen handelt es sich um 3 Katheter:

- Der Doppel-J-Katheter liegt mit einem breiten Bogen in Projektion auf das linke Nierenbecken. Dieses ist wahrscheinlich deutlich erweitert. Sonographische Kontrolle empfohlen. Mit dem unteren Ende liegt der DJ-Katheter in der Harnblase. Hier liegt der Katheter etwas gestreckt ein – eine Kontrolle im Verlauf sollte angeraten werden.
- Zusätzlich liegt ein schmaler Katheter, ein Nephrostoma (NST) knapp in Projektion auf das untere Drittel des Nierenbeckens.
- Ein transurethraler Dauerkatheter liegt in Projektion (i. P.) auf das kleine Becken mit der Harnblase.

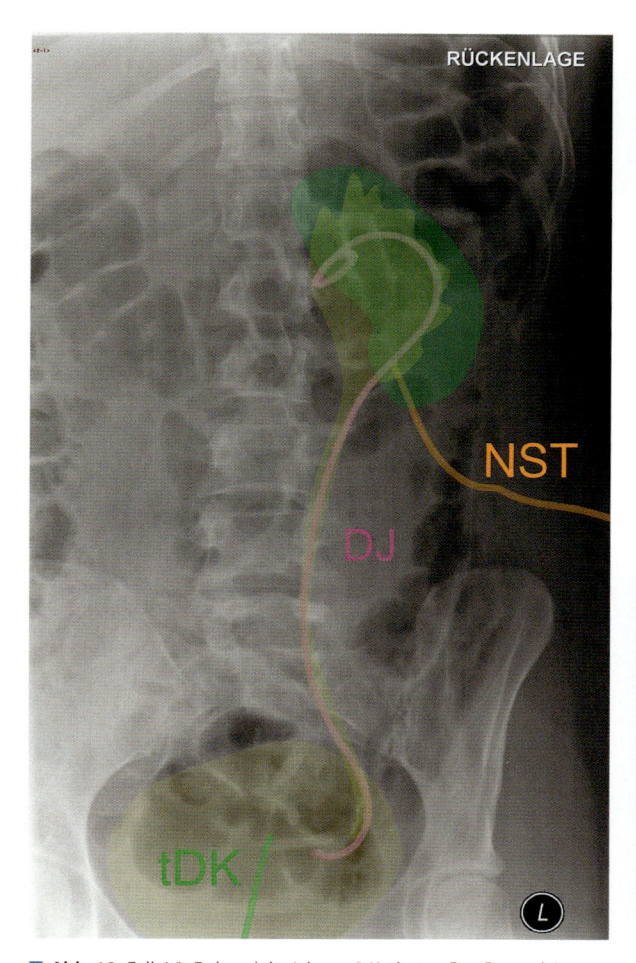

Abb. 12 Fall 6.3: Es handelt sich um 3 Katheter. Der Doppel-J-Katheter (DJ) liegt mit einem breiten Bogen in Projektion auf das linke Nierenbecken. Dieses ist wahrscheinlich deutlich erweitert. Mit dem unteren Ende liegt der DJ-Katheter in der Harnblase. Zusätzlich liegt ein schmaler Katheter, ein Nephrostoma (NST) knapp in Projektion auf das untere Drittel des Nierenbeckens. Ein transurethraler Dauerkatheter (tDK) liegt i. P. auf das kleine Becken mit der Harnblase

Gynäkologie (▶ Kap. 7)

Fall 7.1

Die fragliche Röntgenaufnahme (Abb. 13) zeigt ein Intrauterinpessar in typischer Projektion auf das kleine Becken.

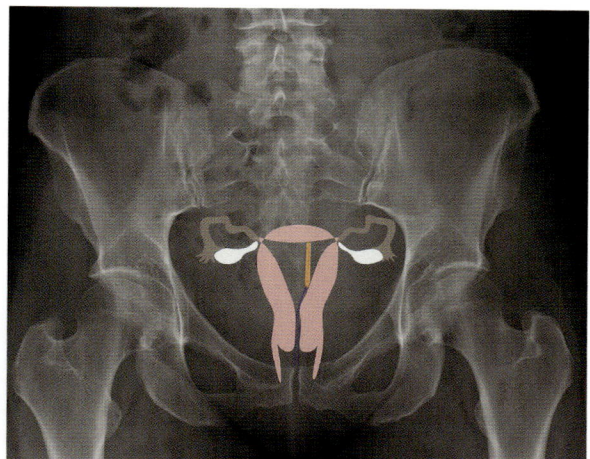

Abb. 13 Fall 7.1: Intrauterinpessar in typischer Projektion auf das kleine Becken in der Beckenübersichtsaufnahme

Fall 7.2

Es handelt sich um ein Scheibenpessar in typischer Projektion auf das kleine Becken (Abb. 14). Da die Patientin wach und ansprechbar ist, müssen keine weiteren Maßnahmen eingeleitet werden.

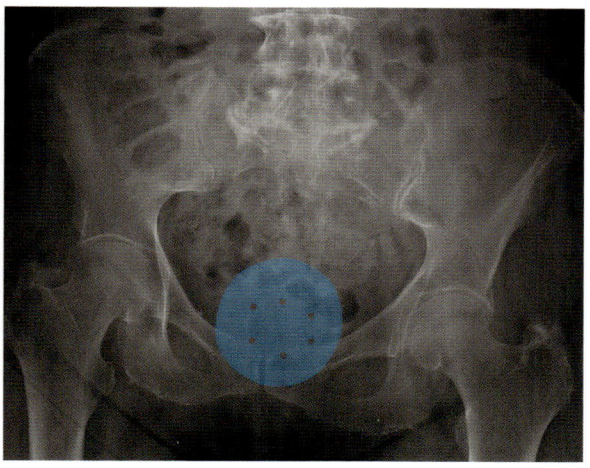

Abb. 14 Fall 7.2: Scheibenpessar in typischer Projektion auf das kleine Becken in der Beckenübersichtsaufnahme

Kinder (▶ Kap. 8)

Auch bei Kindern hilft in komplexen Fällen die Befundung mit der **AB-G-D-Regel** (»**AB G**eht **D**ie Post!«; s. oben, Infobox »Info to go«).

- **Fall 8.1**

Befund:
Den Befund zeigt ◘ Abb. 15:

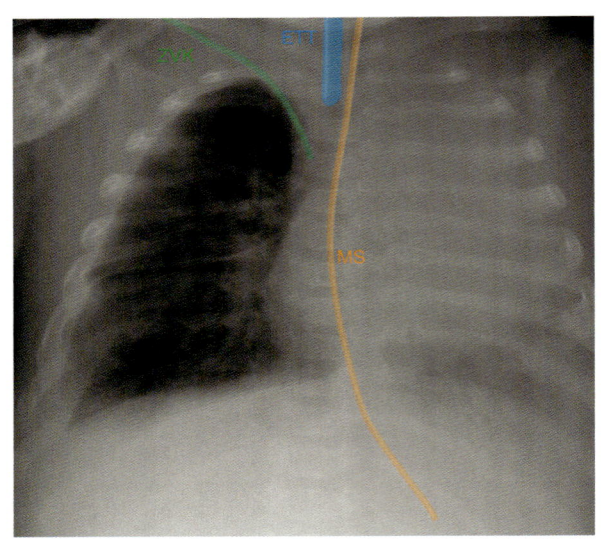

◘ **Abb. 15** Fall 8.1: Kleinkind von der Intensivstation zur Beurteilung der Katheterlage nach ZVK

– **A** – Regelrecht auf die Trachea projizierter Endotrachealtubus (ETT).
– **B** – ZVK über die V. subclavia rechts mit dem Ende in Projektion auf die V. cava superior.
– **G** – Die Magensonde endet regelhaft in Projektion auf den epigastrischen Raum.
– **D** – Vollständig transparenzgeminderte linke Lunge, z. B. Atelektase. Kleinerer Erguss rechts.

Beurteilung:
– Verdacht auf Atelektase links. Kleinerer Erguss rechts.
– Regelrecht einliegende medizinische Materialien.

- **Fall 8.2**

Befund:
Den Befund zeigt ◘ Abb. 16:

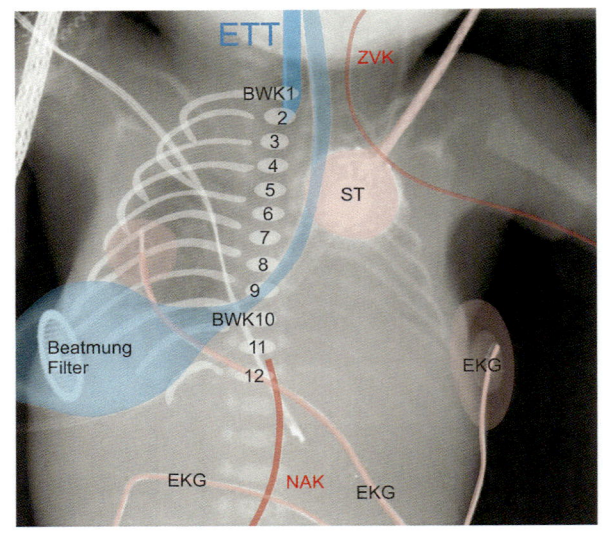

◘ **Abb. 16** Fall 8.2: Frühgeborenes von der Intensivstation zur Beurteilung der Katheterlage nach Nabelarterienkatheter (NAK)

– **A** – Regelrecht auf die Trachea projizierter Endotrachealtubus (ETT).
– **B** – Zentraler Venenkatheter (ZVK) über die V. brachialis links in Fehllage mit dem Ende in Projektion auf die V. jugularis interna links. Nabelarterienkatheter (NAK) in tiefer Fehllage in Projektion auf die Unterkante von BWK 11.
– **G** – Überlagerungen durch Beatmungsschlauch, EKG-Kabel und EKG-Kleber sowie ein Stetoskop.
– **D** – Komplett transparenzgeminderte linke Lunge. Verdacht auf Oberlappenatelektase rechts.

Beurteilung:
– ZVK links in Fehllage.
– NAK in tiefer Fehllage.

A Quizlösungen

- **Fall 8.3**

Den Befund zeigt ◘ Abb. 17:

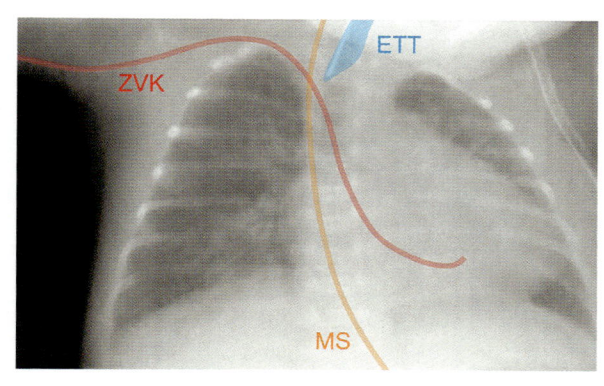

◘ **Abb. 17** Fall 8.3: Säugling von der Intensivstation zur Beurteilung der Katheterlage nach ZVK

- A – Regelrecht auf die Trachea projizierter Endotrachealtubus (ETT).
- B – ZVK über die V. brachialis rechts in Fehllage mit dem Ende in Projektion auf den Herzschatten.
- G – Die Magensonde projiziert sich regelhaft in Projektion auf den Verlauf des Ösophagus. Die distale Sondenspitze ist basal ausgeblendet.
- D – Frei belüftete Lungen. Kein Anhalt für einen Pneumothorax oder größere Ergüsse.

Beurteilung:
Regelrecht einliegende medizinische Materialien.

Gefäßzugänge (▶ Kap. 9)

- **Fall 9.1**

Kurzbefund:
Zustand nach ZVK-Anlage über die V. jugularis interna links.

Regelrechte Projektion der Katheterspitze auf die V. cava superior. Kein Anhalt für einen Pneumothorax. Pleuraergüsse beidseits.

- **Fall 9.2**

Kurzbefund:
Shaldon-Katheter rechts jugulär.

Katheterspitze regelrecht in Projektion auf den distalen Anteil der V. cava superior knapp vor dem Vorhofeingang. Demers-Katheter links über die V. jugularis mit Katheterende in regelrechter Projektion auf den rechten Vorhof.

Keine abgrenzbaren Komplikationen.

- **Fall 9.3**

Hier handelt es sich wieder um einen komplexen Fall.

> **Info to go**
>
> Um Ordnung in den Kabelsalat einiger Thoraxaufnahmen zu bekommen und nichts zu vergessen, empfiehlt sich ein schematisches Vorgehen wie die Befundung nach der **AB-G-D-Regel** (»**AB G**eht **D**ie Post!«).
> - A – **A**temwege.
> - B – **B**lut (Herz/Gefäße).
> - G – **G**astrointestinale und die **g**anzen anderen Fremdkörper.
> - D – **d**er Organbefund.

In der zusammenfassenden Beurteilung sollte die Fragestellung der Kliniker (sofern vorhanden) zuerst beantwortet werden.
- A – Regelrecht eingebrachter Endotrachealtubus (ETT).
- B – Intraaortale Ballonpumpe (IABP) mit der Röntgenmarkierung knapp unterhalb des Aortenknopfes. Die Lage ist korrekt. Der Katheter ist in desuffliertem Zustand (Systole) (◘ Abb. 18).
- G – Fehllage der Magensonde, die im Ösophagus umgeschlagen ist und nun im proximalen Drittel des Ösophagus endet.
- D – Kein Pneumothorax. Keine Mediastinalverbreiterung. Kein Pleuraerguss.

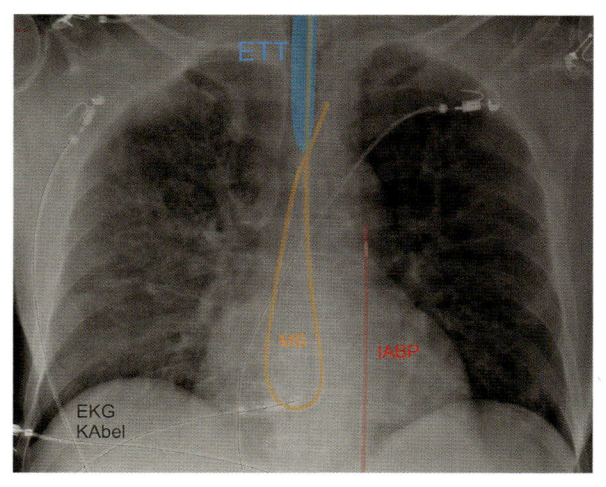

◘ **Abb. 18** Fall 9.3: Patient mit IABP. Lagekontrolle

Beurteilung:
- Fehllage der Magensonde.
- Regelrechte Abbildung der übrigen medizinischen Materialien.
- Freibelüftete Lungenstrukturen.

Fall 9.4
Befund:
- **A** – Regelrecht eingebrachter Endotrachealtubus (ETT). 2 Thoraxdrainagen (TDX).
- **B** – Zustand nach ZVK-Anlage über die V. jugularis interna links. Projektion der Katheterspitze auf den Aortenknopf (◘ Abb. 19). Damit keine regelrechte Lage. Intraaortale Ballonpumpe (IABP) mit der Röntgenmarkierung knapp unterhalb des Aortenknopfes. Die Lage ist korrekt. Der Katheter ist in insuffliertem Zustand (Diastole). Pulmonalarterienkatheter (PAK) von links eingebracht. Die Katheterspitze liegt im rechtsventrikulären Ausflusstrakt vor der A. pulmonalis sinistra. Zustand nach ACVB (»coronary artery bypass graft«) und Sternotomie mit Clipmateiral am linken Herzrand und entsprechenden Drahtcerclagen.
- **G** – Überlagerungen durch EKG-Kabel.
- **D** – Kein Pneumothorax. Keine Mediastinalverbreiterung. Kein Pleuraerguss.

Fall 9.5
Kurzbefund:
Neu eingebrachter Demers-Katheter links über die V. jugularis mit Katheterende in Projektion auf den rechten Vorhof. Überlagerung durch Verbandmaterial. Ein ZVK wurde über die V. jugularis rechts eingebracht. Katheterende regelrecht in Projektion auf die V. cava superior. Portkörper rechts pektoral. Regelrecht in Projektion auf die Silikonmembran platzierte Huber-Nadel. Regelrecht konnektierter Katheter, der über die V. subclavia eingebracht wurde. Katheterende in Projektion auf die VCS.

Beurteilung:
Keine abgrenzbaren Komplikationen.

Fall 9.6
Kurzbefund:
ZVK über die V. jugularis interna links in Fehllage. Eine unbekannte Katheterstruktur (»????« in ◘ Abb. 20) rechts thorakal. Weiterer ZVK in Fehllage?

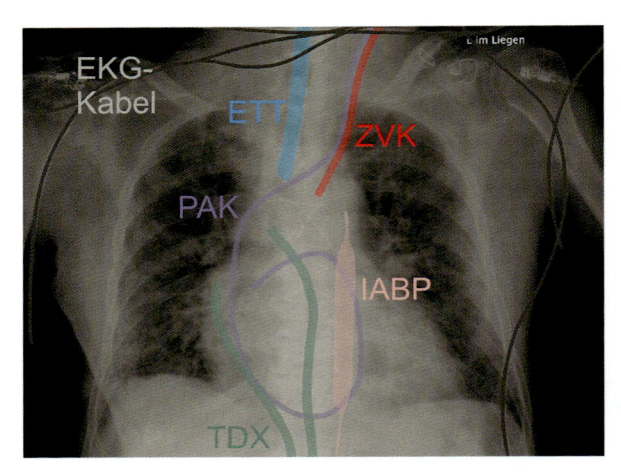

◘ **Abb. 19** Fall 9.5: Zustand nach Implantation eines Dialysekatheters; Lagekontrolle

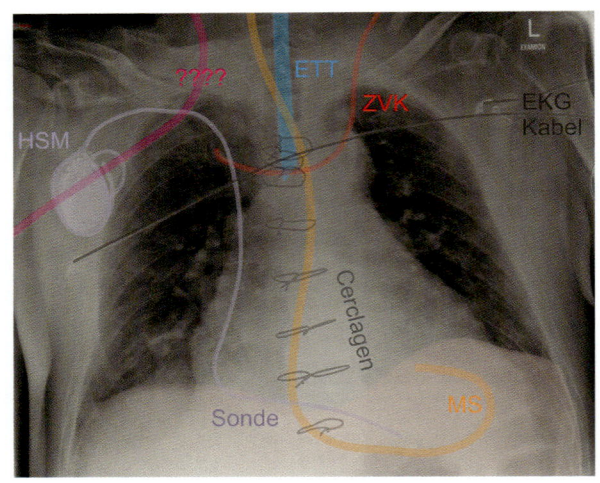

◘ **Abb. 20** Fall 9.6: Zustand nach ZVK-Anlage. Lagekontrolle

Beurteilung:
Verdacht auf ZVK-Fehllage.
Regelrechte Abbildung der übrigen medizinischen Materialien.
Freibelüftete Lungenstrukturen.

Beurteilung:
Regelrecht einliegend: Endotrachealtubus (ETT) und Magensonde. Schrittmachersystem mit Aggregat rechts pektoral und singulärer Ventrikelsonde. Zustand nach Sternotomie und »coronary artery bypass graft« (ACVB). Überlagerung durch EKG-Kabel.

Verlauf:
Der ZVK musste korrigiert werden. Hinsichtlich des unbekannten Katheters wurde eine Kontrolle empfohlen. In der nächsten Aufnahme war die Struktur nicht mehr abzugrenzen, sodass es sich um eine Überlagerung handelte.

Fall 9.7

Kurzbefund und Beurteilung:
Shaldon-Katheter über die V. jugularis interna rechts. Er liegt mit seinem Ende im distalen Drittel der V. cava superior (VCS) vor dem Vorhofeingang.

Demers-Katheter über die V. subclavia links. Er liegt mit seinem Ende in Projektion auf die V. azygos, somit in Fehllage.

Fall 9.8

Kurzbefund und Beurteilung:
ZVK über die V. jugularis interna links in Fehllage in Projektion auf die V. azygos.

Fall 9.9

Kurzbefund und Beurteilung:
Demers-Katheter über die V. jugularis interna rechts. Er liegt mit seinem Ende regelrecht im rechten Vorhof.

Fall 9.10

Kurzbefund:
Zustand nach Implantation eines Impella Device.

Die proximale Röntgenmarkierung des Impella projiziert sich regelrecht proximal der Aortenklappe, die distale Markierung projiziert sich regelrecht auf den linken Ventrikel (Abb. 21).

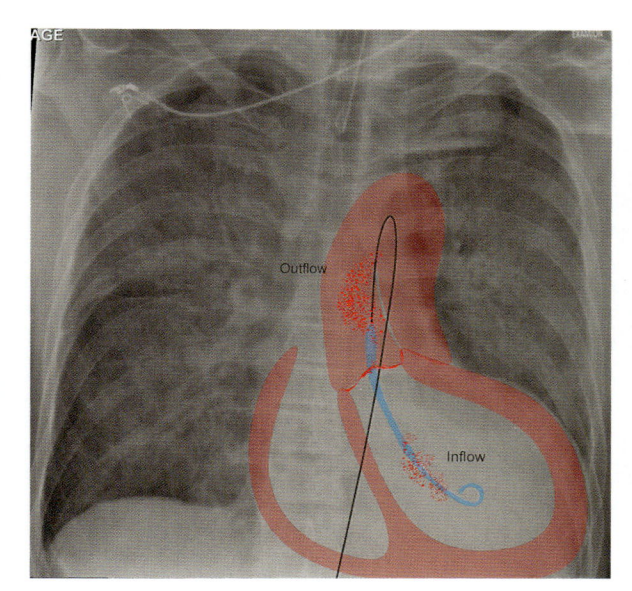

Abb. 21 Fall 9.10: Zustand nach Impella. Lagekontrolle

Fall 9.11

Befund:
- **A** – Regelrechter Zustand nach Intubation mit oberhalb der Karina endendem Endotrachealtubus (ETT). Thoraxdrainage rechts thorakal in Projektion auf die Fissura horizontalis.
- **B** – Zustand nach Mitralanuloplastie. Mehrere Perikarddrainagen (Achtung: Diese können im Buch evtl. schlecht bis nicht abgrenzbar sein). Intraaortale Ballonpumpe (IABP) mit der Röntgenmarkierung deutlich unterhalb des Aortenknopfes. Die Lage ist zu tief. Der Katheter ist in desuffliertem Zustand abgebildet (Systole).
- Pulmonalarterienkatheter (PAK), von rechts eingebracht. Die Katheterspitze liegt im rechtsventrikulären Ausflusstrakt. ZVK über die V. jugularis interna rechts. Er liegt mit seinem Ende regelrecht in Projektion auf die V. cava superior.
- **G** – Überlagerungen durch einen aufliegenden Katheter rechts, durch den Beatmungsschlauch und durch mehrere EKG-Kabel.
- **D** – Keine Zeichen eines Pneumothorax, keine Ergüsse, keine Mediastinalverbreiterung (Abb. 22).

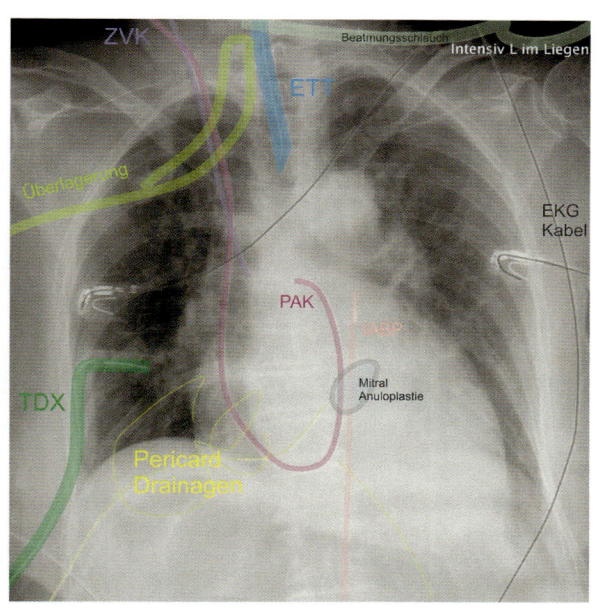

Abb. 22 Fall 9.11: Röntgen-Thorax a.-p.

Beurteilung:
- Tieflage der intraaortalen Ballonpumpe (IABP).
- Regelrechte Abbildung der übrigen medizinischen Materialien.
- Frei belüftete Lungenstrukturen.

Vaskuläre Interventionen (▶ Kap. 10)

Fall 10.1
Befund und Beurteilung:
Zustand nach Stentgrafttherapie bei infrarenalem Bauchaortenaneurysma. Regelhaft kontrastiertes Stentlumen. Ungefähr 1 cm breiter Thrombosesaum. Kein Anhalt für eine Reperfusion im Sinne eines Endoleaks (Abb. 23).

Fall 10.2
Befund:
Die Patientin hat einen langstreckigen Stent in der Aorta thoracalis. Man sieht deutlich den Aortenschatten in beiden Ebenen über die Grenzen des Stents hinausragen. Insbesondere in der p.-a.-Aufnahme erscheint dieser Weichteilschatten zudem asymmetrisch (Abb. 24).

Beurteilung und weitere diagnostische Maßnahmen:
Da es sich um eine Notfallpatientin mit starken thorakalen Beschwerden handelt, kann eine Komplikation des Aortenaneurysmas oder des Stents wie z. B. ein Endoleak nicht ausgeschlossen werden. Da die Patientin keinerlei Voraufnahmen bei sich hat und diese nicht in einer annehmbaren Zeit zu beschaffen sind, sollte im nächsten Schritt eine CT-Angiographie angefordert werden.

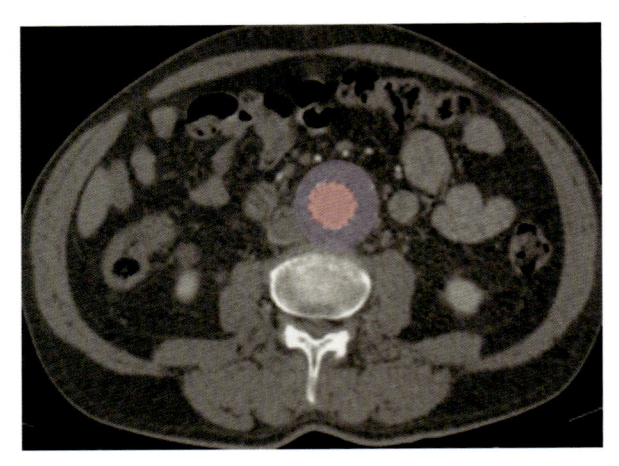

Abb. 23 Fall 10.1: CT Verlaufskontrolle bei Y-Stent der Aorta

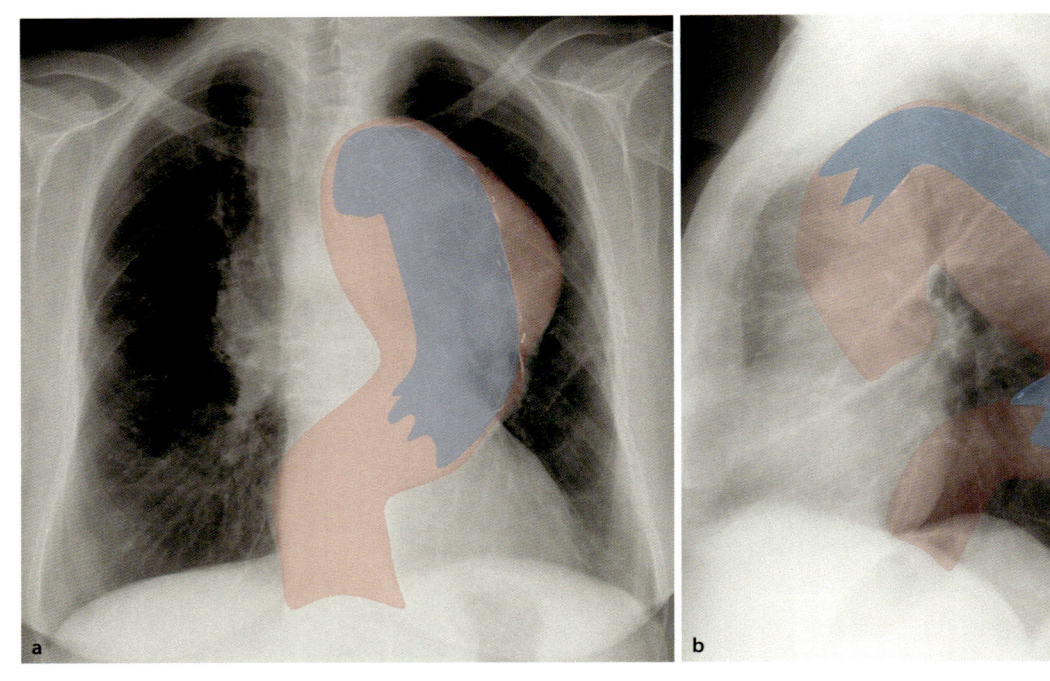

Abb. 24a, b Fall 10.2: Thorax in 2 Ebenen

B Das letzte Wort

… hat der Radiologe.

> **! Cave**
> Vorsicht mit Abkürzungen bei der Befundung!
> Abkürzungen sind wie Gewürze nur in geringen Dosen zu verwenden.

Schlimmstenfalls entstehen sonst Befunde wie dieser:

Negativbeispiel
Klinische Angaben:
- Zustand nach KPR iR o. KE.

Fragestellung:
- ML? KPS? #?

Befund:
- Z. n. ETT. Z. n. ST, mAKE u. mMKE. IABP und PAK o. p. B., ZVK li. VJI in FL i. P. auf die Aa. TDX bds., ≠ Pneu. ≠ #.

Übersetzung:
Klinische Angaben:
Zustand nach kardiopulmonaler Reanimation im Rahmen eines operativen Klappenersatzes.

Fragestellung:
Lage der medizinischen Materialien?
Kardiopulmonaler Status?
Frakturen (nach Reanimation)?

Befund:
Zustand nach Intubation. Endotrachealtubus in regelrechter Projektion auf die Trachea. Zustand nach Sternotomie und mechanischem Aortenklappenersatz sowie mechanischem Mitralklappenersatz. Intraaortale Ballonpumpe und Pulmonalarterienkatheter ohne pathologischen Befund. Zentralvenöser Katheter links über die V. jugularis interna in Fehllage in Projektion auf die Aorta ascendens. Thoraxdrainagen beidseits. Kein Nachweis eines Pneumothorax. Keine abgrenzbaren Frakturen.

Auch können durch Abkürzungen ganz erhebliche Missverständnisse entstehen, begonnen damit, dass einige Abkürzungen in verschiedenen klinischen Fächern unterschiedliche Bedeutungen haben können.

Nur ein Beispiel aus dem in der Infobox aufgeführten Text (1. Zeile):

- **KE, mögliche Bedeutungen**
- Augenheilkunde: Kataraktextraktion
- Arbeitsmedizin: Klimaempfindlichkeit
- Chirurgie: Klammerentfernung
- Dermatologie: Keratodermie bei Ekzem
- Gastroenterologie: Kapselendoskopie, Kohlenhydrateinheit
- Herzchirurgie: Klappenersatz
- Intensivmedizin: künstliche Ernährung
- Kardiologie: kardiale Erkrankung
- Kinderheilkunde: körperliche Entwicklung
- Mikrobiologie: Krankheitserreger, kein Ergebnis
- Neurologie: Klopfempfindlichkeit
- Notfallmedizin: Klinikeinweisung, kardiologisches Ereignis
- Onkologie: Krebserkrankung
- Physiologie: kontraktiles Element, Knopfelektrode
- Psychiatrie: Krankheitseinsicht
- **Radiologie: (Kolon-) Kontrasteinlauf**
- Verwaltung: Krankheitsende, Kostenerstattung
- und so weiter …

Abkürzungen lassen sich im Alltag natürlich nicht immer vermeiden.

> Da Radiologie als Querschnittsfach mit allen anderen Fachrichtungen in Kontakt kommt, können Abkürzungen in radiologischen Befunden besonders schnell missverstanden werden.

Im radiologischen Befund bietet es sich daher an, die Abkürzungen durch die »Auto-Vervollständigen-Funktion« von Word »übersetzen« zu lassen.

Nichtsdestotrotz haben wir uns in diesem Buch auf die nötigsten und gängigsten Abkürzungen beschränkt und vor dem Autorenverzeichnis ein Abkürzungsverzeichnis beigefügt.

Stichwortverzeichnis

A

Abdomen
- Blutung 135, 544
- Bodypacker/Drogenkurier 273
- Cholezystektomie, Clip 277
- Dekompressionssonde 276
- Doppel-J-Katheter 310
- Drainage 285
- Endoskopiekapsel 283
- Fremdkörperingestion, absichtliche 270, 273
- Fremdkörperingestion, akzidentelle 264, 398
- Galleableitung 256
- Gastrointestinaltrakt 219
  ▶ auch dort
- Gefäßstent 516
- Intrauterinpessar 356
- Koloskopie, Clip 278
- Leberhämangiom 544
- Pessar 350
- Schwangerschaft 368
- Shunt, transjugulärer intrahepatischer portosystemischer 259
- Staplernaht 279
- Tampon 366
- Ureterschiene 310
- Urogenitaltrakt 298
  ▶ auch dort
- Varizen, gastrale 279
AB-G-D-Regel 76, 406, 552
Ablaufsonde (Magen) 236
Absorption 5
Abstandsquadratgesetz 18
Abszessdrainage 285
Adipositas
- bariatrische Chirurgie 261
ALARA-Prinzip 22
Alpha-Cart 422
Aneurysma 525
- Aortenaneurysma 512
- Endoleak 532
- Endotension 538
- falsches 525
- Polyurethanschaum 547
- spurium 525
Angioplastie, perkutane transluminale 502
- abdominelles Gefäß 516
- Aneurysmakomplikation 525
- Antikoagulation 524
- Aortenstent 512
- arteriovenöse Fistel 525
- Ballonangioplastie 502
- Blutungskomplikation 524
- Endoleak 532
- Endotension 538
- Komplikationen 524
- Koronarstent 509
- Materialdefekt 541
- Materialverlust 528
- Nierenarterie 517
- peripheres Gefäß 519
- Plaqueverschleppung 530
- Restenose 530
- Stentangioplastie 504
- Stentdislokation 539
- Stentprothese/Stengraft 505
- supraaortales Gefäß 515
- Vene 522
- Verschluss des Gefäßes 526
Anuloplastiering 92, 119, 555
Aortenaneurysma 512
Aortenklappe
- Ersatz 553, 555
- Insuffizienz 111
- mechanische 106
- röntgenologische Darstellung, Spezifika 111
- Stenose 111
- TAVI 101, 117
Aortenstent 512
Apoplex 135, 142, 158
Äquivalentdosis 19
Arabin-Pessar 356
Artefakt
- Atemartefakt 131
- Bewegungsartefakt 491
- Herzklappe, biologische 127, 135
- Herzklappe, mechanische 106, 135
- Herzschrittmacher 189
- Okkluder 149
- Piercing/Körperschmuck 329
- Schädel 404
- Sprechkanüle 54
- technische Grundlagen 8, 12
Arteriosklerose
- peripheres Gefäß 519
- supraaortales Gefäß 515
Aspiration 402
- Aspirationspneumonie 232
- Auswirkungen 402
- pädiatrischer Patient 402
- Schutz vor 41
- Zahnersatz 48

Atemwege
- akzidentelle Fremdkörper 72
- Anatomie 36
- Aspiration 402 ▶ auch dort
- Bronchusblocker 60
- Bronchuscoil 59
- Bronchusstent 55
- Bronchusventil 57
- COPD 57
- Doppellumentubus 49
- Endotrachealtubus 41
  – pädiatrischer Patient 380
- Ernährungssonde, Fehllage 232
- Guedel-Tubus 38
- Larynxmaske 40
- Larynxtubus 40
- Lungenemphysem 57
- Lungenvolumenreduktion 57
- Magill-Tubus 41
- Nasopharyngealtubus 39
- Oropharyngealtubus 38
- Pneumothorax 46, 467
- Spiraltubus 41
- Sprechkanüle 53
- Stentdislokation bei Bronchialkarzinom 539
- subglottisches Atemwegsmanagement 41
- supraglottisches Atemwegsmanagement 38
- Thoraxdrainage 61, 552
- Trachea, bei pädiatrischem Patienten 379
- Trachealkanüle 50, 53, 552, 553
- Trachealstent 55
- Tuberkulose 69
- V.-cava-Filter 542
- Wendel-Tubus 39
Atlanta-Klassifikation 246
autoerotischer Unfall 331

B

Backtracking 481
Ballonangioplastie 502
Ballonokklusion 543
Ballonpumpe, intraaortale 486, 492, 561
Ballonvalvuloplastie 102
bariatrische Chirurgie 261
Baumwollmaterialien, vergessene 73
Beatmung ▶ Atemwege

Becken
- Lymphadenektomie, pelvine 279, 326
- Pessar 350
- Tampon 366
Beckenbodeninsuffizienz 350
Becquerel (Bq) 19
Bettlunge 422
Blasenkatheter 300
- suprapubischer 302
- transurethraler 300
Blasenstein 308
Bleischürze 25, 31
Blutung
- abdominelle 135, 544
- gefäßverschließende Verfahren 543
- Herzschrittmacher, Komplikation bei Implantation 190
- intrakranielle 135
- Thorax 190
Bodypacker/Drogenkurier 273
Bremsstrahlung 4
Bronchusblocker 60
Bronchuscoil 59
Bronchusstent 55
Bronchusventil 57
Broviac-Katheter 434
Brustaugmentation 340
- Eigenfettinjektion 348
- Komplikationen 344
- Materialien 340
- Normalbefund 340
Brustdrüsenschutz 25
Brust, weibliche ▶ auch Mamma
Bülau, Thoraxdrainage 61
burried bumper 239

C

Carbomedics-Prothese 92
Chemotherapieport 436
Circlet 362
Clip
- Abdomen 326
- Becken 326
- Cholezystektomie 277
- Koloskopie 278
- Leistenhernie 279
- Lymphadenektomie, pelvine 279
- Netzimplantation 558
Coil 543
Compton-Streuung 6
COPD 57
Corpus alienum, Definition 288

D

deep sulcus sign 468
Dekompressionssonde 276
Detektor 7
Dialysekatheter 425, 433, 492, 493, 495, 497, 562
Diaphanoskopie 234
Doppelflügelklappe 91, 108
– Mitralklappe 119
Doppel-J-Katheter 310
Doppellumentubus 49
Drahtcerclage 70, 71, 431, 553
Drainage 285
Druckverband 526
Ductus arteriosus Botalli 395
Dünndarm
– Anatomie, Normalbefund 221
– Dekompressionssonde 276
– Endoskopiekapsel 283
Duodenum
– Anatomie 221
– Stent 245
Durchlassstrahlung 7

E

Effektivdosis 19
EKG-Aufzeichnungsgerät, implantierbares 187
Elektron-Positron-Paar 6
Embolisation 543
Embryo 370
Endoleak 532
Endoskopie
– Risiken, allgemeine 250
– Videokapselendoskopie 283
Endotension 538
Endotrachealtubus 41, 554
– pädiatrischer Patient 560, 561
Energiedosis 18
Ernährung, parenterale
– Katheter 421
Ernährungssonde 226, 294, 552, 557
– pädiatrischer Patient 560, 561

F

Fehlpunktion 418
Fetus 368, 370
Fibrin-Sheat 478
Film 7
Foley-Katheter 300
Foramen ovale, persistierendes 152

G

Gallenwege 223
– Anatomie 224
– Münchner Drainage 256
– perkutan-transhepatische Galleableitung 256
– Stenose 250
– Stent 248
Gastointestinaltrakt
– Ileum, Anatomie 221
gastric banding 262
Gastrointestinaltrakt
– Abdomen 219
– Anatomie 219
– autoerotischer Unfall 333
– bariatrische Chirurgie 261
– Bodypacker/Drogenkurier 273
– Cholezystektomie, Clip 277
– Dekompressionssonde 276
– Drainage 285
– Dünndarm ▶ dort
– Ernährungssonde 552 ▶ auch dort
– Fremdkörperingestion, absichtliche 270, 273
– Fremdkörperingestion, akzidentelle 264, 398
– gastric banding 262
– Intestinum, Anatomie 221
– Jejunum ▶ dort
– Kolon ▶ dort
– Koloskopie, Clip 278
– Magen ▶ dort
– Normalbefund 219
– Ösophagus ▶ dort
– Shunt, transjugulärer intrahepatischer portosystemischer 259
– Sonden 226
– Staplernaht 279
– Stent 241
– transgastrale Drainage 246
– Varizen, gastrale 279
– Verschlussikterus 250, 256
– Videokapselendoskopie 283
Gefäß
– Angioplastie, perkutane transluminale 502
– Fehllage, extravasale 457
– Gefäßprothese ▶ Stent
– gefäßverschließende Verfahren 543
– Intervention 502
– Stenose 502
– Stent ▶ dort
– Zugang, arterieller 486
– Zugang, venöser 412

Gehirn
– Blutung 135
– Infarkt 142
– thrombembolische Komplikationen 142, 158
Gonadenschutz 25
Gossypibom 73
– Definition 288
Gray (Gy) 19
Grundlagen 4
Guedel-Tubus 38
Gynäkologie 340
– Beckenbodeninsuffizienz 350
– Brustaugmentation 340
– Intrauterinpessar 356
– Pessar 350
– Piercing 364
– Schwangerschaft 368
– Tampon 366
– Verhütungsring 362

H

Halbschürze 25
Hämatoperikard 192, 467
– Fehlpunktion 465
Hämatothorax 68
– Fehlpunktion 465
Hämodialyseportkatheter 436
Harnblasenkatheter 300
Harninkontinenz
– artifizieller Harnblasenspinkter 319
– Pessar 350, 356
Harnwege 298
– Anatomie 298
– autoerotischer Unfall 331
– Clip 326
– Doppel-J-Katheter 310
– Fremdkörper, akzidenteller 329
– Harnableitung, permanente 316
– Harnblasenkatheter 300
– Harnblasensphinkter, artifizieller 319
– Hodenprothese 325
– Inkontinenz 319, 350
– Nephrostomie 309
– Neuromodulation, sakrale, bei Harnwegserkrankungen 322
– Normalbefund 298
– Pessar 350
– Prostataseed 328
– Ureterschiene 310
– Urethrastent 324
Hernienoperation 326
Herz 80
– Anatomie 80, 92, 509

– Angioplastie, perkutane transluminale 502
– Arterien 89
– Atrium 82
– Ballonpumpe, intraaortale 486
– Eventrecorder 187
– Foramen ovale, persistierendes 152
– Hämatoperikard 192, 465
– Herzbeuteltamponade 66
– Herzbinnenräume 82
– Herzkranzgefäße 509
– Herzschatten 80
  – pädiatrischer Patient 377
– Herzschrittmacher ▶ dort
– Herz-Thorax-Quotient 81
  – pädiatrischer Patient 377
– Impella Device 489
– Kammern 82
– Kardiomegalie 81, 87, 152
– Kardioverter-Defibrillator, implantierbare ▶ dort
– Katheterisierung 421
– Klappe ▶ Herzklappe
– Koronararterie 509
– Koronargefäß 89
– Koronarstent 509
– Lage 80
– Luftembolie 470
– MitraClip 93
– Myokardperforation 157
– Normalbefund 80, 82, 510
– Okkluder 149
– Pacemaker ▶ Herzschrittmacher
– pädiatrischer Patient 377
– Perikarderguss 192
– Perikardtamponade 467
– persistierender Ductus arteriosus 151, 395
– Pulmonalarterienkatheter 431
– Rekonstruktion 92
– Rhythmusstörung, Aufzeichnung 187
– Schrittmacher ▶ Herzschrittmacher
– Septum interventriculare 82
– Sinus venosus 152
– Synkope, Aufzeichnung 187
– Venen 90
– Venenkatheter, zentralvenöser 421 ▶ auch dort
– Ventrikel 82
– Ventrikelseptumdefekt 155
– Vorhofflimmern, Herzohr 158
– Vorhofseptumdefekt 152

Herzklappe 91
– Anämie 148
– Anatomie 85
– Aortendissektion 144
– Aortenklappe 85, 111
– Aortenklappenersatz 555
– Artefakte 135
– Atemwege, Beurteilung 553
– Atrioventrikularklappe 85
– Bikuspidalklappe ▶ Mitralklappe
– biologische 97, 113
– Björk-Shiley-Prothese 91
– Blutung 135
– Carbomedics-Prothese 92
– Doppelflügelklappe 91, 108
– Entwicklung 91
– Ersatz 97
– hämolytische Eigenschaften 148
– Implantation, perkutane 101
– Kardiomegalie 81, 87
– Kippscheibenprothese 91, 109
– Klappenendokarditis 139
– Komplikationen 135
– Kugel-Käfig-Prothese 91, 108
– künstliche 91
– Leck, paravalvuläres 139
– mechanische 106
– Mitralklappe 85, 119
– Mitralklappenersatz 555
– Mitralklappeninsuffizienz 81, 87, 93
– Normalbefund 85, 86
– Pulmonalklappe 85
– Pulmonalklappenprothese 126
– Regurgitation, paravalvuläre 139
– röntgenologische Darstellung, Spezifika 111
– Semilunarklappe 85
– St.-Jude-Prothese 92
– TAVI 101, 117, 157
– Thebesius-Klappe 90
– thrombembolische Komplikationen 142, 158
– Trikuspidalklappe 85
Herzschrittmacher
– 1-Kammer-System 172
– 2-Kammer-System 178
– 3-Kammer-System 183, 556
– Artefakt 189
– Aufbau 162
– Blutung 190
– Dislokation 208
– Elektroden 166
– Infektion 207

– Kardioverter-Defibrillator, implantierbarer 184
– Komplikationen 190
– MRT-Untersuchung 189
– Normalbefund 163
– Pleuraerguss 192
– Pneumothorax 199
– Schrittmachersyndrom 172
– Sonde, abgeknickte/gebrochene 203
– Sondenfehllage/-dislokation 194
– Stimulation, Lokalisation 168
– thrombembolische Komplikation 207
– triventrikulärer 95
Herz-Thorax-Quotient 37, 81
– Normalbefund 81
Hickman-Katheter 434
Hirn
– Blutung 135
– Infarkt 142
– thrombembolische Komplikationen 142, 158
Hoden, Gonadenschutz 25
– Hodenkapsel 27
Hodenprothese 325
Horner-Syndrom 470
Huber-Nadel 436, 457, 472
– Fehllage 483
Hydrothorax 200

I

Ileum, Anatomie 221
Impella Device 489, 498
– korrekte Lage 563
Impotenz, Penisprothese 317
Ingestion 264, 270
– absichtliche 270
– Bodypacker/Drogenkurier 273
– pädiatrischer Patient 398
Insulinpumpe 293
Intestinum, Anatomie 221
Intimpiercing 329, 364
Intrauterinpessar 356
– lost IUP 360
Intubation, endotracheale ▶ Atemwege
Ionendosis 18

J

Jejunum
– Anatomie 221
– Ernährungssonde 226
– Jejunalsonde 227

K

Kapselendoskopie e 283
Kardioverter-Defibrillator, implantierbarer 161, 166, 184
– Aufbau 162, 168
– automatischer 167, 171
– Blutung 190
– Elektroden 166
– Komplikationen 190
– Perforation 202
– Pneumothorax 200
– Sondenfehllage 196
Katheter
– Ablaufsonde 236
– Abszessdrainage 285
– Abweichen auf die Gegenseite 449
– Akutdialyse 425
– Angioplastie, perkutane transluminale 502
– Anlage ▶ Punktion
– arterieller 486
– Backtracking 481
– Ballonangioplastie 502
– Ballonokklusion 543
– Broviac-Katheter 434
– Chemotherapieport 436
– Dekompressionssonde 276
– Dialysekatheter 425, 433, 492, 495, 497
– Doppel-J-Katheter 310
– Embolisation 543
– Ernährungssonde 226
  ▶ auch dort
– Fehlpunktion, arterielle 463
– Fibrin-Sheat 478
– Foley-Katheter 300
– Galleableitung 256
– gefäßverschließende Verfahren 543
– Hämodialyseportkatheter 436
– Harnblasenkatheter 300
– Hickman-Katheter 434
– Infektion 472
– Insulinpumpe 293
– Materialermüdung, Materialbruch 472
– Materialverlust 528
– MemoKath 316
– Nephrostomie 309
– perkutane endoskopische Gastrostomie (PEG) 234
– pig tail 286, 311
– Pinch-off-Syndrom 482
– Plaqueverschleppung 530
– Pneumothorax 467
– Punktion ▶ dort
– Shaldon-Katheter 425, 445, 454

– Thrombus, katheterinduzierter 478
– Umschlagen 444
– Ureter 310
– V.-cava-Filter 542
– Via falsa 453
Kathetermigration 442
Kippscheibenprothese 91, 109
– Mitralklappe 119
kissing stent 519
Kolon
– Anatomie, Normalbefund 222
– Clip 278
– Stent 246
Kontrastmittel, technische Grundlagen 11
Koronarstent 509
Kugel-Käfig-Prothese 91, 108

L

Lambert-Beer-Gesetz 8
Larynxmaske 40
Leber
– Anatomie 221, 223
– Punktion, akzidentelle 237
– Shunt, transjugulärer intrahepatischer portosystemischer 259
Leistenhernie, Clip 279
Linguini-Zeichen 346, 347
Linsenschutz 23, 31
lost IUP 360
Luftembolie 470
Lunge ▶ auch Atemwege bzw. Thorax
– 1-Lungen-Ventilation 49
– Anatomie 36
– Atelektase 42, 465
  – pädiatrischer Patient 560
– COPD 57
– Lungenemphysem 57
– Lungenteilresektion 70
– Lungenvolumenreduktion 57
– Minderbelüftung 554
– Stauungszeichen 554
Lymphadenektomie, pelvine 279, 326

M

Magen
– Ablaufsonde 236
– Anatomie 220
– bariatrische Chirurgie 261
– Ernährungssonde 220, 226
– gastric banding 262
– Kardiastent 241
– Magenballon 261

- Magenhernie 293
- Magenschrittmacher 264
- Magensonde ▶ Ernährungssonde
- Normalbefund 220
- perkutane endoskopische Gastrostomie (PEG) 234
- Resektion 279

Magensonde ▶ Ernährungssonde

Magill-Tubus 41

Mamma
- Brustaugmentation 340, 344
- Eigenfettinjektion 348
- Mamillenpiercing 364
- Mammographie 344
- Mastektomie 340
- Prothesendefekt 346
- Silikonimplantat 340, 344

Mastektomie 340

Mediastinum
- Mediastinalemphysem 46, 553
- Mediastinalverletzung 66
- pädiatrischer Patient 378

MemoKath 316

Metallklammer (Hautnaht) 70

MitraClip 93

Mitralklappe
- Anatomie 92
- Ersatz/Klappenprothese 97, 555
- Insuffizienz 97, 119
- röntgenologische Darstellung, Spezifika 119

Monaldi, Thoraxdrainage nach 61

Monatsring 362

MRT-Tauglichkeit, von iatrogenen Fremdmaterialen 189

Münchner Drainage 256

Myokardperforation 157

N

Nabelarterienkatheter 390, 407, 560
Nabelvenenkatheter 388
Nadelstichverletzung 419
Nahtmaterial 70
Nasopharyngealtubus 39
Nephrostomie 309
Niere
- Anatomie 298
- Ausscheidungsurogramm 546
- Dialysekatheter 425, 431, 433, 492, 493, 495, 497
- Nephrostomie 309
- Nierenarterienstenose 517
- Normalbefund 298
- Schrumpfniere 517

- Stentdislokation bei infrarenalem Aortenaneurysma 539

Nierenbecken 311
Nutzstrahlung 7
Nuvaring 362

O

Ogilvie-Syndrom 276
Okkluder 149
- Ductus arteriosus, persistierender 151
- Indikationen 149
- Komplikationen 159
- Myokardperforation 157
- Ventrikelseptumdefekt 155
- Vorhofflimmern, Herzohr 158
- Vorhofseptumdefekt 152
Oropharyngealtubus 38
Ösophagus
- Anatomie 219
- Ernährungssonde 230
- Fremdkörperingestion, akzidentelle 264
- Karzinom 241
- Normalbefund 219
- Refluxband 291
- Stent 241
- Varizen 279
Ovarien
- Anatomie 28
- Gonadenschutz 25, 28

P

Paarbildung (Elektron-Positron-Paar) 6
pädiatrischer Patient
- anatomische Besonderheiten 376
- Aspiration 402
- Beatmungstubus 41
- Endotrachealtubus 560, 561
- Ernährungssonde 560, 561
- Herz, persistierender Ductus arteriosus 151, 395
- Herzschatten 377
- Herzschrittmacher 167
- Herz-Thorax-Quotient 377
- Ingestion 398
- Nabelarterienkatheter 390, 407
- Nabelvenenkatheter 388
- Pulmonalklappenprothese 126
- Schutzkleidung 26
- Strahlenbelastung 18
- Venenkatheter, zentraler 406, 407, 445

- Verschlucken von Gegenständen 398
- zentraler Venenkatheter 560, 561
Pankreatitis 517
Paravasat 419, 457, 476
Patientenschutzmittel 23
Penisprothese 317
Perikard
- Anatomie 80
- Perikarderguss 192
- Perikardtamponade 467
periphere arterielle Verschlusskrankheit (pAVK) 519
perkutane endoskopische Gastrostomie (PEG) 234, 295, 557
persistierender Ductus arteriosus 395
Pessar 350
- Arabin-Pessar 356
- Intrauterinpessar 356
- lost IUP 360
- Ringpessar 352
- Siebschalenpessar 353
- Würfelpessar 351
Photoeffekt 6
Photoionisation 6
Photon 5
PICC-Line-Katheter 428
Piercing
- Intimpiercing 329, 364
- Mamille 364
- Nabel 364
- Urogenitaltrakt 329, 364
- Verschlucken, akzidentelles 265
Pinch-off-Syndrom 482
Pleuraerguss 200
Pleurakatheter 62
Pneumolyse 69
Pneumothorax 46, 467
- Herzschrittmacherkomplikation 199
- Seropneumothorax 200
- Spannungspneumothorax 199, 468
Portkatheter 436
- Aufbau 436
- Backtracking 481
- CT-Fähigkeit 439
- Diskonnektion 475
- Fehllage 443, 484
- Materialdefekt 472
- PICC-Line-Katheter 428
- Systeme 440
Prostataseed 328
Prostatektomie 326
Provox-Kanüle 54
Pulmonalarterienkatheter 431
Pulmonalklappe
- Ersatz/Klappenprothese 97, 126

Punktion
- Fehlpunktion, arterielle 463
- Hämatom im Zugangsweg 463
- Nervenverletzungen 470
- Perikardtamponade 467
- Verschluss des Gefäßes 526
Pyelographie 311

R

rem 19
Rinderherzklappe 97
Ringpessar 352
Rippen
- Normalbefund 36
- pädiatrischer Patient 380
Rollvene 418
Röntgen (Einheit für Ionendosis) 19
Röntgenröhre 4
Röntgenschatten 8
- technische Grundlagen 12
Röntgenstrahlung 4
- Auswirkungen 5
- Energieeinstufung 6
- Entstehung 4
Rundumschürze 26

S

Salatölzeichen 346
Schädel
- Blutung, intrakranielle 135
- thrombembolische Komplikationen, intrakranielle 142, 158
Schilddrüsenschutz 24, 31
Schutzhandschuhe 31
Schwangerschaft 368
Schweineherzklappe 97
Schwellkörperimplantat 317
Seed, Prostata 328
Septum interventriculare 82
Seropneumothorax 200
Shaldon-Katheter 425, 445, 554
- Fehllage 454
Shunt, transjugulärer intrahepatischer portosystemischer 259
Siebschalenpessar 353
Sievert (Sv) 19
Silikonimplantat
- Hoden 325
- Kapselfibrose/-verkalkung 344
- Linguini-Zeichen 346, 347
- Mamma 340
- Prothesendefekt 346
Sinus venosus 152

Spannungspneumothorax 199, 467
Spiraltubus 41
Sprechkanüle 53
Staplernaht 70
– Abdomen 279
– Gastrointestinaltrakt 279
Stent
– abdominelles Gefäß 516
– Aneurysmakomplikation 525
– Antikoagulation 524
– arteriovenöse Fistel 525
– Auswahl 457
– Ballondilatation 241
– ballonexpandierender 507
– Blutungskomplikation 524
– Dislokation 539
– Dissektion 528
– Endoleak 532
– Endotension 538
– Gallenwege 248
– gecoverter 246, 504, 508, 522
– Graft 505
– kissing stent 519
– Komplikationen 524
– Koronarstent 509
– Materialdefekt 541
– Materialverlust 528
– Metallstent, selbstexpandierender 250
– nicht gecoverter 504, 508
– Nierenarterienstenose 517
– Plaqueverschleppung 530
– Restenose 530
– selbstexpandierender 250, 505
– Stentangioplastie 504
– Stentprothese 505
– Stentverschluss 530
– supraaortales Gefäß 515
– transgastrale Drainage 246
– Venenstent 522
Stentangioplastie 504
Sternotomie 71
St.-Jude-Prothese 92
Strahlenbelastung
– Auswirkungen 18, 20
    – stochastische/nicht stochastische/deterministische 18
– Dosis 18, 19
– Durchlassstrahlung 7
– Embryo 370
– Fetus 370
– Intensität 18
– Krebsrisiko 20
– Nutzstrahlung 7
– Patientenalter 18
– Schwangerschaft 370
– Streustrahlung 7
– Vermeidung 4

Strahlenkrankheit 20
Strahlenraster 7
Strahlenschutz 18
– ALARA-Prinzip 22
– Grenzwerte 21
– Schutzbekleidung 23
    – medizinisches Personal 31
    – Patient 23
Strahlung
– Abstandsquadratgesetz 18
– ALARA-Prinzip 22
– Einheiten 18, 19
– elektromagnetische 4
– harte/weiche 4, 6
– indirekt/direkt ionisierende 4
Strahlungswichtungsfaktor 19
Streustrahlung 7
– Streustrahlenfilter 8
Streuung 5
– Compton-Streuung 6
Subtraktionsangiographie, digitale 502
– Aortenstent, thorakaler 532
– Nierenarterie 517
– Truncus coeliacus 544
Summationsbild 8
Swan-Ganz-Katheter 431

T

Tampon 366
TAVI 101, 117
– Okkluder 157
Thorax
– AB-G-D-Regel 76, 406, 552
– akzidentelle Fremdkörper 72
– Atemwege ▶ dort
– Ballonpumpe, intraaortale 486
– Befundung, Reihenfolge/Strategie 76
– Bettlunge 422
– Blutung 190
– Bullae 75
– Hämatoperikard, Fehlpunktion 465
– Hämatothorax, Fehlpunktion 465
– Herz ▶ dort
– Herzklappe ▶ dort
– Herzschrittmacher ▶ dort
– Hydrothorax 200
– Impella Device 489
– Mamma ▶ dort
– Normalbefund 36
– Okkluder 149
– pädiatrischer Patient 376
– Pleuraerguss 192, 200
– Pneumothorax 46, 199, 467

– Röntgen-Thorax 36
    – Normalbefund 37
– Seropneumothorax 200
– Spannungspneumothorax 199
– Thoraxdrainage 61, 552, 553
    – pädiatrischer Patient 397
– Tuberkulose 69
– Venenkatheter, zentraler ▶ dort
– Weichteilemphysem 200
Thrombophlebitis 480
TIPS, transjugulärer intrahepatischer portosystemischer 259
Toxic-Shock-Syndrom 366
Trachea
– Endotrachealtubus bei pädiatrischem Patienten 380
– pädiatrischer Patient 379
– Sprechkanüle 53
– Trachealkanüle 50, 552, 553
– Trachealkollaps 47
– Trachealstent 55
– Verletzung 46
transjugulärer intrahepatischer portosystemischer Shunt 259
Trelumina-Sonde 227
Trikuspidalklappe
– Anuloplastierung 123, 555
– Ersatz/Klappenprothese 97, 123
Tuberkulose 69

U

Überlagerung 8
– technische Grundlagen 10, 12
Ureterschiene 310
Urininkontinenz
– artifizieller Harnblasenspinkter 319
– Pessar 350, 356
Urogenitaltrakt 298, 310
– Anatomie 298
– Ausscheidungsurogramm 546
– autoerotischer Unfall 331
– Clip 326
– Doppel-J-Katheter 310
– Fremdkörper, akzidenteller 329
– Harnableitung, permanente 316
– Harnblasenkatheter 300, 558
– Harnblasensphinkter, artifizieller 319
– Harninkontinenz 319

– Hodenprothese 325
– Intimpiercing 329, 364
– Nephrostomie 309
– Neuromodulation, sakrale 322
– Normalbefund 298
– Penisprothese 317
– Prostataseed 328
– Ureterschiene 310
– Urethrastent 324
– Urininkontinenz ▶ dort

V

Vaginalring 362
vascular plug 543
V.-cava-Filter 542
Venendruck, zentraler
– Messung 421
– Normalwert 470
Venenkatheter, periphervenöser 412
– Kanülengröße/Farbe 413
– Lage 414
Venenkatheter, zentraler 421
– Bermuda-Dreieck 442
– Broviac-Katheter 434
– Demers-Katheter 433
– Fehllage 442, 454, 562
– Fehlpunktion 463
– getunnelter 431
– Hickman-Katheter 434
– komplett implantierter (Port) 436
– Komplikationen 441
– korrekte Lage 422
– nicht getunnelter 421
– pädiatrischer Patient 382, 406, 407
– PICC-Line-Katheter 428
– Pneumothorax 467
– Shaldon-Katheter 425
– Thrombus 478
Verhütungsring 362
Verschlucken von Gegenständen 264, 270
– absichtliches 270
– Bodypacker/Drogenkurier 273
– pädiatrischer Patient 398
Verschlussikterus 250, 256
Via falsa 453
Videokapselendoskopie 283
Vorhofflimmern, Herzohr 158

W

Welle-Teilchen-Dualismus 5
Wendel-Tubus 39
Wichtungsfaktor 19
Würfelpessar 351

Z

zentraler Venenkatheter 553, 554
- pädiatrischer Patient 560, 561

Zugang, arterieller 486
- Ballonpumpe, intraaortale 486, 492
- Herzklappenimplantation 101
- Impella Device 489
- peripherer 486

Zugang, venöser 412
- Definition 412
- Fehlpunktion 418
- zentralvenöser 421

Zwerchfell
- Hochstand 80
- Tiefstand 80

Zwerchfellkuppel, Normalbefund 36